| Muskeln | Seite |
|---|---|
| M. sartorius | 314 |
| Mm. scaleni | 210 |
| M. semimembranosus | 330 |
| Mm. semispinalis capitis und cervicis | 220 |
| M. semitendinosus | 330 |
| M. serratus anterior | 182 |
| M. serratus posterior inferior | 282 |
| M. serratus posterior superior | 280 |
| M. soleus | 344 |
| Mm. splenius capitis und cervicis | 218 |
| M. sternocleidomastoideus | 206 |
| M. subclavius | 192 |
| Mm. suboccipitales | 224 |
| M. subscapularis | 164 |
| M. supinator | 396 |
| M. supraspinatus | 158 |
| M. temporalis | 232 |
| M. tensor fasciae latae | 312 |
| M. teres major | 168 |

| Muskeln | Seite |
|---|---|
| M. teres minor | 162 |
| M. tibialis anterior | 352 |
| M. tibialis posterior | 350 |
| M. transversus abdominis | 270 |
| M. trapezius ascendens | 190 |
| M. trapezius descendens | 198 |
| M. trapezius transversus | 188 |
| M. triceps brachii | 372 |

| Muskelgruppen | Seite |
|---|---|
| Beckenbodenmuskulatur | 306 |
| Gesichtsmuskulatur | 250 |
| Hypothenarmuskulatur | 414 |
| Infrahyoidale Muskulatur | 246 |
| Muskeln der Planta pedis (oberflächliche Schicht) | 360 |
| Muskeln der Planta pedis (tiefe Schicht) | 364 |
| Skapulo-thorakales Gleitlager | 194 |
| Suprahyoidale Muskulatur | 242 |
| Thenarmuskulatur | 410 |

Thieme

# Manuelle Triggerpunkt-Therapie

Myofasziale Schmerzen und Funktionsstörungen erkennen, verstehen und behandeln

Roland Gautschi

2., aktualisierte und erweiterte Auflage

1065 Abbildungen
152 Tabellen

Georg Thieme Verlag
Stuttgart · New York

*Bibliografische Information der Deutschen Nationalbibliothek*
Die Deutsche Nationalbibliothek verzeichnet diese Publikation in der Deutschen Nationalbibliografie; detaillierte bibliografische Daten sind im Internet über
http://dnb.d-nb.de abrufbar.

1. Auflage 2010



**Wichtiger Hinweis:** Wie jede Wissenschaft ist die Medizin ständigen Entwicklungen unterworfen. Forschung und klinische Erfahrung erweitern unsere Erkenntnisse, insbesondere was Behandlung und medikamentöse Therapie anbelangt. Soweit in diesem Werk eine Dosierung oder eine Applikation erwähnt wird, darf der Leser zwar darauf vertrauen, dass Autoren, Herausgeber und Verlag große Sorgfalt darauf verwandt haben, dass diese Angabe **dem Wissensstand bei Fertigstellung des Werkes** entspricht.
Für Angaben über Dosierungsanweisungen und Applikationsformen kann vom Verlag jedoch keine Gewähr übernommen werden. **Jeder Benutzer ist angehalten**, durch sorgfältige Prüfung der Beipackzettel der verwendeten Präparate und gegebenenfalls nach Konsultation eines Spezialisten festzustellen, ob die dort gegebene Empfehlung für Dosierungen oder die Beachtung von Kontraindikationen gegenüber der Angabe in diesem Buch abweicht. Eine solche Prüfung ist besonders wichtig bei selten verwendeten Präparaten oder solchen, die neu auf den Markt gebracht worden sind. **Jede Dosierung oder Applikation erfolgt auf eigene Gefahr des Benutzers.** Autoren und Verlag appellieren an jeden Benutzer, ihm etwa auffallende Ungenauigkeiten dem Verlag mitzuteilen.


Rüdigerstraße 14
D-70469 Stuttgart
Unsere Homepage: www.thieme.de

Printed in Germany

Zeichnungen: Karin Baum, Paphos, Zypern; Martin Hoffmann, Neu-Ulm

Anatomische Auftaktseiten Kapitel 7 und gekennzeichnete Abbildungen Kapitel 8 aus Schünke M, Schulte E, Schumacher U. Prometheus, LernAtlas der Anatomie. Illustrationen von Markus Voll, Karl Wesker, Stuttgart: Thieme

Datenaufbereitung: WE YOU, Leonberg

Umschlaggestaltung: Thieme Verlagsgruppe

Satz: Druckhaus Götz GmbH, 71636 Ludwigsburg
gesetzt in 3B2, Version 9.1, Unicode

Druck: Stürtz GmbH, Würzburg

ISBN 978-3-13-147472-8 1 2 3 4 5 6

Auch erhältlich als E-Book:
eISBN (PDF) 978-3-13-162152-8

# Roland Gautschi

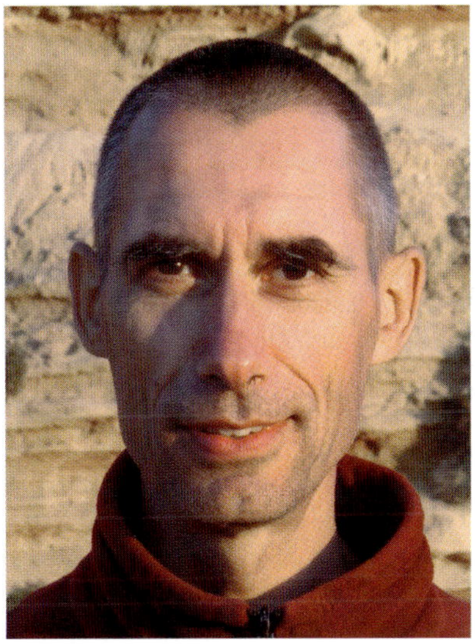

Kehlstrasse 33
CH 5400 Baden
SCHWEIZ
gautschi@triggerpunkt-therapie.eu
www.triggerpunkt-therapie.eu

Roland Gautschi ist am 18. November 1958 in Zürich geboren und lebt mit Judith, seiner Frau und seinen beiden Töchtern Moira und Vera in Baden/Schweiz.

Er ist dipl. Physiotherapeut FH, lic.phil.I und Senior-Instruktor für Triggerpunkt-Therapie IMTT.

### Ausbildung und beruflicher Werdegang

| | |
|---|---|
| 1976 – 1979 | Lehrerseminar in Wettingen |
| 1980 – 1986 | Studium der Germanistik (Schwerpunkt: Kommunikationswissenschaft) und Geographie; Abschluss: lic.phil.I, Universität Zürich |
| 1980 | Brevet als Schweizer Ski-Instruktor |
| 1982 – 1984 | Ausbildung zum Fachlehrer für organisch-rhythmische Bewegungsbildung (Gymnastik-Lehrweise Medau) bei Ursula Beck und Irene Wenger in Bern |
| 1987 – 1990 | Ausbildung zum Physiotherapeuten am Universitätsspital Basel Schwerpunkt: Funktionelle Bewegungslehre, FBL Klein-Vogelbach |
| 1990 – 1992 | Ausbildung in gelenkspezifischer Manualtherapie (SAMT) |
| 1990 – 1992 | Ausbildung in Meridian-Massage (APM nach Penzel) |
| 1990 – 1999 | Ausbildung zum zertifizierten Triggerpunkt-Therapeuten IMTT |
| 1993 – 1995 | Ausbildung in TaKeTiNa-Rhythmuspädagogik/-therapie bei Reinhard Flatischler und in potentialorientierter Psychotherapie bei Dr. med. Wolf Büntig im ZIST/München |
| 1999 | A-Mitglied der Naturärzte-Vereinigung der Schweiz (NVS) |
| 1999 | Instruktor Triggerpunkt-Therapie IMTT |
| 1999/2000 | Advanced-Rhythm-Teacher-Training bei Reinhard Flatischler in Wien |
| 2007 | Senior-Instruktor Triggerpunkt-Therapie IMTT |
| seit 2007 | Vorsitzender des Instruktorenteams Triggerpunkt-Therapie IMTT |
| seit 2010 | Lehrbeauftragter im MAS muskuloskelettale Physiotherapie an der Zürcher Hochschule für Angewandte Wissenschaften (zhaw) |

### Berufliche Tätigkeit als Physiotherapeut

| | |
|---|---|
| 1990 – 1992 | in der Clinica federale di riabilitazione in Novaggio/TI |
| seit 1993 | eigene Praxis als Physiotherapeut in Baden/Schweiz; Schwerpunkt: Behandlung von Patienten mit chronischen Schmerzen |

### Weitere berufliche Aktivitäten und Interessen

- Projekt „Heilkraft Rhythmus“
- Das Projekt „Heilkraft Rhythmus“ will die Wirkung von Rhythmus erfahrbar machen in seiner Relevanz für Gesund- und Kranksein. Zugleich werden die neurophysiologischen Grundlagen dieser Phänomene erforscht.
- Aktuelle Themen: Stress-Management; Rhythmus als Weg zur Eutonie; Salutogenese: Was uns gesund macht – Gesundheitsfaktoren verstehen und realisieren; Heilungsprozesse im Spannungsfeld von Chaos und Ordnung.

Weitere Infos unter www.kehl-33.ch

# Vorwort zur 2. Auflage

Bereits zwei Jahre nach Erscheinen der Erstauflage ein Vorwort zur Neuauflage schreiben zu dürfen, erstaunt und freut mich außerordentlich. Die große Resonanz, die das Triggerpunktbuch bei vielen Kolleginnen und Kollegen gefunden hat, deute ich zum einen als Ausdruck eines regen Interesses am Thema Triggerpunkt-Therapie im Allgemeinen. Zum andern sehe ich dies als Zeichen der Wertschätzung und Anerkennung für die Realisierung des Buchkonzepts, wie es der Thieme Verlag möglich gemacht hat.

Besonders gefreut haben mich die vielen Rückmeldungen. Mehrere Kolleginnen und Kollegen mit langjähriger Berufserfahrung äußerten, das Triggerpunktbuch sei nicht (wie sie das sonst von Fachliteratur kennen würden) in einem Bücherregal verstaut und verstaube dort, sondern liege – jederzeit griffbereit – auf ihrem Arbeitstisch und es habe bei Bedarf im Praxisalltag bereits wiederholt hilfreiche Dienste geleistet. Ebenso gefreut haben mich Rückmeldungen vieler junger Kolleginnen und Kollegen mit noch wenig Berufserfahrung: Durch das Triggerpunkt-Kompendium würden sie eine wertvolle Hilfe und Unterstützung für ihre praktische Arbeit erhalten.

Gleichzeitig nehme ich das außergewöhnliche Echo auf die Erstauflage als Verpflichtung, den eingeschlagenen Weg weiterzugehen. Die Neuauflage ermöglicht, einzelne Fehler zu eliminieren sowie einige Ergänzungen vorzunehmen. So wurden Neuigkeiten aus der Fachliteratur (z. B. Untersuchung der lokalen Durchblutung im Bereich mTrPs) eingearbeitet und mehrere zusätzliche Abbildungen zur besseren Veranschaulichung der Inhalte neu eingefügt. Die Kapitel „Diagnostik myofaszialer Schmerzen“ (insbesondere Kap. 4.1 und 4.2), „Screening-Tests“ (Kap. 9.1) und „Kontraindikationen“ (Kap. 6.2) wurden überarbeitet und ergänzt. Um das Triggerpunktbuch noch benutzerfreundlicher zu machen, wurde das Stichwortverzeichnis erweitert.

Ich hoffe, dass auch diese zweite Auflage viele therapeutisch Tätige unterstützen und inspirieren wird.

Baden, Juli 2012 Roland Gautschi

# Vorwort zur 1. Auflage

Bei der Behandlung von Patienten mit chronischen Schmerzen habe ich in den letzten 25 Jahren unterschiedliche Behandlungsansätze erprobt. Die manuelle Therapie myofaszialer Triggerpunkte zeigte in meinen Händen oft erstaunliche Wirkung und in der täglichen Praxis ist die Triggerpunkt-Therapie zu einem unverzichtbaren Werkzeug im Clinical Reasoning-Prozess und beim Management von Problemen des neuromuskuloskelettalen Systems geworden.

Je intensiver die Auseinandersetzung mit myofaszial verursachten Schmerzen und Funktionsstörungen wurde, desto deutlicher und interessanter trat das Phänomen mit seinen vielfältigen (Wechsel-)Beziehungen in Erscheinung. Parallel zum Erkennen der Komplexität der Zusammenhänge (z. B. zwischen muskulären, artikulären und neuralen Strukturen/Funktionen oder zwischen somatischen und nicht-somatischen Aspekten) ist das Staunen über die zugrunde liegende Einfachheit und Schönheit der myofaszialen Form und Funktion gewachsen. Triggerpunkt-Therapie ermöglicht, eine Verbindung von der Mikrostruktur (Rigorkomplex der Myosin und Aktinfilamente) über die Struktur (Hartspannstrang, Triggerpunktkomplex, Bindegewebsveränderungen) zur Makrostruktur (individuelles Thema, psychosoziale Beziehungsmuster) zu finden und in der Therapie diesem Ariadnefaden zu folgen: Im Behandeln der Triggerpunkte behandeln wir nicht nur myofasziales Gewebe, sondern treten in Beziehung zum ganzen Menschen.

Dieses Buch will eine Brücke sein zwischen

- **Praxis und Theorie** Dieses Buch ist aus der Praxis für die Praxis entstanden. Sein Anliegen ist es, den praktisch tätigen Therapeuten in seiner Arbeit zu unterstützen. Gleichzeitig ist sein Anliegen (und Anspruch), eine seriöse theoretische Basis zu vermitteln und damit die Praxis auf eine solide wissenschaftliche Grundlage zu stellen;
- **Wissen und Können** Das Lesen dieses Buchs vermittelt „nur“ Wissen. Der Autor hofft – und vertraut darauf –, dass ein möglichst grosser Teil des Wissens handlungsrelevant ist und im praktischen Tun zum Können wird. Manuelle Triggerpunkt-Therapie versteht sich als Heilkunst. Kunst hat mit Können zu tun – also mit etwas, das man (zumindest teilweise) lernen kann;
- **Neuem und Bekanntem** Auf das Vorwissen und die Vorerfahrung der Leserinnen und Leser aufbauend, will dieses Buch neue Aspekte aus dem Bereich der Muskulatur – als myofaszialer Einheit verstanden – aufzeigen. Es möchte damit hilfreich sein, die myofasziale Komponente im Kontext der vertrauten Therapie – welcher Richtung auch immer – zu integrieren;
- **Autor und Leser** Im Wunsch diese Brücke sei keine Einbahnstraße, ist der Autor für Rückmeldungen jeder Art – Kritik, Fragen, Berichtigungen, Anregung etc. – offen.


### Dank

Der Autor ist sehr dankbar, dass glückliche Umstände ermöglicht haben, dieses Buchprojekt zu verwirklichen. Dank allen, die die Entstehung dieses Buches unterstützt und gefördert haben.

Namentlich danke ich

- meinen Eltern;
- all meinen Lehrern, vor allem Dr. med. und Dr. phil. Beat Dejung, dem beharrlichen und grossherzigen Pionier und Begründer der manuellen Triggerpunkt-Therapie, der uns sein reiches Wissen uneigennützig weitergegeben hat;
- den Patienten für ihr Vertrauen, ihre Geduld und ihr Engagement, Schmerzen nicht nur als Problem, sondern (auch) als Chance zu sehen;
- den Teilnehmenden an bisherigen Kursen in Triggerpunkt-Therapie für ihre vielfältigen und gründlichen Fragen, die viel zur Klärung der Materie beigetragen haben;
- Prof. Dr. med. S. Mense für seine Bereitschaft, als international anerkannte Autorität auf dem Gebiet der Muskelforschung ein Geleitwort zu schreiben und damit den Brückenschlag zwischen der Praxis der Triggerpunkt-Therapie und der Theorie der myofaszialen Wissenschaft zu bekräftigen;
- Robert Pfund für seine Offenheit, den freundschaftlichen Austausch und seine Zustimmung, ebenfalls ein Geleitwort zu verfassen und damit als versierter und kompetenter Praktiker für den kreativ möglichen und therapeutisch effektiven Brückenschlag zwischen myofaszialen und gelenkspezifischen manuellen Techniken sowie zwischen „passiver“ und „aktiver“ Rehabilitation einzustehen;
- meinen Kolleginnen und Kollegen vom Instruktorenteam der IMTT, speziell Johannes Mathis – in einer „Zweierseilschaft“ haben wir zusammen vor über zehn Jahren begonnen, unsere ersten Triggerpunktkurse zu geben und dabei gemeinsam die „Rohlinge“ der systematischen Muskelabhandlung erstellt – sowie Yvonne Mussato für das Lesen des Manuskripts des ganzen Praxisteils und ihre substantielle und anregende Kritik;
- Dr. Robert Schleip und Hugo Stam für den wertvollen fachlichen Austausch und ihre Bereitschaft, mit ihrem Expertenwissen die entsprechenden Kapitel zu überprüfen (fasziale Strukturen bzw. neurodynamische Aspekte) sowie für das Einbringen nützlicher und hilfreicher Anstöße und Klärungen;
- Dr. med. Daniel Grob, Dr. med. Heinz O. Hofer, Dr. med. Gunnar Licht und Dr. med. dent. Hans-Werner Weisskircher für die Durchsicht und Anregungen zu den klinischen Bildern (Kap. 9.3);

- den Mitarbeitern des Thieme-Verlags für die professionelle und großzügige Realisierung dieses Buchprojekts, speziell Frau Rosi Haarer-Becker für ihre wohlwollende Unterstützung und kontinuierliche Förderung der Idee eines Triggerpunktbuches von der Anfangs- bis zur Schlussphase, Frau Eva-M. Grünewald und Herrn Fritz Koller – nebst der umsichtigen Umsetzung des Buchprojekts – für ihre unermüdliche Hilfsbereitschaft und die freundliche, stets zuversichtliche Begleitung sowie Herrn Hoffmann für seine mit großer Sorgfalt und Kompetenz gezeichneten Grafiken;
- Malibu Forrer (Modell) und Oskar Vogl (Fotograf), für ihre unerschütterliche Geduld und Ausdauer bei den „Dreharbeiten" für die Fotos des Praxisteils sowie Thomas Basler für die Hilfsbereitschaft, sich spontan als Fotomodell (Grundlagenteil) zur Verfügung zu stellen;
- Judith, meiner Frau, sowie unseren Töchtern Moira und Vera.

Roland Gautschi
Baden, Mai 2010

# Geleitwort

Das vorliegende umfangreiche Buch behandelt praktisch alle Aspekte der myofaszialen Triggerpunkte, von der – bisher erst unvollkommen verstandenen – Pathophysiologie bis hin zur praktischen Therapie. Der Gegenstand des Buches ist von immenser Wichtigkeit, da durch die Zunahme der Lebenserwartung der Bevölkerung in den entwickelten Ländern auch die Beschwerden von Seiten des Bewegungsapparates immer häufiger werden. Neben der Überalterung der Bevölkerung sind der Bewegungsmangel und die ungesunde Ernährung weitere Faktoren, die die Prävalenz von muskuloskelettalen Beschwerden steigern.

Ein sehr wichtiges Manko in diesem Zusammenhang besteht darin, dass viele Ärzte (zumindest in Deutschland) ihre Patienten nicht körperlich untersuchen. Dies hat zum Teil finanzielle Gründe, weil die Krankenkassen (zumindest in Deutschland) eine gründliche körperliche Untersuchung nicht oder nicht ausreichend bezahlen; ein weiterer Grund liegt darin, dass die Medizinstudenten meist nicht in der palpatorischen Muskeldiagnostik ausgebildet werden. Eine medizinische Disziplin, die sich speziell mit Muskelschmerzen beschäftigt, ist in den meisten Ländern nicht vorhanden. In diesem Sinne ist die Muskulatur tatsächlich ein „Waisen-Organ" (zitiert nach Prof. David Simons). Die Situation ist um so unverständlicher, als Muskelschmerzen zu den häufigsten Beschwerden in der Bevölkerung gehören. Viele Patienten mit relativ einfach zu behandelnden Triggerpunkten irren von Arzt zu Arzt, weil sie niemanden finden, der ihnen Linderung der Beschwerden verschafft. Triggerpunkt-Patienten haben normale Laborwerte, und die modernen bildgebenden Verfahren zeigen keinerlei Veränderungen im Muskel. Wenn der Arzt oder Physiotherapeut nicht in der Triggerpunkt-Diagnostik oder in der Erkennung von funktionellen Muskelschmerzen ausgebildet ist, läuft der Patient Gefahr, als Hypochonder angesehen zu werden. Insgesamt führt der Mangel an spezialisierten Therapeuten zu einer enormen volkswirtschaftlichen Belastung in Form von (unnötigen) Behandlungskosten und Verlust an Arbeitstagen. Darüber hinaus stellt das mangelnde Wissen bzw. die mangelnde Akzeptanz von Triggerpunkten für die Patienten eine zusätzliche psychische Belastung dar, weil sie die Skepsis der Therapeuten spüren.

Da über die Entstehung der myofaszialen Triggerpunkte und vieler anderer chronischer Muskelbeschwerden nur Hypothesen vorliegen, gibt es bis heute auch keine allgemein anerkannte kausale Therapie. So existiert eine Vielzahl verschiedener therapeutischer Ansätze, von denen viele bei genauerer Betrachtung keine solide Grundlage besitzen. Das vorliegende Buch bietet den interessierten Lesern eine Art Leitlinie, nach der Patienten mit Triggerpunkten behandelt werden können. Auch die Grenzen der verschiedenen Behandlungsmethoden werden aufgezeigt.

In der Forschung ist die Situation ähnlich mangelhaft wie in der Klinik. So liegen bisher immer noch keine systematischen Untersuchungen über die Histologie von Triggerpunkten vor. Die einzige größere Studie stammt von einer österreichischen Arbeitsgruppe, die allerdings post-mortem-Biopsien verwendet hat und daher das Problem lösen musste, die Biopsien vor dem Einsetzen der Totenstarre zu entnehmen. Nötig wäre eine kontrollierte Untersuchung mit offenen Biopsien von Patienten und entsprechenden Kontrollen von Muskeln, die keine Auffälligkeiten zeigen. Derzeit ist es aber fast unmöglich, Forschungsgelder für solche Untersuchungen zu bekommen, weil viele Gutachter mit der Problematik nicht vertraut sind. Triggerpunkte werden in Kongressvorträgen leider oft in einem Atemzug mit den tender points der Fibromyalgie und den Akupunkturpunkten genannt. Dies führt dazu, dass die myofaszialen Triggerpunkte als ungenau definiert, unsolide und etwas esoterisch angesehen werden.

Es ist daher höchste Zeit, die Darstellung von Triggerpunkten auf eine solide Grundlage zu stellen. Genau dies wird durch das vorliegende Buch erreicht. Das Buch füllt damit eine Lücke in der deutschsprachigen Literatur und entspricht in der gründlichen und kritischen Behandlung der Grundlagen und Therapie noch am ehesten dem amerikanischen Triggerpunkt-Handbuch des Ehepaars Simons und Janet Travell. Ich wünsche dem Buch eine weite Verbreitung und hoffe, dass durch die Lektüre viele Unklarheiten in Bezug auf Ätiologie, Diagnostik und Therapie von myofaszialen Triggerpunkten beseitigt werden.

Prof. Dr. med. Siegfried Mense
Medizinische Fakultät Mannheim
der Universität Heidelberg
Centrum für Biomedizin und Medizintechnik Mannheim
(CBTM)
Sektion Makroskopische Anatomie
Ludolf-Krehl-Str. 13 – 17
68167 Mannheim

# Geleitwort

Schmerzen am Bewegungsapparat sind ein vielschichtiges Problem, das den gesamten Menschen erfasst. Innerhalb der scheinbar unendlichen Anzahl physiotherapeutischer Konzepte, gibt es immer wieder Spezialisten, die tiefer und tiefer in die Details des Bewegungsapparates eintauchen und dann auch nur dort die therapeutische Lösung suchen.

Basierend auf einer fast 30-jährigen therapeutischen Erfahrung in der Behandlung von muskuloskelettalen Beschwerden ist mir dies Phänomen sehr wohl bekannt. Rückblickend hat die Information aus unterschiedlichen Kursen und anderen Quellen, oft dem Trend der Zeit folgend, wechselnde Hypothesen entstehen lassen, die dann jeweils für diesen z. B. „ach so schrecklichen Kreuzschmerz" verantwortlich waren.

So ist nach einen McKenzie-Kurs die Erklärung ein lumbales Derangement, nach einem Kurs in gelenkspezifischer manueller Therapie die Bewegungsstörung des Segmentes L5, ein Kompaktwochenende über das Iliosakralgelenk entlarvt die Stellungsänderung des Sakrums, die Kursserie über lokale Stabilität macht das falsche Timing des M. transversus abdominis dafür verantwortlich, und ein Kurs über Myofasziale Triggerpunkte entdeckt eben genau einen Solchen im M. quadratus lumborum.

Glücklicherweise ging es vielen meiner Patienten, vielleicht sogar unabhängig der gewählten Strategie, kurzfristig besser. Da diese Behandlungen oft erfolgreich waren, kamen viele dieser Patienten bei Rezidiven zurück.

Ehrlicherweise muss ich zugestehen, dass der oft nicht immer bequeme Clinical Reasoning Prozess meines eigenen Tuns schonungslos aufzeigte, dass mein in der Vergangenheit angewandter Lösungsansatz, unabhängig der gewählten Strategie, nur für kurze Dauer wirksam war. Somit wäre eine Wiederholung der ursprünglichen Behandlungsstrategie für eine langfristige Problemlösung unbrauchbar, wenn nicht, wie bei chronischen Schmerzpatienten, sogar oft kontraproduktiv.

Heute finde ich bei den meisten Beschwerden am Bewegungsapparat eine Reihe verschiedener Veränderungen des muskuloskelettalen Systems, die mehrere Behandlungsansätze in Kombination verlangen, um erfolgreich zu therapieren. Das Zusammenspiel aus vielschichtigem Wissen, therapeutischer Erfahrung, Intuition und Glück lässt oft die richtige Kombination für die Therapie wählen. Wenn diese Maßnahmen dann den Patienten auch schlüssig erklärt werden können, und sie aktiv in den Lösungsprozess mit eingebunden werden, besteht Aussicht auf längerfristigen Erfolg.

Das Auffinden muskuloskelettaler Veränderungen setzt voraus, dass die Therapeuten über die notwendigen intellektuellen und manuellen Fähigkeiten verfügen, reproduzierbare Daten zu erheben. Diese Forderung stellt, gerade in dieser heutigen dominant akademisch orientierten Welt der Physiotherapie, die zwingende Notwendigkeit des fundierten Erlernens des physiotherapeutischen Handwerks in den Mittelpunkt.

In diesem Buch finden Sie zum Einen sehr detaillierte Anleitungen zum Erlernen von Untersuchung und Behandlung der myofaszialen Triggerpunkte, zum Anderen wird das Konzept in die Komplexität vielschichtiger Funktionsstörungen auf somatischer und psychischer Ebene eingebettet und nicht als das alleinige „Wundermittel" präsentiert.

Ebenfalls beachtenswert erscheint mir, dass Roland Gautschi eine Therapieform beschreibt, die er selbst täglich anwendet und nicht Theorien wiedergibt, die er nur irgendwo gelesen, gesehen oder gehört hat.

Die Behandlung myofaszialer Störungen, wie in diesem Buch beschrieben, kann einen großen Beitrag dazu leisten, Beschwerden am Bewegungsapparat positiv zu beeinflussen. Es muss jedoch, genau wie bei einem anderen Zugang zum muskuloskelettalen System, am Ende die Funktionsverbesserung durch aktives zielgerichtetes Training stehen, die dazu beiträgt, das Bewegungsverhalten des Einzelnen nachhaltig zu verändern.

Ich wünsche Ihnen viel Freude beim Besteigen des „Mount Myofaszialis" und hoffe, dass Sie dabei die anderen Gipfel dieses faszinierenden Gebirges nicht vergessen. Auch wenn Sie sich dann entschieden haben, weiterhin im Gebirge zu bleiben, sollten Sie sich bei Zeiten daran erinnern, wie schön es auch am Meer sein kann.

Robert Pfund
Kempten im Mai 2010
PT OMT
MAppSc in Physiotherapie
(Univ. South Australia, Adelaide)

# Über dieses Buch

### Unterwegs zum „Mount Myofaszialis“

Dieses Buch kann als Expeditionsbericht und -führer gelesen werden: unterwegs zum „Mount Myofaszialis“ – willkommen auf der Entdeckungsreise!

Myofasziale Schmerzen und Funktionsstörungen erkennen, verstehen und behandeln: Der Untertitel des Buches ist Programm:

- **Erkennen** Wie zeigt sich die „myofasziale Landschaft“? Woran sind myofasziale Probleme konkret zu erkennen? Welche Indizien lenken uns auf den myofaszialen Weg? An welchen Wegzeichen orientieren wir uns unterwegs?
- **Verstehen** Was ist aktuell über myofasziale Schmerzen und Funktionsstörungen bekannt? Welche Hypothesen und Modellvorstellungen herrschen vor? Die wichtigsten wissenschaftlichen Studien und Erkenntnisse der letzten dreißig Jahre sind aufgearbeitet und in einen Zusammenhang gestellt. Mosaikartig entsteht damit eine Karte des myofaszialen Geländes.
- **Behandeln** Evidenz-informiert und abgestützt auf die bisherigen wissenschaftlichen Untersuchungen wird die Praxis der Behandlung myofaszialer Beschwerden ausführlich dargestellt.

Dieses Fachbuch richtet sich in erster Linie an Praktiker. Es ist von einem Praktiker aus der Praxis für die Praxis entstanden. Wer in der Praxis tätig ist, hat selten Zeit, ein 600-seitiges Buch von vorn nach hinten, Seite um Seite, zu lesen. Das vorliegende Buch ist deshalb so konzipiert, dass an jeder Stelle begonnen werden kann.

Das Inhaltsverzeichnis gibt eine Übersicht und damit eine erste Orientierung, wo sich ein Einstieg anbietet. Im Text sind immer wieder Querverweise zu korrespondierenden, vertiefenden oder weiterführenden Buchkapiteln und -passagen angegeben, sodass eine Führung im Netzwerk des Buches vorliegt. Zentrale Aussagen sind speziell hervorgehoben (markiert durch zwei rote Linien), wodurch ein rasches „Querlesen“ möglich ist, und Zusammenfassungen (blau hinterlegt) bringen am Ende der Kapitel das Wesentliche nochmals auf den Punkt. Im theoretischen Teil des Buches wird unter dem Stichwort Klinik wiederholt der unmittelbare Bezug zum klinischen Alltag (gelb hinterlegt) aufgezeigt und der Praxisteil steht wechselseitig in Bezug zu den theoretischen Grundlagen. Schließlich ermöglicht das Stichwortverzeichnis, direkt und gezielt eine gesuchte Auskunft zu finden.

Die innere Gliederung des Buches spiegelt sich im Inhaltsverzeichnis. Es gibt zwei Hauptteile: Einen Praxis- und einen Grundlagenteil.

### Praxisteil

Im Praxisteil werden die einzelnen Muskeln und ihre Behandlung detailliert in Wort (Anatomie, Funktion, Schmerzausstrahlungsmuster, durch Triggerpunkte ausgelöste Symptome, Faktoren, die zur Entstehung von Triggerpunkten führen sowie Empfehlungen für die Patienten und Hinweise für den Therapeuten) und Bild (Referred Pain Muster, manuelle Therapie der Triggerpunkte, Dehnen) dargestellt (Kap. 7); ein Übersichtsverzeichnis der Muskeln auf der vorderen Umschlaginnenseite sowie ein Daumenregister erleichtern, sich in diesem umfangreichen Kapitel schnell zu orientieren. Da die durch Triggerpunkte verursachten Hartspannstränge in der Lage sind, Druck auf periphere Nerven auszuüben und dadurch sekundär neurale Probleme ausgelöst werden können, wird auf Lokalisation und Behandlung häufig vorkommender neuro-muskulärer Entrapments speziell eingegangen (Kap. 8). Anschliessend wird aufgezeigt, wie myofasziale Schmerzen differenziert und aktive myofasziale Triggerpunkte im klinischen Alltag identifiziert werden können (Kap. 9). Dazu werden Screening Tests (Kap. 9.1) und Pain Guides (Kap. 9.2) zu häufigen klinischen Bildern (Kap. 9.3) vorgestellt.

### Grundlagenteil

Therapeutisches Handeln sollte abgestützt sein auf die besten aktuell vorliegenden wissenschaftlichen Erkenntnisse. Der Grundlagenteil will diese Basis zur Verfügung stellen. Die Einführung (Kap. 1) stellt das Phänomen myofaszialer Schmerzen (Kap. 1.1) und unterschiedliche Arten von Triggerpunkten (Kap. 1.2) vor, thematisiert die Häufigkeit (Kap. 1.3) und Bedeutung myofaszialer Triggerpunkte (Kap. 1.4) und gibt einen kurzen historischen Rückblick zu den Wurzeln der Triggerpunktwissenschaft (Kap. 1.5).

Wie myofasziale Triggerpunkte (Kap. 2) klinisch in Erscheinung treten (Kap. 2.1), welche pathophysiologischen Veränderungen zugrunde liegen sowie welche Erklärungsmodelle für myofasziale Schmerzen und Funktionsstörungen zur Zeit diskutiert werden (Kap. 2.2), wird ebenso erörtert wie die Frage, wie und wodurch Triggerpunkte entstehen (Kap. 2.3). Störungen, die durch Triggerpunktaktivität verursacht, respektive aufrechterhalten werden, sind vielfältig (Kap. 3). Sowohl direkt (Kap. 3.1) als auch indirekt (Kap. 3.2) können myofasziale Triggerpunkte für Probleme des Bewegungssystems verantwortlich sein. Die Diagnostik myofaszialer Schmerzen (Kap. 4) ist Teil des Clinical Reasonings-Prozesses der neuromuskuloskelettalen Medizin (Kap. 4.1), wobei besonders die Prinzipien der Untersuchung (Kap. 4.2) und differenzialdiagnostische Hinweise (Kap. 4.3) dargestellt werden. Die Therapie myofaszialer Schmerzen (Kap. 5) umfasst sowohl die Therapie myofaszialer Triggerpunkte im eigentlichen Sinn (Kap. 5.1) als auch das Management myofaszialer Schmerzen, bei welchem häufig weitere Behandlungsansätze kombiniert und im Sinn einer multimodalen Therapie integriert werden (Kap. 5.3). Auf die unterschiedlichen Wirkungsebenen der manuellen Triggerpunkt-Therapie wird unter mechanischem, biochemischem, reflektorischem, kognitiv-verhaltenszentriertem, energetischem und holistischem Aspekt speziell hingewiesen (Kap. 5.2). Ausführungen zu Indikationen (Kap. 6.1) und Kontraindikationen (Kap. 6.2) der manuellen Triggerpunkt-Therapie schließen den theoretischen Teil ab und leiten über zur Praxis.

# Triggerpunkt-Therapie

## Zusammenfassung


Viele akute und chronische Schmerzen des Bewegungssystems haben ihren Ursprung in der Muskulatur. Sie werden durch myofasziale Triggerpunkte (mTrP) verursacht (Travell u. Simons 2002, Dejung 2009).

MTrPs gehören zu den wissenschaftlich solide erforschten Phänomenen im Bereich der neuromuskuloskelettalen Medizin. Pathophysiologisch nachgewiesen sind die lokale Hypoxie im Zentrum des mTrPs (Brückle et al. 1990), ein verändertes EMG-Potenzial, das als Zeichen einer Fehlfunktion motorischer Endplatten interpretiert wird (Travell u. Simons 2002) sowie charakteristische Abweichungen des biochemischen Milieus mit markanter Erhöhung der Konzentration von Substanz P, CGRP, Bradykinin u. a. bei deutlich erniedrigtem pH-Wert (Shah et al. 2005 und 2008). Histomorphologisch dokumentiert sind Rigorkomplexe in der Kernzone mTrPs (Myosin- und Aktinfilamente verharren in maximal angenäherter Position) mit reaktiver Überdehnung der angrenzenden Sarkomere (Travell u. Simons 2002) sowie Bindegewebsveränderungen (Feigl-Reitinger et al. 1998). Zudem ist belegt, dass mTrPs einen signifikanten Einfluss auf das Muskelaktivierungsmuster und damit auf die Motorik und die (Dys-)Funktion des Bewegungssystems haben (Lucas et al. 2004).

Die Diagnostik mTrPs mittels der klinischen Hauptdiagnosekriterien (Hartspannstrang, maximale Druckempfindlichkeit und Reproduktion der Symptome) ist betreffend Reliabilität für geübte Untersucher im klinischen Alltag gut bis sehr gut (Gerwin et al. 1997, Licht et al. 2007).

MTrPs entstehen durch Überlastung oder traumatische Überdehnung der Muskulatur. In der Folge bilden sich im Muskel oftmals Zonen, die mit Sauerstoff unterversorgt sind (Hypoxie). Zu wenig Sauerstoff führt zu einem Mangel an Adenosintriphosphat (ATP). Infolge des ATP-Mangels können sich in diesen Gebieten die Myosin- und Aktinfilamente nicht mehr voneinander lösen (Rigorkomplex). Diese erkrankten Muskelstellen sind als Triggerpunkte tastbar: Durch Provokation mittels Druck wird ein Schmerz ausgelöst, der oft in andere Körperregionen übertragen wird (Referred Pain). Aber nicht nur Schmerzen, sondern auch Parästhesien, Muskelschwächen ohne primäre Atrophie, Bewegungseinschränkungen, propriozeptive Störungen mit Beeinträchtigung der Koordination und autonome vegetative Reaktionen können durch Triggerpunkte verursacht werden. Die Summe aller durch aktive Triggerpunkte ausgelösten Symptome, wird als „Myofasziales Syndrom" bezeichnet. Erfahrungsgemäß lässt sich diese Pathologie in der Regel – selbst bei langjährigen Beschwerden – durch eine gezielte Triggerpunkt-Therapie wieder beseitigen.

Die manuelle Triggerpunkt-Therapie ist eine systematische, manualtherapeutische Interventionsstrategie mit dem Ziel, das Störpotenzial von mTrPs zu deaktivieren, begleitende Bindegewebsveränderungen zu behandeln und Rezidiven vorzubeugen. Die hier dargestellte Form der Triggerpunkt-Therapie umfasst ein systematisches 6-Schritte-Programm (Swiss Approach). Dabei werden die Triggerpunkte mittels vier manuellen Behandlungstechniken (Technik I - IV) gezielt deaktiviert und das – vor allem bei chronischen Schmerzpatienten – reaktiv veränderte und verkürzte Bindegewebe aufgedehnt. Heimübungen zur Dehnung/Detonisierung (Technik V) unterbrechen monotone Arbeitshaltungen und fördern die Regenerationsfähigkeit der Muskulatur. Funktionelles Training (Technik VI) unterstützt dank physiologischer Belastung und Bewegung den Heilungsprozess und macht die Muskulatur belastbarer, während Ergonomie Fehlbelastungen reduziert. Will man bei der Behandlung chronischer myofaszialer Schmerzen nachhaltig Erfolg haben, müssen zusätzlich zur lokalen Therapie der Triggerpunkte, perpetuierende Faktoren erkannt und in die Therapie miteinbezogen werden. Manuelle Triggerpunkt-Therapie in der hier beschriebenen Form ist eine differenzierte Methode und wird von speziell ausgebildeten Physiotherapeuten und Ärzten durchgeführt.

Die Wirkung der manuellen Triggerpunkt-Therapie vereint mechanische, reflektorische, biochemische, energetische, funktionelle, kognitiv-emotionale und verhaltenswirksame Effekte (Gautschi 2008). Manuelle Triggerpunkt-Therapie beeinflusst somit nicht nur peripher-nozizeptive Schmerzen, sondern greift gleichzeitig in Schmerzverarbeitungsprozesse und Output-Schmerzmechanismen ein.

Triggerpunkt-Therapie

- hilft differenzialdiagnostisch zu klären, inwieweit die Muskulatur an Entstehung bzw. Aufrechterhaltung von Schmerzen und/oder Funktionsstörungen beteiligt ist,
- ermöglicht, die für myofasziale Schmerzen bzw. Funktionsstörungen relevante mTrPs zu finden,
- löst gezielt die dekontraktionsunfähigen Zonen im Muskel und deaktiviert damit das Störpotenzial mTrPs,
- dehnt bzw. löst bindegewebige Adhäsionen und Verkürzungen des inter- und intramuskulären kollagenen Gewebes (pathologische Crosslinks),
- erkennt unterhaltende Faktoren und bezieht sie in die Behandlung mit ein,
- wird der Tatsache gerecht, dass der Ort der Schmerz-Ursache oft nicht mit dem Ort der Schmerz-Wahrnehmung übereinstimmt.

# Inhaltsverzeichnis

# 1 Einführung

*„Es ist hier die Rede nicht von einer durchzusetzenden Meinung, sondern von einer mitzuteilenden Methode, deren sich ein jeder, als eines Werkzeugs, nach seiner Art bedienen möge."*

*Goethe an Hegel, 7. Oktober 1820*

Chronische Schmerzen sind eine Herausforderung – für die Betroffenen, für die Therapeuten und für das Gesundheitssystem. Inwieweit die Triggerpunkt-Therapie dazu beitragen kann, diese Herausforderung anzunehmen und zu bestehen, ist Thema dieses Buchs.

Ein Triggerpunkt (TrP) ist – dem Wortsinn entsprechend – ein Punkt, von dem aus die dem Patienten bekannten Symptome, meistens in Form von fortgeleiteten Schmerzen (Referred Pain), ausgelöst werden (engl. „trigger" – auslösen).

In Workshops zur Triggerpunkt-Therapie werden die Teilnehmenden in einer Palpationssequenz jeweils angeleitet, im M. infraspinatus maximal druckempfindliche Stellen in verspannten Muskelfaserbündeln aufzusuchen und mit dem Daumen mittels Druck zu provozieren. Bei 70 – 90 % der Kurseilnehmer werden dabei Schmerzen ausgelöst, die nicht nur lokal am Ort der Druckprovokation empfunden werden, sondern an andere Stellen des Körpers ausstrahlen: zur Schulter (ventral und dorsal sowie „tief im Gelenk"), zum Oberarm (ventral, dorsal und lateral), Ellbogen, Unterarm, bis zu Hand und Finger (**Abb. 1.1**). Solch fortgeleitete Schmerzen werden als Referred Pain bezeichnet.

Vordere Schulterschmerzen, „tief im Gelenk" empfundene Schmerzen, aber auch Ellbogen- oder Unterarmschmerzen können ihren Ursprung somit in TrPs haben, die hinten an der Schulter (im M. infraspinatus) liegen. Aber nicht nur Schmerzen, auch Dysästhesien (Kribbel-, Enge- oder Schwereempfindungen) und Kraftlosigkeit können Symptome sein, die durch TrPs ausgelöst werden.

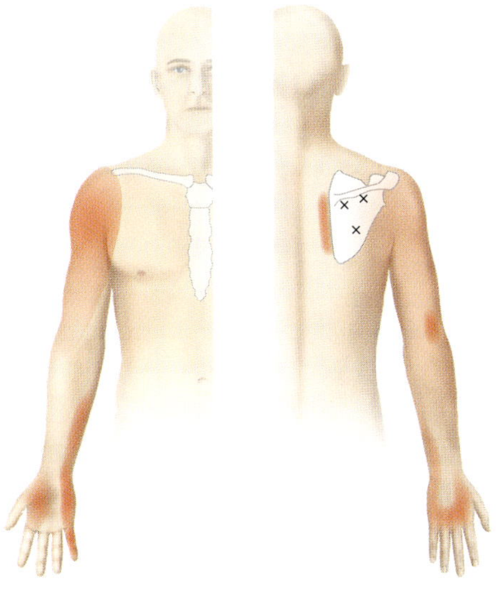

**Abb. 1.1** Myofasziale Triggerpunkte (x) und Referred Pain (rot) im M. infraspinatus.

Die Lokalisation der ausstrahlenden Schmerzen entspricht weder einem radikulär-segmentalen Innervationsmuster (da sie mit keinem Dermatom übereinstimmt), noch korrespondieren die ausstrahlenden Schmerzen mit dem Innervationsgebiet eines peripheren Nervs. Die gängigen Ansätze zur Erklärung nicht lokaler Schmerzen vermögen somit das sehr häufig auftretende Phänomen des Referred Pain nicht zu erklären. Dies ist vermutlich mit ein Grund, warum durch TrPs induzierte myofasziale Schmerzen bisher vielfach nicht erkannt werden.

Eine Medizin, die das weit verbreitete Phänomen der ausstrahlenden Schmerzen (Referred Pain) nicht konsequent in ihre diagnostischen und therapeutischen Strategien mit einbezieht, ist bei der Behandlung chronischer Schmerzen des neuromuskuloskelettalen Systems oft zum Scheitern verurteilt und leistet der Chronifizierung Vorschub.

Ziel dieses Fachbuchs ist, die Bedeutung myofaszialer Triggerpunkte (mTrPs) bei der Entstehung und Aufrechterhaltung von Schmerzen und Funktionsstörungen im neuromuskuloskelettalen System zu erläutern sowie aufzuzeigen, wie die manuelle Therapie der TrPs gezielt und effektiv erfolgen kann.

Im ersten Teil sind die Grundlagen dargestellt: Klinisches Erscheinungsbild (Kap. 2.1), Pathophysiologie (Kap. 2.2) und Ätiologie der mTrPs (Kap. 2.3) werden ebenso thematisiert wie Diagnostik (Kap. 4) und Behandlungsmöglichkeiten (Kap. 5) myofaszialer Störungen. Die Triggerpunkt-Therapie wird dabei unter 2 sich ergänzenden Aspekten dargestellt: einerseits als Behandlungstechnik im Sinn einer therapeutischen Interventionsstrategie zur Deaktivierung des Störpotenzials der mTrPs (Kap. 5.1) sowie andererseits als übergeordnetes Behandlungskonzept zur Diagnostik und Therapie myofaszial verursachter Schmerzen und Funktionsstörungen (Kap. 5.3). Auf Störungen, die durch TrPs direkt und indirekt verursacht werden (Kap. 3) sowie auf Indikationen bzw. Kontraindikationen zur Triggerpunkt-Therapie (Kap. 6) wird speziell eingegangen.

Im zweiten Teil des Buchs wird die manuelle Therapie der Muskulatur ausführlich in Wort und Bild dargestellt (Kap. 7), und anschließend werden häufige neuromuskuläre Entrapments (Kap. 8) erörtert. Um den Transfer in den klinischen Alltag zu erleichtern, werden Screening-Tests (Kap. 9.1) und Schmerzführer (Kap. 9.2) zu häufigen klinischen Bildern (Kap. 9.3) vorgestellt.

# 1.1 Phänomenologie

*„A rose is a rose is a rose."*
*Gertrude Stein*

Wird ein Muskel quer zu seinem Faserverlauf palpiert, stößt man oft auf kontrakte Muskelfaserbündel. Folgt die tastende Hand einem solchen Hartspannstrang, ist er nicht überall gleich druckempfindlich: Es gibt Bereiche, die weniger, und andere, die deutlich mehr druckschmerzhaft sind. Wird der Ort der maximalen Druckempfindlichkeit mittels Druck provoziert, löst dies Schmerzen aus. Diese Schmerzen können lokal sein, sehr häufig jedoch strahlen sie aus. Das heißt, nicht nur am Ort der Druckprovokation selbst tut es weh, sondern der Schmerz breitet sich auch in andere, entfernt liegende Körperregionen aus. Dieses Phänomen ausstrahlender Schmerzen wird als Referred Pain (Travell u. Simons 2002) bezeichnet (**Abb. 1.1**, **Abb. 1.2**).

Können durch Druck auf einen Punkt diejenigen Schmerzen (lokal oder fortgeleitet) ausgelöst werden, die der Patient aus seinem Alltag kennt, handelt es sich um einen aktiven Triggerpunkt (TrP). Die Möglichkeit, die Symptome des Patienten durch Druck auf den TrP zu reproduzieren, ist unter phänomenologischem Gesichtspunkt das Schlüsselkriterium eines TrP.

Obwohl muskulär verursachte Schmerzen weit verbreitet sind (Kap. 1.3), werden sie oft nicht als solche erkannt. Sie werden übersehen, weil der Ort, an dem der Schmerz entsteht, und der Ort, an dem der Schmerz empfunden wird, meist weit auseinanderliegen (**Abb. 1.3**). So liegt die Quelle von Rückenschmerzen manchmal in der Bauchmuskulatur (1), Kopfschmerzen können von der Halsmuskulatur kommen (2), bei vielen Patienten ist die Ursache für ein Ellbogenproblem in der Hals- und Schultermuskulatur zu suchen (3), Beinschmerzen werden häufig von der Gesäßmuskulatur verursacht (4), und der Achillessehnenschmerz entsteht meistens in der Wade (5).

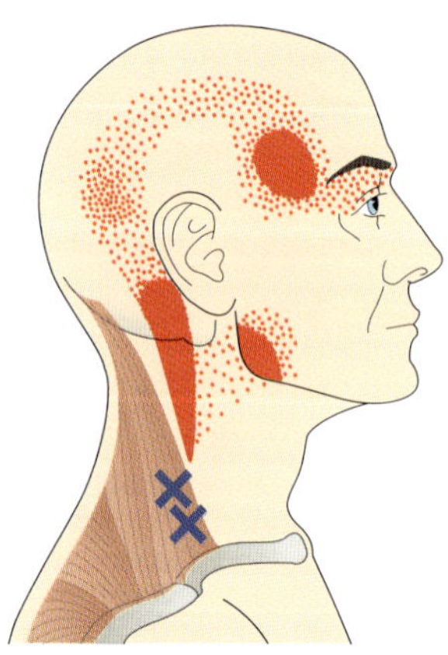

**Abb. 1.2** Myofasziale Triggerpunkte (x) und Referred Pain (rot) im M. trapezius descendens (nach Travell u. Simons 2002).

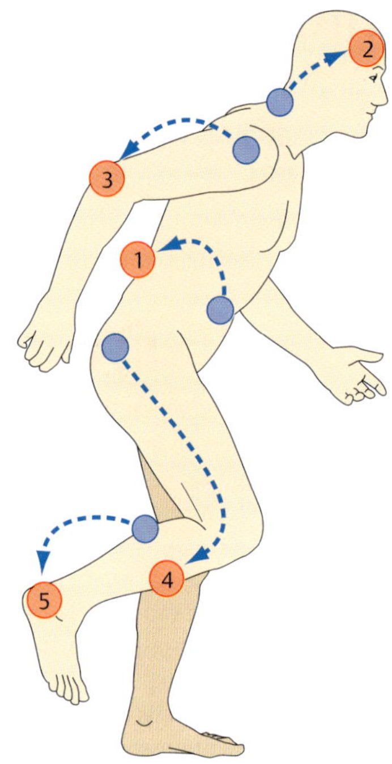


**Abb. 1.3** Die schmerzauslösenden Triggerpunkte liegen oft weit entfernt von der Schmerzstelle. 1. Quelle von Rückenschmerzen in der Bauchmuskulatur. 2. Ursache von Kopfschmerzen in der Halsmuskulatur. 3. Ellbogenprobleme durch Hals- und Schultermuskulatur. 4. Beinschmerzen von der Gesäßmuskulatur. 5. Achillessehnenschmerz entsteht in der Wade.

Das Phänomen, dass Schmerzen ausstrahlen (Referred Pain), ist sehr häufig. Nur wenn die Tatsache, dass Schmerzen vielfach nicht dort verursacht werden, wo sie empfunden werden, konsequent in den Clinical-Reasoning-Prozess miteinbezogen wird, ist eine adäquate Therapie des neuromuskuloskelettalen Systems möglich.

# 1.2 Unterschiedliche Typen von Triggerpunkten

Es werden verschieden Arten von Triggerpunkten (TrPs) unterschieden:

- **Aktive Triggerpunkte** zeigen bereits in Ruhe oder bei physiologischer Belastung und Bewegung ein charakteristisches Schmerzmuster. Provoziert man einen aktiven TrP mittels Druck oder Zug (Dehnung), wird durch diese mechanische Stimulation der dem Patienten bekannte Schmerz (lokal oder ausstrahlend) reproduziert.
- **Latente Triggerpunkte** sind überempfindliche Gewebsareale, die in Ruhe und bei physiologischer Belastung/Bewegung nicht spontan schmerzhaft sind. Latente TrPs sind klinisch stumm. Erst beim Palpieren und bei Druckprovokation können – meist ausstrahlende Schmerzen – ausgelöst werden, die dem Patienten aus seinem Alltag jedoch nicht bekannt sind. Latente TrPs können alle klinischen Eigenschaften eines aktiven TrP aufweisen – mit

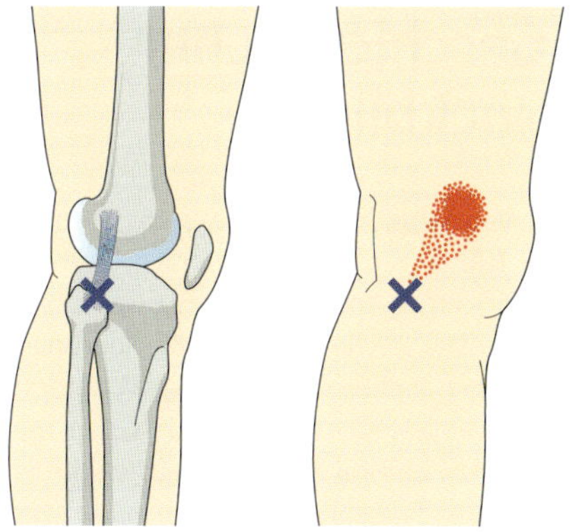

**Abb. 1.4** Ligamentärer Triggerpunkt (X) mit Referred Pain (rot) im Lig. fibulare collaterale (nach Travell u. Simons 2002).

einer Ausnahme: Die Reproduktion der Beschwerden sind vom latenten TrP her nicht möglich. (Nebenbei: Jeder Mensch hat latente TrPs – und er lebt meist gut mit ihnen.)

- Befindet sich die druckempfindliche und überirritierbare Stelle im Muskelgewebe, wird sie als **myofaszialer Triggerpunkt** (mTrP) bezeichnet (s. **Abb. 1.1**). Liegt sie in einem anderen Gewebe, unterscheidet man entsprechend **tendinöse, ligamentäre** (**Abb. 1.4**), **periostale** oder **subkutane Triggerpunkte** (**Tab. 1.1**). Myofasziale Triggerpunkte kommen am häufigsten vor und sind wissenschaftlich am besten untersucht.
- Abhängig von der Art und der Zeit der Entstehung eines TrP unterscheidet man **primäre TrPs**, **sekundäre TrPs** und **Satelliten-TrPs** (s. Glossar).

Zur Differenzierung zwischen TrPs und Tenderpoints s. Glossar und Fibromyalgie (S. 75).

## 1.3 Prävalenz

*„Der Triggerpunkt, wie er heute definiert wird, ist gewiss die häufigste Manifestation des Schmerzes im Bewegungssystem, wenn nicht im Organismus überhaupt."*
*Prof. Karl Lewit im Geleitwort zu Dejung 2009*

Die Muskulatur ist das größte Einzelorgan des menschlichen Körpers. Alle Skelettmuskelfasern zusammen machen im Durchschnitt 40 – 50 % des Körpergewichts aus, bei trainierten Kraftsportlern kann der Anteil bis ca. 65 % steigen (Schünke 2000). Bereits bei einer rein quantitativen Betrachtungsweise ist es daher naheliegend, dass von der Skelettmuskulatur her direkt Schmerzen verursacht werden können. Umso erstaunlicher ist es, dass im modernen medizinischen Unterricht und in medizinischen Lehrbüchern zur Schmerzdiagnostik der Muskulatur im Allgemeinen und den mTrPs im Besonderen bisher kaum Aufmerksamkeit geschenkt wurde (Mense et al. 2003).

**Tab. 1.1** Unterschiedliche Triggerpunkt-Typen in Abhängigkeit von der Art des Gewebes (nach Travell u. Simons 2002)

| Gewebe | Triggerpunkt-Typ |
|---|---|
| Muskulatur | **myofaszialer** Triggerpunkt |
| Sehne | **tendinöser** Triggerpunkt |
| Band | **ligamentärer** Triggerpunkt |
| Knochenhaut | **periostaler** Triggerpunkt |
| Unterhautbindegewebe | **subkutaner** Triggerpunkt |

Die Häufigkeit von aktiven mTrPs in ärztlichen Praxen variiert je nach ausgewählter Patientengruppe: Von 61 untersuchten Patienten in einer allgemeinen Arztpraxis fand Skootsky (1989) – nebst Grippe, Durchfall, Husten, Schlafstörungen, Riss-Quetsch-Wunden, Alkohol- und Medikamentenabusus, Blinddarmentzündung, Heuschnupfen etc. – rund 30 % der Patienten mit einem primär myofaszialen Schmerz. In spezialisierten Schmerzzentren wurden in 2 Untersuchungen bei 85 % von 283 Patienten (Fishbain 1986) und bei 93 % von 96 untersuchten Patienten (Gerwin 1995) aktive mTrPs gefunden. Friction (1990) stellte in einer auf Kopf- und Nackenschmerzen spezialisierten zahnärztlichen Klinik unter 296 Patienten fest, dass bei 55 % der Patienten der Schmerz eine primär muskuläre Ursache hatte. Aufgrund dieser Datenlage gelangen Travell und Simons zu dem Schluss: „Es steht außer Zweifel, dass aktive myofasziale Triggerpunkte weit verbreitet sind und eine der Hauptursachen für Schmerzen und Funktionsstörungen des Bewegungsapparates darstellen" (Travell u. Simons 2002, S. 12). Diese Einschätzung wird bekräftigt durch eine Vielzahl neuerer Untersuchungen, die aufzeigen, dass mTrPs sehr häufig eine Rolle spielen bei Patienten mit Spannungskopfschmerzen (Couppé et al. 2007, Fernandez-de-las-Penas et al. 2006 b und 2010, von Stülpnagel et al. 2009), Nackenschmerzen (Fernandez-de-las-Penas et al. 2007), unspezifischen Rückenschmerzen (Borg-Stein et al. 2006, Simons et al. 1983), Schulterschmerzen bei subakrominalem Impingement (Hidalgo-Lozano et al. 2010), Kiefergelenksbeschwerden (Ardic et al. 2006), Unterarm- und Handschmerzen (Hwang et al. 2005), haltungs- und belastungsabhängigen Schmerzen bei Computerarbeit (Treaster et al. 2006), bei Problemen nach HWS-Beschleunigungstraumen (Ettlin et al. 2008) sowie bei Schmerzen in der Becken- und Urogenitalregion (Jarrell 2004, Doggweiler-Wiygul 2004, Anderson et al. 2006).

In Ergänzung zu diesen vorwiegend im ärztlichen Umfeld erhobenen Daten (mit Ausnahme von Fernandez-de-las-Penas et al. 2006b, 2007) fehlen für die physiotherapeutische Praxis bislang spezifische Untersuchungen; es ist jedoch davon auszugehen, dass hier aufgrund der Selektion durch die ärztliche Zuweisung der Anteil an myofaszial bedingten Schmerzen überdurchschnittlich hoch ist.

TrPs sind weit verbreitet und sehr häufig für Schmerzen verantwortlich.

## 1.4 Relevanz

Schmerzen des Bewegungssystems kommen häufig vor und verursachen hohe Kosten.

Dejung (2009) untersuchte die Kosten, die durch Schmerzkrankheiten entstehen: Die 1997 in Deutschland durch Arbeitsunfähigkeit infolge von Rückenschmerzen verursachten indirekten Kosten wurden auf 23,8 Milliarden DM geschätzt. Dabei ist die kleine Gruppe der chronisch Erkrankten für den Hauptteil sowohl der direkten als auch der indirekten Kosten verantwortlich (weiterführende Literatur in Dejung 2009).

Weil mTrPs eine der häufigsten Ursachen von chronischen Schmerzen am Bewegungsapparat sind (Fishbain 1986, Rosomoff et al. 1989, Friction 1990, Masi 1993, Gerwin 1995, Travell u. Simons 2002, Dejung 2009), kommt der Triggerpunkt-Therapie sowohl unter therapeutisch-ethischem Gesichtspunkt, da sie unnötige chronische Schmerzen lindern hilft, als auch unter ökonomisch-volkswirtschaftlichem Gesichtspunkt, da sie die Kosten im Gesundheitswesen reduziert, ein hoher Stellenwert zu.

Warum werden myofaszial verursachte Schmerzen häufig nicht erkannt?

Zum einen ist sicherlich ein Grund, dass Schmerzen aus der Muskulatur sehr häufig ausstrahlen (Referred Pain, S. 9). Der Ort der Schmerzempfindung und der Ort der Schmerzursache sind nicht identisch, und dies erschwert es, den Zusammenhang von Muskelproblem (mTrP) und klinischem Schmerzbild zu erfassen.

Zum anderen lassen sich myofasziale Schmerzen am zuverlässigsten klinisch diagnostizieren, indem die aktiven mTrPs palpatorisch identifiziert werden (gemäß klar definierten Diagnosekriterien, S. 13 f, 69 f). Denn radiologische und laborchemische Untersuchungen zeigen keine Befunde. Vermutlich werden nicht zuletzt deshalb myofaszial verursachte Schmerzen leider noch viel zu häufig fehlinterpretiert und einem nicht schmerzverursachenden Befund einer bildgebenden Untersuchung zugeschrieben – und in der Folge die Patienten fehloperiert bzw. fehlbehandelt.

Dejung (2009) fordert und beschreibt deshalb ein neues Paradigma der Schmerz- und Bewegungsapparatmedizin: „Viele Bewegungsapparatschmerzen haben ihren Ursprung in der Muskulatur. Durch Überlastung oder Überdehnung können in einem Muskel Zonen dekontraktionsunfähiger Sarkomere entstehen, deren Kern ischämisch und daher schmerzhaft wird. Die erkrankten Muskelstellen lassen sich palpieren: Hartspannstränge mit empfindlichen Stellen. An diesen Stellen (Triggerpoints) lässt sich ein Schmerz provozieren, der oft in andere Körperregionen übertragen wird (Referred pain). Durch eine geeignete Therapie lässt sich diese Pathologie auch nach langer Zeit wieder beseitigen" (Dejung 2009, S. 12).

## 1.5 Geschichtlicher Rückblick

Als Ursache von Schmerzen im Bewegungssystem wurde in den letzten 100 Jahren vieles in Betracht gezogen. Neuropathien, degenerative und entzündliche Gelenkserkrankungen oder artikuläre Dysfunktionen („Blockierungen") sowie zurzeit vermehrt auch neuroplastische Veränderungen im zentralen Nervensystem standen und stehen im Zentrum des Interesses. Die Muskulatur als mögliche Schmerzursache wurde in der Regel übersehen, und auch heute noch wird die Muskulatur als primäre Ursache von Schmerzen und Funktionseinschränkungen oft außer Acht gelassen. So wird beispielsweise in Studien über Rückenschmerzen differenziert in „spezifische" und „unspezifische" Rückenschmerzen. Spezifische Rückenschmerzen haben eine bekannte strukturspezifische Ursache (z. B. Diskushernie, Spinalstenose, Spondylolysthese, Instabilität, Impressionsfraktur, Tumor) und machen knapp 20 % der Fälle aus. Die Opinion Leaders der Rückenschmerzforschung sind sich seit Jahrzehnten einig, dass in rund 80 % aller Fälle die Ursache von unteren Rückenschmerzen nicht bekannt ist (z. B. Nachemson 1985, 1992, Haldemann 1990, Dejung 2009). Dass ein beträchtlicher Anteil dieser sog. „unspezifischen" Rückenschmerzen Probleme darstellen könnte, die nicht unspezifisch, sondern spezifisch – nämlich durch die Muskulatur – verursacht sind (und damit einer spezifischen Therapie zugänglich sind, s. Kap. 9.3.8), wurde bisher nicht untersucht. Müller (2001) listet beispielsweise 46 Ursachen auf, die bei der Differenzialdiagnose von Rückenschmerzen bedacht werden müssen; mTrPs sind nicht erwähnt.

Dabei sind schmerzverursachende Punkte in der Muskulatur seit Jahrhunderten in den verschiedensten Kulturkreisen immer wieder beschrieben, dargestellt und erfolgreich behandelt worden. Die Praxis der Massage ist beispielsweise bereits auf Steinreliefs fernöstlicher Tempelanlagen, die vor über 1000 Jahren errichtet worden sind, abgebildet.

Im abendländischen Kulturraum liegen die ersten Beschreibungen muskulärer Befunde rund 500 Jahre zurück: Der französische Arzt de Baillou (1538 – 1616) beschreibt bereits im 16. Jahrhundert klinisch das, was wir heute als myofasziales Syndrom bezeichnen (nach Ruhmann 1940), und Balfour, ein britischer Arzt, erwähnt 1816 als Schmerzursache knötchenartige, druckdolente Schwellungen und Verdickungen im Muskelgewebe, von denen ausstrahlende Schmerzen in benachbarte Regionen ausgehen (nach Stockman 1904). Froriep, ein deutscher Chirurg, beschreibt 1843 die „Muskelschwiele" als empfindliche Verhärtung im Muskel und berichtet über eine Erleichterung, die durch manuelle Behandlung erreicht werden könne. Strauss, ebenfalls deutscher Arzt, bringt 1898 kleine, schmerzempfindliche Knötchen und schmerzhafte, palpable Hartspannstränge in Zusammenhang mit der Ursache von Schmerzen. Myofasziale Befunde wurden in der Folgezeit mit vielen Begriffen bezeichnet. Adler nennt 1900 das Phänomen „Muskelrheumatismus" und beschreibt bereits provozierbare Ausstrahlungen von den Schmerzherden aus. Gowers prägt 1904 den

Begriff „Fibrositis"; Telling spricht 1911 von „Fibromyositis", während Llewellyn und Jones 1915 empfindliche Knötchen mit ausstrahlendem Schmerz als typisch für „Myofibrositis" angeben. Schmidt nennt 1916 dieselben Phänomene „Myalgie" und erwähnt kontrahierte Muskelfaserbündel als charakteristisch. Schade prägt 1919 den Begriff „Myogelose" und postuliert eine Viskositätsveränderung im Muskel. F. Lange beschreibt 1925 „Muskelhärten", die in Narkose und auch nach dem Tod persistieren würden. Seine Beobachtungen interpretiert er dahin gehend, dass die tastbaren Phänomene nicht innervationsbedingt seien. Albee verwendet 1927 die Bezeichnung „Myofasziitis", Claton und Livingston verwenden 1930 „Neurofibrositis", Good 1941 „rheumatische Myalgie" und Gutstein 1954 „Myodysneurie", um das zu benennen, für das heute der Begriff „myofasziales Syndrom" steht (S. 62). M. Lange verfasst 1931 ein erstes Handbuch von schmerzhaften Muskelpunkten, in dem er bereits die lokale Zuckungsreaktion („local twitch response") beschreibt; Übertragungsschmerzen werden jedoch noch nicht erwähnt. Schon 1931 benutzt er Fingerknöchel und Holzstäbchen zur Behandlung der schmerzhaften Phänomene. Kraus dokumentiert 1937 als Erster die Behandlung der schmerzhaften Befunde mit Chloraethyl.

In der älteren Fachliteratur werden häufig Begriffe wie beispielsweise
- Myogelose
- Muskelhärten
- Muskelschwiele
- Muskelrheumatismus
- rheumatische Myalgie
- Myofasziitis
- Fibrositis
- Myofibrositis
- Neurofibrositis
- Myodysneurie
- Myalgie und
- Myopathie

zur Beschreibung myofaszialer Schmerzen und der zugrunde liegenden pathologischen Veränderungen im Muskelgewebe verwendet.
Inzwischen setzten sich die Begriffe „myofaszialer Schmerz", „myofasziales Syndrom" oder „myofasziales Schmerzsyndrom" sowie „myofaszialer Triggerpunkt" – als morphogenetisches Substrat myofaszialer Schmerzen – durch.

Die Muster der Schmerzübertragung hat als Erster der britische Arzt Jonas H. Kellgren systematisch erforscht: Er infiltrierte Muskeln mit hypertoner Kochsalzlösung und beschrieb die Schmerzausstrahlungsgebiete. Er zeigte auf, dass die jeweiligen Übertragungsschmerzen für einen bestimmten Muskel in mehreren Versuchen reproduzierbar waren. Gleichzeitig stellte er fest, dass die Schmerzprovokation durch Injektion identisch ist mit Schmerzprovokation durch Muskelkontraktion unter ischämischen Bedingungen (Kompression). 1938 publizierte er seine Untersuchungen unter dem Titel „Observations on Referred Pain Arising from Muscle". Auch wenn Kellgren noch der aus heutiger Sicht irrtümlichen Ansicht war, der Referred Pain würde sich nicht über die Dermatomgrenze hinaus erstrecken,

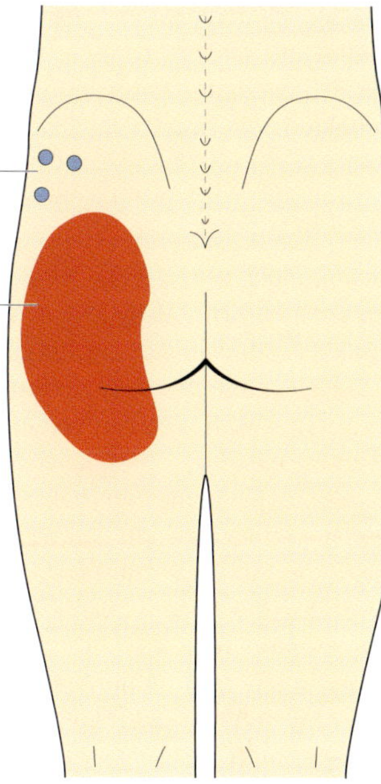


**Abb. 1.5** Schmerzausstrahlung (gestricheltes Areal) nach Injektion von 6 %iger Kochsalzlösung in 3 Punkte im M. gluteus medius (nach Kellgren 1938).

war dies ein wichtiger Meilenstein auf dem Weg zum heutigen Verständnis von mTrPs: Muskelgewebe kann ausstrahlende Schmerzen verursachen (**Abb. 1.5**).

Die Bezeichnung „trigger point" wurde 1940 von Steindler eingeführt im Zusammenhang mit einer Reihe von Artikeln, die er über gluteal verursachte myofasziale Schmerzen publizierte (Steindler et al. 1938, Steindler 1940).

Janet Travell (1901 – 1997) kommt das Verdienst zu, als große Pionierin das Wissen um myofasziale Schmerzen ins Bewusstsein vieler Mediziner und Therapeuten gebracht und den Begriff mTrPs bekannt und allgemein akzeptiert gemacht zu haben (**Abb. 1.6**). In den 1930er Jahren als Kardiologin und Medizinforscherin tätig, fand Travell Interesse an muskuloskelettalen Schmerzen infolge der Beschreibung ausstrahlender Schmerzen in verschiedenen Publikationen (Travell 1968). Die erste klinische Beschreibung muskulärer TrPs mit den Charakteristika „punktuelle Druckschmerzhaftigkeit", „Übertragungsschmerz" und „reduziertes Bewegungsausmaß" erfolgte 1942 durch Travell. 1946 veröffentlichten Travell und Bigelow ihre Beobachtungen an Patienten mit übertragenen Muskelschmerzen und hielten fest, dass die Ausbreitung nicht segmentalen Mustern folge. Zu Beginn der 1950er Jahre beobachteten Travell und Rinzler, dass von Faszien aus ähnliche Schmerzübertragungsmuster auftreten wie vom Muskel. Dies veranlasste sie, in der Folge den Begriff „myofascial pain" zu verwenden, um die enge Beziehung und Wechselwirkung zwischen Muskel und Faszien zu betonen (Travell u. Rinzler 1952, Travell 1968). 1952 publizierte Travell ihre ersten 32 „referred pain patterns", 1957 berichtete sie erstmals darüber, dass myofasziale TrPs im Ruhe-EMG eine erhöhte Aktivität aufweisen. Bonica erkannte und betonte 1953 ebenfalls die große Bedeutung, die myofasziale

TrPs bei Schmerzpatienten haben. Auch die Chiropraktiker Nimmo und Vannerson beschrieben und behandelten in den USA schmerzhafte Muskelpunkte und verwendeten nach Kontakten mit Travells Publikationen den Begriff „trigger point". In Europa beschrieb Gutstein muskuläre TrPs und ihre manuelle Behandlung in mehreren Aufsätzen unter dem Namen Gutstein (1938, 1940), später unter dem Namen Good (1942, 1950). Zeitgleich zu Travells Publikationen veröffentlichte Kelly in Australien eine Reihe von Artikeln über „Fibrositis" (Kelly 1941, 1945, 1946, 1963).

Travell publizierte 1983 zusammen mit ihrem Juniorpartner Simons (**Abb. 1.6**) den ersten Band des Standardwerks „Myofascial Pain and Dysfunction – The Trigger Point Manual"; 1992 erfolgte die Publikation des zweiten Bands. Nachdem Travell 1997 verstorben war, erschien 1999 in zweiter und stark erweiterter Auflage der erste Band dieses Werks (deutsche Übersetzung 2002), das den aktuellen Stand des Wissens über mTrPs bis 1998 ausführlich darlegt (nach Travell u. Simons 2002, Dejung 2009, Dommerholt et al. 2006b, Shah et al. 2008 b und Kursskript der IMTT 2008).

1983 stellte Simons auf dem 7. Internationalen Kongress der FIMM (Federation International of Manual Medicine) in Zürich das Konzept der myofaszialen Triggerpunkte und deren Behandlung mit der Spray-and-Stretch-Methode vor. In der Folge fing Dejung, Facharzt für Rheumatologie und Physikalische Medizin in Winterthur/Schweiz, an, TrPs manuell zu behandeln. Neben der „ischämischen Kompression" am Ort der TrPs selbst begann er, das – vor allem bei chronischen Schmerzpatienten reaktiv veränderte und verkürzte – Bindegewebe aufzudehnen. Dazu nutzte und adaptierte er tiefe Massage- und Bindegewebstechniken, wie sie Ida Rolf (**Abb. 1.7**) und ihre Schüler zur Lösung von Bindegewebsstrukturen mit dem Ziel der Haltungsverbesserung seit den 1960er Jahren – als „Rolfing" bezeichnet – in vielen Ländern unterrichtet und über die die Autorin 1977 in einem Buch berichtet hatte. 1988 wurde die Triggerpunkt- und Bindegewebsbehandlung erstmals in den Zeitschriften „Physiotherapeut" und in der „Schweizerischen Zeitschrift für Sportmedizin" beschrieben (Dejung 1988a, 1988b). Die Summe seiner langjährigen Erfahrung publizierte Dejung (**Abb. 1.8**) 2003 im Grundlagenwerk „Triggerpunkt-Therapie. Die Behandlung akuter und chronischer Schmerzen im Bewegungsapparat mit manueller Triggerpunkt-Therapie und Dry Needling" (Dejung, Drittauflage 2009).

Ab Mitte der 1990er Jahre entstanden nationale und internationale Fachgesellschaften mit dem Ziel, das Wissen um myofasziale Schmerzkrankheiten zu mehren und zu verbreiten sowie ein Netzwerk für eine qualitativ hohe Therapie aufzubauen.

In den USA wurde 1995 der Entschluss gefasst, die International Myopain Society (IMS) zu gründen, um wissenschaftliche Forschung, Weiterbildung und persönlichen Austausch zu fördern; die Gründung der IMS erfolgte 1997. Fachjournal der IMS ist das „Journal of Musculoskeletal Pain", das jährlich 2- bis 4-mal erscheint. Die IMS zählt heute (2010) knapp 800 Mitglieder – die Mehrzahl sind Ärzte – aus 47 Ländern (weiterführende Infos unter www.myopain.org). Dejung wurde eingeladen, am von Exponenten der IMS organisierten Kongress „Focus on Pain" 1998 in San Antonio/USA die manuelle Triggerpunkt-Therapie vorzustellen. Dieser spezifische, manualtherapeutische Zugang zur Behandlung myofaszialer Schmerzen wird in den USA als „The Swiss approach to triggerpoint therapy" bezeichnet.

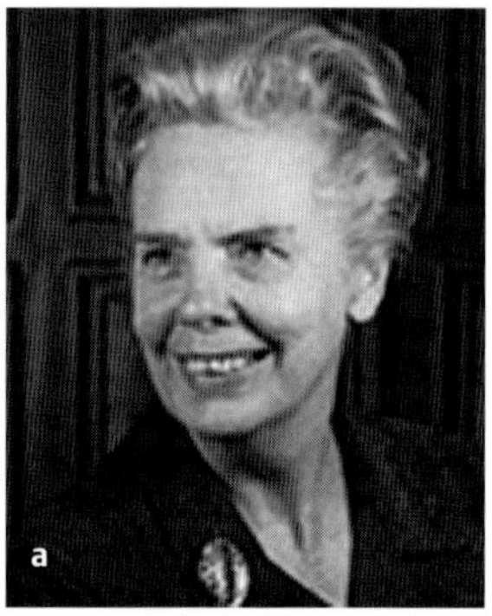


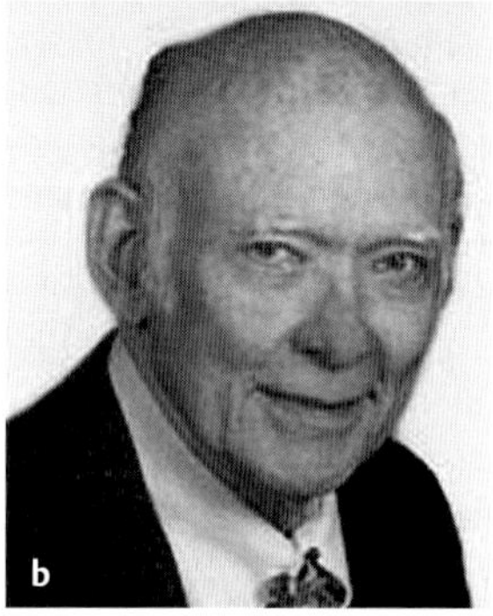


**Abb. 1.6** a,b Janet G. Travell (1901 – 1997) und David G. Simons (1922 – 2010): Pioniere und Begründer der wissenschaftlichen Triggerpunkt-Medizin.

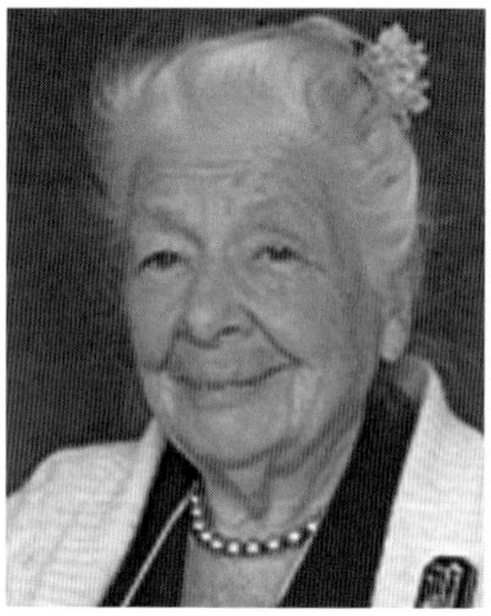

**Abb. 1.7** Ida P. Rolf (1896 – 1979): Pionierin der tiefen Bindegewebsbehandlung und Begründerin des Rolfing respektive der strukturellen Integration.

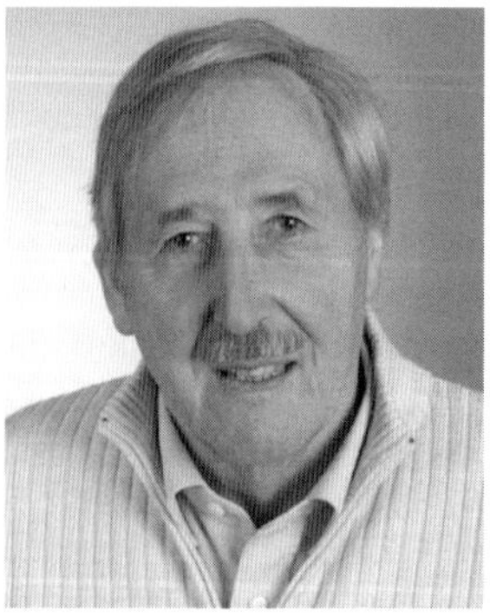

**Abb. 1.8** Beat Dejung (geb. 1934): Pionier und Begründer der manuellen Triggerpunkt- und Bindegewebstherapie.

1995 erfolgte die Gründung der Interessengemeinschaft für Myofasziale Triggerpunkt-Therapie (IMTT) in der Schweiz. Die IMTT vereint heute (2010) über 500 Mitglieder, vorwiegend Physiotherapeuten und einige Ärzte aus dem deutschsprachigen Europa. Die Hauptaufgaben der IMTT liegen in den Bereichen Lehre – im Kurssystem der IMTT unterrichten derzeit rund 20 Instruktoren und Assistenten im In- und Ausland einen standardisierten 15-tägigen Ausbildungslehrgang, der mit einem Zertifikat abgeschlossen werden kann –, Forschung und Öffentlichkeitsarbeit. Bisher wurden in Europa nach dem Kurssystem der IMTT einige Tausend Physiotherapeuten und mehrere Dutzend Ärzte ausgebildet (weiterführende Informationen unter www.imtt.ch und www.triggerpunkt-therapie.eu).

Partnerorganisation der IMTT in Deutschland ist die 2006 gegründete Medizinische Gesellschaft zum Studium Myofaszialer Schmerzen (MGMS), eine ebenfalls wirtschaftlich, politisch und religiös unabhängige Vereinigung mit dem Ziel, myofasziale Schmerzen und Funktionsstörungen zu erforschen, das diesbezügliche Wissen zu mehren und zu verbreiten sowie eine kompetente, praxisbezogene Ausbildung anzubieten (weiterführende Infos unter www.mgms-ev.de).

Die Fachliteratur zur Triggerpunkt-Therapie ist immens. Auf einige „Meilensteine" wird in der Übersichtsdarstellung zur Chronologie der manuellen Triggerpunkt-Therapie (**Tab. 2.7**) hingewiesen.

**Tab. 1.2** Chronologie der manuellen Triggerpunkt-Therapie

| | |
|---|---|
| 1938 | Das Phänomen der übertragenen Schmerzen (Referred Pain) wird erstmals systematisch untersucht. Kellgren infiltriert Muskeln mit hypertoner Kochsalzlösung und beschreibt dazugehörige Schmerzausstrahlungsgebiete. Die jeweiligen Übertragungsschmerzen für einen bestimmten Muskel sind reproduzierbar. Gleichzeitig wird deutlich, dass die Schmerzprovokation durch Injektion identisch ist mit Schmerzprovokation durch Muskelkontraktion unter ischämischen Bedingungen (Kompression). Kellgren (1938) publiziert seine klinische Forschung unter dem Titel „Observations on Referred Pain Arising from Muscle". |
| 1940 | Der Begriff „trigger point" wird durch Steindler eingeführt (Steindler 1940). |
| 1942 | Erste klinische Beschreibung muskulärer TrPs mit den Charakteristika „punktuelle Druckschmerzhaftigkeit", „Übertragungsschmerz" und „reduziertes Bewegungsausmaß" durch Janet Travell. |
| 1950 | Die Beobachtung, dass die Schmerzübertragungsmuster aus Muskeln und Faszien sehr ähnlich sind, führt zur Prägung des Begriffs „myofaszialer Schmerz" durch Travell und Rinzler (Travell et al. 1952). |
| 1952 | Travell publiziert die ersten 32 „referred pain patterns" (Travell et al. 1952). |
| 1957 | Travell berichtet erstmals darüber, dass myofasziale TrPs im Ruhe-EMG eine erhöhte Aktivität aufweisen. |
| 1980 | Gunn weist mit einer randomisierten, kontrollierten Studie nach, dass Dry Needling bei chronischen, sog. „unspezifischen" Rückenschmerzen wirksam ist (Gunn et al. 1980). |
| 1983 | Erstauflage von „Myofascial Pain and Dysfunction – The Trigger Point Manual" (Travell u. Simons 1983, aktuelle deutsche Auflage 2002). Dieses Standardwerk zur myofaszialen Triggerpunkt-Medizin beschreibt erstmals umfassend und systematisch die von TrPs ausgelösten Schmerz- und Dysfunktionsmuster. Abbildungen veranschaulichen einprägsam die Muskeltopografie und die jedem Muskel zugehörigen typischen Ausstrahlungsgebiete (Referred Pain Patterns). |
| 1983 | David G. Simons stellt auf dem 7. Internationalen FIMM-Kongress für Manuelle Medizin in Zürich das Konzept der myofaszialen TrPs und deren Behandlung mit der Spray-and-Stretch-Methode vor. |
| 1983/84 | Beat Dejung, Facharzt für Rheumatologie und Physikalische Medizin in Winterthur/Schweiz und Mitglied des Instruktorenteams der Schweizerischen Ärztegesellschaft für Manuelle Medizin (SAMM), beginnt – angeregt durch die Ausführungen von Simons auf dem FIMM-Kongress –, myofasziale Schmerzsyndrome in breitem Ausmaß zu behandeln. In seiner Praxis in Winterthur/Schweiz entwickelt er einen spezifischen manualtherapeutischen Zugang zur Behandlung der TrPs. Nebst der „ischämischen Kompression" am Ort der TrPs selbst dehnt er zusätzlich das Bindegewebe auf, das vor allem bei chronischen Schmerzpatienten oft reaktiv verändert und verkürzt ist. Dazu nutzt und adaptiert er tiefe Massage- und Bindegewebstechniken, wie sie Ida Rolf und ihre Schüler zur Lösung von Bindegewebsstrukturen mit dem Ziel der Haltungsverbesserung entwickelt haben. |
| 1988 | Dejung publiziert mit dem Artikel „Triggerpunkt- und Bindegewebsbehandlung – neue Wege in Physiotherapie und Rehabilitationsmedizin" erstmals den Zugang der Therapie myofaszialer TrPs in den Zeitschriften „Physiotherapeut" und in der „Schweizerischen Zeitschrift für Sportmedizin" (Dejung 1988a,1988b). |
| 1990 | Ausgeprägte Hypoxie im mTrP mittels Messungen des Sauerstoffpartialdrucks in vivo nachgewiesen (Brückle et al. 1990, s. S. 40). |
| 1993 | Hubbard und Mitarbeiter publizieren eine Reihe von Arbeiten über EMG-Untersuchungen von TrPs (S. 16), die als Grundlage für weitere Untersuchungen dienen. |
| 1994 | Nachweis, dass Stress die messbare EMG-Aktivität von mTrPs deutlich erhöht, während Messungen aus benachbartem, gesundem Muskelgebiet keine Veränderung erfahren (Mc Nulty 1994, s. S. 56). |

**Tab. 1.2** Fortsetzung

| | |
|---|---|
| 1995 | Gründung der Interessengemeinschaft für Myofasziale Triggerpunkt-Therapie (IMTT) in der Schweiz. Die IMTT fördert die medizinisch-interdisziplinäre Zusammenarbeit auf dem Gebiet der Schmerztherapie und setzt sich für die Erforschung myofaszialer Krankheiten ein. Die IMTT engagiert sich für eine hohe Behandlungsqualität und bietet eine fundierte Ausbildung in Triggerpunkt-Therapie an. Dazu etabliert sie einen 15-tägigen Ausbildungslehrgang zum Triggerpunkt-Therapeuten IMTT®, der Physiotherapeuten und Ärzten offensteht. Er kann mit einer Zertifikatsprüfung abgeschlossen werden.<br>Mit der Entwicklung und Einführung eines klaren Qualitätsstandards in der Triggerpunkt-Therapie leistet die IMTT weltweit Pionierarbeit. Weitere Informationen unter www.imtt.ch und www.triggerpunkt-therapie.eu. |
| 1997 | Gründung der International Myopain Society (IMS).<br>Nachweis, dass die Intertester-Reliabilität zur Diagnostik der mTrPs gut ist, wenn die Diagnosekriterien klar und die Untersucher geübt sind (Gerwin et al. 1997, s. S. 15). |
| 1998 | Dejung stellt auf Einladung von Exponenten der IMS am Kongress „Focus on Pain“ in San Antonio/Texas die manuelle Triggerpunkt-Therapie vor. Dieser spezifische, manualtherapeutische Zugang zur Behandlung myofaszialer Schmerzen wird in den USA als „The Swiss approach to triggerpoint therapy“ bezeichnet. |
| 1999 | Dejung zeigt in einer Studie mit einem Langzeit-Follow-up auf, dass die manuelle Triggerpunkt-Therapie bei sog. „unspezifischen“ Rückenschmerzen wirksam ist (Dejung 1999, s. S. 103). |
| 2001 | Das Autorenteam Mense und Simons publiziert das Grundlagenwerk zum Verständnis myofaszialer Schmerzen „Muscle Pain: Understanding its Nature, Diagnosis and Treatment“ (Mense et al. 2001a). |
| 2003 | Dejung veröffentlicht seine langjährige Erfahrung in der Behandlung myofaszialer Schmerzen: „Triggerpunkt-Therapie. Die Behandlung akuter und chronischer Schmerzen im Bewegungsapparat mit manueller Triggerpunkt-Therapie und Dry Needling“ (Dejung 2003, Drittauflage 2009). |
| 2004 | Nachweis, dass (bezogen auf Schmerz) latente mTrPs das Aktivierungsmuster der Muskulatur signifikant verändern und damit zu Funktionsstörungen führen können. Therapie der latenten mTrPs führt zu einer Normalisierung des messbaren Muskelaktivierungsmuster (Lucas et al. 2004, s. S. 12). |
| 2005 | Untersuchungen des biochemischen Milieus (in vivo) zeigen, dass bei mTrPs die Konzentration von Schmerz- und Entzündungsmediatoren (Substanz P, CGRP, Bradykinin u. a.) deutlich erhöht ist, während gleichzeitig der pH-Wert niedriger ist. Eine durch Dry Needling ausgelöste Local Twitch Response verändert mittelfristig das biochemische Milieu zugunsten einer Normalisierung (Shah et al. 2005, Bestätigung durch Shah et al. 2008a, s. S. 42). |
| 2006 | Gründung der Medizinischen Gesellschaft für Myofasziale Schmerzen (MGMS), der Partnerorganisation der IMTT in Deutschland (weitere Infos unter www.mgms-ev.de). |
| 2006 | Kooperationsvertrag zwischen der IMTT und der Schweizerischen Ärztegesellschaft für Manuelle Medizin (SAMM). |
| 2007 | Licht weist eine gute bis hervorragende Intertester-Reliabilität (Kappa 0,71 – 0,82) zur klinischen Diagnostik der mTrPs nach (Licht et al. 2007). |
| 2007 | Internationales Therapeutenverzeichnis online. Adressen von Physiotherapeuten und Ärzten mit einer qualifizierten Ausbildung in manueller Triggerpunkt-Therapie IMTT® sind für Deutschland, Österreich und die Schweiz online unter www.triggerpunkt-therapie.eu zugänglich. |
| 2008 | Die manuelle Triggerpunkt-Therapie wird neu in den in 5. Auflage erscheinenden „Leitfaden Physiotherapie“ (Ebelt-Paprotny et al. 2008) aufgenommen und zählt damit spätestens ab diesem Zeitpunkt zum offiziellen Kanon der physiotherapeutischen Interventionsstrategien. |
| 2010 | Klinik, Diagnostik und Therapie myofaszialer Schmerzen und Funktionsstörungen wird im Studiengang MAS muskuloskelettale Physiotherapie an der Zürcher Hochschule für Angewandte Wissenschaften integriert. |

# 2 Myofasziale Triggerpunkte

*„Myofasziale Triggerpunkte sind die am häufigsten übersehene Ursache chronischer Schmerzen."*
*Prof. David G. Simons*

## 2.1 Klinik myofaszialer Triggerpunkte

Myofasziale Triggerpunkte (mTrPs) kommen im Vergleich zu ligamentären, tendinösen, periostalen oder subkutanen TrPs sehr häufig vor. Sie sind klinisch und wissenschaftlich am besten untersucht und dokumentiert.

### 2.1.1 Merkmale myofaszialer Triggerpunkte

MTrPs lösen spezifische Symptome aus. Werden vom Patienten solche Symptome beschrieben und/oder findet der Therapeut in der körperlichen Untersuchung solche Merkmale, sind sie als Zeichen zu erkennen und als Hinweis auf ein möglicherweise myofaszial (mit-)verursachtes Problem ernst zu nehmen. Nachfolgend sind die klinischen Merkmale mTrPs beschrieben.

#### Schmerz

##### *Schmerzqualität*

Patienten mit mTrPs klagen meist über Schmerzen. Die Qualität der Schmerzen, die durch aktive mTrPs verursacht werden, kann sehr unterschiedlich sein. Häufig werden die Schmerzen als „dumpf" oder „ziehend" beschrieben, sie können aber auch „stechenden" oder „brennenden" Charakter haben. Gelegentlich empfinden Patienten eher Taubheitsgefühle und Parästhesien als Schmerzen im eigentlichen Sinn.

##### *Schmerzlokalisation*

Oft fällt es den Patienten schwer, die Schmerzen präzise zu lokalisieren. Manchmal äußern sie jedoch eine klare Vorstellung, der Schmerz befinde sich „oberflächlich" in subkutanen Geweben, im Muskel oder „tief im Gelenk drin". Die Schmerzen können lokal am Ort des palpierten mTrP bleiben, mehrheitlich jedoch strahlen sie in mehr oder weniger weit entfernt liegende Körperregionen aus, in der Regel nach peripher. In 10 % der Fälle sind die Schmerzen nur lokal spürbar, bei ca. 5 % strahlen sie von peripher nach zentral aus.

##### *Übertragener Schmerz – Referred Pain*

Jeder Muskel zeigt ein für ihn typisches Ausstrahlungsgebiet (Referred Pain Pattern). Die für jeden Muskel charakteristischen Referred Pain Patterns wurden von Travell und Simons (2002) in ihrem Grundlagenwerk „Myofascial Pain and Dysfunction – The Trigger Point Manual" erstmals systematisch beschrieben. Sie zeigen, wohin TrPs in einem bestimmten Muskel mit großer Wahrscheinlichkeit ausstrahlen (**Abb. 2.1**). Auch Dejung (2009) dokumentierte anhand von über 1500 Einzelbeobachtungen die Referred-Pain-Muster übertragener Schmerzen. Die in den USA und in der Schweiz erfassten Schmerzmuster decken sich weitgehend; gelegentlich zeigen sich aber auch Differenzierungen (**Abb. 2.1, Abb. 2.2**). Im Einzelfall kann es auch individuelle Abweichungen vom gängigen Ausstrahlungsmuster geben. Die im Praxisteil dieses Buchs gezeigten Muster der Schmerzübertragung basieren auf den Arbeiten von Travell und Simons (2002), Dejung (2009), Baldry (1997) und Irnich (2009) sowie auf der eigenen, inzwischen über 20-jährigen klinischen Erfahrung (Kap. 7).

##### *Wiedererkennen von Schmerz – Pain Recognition*

Werden in der palpatorischen Untersuchung oder durch Dehn- und Anspannungstests (respektive Dry Needling) eindeutig diejenigen Schmerzen reproduziert, die der Patient aus seinem Alltag kennt, liegen aktive mTrPs vor. Dieses Wiedererkennen der bekannten Schmerzen (Pain Recognition) ist das Leitkriterium zur Identifikation aktiver TrPs.

#### Hartspannstrang

MTrPs bewirken immer eine Verkürzung derjenigen Muskelfasern, in die sie eingebettet sind. Diese kontrakten Muskel-

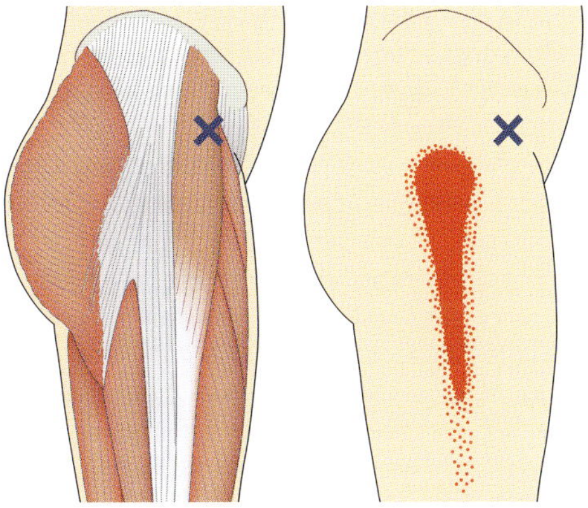

**Abb. 2.1** Myofaszialer Triggerpunkt (x) und Referred Pain (rot) im M. tensor fasciae latae (nach Travell u. Simons 2002).

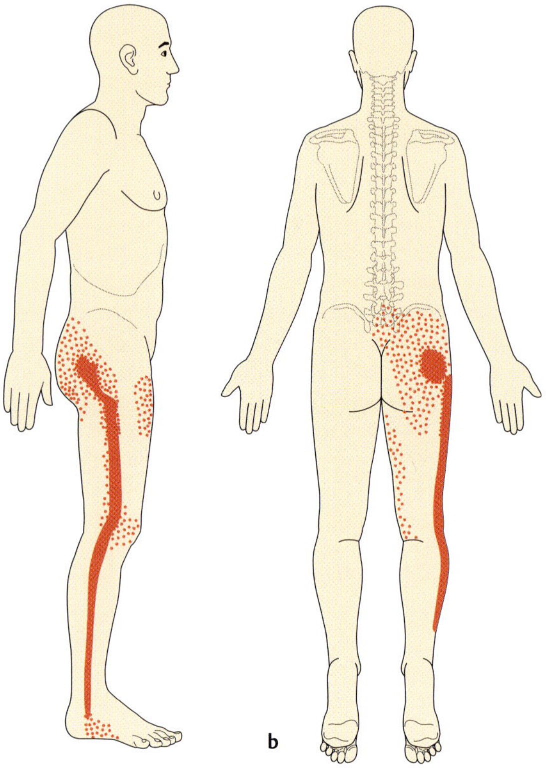


**Abb. 2.2** Schmerzübertragungsgebiet (rot) des M. tensor fasciae latae (nach Dejung 2009).

faserbündel sind bei oberflächlich liegenden Muskeln einfach zu tasten. Am deutlichsten sind die Hartspannstränge fühlbar, wenn man quer zur Faserrichtung der Muskulatur palpiert; sie durchziehen den Muskel vom Ursprung bis zum Ansatz. Wird ein mTrP erfolgreich behandelt, schwächt sich dieser tastbare Befund ab und verschwindet mitunter ganz.

## „Knötchen"

Folgt die tastende Hand einem Hartspannstrang, spürt man oft knötchenartige Verdichtungen im verspannten Faserbündel. Diese Stellen fühlen sich ödematös verquollen an. Bei chronischen myofaszialen Schmerzen erscheinen sie wie Bindegewebsknötchen, die früher als Myogelosen bezeichnet wurden (S. 38 und Glossar S. 585).

Inmitten dieser knötchenartigen Verdichtung liegt eine abgegrenzte, maximal druckschmerzhafte Zone. Sie hat einen Durchmesser von weniger als 1 mm und stellt den eigentlichen mTrP dar. Bereits 1 mm neben dieser Kernzone maximaler Empfindlichkeit sind die mittels Druck provozierbaren Schmerzen erheblich geringer. Das ödematös verquollene Knötchen kann mehrere empfindliche Stellen enthalten und in chronischen Fällen bindegewebig umhüllt sein, sodass es in Einzelfällen eine Dicke von mehr als 1 cm aufweisen kann (Dejung 2009). Im M. trapezius pars descendens und der kranialen Anteile der Pars transversa ist dieses Phänomen der Verquellung, die über den einzelnen Hartspannstrang hinausreicht, sehr häufig zu finden.

## Lokale Zuckungsreaktion

Wird ein mTrP mechanisch gereizt, kontrahiert das Muskelfaserbündel, in dem sich der mTrP befindet, manchmal blitzartig und löst sich sofort wieder (**Abb. 2.3**). Diese lokale Zuckungsreaktion (Local Twitch Response) ist immer ein objektives Zeichen für das Vorliegen eines mTrP.

## Bewegungseinschränkung

Aktive mTrPs führen fast immer zu einem eingeschränkten passiven Bewegungsausmaß. Die verminderte Beweglichkeit ist verursacht durch

- Hartspannstränge (d. h. durch infolge von TrPs verkürzte Muskelfaserbündel)
- Schmerzen, die ausgelöst werden durch eine frühzeitige überschwellige mechanische Stimulierung der mTrPs in den verkürzten Hartspannsträngen
- Angst vor schmerzhaften Bewegungen
- bindegewebige Verkürzungen, Adhäsionen und Fibrosierungen, die bei chronischen Fällen zusätzlich die volle Beweglichkeit behindern (Dejung 2009)

Die durch TrPs verursachte Bewegungseinschränkung ist in manchen Muskeln ausgeprägter (z. B. M. subscapularis) als in anderen (z. B. M. latissimus dorsi).

Dauern Hartspannstrang und Bewegungseinschränkungen über längere Zeit an, muss die antagonistisch wirkende Muskulatur gegen erhöhten Widerstand arbeiten. Diese unphysiologische Belastung kann zur Bildung sekundärer mTrPs in den Antagonisten der primär von TrPs befallenen Muskulatur führen.

**Klinik:** Anterior Knee Pain
Bei Patienten mit vorderen Knieschmerzen (Anterior Knee Pain) lässt sich häufig von mTrPs im M. vastus medialis, M. vastus intermedius, M. rectus femoris (gelegentlich auch im M. vastus lateralis, M. adductor magnus oder M. iliopsoas) aus der bekannte vordere Knieschmerz reproduzieren. Nach einer Behandlung der gefundenen mTrPs tritt zumeist eine Besserung ein, die aber manchmal nur vorübergehend und nicht von Dauer ist.

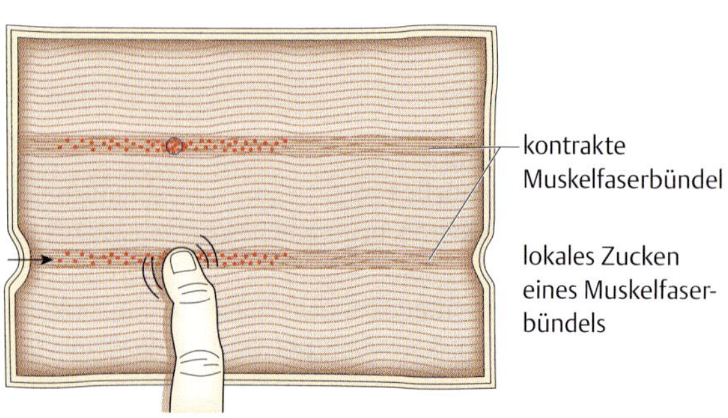


**Abb. 2.3** Lokale Zuckungsreaktion (Local Twitch Response). Das kontrakte Muskelfaserbündel des Hartspannstrangs zieht sich bei mechanischer Stimulation des Triggerpunkts manchmal blitzartig zusammen und löst sich sofort wieder (schematische Darstellung nach Travell u. Simons 2002).

Bei der Befundaufnahme zeigt sich vielfach ein diskretes Extensionsdefizit im Kniegelenk. Die palpatorische Untersuchung der ischiokruralen Muskelgruppe sowie von M. popliteus und M. gastrocnemius bringt sehr oft mTrPs (vor allem im Caput breve des M. biceps femoris) ans Licht, die manchmal nach ventral zum M. vastus medialis hin ausstrahlen (aktive TrPs), häufig aber einfach lokal außerordentlich druckschmerzhaft sind (latente TrPs). Auch solche – bezogen auf das Schmerzmuster latenten – TrPs können für Funktionsstörungen (die Bewegungseinschränkung) verantwortlich sein (Kap. „Behandlung latenter TrPs", S. 134). Eine nachhaltige Besserung des Anterior Knee Pain und die Auflösung des Extensionsdefizits treten erst nach Behandlung dieser primären TrPs in der dorsal gelegenen Muskelgruppe ein.

## Schmerz bei Muskeldehnung

Wird ein Muskel gedehnt, geraten zuerst und vor allem die durch TrPs verursachten Hartspannstränge unter Dehnung. Die Zugspannung wirkt als Stressor auf die in den Hartspannsträngen liegenden TrPs, wodurch Schmerzen ausgelöst werden können.

## Schmerz bei Muskelkontraktion

Die kräftige Kontraktion eines Muskels, der TrPs enthält, ist schmerzhaft. Besonders ausgeprägt ist dieser Effekt, wenn der Muskel isometrisch gegen Widerstand anspannt oder sich aus bereits verkürzter Position kontrahieren soll. Unter Kontraktion steigt die Zugspannung im Muskel, wodurch der mTrP mechanisch stimuliert und der Schmerz provoziert wird.

## Störungen der Propriozeption

Propriozeptive Störungen, die im Zusammenhang mit mTrPs ausgelöst werden, zeigen sich in Form von

- Gleichgewichtsstörungen mit Gangunsicherheit
- Schwindel
- Beeinträchtigungen der Koordination

## Störungen der Motorik/Koordination

Probanden, die 50 schnelle Handflexions- und Handextensionsbewegungen ausführen, benötigen dafür über 50 % mehr Zeit, wenn in der Muskulatur der Handflexoren (respektive -extensoren) mTrPs vorhanden sind im Vergleich zu Probanden ohne mTrPs (**Tab. 2.1**, Ivanichev 2007). Das EMG-Protokoll zeigt, dass die Ansteuerung der Muskulatur deutlich irritiert ist, wenn mTrPs vorliegen. Bei Probanden ohne mTrPs wird im EMG bei schnell alternierenden Flexions- und Extensionsbewegungen im Handgelenk sichtbar, dass der Wechsel zwischen Aktivitäts- und Pausenphasen bei Agonisten und Antagonisten reziprok und in rascher, gut

**Tab. 2.1** Triggerpunkt-induzierte Koordinationsstörung. Durchschnittlich benötigte Zeit für 50 schnelle Palmarflexions-/Dorsalextensionsbewegungen der Hand (nach Ivanichev 2007)

| | |
|---|---|
| Probanden ohne mTrPs (N=20) | 13,4 s (±1,69) |
| Probanden mit mTrPs in den Handflexoren (N=20) | 21,5 s (±2,4 s) |
| Probanden mit mTrPs in den Handextensoren (N=20) | 20,3 s (±1,8 s) |

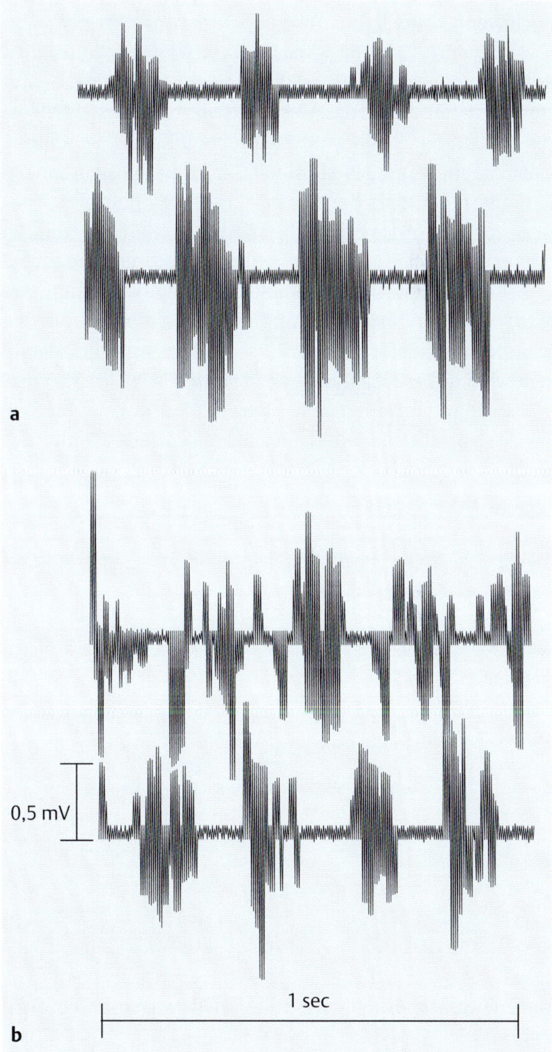


**Abb. 2.4** Einfluss mTrPs auf die Koordination (nach Ivanichev 2007). EMG-Protokoll bei schnellen Palmarflexions-/Dorsalextensionsbewegungen (oben: EMG-Ableitung der Dorsalextensoren; unten: EMG-Ableitung der Palmarflexoren).
**a** Kontrolle: ohne mTrPs.
**b** Proband mit mTrPs in den Dorsalextensoren.

koordinierter Weise erfolgt. Zwischen den einzelnen Aktivitätsphasen zeigt sich jeweils eine kurze Erholungsphase ohne EMG-Aktivität (**Abb. 2.4 a**). Sind Hartspannstränge und mTrPs vorhanden, wird das Aktivitätsmuster der Muskelgruppe mit mTrPs deutlich gestört: Liegen die mTrPs beispielsweise in den Dorsalextensoren, zeigen sich auch während der Aktionsphase der Palmarflexoren, in der die Dorsalextensoren inaktiv sein sollten, EMG-Aktivität (**Abb. 2.4 b**). Der rhythmische Wechsel von Kontraktions- und Lösungsphase ist somit gestört und beeinträchtigt die Koordination maßgeblich, sodass es zu einer deutlichen Leistungseinbuße mit ausgeprägter Verlangsamung und rascher Ermüdbarkeit kommt (**Tab. 2.1**)

Auch latente mTrPs können das Aktivierungsmuster der Muskulatur markant verändern. MTrPs vermögen Funktionsstörungen zu verursachen und aufrechtzuerhalten, auch wenn klinisch (noch) keine Schmerzen auftreten.

Lucas et al. (2004) zeigten am Beispiel der Schultermuskulatur auf, dass latente mTrPs in einem Muskel der Schulterblattstabilisatoren das Muskelaktivierungsmuster (MAM) der gesamten Schultermuskulatur signifikant verändern. Dabei ist nicht nur das MAM der Skapulastabilisatoren vom veränderten Timing der Muskelaktivierung betroffen, sondern auch die in der kinetischen Kette der oberen Extremität weiter distal gelegene Muskulatur der Rotatorenmanschette. Die Therapie der mTrPs im Bereich der Skapulastabilisatoren führt zu einer Normalisierung des MAM der betroffenen Schultermuskulatur (**Abb. 2.5**). Bemerkenswerterweise wird durch die Behandlung der latenten TrPs der Skapulastabilisatoren nicht nur das Timing der Muskulatur der Skapulastabilisatoren, sondern gleichzeitig auch das Timing des in der kinetischen Kette distal gelegenen M. infraspinatus normalisiert (Gautschi 2007).

Myofasziale Triggerpunkte führen immer auch zu einer Störung der Motorik (Dejung 2009).

## Muskelschwäche ohne primäre Atrophie

MTrPs führen zu einer mehr oder weniger ausgeprägten Abschwächung der betroffenen Muskeln. Die Muskelschwäche ist primär von keiner Atrophie begleitet. Die Abschwächung ist reflektorisch und schmerzbedingt. Sie ist im EMG nachweisbar: „Elektromyographische Untersuchungen belegen, dass ein Muskel mit aktiven mTrPs schon bei Arbeitsbeginn müde ist, schnell weiter ermüdet und früher als gesunde Muskeln erschöpft ist“ (Travell u. Simons 2002, S. 23). In der Folge werden physiologische Bewegungsmuster gestört, Synergisten müssen kompensatorisch die Funktion der durch primäre TrPs geschwächten Muskulatur übernehmen. Dies begünstigt die Bildung sekundärer mTrPs in den Synergisten.

Dieser Sachverhalt stellt die weitverbreitete Überzeugung infrage, Muskelschwäche und verminderte Belastbarkeit der Muskulatur seien mit vermehrtem Krafttraining zu beheben. Denn ein Krafttraining, das begonnen wird, ohne zuvor die für die Abschwächung verantwortlichen TrPs zu deaktivieren, belastet zusätzlich die synergistischen Muskeln. Dies begünstigt die Entstehung sekundärer TrPs. Die ursprünglich von TrPs betroffene Muskulatur wird jedoch vom Training ausgenommen und weiter geschwächt (Travell u. Simons 2002). Anstelle des angestrebten Funktionstrainings der dysfunktionalen Muskelabschnitte erfolgt somit lediglich ein Kompensationstraining synergistischer Muskelpartien und Muskeln.

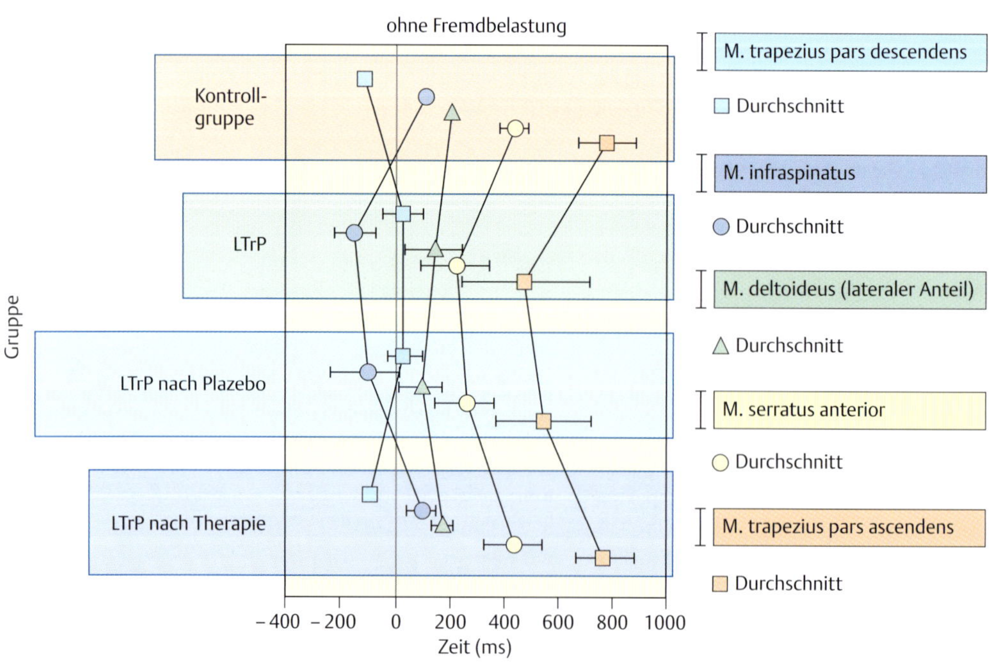


**Abb. 2.5** Einfluss mTrPs auf die Steuerung der Motorik (nach Lucas et al. 2004). EMG-Protokoll der Muskelaktivierungsmuster bei Elevation mit latenten myofaszialen Triggerpunkten (LTrP) vs. ohne LTrP (Kontrollgruppe).

**Klinik:** Kräftigungstherapie
Bei einer Schwäche des M. quadriceps beispielsweise ist ein Quadrizepstraining erst dann sinnvoll, wenn zuvor die die Muskelschwäche induzierenden mTrPs, die häufig im Vastus medialis und in der ischiokruralen Muskulatur liegen, therapiert wurden.
Bei einer Schwäche der Rückenmuskulatur sollten – bevor ein entsprechendes Aufbautraining aufgenommen wird – zuerst die möglicherweise für die Muskelschwäche verantwortlichen mTrPs behandelt werden, die häufig ventral in der Bauchmuskulatur, im M. iliopsoas, im M. quadratus lumborum sowie dorsal im tiefen Erector trunci (Mm. multifidi et rotatores) liegen.

## Übertragene sensorische Phänomene

Fortgeleiteter Schmerz (Referred Pain) ist die häufigste Art eines übertragenen sensorischen Phänomens. Außer Schmerzen können mTrPs auch andere sensorische Phänomene wie erhöhte oder verminderte Druckempfindlichkeit und Dysästhesien (Kribbeln, Schweregefühl, Wattegefühl oder das Empfinden, der Arm sei geschwollen) in ihr Referenzgebiet übertragen (Travell u. Simons 2002).

## Übertragene motorische Phänomene

Als übertragene motorische Phänomene sind gelegentlich unwillkürlich-flimmerartige Muskelzuckungen in nicht von TrPs betroffenen Muskeln zu beobachten.

## Autonom-vegetative Phänomene

Häufig gehen von mTrPs autonom-vegetative Phänomene aus. Sie können sich auf sehr vielfältige Art und Weise sowohl im Bereich des Triggerpunkts selbst als auch im Bereich des übertragenen Schmerzes bemerkbar machen. Sie werden als Reflexantworten des Sympathikus gedeutet (Dejung 2009).

Beispiele (in Anlehnung an Dejung 2009, Gröbli 1997 sowie Travell u. Simons 2002) sind:

- blasse Hautfärbung als Folge einer lokalen Vasokonstriktion
- Erhöhung der Hauttemperatur in unmittelbarer Nähe aktiver mTrPs
- Erhöhung oder Verminderung der Hauttemperatur im Gebiet des übertragenen Schmerzes des mTrP
- erhöhte Schweißsekretion, sowohl lokal als auch in der Referred-Pain-Zone
- Veränderungen der Trophik im Bereich des übertragenen Schmerzes (beispielsweise sind die Entstehung eines Karpaltunnelsyndroms und die Bildung von Satelliten-TrPs in diesem Zusammenhang zu verstehen)
- erhöhte Tränensekretion
- pilomotorische Effekte (beispielsweise kann die Provokation von mTrPs im M. trapezius transversa eine „Gänsehaut" und eine Art Schauder entlang des Oberarms auslösen)
- Übelkeit
- Schwindel
- Schlafstörungen
- Tinnitus
- chronische Schmerzen (die Sympathikusaktivität spielt eine grundlegende Rolle bei der Entstehung und Aufrechterhaltung chronischer Schmerzen)

**Zusammenfassung:** Klinik myofaszialer Triggerpunkte
Aktive mTrPs können eine Reihe unterschiedlicher Symptome verursachen. Das häufigste Leitsymptom ist der Schmerz; zumeist führen akute oder chronische Schmerzen den Patienten zum Arzt und in die Physiotherapie. Aber auch Funktionsstörungen des Bewegungssystems (Bewegungseinschränkungen, Kraftlosigkeit, Koordinationsverlust) sowie Irritationen des vegetativen Nervensystems (Störungen der Vasomotorik, Schwitzen, Schlafstörungen) sind mögliche Folgen aktiver TrPs.
Die Summe aller durch aktive TrPs ausgelösten Symptome wird als myofasziales Syndrom bezeichnet (Kap. 3.3).

## 2.1.2 Diagnostik myofaszialer Triggerpunkte

Zur Unterscheidung myofaszial verursachter Schmerzen und Funktionseinschränkungen von nicht muskulär verursachten Störungen des neuromuskuloskelettalen Systems sind eindeutig definierte, zuverlässige und klinisch praktikable Kriterien für aktive mTrPs notwendig.

Grundsätzlich weist das Auftreten jedes Symptoms, das durch Triggerpunkte induziert werden kann (Kap. 2.1.1), darauf hin, dass eventuell aktive mTrPs vorliegen. Die gesamte Auflistung der klinischen Merkmale von mTrPs ergibt somit die möglichen klinischen Diagnosekriterien für mTrPs.

Es treten jedoch nicht alle klinischen Merkmale bei jedem mTrP auf.

## Klinische Diagnosekriterien

### *Spezifität und Validität*

Können die dem Patienten bekannten Beschwerden durch Druck auf einen Punkt ausgelöst werden, handelt es sich definitionsgemäß um einen aktiven TrP. Das klinische Diagnosekriterium „Reproduktion der Symptome" ist somit spezifisch und 100 % valide.

Andere klinische Merkmale wie beispielsweise „Bewegungseinschränkung" oder „propriozeptive Störungen" sind weniger spezifisch und weniger valide: Sie sind nicht ausschließlich durch mTrPs bedingt und kommen nicht bei jedem Triggerpunkt vor.

Das klinische Merkmal „Local Twitch Response" ist zwar 100 % spezifisch, jedoch nicht valide, da manuell nicht von jedem mTrP aus die lokale Zuckungsreaktion ausgelöst werden kann.

### *Standard*

Zurzeit besteht (noch) kein allgemeingültiger Konsens, aufgrund welcher Kriterien ein mTrP klinisch zu definieren sei (Travell u. Simons 2002). Daher ist es unbedingt erforderlich, bei jeder wissenschaftlichen Untersuchung ausdrücklich darzulegen, welche Diagnosekriterien und welche Untersuchungsverfahren zur Diagnostik von TrPs benutzt wurden.

### *Haupt- und Nebenkriterien*

Im klinischen Alltag ist es zweckmäßig und hilfreich, Hauptkriterien zu unterscheiden, die zur Diagnose eines aktiven mTrP bei jedem mTrP erfüllt sein sollten. Diese essenziellen Kriterien (Muss-Kriterien) sollen spezifisch und valide, im Praxisalltag einfach handhabbar und zuverlässig (reliabel) sein. Ergänzende Kriterien bestätigen die Diagnose, sie sind aber nicht zwingend bei jedem aktiven mTrP anzutreffen (**Tab. 2.2**).

## Hauptdiagnosekriterien

Unter Berücksichtigung der Ausführungen betreffend Spezifität, Validität (s. o.) und Reliabilität (s. u.) sowie in Übereinstimmung mit Travell und Simons (2002) bewähren sich in der Praxis 3 Hauptkriterien:

- **Hartspannstrang** (Taut Band): Man palpiert quer zum Faserverlauf des Muskels, in dem man einen aktiven mTrP vermutet, und sucht kontrakte Muskelfaserbündel (**Abb. 4.9** bis **Abb. 4.11**, S. 69 f). Die palpatorische Differenzierung zwischen einem echten Hartspannstrang und einem Muskelfaserbündel, das physiologischerweise hart ist (z. B. M. longissimus thoracis), ist für Ungeübte bisweilen schwierig. Bei sehr tief liegenden Muskeln (z. B. Mm. rotatores und multifidi des lumbalen M. erector trunci) oder bei adipösen Patienten kann das Identifizieren des Hartspannstrangs problematisch (bzw. nicht möglich) sein.
- **Maximale Druckempfindlichkeit** (Spot Tenderness): Im Verlauf des Hartspannstrangs wird die maximal druckschmerzhafte Stelle ermittelt. Die Druckschmerzhaftigkeit kann allenfalls mit einem Dolorimeter gemessen und objektiviert werden. Verschiedene Studien zeigen eine gute Reliabilität und Validität der Dolorimetrie zur Triggerpunkt-Bestimmung (Fischer 1987, Bocker et al. 1995, Hong 1998).
- **Reproduktion der Symptome** (Pain Recognition): Können an der maximal druckschmerzhaften Stelle durch mechanische Provokation (Fingerdruck oder Nadelung) die Beschwerden (Schmerzen, Dysästhesien) ausgelöst werden, die der Patient aus seinem Alltag kennt, gilt die Diagnose eines aktiven mTrP als gesichert. Die Schmerzreproduktion kann unvollständig sein, wenn andere aktive mTrPs am Schmerzgeschehen mitbeteiligt sind (s. S. 128).

---

Ein mTrP ist eine lokal klar begrenzte Zone maximaler Druckempfindlichkeit in einem Hartspannstrang, von der aus die dem Patienten bekannten Schmerzen (lokal oder fortgeleitet) ausgelöst werden können.

---

## Ergänzende Kriterien

Als bestätigende Kriterien können beobachtet werden:

- **Ausstrahlende Schmerzen oder andere übertragene Phänomene:** Übertragene sensorische Phänomene wie ausstrahlende Schmerzen (Referred Pain) und Dysästhesien sind sehr häufig. Übertragene motorische Phänomene kommen eher selten vor.
- **Gewebeverdichtung, „Knötchen“:** Lokale, ödematöse Verquellung oder Gewebsverdichtung innerhalb des Hartspannstrangs; im chronischen Schmerzstadium werden die Triggerpunkt-Areale bindegewebig umhüllt, diese Bindegewebsknötchen sind palpabel.
- **Lokale Zuckungsreaktion** (Local Twitch Response): Blitzartige Kontraktion des Hartspannstrangs, die sicht- oder palpierbar ist. Die lokale Zuckungsreaktion ist ein spezifisches und eindeutiges klinisches Zeichen für einen mTrP, sie kann aber nicht bei jedem mTrP provoziert werden. Mit dem palpierenden Finger kann eine lokale Zuckungsreaktion eher selten ausgelöst werden. Wird ein mTrP mit einer Nadel direkt durchstochen (z. B. beim Dry Needling), ist die lokale Zuckungsreaktion regelhaft auslösbar. Dies ist gleichzeitig von diagnostischem (ein mTrP ist zweifelsfrei identifiziert) als auch therapeutischem Wert (der mTrP wird durch die Perforation deaktiviert). Untersuchungen an Tieren haben gezeigt, dass die lokale Zuckungsreaktion eine spinale Reflexantwort ohne kortikale Einflüsse ist (Hong 1994).
- **Reproduktion der Symptome durch Muskeldehnung:** Ist eine Bewegung endgradig schmerzhaft, deutet dies auf das potenzielle Vorhandensein aktiver mTrPs in der Muskelgruppe hin, die gedehnt wird. Die betreffenden Muskeln sollten in der Folge anhand der 3 Hauptkriterien auf die Existenz von aktiven mTrPs hin gründlich untersucht werden.

---

Endgradig schmerzhafte Bewegungseinschränkungen weisen auf das Vorhandensein von mTrPs in der gedehnten Muskelgruppe hin.

---

- **Reproduktion der Symptome durch Muskelkontraktion:** Lassen sich die bekannten Schmerzen provozieren, wenn man eine Muskelgruppe isometrisch gegen Widerstand arbeiten lässt, ist diese anhand der 3 Hauptdiagnosekriterien auf das Vorhandensein von aktiven mTrPs hin zu überprüfen.
- **Muskelschwäche ohne primäre Atrophie:** Verminderte Kraft und rasche Ermüdbarkeit sind häufig durch aktive mTrPs bedingt (Travell u. Simons 2002).
- **Propriozeptive Störungen:** Geschicklichkeitsverlust beim Greifen, Gangunsicherheit oder wiederholtes Supinationstrauma im Sprunggelenk sind z. B. Hinweise auf eine möglicherweise Triggerpunkt-induzierte Koordinationsbeeinträchtigung (**Tab. 2.1**). Die infrage kommenden Muskeln sollen anhand der 3 Hauptdiagnosekriterien einer spezifischen Untersuchung unterzogen werden.
- **Autonome vegetative Phänomene:** In der Anamnese fassbare oder im Verlauf der manuellen Behandlung auftretende autonome Phänomene wie Schwitzen, Schwindel,

**Tab. 2.2** Klinische Diagnosekriterien aktiver myofaszialer Triggerpunkte (nach Travell u. Simons 2002)

| | |
|---|---|
| Hauptdiagnosekriterien | ▪ (1) Hartspannstrang (Taut Band)<br>▪ (2) maximale Druckempfindlichkeit (Spot Tenderness) im Hartspannstrang<br>▪ (3) Reproduktion der Symptome (Pain Recognition) durch mechanische Stimulation (Druck, Zug oder Nadelung) |
| ergänzende Diagnosekriterien | ▪ ausstrahlende Schmerzen (Referred Pain) oder andere übertragene Phänomene (sensorisch, motorisch, autonom)<br>▪ Gewebsverdichtung bzw. lokale, ödematöse Verquellung innerhalb des Hartspannstrangs<br>▪ lokale Zuckungsreaktion (Local Twitch Response)<br>▪ Reproduktion der Symptome durch Muskeldehnung<br>▪ Reproduktion der Symptome durch Muskelkontraktion<br>▪ Muskelschwäche ohne Atrophie<br>▪ propriozeptive Störungen mit Beeinträchtigung der Koordination<br>▪ autonom-vegetative Phänomene |

Rötung oder Blasswerden sind vielfach durch mTrPs verursacht. Zur eindeutigen Diagnose ist die Identifikation der 3 Hauptdiagnosekriterien notwendig.

Die genannten klinischen Diagnosekriterien (**Tab. 2.2**) gelten für aktive mTrPs. Latente mTrPs unterscheiden sich von aktiven mTrPs lediglich durch das Fehlen des Hauptkriteriums „Reproduktion der Symptome", alle anderen Kriterien können auch bei latenten mTrPs auftreten.

Können anhand der klinischen Diagnosekriterien (**Tab. 2.2**) aktive mTrPs eruiert werden und verläuft die Probebehandlung erfolgreich, sind die vom Patienten beschriebenen Beschwerden myofaszial verursacht (myofasziales Schmerzsyndrom). Werden keine aktiven mTrPs gefunden, liegt eine andere Schmerzursache vor (mehr zur Diagnostik myofaszialer Schmerzen in Kap. 4).

## Reliabilität

### Intertester-Reliabilität

Die manuelle Palpation ist die einfachste und am häufigsten verwendete Methode zur Identifizierung von mTrPs. Die Reliabilität der Triggerpunkt-Palpation wurde in verschiedenen Studien untersucht. Es zeigte sich, dass die Intertester-Reliabilität der Identifikation von mTrPs sehr stark variiert, und zwar in Abhängigkeit von Wissen und Übung der Untersucher. So sind die Kappa-Werte je nach Studie sehr unterschiedlich und reichen von einer schlechten Reproduzierbarkeit (k=0,35) bei nicht geschulten und/oder ungeübten Untersuchern (Lucas et al. 2009, Nice et al. 1992, Wolfe et al. 1992) über eine moderate (Hsieh et al. 2000, Nijoo et al. 1994) bis zu einer ausgezeichneten Reproduzierbarkeit (k> 0,8) bei spezifisch geschulten und palpatorisch versierten Untersuchern (Bron et al. 2007, Gerwin et al. 1997, Licht et al. 2007, Sciotti et al. 2001).

In der von Gerwin et al. (1997) publizierten Studie stimmten verschiedene Untersucher zwischen 85 und 95 % hinsichtlich der Beurteilung der klinischen Diagnosekriterien „Hartspannstrang", „maximale Druckempfindlichkeit" und „Reproduktion der Symptome" überein (**Abb. 2.6**). Andere Diagnosekriterien wie beispielsweise „lokale Zuckungsreaktion" ergaben eine etwas weniger zuverlässige Übereinstimmung (**Abb. 2.6**). Licht et al. (2007) konnten die außerordentlich hohe Intertester-Reliabilität der mTrPs bestätigen, und am Beispiel des M. trapezius pars descendens zeigten Sciotti et al. (2001) auf, dass die präzise Lokalisation eines mTrP innerhalb eines untersuchten Muskels reliabel ist. Heute herrscht Einigkeit darüber, dass eine gute Intertester-Reliabilität nur möglich ist, wenn 2 Bedingungen erfüllt sind (Gerwin et al. 1997, Hsieh et al. 2000, Sciotti et al. 2001, Timmermans 2006, Bron et al. 2007, Licht et al. 2007):

- Alle beteiligten Untersucher müssen spezifisch geschult sein und präzise wissen, worauf bei der Untersuchung zu achten ist.
- Alle beteiligten Untersucher müssen palpatorisch erfahren sein, d. h., das Diagnostizieren aktiver mTrPs muss trainiert worden sein.

Verschiedene Untersucher (z. B. Arzt und behandelnder Physiotherapeut) können beim selben Patienten im selben Muskel mit hoher Übereinstimmung und Verlässlichkeit mTrPs identifizieren, wenn sie adäquat geschult und palpatorisch trainiert sind.

### Intratester-Reliabilität

Es liegt auf der Hand, dass bei einer nachgewiesenen hohen Intertester-Reliabilität auch die Intratester-Reliabilität (d. h. die Zuverlässigkeit der Diagnostik von mTrPs, wenn derselbe Untersucher in zeitlichem Abstand beim selben Patienten im selben Muskel TrPs identifizieren will) gut ist. Die von Al-Shenquiti et al. (2005) nachgewiesene hohe Test-Retest-Reliabilität bestätigt diese Vermutung.

Die klinischen Diagnosekriterien für mTrPs eignen sich folglich auch dazu, die Wirksamkeit einer getroffenen therapeutischen Maßnahme zur Deaktivierung von aktiven mTrPs zu überprüfen. Änderungen im Bereich der Diagnosekriterien, d. h. Veränderung

- des Spannungszustands des Hartspannstrangs
- der lokalen Druckschmerzhaftigkeit des mTrP
- der Druckintensität, die erforderlich ist, Pain Recognition (bzw. Referred Pain) auszulösen

sowie der ergänzenden Kriterien

- Verbesserung der Beweglichkeit
- Verbesserung der Kraft und Koordination

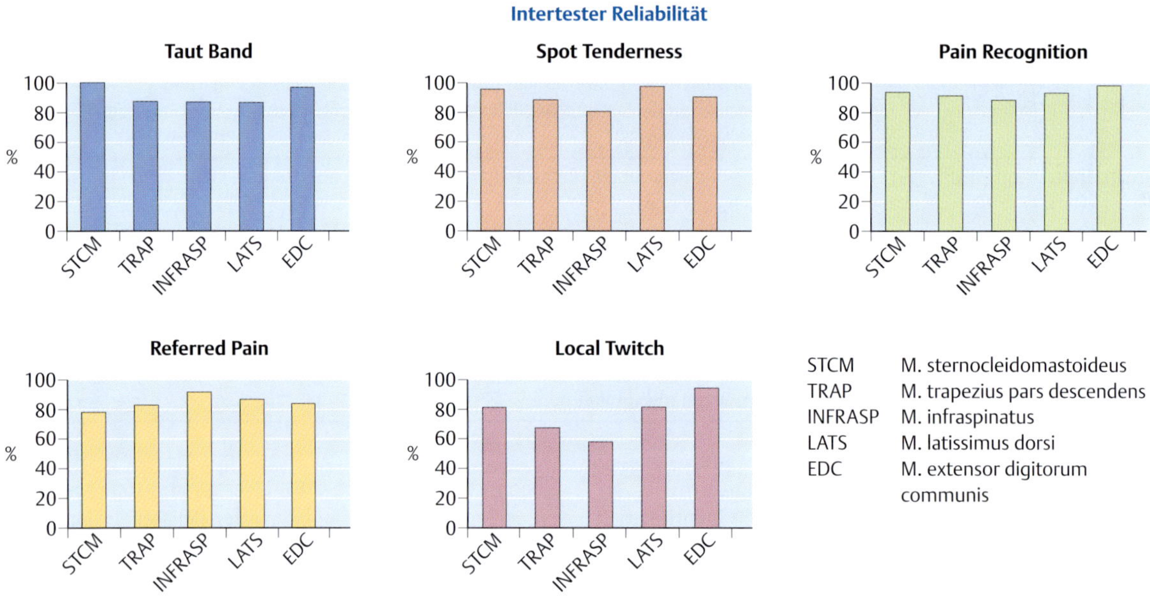


**Abb. 2.6** Intertester-Reliabilität. Die einzelnen klinischen Merkmale mTrPs zeigen in verschiedenen Muskeln bei der Prüfung durch verschiedene Untersucher eine unterschiedlich gute Übereinstimmung. Am zuverlässigsten sind die 3 Hauptdiagnosekriterien der mTrPs (Gerwin et al. 1997).

ermöglichen im Vergleich – vor der Therapie vs. nach der Therapie – die Beurteilung des Behandlungsverlaufs (s. Reassessment, Kap. 4.2.5).

# 2.2 Pathophysiologie

## 2.2.1 Medizinische Untersuchungsmethoden

### Bildgebende Verfahren

Bildgebende Verfahren wie Röntgen, routinemäßig durchgeführter Ultraschall, CT oder MRT können mTrPs nicht sichtbar machen.

Mit speziell entwickelten Ultraschallgeräten und Methoden der Vibrations-Sonoelastografie ist es jedoch – neuesten Untersuchungen zufolge – möglich, mTrPs darzustellen (Sikdar et al. 2008).

### Labortechnische Verfahren

Labortechnische Untersuchungen, wie sie routinemäßig eingesetzt werden, geben keine Hinweise, ob mTrPs vorliegen oder nicht.

### Elektromyografie

Solange ein Muskel nicht aktiv ist, bleibt das Oberflächen-EMG stumm – auch über mTrPs. Wird eine Nadel-EMG-Elektrode jedoch in die Tiefe des Muskelgewebes vorgeschoben, kann aus dem Zentrum des mTrP eine deutlich veränderte Form der elektrischen Entladung abgeleitet werden. Bereits 1957 haben Weeks und Travell erstmals über eine für mTrPs spezifische EMG-Aktivität berichtet (Weeks u. Travell 1957). Seither sind mTrPs wiederholt elektrodiagnostisch untersucht worden (Hubbard u. Berkoff 1993, Hong 1994, Mc Nulty 1994). Alle Untersuchungen zeigen: Sowohl von latenten als auch von aktiven mTrPs lässt sich ein hochfrequentes Potenzial mit kleiner Amplitude ableiten, das sich deutlich von der EMG-Ableitung aus gesundem Muskelgewebe unterscheidet (**Abb. 2.7**).

Die gemessene EMG-Aktivität bei aktiven mTrPs (**Abb. 2.7**) ist im Durchschnitt deutlich stärker als die bei latenten mTrPs (**Abb. 2.8**).

Dieses für mTrPs typische EMG-Signal wird kontrovers interpretiert. Hubbard und Berkoff (1993) stellten die Hypothese auf, das Signal komme von sympathikusinduzierten Kontraktionen in intrafusalen Muskelfasern und sei damit Ausdruck einer Fehlfunktion einer Muskelspindel (Muskelspindelhypothese). Heute favorisieren viele Autoren jedoch die Hypothese, dass das Signal aus Miniatur-Endplattenpotenzialen besteht, die in außergewöhnlich hoher Frequenz und Amplitude im Zentrum der mTrPs auftreten (Simons et al. 1995). Sie deuten das veränderte EMG-Signal somit als Zeichen einer gestörten motorischen Endplatte (Endplattentheorie von Simons).

Das EMG-Signal ist bei mTrPs charakteristisch verändert.

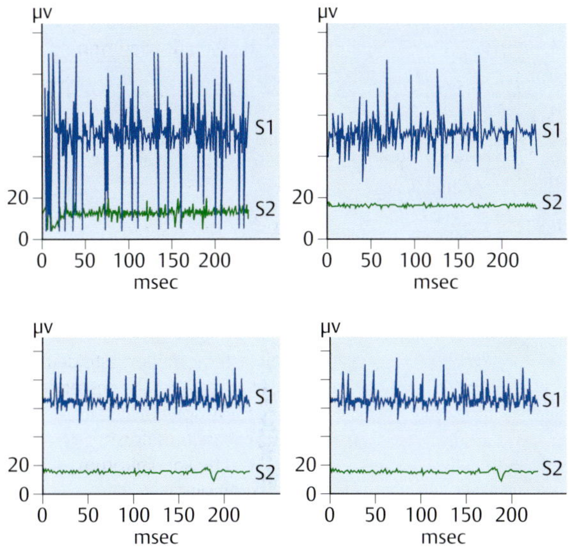


**Abb. 2.7** Spontane EMG-Aktivität, abgeleitet aus einem aktiven Triggerpunkt im M. trapezius descendens (S 1) und aus einer von diesem 1 cm entfernten, nicht empfindlichen Stelle des gleichen Muskels (S 2) bei 4 Patienten (nach Hubbard u. Berkoff 1993).

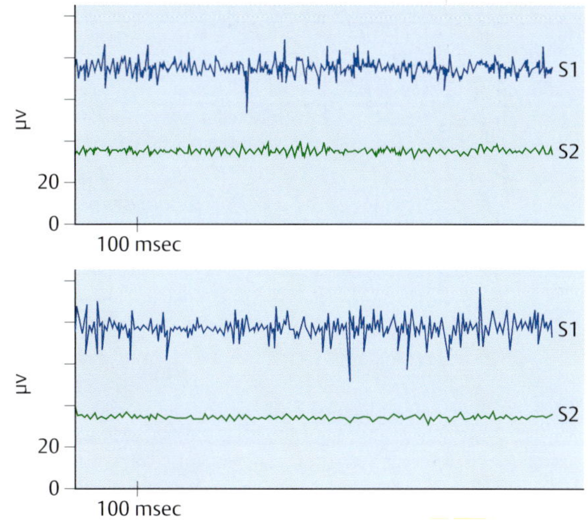


**Abb. 2.8** Spontane EMG-Aktivität, abgeleitet aus einem latenten Triggerpunkt im M. trapezius descendens (S 1) und aus einer von diesem 1 cm entfernten, nicht empfindlichen Stelle des gleichen Muskels (S 2) bei 2 Probanden (nach Hubbard u. Berkoff 1993).

## 2.2.2 Histologische Untersuchungen

Voraussetzung für das Verständnis der Pathophysiologie der mTrPs ist, die physiologischen Verhältnisse zu kennen. Im Folgenden sind – soweit dies für das Verstehen der Triggerpunkt-Pathologie (und der Effekte der Triggerpunkt-Therapie, Kap. 5.2) relevant ist – Bau und Funktion der Skelettmuskulatur zusammengefasst. Anschließend werden die histopathologischen Befunde der mTrPs dargestellt und erörtert (S. 37).

### Physiologische Verhältnisse

#### Aufbau der Skelettmuskulatur

Ein Überblick über den Aufbau der quergestreiften Skelettmuskulatur (**Abb. 2.9**) zeigt:

- Jeder **Muskel** ist von einer Muskelfaszie (**Epimysium**) umhüllt. Diese dichte Bindegewebsstruktur trennt den Muskel von den umliegenden Geweben – und verbindet ihn gleichzeitig mit diesen.
- Der gesamte Muskel ist in **Muskelfaserbündel** (Faszikel) gegliedert, die ihrerseits von einer Bindegewebsschicht (**Perimysium**) umgeben sind.
- Die einzelne **Muskelfaser** (Muskelzelle) kann bis über 20 cm lang sein (misst aber meist weniger als 10 cm), ist 20 – 100 µm dick und wird von einer zarten Bindegewebsschicht, dem **Endomysium**, umgeben.
- Die einzelne Muskelzelle besteht aus 1000 – 2000 **Myofibrillen**, die dank ihren Myofilamente (Myosin- und Aktinfilamente) die Muskelzelle zur aktiven Kontraktion befähigen.

Muskelfasern und Muskelbindegewebe sind in der Skelettmuskulatur eng miteinander verbunden. Als myofasziale Einheit bilden sie eine Funktionsgemeinschaft.

#### Muskelbindegewebe

Auf unterschiedlichen hierarchischen Ebenen sind Bindegewebsstrukturen integraler Bestandteil der Muskulatur. Das Muskelbindegewebe ist in Form von **Bindegewebshüllen** angelegt: Der Muskel als Ganzes, die Muskelfaserbündel und jede einzelne Muskelfaser sind bindegewebig umgeben (**Abb. 2.9**). Diese faszialen Strukturen (Endomysium, Perimysium und Epimysium) bestehen aus scherengitterartig gekreuzt verlaufenden Kollagenfasern und elastischen Netzen, die der Muskulatur die nötige Festigkeit und Elastizität geben.

##### *Merkmale des Muskelbindegewebes*

**Gleitschicht.** Eine wichtige Aufgabe der Faszien ist, die optimale Verschieblichkeit der Muskelfasern und -schichten zueinander (d. h. intramuskulär) sowie die Verschieblichkeit zu benachbarten Muskeln und Muskelgruppen (d. h. intermuskulär) zu gewährleisten. Indem die faszialen Schichten ein angemessenes intra- und intermuskuläres Gleiten ermöglichen, setzen sie den Reibungswiderstand herab und verhindern damit einen unökonomischen Kraftverlust beim sich wiederholenden Wechsel von Kontraktions- und Lösungsphasen im Muskel (Schünke 2000).

**Faserrichtung der Kollagenfasern.** Die Faserrichtung der Kollagenfasern verläuft entlang der Kraftlinien der einwirkenden Kräfte, da sich die Kollagenfibrillen in Richtung der größten Zugbelastung (Dehnung) orientieren. Bei der oberflächlichen Muskelfaszie treten sie im Bereich des Muskelbauchs oft längs und quer zum Faserverlauf des Muskels in

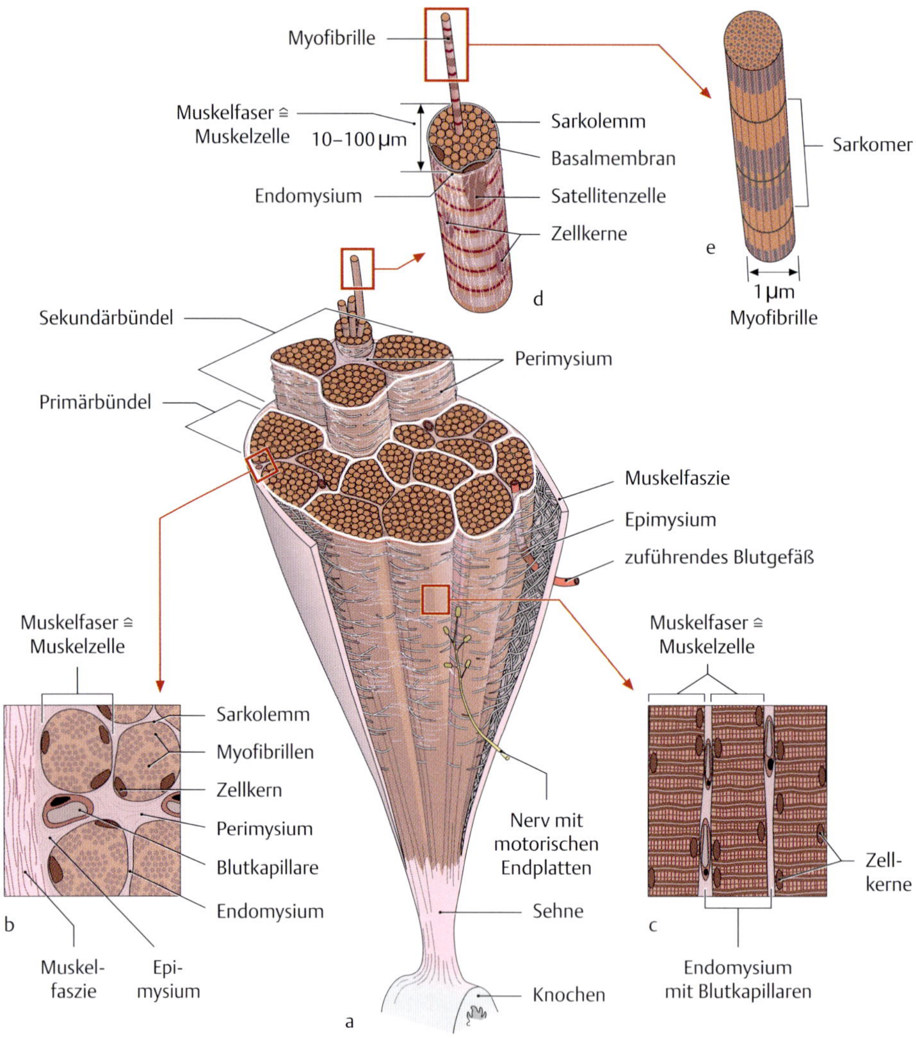


**Abb. 2.9** Aufbau eines Skelettmuskels.
**a** Querschnitt eines Skelettmuskels.
**b** Ausschnittsvergrößerung aus a (Querschnitt).
**c** Ausschnittsvergrößerung aus a (Längsschnitt).
**d** Aufbau einer Muskelfaser (= Muskelzelle).
**e** Aufbau einer Myofibrille.

Erscheinung (z. B. M. gluteus maximus). Eine solch ausgeprägte scherengitterförmige Anordnung weist darauf hin, dass die Faszie sowohl in Längsrichtung auf Zug als auch quer zum Verlauf der Muskelfaser (zum Zusammenhalten des Muskelbauchs) beansprucht wird. Die Faserrichtung der Faszien in der Zone des Muskel-Sehnen-Übergangs ist vorwiegend längsorientiert und liegt damit parallel zum Verlauf der Muskelfasern.

**Strukturelle Kontinuität – Kraftübertragung.** Die faszialen Strukturen gewährleisten die strukturelle Kontinuität. Sie gehen über in die Sehnenanteile des Muskel-Sehnen-Kontinuums und inserieren ossär. Sie ermöglichen somit die Übertragung von Zugkräften.

**Rezeptororgan.** Die Faszien haben eine wichtige Funktion als Sinnesorgane (Propriozeption, Tiefensensibilität, Nozizeption, S. 28)

**Transportorgan.** Als Blutgefäße und nervenführende Schichten übernimmt das Muskelbindegewebe gleichzeitig eine wichtige Versorgungsfunktion (Schünke 2000).

**Adaptationsfähigkeit.** Die Kollagenfasern des Bindegewebes passen sich funktionell und strukturell an Zugbelastungen an. Bindegewebe formt sich entsprechend den Zugbelastungsreizen, denen es ausgesetzt ist. Ändern sich die Belastungsreize, passen sich die faszialen Strukturen der neuen Situation an.

**Plastizität der Faszien.** Wird Bindegewebe über die viskoelastische Grenze hinaus auf Zug belastet, verformt es sich plastisch (bevor es bei zu starker Belastung schließlich zerreißt). Auch nach anschließender Entlastung wird es nicht zu seiner ursprünglichen Form zurückkehren, sondern eine Restdeformierung aufweisen (**Abb. 5.22**, S. 107).

**Faszienkontraktion.** Es gibt Faszien mit kontraktilen Elementen. In der Fascia cruris sind glatte Muskelzellen dokumentiert (Staubesand et al. 1996), und die Autoren vermuten, dass dank dieser faszialen Muskelzellen über das autonome Nervensystem die Vorspannung der Muskelfaszien reguliert werden kann. Schleip et al. (2004) weisen nach, dass in der Fascia thoracolumbalis des Menschen überdurchschnittlich viele Myofibroblasten liegen, die sich dank glatter Aktinmuskelfasern – in einer der glatten Muskulatur ähnlichen Weise – aktiv kontrahieren und lösen können.

## Bindegewebsanteil eines Muskels

In der Fachliteratur existieren bis heute keine (!) Aussagen über den prozentualen Anteil, den die Bindegewebsstrukturen am Querschnittvolumen des Gesamtmuskels ausmachen. Eine Messung gibt für den M. vastus lateralis des Menschen 7,2 % an (Mackey et al. 2004), wobei ausschließlich die äußere Faszienhülle (Epimysium) untersucht wurde und die peri- und endomysalen Anteile des Muskelbindegewebes nicht berücksichtigt wurden. Nachgewiesen ist, dass tonische Muskeln signifikant mehr intramuskuläres Bindegewebe aufweisen als phasische Muskeln. Untersuchungen an Ratten zeigten für die tonischen Muskeln durchschnittlich 84 % mehr intramuskuläres Bindewebe als für die phasischen (Kovanen 1984). Somit kann geschätzt werden, dass – je nach Zusammensetzung eines Muskels mit mehr Slow-Twitch-Faseranteilen (tonische Muskeln) oder mehr Fast-Twitch-Faseranteilen (phasische Muskeln, S. 26) – ca. 12 – 20 % des Querschnittvolumens der Skelettmuskulatur fasziale Strukturen sind (Schleip, mündliche Mitteilung 2009).

## Einzel- und Gruppenfaszien, Septum intermusculare

Als **Einzelfaszien** werden Faszien bezeichnet, die Einzelmuskeln umschließen, während **Gruppenfaszien** häufig funktionell einheitliche Muskelgruppen umgeben (z. B. ischiokrurale Muskulatur). Treffen zwei Gruppenfaszien zusammen, entsteht ein **Septum intermusculare**, das in der Tiefe am Knochen befestigt ist (**Abb. 2.10**). Muskelfaszien, Septa intermuscularia und angrenzende Knochen bilden dergestalt osteofibröse Kanäle, in denen Muskeln, Nerven und Gefäße liegen (Schünke 2000).

## Epimysium

Direkt unter der äußersten Muskelfaszie liegt eine lockere kollagene Bindegewebsschicht, das **Epimysium**, das die Verbindung zwischen Muskel und äußerer Muskelfaszie darstellt (**Abb. 2.9 a–b**). In dieser Bindegewebsschicht verlaufen größere Blut- und Lymphgefäße sowie die Nervenfasern (Schünke 2000).

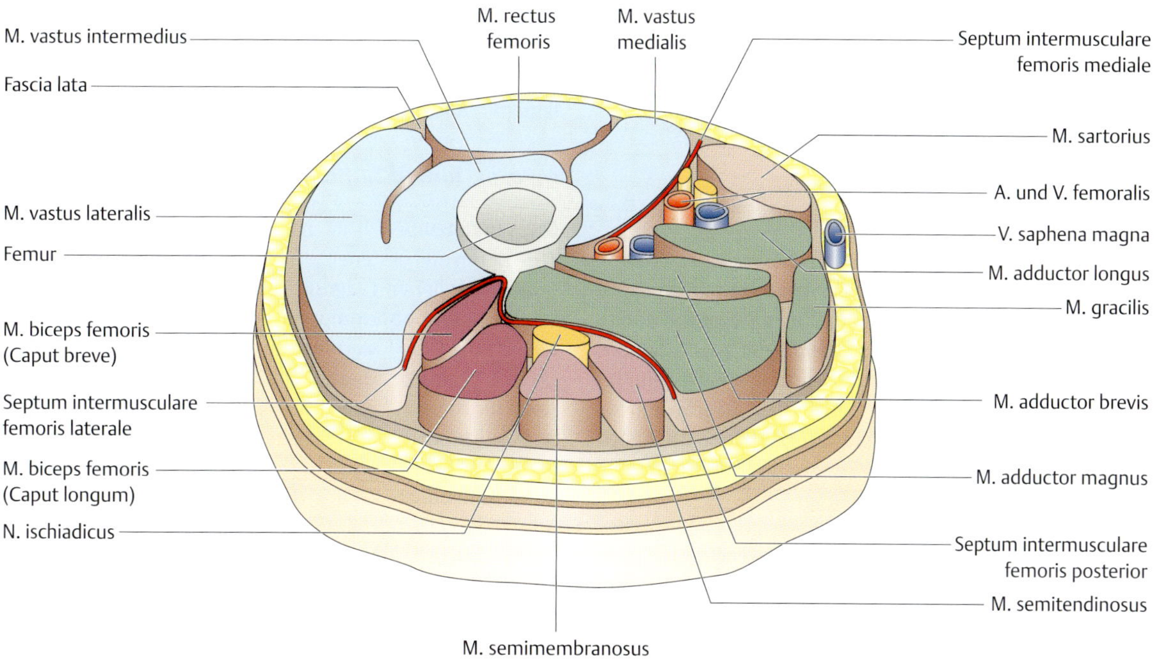


**Abb. 2.10** Muskelfaszien: Querschnitt durch den rechten Oberschenkel (Ansicht von distal). Die Septa intermuscularia sind hervorgehoben.

### *Perimysium*

Vom Epimysium gelangen Bindegewebssepten, die als **Perimysium externum** bezeichnet werden, in die Tiefe des Muskels (**Abb. 2.9 a**). Sie umschließen mehrere Millimeter dicke Bündel von Muskelfasern (Sekundärbündel). Diese sind mit bloßem Auge noch gut erkennbar und werden auch Fleischfasern genannt. Innerhalb des lockeren kollagenen Bindegewebes des Perimysium externum verlaufen die Gefäße und Nerven mit ihren Aufzweigungen, die auf diesem Weg bis ins Innere des Muskels gelangen (Schünke 2000).

Durch bindegewebige Abspaltungen des Perimysium externum werden die Sekundärbündel eines Muskels weiter in Primärbündel untergliedert. Diese vom **Perimysium internum** umgebenen Primärbündel (**Abb. 2.9 a**) weisen eine mittlere Querschnittsfläche von ca. 1 $mm^2$ auf und enthalten beim Erwachsenen ca. 250 Muskelfasern (Muskelzellen).

### *Endomysium*

Die einzelnen Muskelfasern werden von einer zarten Bindegewebsstruktur, dem **Endomysium**, umhüllt (**Abb. 2.9 a–d**), in der die Endaufzweigungen der Nerven mit ihren motorischen Endplatten sowie zahlreiche Kapillaren (300 – 400 Kapillaranschnitte pro $mm^2$) verlaufen (Schünke 2000).

---

Als Faszien werden heute (d. h. seit dem 1. Internationalen Faszien-Forschungskongress in Boston 2007) nicht mehr nur die flächigen Oberflächenfaszien bezeichnet. Auch das intramuskuläre Bindegewebe, Gelenkkapseln und Bänder zählen heute zu den faszialen Geweben. Faszien bilden ein körperweites Spannungsnetzwerk mit unzähligen Hüllschichten, Häuten, Taschen und Septen.

---

## Muskelfasern

Die Muskelfasern (Muskelzellen) sind die kontraktilen Elemente der myofaszialen Einheit. Sie befähigen den Muskel, sich zu kontrahieren (S. 23). Muskelfasern sind wie folgt aufgebaut:

### *Muskelfaserzellen*

Die Skelettmuskelzellen (**Abb. 2.9** d) gehören zu den größten Zellen des menschlichen Körpers. In der Regel haben sie eine schlauchförmige Gestalt mit einem Durchmesser von durchschnittlich 60 µm (20 – 100 µm) und einem rundlichen bis ovalen Querschnitt. Die Länge der einzelnen Zelle kann bis über 20 cm (!) betragen (Audette et al. 2009), liegt aber in der Regel unter 10 cm. Aufgrund ihrer Länge werden die einzelnen Muskelzellen auch als Fasern bzw. als Skelettmuskelfasern bezeichnet (Schünke 2000).

Die einzelne Muskelfaserzelle ist eine multinukleare Zelle, d. h., sie wird durch einen zusammengeschlossenen Zellverband mit Tausenden von Zellkernen gebildet. Die zahlreichen Zellkerne (ca. 50 – 100 Kerne/mm Länge) liegen unmittelbar unterhalb der Zellmembran. Diese sehr hohe Kernzahl (bis zu 10 000 Kerne pro Zelle) entsteht in der Embryonalentwicklung, wenn die kettenförmig angeordneten Vorläuferzellen der Muskelzellen (Myoblasten) miteinander fusionieren und auf diese Weise ein Synzytium bilden (Schünke 2000). Die Skelettmuskelzellen bestehen zu 80 % aus kontraktilen Elementen, den Myofibrillen.

### *Myofibrillen*

Jede einzelne Skelettmuskelfaser enthält 1000 – 2000 Myofibrillen (**Abb. 2.9** d e). Die Myofibrillen sind die kontraktilen Einheiten der Muskelfasern. Sie sind durch die Verschmelzung und Differenzierung von Myoblasten entstanden. Die Myofibrillen und ihre Untereinheiten, die Aktin- und Myosinfilamente, sind parallel zueinander und in der Längsachse der Muskelzelle angeordnet und durch quer verlaufende Trennwände, die aus einer plattenartigen Proteinstruktur bestehen und als Z-Scheiben bezeichnet werden, in zahlreiche, etwa 1,5 – 2,5 µm lange Einheiten (Sarkomere) gegliedert.

### *Sarkomere*

Die Sarkomere (**Abb. 2.9** e und **Abb. 2.11**) setzen sich aus über 1500 dicken Myosin- und ca. 3000 dünneren Aktinfilamenten zusammen. Die dünneren Aktinfilamente (Durchmesser ca. 6 nm) sind innerhalb eines Sarkomers seitlich an den Z-Scheiben verankert und ragen damit je zur Hälfte in zwei benachbarte Sarkomere hinein, während die dickeren Myosinfilamente (Durchmesser ca. 10 nm) in der Mitte der Sarkomere liegen und von den Aktinfilamenten beidseits überlappt werden (**Abb. 2.11** a).

Bei Betrachtung unter dem Licht- oder Elektronenmikroskop lassen sich abwechselnd helle und dunkle Streifen und Bänder erkennen – daher die Bezeichnung quergestreifte Muskulatur. Diese charakteristische **Querstreifung der Skelettmuskulatur** entsteht durch die regelmäßige Anordnung der Myofibrillen und ihrer Untereinheiten (Aktin- und Myosinfilamente) innerhalb der einzelnen Muskelzelle sowie infolge der sich überlappenden Lage der Myosin- und Aktinfilamente (**Abb. 2.11** und **Abb. 2.13**).

### *Myosin- und Aktinfilamente*

**Myosinfilamente** (dick) haben einen Durchmesser von 10 – 12 nm und bestehen je aus 200 – 300 einzelnen Myosinmolekülen. Bei den Myosinfilamenten können ein gerader Schaft- (leichtes Meromyosin) und ein kugelförmiger Kopfteil (schweres Meromyosin) unterschieden werden (**Abb. 2.11** b). Die Myosinköpfchen weisen eine Bindungsstelle für Aktin auf und haben ATPase-Aktivität. Bei ATPase-Spaltung bindet das Köpfchen an F-Aktin und gleitet entlang des Aktinfilaments.

**Aktinfilamente** (dünn) haben einen Durchmesser von 5 – 8 nm. Sie bestehen aus Aktin, einem globulären Proteinmolekül (G-Aktin). Jeweils ca. 400 dieser Proteinmoleküle formen eine perlschnurartige Kette (F-Aktin), und zwei solcher Ketten, in einer Doppelhelix angeordnet, bilden das Aktinfilament (**Abb. 2.11** c). Exakt 7 Aktinmonomere werden jeweils von lang gestreckten Tropomyosinmolekülen umwunden, und wiederkehrend ist nach 7 Monomeren dem

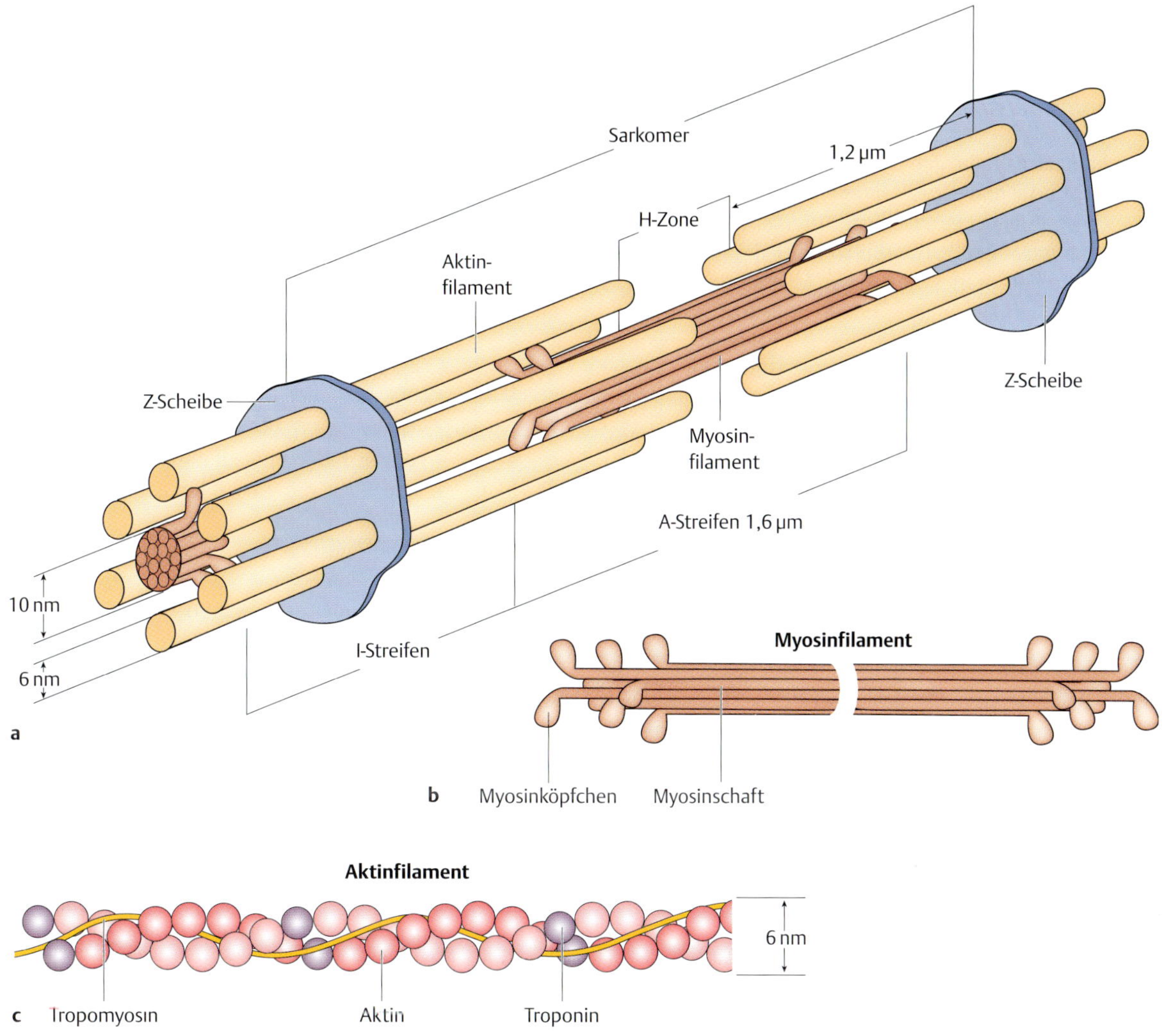


**Abb. 2.11** Sarkomeraufbau (nach Silbernagl u. Despopulos 1991). **a** Übersicht. **b** Myosinfilament. **c** Aktinfilament.

Tropomyosin ein globuläres Troponin zugeordnet (**Abb. 2.11** c), das vor allem die Interaktion von Aktin und Myosin reguliert. 6 Aktinfilamente ordnen sich hexagonal um ein Myosinfilament.

Myosin- und Aktinfilamente ermöglichen als Untereinheiten der Myofibrillen die Muskelkontraktion.

### *Weitere Strukturproteine*

Eine Anzahl weiterer Strukturproteine (**Abb. 2.13**) dienen der Kraftübertragung. So verbinden Intermediärfilamente aus **Desmin** die Myofibrillen mit der Zellmembran und stabilisieren so deren Lage, während beispielsweise **Titin** im Sinn einer hochelastischen Feder innerhalb der Sarkomere wirkt.

### *Sarkoplasma*

Die einzelnen Myofibrillen sind von **Sarkoplasma** umgeben, in dem für die Kontraktionsvorgänge und die Energiegewinnung wichtige Substanzen gelöst sind (z. B. Glykogen, Myoglobin, glykolytische Enzyme, Kreatinphosphat, Aminosäuren).

### *T-System*

Die Zellmembran (Sarkolemm) stülpt sich in regelmäßigen Abständen tief in das Innere der Muskelzelle ein und bildet auf diese Weise **transversale Tubuli**. Diese umgeben die Myofibrillen in Form von Membranschläuchen. In ihrer Gesamtheit werden sie als **T-System** (transversales System) bezeichnet (**Abb. 2.12**). Die Membranoberfläche einer Muskelfaser wird damit um das 5- bis 10-Fache vergrößert, und der Extrazellulärraum breitet sich so über den gesamten Muskelfaserquerschnitt aus. Dies gewährleistet eine schnelle Ausbreitung des Aktionspotenzials bis tief in die Muskelfaser hinein (Schüncke 2000).

### *Sarkoplasmatisches Retikulum (L-System)*

Das endoplasmatische Retikulum ist in der Muskelzelle besonders geformt und wird als **sarkoplasmatisches Retikulum** bezeichnet. Es bildet geschlossene Kammern (ohne Verbindung zum Intra- und Extrazellulärraum), die röhrenförmig vorwiegend in Längsrichtung zu den Myofibrillen verlaufen und deshalb als **longitudinale Tubuli** (respektive als longitudinales System oder L-System) bezeichnet werden (**Abb. 2.12**). Das sarkoplasmatische Retikulum der Skelettmuskelfaser dient als Kalziumionenspeicher. Beim Eintreffen eines Aktionspotenzials öffnen sich Ionenkanäle in der Wand des sarkoplasmatischen Retikulums, und in Bruchteilen von Sekunden werden die Kalziumionen aus den longitudinalen Tubuli freigesetzt und leiten die Kontraktion des Muskels ein (elektromechanische Koppelung).

## Motorische Endplatte

Jede Muskelfaser wird von einem motorischen Nerven (Fasertyp Aα) innerviert. Die Zellkörper der α-Motoneuronen liegen im Vorderhorn des Rückenmarks. Die Kontaktstelle zwischen Nervenfaser und Muskel wird als **motorische Endplatte** (s. **Abb. 2.9** a) bezeichnet. Diese neuromuskuläre Übertragungsstelle liegt in der Regel ungefähr in der Mitte einer Muskelfaser. Ein von der Nervenfaser (Axon) her eintreffendes elektrisches Signal (Aktionspotenzial) bewirkt an der neuromuskulären Synapse die Ausschüttung des chemischen Botenstoffs Azetylcholin (Neurotransmitter). Nach Überwindung des synaptischen Spalts löst das Azetylcholin in der Zellmembran der Muskelfaser (Sarkolemm) ein erneut elektrisches Signal aus, das sich via T-System über die ganze Muskelfaser ausbreitet.

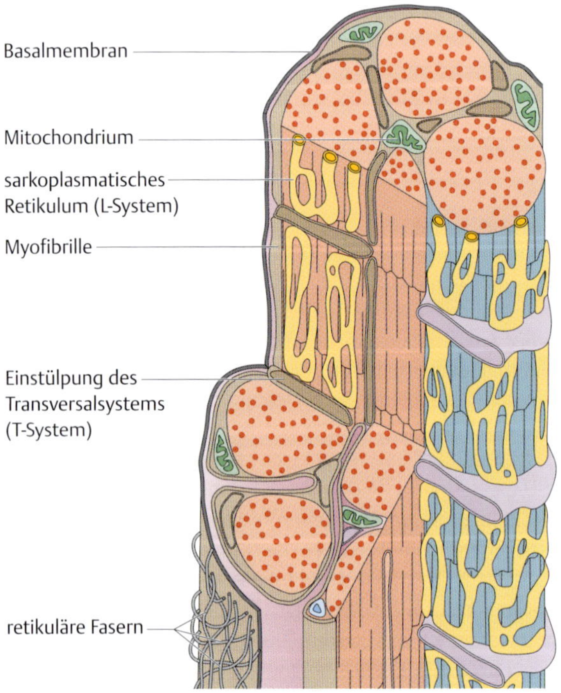


**Abb. 2.12** Aufbau einer Muskelfaser mit sarkoplasmatischem Retikulum (durch longitudinale Tubuli [L-System] gebildet) und transversalen Tubuli (T-System) (nach Silbernagl u. Despopulos 1991).

### *Neuromuskuläre Synapse*

Die neuromuskuläre Synapse ist ein 50 nm breiter Spalt zwischen dem Nervenende und dem Muskel.

### *Präsynaptische Endigungen*

Die Axonenden weisen eine hohe Anzahl an Mitochondrien auf. In hohen Konzentrationen vorkommende synaptische Bläschen enthalten nicht nur Azetylcholin (ACh), sondern auch Calcitonin Gene-related Peptide (CGRP), Stickoxid (NO), Adenosin und Substanz P (SP). Die Freisetzung von ACh in den synaptischen Spalt ist $Ca^{2+}$-abhängig und wird dynamisch geregelt (Audette et al. 2009).

**Regulierung der $Ca^{2+}$-Kanäle an der motorischen Endplatte.** Die dynamische Regulierung der $Ca^{2+}$-Kanäle an der motorischen Endplatte wird durch das sympathische Nervensystem beeinflusst. Eine Stimulation α-adrenerger Rezeptoren erhöht die ACh-Freisetzung, die Stimulation β-adrenerger Rezeptoren vermindert die ACh-Freisetzung. Abhängig vom Typ des aktivierten Adenosinrezeptors kann Adenosin – durch Verminderung respektive Erhöhung der Aktivität der $Ca^{2+}$-Kanäle – die Freisetzung von ACh hemmen oder verstärken (Audette et al. 2009).

### *Postsynaptische Membran*

**Oberflächenvergrößerung der postsynaptischen Membran.** Bei der postsynaptischen Membran findet sich zur Vergrößerung der postsynaptischen Oberfläche ein stark eingefaltetes Sarkolemm mit einer hohen Anzahl an ACh-Rezeptoren. In unmittelbarer Umgebung findet sich die ACh-abbauende Azetylcholinesterase.

**Modulation der Erregbarkeit der postsynaptischen Membran.** Die Erregbarkeit der postsynaptischen Membran wird durch verschiedene Faktoren wie beispielsweise die Konzentration von CGRP oder symathikusinduziertem zyklischen Adenosinmonophosphat (cAMP) beeinflusst (Details bei Audette et al. 2009).

---

Sowohl durch die dynamische Modulierung der präsynaptischen ACh-Freisetzung als auch durch Veränderungen der Erregbarkeit der postsynaptischen Membran kann die Kontraktion der Muskelfasern – auch ohne eintreffendes Aktionspotenzial an der motorischen Einheit – verstärkt werden und damit zu einer Daueranspannung lokal begrenzter Muskelabschnitte führen. Solche lokale Dauerkontraktionen begünstigen, dass mTrPs und damit myofasziale Schmerzen entstehen und andauern.

---

### Innervation der Muskulatur – Nervenfasertypen

Jeder Muskel ist motorisch und sensorisch innerviert. Dies erfolgt über unterschiedliche Nervenfasertypen (zur motorischen Funktion des Muskels s. u., zu den sensorischen Aufgaben des Muskels s. S. 28):

- **Gruppe-I-Fasern** (große, markhaltige Fasern): Aα-Fasern innervieren motorisch die Muskulatur; Ia-Fasern leiten sensorische Afferenzen aus Muskelspindeln, Ib-Fasern aus Golgi-Sehnenorganen.
- **Gruppe-II-Fasern** (markhaltige Fasern mittlerer Größe): Aβ-Fasern innervieren in geringem Ausmaß motorisch extra- (Willkürmuskulatur) und intrafusale (Muskelspindeln) Muskulatur; sensorische Afferenzen von Pacini- und Ruffini-Rezeptoren sowie aus Muskelspindeln.
- **Gruppe III-Fasern** (dünne, markhaltige Fasern): Aγ-Fasern innervieren motorisch die intrafusale Muskulatur der Muskelspindeln; senorische Afferenzen von Pacini-formen Rezeptoren und freien Nervenendigungen zur Wärme-, Kälte- und Schmerzleitung (analog zu den Aδ-Fasern aus der Haut).
- **Gruppe IV-Fasern** (dünne, marklose Fasern): sensorisch-afferent von freien Nervenendigungen zur Weiterleitung mechanosensitiver und nozizeptiver Impulse (analog zu den C-Fasern der Haut).

### Funktionen der Skelettmuskulatur

Die Muskulatur hat unterschiedliche Aufgaben:

- Effektorfunktion → Muskelkontraktion
- Rezeptorfunktion → Tiefensensibilität, Propriozeption und Nozizeption
- reparative Funktion → Fähigkeit des Muskels zur Regeneration nach Verletzung

### Muskelkontraktion

Die Fähigkeit der Muskelzelle zur aktiven Verkürzung ist an die Anwesenheit spezifischer Eiweißstrukturen (Myofibrillen) gebunden. Innerhalb der Myofibrillen werden dünne Aktin- und dickere Myosinfilamente unterschieden. Die molekulare Basis der Muskelkontraktion beruht auf einem Filament-Gleitmechanismus, bei dem unter Energieverbrauch (ATP) die parallel angeordneten Aktin- und Myosinfilamente aneinander vorbeigleiten. Dabei nähern sich die Z-Scheiben eines Sarkomers einander an, sodass sich jedes einzelne Sarkomer verkürzt, während die einzelnen Filamente ihre ursprüngliche Länge behalten. Insgesamt verkürzt sich auf diese Weise die Muskelzelle (Schünke 2000.)

#### *Ablauf der Muskelkontraktion*

- Vom α-Motoneuron geleitet, erreichen Aktionspotenziale (elektrische Informationsübermittlung) die motorischen Endplatten einer Einzelfaser. Dadurch werden spannungsempfindliche $Ca^{2+}$-Kanäle geöffnet. Dies dient als Auslöser, dass Azetylcholin (ACh) aus Vesikeln in den synaptischen Spalt freigesetzt wird (ca. 10 000 ACh-Moleküle pro Vesikel ≈ 1 Quant).
- Azetylcholin diffundiert den synaptischen Spalt (chemische Informationsübertragung) und löst an der postsynaptischen Membran ein Endplattenpotenzial (EPP) aus, wenn die Schwelle von 100 – 200 ACh-Quanten überschritten wird. Die Bindung von ACh an den Muskelmembranrezeptoren führt zur Öffnung von $Na^+$-Kanälen und zur Depolarisierung der Muskelzelle. Dabei gilt die Alles-oder-nichts-Regel: Wird eine bestimmte Reizschwelle überschritten, erfolgt die Generierung eines muskelseitigen Aktionspotenzials, was eine vollständige Einzelzuckung der Muskelfaser zur Folge hat. Bleibt die Reizschwelle unterschritten, geschieht nichts.
- Im Ruhezustand findet ununterbrochen die spontane Freisetzung kleiner Mengen von ACh statt. Dies führt zu einem Miniatur-Endplattenpotenzial (MEPP), das nicht mit einer Muskelkontraktion assoziiert ist (Audette et al. 2009).
- Freigesetztes ACh wird sehr schnell von Azetylcholinesterase im synaptischen Spalt deaktiviert. Entstehendes Cholin wird von den präsynaptischen Nervenendigungen wieder aufgenommen und zu ACh resynthetisiert.
- Wird postsynaptisch ein überschwelliges Endplattenpotenzial (EPP) generiert, breitet sich muskelseitig das Aktionspotenzial blitzschnell über das T-System (**Abb. 2.12**) in der gesamten Muskelfaser aus (elektrische Informationsübermittlung).
- Das Eintreffen des Aktionspotenzials bewirkt, dass sich Ionenkanäle in der Wand der longitudinalen Tubuli des sarkoplasmatischen Retikulums (**Abb. 2.12**) öffnen und kurzzeitig für $Ca^{2+}$ durchlässig werden. Aus dem sarkoplasmatischen Retikulum, das als $Ca^{2+}$-Ionenspeicher dient und eine rund 10 000-mal größere $Ca^{2+}$-Konzentration aufweist als das Zytoplasma der Muskelzelle, strömen in großer Zahl $Ca^{2+}$-Ionen ein. Die $Ca^{2+}$-Konzentration in der Muskelzelle steigt kurzfristig auf das ca. 1000-Fache.
- Diese Überflutung der Muskelfaser mit $Ca^{2+}$-Ionen löst eine ganze Reihe von Reaktionen aus, die schließlich zur Muskelzuckung führen (elektromechanische Koppelung).
- Das einströmende $Ca^{2+}$ verbindet sich mit Troponin, wodurch Tropomyosin seine hemmende Wirkung auf die Aktin-Myosin-Verbindung verliert. Als Folge dieser Freigabe von Myosinbindungsstellen am Aktinmolekül binden die Myosinköpfchen mit einer ruderförmigen Bewegung am Aktinfaden. Durch die Bewegung der Myosinköpfchen kommt es zu einer Verschiebung des Aktinfilaments gegenüber dem Myosinfilament von ca. 2 nm, was etwa 1 % der Sarkomerlänge entspricht.
- Die Myosin- und Aktinfilamente sind so angeordnet, dass sie ineinandergleiten können (**Abb. 2.11** a). Die eigentliche mechanische Kontraktionsbewegung erfolgt durch das Andocken der Myosinköpfchen an Aktinbindungsstellen (**Abb. 2.14** a) und die anschließende Kippbewegung der Myosinköpfchen um 40 – 45 ° (**Abb. 2.14** b und c). Unter der Bedingung, dass genügend ATP vorhanden ist, lösen sich die Myosinköpfchen von den Bindungsstellen am Aktinfilament („Weichmacherwirkung" des ATP) und richten sich wieder in ihre ursprüngliche Position auf („Spannen" der Myosinköpfchen, **Abb. 2.14** d und f). Auf-

grund der Anordnung der Myosin- und Aktinfilamente führt die Summation wiederholter ruderschlagähnlicher Kippbewegungen der Milliarden von angedockten Myosinköpfchen zum Ineinandergleiten der Myosin- und Aktinfilamente. Für eine vollständige Muskelkontraktion wiederholen sich die synchronen „Ruderschläge" unzählige Male (ca. 10- bis 100-mal pro Sekunde).

- Zur Kraftübertragung sowie zur Aufrechterhaltung von Elastizität und Stabilität – sowohl innerhalb der einzelnen Sarkomere als auch zwischen benachbarten Sarkomeren – tragen nebst Aktin und Myosin weitere Strukturproteine bei: Titinfilamente wirken als hochelastische molekulare Federn innerhalb der Sarkomere; Tropomyosin, Troponin und Nebulin liegen den dünnen Aktinfilamenten benachbart; im Bereich der Myosinfilamente befinden sich Myomesin, M-Kreatinkinase sowie M-, C-, X- und H-Proteine; Alpha-Aktin gewährleistet die Verbindung zwischen benachbarten Aktinfilamenten, Desmin verbindet Sarkomere benachbarter Myofibrillen (**Abb. 2.13**, Details in van den Berg 2003).
- Für die normalerweise auf eine Kontraktion folgende Relaxation des Muskels ist es notwendig, dass die ins Zytoplasma eingeströmten $Ca^{2+}$-Ionen sofort zurück in die longitudinalen Tubuli des sarkoplasmatische Retikulums befördert werden. Dieser Transport erfolgt aktiv mittels der $Ca^{2+}$-Ionenpumpen, die sich in den Membranen des sarkoplasmatischen Retikulums befinden. Für den Transport von zwei $Ca^{2+}$-Ionen wird ein Molekül ATP verbraucht. Bemerkenswert ist, dass somit auch die Muskelrelaxation ein aktiver, energiefordernder Prozess ist.

### *Rolle des ATP*

Ohne auf die molekularen biochemischen Vorgänge im Einzelnen einzugehen, ist in unserem Zusammenhang wichtig, dass für die Kontraktion und Relaxation des Muskels **Adenosintriphosphat** (**ATP**) mehrfach eine Rolle spielt:

- ATP ist notwendig als Energiequelle für die Kippbewegung der Myosinköpfchen: Bei der Hydrolyse von ATP zu Adenosindiphosphat (ADP) und anorganischem Phosphat ($P_i$) wird Energie freigesetzt.
- ATP-Energieträger sind notwendig, um das ins Zytoplasma eingeströmte $Ca^{2+}$ innerhalb von 30 ms zurück ins sarkoplasmatische Retikulum zu befördern (aktiver Transport mittels der $Ca^{2+}$-Ionenpumpen). Durch diese rasche Resorption des freigesetzten $Ca^{2+}$ wird im Normalfall die Kontraktionszuckung der Muskelfaser beendet. Fehlt ATP, wird dadurch der $Ca^{2+}$-Transport zurück ins sarkoplasmatische Retikulum gestört, sodass die kontraktilen Elemente aufgrund der erhöhten $Ca^{2+}$-Konzentration fortgesetzt aktiviert werden. Damit kommt ein Teufelskreis in Gang: Bei mangelndem ATP zur Betreibung der $Ca^{2+}$-Ionenpumpe wird zur Dauerkontraktion vermehrt ATP gebraucht usw.
- Am Ende der Kippbewegung (**Abb. 2.14** c) ist der Aktin-Myosin-Komplex stabil. Erst durch die erneute Bindung von ATP an die Myosinköpfchen (**Abb. 2.14** d) können sich Myosin- und Aktinfilamente wieder voneinander lösen („Weichmacherwirkung" des ATP, **Abb. 2.14** f). Fehlt ATP, bleiben Myosin- und Aktinfilamente in Form eines stabilen Rigorkomplexes aneinander gebunden (**Abb. 2.14** e).

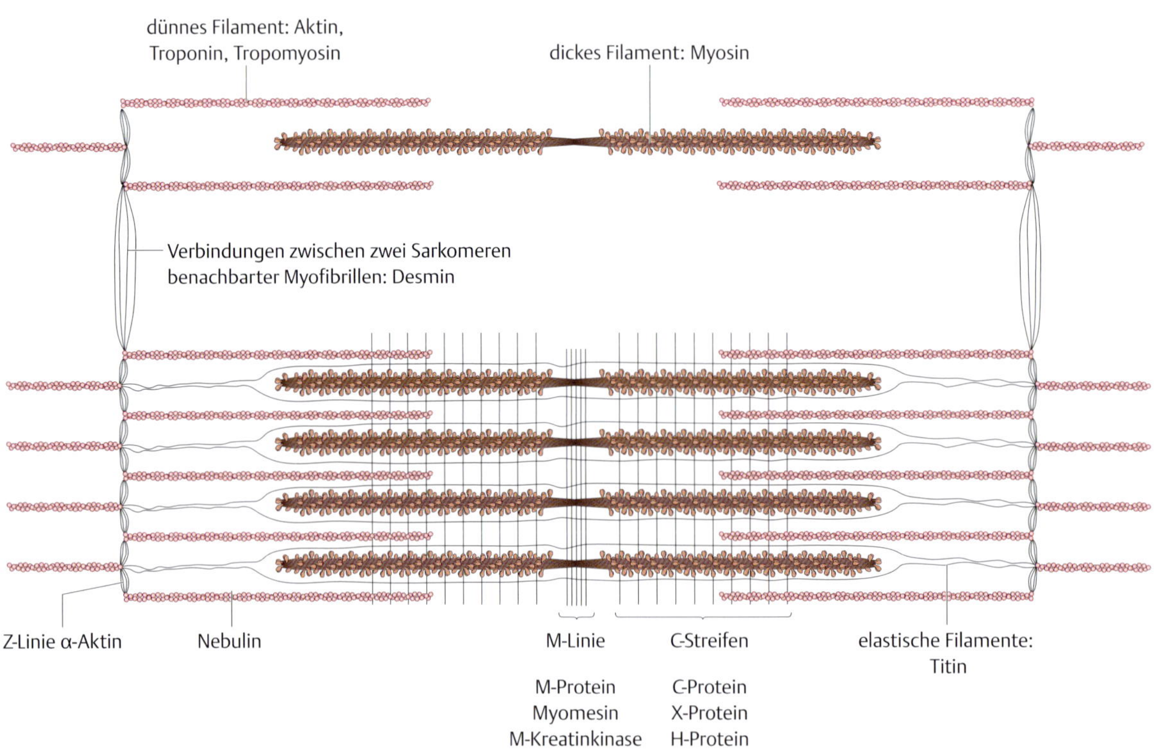


**Abb. 2.13** Proteine eines Sarkomers (nach Billeter u. Hoppeler 1994).

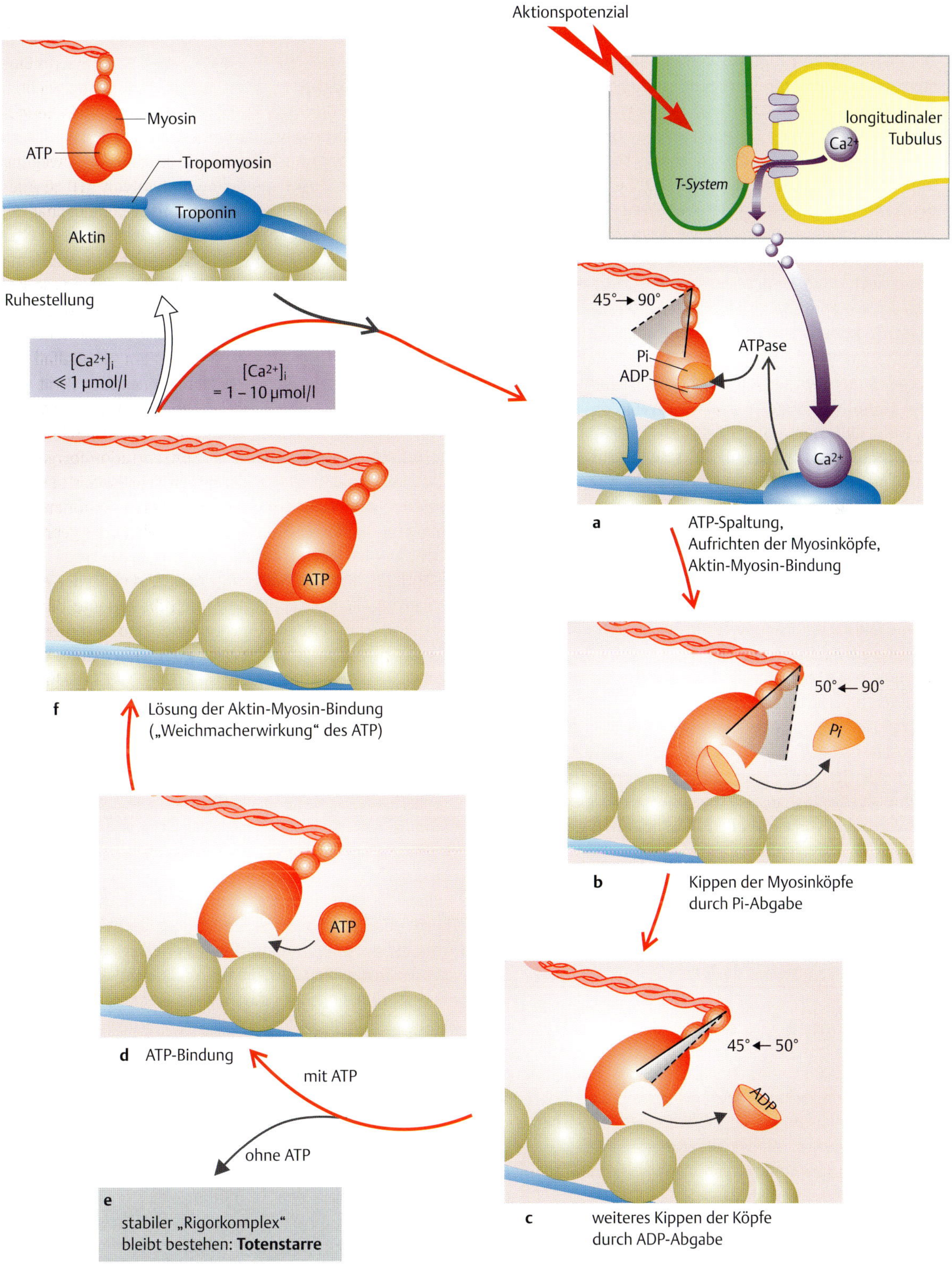


**Abb. 2.14** Molekulare Vorgänge beim Filamentgleiten (isotone Kontraktion, nach Silbernagl u. Despopulos 2007).

- **a** Aktin-Myosin-Bindung, ATP-Spaltung.
- **b** Kippen der Myosinköpfchen durch Abgabe von anorganischem Phosphat.
- **c** Endstellung der Köpfchen wird erreicht durch ADP-Abgabe.
- **d** mit ATP: ATP bindet ans Myosin (Voraussetzung für f).
- **e** ohne ATP: stabiler „Rigorkomplex“ bleibt bestehen, da die „Weichmacherwirkung“ des ATP fehlt (analog zur Totenstarre).
- **f** Lösung der Aktin-Myosin-Bindung dank „Weichmacherwirkung“ des ATP und Aufrichten der Myosinköpfchen.

Die **Bereitstellung des ATP** kann auf unterschiedliche Art und Weise erfolgen:

- Das **im Muskel vorrätige ATP** von ca. 5 µmol ATP/g Muskel steht unmittelbar zur Verfügung und ermöglicht ca. 10 Kontraktionen.
- Als schnell verfügbare Energiereserve enthält der Muskel **Kreatinphosphat** (CrP), dessen energiereiche Phosphatbindung auf Adenosindiphosphat (ADP) übertragen werden kann und damit auf anaerobem Weg ATP regeneriert wird. Der im Muskel vorhandene Vorrat von ca. 25 µmol CrP/g Muskel ermöglicht ca. 50 weitere Kontraktionen, bevor auch diese Reserve erschöpft ist. Mit der Energie des Kreatinphosphats können kurzzeitige (10 – 20 s) Höchstleistungen erbracht werden (z. B. Sprint über 100 m).
- Bei der **anaeroben Glykolyse** wird ATP gewonnen, indem sowohl im Muskel gespeichertes Glykogen als auch aus dem Blut aufgenommene Glukose zu Milchsäure abgebaut werden. Dieser Weg der ATP-Bereitstellung ist ca. 2,5-mal schneller als bei aerober Gewinnung. Die Möglichkeit der anaeroben Glykolyse ist allerdings begrenzt, da durch die Anhäufung von Milchsäure bei der Säure-Basen-Pufferung Laktat entsteht. Der Nettogewinn an ATP beträgt bei der anaeroben Glykolyse 2 mol ATP/mol Glukose.
- Dauerleistung der Muskulatur ist nur möglich, wenn die Bereitstellung der Energie aerob erfolgt. Bei der **aeroben Glykolyse** wird im Zitratzyklus ATP gewonnen. Der Nettogewinn an ATP beträgt bei der aeroben Glykolyse 36 (!) mol ATP/mol Glukose. Glykogen ist der primäre Rohstoffenergielieferant zur Gewinnung von ATP bei der Muskelkontraktion. Der Vorrat an Glykogen im Muskel beträgt ca. 100 µmol Glykogen/g Muskel. Für anhaltende Kontraktion ist der Glykogenabbau eine reichhaltige Energiequelle.
- Das **Verhältnis von aerober zu anaerober ATP-Gewinnung** liegt bei 12:1.

---

Die Energiebilanz zwischen anaerob und aerob gewonnenem ATP aus Glukose ist sehr unterschiedlich: Der Nettogewinn an ATP beträgt bei der anaeroben Glykolyse 2 mol ATP/mol Glukose, bei der aeroben Glykolyse 36 (!) mol ATP/mol Glukose.

---

## *Motorische Einheit*

Das von der motorischen Nervenzelle des Rückenmarks kommende Axon kann wenige, aber auch bis zu mehreren Hundert Muskelfasern versorgen, wenn es sich vorher entsprechend aufzweigt. Alle von einer motorischen Nervenfaser (α-Motoneuron) innervierten Muskelfasern werden als **motorische Einheit** bezeichnet.

- In Muskeln, die fein differenzierte Bewegungen ermöglichen (z. B. Finger-, Kau- und äußere Augenmuskeln), umfasst eine motorische Einheit meist nur wenige Muskelfasern. Dies wird als **kleine motorische Einheit** bezeichnet, wobei eine einzelne Nervenfaser ca. 50 – 100 Muskelfasern innerviert.
- Bei **großen motorischen Einheiten** innerviert eine Nervenfaser mehrere Tausend Muskelfasern (z. B. M. gluteus maximus). Je größer die motorische Einheit ist, desto weniger sind fein differenzierte Bewegungen möglich und umso mehr stehen Haltefunktionen im Vordergrund (Schünke 2000).

## *Muskelfasertypen*

Bei den Skelettmuskeln werden **extrafusale Muskelfasern** (Fasern der Arbeitsmuskulatur) und **intrafusale Muskelfasern** (Fasern der Muskelspindeln, S. 31) unterschieden.

Die **extrafusalen Muskelfasern** lassen sich gliedern in:

- **Typ-I-Fasern** (auch als **Slow-Twitch**- oder **rote Muskelfasern** bezeichnet): Bei Aktivierung erfolgt eine langsame Zuckung von 75 ms Dauer (Slow-Twitch). Diese langsam zuckenden Fasern haben eine niedrige Reizschwelle, ermüden langsam und zeigen einen geringen Grad an Erschöpfbarkeit. Da sie auf Dauerleistung angelegt sind, erbringen sie vorwiegend Haltearbeit und kommen vor allem in der posturalen Muskulatur vor. Sie sind reich an Myoglobin (ein dem Hämoglobin verwandtes und als Sauerstoffspeicher dienendes Protein), das ihnen eine rötliche Färbung verleiht (rote Muskelfasern). Charakteristisch sind die zahlreichen Mitochondrien und der damit verbundene oxidative Stoffwechsel. Die Energiegewinnung erfolgt vorwiegend aerob, weshalb Typ-I-Fasern sehr empfindlich gegen Sauerstoffmangel sind. Typ-I-Fasern haben ein dichtes Kapillarnetz und eine sehr gute Blutversorgung. Slow-Twitch-Fasern neigen dazu, ihren Grundtonus zu erhöhen und damit zu verkürzen (Schünke 2000).
- **Typ-IIb-Fasern** (auch als **Fast-Twitch**- oder **weiße Muskelfasern** bezeichnet): Bei Aktivierung erfolgt eine schnelle Zuckung von 25 ms Dauer (Fast-Twitch). Die schnell zuckenden Muskelfasern übernehmen vorwiegend Bewegungsfunktionen. Sie erfüllen dynamische Aufgaben und sind für schnelle, kurze und kraftvolle Kontraktionen zuständig. Dabei ermüden sie rascher als Typ-I-Fasern und sind in ihrer Leistungsfähigkeit schnell erschöpfbar. Sie haben deutlich weniger Hämoglobin (weiße Muskelfasern) und Mitochondrien. Sie arbeiten überwiegend anaerob und decken ihren kurzfristig hohen Energiebedarf im Wesentlichen über den Abbau von Glukose (anaerobe Glykolyse) und speichern daher viel Glykogen. Fast-Twitch-Fasern neigen nicht zur Verkürzung, verringern aber leicht ihren Grundtonus, wenn sie nicht regelmäßig trainiert werden (Schünke 2000).
- **Typ-IIa-Fasern und Typ-IIc-Fasern** (Übergangstypen, auch als **intermediäre Muskelfasern** bezeichnet): Ihre Eigenschaften liegen zwischen Typ-I- und Typ-IIb-Fasern; sie kontrahieren deutlich schneller als die Typ-I-Fasern und sind gleichzeitig viel ermüdungsresistenter als Fast-Twitch-Fasern, da sie einen aeroben Stoffwechsel bevorzugen (Weineck 2007).

**Tonische Muskeln – phasische Muskeln.** Beim Menschen haben alle Skelettmuskeln Typ-I- und Typ-II-Fasern zu unterschiedlichen Anteilen, wobei das Mischungsverhältnis für die primäre Funktion ausschlaggebend ist.

- Muskeln, die überwiegend aus Typ-I-Fasern bestehen, werden als **tonische Muskeln** bezeichnet; sog. **phasische Muskeln** bestehen vorwiegend aus Fast-Twitch-Fasern. An

Muskelbiopsien zeigte sich, dass in einem bestimmten Muskel die Häufigkeit eines Fasertyps individuell zwischen 20 und 80 % variiert (Howald 1984). Das Grundmuster der Verteilung von Slow- und Fast-Twitch-Fasern ist genetisch festgelegt, erfährt aber seine definitive Zusammensetzung erst später durch den Gebrauch. Durch entsprechendes Muskeltraining ist eine (begrenzte) Beeinflussung der Anteile an Typ-I- und Typ-II-Fasern möglich (Weineck 2007).

- **Aktivierungsmuster**: Bei Muskelarbeit werden in der Regel zuerst die Typ-I-Fasern aktiviert, da diese eine geringere Aktivierungsschwelle haben (Weineck 2007). Erst stärkere Belastung bewirkt die Aktivierung der Typ-IIb-Fasern, d. h., dass bei einer Belastung respektive Bewegung zuerst die tonische Muskulatur (Slow-Twitch-Fasern) aktiv wird und initial Haltearbeit leistet und stabilisiert (geringe Belastung). Die phasischen Muskeln (Fast-Twitch Fasern) werden erst sekundär – nach primär erfolgter Stabilisierung – bewegend aktiv. Bei kontinuierlicher Belastung (Halteaktivität) werden die Slow-Twitch-Fasern kontinuierlich eingesetzt (s. „Klinik", S. 55).
- Tonische Muskeln haben signifikant mehr **intramuskuläres Bindegewebe** als phasische Muskeln. Bei Untersuchungen an Ratten zeigten die tonischen Muskeln durchschnittlich 84 % mehr intramuskuläres Bindegewebe als die phasischen (Kovanen 1984).

### *Formen der Muskelaktivität*

Es werden verschiedene Formen der Muskelaktivität unterschieden:

- **Dynamisch-konzentrische Muskelaktivität:** Muskelverkürzung während der Kontraktionsphase bei Kraftzunahme (z. B. Aktivität des M. quadriceps beim Fußballspielen, wenn der Ball weggespielt wird). Bei der dynamisch-konzentrischen Muskelaktivität gleiten die dünnen Aktin- und dicken Myosinfilamente ineinander, die Überlagerung wird stärker.
- **Dynamisch-exzentrische Muskelaktivität:** Muskelverlängerung während der Kontraktionsphase bei Kraftzunahme (z. B. Aktivität des M. quadriceps beim Bergabgehen oder beim Abfedern der Landung nach einem Sprung). Bei der dynamisch-exzentrischen Muskelaktivität gleiten die Aktin- und Myosinfilamente bremsend auseinander, die gegenseitige Überlagerung wird weniger. Diese Form der Muskelaktivität ist anspruchsvoll und überlastungs- bzw. verletzungsanfällig.
- **Isometrische Muskelaktivität:** Keine Änderung der Länge des Muskels während der Kontraktionsphase bei Kraftzunahme (z. B. Aktivität des M. quadriceps beim Skirennläufer, der längere Zeit in der Hocke fährt). Bei der isometrischen Muskelaktivität agieren immer wieder die gleichen Interaktionsstellen zwischen Myosinköpfchen und Aktinfilamenten; die Aktin- und Myosinfilamente gleiten nicht zueinander, die Überlagerung verändert sich nicht.
- **Isotonische Muskelaktivität:** Änderung der Länge des Muskels (Verkürzung oder Verlängerung) während der Kontraktionsphase bei gleichbleibender Kraft (z. B. Aktivität des M. quadriceps beim Krafttraining mit konstantem Gewicht/Widerstand). Bei der isotonen Muskelaktivität gleiten die dünnen Aktin- und dicken Myosinfilamente ineinander respektive auseinander bei konstanter Kraftentwicklung.

### *Lokale und globale Muskelsysteme*

Die Skelettmuskulatur hat die Aufgaben, zu bewegen und Bewegung zu verhindern. Die Muskulatur hat eigens Muskelsysteme ausdifferenziert, die darauf spezialisiert sind, diese gegensätzlichen Aufgaben zu übernehmen. Es werden Stabilisatoren („Bewegungsverhinderer") und Mobilisatoren („Beweger") in lokalen und globalen Muskelsystemen unterschieden (Bergmark 1989, Richardson et al. 1995, Hamilton 2002):

**Lokale Stabilisatoren** sind durch folgende Merkmale charakterisiert:

- drehpunktnah
- in der Tiefe liegend
- eingelenkig, kurz
- vorwiegend Muskelfasern Typ I (Slow-Twitch)
- wirken stabilisierend („Bewegungsverhinderer") und sind verantwortlich für die segmentale Stabilität bzw. Bewegungskontrolle (Sicherung der neutralen Zone der Gelenke)
- Aktivierung erfolgt
  - unabhängig von der Bewegungsrichtung
  - antizipatorisch (Muskelaktivität wird 50 – 125 ms vor der eigentlichen Bewegung erhöht)
  - bereits bei geringer Belastung (3 – 25 % der Maximalkraft).
- Bei einer Aktivierung verändern sie ihre Länge wenig/kaum, dafür ihr Volumen (bei Kontraktion erfolgt eine Vergrößerung des Muskelquerschnitts).
- Bei Dysfunktion reagieren sie mit Inhibition (Hemmung).

Zu den lokalen Stabilisatoren zählen beispielsweise

- M. transversus abdominis, M. obliquus internus abdominis
- M. multifidus, Mm. rotatores
- M. psoas (tiefe Schicht, Fasciculus posterior)
- Mm. intertransversarii, Mm. interspinales
- M. quadratus lumborum (mediale Fasern)
- Muskeln der Rotatorenmanschette (M. subscapularis, M. supraspinatus, M. infraspinatus, M. teres minor)

**Globale Stabilisatoren** weisen folgende Kennzeichen auf:

- entfernt vom Drehpunkt
- oberflächlicher liegend
- vorwiegend eingelenkig
- Muskelfasern Typ I (Slow-Twitch) und Typ II (Fast-Twitch)
- Aktivierung erfolgt abhängig von der Bewegungsrichtung
- wirken selektiv auf das Gelenk, das sie überbrücken im Sinn der angulären Bewegungskontrolle
- arbeiten mehrheitlich fallverhindernd gegen die Schwerkraft (postural) in geschlossenen Ketten
- vor allem dynamisch exzentrische und bewegungsverhindernde Muskelaktivität (z. B. Treppenabwärtsgehen)
- zeigen bei Dysfunktion vor allem Verkürzung

Muskeln, die zu den globalen Stabilisatoren gehören, sind beispielsweise

- M. obliquus externus abdominis
- M. iliocostalis lumborum
- M. trapezius descendens

**Globale Mobilisatoren** zeigen folgende Merkmale:

- entfernt vom Drehpunkt
- an der Oberfläche liegend
- mehrgelenkig, lang
- Aktivierung erfolgt abhängig von der Bewegungsrichtung
- vor allem dynamisch-konzentrische Muskelaktivität („Beweger") in offener Kette
- vorwiegend Muskelfasern Typ II (Fast-Twitch)
- reagieren bei Dysfunktion mit Abschwächung

Zur Gruppe der globalen Mobilisatoren gehören beispielsweise

- M. rectus abdominis,
- M. sternocleidomastoideus.

Die Anordnung dieser Muskelsysteme ist überaus günstig, um die oben erwähnten widersprüchlichen Aufgaben der Muskulatur – Bewegung und Stabilität – zu erfüllen. Die initiale Aktivierung der tiefen lokalen Muskeln gewährleistet die bei jeder angulären Bewegung zum Schutz des Gelenks notwendige lokale, segmentale Stabilisierung. Da die lokalen Stabilisatoren drehpunktnah in der Tiefe liegen, produzieren sie nur ein sehr geringes Drehmoment, sodass praktisch kein Widerstand gegen den Agonisten der angulären Bewegung entsteht. Das myofasziale Spannungssystem ist dadurch in der Lage, mit den globalen Muskeln Bewegungen einzuleiten und gleichzeitig mithilfe der lokalen Muskeln ohne hohen Energieaufwand die segmentale Stabilität bzw. Bewegungskontrolle zu bewahren: ein äußerst effizientes System (Valerius et al. 2007).

## Rezeptorfunktion

Der Muskel ist nicht nur Effektor, der dank seiner Fähigkeit zur Muskelkontraktion Haltung und Bewegung ermöglicht. Gleichzeitig ist der Muskel Rezeptor. Er nimmt Informationen in der Tiefe wahr, die für den Organismus im Allgemeinen (Propriozeption, Tiefensensibilität, Nozizeption) und die Steuerung der Bewegung im Besonderen (Muskelspindelafferenzen, Propriozeption, Tiefensensibilität) essenziell sind.

Periphere Nerven sind meistens gemischt, d. h., sie führen gleichzeitig motorische, vasomotorische und sensorische Fasern (für Oberflächen- und Tiefensensibilität). Erstaunlich ist, dass auch sog. motorische Nerven gemischt sind und nicht ausschließlich motorische Fasern enthalten (zur Nomenklatur der unterschiedlichen Nervenfasertypen s. S. 23). Die Auszählung der einzelnen Nervenfasern des N. tibialis zeigt, dass an der Stelle, wo der N. tibialis einer Katze den lateralen Kopf des M. gastrocnemius und den M. soleus motorisch innerviert, ca. 40 % vasomotorische, rund 42 % sensorische und knapp 20 % motorische Nervenfasern vorkommen, wobei nur knapp 10 % aller Nervenfasern (d. h. etwas mehr als die Hälfte aller motorischen Afferenz) Aα-Fasern sind, die die extrafusale Muskulatur innervieren (**Tab. 2.3**, **Abb. 2.15**), d. h., rund 90 % aller Fasern eines „motorischen Nerven" stehen nicht in unmittelbarem Dienst der Willkürmotorik, sondern sind indirekt für eine optimale Muskelfunktion relevant.

- Muskelspindelefferenzen (die Aγ-Fasern machen knapp 10 % aller – respektive nicht ganz 50 % der motorischen – Fasern aus) gelangen zur intrafusalen Muskulatur und ermöglichen, die Messfähigkeit der Muskelspindeln während des Kontraktionsvorgangs zu gewährleisten und gleichzeitig die Messempfindlichkeit der Muskelspindel zu verändern.

**Tab. 2.3** Zusammensetzung eines motorischen Nervs. Anteile motorischer, sensorischer und vasomotorischer Fasern am Beispiel des N. tibialis einer Katze (Nervenquerschnitt an der Stelle, wo der Nerv den lateralen Kopf des M. gastrocnemius und den M. soleus versorgt; nach Mitchell u. Schmidt 1977)

| | | Anzahl | %-Anteil (bezogen auf alle Nervenfasern) | % -Anteil (bezogen auf die Nervenfasern der Subgruppe) |
|---|---|---|---|---|
| Nervenfaser | total | 4200 | 100 | |
| motorisch | total | 720 | 17,1 | |
| | Aα (extrafusal: Willkürmotorik) | 382 | 9,1 | 53,0 |
| | Aβ (extra- und intrafusale Muskulatur) | 14 | 0,3 | 2,0 |
| | Aγ (intrafusal: Muskelspindeln) | 324 | 7,7 | 45,0 |
| vasomotorisch | total | 1700 | 40,5 | |
| sensorisch | total | 1780 | 42,4 | |
| | Typ I & II (Golgi, Pacini, Pacini-forme, Ruffini) | 370 | 8,8 | 20,8 |
| | Typ III & IV (interstitielle Rezeptoren: freie Nervenendigungen) | 1410 | 33,6 | 79,2 |

- Vasomotorische Fasern (ca. 40 %) sind wichtig als Informationsübermittler zur Regulierung der Blutversorgung im Muskel.
- Sensorische Fasern (ca. 42 %) machen den größten Faseranteil aus und stehen im Dienst der Propriozeption, der Tiefensensibilität und der Nozizeption.

Der größte Faseranteil eines motorischen Nervs besteht folglich aus sensorischen (!) Fasern; er führt mehr als doppelt so viele sensorische wie motorische Neurone (**Abb. 2.15**). Daraus kann man vermuten, dass die sensorische Differenzierung des Körpers vom Organismus als weitaus anspruchsvoller und wichtiger erachtet wird als die motorische Organisation (Schleip 2003).

Die sensorischen Nervenendigungen im Muskel dienen als Rezeptoren. Aufgrund der Reizart, durch die die Rezeptoren erregt werden, unterscheidet man

- **Mechanorezeptoren:** Erregung erfolgt durch nicht gewebeschädliche, mechanische Reize; sie kommen im Muskel als Druck-, Vibrations-, Spannungs- und Dehnungsrezeptoren vor.
- **Nozizeptoren:** Sie reagieren in spezifischer Weise auf gewebeschädliche oder potenziell gewebeschädigende Reize.
- **Thermorezeptoren:** Stimulierung erfolgt durch unschädliche Erhöhung (Warmrezeptoren) respektive Senkung (Kaltrezeptoren) der Temperatur.

Die sensitiven Strukturen des Muskels dienen somit als Rezeptoren für die Tiefensensibilität, die Propriozeption und die Nozizeption. Mit Ausnahme der Muskelspindeln liegen sie in den Bindegewebsschichten (Muskelbindegewebe) und im Bereich des Muskel-Sehnen-Übergangs.

### Rezeptortypen

Nach ihrem morphologischen Aufbau werden die rezeptiven Strukturen, die im Muskel vorkommen, in zwei Hauptgruppen unterteilt: freie Nervenendigungen und spezifizierte Rezeptoren mit korpuskulären Endigungen (Pacini-Rezeptoren und Pacini-forme Rezeptoren, Ruffini-Rezeptoren, Golgi-Sehnenorgane und Muskelspindeln, **Tab. 2.4**).

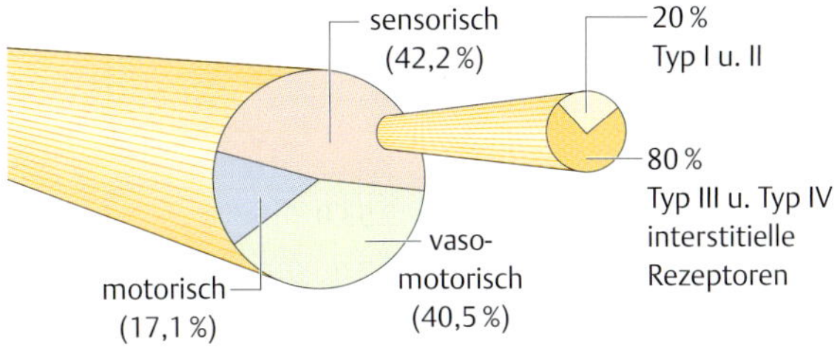


**Abb. 2.15** Proportionale Anteile eines motorischen Nervs (N. tibialis). Ein typischer motorischer Nerv (z. B. N. tibialis einer Katze) besteht aus mehr als doppelt so vielen sensorischen wie motorischen Neuronen. Innerhalb der sensorischen Neurone gehören ca. 20 % zu den Typ-I- und Typ-II-Mechanorezeptoren, während die restlichen 80 % des sensorischen Inputs aus dem reichhaltigen Netzwerk der interstitiellen Rezeptoren (freie Nervenendigungen, Fasertyp III und IV) stammen (nach Schleip 2003).

**Freie Nervenendigungen.** Die afferenten Fasern der freien Nervenendigungen sind zum größten Teil nicht myelinisiert (Typ-IV-Fasern, Durchmesser 0,5 – 1 µm); daneben kommen auch dünne myelinisierte Fasern als Afferenzen vor (Typ-III-Fasern, Durchmesser 1 – 4 µm). Beide – myelinisierte und nicht myelinisierte – Typen enden in sog. freien Nervenendigungen, die myelinisiert sind. Die freien Nervenendigungen sind die mit Abstand zahlreichsten Rezeptoren des Menschen (Mense 2007). Sie bilden ein riesiges, verborgenes Netzwerk. Da sie im interstitiellen Raum enden, können sie auch als interstitielle Rezeptoren bezeichnet werden (Schleip 2003). Elektronenmikroskopisch lassen sich unterschiedliche Formen von freien Nervenendigungen unterscheiden. Einige Endigungen weisen eine enge räumliche Beziehung zu kollagenen Faserbündeln auf, was als Hinweis auf eine mechanosensitive Funktion gedeutet werden kann (Mense 2007).

Bezüglich Funktion lassen sich Mechano-, Nozi-, Thermo- und Chemorezeptoren unterscheiden, viele gelten als multimodal. Die Mehrzahl der freien Nervenendigungen hat **mechanosensitive Funktion**, wobei ca. 50 % eine hohe Reizschwelle haben und nur auf kräftige mechanische Einwirkung reagieren; die andere Hälfte mit einer niedrigen Reizschwelle spricht bereits auf geringfügige Druckeinwirkung (Schleip 2003) und schwach bewegte Reize (Mense 2007) an. Eine Studie zeigte, dass die interstitiellen Rezeptoren im Bereich der Kiefermuskulatur auf leichte Lageveränderung der Mandibula sowie geringfügige Faszienverschiebungen reagieren, sodass den freien Nervenendigungen heute auch propriozeptive Funktion zugesprochen wird (Sakada 1974). Betreffend **nozizeptiver Funktion** der freien Nervenendigungen s. S. 32.

Nicht alle freien Nervenendigungen sind Nozizeptoren. Viele der interstitiellen Rezeptoren (freie Nervenendigungen) sind Mechanorezeptoren und stehen im Dienst der Intero- und Propriozeption.

**Pacini-Rezeptoren.** Diese haben (wie auch die funktionell ähnlichen Pacini-formen Rezeptoren) eine sehr niedrige Reizschwelle und adaptieren äußerst rasch. Sie werden also bei schnellen Druck- und Bewegungsänderungen stimuliert, nicht aber bei langsamen. Sie dienen somit als Beschleunigungsdetektoren im Sinn eines propriozeptiven Feedbacks zur Bewegungssteuerung und sind Träger des Vibrationssinns. Sie kommen in allen faszialen Geweben vor, vor allem im periartikuären Bindegewebe, in umhüllenden Muskelfaszien (Einzel- und Gruppenfaszien), in spinalen Ligamenten, in Muskel-Sehnen-Übergängen und im Periost.

**Ruffini-Rezeptoren.** Die rezeptiven Nervenendigungen sind bei diesem Rezeptortyp am Verlauf der Fasern des Bindegewebes ausgerichtet, die bei geringer Reizschwelle sehr langsam adaptieren. Sie kommen vor allem in der Haut und in Gelenkkapseln (Stratum fibrosum) vor, aber auch in allen anderen Arten von faszialen Geweben, die regelmäßig auf Dehnung beansprucht werden (z. B. Fascia thoracodorsalis, Ligamente peripherer Gelenke). Sie sind Dehnungsrezeptoren, die bei langsamen gleitenden Bewegungen stimuliert

**Tab. 2.4** Myofasziale Mechanorezeptoren (modifiziert nach Schleip 2003)

| Rezeptor | Lokalisation | Sensitivität | Wirkungen |
|---|---|---|---|
| **Golgi**<br>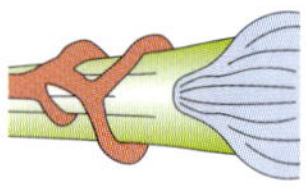<br>Fasertyp Ib | ▪ **Muskel-Sehnen-Übergang**<br>▪ Sehnen<br>▪ Aponeurosenendigungen<br>▪ Bänder peripherer Gelenke<br>▪ Gelenkkapseln | Golgi-Sehnenorgan:<br>▪ auf muskuläre Kontraktion und Dehnung<br><br>andere Golgi-Rezeptoren:<br>▪ vermutlich nur auf **kräftige Dehnreize** | **Tonussenkung** von hiermit verbundenen Muskelfasern |
| **Pacini**<br>(und Pacini-forme)<br>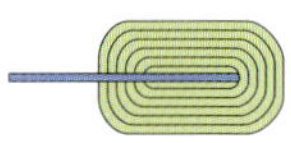<br>Fasertyp II (& III) | ▪ **Muskel-Sehnen-Übergang**<br>▪ tiefe Kapselschichten<br>▪ spinale Ligamente<br>▪ **umhüllende Muskelfaszien**<br>▪ **Muskelsepten** (Guppenfaszien) | **rasche Druckwechsel** und vibratorische Manipulationen | propriozeptives Feedback zur Bewegungssteuerung (**Kinästhetik**) |
| **Ruffini**<br>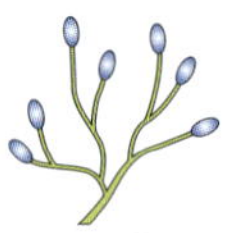<br>Fasertyp II | ▪ **Haut**<br>▪ Ligamente peripherer Gelenke<br>▪ Dura mater<br>▪ äußere Gelenkkapsel<br>▪ andere Gewebe, die auf regelmäßige Dehnung angelegt sind | **rasche Druckwechsel** (wie Pacini), aber auch auf anhaltenden Druck<br><br>speziell empfindsam für **Tangentialbelastungen** | **Senkung** der **Sympathikusaktivität** |
| **interstitielle**<br>(freie Nervenendigungen)<br>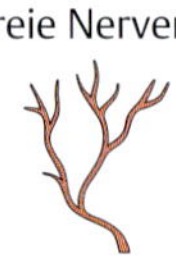<br>Fasertyp III (seltener) und Fasertyp IV (häufiger) | ▪ **häufigster** Rezeptor, findet sich fast überall, selbst in Knochen<br>▪ dichtestes Vorkommen im Periost<br>▪ in der **Muskulatur**: Muskelbindegewebe, aber auch in der Wand der intramuskulären Blutgefäße | sowohl bei **wechselndem** als auch **anhaltendem Druck** und **bewegten Reizen**<br>50 % mit **hoher** und 50 % mit niedriger Reizschwelle | Verstärkung der **Vasodilation**<br><br>und vermutlich auch der **Plasma-**Extravasation |
| **Muskelspindeln**<br>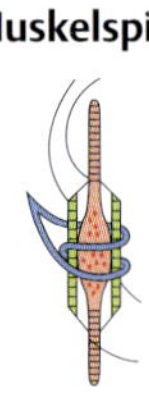<br>Fasertyp Ia & II | ▪ ausschließlich **in** der **Muskulatur** | **Längenveränderung** der Muskulatur (Ausmaß und Geschwindigkeit)<br><br>**Dehnung** | Propriozeption<br>**Kinästhetik**<br><br>Ruhetonus<br>**Tonusregulation** |

werden und besonders bei tangentialen Belastungen (Lateral Stretch) reagieren (Kruger 1987). Eine wesentliche Reizantwort der Ruffini-Rezeptoren besteht in einer Senkung der Sympathikusaktivität im Körper (Schleip 2003).

Klinischer Hinweis: Dies könnte erklären, warum die Faszien-Dehntechnik (Technik III, S. 81), bei der mit langsam gleitenden und flächigen Knöchelstrichen die Muskelfaszie (aber selbstverständlich auch die darüberliegende Haut mit den Ruffini-Rezeptoren) tangential gedehnt wird, von der Mehrzahl der Patienten als äußerst wohltuend und „entspannend" erlebt wird.

**Golgi-Sehnenorgan.** Dieser Rezeptortyp liegt hauptsächlich (zu über 90 %) am Sehnen-Muskel-Übergang (vorwiegend in den muskulären Übergangszonen), darüber hinaus aber auch in den Sehnen selbst sowie in anderen faszialen Geweben, z. B. in den Endbereichen von Aponeurosen, in Gelenkkapseln und zahlreichen Ligamenten. Golgi-Rezeptoren zählen zu den langsam adaptierenden Mechanorezeptoren. Sie sind typische Spannungssensoren des Skelettmuskels und werden sowohl durch Kontraktion als auch durch Dehnung des Muskels erregt. Als Reizantwort erfolgt eine reflektorische Hemmung der zugehörigen motorischen Einheit. Im Gegensatz zu früheren Annahmen ist das Golgi-Sehnenorgan kein hochschwelliger Rezeptor, der nur bei starker Kraftentwicklung anspricht und den Muskel durch Hemmung der spinalen Motoneurone reflektorisch vor Überlastung schützt. Nach aktuellem Kenntnisstand reagieren Golgi-Rezeptoren bereits auf die Kontraktion einer oder weniger motorischer Einheiten, sodass sie vermutlich auch bei physiologischen Muskelkontraktionen aktiv sind (Mense 2007).

**Muskelspindeln.** Sie sind die Dehnungsfühler der Muskulatur. Jede Muskelspindel besteht aus spezialisierten Muskelfasern (intrafusalen Muskelfasern) sowie aus sensorischen (Ia- und II-Fasern), motorischen (Aγ-Fasern) und vegetativen Nervenfasern mit ihren Nervenendigungen und einer Kapsel. Die intrafusalen Muskelfasern sind von Zellen des Endomysiums umgeben. Diese bindegewebige Hülle der Muskelspindel umschließt als Bindegewebskapsel (mit einer Länge zwischen 2 und 10 mm) die intrafusalen Muskelfasern, die parallel zu den quergestreiften (extrafusalen) Muskelfasern der Arbeitsmuskulatur liegen. Entsprechend der Anordnung ihrer Kerne werden 2 Typen intrafusaler Fasern unterschieden: Kernsackfasern (primärsensibel zur Registrierung der dynamischen Dehnungsänderung, Ia-Fasern, 1 – 3 pro Muskelspindel) und Kernkettenfasern (sekundärsensibel zur Registrierung des statischen Dehnungszustands, Ia-Fasern und zusätzlich Typ-II-Fasern, 3 – 7 pro Muskelspindel). Die Muskelspindeln haben somit sowohl dynamische als auch statische Empfindlichkeit.

Muskelspindeln unterscheiden sich von allen anderen Rezeptoren dadurch, dass ihre Empfindlichkeit durch efferente γ-Fasern verstellt werden kann. Sie haben demnach eine **Doppelfunktion** und sind zugleich Rezeptor und Effektor in einem. Als Rezeptoren messen die Muskelspindeln die Länge eines Muskels vor, während und nach einer Kontraktion. Dabei wird nicht nur das Ausmaß der Dehnung, sondern auch die Geschwindigkeit gemessen, mit der sich die Länge ändert. Die Spindeln sind demnach proportional-differenzielle Rezeptoren. Als Längenmesser (Dehnungsrezeptoren) sind die Muskelspindeln parallel zu den extrafusalen Muskelfasern angeordnet. Wenn sich der Skelettmuskel kontrahiert, werden die Muskelspindeln entdehnt und senken ihre Entladungsfrequenz. Durch die Kontraktion der intrafusalen Fasern wird sichergestellt, dass auch während der Kontraktion der extrafusalen Fasern adäquate Informationen über den Dehnungszustand der Muskulatur respektive die Muskellänge gewonnen werden können. Dies wird ermöglicht durch eine spezifische Konstruktion der Muskelspindeln: Der mittlere Teil der intrafusalen Fasern enthält nur wenige Fibrillen und ist im Wesentlichen nicht kontrahierbar. Um diesen äquatorialen Bereich (nicht kontraktil, dehnbar) der intrafusalen Fasern sind Endigungen sensibler, afferenter Nervenfasern (Typ Ia und II) geschlungen; diese rezeptiven Formationen werden auch als annulospirale Endigungen bezeichnet. Sie sind die **dehnungsempfindlichen Teilstrukturen** der Museklspindel (**Rezeptorfunktion**). Lediglich an beiden Enden der intrafusalen Fasern befinden sich **kontraktile Bereiche** (**Effektorfunktion**); sie werden von γ-Motoneuronen über Aγ-Fasern innerviert. Diese kontraktilen Abschnitte haben 2 Aufgaben:

- Um die Messfunktion der Muskelspindel auch während einer Skelettmuskelkontraktion gewährleisten zu können, müssen intrafusale und extrafusale Muskelfasern sich gleichzeitig verkürzen (Alpha-Gamma-Koaktivierung).
- Sie ermöglichen, die Empfindlichkeit des Spannungsfühlers „Muskelspindel" (also die der eigenen Rezeptortätigkeit) einzustellen und zu verändern. Die Einstellung und Veränderung der Empfindlichkeit der Rezeptorfunktion der Muskelspindeln erfolgen über γ-Motoneurone, deren Zellsoma im Vorderhorn des Rückenmarks liegen. Durch Aufsplitterung eines Axons innerviert jedes γ-Motoneuron mehrere Muskelspindeln; umgekehrt wird jede Muskelspindel von mehreren γ-Motoneuronen versorgt. Auch bei körperlicher Ruhe zeigen die γ-Motoneurone eine hohe Ruheentladungsfrequenz und prägen damit den Ruhetonus der Muskulatur. Afferenzen von höheren Kerngebieten (spinaler Interneuronenpool, Formatio reticularis) modifizieren die Ruheentladungsfrequenz der γ-Motoneurone und bewirken dergestalt die Tonusregulation.

Eine nozizeptive Erregung, die aus dem Muskel selbst stammt und längere Zeit andauert, hemmt einerseits die γ-Aktivierung und die motorische Aktivität des Muskels, während sie gleichzeitig die motorische Aktivität der Antagonisten steigert. Ein verlängerter nozizeptiver Input aus Gelenken oder von nicht muskulärem Bindegewebe jedoch erhöht die γ-Aktivierung, steigert die motorische Aktivität und senkt die Aktivität wieder mit zunehmender Zeitspanne (Audette et al. 2009).

Muskelspindeln kommen in allen Skelettmuskeln vor, gehäuft treten sie auf in Muskeln mit Haltefunktion (posturalen Muskeln) und in Muskeln, die feinmotorische Bewegungen ausführen. Muskelspindeln sind im gesamten Muskel zu finden; innerhalb eines Muskels liegen insgesamt 40 – 500 Muskelspindeln. Eine besonders hohe Spindeldichte weisen beispielsweise die tiefen Nackenmuskeln sowie die äußeren Augen- und Larynxmuskeln auf.

Alle sensorischen Informationen aus dem Muskel stammen – mit Ausnahme der Muskelspindelafferenzen – aus den Faszien. Die Anordnung der Rezeptoren folgt der Faszienarchitektur. Die Sensorik des Muskels ist somit geprägt von der Faszienarchitektur des muskulären Bindegewebes.

### *Tiefensensibilität: Interozeption, Propriozeption*

Eine Vielzahl sensorischer Nervenendigungen in den myofaszialen Strukturen dient als Rezeptoren (s. o.). Die mechanosensitiven Strukturen (**Tab. 2.4**) ermitteln dabei die **Tiefensensorik.**

**Interozeption** (Körperempfindungen wie Leichtigkeit oder Schwere, Weite oder Enge, Druck oder Lösung etc.) und **Propriozeption** (Informationen über die Stellung und Bewegung der Extremitäten sowie über die Position des Gesamtkörpers) prägen stark die Selbstwahrnehmung und tragen viel zum (Un-)Wohlsein bei. Ob und wie gut jemand seinen Körper wahrnimmt, hängt zum Großteil von den Rückmeldungen der faszialen Rezeptoren ab. Während früher davon ausgegangen wurde, dass die Propriozeption in erster Linie auf Informationen von den Gelenksrezeptoren beruht, ist heute bekannt, dass die Gelenksrezeptoren beinahe ausschließlich erst im endgradigen Bereich rückmelden. Im physiologischen Bewegungsbereich scheinen die Rückmeldungen weitgehend von den drehpunktentfernteren faszialen Rezeptoren im Muskelbindegewebe zu stammen (Schleip 2009). Die Erregungen der Endigungen der Tiefensensorik führen nicht immer zu bewussten Sinnesempfindungen (Mense 2007), sondern werden vielfach unterbewusst verarbeitet.

Die Muskeln mit ihren faszialen Strukturen sind das reichhaltigste Sinnesorgan des Menschen. Von ihnen empfängt das ZNS die größte Anzahl an afferenten Neuronen, die es mit einer unglaublichen Fülle von Informationen versorgen. Die Muskulatur – das myofasziale Organ – ist das Ohr des Menschen nach innen (Interozeption, Propriozeption).

## Nozizeption

**Nozizeptoren.** In der quergestreiften Muskulatur dienen freie Nervenendigungen (S. 29), die an ihrem Ende meist verzweigt sind, als Nozizeptoren. Nozizeptoren sind darauf spezialisiert, gewebeschädigende und potenziell gewebeschädigende Reize zu registrieren. Die Unterschiede in der Mikrostruktur der freien Nervenendigungen sind bis heute nicht bis ins Detail bekannt. Es werden unimodale Nozizeptoren, z. B. Mechano-Nozizeptoren, die nur auf starke mechanische Reize ansprechen (Kneifen, Quetschen), und polymodale Nozizeptoren unterschieden, die sowohl mechano-, thermo- und chemosensibel sind. Die meisten Nozizeptoren in der Muskulatur sind polymodal (Mense 2007, Weiss u. Schaible 2008) und können sowohl auf mechanische, thermische und chemische Schadreize reagieren.

Muskelnozizeptoren haben eine relativ hohe Reizschwelle. Die Reizschwelle mechanosensitiver Nozizeptoren liegt rund 1000-mal höher als diejenigen der Mechanorezeptoren (Schmidt u. Thews 1999), und physiologische Reize wie Muskeldehnung oder -kontraktion erregen die Nozizeptoren nicht. Schadreize, z. B. direkte Traumen, übermäßig starke Druck- oder Zugkräfte, Ischämie oder endogene Entzündungsmediatoren, lösen eine Erregung der Nozizeptoren aus, die über afferente Fasern vom Typ III (dünnmyelinisiert, Aδ-Fasern) oder Typ IV (unmyelinisiert, C-Fasern) dem ZNS zugeleitet und subjektiv als Schmerz wahrgenommen wird.

**Muskel- vs. Hautschmerz.** Schmerz, der aus der Muskulatur kommt, unterscheidet sich in vielen Aspekten von Haut- oder Eingeweideschmerz. Nicht nur ist der Ort der Entstehung verschieden, es zeigen sich auch klinisch unterschiedliche Schmerzmuster. Therapeutisch gesehen ist es daher relevant, zwischen Muskel- und Hautschmerz zu differenzieren. Die wichtigsten der sich klinisch manifestierenden Unterschiede zwischen Muskel- und Hautschmerzen sind in **Tab. 2.5** zusammengefasst.

Die Verarbeitung von Muskel- und von Hautschmerz erfolgt im Kortex nicht am selben Ort. Messungen der kortikalen Aktivität des Menschen mit bildgebenden Verfahren (PET-Messung [PET: Positronenemissionstomografie]) haben gezeigt, dass bei schmerzhafter Reizung eines Skelettmuskels andere kortikale Gebiete erregt werden als bei der Reizung der darüberliegenden Haut (Svensson et al. 1997). Bei schmerzhafter Reizung des Muskels findet sich eine deutlich stärkere Aktivierung im vorderen Gyrus cinguli. Der Gyrus cinguli wird mit der affektiv-emotionalen Schmerzkomponente und einer erhöhten Aufmerksamkeit bei Schmerzreizen in Verbindung gebracht. Dieser Befund würde zu der stärkeren affektiven Betonung von Muskelschmerzen passen (Mense 2003).

Muskel- und Hautschmerz unterscheiden sich auf allen Ebenen des Nervensystems deutlich voneinander (periphere Nozizeption, Reizverarbeitung im ZNS und kortikale Repräsentation). Eine Übertragung der Mechanismen des Hautschmerzes (die meisten wissenschaftlichen Aussagen über Schmerzen stammen bisher aus Untersuchungen zum Hautschmerz) auf den Muskelschmerz ist deshalb nicht gerechtfertigt (Mense 2003).

Muskel- und Hautschmerz sind auseinanderzuhalten. Sowohl das klinische Bild als auch der Ort der Schmerzentstehung, die Bahn der Reizleitung und das Muster der kortikalen Aktivierung bei Muskelschmerz unterscheiden sich deutlich von dem bei Hautschmerz.

Lokale Muskelschmerzen sind Schmerzen, die durch die überschwellige Reizung von Nozizeptoren im Muskel ausgelöst und am Ort der Schädigung empfunden werden. Wie das Phänomen des übertragenen Schmerzes (Referred Pain) zeigt, sind beide Bedingungen nicht selbstverständlich. Im Gegensatz zum Hautschmerz hat der Muskelschmerz eine starke Tendenz zur Übertragung, d. h., die Patienten empfinden die Schmerzen nicht (nur) am Ort des geschädigten Muskels (mTrP), sondern u. U. in beträchtlicher Entfernung davon (Mense 2003, s. S. 47).

**Tab. 2.5** Klinische Unterschiede zwischen Muskel- und Hautschmerz (modifiziert nach Mense 2008)

| | Muskelschmerz | Hautschmerz |
|---|---|---|
| Präzision der Schmerzangabe | häufig nur ungenau, diffus | präzise |
| Lokalisation | tief | oberflächlich |
| Begrenzung der Schmerzregion | nicht klar abgrenzbar | klar begrenzt |
| Charakter | dumpf, reißend, krampfend, drückend | hell, stechend, brennend, schneidend |
| Tendenz zur Schmerzübertragung (Referred Pain) | sehr häufig | fehlt |
| affektive Bewertung | schwer zu ertragen | besser erträglich |
| Reaktion bei elektrischer Nervenreizung | nur ein Schmerz | auf einen 1. Schmerz folgt ein 2. Schmerz |

**Efferente Funktion der Nozizeptoren.** Die Fasern der Nozizeptoren enthalten Neuropeptide (z. B. Substanz P, das vom Kalzitonin-Gen abgeleitete Peptid [CGRP] und Somatostatin), die in den Nervenendigungen gespeichert sind. Bei Erregung werden diese Peptide freigesetzt und verändern so das chemische Milieu in ihrer Umgebung. Besonders Substanz P und CGRP sind stark vasoaktiv. Sie beeinflussen die lokale Durchblutung, und durch Dilatation und Permeabilitätserhöhung der Blutgefäße kann ein lokales Ödem entstehen. Ein Nozizeptor kann somit über die Freisetzung von Neuropeptiden die Mikrozirkulation in seiner Umgebung beeinflussen (Mense 2008). Da die Substanz P und CGRP nicht nur vaso-, sondern auch neuroaktiv sind, bewirken sie gleichzeitig eine Sensibilisierung der Nozizeptoren.

**Sensibilisierung der Nozizeptoren.** Eine wichtige Eigenschaft der nozizeptiven freien Nervenendigungen besteht darin, dass ihre Reizbarkeitsschwelle veränderbar ist. Folgende Faktoren können beispielsweise eine Sensibilisierung der Nozizeptoren auslösen:

- **Saurer pH-Wert:** Ein saurer pH-Wert (pH 6 bis 5) respektive eine erhöhte Konzentration von Wasserstoffionen ($H^+$) ist ein Schlüsselfaktor bei der Nozizeptorsensibilisierung.
- **Adenosintriphosphat** (ATP) aus geschädigten Muskelzellen sensibilisiert nozizeptive Strukturen.
- Neuropeptide wie **Substanz P** oder **CGRP**: Substanz P kommt in nozizeptiven Nervenendigungen besonders häufig vor und kann – wie auch CGRP – die Schmerzsensibilisierung verstärken (Lawson et al. 1997).
- **Endogene Entzündungsmediatoren:** Substanzen wie **Bradykinin** (das durch Abspaltung aus dem Plasmaprotein Kallidin entsteht), **Serotonin** (das aus Thrombozyten freigesetzt wird) und **Prostaglandin E2** (das aus endothelialen Zellen ausgeschüttet wird) intensivieren die periphere Sensibilisierung.
- **Nervenwachstumsfaktor** (Nerve Growth Factor, NGF): NGF wird im Muskel synthetisiert und sensibilisert Muskelnozizeptoren (Hoheisel 2005, 2007). In einem entzündeten Muskel ist die NGF-Synthese gesteigert (Mense 2008b).
- **Interleukin 6** (IL 6): IL 6 wird von Monozyten gebildet und wirkt sensibilisierend auf die Nozizeptoren.
- **Modulation der Rezeptormembran:** Die nozizeptiven freien Nervenendigungen besitzen in der **Membran** spezifische **Rezeptormoleküle**. Unter pathologischen Umständen kann sich die Ausstattung der Membran mit Rezeptormolekülen verändern, wodurch es zu einer Sensibilisierung der Nozizeptoren kommen kann.
- **Sympathikusaktivität:** Die Ausschüttung von Noradrenalin kann die Nozizeptoren in der Peripherie weiter sensibilisieren (Jänig 2008).

### Entstehung von Muskelschmerz

- **Schmerzen nach Muskelläsion:** Die Druck- und Bewegungsempfindlichkeit eines verletzten Muskels beruht auf der Sensibilisierung der muskulären Nozizeption durch im Muskel freigesetzte Substanzen wie Bradykinin, Serotonin und Prostaglandine, aber auch ATP und ein tiefer pH-Wert spielen eine wesentliche Rolle.
  Bei einer Verletzung werden beispielsweise endogene Substanzen wie **Bradykinin** (BK) und **Prostaglandin E2** (PG E2) freigesetzt. PG E2 sensibilisiert die freien Nervenendigungen gegenüber BK, und BK seinerseits sensibilisiert die Nozizeptoren. Dieser Zusammenhang ist insofern klinisch relevant, als beide Substanzen in geschädigtem Gewebe praktisch immer gemeinsam freigesetzt werden. Endogene chemische Substanzen wie PG E2 können die Nozizeptoren aber nicht nur gegenüber anderen chemischen Substanzen sensibilisieren. Sie vermögen auch direkt die mechanische Empfindlichkeit der Nozizeptoren zu steigern, sodass diese nun bereits durch schwache Reize erregt werden. Leichter Druck wird unter diesen Umständen bereits als Schmerz empfunden. Die Sensibilisierung der Muskelnozizeptoren durch endogene Mediatoren wie Bradykinin und Prostaglandin E2 ist somit einer der Gründe für die Druckschmerzhaftigkeit und den Bewegungsschmerz bei Patienten mit Muskelläsionen (Mense 2008).
  Darüber hinaus sind für die Generierung von Muskelschmerz zwei chemische Reize besonders bedeutsam: Adenosintriphosphat (ATP) und Protonen ($H^+$-Ionen). Diese Reizstoffe erregen die Nervenendigungen über die Bindung an Rezeptormoleküle, die sich in der Membran der Endigungen befinden (Details in Mense 2008).
  **ATP** kommt in allen Körperzellen vor und wird bei jeder Gewebeverletzung freigesetzt. Injektion von ATP in geringer Konzentration stimuliert bei Ratten die Muskelnozizeptoren (Reinöhl et al. 2003). ATP ist in Muskelzellen besonders hoch konzentriert und kann bei Muskeltraumen (beispielsweise einer Prellung oder Muskelzerrung) oder bei anderen pathologischen Veränderungen (beispielsweise einer nekrotisierenden Myositis) als Schmerzfaktor wirken (Mense 2008).
- Nozizeptoren haben protonenempfindliche $Ca^{2+}$- oder $Na^+$-Kanäle, die auf eine **pH-Senkung im Gewebe**, z. B. bei einer Entzündung, reagieren. Die Nozizeptoren werden somit durch eine **Protonenzunahme**, d. h. bei tiefem pH-Wert, sensibilisiert (Issberner et al. 1996). Ein saurer pH-Wert des Gewebes ist einer der wichtigsten Reize, die Muskelschmerzen auslösen (Mense 2008).

---

Ein saurer pH-Wert des Gewebes ist einer der wichtigsten Reize, die Muskelschmerzen auslösen.

---

- **Ischämischer Schmerz im Muskel:** Eine Ischämie kann entstehen, wenn sich ein Muskel mit mehr als 5 – 30 % (je nach Muskel) seiner maximalen Kraft tonisch kontrahiert, da er dann die eigenen Blutgefäße komprimiert (Järvholm et al. 1988). Den durch Muskelverspannungen verursachten Schmerzen liegt als Hauptursache eine Muskelischämie mit pH-Senkung und Freisetzung schmerzauslösender endogener Substanzen (v. a. Bradykinin, ATP, $H^+$) zugrunde (Mense 2008). MTrPs sind durch lokale Gefäßkompression von der Blutversorgung abgeschnitten; der myofasziale Schmerz ist somit in erster Linie ein ischämischer Schmerz (Dejung 2009, Mense 2008).

Der durch TrPs ausgelöste myofasziale Schmerz ist ein ischämischer Schmerz (Dejung 2009).

Eine besondere Gruppe von Nozizeptoren stellen die **stummen** oder **„schlafenden“ Nozizeptoren** dar, die unter Entzündungsbedingungen sensibilisiert werden und erst nach einer solchen Sensibilisierungsphase auf mechanische Reize antworten (Mense 2007, s. auch S. 44).

Aus lokalen Muskelschmerzen können infolge von peripheren und zentralen Sensibilisierungsvorgängen chronische Muskelschmerzen (Kap. 2.2.5) sowie übertragene Schmerzen (Referred Pain, Kap. 2.2.6) entstehen.

**Zusammenfassung:** Muskelschmerz

- Muskelschmerzen sind von Haut- oder Eingeweideschmerzen zu unterscheiden.
- Die nozizeptiven Strukturen im Skelettmuskel bestehen aus freien Nervenendigungen. Sie sind multimodal und werden sowohl durch mechanische, thermische und chemische Schadreize erregt.
- Die Sensibilisierungsschwelle der Nozizeptoren ist veränderbar.
- Die Nozizeption im Muskel hat primär eine Alarmfunktion. Sie dient dem Organismus, Abweichungen von physiologisch gegebenen Grenzwerten bezüglich der mechanischen Belastung und des biochemischen Milieus zu registrieren und gegebenenfalls entsprechende Gegenmaßnahmen zum Schutz der Struktur einzuleiten.
- Die ursprüngliche Schutzfunktion lokaler Muskelschmerzen kann durch eine überschießende periphere und/oder zentrale Sensibilisierung entgleisen, sodass in der Folge chronische Muskelschmerzen (Kap. 2.2.5) und/oder übertragene Schmerzen (Referred Pain, Kap. 2.2.6) entstehen.

## Funktionsmodelle

Zentrale Aufgabe des Bewegungssystems ist, Haltung (Aufrichtung) und Bewegung zu ermöglichen respektive zu gewährleisten. Wie organisiert sich der Organismus, damit er diese Aufgaben ökonomisch lösen kann? Verschiedene Funktionsmodelle betonen unterschiedliche Strategien, die zum Tragen kommen können.

### *Konventionell-mechanisches Modell*

Die übliche Sichtweise geht vom Einzelnen aus. Einzelne Muskeln und Knochen bilden die Grundlage des gängigen Anatomieverständnisses: Ein Muskel verbindet zwei Knochen; Ursprungs- und Ansatzstellen werden unterschieden. Aufgabe des Muskels ist, diese beiden Punkte einander anzunähern, d. h. zu bewegen – respektive Bewegung zu verhindern. Die Mechanik, wie sie aus der klassischen Physik bekannt ist, wird in dieser konventionellen Sichtweise auf Haltung (Statik) und Bewegung (Kinetik) des Menschen übertragen. Entsprechend wird die Wirbelsäule als Turm gesehen, wobei die Wirbelkörper wie einzelne Bausteine übereinandergetürmt sind und jeder darunterliegende Wirbel den darüberliegenden trägt; das Gewicht des Kopfs ruht auf dem ersten Halswirbel und wird von der Halswirbelsäule getragen etc. Das Skelett wird generell als Kompressionsstruktur gesehen: Jedes Element steht unter Kompression und leitet Kompressionskräfte weiter, wobei der unterste Baustein das gesamte Gewicht aller darüberliegenden Bausteine tragen und an die Erde weiterleiten muss. Die Muskulatur hat in diesem Modell die Aufgabe, die einzelnen Kompressionselemente zu stabilisieren und gegeneinander zu bewegen. Das Bindegewebe füllt in diesem konventionellen Konzept die Zwischenräume zwischen den einzelnen Knochen und Muskeln (und Blutgefäßen etc.) aus – und wird kaum beachtet.

In diesem Modell werden relevante Fakten jedoch nicht berücksichtigt. Beispielsweise bilden die Wirbelkörper (das sog. Feste, Tragende) nicht die Form der Wirbelsäule; die Form wird vielmehr von den Zwischenwirbelscheiben (Bindegewebe) modelliert. Bemerkenswert ist auch, dass straffes Bindegewebe auf Zug äußerst belastbar ist (**Tab. 2.6**). Da sich eine Bindegewebsstruktur entsprechend den Belastungsreizen, denen sie ausgesetzt ist, bildet (van den Berg 2003), bedeutet dies, dass sie regelmäßig unter massiver Zugbelastung steht. Das konventionelle mechanische Modell (Kompressionsmodell) berücksichtigt dieses Phänomen der Zugspannung nicht angemessen. Diesbezüglich ist das sog. Tensegrity-Modell leistungsfähiger, da es beides – Spannungs- und Kompressionsbelastung – integriert.

### *Tensegrity-Modell*

Ein statisches System, das sich durch Druck- und Zugspannungen selbst stabilisiert, wird als Tensegrity-Struktur bezeichnet.

„Tensegrity“ ist ein Kunstwort, zusammengesetzt aus den englischen Wörtern „tension“ (Spannung) und „integrity“ (Integrität, Einheit). Der amerikanische Architekt, Ingenieur und Designer Richard Buckminster Fuller (1895 – 1983) machte den Begriff populär und griff dabei auf Konstruktionen des Künstlers Kenneth Snelson zurück. Das Grundprinzip ist einfach: Eine Tensegrity-Struktur kombiniert Spannungs- und Kompressionselemente. Die Kompressionselemente sind jedoch wie Inseln, die im Meer der kontinuierlichen Zugspannung schwimmen (Myers 2004). Die Kompressionselemente („Stäbe“) drücken nach außen gegen die Spannungselemente („Seile“), die nach innen ziehen. Bemerkenswert ist, dass die festen Elemente (Kompressionsele-

**Tab. 2.6** Druck- und Zugfestigkeit unterschiedlicher Gewebe (Tittel 2003)

| | Druckfestigkeit | Zugfestigkeit |
|---|---|---|
| Knochen (Wirbelkörper-Spongiosa) | 42 kp/cm$^2$ | 9 kp/cm$^2$ |
| Faserknorpel (Zwischenwirbelscheibe) | 30 kp/cm$^2$ | 49 kp/cm$^2$ |
| straffes Bindegewebe (Wirbelsäulenbänder) | | 210 kp/cm$^2$ |

mente) nirgends in direktem Kontakt zueinander stehen und Kompressionskräfte somit nicht von einem Festkörper (Knochen) auf den nächsten abgegeben werden. Die wirkenden Kräfte werden vielmehr durch Zugspannung dynamisch auf das gesamte System übertragen. Tensegrity-Strukturen erhalten ihre Integrität primär dadurch, dass sie Spannung weiterleiten. Die weitergeleiteten Zugspannungskräfte halten ein dynamisches Gleichgewicht der Gesamtstruktur im Sinne eines dreidimensionalen Spannungsnetzwerks aufrecht.

Eine Besonderheit solcher Tragsysteme liegt aus strukturmechanischer Sicht in den „Seilen". Diese müssen in definierter Weise vorgespannt sein, um eine gegenüber äußeren Einwirkungen widerstandsfähige Gesamtstruktur zu erzielen. Der Kraftverlauf, die Durchbiegungen und das Schwingungsverhalten der Tensegrity-Tragwerke werden maßgeblich durch den Zustand der Vorspannung in den Seilen beeinflusst.

Die Stabilität in einer Tensegrity-Struktur zeichnet sich durch Elastizität aus – im Gegensatz zu einer durchgehenden Kompressionsstruktur, die vorwiegend durch Steifigkeit charakterisiert ist. Belädt man eine Ecke einer Tensegrity-Struktur mit einem Gewicht, wird die gesamte Struktur etwas nachgeben, um die Kraft aufzunehmen. Alle miteinander verbundenen strukturellen Elemente einer Tensegrity-Struktur ordnen sich als Antwort auf eine lokale Belastungsänderung neu an. Eine Zunahme der Belastung führt dazu, dass sich mehr und mehr Elemente in Richtung der Zugkraft anordnen, sodass es zu einer Versteifung des Materials kommt. Anders ausgedrückt: Tensegrity-Strukturen sind elastisch und werden umso stabiler, je mehr sie belastet werden (Myers 2004).

Übertragen auf das menschliche Bewegungsorgan heißt dies: Die Knochen können als Kompressionselemente (Stäbe) und die myofaszialen Strukturen als umgebende Spannungselemente (Seile) angesehen werden. Das Skelett ist nur vermeintlich eine durchgängige Kompressionsstruktur; im Tensegrity-Modell werden die Knochen als „Abstandshalter" angesehen, die nach außen gegen das Spannungssystem der myofaszialen Strukturen drücken. Der Tonus der myofaszialen Einheit wird dabei zur bestimmenden Größe für die Balance der Gesamtstruktur (Myers 2004). Die adäquate Vorspannung (nicht Entspannung) der myofaszialen Strukturen ist Zeichen eines gesunden Körpers und bestimmt die Widerstandsfähigkeit der Gesamtstruktur gegenüber äußeren Einflüssen.

Eine lokale Veränderung beeinflusst das gesamte Netzwerk, die Anpassung erfolgt jedoch nicht gleichmäßig; die stärkste Veränderung tritt oftmals diagonal gegenüber auf. Eine lokale Störung der myofaszialen Strukturen kann sich somit über das ganze System ausbreiten und zu Problemen beim schwächsten Glied in der Kette führen.

Die Sichtweise des muskuloskelettalen Systems als Tensegrity-Struktur geht primär vom Ganzen, vom System aus. Sie betont den Zusammenhang, die Kontinuität, das Verbundensein, die Interaktion und Kommunikation der einzelnen Subsysteme. Die faszialen Strukturen bilden ein ununterbrochenes Netzwerk, das den ganzen Körper durchzieht, vielfältig in Taschen und Kammern gegliedert ist und alles mit allem verbindet. Im myofaszialen System dynamisieren die kontraktilen Elemente der Muskulatur das fasziale Netzwerk und bewirken damit sowohl eine optimale Vorspannung der Spannungselemente der Tensegrity-Struktur als auch die Bewegung des Gesamtsystems. Dabei treiben die Muskelzellen im Fasziennetz umher wie Fische in einem Fischernetz. Ihre Bewegung übt einen Zug auf die faszialen Strukturen aus, die ins Periost übergehen, wodurch die Zugkraft auf den Knochen übertragen wird. Unter diesem Blickwinkel gibt es nur einen Muskel, der in 600 oder mehr faszialen Taschen „herumlungert" (Myers 2004).

Die beiden dargestellten Modelle markieren zwei Pole: Aufrichtung und Stabilität einerseits dank einer durchgehenden Kompressionsstruktur (konventionell-mechanisches Modell) respektive andererseits dank und durch Spannung in einem anpassungsfähigen, dreidimensionalen Spannungsnetzwerk (Tensegrity-Modell). Beide Möglichkeiten stehen zur Bewältigung anstehender Bewegungs- oder Stabilisationsaufgaben zur Verfügung. Je nach Körperregion und zu bewältigender Aufgabe nutzt der Körper mehr den einen oder anderen Funktionsmodus, wobei Haltung und Bewegung ökonomischer erfolgen, wenn mehrheitlich der Tensegrity- anstelle des Kompressionsmodus zum Tragen kommt. Eine Diskushernie jedenfalls kann gesehen werden als Ergebnis des Versuchs, die Wirbelsäule entgegen ihrer Bestimmung zu sehr als eine durchgängige Kompressionsstruktur einzusetzen (Myers 2004).

### Turgor-Effekt

Die Stabilisierungsfunktion ist – nebst der Bewegungsfunktion – eine zentrale Aufgabe der Skelettmuskulatur. Möglicherweise hat bei der ökonomischen Lösung dieser Herausforderung ein weiterer (in dieser Form meines Wissens bisher nicht beschriebener) Effekt eine nicht zu unterschätzende Bedeutung: Kontrahiert sich ein Muskel, wird der Muskelbauch dicker, er schwillt an (van den Berg 2003). Der Muskel als Ganzes, die Muskelfaserbündel und jede einzelne Muskelfaser werden dabei vom Bindegewebe, das die Muskelstrukturen in Form von Epi-, Peri- und Endomysium (**Abb. 2.23**, s. S. 41) umgeben, stabilisiert (van den Berg 2003).

Die Bindegewebsschichten des Peri- und Endomysiums bilden Hüllen, die den unter Kontraktion „anschwellenden" Muskelfasern und Muskelfaserbündeln eine Grenze setzen, sodass der Druck im Faszienköcher des Endo- und Perimysiums ansteigt. Dieser Druckanstieg bewirkt eine „Versteifung" der „aufgeblähten" Muskelstruktur.

Die Stabilisierung, die zustande kommt, basiert dabei nicht primär auf der Verkürzung der Muskelfasern (die von einer Druckerhöhung auf das überbrückte Gelenk begleitet wäre); es ist vielmehr die Fähigkeit des Muskels, als „Schwellkörper" zu wirken und durch das myofasziale Zusammenspiel Druck und Gegendruck aufzubauen, die zur Stabilisierung beiträgt (wobei das vom Muskel überbrückte Gelenk deutlich weniger auf Druck belastet wird). Es ist dasselbe Grundprinzip, das Pflanzen ermöglicht, sich aufzurichten: Im Zellinneren erfolgt eine Volumenzunahme (bei der Pflanze durch osmotisch bedingte Wasseraufnahme). Die

Zellwand wird dadurch gespannt, und es baut sich ein Innendruck auf, der der Pflanze Festigkeit gibt und die Aufrichtung ermöglicht. Der von innen an die Zellwand ausgeübte Druck wird als Turgor bezeichnet. Analog könnte das Phänomen beim Muskel als „Turgor-Effekt" bezeichnet werden: Das Anschwellen eines Muskels ermöglicht, im Faszienköcher einen Innendruck aufzubauen, der zu einer Versteifung der Muskulatur führt und damit die lokale Stabilisierung unterstützt – oder kurz: lokale Stabilisation dank Schwellkörpereigenschaft der Muskulatur.

Das Phänomen der „blähbaren Struktur" wird vom Organismus auch andernorts genutzt, um ökonomisch Halte- und Stabilisierungsarbeit zu leisten. Ermöglicht die ventrale, laterale und dorsale Rumpfwandmuskulatur (M. transversus abdominis, M. quadratus lumborum, M. psoas, Mm. rotatores und multifidi des Erector trunci) eine gute Mantelspannung, kann der „Rumpf als blähbare Struktur" (Kapandji 2006) genutzt werden, was zu einer deutlichen Verringerung der axialen Belastung der Wirbelsäule und zur Entlastung der Rückenmuskulatur führt. Konkret: Der Einsatz des Rumpfs als „aufblasbarer Raum" verringert die Druckbelastung der Zwischenwirbelscheiben um 50 % für den Diskus zwischen Th 12 und L 1 und um 30 % für den Diskus zwischen L 5 und S 1; die von der Rückenmuskulatur erforderliche Kraft ist um 55 % vermindert (Kapandji 2006).

Es liegt nahe, dass der Muskel das effiziente und ökonomische Prinzip der „blähbaren Struktur" zur Stabilisierung auch auf der Mikroebene – im Muskel selbst – anwendet. Bemerkenswert ist jedenfalls, dass Muskulatur, die primär stabilisierende Aufgaben hat, vorwiegend Slow-Twitch-Fasern hat (S. 27). Dieser Muskelfasertyp wird bereits bei geringer Belastung aktiv und eignet sich, lang dauernde Kontraktionen von geringer Intensität zu erzeugen. Dies könnte dahin gehend interpretiert werden, dass die Hauptaufgabe dieser lang dauernden, leichten Kontraktion darin besteht, einen Schwelleffekt zu erzeugen, der mit minimalem Kraftaufwand eine lang dauernde lokale Stabilisierung unterstützen kann. Auffallend ist auch, dass tonische Muskeln im Vergleich zu phasischen deutlich mehr intramuskuläres Bindegewebe besitzen (bei Ratten über 80 %, Kovanen 1984), was möglicherweise in Beziehung zur Aufgabe der faszialen Strukturen als „Mantelspanner" zu sehen ist. Auch die beobachtete Fähigkeit der Faszien zur aktiven Kontraktion mittels glatter Muskelzellen (Staubesand et al. 1996) und/oder Myofibroblastentätigkeit (Schleip et al. 2004) macht in diesem Zusammenhang Sinn: Durch aktive Faszienkontraktilität kann die Mantelspannung moduliert werden (Schleip et al. 2006a), wodurch der Turgor-Effekt beeinflusst wird.

Turgor-Effekt heißt, dass der Muskel die Fähigkeit zur Versteifung hat und damit die lokale Stabilisierung auf sehr ökonomische und effektive Weise unterstützen kann. Voraussetzungen dazu sind einerseits die Fähigkeit des Muskels anzuschwellen und andererseits intakte fasziale Strukturen im Muskel, die in Form einer „Mantelspannung" ermöglichen, den erforderlichen Innendruck aufzubauen. Im Bereich der mTrPs sind beide Faktoren ungünstig verändert: Rigorkomplexe und Hartspannstränge sind Bereiche im Muskel, die nicht mehr anschwellen können, und pathologisch verändertes Bindegewebe gewährleistet keine optimale „Mantelspannung" mehr.

## Regeneration nach Verletzung

Bei der Schädigung eines Muskels sind immer sowohl Muskelfasern als auch Muskelbindegewebe betroffen.

Im Prozess der Wiederherstellung durchläuft geschädigtes **Muskelbindegewebe** die bekannten Phasen der Wundheilung: Entzündungs-, Proliferations- und Umbauphase (van den Berg 1999).

Die **Regeneration der Muskelfasern** nach Verletzung kann sowohl durch Reparatur- und Neubildungsvorgänge an vorhandenen Fasern (d. h. kontinuierlich) als auch durch Bildung neuer Fasern (d. h. diskontinuierlich) erfolgen.

- Die reparative Funktion der Skelettmuskulatur ist möglich dank **Satellitenzellen**.
- Satellitenzellen können sich zeitlebens teilen und anschließend mit bereits vorhandenen Muskelfasern verschmelzen oder neue Muskelfasern bilden (Schünke 2000, Audette et al. 2009).
- Satellitenzellen sind sehr schmal und spindelförmig, bis zu 100 µm lang und lagern den Skelettmuskelzellen auf deren Außenseite (zwischen Zellmembran und Basallamina) auf (**Abb. 2.9** d, s. S. 18). Im erwachsenen menschlichen Skelettmuskel liegen ca. 800 Satellitenzellen innerhalb 1 $mm^3$ Muskelgewebe.
- Die Konzentration der Satellitenzellen ist in Typ-I-Muskeln erhöht (Audette et al. 2009).
- Satellitenzellen können als Myoblasten (Stammzellen des quergestreiften Muskelgewebes) verstanden werden, die aus der Embryonalentwicklung erhalten geblieben sind (Schünke 2000).
- Im Alter nimmt die Anzahl der Satellitenzellen ab (Audette et al. 2009).
- Auch nach wiederholten Verletzungen bleibt die Anzahl der Satellitenzellen konstant (Audette et al. 2009).

Als Antwort auf eine Verletzung werden die Satellitenzellen aktiviert. Voraussetzung dafür ist eine intakte Basallamina, da die Satellitenzellen unter der die Muskelfasern umgebenden Basallamina liegen. Ist dies nicht der Fall, wird das geschädigte Gebiet durch Bindegewebe ersetzt: Es entsteht eine Narbe (Audette et al. 2009).

Die Regeneration der Skelettmuskulatur (Muskelfasern und Bindegewebe) durchläuft verschiedene Phasen (nach van den Berg 1999 u. Audette et al. 2009):

- **Nicht entzündliche degenerative Phase:** Infolge der verletzungsbedingten Unterbrechung der $Ca^{2+}$-Homöostase kommt es zur Autolyse. Erste Regenerationsvorgänge sind 4 – 8 h nach einer Verletzung zu beobachten.
- **Entzündliche degenerative Phase** (Entzündungsphase): Beginn der Phagozytose durch einwandernde Makrophagen, die Reste beschädigter Fasern beseitigen. Eingeleitet durch vermehrte Proteolyse der extrazellulären Matrix findet innerhalb von 1 – 6 h eine Zunahme der Neutrophilenkonzentration statt. Als wichtigstes proteolytisches Enzym wird hierbei Kollagenase von Fibroblasten freigesetzt. Die in das Wundgebiet eintretenden Zellen (Makro-

phagen, Mastzellen, Leukozyten, Monozyten etc.) setzen Schmerz- und Entzündungsmediatoren frei (Bradykinin, Serotonin, Wachstumsfaktoren etc.). Die Entzündungsphase dauert ca. 4 Tage und ist begleitet von der Bildung eines Ödems und eines Granulationsgewebes (van den Berg 2003). Die Verabreichung nicht steroidaler Antiphlogistika (NSAID) beeinträchtigt in der Entzündungsphase die Reparaturvorgänge im geschädigten Muskelgewebe.

- **Regenerative Phase** (Proliferationsphase): Sie beginnt mit der Aktivierung der Satellitenzellen bei intakter Basallamina. Wachstumsfaktoren, die von Fibroblasten und Blutplättchen stammen, beteiligen sich an der Regeneration. Fibroblasten produzieren mit großer Geschwindigkeit Kollagen Typ III. Um das Verletzungsgebiet zu schonen, wird die motorische Aktivität während der Proliferationsphase für ca. 1 Woche gehemmt. Die Stabilität des Bindegewebes wird u. a. durch die Aktivität besonderer Fibroblasten, den Myofibroblasten, gewährleistet. Sie sind in der Lage, das Gewebe mithilfe von Fibronektin zusammenzuziehen und damit zu stabilisieren (van den Berg 2003). Die regenerative Phase (Proliferationsphase) dauert ca. 2 Wochen; sie findet bei geschlossenen Verletzungen schneller statt als bei offenen.
- **Reifungsphase** (Umbauphase): Die Differenzierung der Satellitenzellen wird durch Somatomedine (IGF I und II) angeregt. Durch Fusionierung der Zellen wird die Genexpression dahin gehend verändert, dass die Ausbildung muskelspezifischer Proteine beginnt. Die Myogenese durchläuft die Stadien der embryonalen Entwicklung. Aus undifferenzierten embryonalen Myosinfilamenten werden zunächst Fast-Twitch-Filamente gebildet; aus diesen gehen bei einer Innervation, die zu einer langsameren Zuckung führt, die Slow-Twitch-Myosine hervor. Zudem steigt die Kreatinkinaseaktivität an. Eine verminderte mechanische Belastung beeinträchtigt die Regeneration (Audette et al. 2009). Das Muskelbindegewebe beginnt sich in dieser Phase umzubauen, bis es seinen normalen Aufbau und seine Stabilität wieder erreicht hat (Umbauphase). Nach einer Phase der Konsolidierung (ca. 3 Wochen) folgt die Phase der Reorganisation, die bis zu einem Jahr dauern kann. Die Qualität des neu entstehenden Bindegewebes ist von der Art der Belastungen abhängig, die auf das Bindegewebe einwirken. Je kleiner die Belastungen sind, umso geringer ist auch die Belastbarkeit des Gewebes am Ende der Wundheilung (van den Berg 2003).

**Zusammenfassung:** Wundheilung
Phasen der Wiederherstellung sind:

- **Nicht entzündliche degenerative Phase** (4 – 8 h): Autolyse infolge Unterbrechung der $Ca^{2+}$-Homöostase.
- **Entzündliche degenerative Phase** (ca. 4 Tage): Makrophagen wandern ein und beseitigen Reste beschädigter Fasern durch Phagozytose; Freisetzung von Schmerz- und Entzündungsmediatoren.
- **Regenerative Phase** (ca. 2 Wochen): Aktivierung der Satellitenzellen zur Regeneration von Muskelzellen; Bindegewebszellen bilden Vorstufen von Kollagen; Aktivität der Myofibroblasten führt zur Wundkontraktion.
- **Reifungsphase** (für das Bindegewebe bis zu 1 Jahr): Differenzierung der Satellitenzellen; Fusionierung der Zellen und Bildung muskelspezifischer Proteine. Die Myogenese durchläuft die Stadien der embryonalen Entwicklung. Aus undifferenzierten embryonalen Myosinfilamenten können Fast- und Slow-Twitch-Filamente gebildet werden (Audette et al. 2009). Muskelgewebe ist zur optimalen Reorganisation (sowohl der Muskelfaser- als auch der Bindegewebsanteile) auf funktionelle Belastung und Bewegung angewiesen; sie dienen als physiologische Reize und bestimmen maßgeblich das Resultat der Regeneration.

## Histopathologische Veränderungen

Histologische Untersuchungen an biopsierten Myogelosen (d. h. an Triggerpunkt-Komplexen, S. 38 und Glossar S. 585) von operierten Patienten und an palpablen Myogelosen Frischverstorbener zeigten bei 10-facher Vergrößerung der Querschnitte in den myogelotischen Abschnitten ein kompaktes Muskelfaserbild mit bis auf ein Viertel verengten endomysalen Zwischenräumen. Benachbart lagen Riesenmuskelfasern, die eine Verdoppelung des Durchmessers bei gleichzeitig degenerativen Veränderungen aufwiesen. Elektronenmikroskopische Längsschnitte machten ausgeprägte A-Streifen sichtbar, die I-Streifen dagegen waren fast verschwunden (Reitinger et al. 1996, Feigl-Reitinger et al. 1998).

Diese Befunde bestätigen die von Fassbender und Wagener (1975) durchgeführte elektronenmikroskopische Untersuchung von Myogelosen: Die Muskelbiopsien zeigten eine schrittweise „mottenfraßartige“ Degeneration von Myofilamenten im Bereich der I-Streifen bis zum völligen Fehlen der kontraktilen Substanz.

Histopathologische Untersuchungen zeigen in mTrPs charakteristische Veränderungen.

### Veränderungen im Bereich der Muskelfasern

Die histopathologischen Befunde zeigen, dass in den Triggerpunkt-Zonen Myosin- und Aktinfilamente in der Position verharren, die der Muskel in kontrahiertem Zustand innehat (**Abb. 2.16**). Im mTrP können sich Myosin- und Aktinfilamente nicht mehr voneinander lösen; sie bleiben in kontraktem Zustand gefangen. Dieser kontrakte Zustand benötigt (im Unterschied zur Muskelkontraktion) zu seiner Aufrechterhaltung keine Energie; er ist von keinem Aktionspotenzial abhängig, da er über den Tod hinaus bestehen bleibt.

Die elektronenmikroskopische Aufnahme eines Kontraktionsknotens aus dem M. gracilis eines Hunds (**Abb. 2.17**) zeigt denselben histologischen Befund: Im Vordergrund der Aufnahme ist die normale Textur quer gestreifter Muskulatur gut erkennbar. Die Streifung entspricht der Sarkomerlänge und entsteht durch die regelmäßige Abfolge von A- und I-Streifen. In der Bildmitte ist eine deutlich ausgeprägte Umformung sichtbar: Die veränderte Streifung (entsprechend der Sarkomerlänge) zeigt eine starke Kontraktur von ungefähr 100 Sarkomeren im Bereich des Knotens. Die I-Streifen

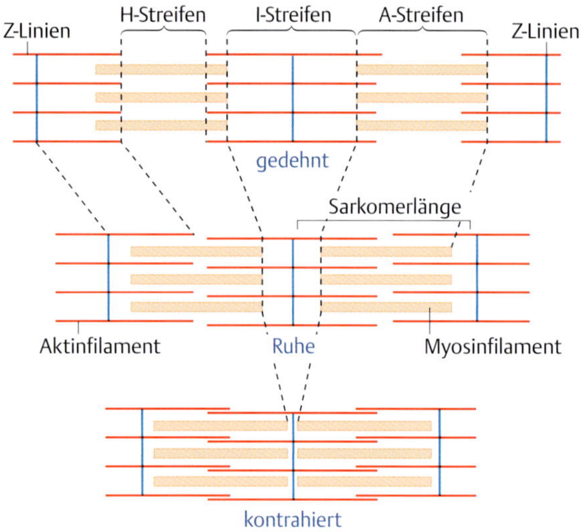


**Abb. 2.16** Muskelkontraktion: Die Länge der A-Streifen bleibt während der Kontraktion erhalten, die I-Streifen werden kürzer oder verschwinden. Der Abstand zwischen zwei Z-Linien (Sarkomerlänge) wird kürzer (nach van den Berg 2003).

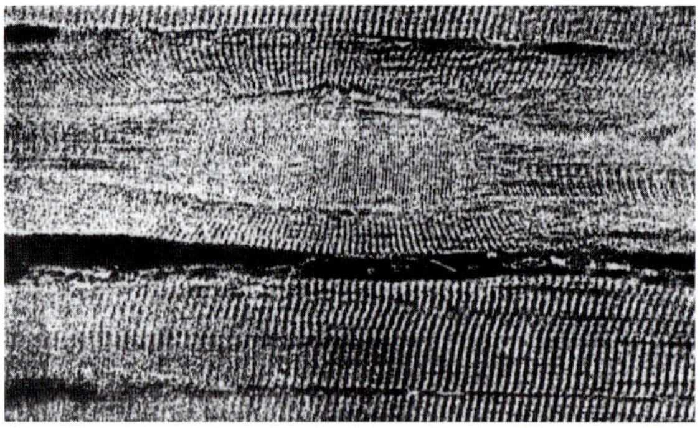

**Abb. 2.17** Triggerpunkt: Längsschnitt durch einen Kontraktionsknoten im M. gracilis eines Hundes: elektronenmikroskopische Aufnahme (Simons u. Stolov 1976).

sind in dieser Zone beinahe verschwunden, die Sarkomerlänge deutlich reduziert. Angrenzend an den Knoten sind beidseits die I-Streifen deutlich breiter, die Sarkomere sind links und rechts des Knotens kompensatorisch verlängert.

Diese Dauerkontraktur der Muskelfaser im eng begrenzten Gebiet des Triggerpunkts ist im Gegensatz zu einer Muskelkontraktion an kein Aktionspotenzial gebunden, und es liegt ihr keine Stoffwechselaktivität zugrunde, da sie auch in totem Muskelgewebe nachweisbar ist (Feigl-Reitinger et al. 1998). Myosin- und Aktinfilamente können sich nicht mehr voneinander lösen, wenn Adenosintriphosphat (ATP) und damit die „Weichmacherwirkung" des ATP fehlt (s. „Rolle des ATP", **Abb. 2.14** d und f): Die Myofilamente verharren in kontraktem Zustand (ohne Aktionspotenzial, ohne Stoffwechselaktivität) und bilden einen sog. **Rigorkomplex**.

Persistierende Rigorkomplexe in begrenzten Bereichen einer Muskelfaser sind das pathophysiologische Substrat eines myofaszialen Triggerpunkts (Dejung 2009).

ATP-Mangel resultiert aus einem Mangel an Sauerstoff: Im Regelfall wird das bei Muskelarbeit anfallende Adenosindiphosphat (ADP) gleich wieder zu Adenosintriphosphat (ATP) regeneriert. Die Bildung von ATP aus ADP kann über verschiedene Wege erfolgen (Spaltung von Kreatinphosphat, anaerobe Glykolyse oder aerob durch Verbrennung von Glukose zu $CO_2$); bei Dauerleistungen der Muskulatur steht die aerobe Resynthese von ATP im Vordergrund. Sie benötigt Energie (Glukose, freie Fettsäuren) und ist auf das Vorhandensein von Sauerstoff ($O_2$) angewiesen. Herrscht als Folge einer lokalen Ischämie ein lokaler Sauerstoffmangel (Hypoxie), führt die Hypoxie zu einem Mangel von ATP und damit zu einer Energiekrise. Dies ist der Kerngedanke des Energiekrisenmodells (Kap. 2.2.7). Eine lokale Hypoxie im Bereich der mTrPs ist nachgewiesen (Brückle et al. 1990, **Abb. 2.25**).

Die hier beschriebenen Kontraktionsknoten innerhalb einer Muskelfaser sind mikroskopisch klein und können nicht einzeln getastet werden. Das von Hand identifizierbare Triggerpunkt-„Knötchen" wird durch die Anhäufung einzelner Kontraktionsknoten (und Bindegewebsveränderungen, s. unten) gebildet: Klinisch palpabel ist der sog. Triggerpunkt-Komplex (**Abb. 2.18**).

Triggerpunkt-Komplexe wurden früher als Myogelosen bezeichnet (Glossar S. 585)

**Klinik:** Myofasziale Triggerpunkte im engeren bzw. im weiteren Sinn

- Ein mTrP im engeren Sinn besteht aus einem Kontraktionsknoten. Er ist nicht als Knötchen tastbar.
- Ein mTrP im weiteren Sinn besteht aus einem Triggerpunkt-Komplex (also aus mehreren Kontraktionsknoten sowie Bindegewebsveränderungen). Er ist in der Regel als Knötchen tastbar.

**Zusammenfassung:** Histologische Untersuchungen von mTrPs

Histopathologische Untersuchungen zeigen im Muskel mit mTrPs charakteristische Veränderungen:

- kompaktes Muskelfaserbild mit verschmälertem Endomysium (Feigel-Reitinger et al. 1998).
- Riesenmuskelfasern mit einer Verdoppelung des Durchmessers bei gleichzeitig degenerativen Veränderungen (Feigel-Reitinger et al. 1998).
- Bei intakten A-Streifen zeigt sich eine Degeneration von Myofilamenten im Bereich der I-Streifen bis zum völligen Fehlen der kontraktilen Substanz (Fassbender u. Wagener 1975).
- Kontraktionsknoten infolge Kontraktur der Myosin- und Aktinfilamente im Bereich von ca. 100 Sarkomeren (Rigorkomplex); die angrenzenden Sarkomere sind kompensatorisch überdehnt (Simons u. Stolov 1976)

## Veränderungen des Bindegewebes

**Bildung pathologischer Crosslinks.** Ischämie bzw. Entzündungsprozesse lassen pathologische Crosslinks entstehen.

- Intramuskuläres Bindegewebe gehört zum Bindegewebstyp I, dessen Grundsubstanz durch die Bindegewebszellen

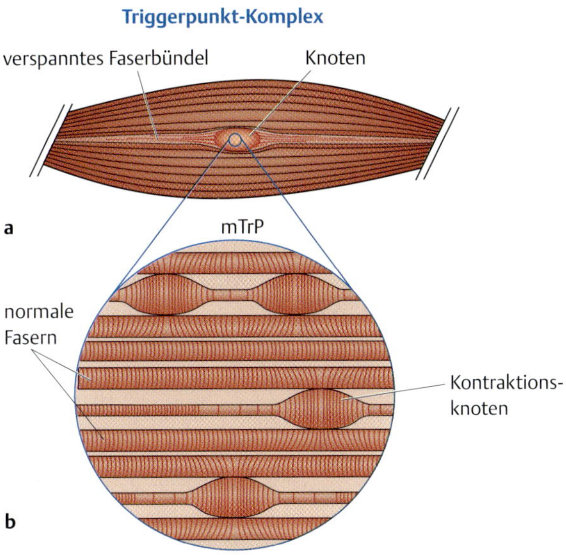


**Abb. 2.18** Schematische Darstellung eines Triggerpunkt-Komplexes (nach Travell u. Simons 2002).

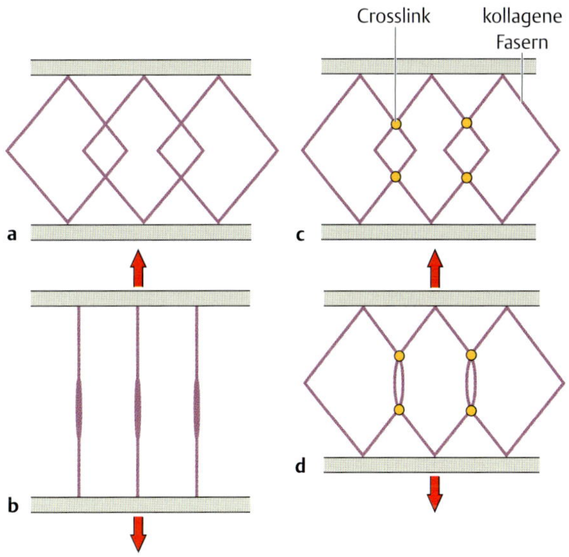


**Abb. 2.19** Verformung des kollagenen Netzwerks des Bindegewebes des Muskels durch pathologische Crosslinks (nach van den Berg 2003).
**a** Normalsituation entspannt.
**b** Normalsituation gedehnt.
**c** Situation mit pathologischem Crosslink entspannt.
**d** Situation mit pathologischem Crosslink gedehnt.

rasch (innerhalb von 2 – 10 Tagen) erneuert wird. Bei **Sauerstoffmangel** wird die Erneuerung der Grundsubstanz reduziert. Das Bindegewebe verliert dadurch an Elastizität und kollagene Fasern werden schneller geschädigt. Um das Bindegewebe stabiler zu machen, entstehen – im Sinne eines Kompensationsmechanismus – pathologische Querbrücken (Crosslinks) zwischen den kollagenen Fasern (Dölken 2002, van den Berg 2003).

- Sowohl die Substanzen der „entzündlichen Suppe", die infolge von ischämiebedingten muskulären Schmerzen auftreten (S. 44), als auch die Reparationsvorgänge nach direkten Verletzungen von Muskelgewebe induzieren **Entzündungsprozesse**, die zu reaktiven bindegewebigen Veränderungen mit der Bildung pathologischer Crosslinks führen (de Morree 2001, van den Berg 2003).

Mit der Entstehung pathologischer Crosslinks wird die Dehnbarkeit des Bindegewebes (d. h. der Muskelfaszie und damit des Muskels) vermindert (**Abb. 2.19**), und es können sich Adhäsionen zwischen den Faszien benachbarter Muskeln bilden.

**Bindegewebsverkürzungen.** Die ausgeprägte Ischämie im mTrP (S. 40) kann örtliche Gewebsnekrosen erzeugen (**Abb. 2.20**) und bewirkt damit lokale Entzündungsprozesse mit Reparationsvorgängen (van den Berg 2003). Im Verlauf der Wundheilung werden Kollagenfasern eingelagert. Frisch formiertes Bindegewebe beginnt sich unter dem Einfluss von Myofibroblasten nach rund 2 Wochen zu kontrahieren (van Wingerden 1995, **Abb. 2.21**). Das Bindegewebe durchläuft damit eine Schrumpfungsphase, wobei Entzündungsmediatoren die Aktivität der Myofibroblasten verstärken und ein niedriger pH-Wert (saures Milieu) die Kontraktilität der Myofibroblasten steigert (Pipelzadeh 1998). Der ganze Prozess endet mit einer Narbenbildung (**Abb. 2.22**). Dejung (2009) postuliert, dass sich in der TrP-Region solche Bindegewebsverkürzungen den kontrakten Sarkomeren überlagern und diese damit strukturell fixieren.

Werden in einem Muskel mittels Chemolyse die Muskelfasern entfernt, bleibt das Bindegewebe der Peri- und Endomysiumstruktur zurück. Elektronenmikroskopisch ist sichtbar, dass das Endomysium wie ein feiner „Bindegewebsköcher" jede einzelne Muskelfaser umgibt (**Abb. 2.23**). Histomorphologische Untersuchungen von Feigl-Reitinger (1998) zeigen, dass in mTrPs die endomysalen Zwischenräume zwischen den einzelnen Muskelfasern immer enger sind als bei Kontrollen ohne mTrPs (**Abb. 2.24**).

Im Muskel gibt es Bindegewebsstrukturen auf unterschiedlichen Ebenen (**Abb. 2.9**): Der ganze Muskel ist von einer Muskelfaszie umhüllt (Epimysium), die Muskelfaserbündel sind von einer Bindegewebsschicht (Perimysium) umgeben, und jede einzelne Muskelfaser ist ihrerseits von Bindegewebe umhüllt (Endomysium). Die bindegewebigen Veränderungen (pathologische Crosslinks) und Verkürzungen betreffen Epi-, Peri- und Endomysium. Sie zeigen sich bei chronischen Schmerzpatienten oftmals deutlich und sind Zeichen einer peripheren Chronifizierung (**Abb. 6.1 b**, S. 139).

Bindegewebige Veränderungen (pathologische Crosslinks) und Verkürzungen erfassen mit der Zeit, d. h. bei chronischen myofaszialen Syndromen, sowohl intramuskulär kollagenes Gewebe als auch Muskelfaszien und intermuskulär kollagenes Gewebe.

Bindegewebsveränderungen

- beieinträchtigen die Faszienmechanik: die verminderte Verschieblichkeit und Elastizität der faszialen Strukturen führt zu oft ausgeprägten Bewegungseinschänkungen;

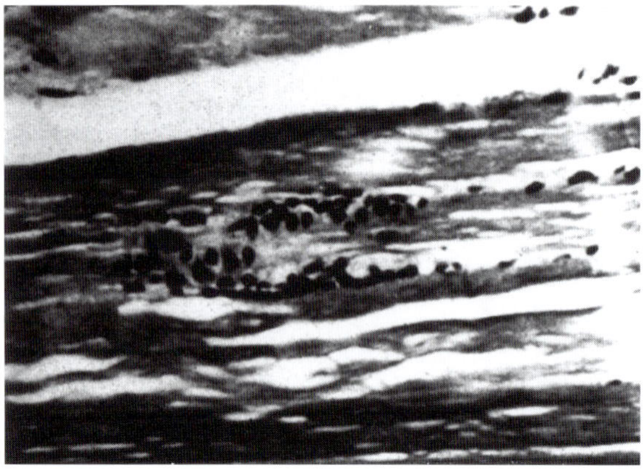

**Abb. 2.20** Ischämische Nekrose in einer Muskelfaser. Lymphozyten umlagern die nekrotische Zone (Patienten mit „Muskelrheumatismus", Fassbender u. Wagener 1975).

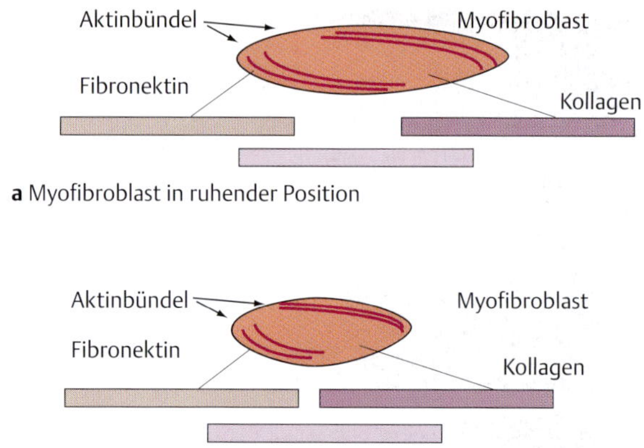


**a** Myofibroblast in ruhender Position

**b** Position von Myofibroblast und Kollagen nach der Kontraktion

**Abb. 2.21** Wundkontraktion: Frisch formiertes Bindegewebe beginnt sich unter dem Einfluss von Myofibroblasten zu kontrahieren (nach van Wingerden 1995).

- fixieren die Rigorkomplexe der Kontraktionsknoten: die verkürzten Sarkomere im mTrP werden damit strukturell festgemacht (periphere Chronifizierung);
- stören die Fasziensensorik: die Funktion der in den myofaszialen Strukturen liegenden Rezeptoren (v. a. interstitielle Rezeptoren und Muskelspindeln; s. S. 29 ff) wird irritiert; die Tiefensensorik wird beeinträchtigt und sensomotorische Defizite können die Folge sein.

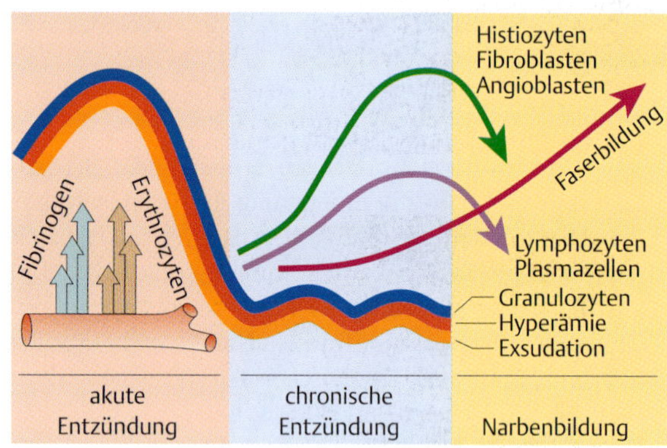


**Abb. 2.22** Eine ischämische Nekrose im Muskelgewebe führt zu einem lokalen Entzündungsprozess, der mit der Bildung einer bindegewebigen Narbe endet.

**Zusammenfassung:** Pathophysiologische Veränderungen im Muskelbindegewebe
- Myofasziale Schmerzen entstehen in der Regel durch ischämische Schadreize im Muskel.
- Eine ischämisch bedingte Nekrose führt zu lokalen Entzündungsprozessen.
- Ein Entzündungsprozess durchläuft regelhaft verschiedene Phasen und endet mit der Bildung einer bindegewebigen Narbe (**Abb. 2.22**).
- Das sich zusammenziehende Bindegewebe verhindert die Dekontraktion der verkürzten Sarkomere. Dies ist die erste Chronifizierungsstufe bei myofaszialen Schmerzproblemen (**Abb. 6.1** b, S. 139).

## 2.2.3 Messungen des biochemischen Milieus

### Sauerstoffpartialdruck-Messung

Brückle et al. (1990) haben den Sauerstoffpartialdruck in Myogelosen (d. h. in Triggerpunkt-Komplexen, S. 38) bei mehreren Patienten gemessen. Sie schoben eine nadelförmige Sonde durch Haut- und Muskelgewebe bis ins Zentrum der Kontraktionsknoten. Dabei zeigte sich im Bereich der palpatorisch identifizierbaren Grenze der Myogelosen ein deutlicher Anstieg (!) des $O_2$-Partialdrucks. Mit zunehmendem Sondenvorschub Richtung Zentrum der Myogelose sanken die gemessenen $O_2$-Partialdruckwerte gegen null, d. h., im Zentrum eines mTrP herrscht ein drastischer Sauerstoffmangel (**Abb. 2.25**).

Die nachgewiesene **lokale Hypoxie** im Muskel
- führt zu einem Mangel des Energieträgers ATP (S. 38), d. h. zur Energiekrise (S. 49) und damit in der Muskelfaser zum **Rigorkomplex** (S. 38).
- ist Ausdruck einer ausgeprägten lokalen Ischämie, die ischämisch bedingte Nekrosen (**Abb. 2.20**) im Muskelgewebe und Entzündungsprozesse mit reaktiven **Bindegewebsschrumpfungen** (S. 39) zur Folge hat.

Im Zentrum eines mTrP herrscht eine ausgeprägte Hypoxie.

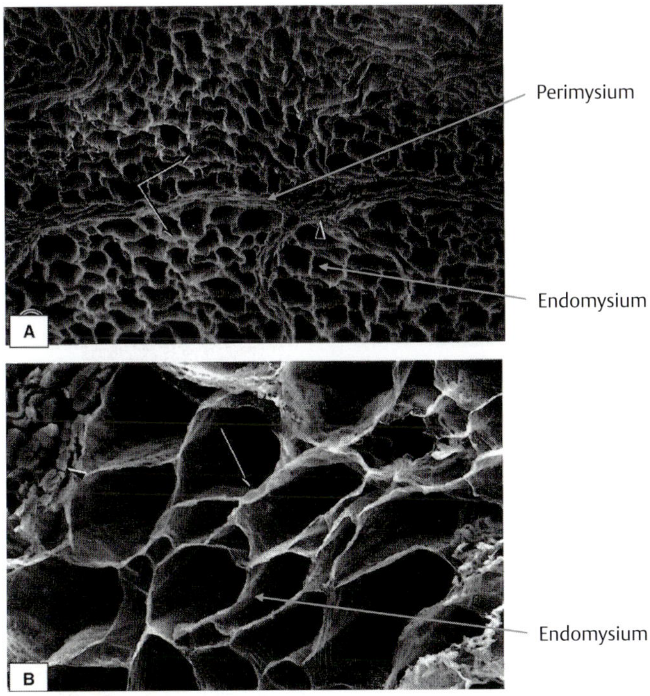


**Abb. 2.23** Intramuskuläres Bindegewebe nach chemischer Entfernung der Muskelfaser. Elektronenmikroskopische Aufnahme (Trotter et al. 1992).

**a** Perimysium und Endomysium (200 x vergrößert).

**b** Endomysium (700 x vergrößert).

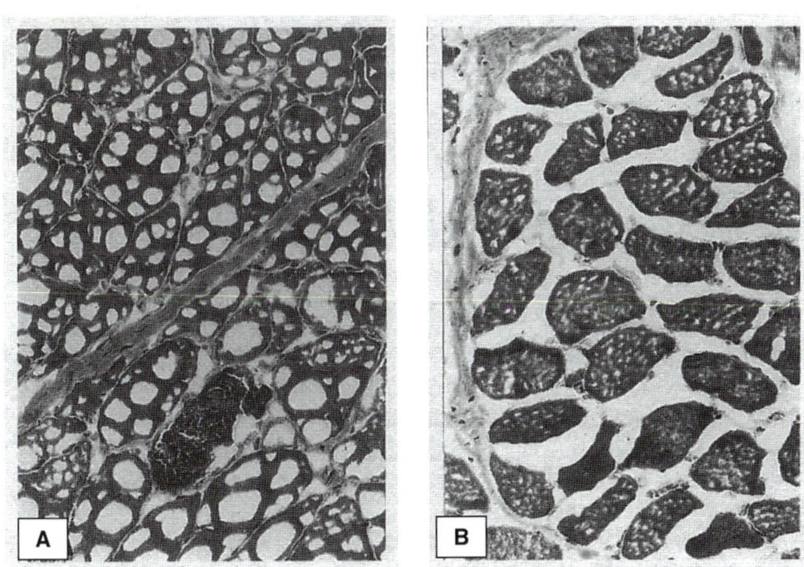


**Abb. 2.24** In mTrPs sind die endomysialen Zwischenräume immer enger als in den Kontrollen. Elektronenmikroskopische Aufnahme (300 x) (Feigl-Reitinger et al. 1998).

**a** mTrP: Endomysium geschrumpft.

**b** Kontrolle ohne mTrPs: Endomysium normal.

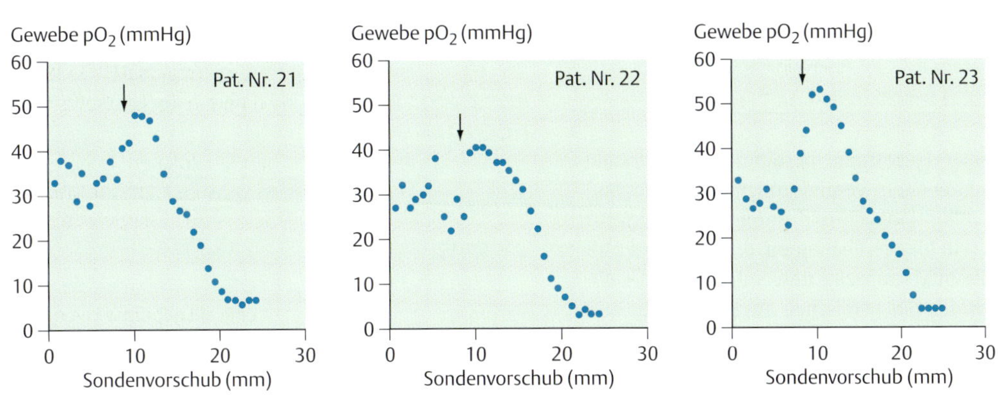


**Abb. 2.25** Sauerstoffpartialdruck-Messungen in Myogelosen (nach Brückle et al. 1990).

## Mikrodialyse

**Untersuchung.** Zur Untersuchung des biochemischen Milieus im Bereich der mTrPs entwickelten Shah et al. (2005) eine spezielle Mikrodialysenadel. Als Messsonde ermöglicht sie, kontinuierlich Gewebsflüssigkeit und damit äußerst kleine Mengen (< 0,5) extrem kleiner Substanzen (< 100 Kilodaltons) direkt aus dem Muskelgewebe zu gewinnen und zu analysieren. Die Nadelmesssonde wurde bei Probanden (3 Gruppen: mit aktiven mTrPs bzw. mit latenten mTrPs bzw. ohne mTrPs) im M. trapezius descendens über dem mTrP ins Muskelgewebe geführt und 14 min lang belassen. 1 min nach dem Einstich erfolgte die erste Messung, die – während die Mikrodialysenadel unverändert am Ort blieb – im Minutenabstand 4-mal wiederholt wurde. Nach 4 min (d. h. nach der 4. Messung) wurde die Nadel weiter Richtung TrP vorgeschoben, wodurch bei den Probanden mit aktiven bzw. latenten TrPs die lokale Zuckungsreaktion ausgelöst wurde. Danach blieb die Messsonde bis zum Ende des Experiments unverändert an Ort und Stelle. Zwischen der 4. und 9. Minute wurden alle 10 sec – anschließend bis zur 14. Minute im Minutenabstand – Messungen durchgeführt.

**Ergebnisse.** Die in vivo gewonnenen Daten zeigen beim Vorhandensein aktiver mTrPs lokal im Muskelgewebe eine signifikant erhöhte Konzentration von Substanz P und CGRP, von Bradykinin, Serotonin, Noradrenalin, TNF-α, IL-1, IL-6 und IL-8 sowie einen deutlich erniedrigten pH-Wert im Vergleich zu Referenzgewebe ohne mTrPs (Messungen der Minuten 1 – 4 in **Abb. 2.26**, **Abb. 2.27**, **Abb. 2.28**). Zur Interpretation der Messwerte im Anschluss an die lokale Zuckungsreaktion s. Kap. 5.2.2, S. 109.

Bei latenten mTrPs sind die biochemischen Parameter ebenfalls verändert, wenn auch weniger ausgeprägt (Shah et al. 2005).

**Interpretation der Befunde.** Ein saures Milieu (tiefer pH-Wert) sowie die erhöhte Konzentration von Substanz P und von CGRP bewirken eine Sensibilisierung der (Muskel-)Nozizeptoren (periphere Sensibilisierung, S. 44) und damit mehr (Muskel-)Schmerzen.

---

Das biochemische Milieu ist bei mTrPs charakteristisch verändert:

- erhöhte Konzentration von Schmerz- und Entzündungsmediatoren (Substanz P, CGRP, Bradykinin u. a.)
- erniedrigter pH-Wert (saures Milieu)

---

**Folgestudie.** In einer Folgestudie bestätigten Shah et al. (2008a) die beschriebenen Veränderungen des biochemischen Milieus vollumfänglich und untersuchten gleichzeitig, ob dies ein rein lokales Phänomen, d. h. begrenzt auf die Zone der mTrPs im M. trapezius descendens, sei oder ob die Abweichungen der biochemischen Parameter den gesamten Organismus betreffen. Zu diesem Zweck wurde zusätzlich zur Untersuchung des M. trapezius descendens (Probanden mit aktiven mTrPs bzw. latenten mTrPs bzw. ohne mTrPs) auch im medialen Kopf des M. gastrocnemius (bei allen Probanden ohne mTrPs) das biochemische Milieu gemessen.

Es zeigte sich, dass das biochemische Milieu im Muskelgewebe des M. trapezius descendens in unmittelbarer Nähe der aktiven mTrPs charakteristisch verändert ist; die Konzentration von Schmerz- und Entzündungsmediatoren (s. o.) ist signifikant erhöht im Vergleich zum entfernt liegenden M. gastrocnemius, der keine mTrPs aufweist. Gleichzeitig waren bei allen Probanden mit aktiven mTrPs im M. trapezius descendens auch geringe Abweichungen des pH-Werts sowie der Konzentration von Substanz P (**Abb. 2.29**), TNF-α (**Abb. 2.30**) und IL-6 von den Normwerten zu beobachten, während sich für andere Werte, beispielsweise die Bradykininkonzentration (**Abb. 2.31**), im Muskelgewebe des M. gastrocnemius keine Verschiebung zeigte (Shah et al. 2008a).

Die Veränderungen des biochemischen Milieus sind somit vorwiegend lokal auf die Triggerpunkt-Region begrenzt und folglich TrP-spezifisch.

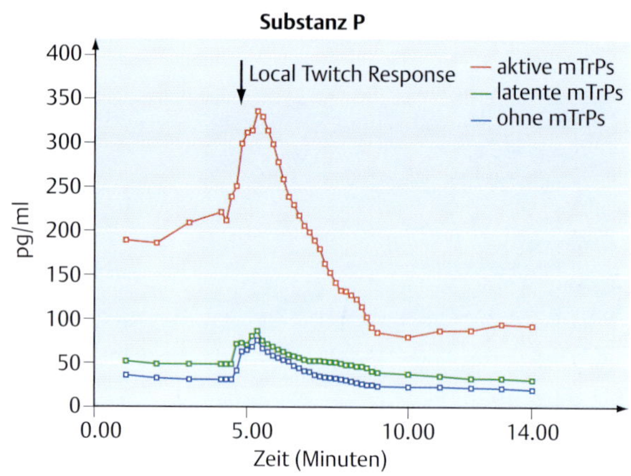


**Abb. 2.26** Messung der Konzentration von Substanz P.

- Deutlich erhöhte Konzentration von Substanz P im Muskel mit mTrPs.
- Veränderung der Konzentration von Substanz P bei einer durch Dry Needling ausgelösten Local Twitch Response: Nach initialer Zunahme erfolgt innerhalb von 5 min eine deutliche Abnahme der Konzentration von Substanz P (nach Shah et al. 2005).

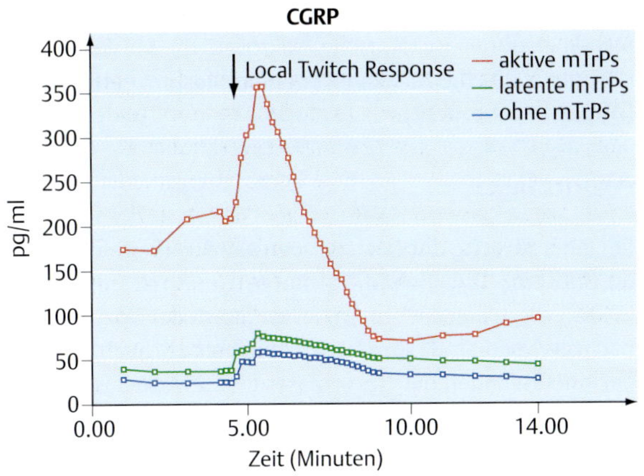


**Abb. 2.27** Messung der Konzentration von Calcitonin Gene-related Peptide (CGRP).

- Deutlich erhöhte Konzentration von CGRP im Muskel mit aktiven mTrPs.
- Veränderung der Konzentration von CGRP bei einer durch Dry Needling ausgelösten Local Twitch Response: Nach initialer Zunahme erfolgt innerhalb von 5 min eine deutliche Abnahme der Konzentration von CGRP (nach Shah et al. 2005).

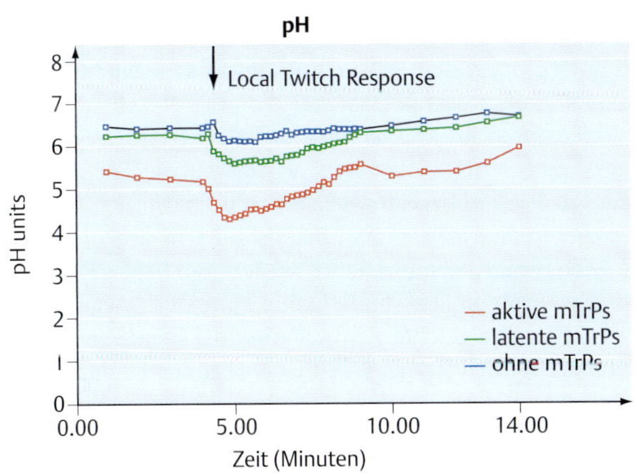


**Abb. 2.28** Messung des pH-Werts.

- Deutlich erniedrigter pH-Wert im Muskel mit aktiven mTrPs.
- Veränderung des pH-Werts bei einer durch Dry Needling ausgelösten Local Twitch Response: Nachdem sich initial das saure Milieu verstärkt (Abnahme des pH-Werts), folgt innerhalb von 5 min eine deutliche Abnahme des sauren Milieus (Zunahme des pH-Werts). 10 min nach der Local Twitch Response hat sich der pH-Wert weiter der physiologischen Norm angenähert (nach Shah et al. 2005).

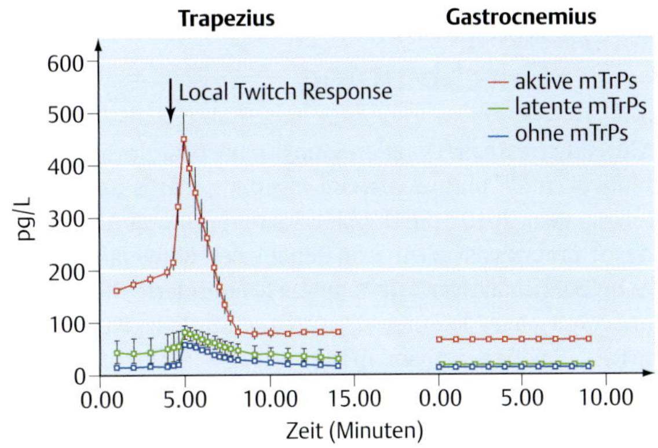


**Abb. 2.29** Messung der Konzentration von Substanz P.

- Deutlich erhöhte Konzentration der Substanz P in unmittelbarer Nähe der aktiven mTrPs im M. trapezius descendens.
- Leicht erhöhte Konzentration der Substanz P im entfernt gelegenen M. gastrocnemius (ohne mTrPs) bei aktiven mTrPs im M. trapezius descendens (nach Shah et al. 2008a).

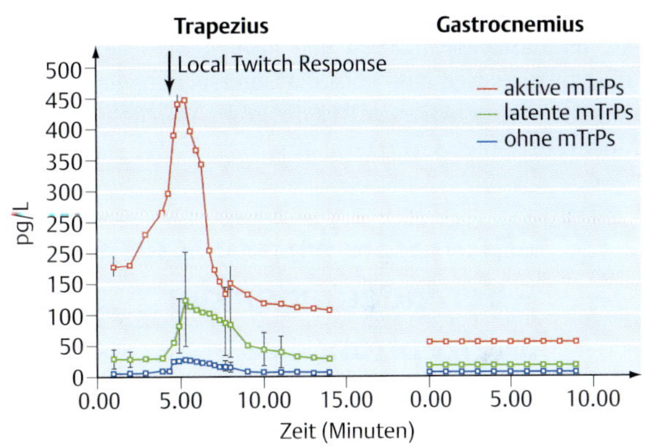


**Abb. 2.30** Messung der Konzentration von TNF-α.

- Deutlich erhöhte Konzentration von TNF-α in unmittelbarer Nähe der aktiven mTrPs im M. trapezius descendens.
- Leicht erhöhte Konzentration von TNF-α im entfernt gelegenen M. gastrocnemius (ohne mTrPs) bei aktiven mTrPs im M. trapezius descendens (nach Shah et al. 2008a).

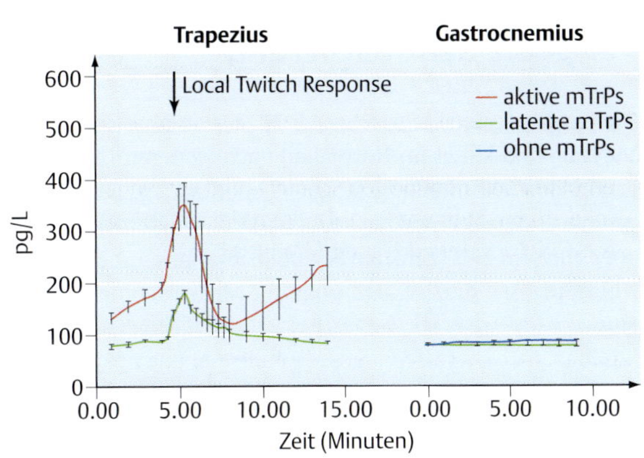


**Abb. 2.31** Messung der Konzentration von Bradykinin.

- Deutlich erhöhte Konzentration von Bradykinin in unmittelbarer Nähe der aktiven mTrPs im M. trapezius descendens.
- Keine veränderte Konzentration von Bradykinin im entfernt gelegenen M. gastrocnemius (ohne mTrPs) bei aktiven mTrPs im M. trapezius descendens (nach Shah et al. 2008a).

### 2.2.4 Untersuchung der lokalen Durchblutung

Mittels Ultraschall (Doppler-Sonographie) wurde die Durchblutung in der unmittelbaren Umgebung mTrPs untersucht (Sikdar et al. 2010). Die Doppler-Sonographie zur Abklärung der Strömungsverhältnisse in den lokalen Blutgefäßen zeigte im Bereich aktiver mTrPs deutlich veränderte Messwerte im Vergleich zu latenten mTrPs bzw. Muskelgewebe ohne mTrPs. Bei den aktiven mTrPs war die systolische Strömungsgeschwindigkeit signifikant erhöht und diastolisch zeigte sich eine Strömungsumkehr.

Diese deutlichen Unterschiede der Blutströmungsprofile in der Umgebung aktiver mTrPs können mathematischen Modellberechnungen zufolge bei einer Verengung der Blutgefäße bzw. bei vergrößertem Blutvolumen (möglicherweise verursacht durch eine Abflussbehinderung innerhalb des vaskulären Kompartiments) auftreten (Sikdar et al. 2010). Daraus lässt sich folgern, dass im Bereich aktiver mTrPs der Widerstand der Blutzirkulation erhöht ist, vermutlich infolge von Hartspannsträngen und lokalen Bindegewebsveränderungen. Insgesamt weist die Untersuchung darauf hin, dass im Bereich aktiver mTrPs die lokale Durchblutung behindert bzw. reduziert ist.

### 2.2.5 Chronische Muskelschmerzen – Veränderungen der Nozizeption

Schmerzen in der Skelettmuskulatur entstehen durch Erregung freier Nervenendigungen (Nozizeptoren). Durch Schadreize werden diese nozizeptiven Strukturen stimuliert (S. 32). Aus akuten Muskelschmerzen, die primär eine Alarmfunktion haben, können infolge von peripheren und zentralen Sensibilisierungsvorgängen chronische Muskelschmerzen entstehen.

#### Periphere Sensibilisierung

Die periphere Sensibilisierung (S. 33) ist ein physiologischer Vorgang und klingt im Normalfall nach wenigen Tagen aufgrund der Selbstheilungsfähigkeit spontan ab. Dauert die periphere Sensibilisierung an, bewirkt das in der Peripherie, aber auch im ZNS (zentrale Sensibilisierung, s. u.), Veränderungsprozesse, die sich als chronische Muskelschmerzen zeigen.

##### Ischämie

Im Zentrum der Triggerpunkt-Pathologie steht eine kontraktionsbedingte Ischämie (Modell der Energiekrise, **Abb. 2.35**), und der durch mTrPs hervorgerufene myofasziale Schmerz wird primär durch diese lokale Ischämie verursacht (Dejung 2009, Mense 2008). Eine lang andauernde Ischämie wirkt einerseits als nozizeptiver Reiz, der das Abklingen der peripheren Sensibilisierung verhindern kann, andererseits entstehen dadurch ischämische Nekrosen im Muskelgewebe (Dejung 2009), die zu lokalen Entzündungsprozessen führen (**Abb. 2.20**, **Abb. 2.22**).

##### Axonreflex

Bei einer Reizung der Nozizeptoren werden die Neuropeptide Substanz P (SP) und Calcitonin Gene-related Peptide (CGRP), die in den afferenten Nervenfasern der Nozizeptoren nachgewiesen sind, sowohl am spinalen als auch an allen peripheren Enden der Nervenfaser ins Gewebe ausgeschüttet. Dieser Vorgang, der als Axonreflex bezeichnet wird, beeinflusst das biochemische Milieu und führt sowohl zentral als auch peripher zu einer Sensibilisierung: Die Erregbarkeitsschwelle der Neurone wird herabgesetzt.

##### „Entzündungscocktail"

Im Zusammenhang der o. g. lokalen Entzündungsprozesse, die durch ischämiebedingte nekrotische Prozesse im Muskelgewebe verursacht sind, werden gleichzeitig endogene Substanzen freigesetzt: Es entsteht eine „entzündliche Suppe" aus vasoaktiven und neuroaktiven Substanzen (Bradykinin, Histamin, Serotonin, Prostaglandinen, Azetylcholin und den Neuropeptiden Substanz P und CGRP). Durch diesen „Entzündungscocktail" (Mense) wird die Reizschwelle der Nozizeptoren im Muskel verschoben. Tiefer pH-Wert und gesteigertes ATP-Vorkommen verstärken die Sensibilisierung in der Peripherie zusätzlich. In sensibilisiertem Zustand reagieren die Nozizeptoren bereits auf schwache, im Normalfall nicht nozizeptive Reize wie leichten Druck, Kontraktion oder physiologische Dehnung mit einer Erregung, die ans ZNS weitergeleitet wird und dort als Schmerzen interpretiert werden (Hyperalgesie). Gleichzeitig werden durch die im Lauf eines Entzündungsprozesses freigesetzten Gewebsmediatoren (Bradykinin, Histamin, Serotonin, Prostaglandine, Azetylcholin und die Neuropeptide Substanz P und CGRP) „stumme Nozizeptoren" (Nozizeptoren, die im Normalfall auf noxische Reize nicht reagieren) aktiviert (Weiss u. Schaible 2008).

##### Nozizeptordichte

Im Tierexperiment führen Muskelentzündungen von 12 Tagen Dauer zu einer markanten Erhöhung der Innervationsdichte mit Substanz-P-haltigen Nervenendigungen (Mense et al. 2001). Da viele der Substanz-P-haltigen Nervenendigungen Nozizeptoren sind, bedeutet dies eine Zunahme der Innervationsdichte nozisensibler Strukturen. Ein Schadreiz im Muskel wird in der Folge mehr nozizeptive Endigungen erregen und daher verstärkte Schmerzen auslösen.

##### Zentrale Einflüsse

Durch zentrale Einflüsse kann die periphere Sensibilisierung zusätzlich verstärkt werde (Output-Schmerzmechanismus, S. 65 f). Eine gesteigerte Sympathikusaktivität (Stress, Angst) ist verbunden mit der vermehrten Ausschüttung von Noradrenalin, wodurch die Nozizeptoren in der Peripherie weiter sensibilisiert werden (Jänig 2008).

**Fazit.** Die Sensibilisierung der normalen Muskelnozizeptoren, die Aktivierung stummer Nozizeptoren sowie die mögliche Zunahme der Innervationsdichte der Nozizeptoren führen dazu, dass die periphere Sensibilisierung nicht abklingt, sondern bestehen bleibt und sich ein chronisches Schmerzgeschehen aufschaukeln und etablieren kann.

Nebst diesen **neurogenen (neurobiologischen) Faktoren**, die eine periphere Chronifizierung muskulärer Schmerzen ermöglichen, ist in Erinnerung zu rufen, dass auch Rigorkomplex und Bindegewebsveränderungen – also strukturelle **myogene Faktoren** – direkt Ursache einer peripheren Schmerzchronifizierung sein können (S. 39).

Die Nozizeptoren in der Muskulatur werden sensibilisiert durch
- pH-Senkung
- endogene, bei Verletzungen und Entzündungsprozessen „freigesetzte" Substanzen wie ATP, Bradykinin, Histamin, Serotonin, Prostaglandine
- Neuropeptide (Substanz P und CGRP), die bei Nozizeptoraktivität ausgeschüttet werden

Gleichzeitig werden dadurch „stumme Nozizeptoren" geweckt.

## Zentrale Sensibilisierung

Die Nervenfasern der Muskelnozizeptoren führen zum Rückenmark und enden im Bereich des Hinterhorns. Einströmende Nervenimpulse werden im Hinterhorn auf das 2. sensible Neuron übertragen und gelangen dann weiter nach zentral, aufsteigend zum Thalamus (wo sie mehrheitlich erneut auf Folgeneurone umgeschaltet werden), und erreichen – falls die Schmerzen bewusst werden – den Kortex (**Abb. 4.5**, S. 65). An allen Umschaltstellen im zentralen Nervensystem (ZNS) kann die Übertragung der Nervenimpulse moduliert werden. Denn es hängt von verschiedenen Faktoren ab (Gate-Control-Mechanismus, deszendierende Schmerzhemmung, Hinterhornmodalität [Woolf 1994], Endorphinausschüttung, thalamokortikale Dysrhythmie [Jeanmonod et al. 1996] etc.), ob ein Impuls weitergeleitet wird oder nicht. Wird an einer Umschaltstelle die Weiterleitung eines nozizeptiven Nervenimpulses insgesamt begünstigt, erfolgt damit eine zentrale Sensibilisierung des nozizeptiven Systems; wird die Weiterleitung an der Übertragungsstelle unterbunden, entspricht dies einer Desensibilisierung des nozizeptiven Systems.

Diese Vorgänge sind mehrschichtig und komplex. Sie sind bei Weitem nicht abschließend erforscht, und ich folge weitgehend Mense (2008) in der Darstellung einiger Zusammenhänge, die den Einfluss der myofaszialen Nozizeption auf zentrale Sensibilisierungsprozesse aufzeigen.

- **Hohe Erregbarkeitssteigerung im ZNS durch Muskelschmerz:** Der Impulseinstrom von Nozizeptoren des Muskels bewirkt eine stärkere Erregbarkeitssteigerung von Hinterhornneuronen als ein nozizeptiver Einstrom von der Haut (Wall u. Woolf 1984).
- **Lang anhaltende Erregbarkeitssteigerung im ZNS durch Muskelschmerz:** Die Reizung von Muskelnozizeptoren steigert die Erregbarkeit der sensiblen Neurone im Rückenmark über die Dauer der Reizung hinaus (Hoheisel et al. 1993).
- **Sensibilisierung:** Substanz P steigert die Effektivität der synaptischen Übertragung im ZNS (Lawson et al. 1997). Ist ein Muskelnozizeptor aktiv, werden aus den Endigungen der nozizeptiven Muskelafferenzen im Rückenmark z. B. Glutamat, Substanz P und CGRP freigesetzt, die eine Verbesserung der synaptischen Übertragung – und damit u. U. eine neuronale Übererregbarkeit – bewirken (Mense 2000).
- **Erregungsausbreitung im ZNS:** Eine anhaltende Aktivierung von Muskelnozizeptoren führt mit der Zeit zu einer Ausweitung des Gebiets, das im Rückenmark durch den nozizeptiven Input stimuliert wird. Bei Ratten wurde nachgewiesen, dass durch eine experimentelle Myositis, die eine anhaltende Aktivierung von Muskelnozizeptoren bewirkt, sich innerhalb weniger Stunden die Neuronenpopulation vergrößert, die durch die nozizeptive Impulsaktivität im Muskel erregt wird (Hoheisel et al. 1994). Die Erregungsausbreitung beruht u. a. auf einer Übererregbarkeit der Nervenzellen im Rückenmark durch die Wirkung von Glutamat auf NMDA-Rezeptoren (NMDA, N-Methyl-D-Aspartat) und von Substanz P auf Neurokinin-1-Rezeptoren in der Membran der spinalen Neurone (Mense 2008).
- **Neuroplastische Veränderungen:** Es wird angenommen, dass neuroplastische Veränderungen zunächst als funktionelle Änderungen beginnen (z. B. als Erregbarkeitssteigerung) und mit der Zeit in Form von strukturellen Umbauprozessen (z. B. in Form von axonalen Sprossungen, Umbau von Synapsen) dauerhaft fixiert werden. Für die Steigerung der Erregbarkeit spielt nebst Glutamat (s. o.) der Einstrom von Kalziumionen eine entscheidende Rolle. Diese primär funktionellen Veränderungen werden relativ schnell in Form von strukturellen Veränderungen fixiert, z. B. durch Zunahme der Größe und Zahl der synaptischen Kontakte. Eine Synapse mit vergrößerter Kontaktfläche übermittelt Informationen effizienter, d. h., das postsynaptische Neuron wird stärker erregt (Mense 2000).
- Auch **Gliazellen** (besonders Mikroglia) können durch Freisetzung von Substanzen wie TNF-α (TNF: Tumornekrosefaktor) zur Sensibilisierung von zentralen Neuronen beitragen (Marchand et al. 2005).

### Sensibilisierung der Hinterhornneurone

Für die Entstehung der Übererregbarkeit von nozizeptiven Neuronen im Rückenmark sind 2 Vorgänge besonders wichtig:

- **Aktivierung stummer Synapsen durch Öffnung von Ionenkanälen:** Im interspinalen Neuronenpool gibt es viele „stumme" Neurone, die durch ineffektive („stumme" respektive „schlafende") Synapsen charakterisiert sind. Eine stumme Synapse löst im nachgeschalteten Neuron keine Aktionspotenziale, sondern nur kleine synaptische Potenziale aus. Einer der Mechanismen für den Übergang einer stummen in eine funktionelle Synapse besteht in der Verschiebung des Membranpotenzials der nachgeschalteten Zelle in positiver Richtung durch ständig einlaufende Aktionspotenziale. Diese Dauerdepolarisation aktiviert intrazelluläre Enzyme, die wiederum die Durchlässigkeit der Ionenkanäle für $Na^+$ und $Ca^+$ steigern. Dadurch werden bisher unterschwellige Potenziale überschwellig. Durch diesen Vorgang können **neue funktionelle Verbindungen im ZNS** geschaltet werden. Das Membranpotenzial der depolarisierten Zelle befindet sich nahe an der Erregungsschwelle, die Zelle ist damit übererregbar und generiert bereits bei schwachen Reizen nozizeptive Signale.

- **Durch Bildung neuer Ionenkanäle entstehen strukturelle Veränderungen:** Infolge dieser zunächst funktionellen Veränderungen (s. o.) werden neue Ionenkanäle synthetisiert, die in die Membran der Nervenzelle eingebaut werden. Langfristig entsteht so eine modifizierte nozizeptive Zelle, die eine höhere Dichte von Ionenkanälen in ihrer Membran hat und deren Ionenkanäle gleichzeitig durchlässiger für Ionen sind. Dies erklärt die Übererregbarkeit des Neurons (Mense 2008). Aus einer zunächst funktionellen Veränderung ist damit eine strukturelle geworden.

Entgegen früheren Annahmen ist keine hochfrequente Aktivierung der Hinterhornneurone für ihre Sensibilisierung notwendig. Aktionspotenziale geringer Frequenz oder sogar unterschwellige postsynaptische Potenziale reichen aus, um die Zellen übererregbar zu machen (Hoheisel et al. 2007, Ikeda et al. 2006).

Die mit der Sensibilisierung verbundene Übererregbarkeit der nozizeptiven Neurone führt somit zu einer sog. funktionellen Reorganisation der Verschaltungen im Rückenmark (Mense et al. 2003). Folge einer solchen funktionellen Reorganisation der Neurone auf Rückenmarksebene können sein:

- Chronifizierung von Muskelschmerzen
- Übertragung von Muskelschmerzen in andere Körperregionen (Kap. 2.2.6)

---

- Für den chronischen Muskelschmerz (wie für andere Schmerzformen auch) ist die zentrale Sensibilisierung ein entscheidender Faktor.

---

## Gate-Control-Mechanismus

Die im Hinterhorn liegenden 2. Neurone, die den sensorischen Input weiterleiten, sind mehrheitlich sog. WDR-Neurone (WDR: Wide Dynamic Range). An WDR-Neurone münden unterschiedliche afferente Fasern (Aβ-Fasern, Aδ-Fasern und C-Fasern sowie Ia-Fasern von Muskelspindeln) von Rezeptoren für unterschiedliche Sinnesmodalitäten (Mechanorezeptoren, Thermorezeptoren, Nozizeptoren) aus unterschiedlichen Geweben (Haut, Muskel, Gelenk, Knochen, Nerv, Eingeweide), die über das gleiche segmentale Niveau (z. B. L5) innerviert werden (Prinzip der Konvergenz). Über Modulierung ihrer Entladungsfrequenz können die WDR-Neurone die Qualität der Information kodieren und nach zentral weiterleiten (d. h., bei der Weiterleitung eines Nervenimpulses, der von einem Muskelnozizeptor über Typ-IV-Fasern kommt und kortikal als Schmerz dekodiert wird, ist die Entladungsfrequenz der WDR-Neurone eine andere als bei der Weiterleitung einer über Aβ-Fasern zugeleiteten Erregung von einem in der Haut liegenden Mechanorezeptor, der durch leichte Berührung stimuliert wird). Treffen gleichzeitig Impulse über verschiedene afferente Fasern ein, ist es Aufgabe der WDR-Neurone zu selektionieren, welchem Reiz sie den Vorrang geben und impulskodiert weiterleiten – und welche Reize nicht weitergeleitet werden (Gate-Control-Mechanismus, Melzack 1989). Im Normalfall haben Impulse in Aβ- und Aδ-Fasern (Berührungs- und Temperaturempfinden, heller Schmerz) Vorrang vor in Typ-IV-Fasern (respektive C-Fasern) geleiteten (dumpfer Schmerz).

## Reizsummation

Da zu denselben WDR-Neuronen Afferenzen aus unterschiedlichen Geweben (Haut, Muskel, Gelenk, Eingeweide) derselben Segmenthöhe gelangen, ist es möglich, dass sich – bei kontrollierter Hinterhornmodalität (s. u.) – ein unterschwelliger nozizeptiver Impulseinstrom von Muskelnozizeptoren addiert mit einem ebenfalls unterschwelligen nozizeptiven Impulseinstrom, der von einem anderen Gewebetyp (z. B. von viszeral oder von einem dysfunktionalen Gelenk) herrührt. Die Summation einströmender nozizeptiver Impulse aus unterschiedlichen Geweben kann zur Überschreitung eines Schwellenwerts führen, der die Generierung eines überschwelligen Potenzials bei den WDR-Neuronen auslöst, das dann nach zentral weitergeleitet wird. Auch nicht nozizeptive Afferenzen können mittels der multifunktionalen Faserkonvergenz der WDR-Neurone zur Erhöhung des Summationseffekts beitragen (Böhni 2006). Über Reizsummation können somit Schmerzen entstehen – eine wichtige Komponente bei der Entstehung und Aufrechterhaltung einer Vielzahl von chronischen Schmerzen (Böhni 2006, Zieglgänsberger u. Herz 1971, Zieglgänsberger et al. 2005).

---

Durch Reizsummation (nozizeptive WDR-Konvergenz) können chronische Schmerzen entstehen und aufrechterhalten werden.

---

## Schmerzinhibition

Nicht alle Schmerzen werden chronisch. Im Rückenmark liegende sensible Neurone, die Informationen von Nozizeptoren verarbeiten, sind einem starken inhibitorischen Einfluss unterworfen. Dabei wirken segmentale (inhibitorische Interneurone) und zentrale Inhibition (deszendierende Schmerzhemmung) zusammen. Das deszendierende antinozizeptive System (Basbaum u. Fields 1984) hat seinen Ursprung in supraspinalen Zentren und ist normalerweise ständig aktiv. Es dämpft damit die tonische Ruheaktivität und die Erregbarkeit von Hinterhornneuronen, die Tiefenschmerz vermitteln. Dies entspricht der sog. **kontrollierten Hinterhornmodalität** (Woolf 1994), die eine adäquate Schmerzwahrnehmung ermöglicht. Die zentrale Inhibition kann verstärkt sein (z. B. bei Unfällen, in lebensbedrohlichen Situationen), sodass nozizeptive Impulse im Hinterhorn nicht weitergeleitet werden und in der Folge keine oder weniger Schmerzen empfunden werden (sog. **unterdrückte Hinterhornmodalität**). Ist die zentrale und/oder segmentale Inhibition reduziert, wird die tonische Ruheaktivität der Hinterhornneurone zu wenig gedämpft, und bereits tiefgradige Stimulation durch physiologische Reize (normale Berührung und Bewegung) kann zur Auslösung und Weiterleitung eines nozizeptiven Signals auf Hinterhornebene führen. Bei dieser sog. **sensibilisierten Hinterhornmodalität** können in der Muskulatur Schmerzen empfunden werden, ohne dass dafür im Muskel ein pathologischer Anlass vorliegt.

Zusätzlich zur Schmerzhemmung über absteigende deszendierende Nervenbahnen wirken endogene Opiate (Endorphine), die über den Blutweg transportiert werden, inhibitorisch an den Übertragungsstellen nozizeptiver Bahnen und zeigen damit einen schmerzhemmenden Effekt.

Eine verminderte Schmerzhemmung kann chronische Schmerzen begünstigen.

### Konditionierung

Schmerz kann angelernt sein. Der Hund im berühmten Experiment von Pawlow (1904 erhielt er für seine Arbeiten über die Verdauungsdrüsen den Nobelpreis) hat gelernt, auf den Klang einer Glocke mit erhöhter Speichel- und Magensaftsekretion zu reagieren, nachdem dem Hund das Futter 2 Wochen lang immer zusammen mit dem gleichzeitigen Erklingen einer Glocke gegeben worden war (klassische Konditionierung). Analog kann bei einer Bewegung, die über eine gewisse Zeit mit Schmerz verbunden ist, der Bewegungsschmerz „gelernt" (konditioniert) werden. In der Folge wird die Bewegung schmerzhaft sein, unabhängig davon, ob eine periphere Schmerzursache vorliegt oder nicht. Um diese Schmerzkonditionierung zu verhindern, ist es therapeutisch daher nicht sinnvoll, eine Bewegung wiederholt mit Schmerzen ausführen zu lassen.

Zentrale und periphere Sensibilisierung wirken zusammen und zeigen sich klinisch in 2 Phänomenen:

- Normalerweise schmerzlose Reize (z. B. normale Berührung oder Bewegung) werden schmerzhaft (Allodynie).
- Schmerzreize erzeugen stärkere Schmerzen (Hyperalgesie).

**Zusammenfassung:** Chronische Muskelschmerzen
**Chronische Muskelschmerzen** können entstehen infolge von

- **peripheren Schmerzmechanismen** (periphere Sensibilisierung der Nozizeptoren und/oder strukturelle Veränderungen im Muskel [Rigorkomplex] sowie Bindegewebsveränderungen)
- **zentralen Schmerzmechanismen** (zentrale Sensibilisierung mit veränderter Hinterhornmodalität, Reizsummation, Konditonierung)
- **Output-Schmerzmechanismen** (verminderte Schmerzinhibition über deszendierende Bahnen, gesteigerte Sympathikusaktivität)

Bei chronischen (Muskel-)Schmerzen wirken meistens gleichzeitig unterschiedliche Schmerzmechanismen zusammen (Kap. 4.1.1). Grundlage einer adäquaten Therapie ist herauszufinden, welcher Schmerzmechanismus dominant ist und wie er am besten (respektive ob er überhaupt) beeinflusst werden kann. Dies ist Aufgabe der (Differenzial-)Diagnostik myofaszialer Schmerzen und erfolgt im Clinical-Reasoning-Prozess (Kap. 4, speziell Kap. 4.1).

## 2.2.6 Übertragener Schmerz (Referred Pain)

Das Phänomen des übertragenen Schmerzes ist häufig (Kap. 1). Es ist von zentraler Bedeutung für die Therapie neuromuskuloskelettaler Schmerzen.

Viele Schmerzübertragungen erfolgen außerhalb des segmentalen Innervationsmusters: Der übertragene Schmerz lässt sich oft keiner Myotom-Dermatom-Beziehung zuordnen. Die weitgehende Konstanz der Schmerzübertragungsmuster ist jedoch ein Zeichen dafür, dass die Übertragung definierten anatomischen Wegen folgt (Graven-Nielsen 2006, Graven-Nielsen et al. 1997 und 2003, Leffer et al. 2000).

Muskelschmerz hat im Gegensatz zum Hautschmerz eine starke Tendenz zur Übertragung. Das heißt, die Patienten empfinden die Schmerzen nicht (nur) am Ort der Muskelläsion (mTrP), sondern häufig in großer Entfernung davon (Mense 2008).

Dass auf Rückenmarksebene Afferenzen aus unterschiedlichen somatischen Geweben (Haut, Muskulatur, Knochen, Eingeweiden) konvergieren, ist in Tierexperimenten nachgewiesen worden. Eine darauf sich abstützende Konvergenz-Projektionstheorie kann jedoch nicht erklären, warum die beobachtbaren Schmerzausbreitungsgebiete häufig die Myotom-Dermatom-Grenze überschreiten.

Um dem Mechanismus des übertragenen Schmerzes auf die Spur zu kommen, führten Hoheisel, Koch und Mense (1994) folgende Untersuchungen durch: In Tierexperimenten wurde die Aktivität von Hinterhornneuronen aufgezeichnet. Im M. biceps femoris einer Ratte wurde zuerst das rezeptive Feld (RF) eines Hinterhornneurons identifiziert (**Abb. 2.32**). Das Neuron konnte nur durch starke, schmerzhaft Druckreize aktiviert werden (Nox p. deep). Danach wurde Bradykinin hochdosiert in den M. tibialis anterior (außerhalb des RF des M. biceps femoris) gespritzt, wodurch eine experimentelle Myositis mit Muskelschmerzen erzeugt wurde. In der Folge zeigten sich 5 min später entfernt vom ursprünglichen RF im M. biceps femoris zusätzlich 2 neue RFs. Nach weiteren 10 min veränderte sich das ursprüngliche RF und reagierte nun bereits auf schwachen, unschädlichen Druck (Mod. p. deep). Mense (1994) postuliert: Anatomisch präformierte, aber funktionell ineffektive Verbindungen zwischen den Hinterhornneuronen und der Peripherie können durch einen nozizeptiven Antrieb demaskiert werden. Solche Verbindungen sind anatomisch nachgewiesen. Die stummen Synapsen dieser präformierten Interneurone werden vermutlich durch die Neuropeptide Substanz P und CGRP demaskiert (**Abb. 2.33**). Bei Schmerzreizen werden diese Neuropeptide durch den Axonreflex sowohl am spinalen als auch am rezeptiven Ende ausgeschüttet und bewirken dort eine Sensibilisierung der nozizeptiven Strukturen. Beachtenswert ist, dass die neu entstandenen RFs sich außerhalb des Myotoms des M. biceps femoris befinden.

Der Kerngedanke der von Mense (1994) vorgestellten „modifizierten Konvergenz-Projektionstheorie" ist also, dass durch Schmerzafferenzen via Axonreflex im Hinterhorn Neuropeptide freigesetzt werden, die über beträchtliche

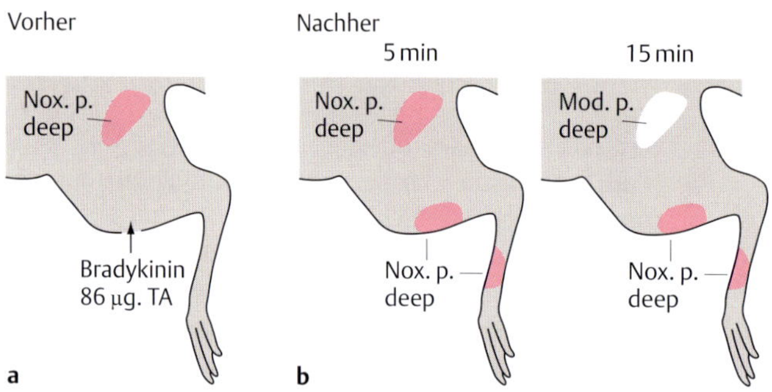


**Abb. 2.32** Modulation der Empfindlichkeit rezeptiver Felder sowie Entstehung neuer rezeptiver Felder durch Schmerzafferenzen (Untersuchungen an der Hinterpfote einer anästhesierten Ratte, Erläuterung im Text) (nach Mense 1994).

Strecken durch das Gewebe diffundieren können. Dadurch lassen sich im Rückenmark Synapsen klinisch stummer Interneurone demaskieren, wodurch eine Schmerzübertragung über die Segmentgrenze hinaus möglich ist.

---

Schmerzübertragung über die Myotom-Dermatom-Grenze hinaus erfolgt aufgrund der Demaskierung von stummen Synapsen im Hinterhorn. Sie ist Ausdruck einer funktionellen Reorganisation der Verschaltungen im Rückenmark.

---

Das Modell der modifizierten Konvergenz-Projektionstheorie bietet eine mögliche Erklärung für die weitverbreiteten Schmerzübertragungsphänomene von mTrPs. Es ist jedoch gut möglich, dass sich weitere, analoge Mechanismen auf höheren Ebenen des ZNS abspielen.

Referred-Pain-Phänomene sind folglich weder peripher-nozizeptiv noch peripher-neurogen zu erklären. Referred Pain ist Ausdruck einer veränderten Schmerzverarbeitung. Das Referred-Pain-Geschehen zählt damit nicht zu den peripheren, sondern zu den zentralen Schmerzmechanismen (S. 64, **Abb. 4.5**, S. 65)

---

Referred Pain ist Ausdruck einer veränderten Schmerzverarbeitung und zählt damit zu den zentralen (nicht peripheren) Schmerzmechanismen.

---

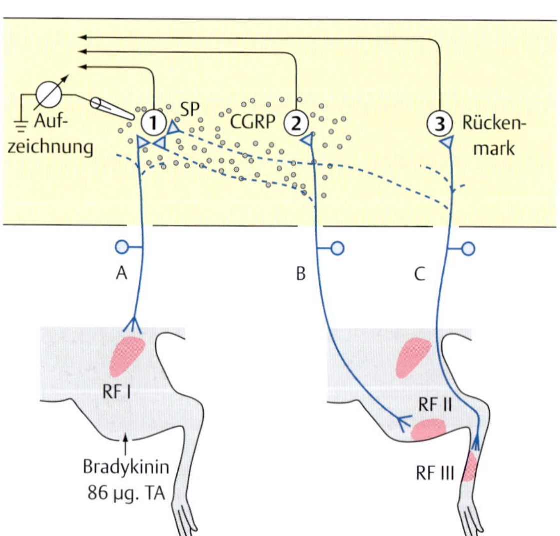


**Abb. 2.33** Übertragene Schmerzen: neuroanatomisches Modell zur Erklärung der Entstehung neuer rezeptiver Felder außerhalb der Myotomgrenze aufgrund der Demaskierung stummer Synapsen im Hinterhorn (nach Mense 1994).

> **Zusammenfassung:** Referred Pain
> Die neuronale Grundlage übertragener Schmerzen (Referred Pain) ist die zentrale Sensibilisierung. Das andauernde Einströmen nozizeptiver Impulse aus dem Muskel (sowie weitere Faktoren, S. 45 f) führen zu einer Übererregbarkeit der Hinterhornneurone sowie zur Demaskierung stummer Synapsen und damit zu einer sog. funktionellen Reorganisation neuronaler Verschaltungen im Rückenmark, die über die Segmentgrenze hinausreicht. Die funktionelle Reorganisation auf Rückenmarksebene ist die neuronale Grundlage für übertragene Schmerzen (Referred Pain).

## 2.2.7 Modell der Energiekrise

Die einzelnen pathophysiologischen Befunde (histopathologische Veränderungen [S. 37], Untersuchungen des biochemischen Milieus [S. 40] und der EMG-Aktivität [S. 16]) fügen sich wie Puzzleteile zu einem Gesamtbild (**Abb. 2.34**). In Form eines Modells lassen sich die bisherigen Erkenntnisse zusammenfassen. Dieses sog. Energiekrisenmodell (**Abb. 2.35**) ist die heute allgemein akzeptierte Hypothese

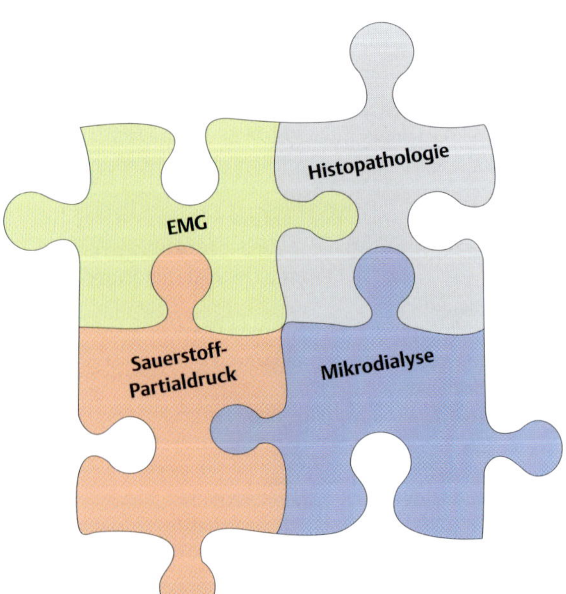


**Abb. 2.34** Pathophysiologie der mTrPs: Die einzelnen pathophysiologischen Befunde fügen sich wie Puzzleteile zu einem Gesamtbild – dem Energiekrisenmodell.

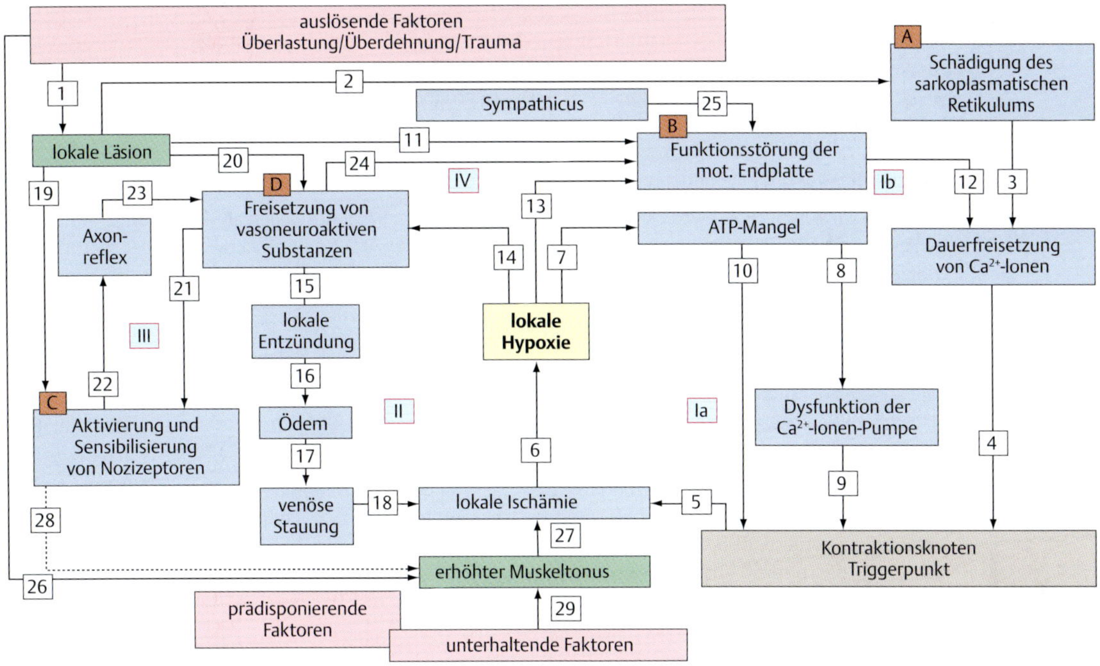


**Abb. 2.35** Modell der Energiekrise – Pathophysiologie des myofaszialen Triggerpunkts (Erläuterungen s. **Tab. 2.7**) (nach Gautschi 2008).

zur Erklärung des Triggerpunkt-Geschehens (Mense et al. 2001a, Travell u. Simons 2002, Dejung 2009).

Anlass für die Entstehung eines myofaszialen Schmerzsyndroms sind in der Regel eine akute oder chronische Überlastung des betreffenden Muskels, eine traumatische Überdehnung oder eine direkte Verletzung des Muskels (Kap. 2.3). Die **direkte Läsion von Muskelfasern** (Trauma) oder ein **langzeitig erhöhter Muskeltonus** (aufgrund von Fehlhaltungen oder von arthrogenen, neurogenen bzw. viszerogenen, aber auch von psychischen Faktoren wie Angst, Überforderung respektive Stress) sind häufig der Ausgangspunkt für die Entwicklung von mTrPs (**Abb. 2.35**).

Über Weg A, B, C oder D kann dadurch das myofasziale Syndrom in Gang gesetzt werden (**Abb. 2.35** sowie Erläuterungen in **Tab. 2.7**)

Im Zentrum des Energiekrisenmodells steht die lokale Hypoxie. Sie ist experimentell nachgewiesen (Brückle et al. 1990). Sauerstoffmangel hat zur Folge, dass zu wenig ATP gebildet werden kann.

**Tab. 2.7** Myofasziales Schmerzsyndrom: Modell der Energiekrise

| | | |
|---|---|---|
| | (1) | Akute oder chronische Überlastung, traumatische Überdehnung oder direktes Trauma können zu einer Läsion in Muskelfasern führen. |
| Weg A | (2) | Die lokale Verletzung von Muskelfasern (Läsion) ist verbunden mit einer direkten Schädigung des sarkoplasmatischen Retikulums (SR). |
| | (3) | Ein Leck im SR bewirkt eine Dauerfreisetzung von $Ca^{2+}$-Ionen in der Faser. |
| | (4) | Die Dauerfreisetzung von $Ca^{2+}$-Ionen führt dazu, dass der Kontraktionsvorgang zwischen Myosin- und Aktinfilamenten in lokal begrenzten Muskelabschnitten ununterbrochen weitergeht. Diese zunächst funktionelle Störung führt zur Entstehung eines Kontraktionsknotens; der Kontraktionsprozess benötigt unablässig Energie in Form von Adenosintriphosphat (ATP). |
| | (5) | Im Bereich des Kontraktionsknotens wird die lokale Blutversorgung reduziert, da das ausgeprägte Kapillargeflecht des Muskels durch andauernd erhöhten Druck stranguliert wird. Es entsteht eine lokale Ischämie. |
| | (6) | Die Kombination von gesteigertem Stoffwechselbedarf (Daueraktivität der kontraktilen Elemente) und herabgesetzter Durchblutung mit vermindertem Sauerstoffangebot kann zu einer ausgeprägten, lokal begrenzten Energiekrise führen, in deren Zentrum eine lokale Hypoxie steht. Der Sauerstoffpartialdruck sinkt im mTrP gegen null. |
| | (7) | Ausdruck dieser Energiekrise ist ein Mangel an ATP: Infolge der Minderdurchblutung fehlt Sauerstoff zur Resynthese des Energieträgers ATP aus Adenosintriphosphat (ADP). |
| | (8) | Der Mangel an ATP führt zum Versagen der $Ca^{2+}$-Ionenpumpe. |

**Tab. 2.7** Fortsetzung

| | | |
|---|---|---|
| | (9) | Die Dysfunktion der $Ca^{2+}$-Ionenpumpe führt zur dauernden Erhöhung der $Ca^{2+}$-Ionenkonzentration und damit zur pausenlosen Weiterführung der Kontraktionsvorgänge in der betroffenen Muskelfaser. Damit schließt sich ein erster Teufelskreis (Ia): Bei mangelndem ATP zur Betreibung der $Ca^{2+}$-Ionenpumpe wird zur Dauerkontraktion gleichzeitig vermehrt ATP verbraucht. Die Kontraktionsknoten werden stärker und die Energiekrise verschärft sich.<br>Die Kontraktionsvorgänge finden erst ein Ende, wenn die Vorräte des Energieträgers ATP erschöpft sind. |
| | (10) | Fehlt ATP, können sich die Myosinköpfchen nicht mehr von den Bindungsstellen an den Aktinfilamenten lösen (fehlende „Weichmacherfunktion" des ATP). Ohne Aktionspotenzial und ohne Aktivierung der motorischen Endplatte bleiben Aktin- und Myosinfilamente schließlich im Rigorkomplex gebunden. Im Kontraktionsknoten stellt sich somit eine strukturelle Veränderung ein – eine Kontraktur im eigentlichen Sinne ist entstanden.<br>Eine Ansammlung solcher Kontraktionsknoten bildet den palpierbaren mTrP (Triggerpunkt-Komplex). Der restliche Teil der betroffenen Muskelfaser(n) wird überdehnt und erzeugt so den palpierbaren Hartspannstrang. |
| Weg B | (11) | Die Läsion einer Muskelstelle (wie auch 13, 24 und 25) bewirkt das Fehlfunktionieren motorischer Endplatten. Die Fehlfunktion besteht darin, dass andauernd in geringen Mengen Azetylcholin in den synaptischen Spalt freigesetzt wird, ohne dass vom α-Motoneuron ein Aktionspotenzial eintrifft. |
| | (12) | Die andauernde Azetylcholinfreisetzung führt zu einer Dauerdepolarisation der postsynaptischen Membran in der Muskelfaser (dieses Potenzial ist als spontane elektrische Aktivität der Endplatte im EMG registrierbar, Endplattenhypothese, **Abb. 2.36**). Das Aktionspotenzial breitet sich über die Membran der Muskelfaser in alle Richtungen aus, erreicht über die T-Tubuli das sarkoplasmatische Retikulum in der Muskelfaser und bewirkt hier die Dauerfreisetzung von $Ca^{2+}$-Ionen in die Faser (weiter: 4, 5, 6 zu 13). |
| | (13) | Die lokale Hypoxie schädigt die Mitochondrien und verstärkt damit die Funktionsstörung der motorischen Endplatte (Teufelskreis Ib). |
| | (14) | Die Hypoxie ist ein nozizeptiver Reiz und führt zur Freisetzung von vasoneuroaktiven Substanzen (Bradykinin, Serotonin, Prostaglandine u. a.). |
| | (15) | Die vasoaktiven Substanzen initiieren lokale Entzündungsprozesse. |
| | (16) | Die lokalen Entzündungsvorgänge erhöhen die Gefäßpermeabilität und erzeugen damit ein lokales Ödem. |
| | (17) | Das lokale Ödem führt zu einer venösen Stauung. |
| | (18) | Eine venöse Stase zieht eine Einfluss-Stauung im Bereich der Arteriolen nach sich, wodurch die lokale Ischämie verstärkt wird. Damit schließt sich ein weiterer Teufelskreis (II). |
| Weg C | (19) | Durch eine Läsion von Muskelfasern werden die Nozizeptoren im Muskel direkt aktiviert, und das bei einer Verletzung des Muskels direkt freigesetzte ATP sensibilisiert die Nozizeptoren (weiter: 22, 28). |
| Weg D | (20) | Mit der Verletzung von Muskelfasern werden gleichzeitig andere Gewebszellen und Gefäße geschädigt. Dies führt (wie auch die Hypoxie, 14) zur Freisetzung von vasoneuroaktiven Substanzen wie Histamin, Prostaglandinen und Bradykinin. Über ihre vasoaktive Wirkung bewirken sie lokale Entzündungsprozesse (15) und erzeugen ein Ödem (weiter: 16). |
| | (21) | Die neuroaktiven Substanzen aktivieren und sensibilisieren direkt die Nozizeptoren (neuroaktive Wirkung). |
| | (22) | Mit der Aktivierung von Nozizeptoren wird der Axonreflex ausgelöst. |
| | (23) | Durch den Axonreflex werden die Neuropeptide Substanz P (SP) und Calcitonin Gene-related Peptide (CGRP) ausgeschüttet, die ihrerseits die Freisetzung vasoaktiver Substanzen auslösen: Ein weiterer Teufelskreis schließt sich (III). |
| | (24) | Die vasoneuroaktiven Substanzen stimulieren auch das autonome Nervensystem. Insbesondere wird die Aktivität des Sympathikus, dessen Fasern den Blutgefäßen folgen, verstärkt. Die Sympathikusaktivität erhöht die Azetylcholinfreisetzung der fehlfunktionierenden Endplatten. Damit folgt ein weiterer Teufelskreis (IV).<br>Klinische Studien mit Alpha-Rezeptoren-Blockern (Phentolamin, Phenoxybenzamin) zeigen, dass diese Substanzen die EMG-Aktivität von TrPs stark hemmen und bei mehr als der Hälfte der untersuchten Patienten die myofaszialen Beschwerden deutlich vermindern konnten (Hubbard 1996). |
| | (25) | Gesteigerte Sympatikusaktivität (z. B. bei chronischem Stress oder Angst) induziert via vegetative Nervenfasern die fortwährende Freisetzung von Azetylcholin in geringen Mengen. Das Fehlfunktionieren der motorischen Endplatte wird damit verstärkt respektive aufrechterhalten. Gleichzeitig erhöht die gesteigerte Sympathikusaktivität die Sensibilisierung der Nozizeptoren (C). |

**Tab. 2.7** Fortsetzung

| | |
|---|---|
| (26) | Chronische Überlastung geht direkt mit einer Erhöhung des Muskeltonus einher. Anlass für chronische Überlastung geben beispielsweise die lang andauernde Belastung eines Muskels in verkürzter Stellung (z. B. arbeitsbedingt, als Folge einer Arthrose oder infolge einer schmerzbedingten Schonhaltung), unphysiologische Belastung infolge veränderter Statik oder die Erhöhung des Muskeltonus bei psychischer Spannung (Depression, Stress u. a.). |
| (27) | Alle Einflüsse, die den Muskeltonus erhöhen, vermindern die normale lokale Blutzirkulation, indem sie die Strangulierung der Kapillaren verstärken (5, 18). Somit kann auch auf dem Weg einer allgemeinen Muskeltonuserhöhung eine Ischämie und damit die im Zentrum der Energiekrise stehende lokale Hypoxie begünstigt werden. |
| (28) | Aktivierte Muskelnozizeptoren führen zur Hemmung der betroffenen Muskelfasern. Schmerzbedingte Ausweichbewegungen und Schonhaltungen können jedoch gleichzeitig eine Erhöhung des Muskeltonus in synergistischer und/oder antagonistischer Muskulatur bewirken (weiter: 27) und damit die Aktivierung/Entstehung von mTrPs in Synergisten bzw. Antagonisten begünstigen (sekundäre TrPs). |
| (29) | Prädisponierende und unterhaltende Faktoren können ebenfalls zu einer Erhöhung des neuromuskulären Tonus beitragen und damit die Entstehung und Aufrechterhaltung einer lokalen Hypoxie begünstigen. Als Kofaktoren wirken hier:<br>▪ Nässe und Kälte<br>▪ Veränderungen der Statik und der Bewegungsmuster<br>▪ arthrogene Inputs (Arthrosen, Gelenksdysfunktionen)<br>▪ neurogene Inputs (periphere Neuropathien wie Radikulopathien, Karpaltunnelsyndrom oder Entrapments peripherer Nerven)<br>▪ viszerogene Inputs (Erkrankung innerer Organe)<br>▪ psychogene Inputs (Stress, Depression, Angst)<br>▪ erhöhte Sympathikusaktivität<br>▪ Der Ruhetonus der Muskulatur wird über das Gamma-Nervenfasersystem (GNS) reguliert. Die Aktivität der Gamma-Motoneurone, die den Spannungszustand der intrafusalen Muskelfasern in den Muskelspindeln bestimmt, wird von der Formatio reticularis, in der die Integration aller sensorischen Afferenzen mit vegetativ viszeralen Einflüssen und Afferenzen von höheren Kerngebieten (Thalamus, limbisches System, Kortex) erfolgt, über absteigende Bahnen gesteuert. Somit modulieren alle somatosensorischen, alle vegetativen sowie alle kognitiven und affektiven Einflüsse den Ruhetonus der Muskulatur (Glaser 1965, 1993, Dejung 2009).<br>Weitere Kofaktoren können an unterschiedlichen Positionen die ineinander verschachtelten Teufelskreise unterstützen und antreiben:<br>▪ Mangelnder Trainingszustand und die damit einhergehende Minderkapillarisierung der Muskulatur fördert über das Entstehen einer lokalen Ischämie die lokale Hypoxie. Die spärliche Ausbildung von Mitochondrien in wenig gebrauchter Muskulatur begünstigt die Entstehung einer Energiekrise (7). Trainingsmangel äußert sich in einer grundsätzlich erhöhten Lädierbarkeit des Muskels (1).<br>▪ Die Bildung von Hartspannsträngen kann die motorischen Nerven schädigen (Gunn 1996) und damit den Funktionszustand der Endplatten beeinträchtigen (Weg B).<br>▪ Die lokale Hypoxie (6) kann lokale Gewebsnekrosen erzeugen. Solche Nekrosen ziehen eine lokale Entzündung (14, 15) und Reparationsvorgänge nach sich, in deren Verlauf Kollagenfasern eingelagert werden. Unter der Wirkung von Myofibroblasten zieht sich das frisch formierte Bindegewebe zusammen (van Wingerden 1995). Diese Bindegewebsschrumpfung überlagert sich den kontrakten Sarkomeren im TrP (4, 9, 10) und fixiert diese strukturell (Dejung 2009).<br>▪ Systemische Faktoren (Ernährung, endokrines System) beeinflussen den Metabolismus und damit die Energiekrise. |

**Endplattenhypothese.** Zahlreiche Indizien sprechen dafür, dass eine Fehlfunktion motorischer Endplatten bei der Entstehung von mTrPs eine wesentliche Rolle spielt (Simons 1996, Mense et al. 2001a, **Abb. 2.36**, Pfeil I).

- Viele mTrPs sind im mittleren Drittel der Muskelfasern zu finden, also an den Stellen, an denen in der Regel die motorischen Endplatten liegen.
- Das veränderte EMG-Signal, das aus mTrPs abgeleitet werden kann (**Abb. 2.7** und **Abb. 2.8**), wird heute mehrheitlich als Zeichen einer Vielzahl von Miniatur-Endplattenpotenzialen und damit als Ausdruck einer gestörten motorischen Endplatte gedeutet (Mense et al. 2003a).
- Bei einer derzeit laufenden Studie zur histomorphologischen Untersuchung von mTrPs am Friedrich-Bauer-Institut der Universität München zeigten EMG-Ableitungen derjenigen Stellen, an denen palpatorisch mTrPs identifiziert wurden, regelhaft Alterationen, die EMG-Spezialisten als „Endplattenspikes“ bezeichneten – ein Phänomen, das bei tiefen EMG-Ableitungen aus Muskulatur sonst nur selten zu beobachten ist (Gröbli, mündliche Mitteilung 2007).

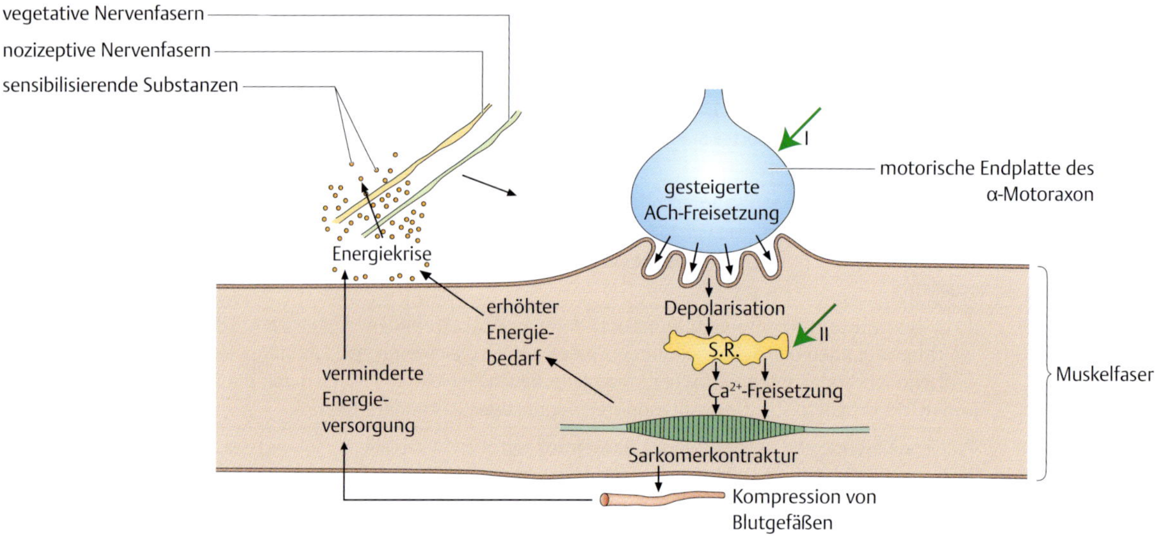


**Abb. 2.36** Modell der Energiekrise. Endplattenhypothese zur Entstehung von mTrPs (nach Mense et al. 2001a).

- Injektion von Botulinumtoxin in mTrPs bewirkt eine signifikante Schmerzreduktion (Graboski et al. 2005, Ojala et al. 2006, Querama et al. 2006, Ferrante et al. 2005). Das Neurotoxin blockiert an den motorischen Endplatten präsynaptisch die Freisetzung des Neurotransmitters Azetylcholin, wodurch die motorischen Endplatten funktionsunfähig werden. Die betroffenen Muskelfasern werden damit denerviert, was eine Dauerkontraktion der Muskulatur verunmöglicht. In randomisierten kontrollierten Studien (RCT) konnte die Überlegenheit von Botox zur Schmerzlinderung im Vergleich zu Injektionen mit NaCl oder Dry Needling jedoch nicht bestätigt werden (Stieger 2008, s. auch S. 79).
- Klinische Studien mit Alpha-Rezeptoren-Blockern (Phentolamin, Phenoxybenzamin) zeigen, dass diese Substanzen die EMG-Aktivität von TrPs stark hemmen und bei mehr als der Hälfte der untersuchten Patienten die myofaszialen Beschwerden deutlich vermindern konnten (Hubbard 1996).

Eine Dysfunktion motorischer Endplatten kann durch unterschiedliche Faktoren bewirkt werden, z. B. sympathikusinduziert (25, die Ziffern beziehen sich hier und im Folgenden auf **Abb. 2.35** und **Tab. 2.7**), durch Freisetzung vasoneuroaktiver Substanzen (24) im Zusammenhang lokaler Muskelläsionen (11) oder infolge einer Sauerstoffunterversorgung (13).

Auch wenn viele Argumente für die Bedeutung der motorischen Endplatten bei der Entstehung von mTrPs sprechen, ist fraglich, ob die Endplattenhypothese als ausschließliche Erklärung bzw. als conditio sine qua non zur Entstehung von mTrPs gelten kann. Die klinische Untersuchung jedenfalls zeigt, dass aktive mTrPs an jeder Stelle eines Hartspannstrangs auftreten können (S. 71). Durch eine direkte Verletzung eines Muskels beispielsweise kann das sarkoplasmatische Retikulum derart geschädigt (**Abb. 2.36**, Pfeil II) werden, dass es unter ungünstigen Verhältnissen (ATP-Mangel, fehlende Schonungsphase mit Retraumatisierung etc.) zu einer Dauerfreisetzung von $Ca^{2+}$ kommt und sich damit ein Kontraktionsknoten etablieren kann – auch in Bereichen des Muskels, wo keine motorischen Endplatten liegen.

**Zusammenfassung:** Entstehung von mTrPs nach dem Energiekrisenmodell

- Fehlfunktion motorischer Endplatten (unterschwellige Ausschüttung von Azetylcholin, **Abb. 2.36**, Pfeil I) oder traumatischer Schädigung des sarkoplasmatischen Retikulums (**Abb. 2.36**, Pfeil II) führen zur Dauerfreisetzung von $Ca^{2+}$-Ionen und in der Folge zur Dauerkontraktion lokal begrenzter Muskelfaserzonen.
- Die Dauerkontraktion erhöht den Stoffwechselbedarf und drückt gleichzeitig das ausgeprägte Kapillargeflecht ab.
- Die Kombination von gesteigertem Stoffwechselbedarf und herabgesetzter Durchblutung mit vermindertem Stoffwechselangebot kann zu einer ausgeprägten, lokal begrenzten Energiekrise (ATP-Mangel) führen, in deren Zentrum eine lokale Hypoxie steht. Die lokale Hypoxie im Zentrum der mTrPs ist experimentell nachgewiesen (Brückle et al. 1990).
- Mangel an ATP bewirkt, dass die in der Wand des sarkoplasmatischen Retikulums stationierte Kalziumionenpumpe versagt. Dies hat zur Folge, dass der Kontraktionsvorgang unablässig weitergeht, wodurch das ATP-Angebot zusätzlich erschöpft wird. Mit dem ATP-Mangel fehlt die Weichmacherfunktion des ATP: Myosin- und Aktinfilamente können sich nicht mehr voneinander lösen; es entsteht ein lokaler Rigorkomplex und damit eine Dauerkontraktur lokal begrenzter Muskelabschnitte.
- Die lokale Hypoxie erzeugt eine Gewebsnekrose, die lokale Entzündungsprozesse und Reparationsvorgänge in Gang bringt. Dabei kommt es zur Einlagerung von Kollagenfasern, und unter der Wirkung von Myofibroblasten zieht sich das frisch formierte Bindegewebe zusammen (van Wingerden 1995). Diese Bindegewebsschrumpfung überlagert sich den kontrakten Sarkomeren im mTrP und fixiert diese strukturell. Dies entspricht der ersten Chronifizierungsstufe myofaszialer Schmerzen (Dejung 2009).

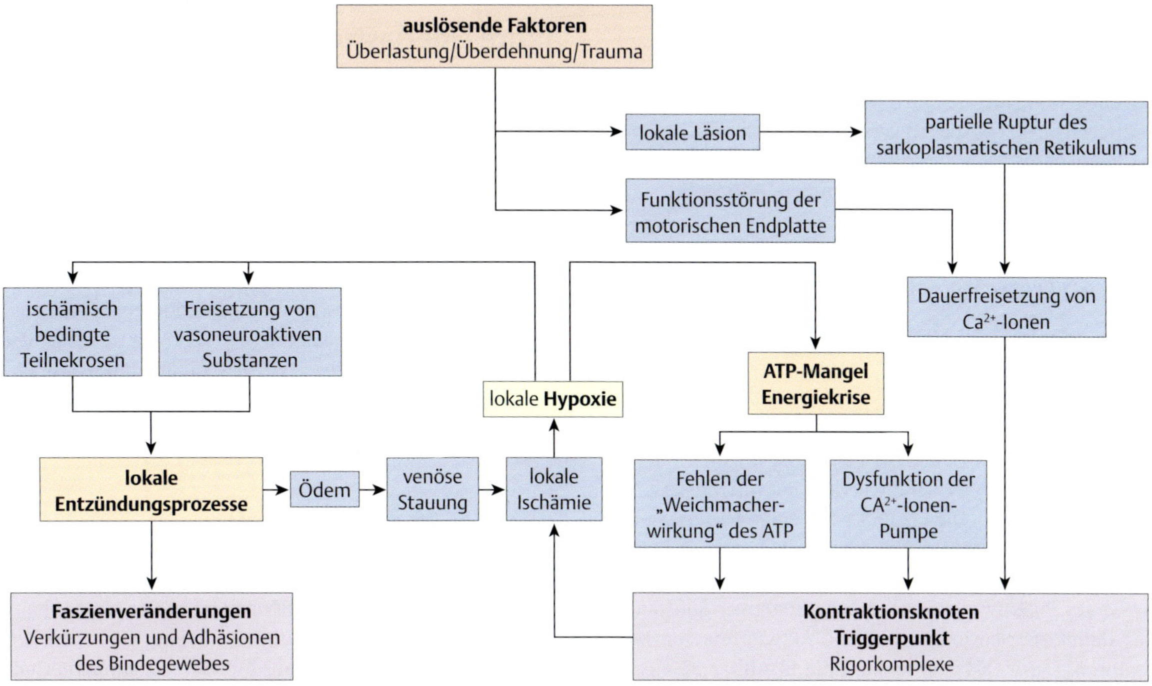


**Abb. 2.37** Modell der Energiekrise – Pathophysiologie des myofaszialen Syndroms (Kontraktionsknoten und Faszienveränderungen).

**Bindegewebsveränderungen** Das klassische Energiekrisenmodell veranschaulicht, wie es zur Entstehung von Kontraktionsknoten, d. h. von myofaszialen Triggerpunkten i. e.S. (S. 37, S. 48) kommt. Zusätzlich zu diesen Störungen der kontraktionsfähigen Anteile im Muskel ist das myofasziale Syndrom (S. 62) gekennzeichnet durch Veränderungen im nichtkontraktilen Anteil des Muskels, im Bindegewebe (S. 39). **Abb. 2.37** zeigt, wie die Entstehung dieser Faszienveränderungen direkt mit dem Energiekrisenmodell im Zusammenhang steht.

---

Das pathophysiologische Substrat des myofaszialen Triggerpunktes sind Rigorkomplexe (Kontraktionsknoten).
Das pathophysiologische Substrat einer myofaszialen Störung sind myofasziale Triggerpunkte (Kontraktionsknoten) und Faszienveränderungen (Bindegewebsverkürzungen und -adhäsionen).

---

Die Entstehung von mTrPs und Faszienveränderungen laufen parallel und beeinflussen bzw. verstärken sich gegenseitig. Ätiologische Faktoren (**Abb. 2.38**, Pfeil 1; s. Kap. 2.3) führen zur Entstehung mTrPs (Rigorkomplexe), und Fasziendysfunktion entstehen regelhaft im Zusammenhang einer solchen primären Triggerpunktpathologie (**Abb. 2.37**, **Abb. 2.38**, Pfeil 2). Die Fasziendysfunktionen (Bindegewebsverkürzungen, -verklebungen) wirken zurück auf den mTrP. Auf der „Mikroebene" (Endomysium) werden die Rigorkomplexe von endomysalen Bindegewebsverkürzungen überlagert und damit strukturell fixiert (s. oben). Auf der „Makroebene" (Peri- und Epimysium) werden infolge von Bindegewebsverkürzungen und -adhäsionen die intramuskuläre vaskuläre und neurale Versorgung beeinträchtigt (s. S. 61 und Kap. 8.4.3, S. 468), die Fasziensensorik gestört sowie die inter- und intramuskuläre Koordination behindert. Fasziendysfunktionen führen so auf neurovaskulärem, sensomotorischem und mechanischem Weg (intermuskuläre Faszienverklebungen) zur Verstärkung der Triggerpunktpathologie und können diese perpetuieren (**Abb. 2.38**, Pfeil 3). Derselbe Einfluss auf die Entstehung bzw. Aufrechterhaltung mTrPs kann auch durch Fasziendysfunktionen ausgeübt werden, die nicht primär durch mTrPs entstanden sind und wie sie beispielsweise nach Muskelentzündungen oder infolge von Narben auftreten (**Abb. 2.38**, Pfeil 4).

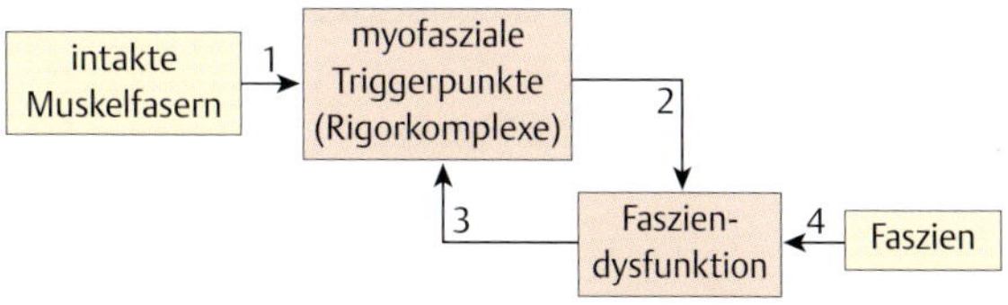


**Abb. 2.38** Wechselbeziehung zwischen myofaszialen Triggerpunkten und Fasziendysfunktionen (nach Gautschi 2012a).
**1** = Faktoren, die zur Entstehung von mTrPs führen.
**2** = mTrPs als mögliche Ursache für die Entstehung/Aufrechterhaltung von Fasziendysfunktionen.
**3** = Fasziendysfunktion als mögliche Ursache für die Entstehung/Aufrechterhaltung mTrPs.
**4** = Faktoren, die zu Fasziendysunktionen führen.

# 2.3 Ätiologie

Die Entstehung mTrPs kann durch unterschiedliche Faktoren verursacht sein. Oft spielen verschiedene Faktoren eine Rolle. Prädisponierende, auslösende und aufrechterhaltende Faktoren wirken dabei häufig zusammen (**Abb. 2.39**).

## 2.3.1 Ursachen für die Entstehung myofaszialer Triggerpunkte

### Direktes Trauma

Direkte Gewalteinwirkung, beispielsweise im Sport oder bei Unfällen, kann unmittelbar die Verletzung von Muskelgewebe zur Folge haben. Die lokale Läsion einer Muskelfaser ist verbunden mit der Verletzung des sarkoplasmatischen Retikulums und führt zur Fehlfunktion motorischer Endplatten sowie zur Freisetzung vaso- und neuroaktiver Substanzen und damit zur Sensibilisierung und Aktivierung von Nozizeptoren. Diese Faktoren können die in **Abb. 2.35** zusammengefassten und in **Tab. 2.7** beschriebenen pathophysiologischen Prozesse in Gang setzen.

### Akute Überdehnung

Eine akute Überdehnung hat eine lokale Muskelläsion mit den in **Abb. 2.35** dargestellten Konsequenzen (Position 2, 11, 19, 20 im Modell der Energiekrise, **Tab. 2.7**) zur Folge. Akute Überdehnungen treten häufig auf bei

- der Verhinderung von Stürzen (z. B. Festhalten am Treppengeländer)
- sportlichen Aktivitäten
- Unfällen (z. B. HWS-Distorsionstrauma)

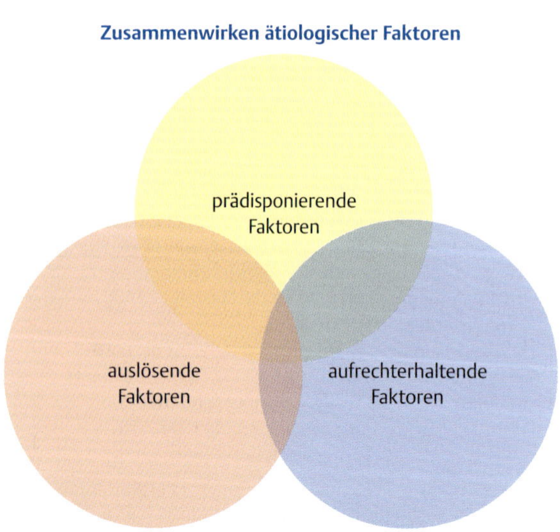


**Abb. 2.39** Zusammenwirken unterschiedlicher ätiologischer Faktoren.

### Akute Überlastung

Wird ein Muskel akut überlastet, führen Mikrotraumen zu lokalen Läsionen der Muskelfasern mit den in **Abb. 2.35** (Ziffer 2) aufgeführten Folgen. Akute Überlastungen können auf vielfache Art entstehen:

- beim Übersehen einer Treppenstufe
- beim Versuch, einen drohenden Sturz zu verhindern
- beim Auffangen eines Sturzes
- bei Unfällen (HWS-Beschleunigungstraumen, Sport etc.)

Akute Überlastungen und akute Überdehnung treten häufig zusammen auf (z. B. bei HWS-Beschleunigungstraumen) und sind oft gemeinsam an der Entstehung von mTrPs beteiligt.

### Chronische Überlastung

Der größte Nährboden für die Entstehung von mTrPs sind chronische Überlastungen. Überlastung ist das Missverhältnis zwischen Belastbarkeit und Belastung. Dabei wirken meistens prädisponierende, auslösende und aufrechterhaltende Faktoren zusammen (**Abb. 2.39**).

Die Balance zwischen Belastung und Belastbarkeit (**Abb. 5.18**, S. 100) kann gestört sein, wenn

- die Belastung zu groß, d. h. unphysiologisch ist,
- die Belastbarkeit reduziert ist,
- bei erhöhter Belastung gleichzeitig die Belastbarkeit vermindert ist.

#### Überlastung als Folge zu starker, unphysiologischer Beanspruchung

Zu einer chronischen Überlastung führen beispielsweise

- monotone Belastung (langes Sitzen oder Stehen, ungünstige Kopfposition)
- repetitive Bewegungsabläufe bei der Arbeit, einseitiges Training im Sport
- unökonomisches Bewegungsverhalten im Alltag (Gehen, Bücken, Sitzen, Stehen)

Grundlage physiologischer Muskelaktivität ist der Wechsel von Spannung und Lösung. Überlastet wird die Muskulatur bei unphysiologischem Gebrauch, d. h., wenn der Rhythmus von Spannung und Lösung entgleist.

#### Lang andauernde Belastung in verkürzter Position

Lang andauernde Belastung eines Muskels in verkürzter Stellung ist Gift für die Muskulatur: mTrPs gedeihen. Stundenlanges Arbeiten am Computer, pausenloses Üben eines Musikinstruments oder das Bedienen der Tastatur einer Rechenmaschine oder Kasse etc. erfordern beispielsweise ununterbrochen eine geringe außenrotatorische Aktivität im Humeroskapulargelenk, die über längere Zeit aufrechterhalten werden muss. Die Außenrotatoren (M. infraspinatus, M. teres minor) befinden sich folglich beständig in einer leichten Kontraktion. Die damit einhergehende intramuskuläre

Druckzunahme führt zu einer verminderten Durchblutung der Muskulatur, während diese gleichzeitig einen erhöhten Bedarf an Sauerstoff hat und eine Mehrdurchblutung braucht. So öffnet sich eine Schere zwischen erhöhter Nachfrage und vermindertem Angebot. Dies führt über kurz oder lang zu einer Überlastung der Muskulatur.

Bereits eine Kontraktion des Muskels mit weniger als 10 % der Maximalkraft kann zu einer teilweisen Ischämie im Muskel führen; der kritische Wert liegt je nach Muskel bei 5 – 30 % (Järvholm et al. 1988). In der Regel wird die Durchblutung eines Muskels völlig gedrosselt, wenn er sich mit ca. 20 % seiner Maximalkraft kontrahiert (van den Berg 2003).

Viele Autoren betonen diesen Aspekt bei der Entstehung von mTrPs (Hägg, 1988, 1991, Dejung 2009, Dommerholt et al. 2006b, Treaster et al. 2006, Shah et al. 2008a, Hoyle et al. 2011) – zu Recht, denn er ist sehr häufig entscheidend für die Entstehung und Aufrechterhaltung myofaszialer Probleme verantwortlich (s. „Klinik"). Da dieses „Ereignis" weder vordergründig imponiert noch spektakulär ist (wie beispielsweise eine akute Überlastung oder eine Muskelverletzung im Zusammenhang mit einem Unfall), sollte in der Anamnese sorgfältig und gezielt nach derartigen chronischen Überlastungssituationen geforscht werden. Desgleichen sind bei der Erhebung des Befunds allfällige Veränderungen der Statik auch unter diesem Gesichtspunkt zu erfassen (Kap. 4.2); eine habituelle Translation des Kopfs nach ventral beispielsweise führt unvermeidbar zu einer Verkürzung und andauernden Überlastung der kurzen Nackenmuskeln – und damit möglicherweise zu Kopfschmerzen.

In einem Muskel kann eine Ischämie entstehen, wenn sich der Muskel mit mehr als 5 – 30 % (je nach Muskel) seiner maximalen Kraft kontrahiert, da er dann die eigenen Blutgefäße komprimiert (Järvholm et al. 1988).

**Klinik:** Cinderella-Hypothese
Erfordert eine Tätigkeit nur wenig Kraft, werden nicht alle motorischen Einheiten eines Muskels rekrutiert. Bei geringer Belastung werden hauptsächlich Muskelfasern mit geringer Reizschwelle aktiviert, d. h. vorwiegend Typ-I- respektive Slow-Twitch-Fasern (S. 26). Diese bei geringer muskulärer Belastung ständig aktiven motorischen Einheiten werden „Cinderella"-Fasern genannt. Wie das Aschenbrödel verrichten sie ununterbrochen Arbeit, während andere Muskelfasern im selben Muskel (mit höherer Reizschwelle) untätig bleiben. Die Daueraktivierung – vor allem bei statischer Muskelaktivität – führt zur metabolischen Überlastung und Schädigung der Cinderella-Fasern und in der Folge zur Aktivierung nozizeptiver Afferenzen sowie zur Entstehung von mTrPs.
Die Cinderella-Hypothese (Hägg 1988, 1991) postuliert, dass auch geringe Anstrengung zu muskulärer Überbelastung führen kann (z. B. im M. trapezius descendens und M. infraspinatus durch Arbeit am Computer), da bei niedriger Belastung ausschließlich Cinderella-Fasern chronisch beansprucht und damit anfällig auf Überlastung werden. Diese Hypothese wird durch die Beobachtung gestützt, dass überlastete Muskulatur einen erhöhten Prozentsatz an geschädigten und mottenfraßartig veränderten roten Muskelfasern aufweist (Audette et al. 2009).
Treaster et al. (2006) zeigen in einer klinischen Studie auf, dass kontinuierliche, statische Low-Level-Belastung bei Computerarbeit zur Entstehung von mTrPs führt, und bekräftigen damit die Cinderella-Hypothese.

## Repetitive Bewegungsabläufe

Repetitive Bewegungsabläufe, wie sie beispielsweise bei der Arbeit (Fließbandarbeit, Musiker, Arbeit am PC etc.), bei einseitigem Training im Sport oder in ungewohnten Bewegungssituationen (Langlaufen in den Winterferien etc.) auftreten können, bergen die Gefahr der Überlastung (Repetitive Strain Injury).

## Exzentrische Muskelaktivität

Exzentrische Muskelaktivität ist für den Muskel koordinativ am anspruchsvollsten (s. auch S. 27), führt schnell zu Überlastungen und ist damit ein Risikofaktor für die Entstehung von mTrPs (Dommerholt et al. 2006b). Stundenlanges Bergabgehen in schlecht trainiertem Zustand z. B. kann Auslöser für die Entstehung von mTrPs sein.

## Schmerzafferenzen aus anderen Funktionskreisen

Schmerzafferenzen von spondylogenen, arthrogenen, neurogenen oder viszerogenen Störungen können zu andauernder, reflektorisch bedingter Spannungszunahme der Muskulatur führen. Diese wird in der Folge überlastet und reagiert mit der Bildung von mTrPs (sekundäres myofasziales Syndrom, s. S. 62).

## Psychische Faktoren

Angst oder Stress ist begleitet von Tonuserhöhungen der Muskulatur. Dies begünstigt die Bildung von mTrPs. In diesem Zusammenhang ist auf die Arbeiten von Wilhelm Reich, einem Schüler von Sigmund Freud, hinzuweisen (Reich 1972, 1976): Im Prozess des Erwachsenwerdens lernen wir, dass es nicht in jeder Situation angemessen ist, unsere Gefühle spontan und frei zu äußern. Ein Kind, das freudig ist, möchte sich gern bewegen, hüpfen, tanzen oder jauchzen. Ist das Kind traurig, hat es Angst oder ist es wütend, möchte es diesen Gefühlen bzw. Emotionen Ausdruck geben. Das Wort „Emotionen" leitet sich her vom lateinischen Begriff „ex movere" (hinaus bewegen) und meint damit eine körperliche Tätigkeit – eine muskuläre Aktivität. Das Kind lernt, in gewissen Situationen seine Emotionen nicht auszudrücken und Zurückhaltung zu üben. Zurückhalten ist wiederum eine körperlich-muskuläre Aktivität: Muskelgruppen werden aktiv und verhindern, dass der spontane, primäre Bewegungsimpuls nach außen sichtbar wird. Diese Erfahrung ist schmerzhaft für das Kind und mit traumatischem Stress verbunden. Um das Leid nicht fühlen zu müssen und um dem Schmerz keinen Ausdruck im Schreien zu geben, werden zusätzliche Muskeln angespannt. Diese muskulären Reaktionen des Unterdrückens und der Zurückhaltung werden in späteren Stress-Situationen als Spannungsmuster aktualisiert. In jeder als unbefriedigend erlebten Situation wiederholt sich dieses Anspannungsmuster, bis es schließlich reflexhaft in Belastungssituationen unbewusst und von selbst abläuft. Die Prägung dieses Spannungsmusters macht nach Reichs Einschätzung unseren Charakter aus: „Charakter" meint seinem ursprünglichen Wortsinn nach „das Geprägte". Eine Vielzahl (möglicherweise der Großteil) der mTrPs geht in ihrer Entstehung vermutlich auf solche charakterspezifische, unbewusst-reflexartig sich abspielende und ständig sich wiederholende Anspannungsmuster zurück. Über die Jahre und Jahrzehnte können sich so muskuläre Überlastungszonen etablieren, die der Nährboden für die Bildung von mTrPs sind. Diese mTrPs sind latent. Tritt eine außerordentliche Belastung auf (direktes Trauma, akute Überlastung oder Überdehnung), werden diese latenten mTrPs aktiviert. Aktive mTrPs entstehen also nicht plötzlich aus dem Nichts, sondern aus vorbestehenden latenten mTrPs. **Abb. 2.42** veranschaulicht die Beziehung zwischen latenten und aktiven mTrPs.

Die von Travell und Simons (2002) beschriebene Beobachtung, dass am häufigsten im M. trapezius descendens und in der Kaumuskulatur Triggerpunkte zu finden sind, lässt sich jedenfalls mit der Hypothese einer „charakterspezifischen Triggerpunktgenese" gut vereinbaren (**Abb. 2.40**).

„Jede nicht geweinte Träne bleibt im Muskel stecken"
(Wilhelm Reich).

## Kofaktoren wie Nässe, Kälte oder Durchzug

Witterungsbedingte Einflüsse wie Kälte, Nässe oder Durchzug bewirken eine unspezifische Tonuserhöhung der Muskulatur. Sie können so als Kofaktoren zu einer muskulären Überlastung und damit zur Entstehung von mTrPs beitragen.

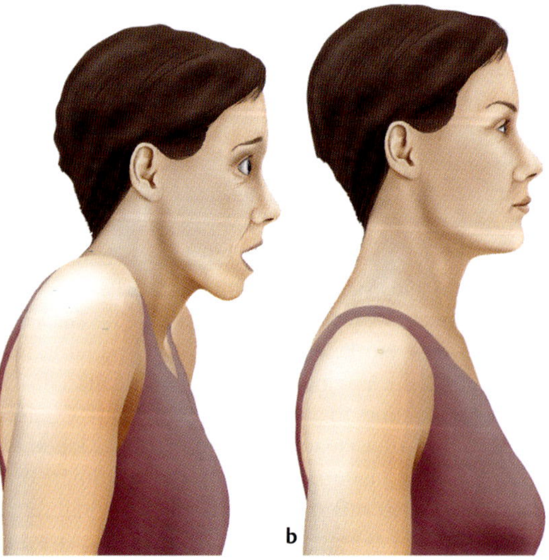


**Abb. 2.40** Aktivierung des M. trapezius decendens beim „Schreckmuster". **a** Das „Schreckmuster" ist eine instinktive, normale Angstreaktion. Allzu oft jedoch wird es zum Grundmuster der „normalen" Haltung. **b** Gelöste, aufrechte Haltung.

Häufig wirken diese Faktoren als Aktivierungsmechanismen (s. u.) und befördern latente mTrPs zu aktiven mTrPs (**Abb. 2.42**).

## Überlastung als Folge reduzierter Belastbarkeit

### Trainingsmangel

Trainingsmangel der Muskulatur führt dazu, dass die Muskulatur früher überlastet wird als bei gutem Trainingszustand.

### Ernährungsfaktoren

Nährstoffmangel kann die optimale Muskelfunktion beeinträchtigen und damit die Belastbarkeit reduzieren. Travell und Simons (2002) weisen nachdrücklich und wiederholt auf die Bedeutung der Ernährungsfaktoren für die Entstehung und Aufrechterhaltung von mTrPs hin (Fehlernährung, Alkoholabusus, systemische Erkrankungen). Insbesondere die Vitamine $B_1$, $B_6$, $B_{12}$, Folsäure und Vitamin C sowie die Mineralstoffe Eisen, Kalzium, Kalium und Magnesium sind für eine normale Muskelfunktion unverzichtbar.

### Sympathikus

Überschießende Sympathikusaktivität verstärkt die Dysfunktion motorischer Endplatten; die Belastbarkeit eines Muskels mit fehlfunktionierenden Endplattten ist somit zusätzlich vermindert.

### Systemische Erkrankungen

Akute bzw. chronische systemische Erkrankungen (z. B. Borreliose) können zu einem reduzierten Allgemeinzustand mit verminderter Belastbarkeit führen.

## Überlastung als Folge erhöhter Belastung bei gleichzeitig verminderter Belastbarkeit

### Chronischer Stress

Ist während einer psychischen Stress-Situation die im EMG abgeleitete Aktivität von mTrPs verschieden von der Ableitung in Ruhe (**Abb. 2.7**, **Abb. 2.8**)? Zeigt sich eine allfällige Veränderung im EMG sowohl bei den Ableitungen aus den mTrPs als auch in gesundem Muskelgewebe – oder führt Stress ausschließlich bei den mTrPs zu einer veränderten EMG-Aktivität? Mc Nulty (1994) ging diesen Fragen mit folgendem Experiment nach: Bei 14 gesunden Probanden mit latenten mTrPs im M. trapezius descendens wurden analog den Untersuchungen von Hubbard und Berkoff (1993, s. S. 16) zwei Elektroden platziert: Elektrode 1 gewährleistete die Ableitung aus einem mTrP, Elektrode 2 aus einem 1 cm benachbart liegenden gesunden Muskelfaserabschnitt desselben Muskels. Zunächst hatten die Probanden die Aufgabe, ganz einfach in Einerschritten von 0 bis 120 vorwärts zu zählen. In dieser Referenzphase zeigte sich keine signifikante

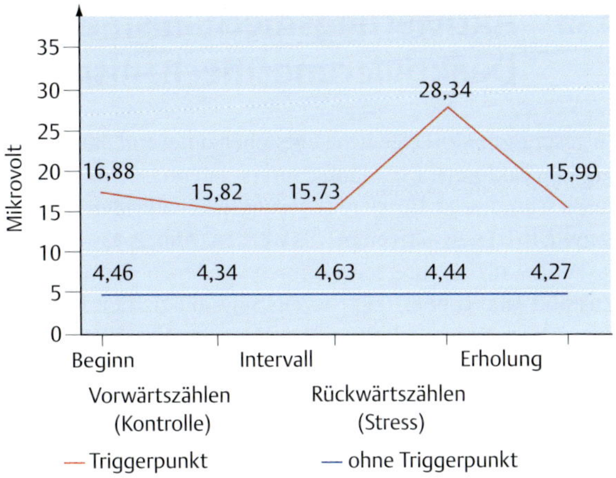


**Abb. 2.41** Myofasziale Triggerpunkte und Stress (nach McNulty 1994).

Veränderung in den EMG-Ableitungen. Nach einer kurzen Pause wurden die Probanden aufgefordert, so schnell wie möglich von 902 aus in Siebenerschritten rückwärts zu zählen. Dabei wurden die Probanden von den Untersuchern angefeuert und gegebenenfalls auch bloßgestellt, wenn sie einen Fehler machten ... Die Resultate dieser Studie sind eindeutig und bemerkenswert: Während der Stressphase (Rückwärtszählen) stieg die EMG-Aktivität in den mTrPs (Elektrode 1) signifikant an; im gesunden Muskelgewebe desselben Muskels (Elektrode 2) dagegen zeigte sich keine Veränderung (**Abb. 2.41**). Das heißt, dass durch die Stressreaktion nicht der Muskel als Ganzes und nicht alle Bereiche im Muskel gleichermaßen betroffen sind, sondern dass prioritär die Muskelregionen der mTrPs reagieren.

Die wichtigsten Auslöser der neuroendokrinen Stressreaktion beim Menschen sind in der heutigen Zeit psychosozialer Natur: Konflikte, Kompetenzverlust, Angst vor ... (Hüther 1999, 2005).

Die Untersuchung von Mc Nulty (1994) zeigt, dass psychische Faktoren einen eindeutigen und messbaren Einfluss auf die Aktivität der mTrPs haben. Folgerichtig gehört zu einem kompetenten Management chronischer myofaszialer Schmerzsyndrome auch das Miteinbeziehen psychischer Faktoren.

Psychischer Stress hat einen direkten Einfluss auf die Aktivität von mTrPs.

Hoyle et al. (2011) weisen nach, dass bei Arbeit am Computer (visuelle) Stressfaktoren einen ebenso hohen Belastungseffekt auf die Muskulatur ausüben, wie die statische (posturale) Belastung.

## Triggerpunkt-Aktivität in anderen Muskeln

### Primäre TrPs – assoziierte TrPs

TrPs haben die Tendenz, in anderen Muskeln die Entstehung von mTrPs zu begünstigen.

### Primäre (initiale) Triggerpunkte

Primäre TrPs sind initial – am Anfang eines myofaszialen Problems – aufgrund der oben erwähnten ätiologischen Faktoren (akute bzw. chronische Überlastung, traumatische Überdehnung oder direktes Trauma des betroffenen Muskels) entstanden.

### Assoziierte Triggerpunkte

Assoziierte TrPs sind TrPs, deren Entstehung auf Triggerpunkt-Aktivität in einem anderen Muskel, d. h. auf primäre TrPs, zurückzuführen sind. Die Ausbreitung der TrPs erfolgt über 2 Pfade: den Weg der sekundären TrPs und den Weg der Satelliten-TrPs (**Abb. 5.39**, S. 132).

#### *Sekundäre Triggerpunkte*

Sind TrPs in einem Muskel über längere Zeit aktiv (primäre oder initiale TrPs), bilden sich in der Folge sehr häufig in synergistisch und/oder antagonistisch arbeitenden Muskeln ebenfalls TrPs; diese werden als sekundäre Triggerpunkte bezeichnet (s. auch S. 132).

#### *Satelliten-Triggerpunkte*

TrPs, die über längere Zeit aktiv sind, neigen dazu, in ihrem Referred-Pain-Areal die Entstehung weiterer TrPs zu begünstigen. Triggerpunkt-induzierte Veränderungen der Trophik im Bereich des übertragenen Schmerzes reduzieren die Regenerationsfähigkeit der im Referred-Pain-Gebiet liegenden Muskulatur, wodurch diese früher überlastet wird. Damit wird der Bildung weiterer TrPs Vorschub geleistet. Diese in der Referred-Pain-Zone eines primären TrP entstandenen TrPs werden als Satelliten-Triggerpunkte bezeichnet (**Abb. 5.40**, **Abb. 5.41**, S. 133).

### Triggerpunkt-Ketten

Der Entstehung von sekundären Triggerpunkten und Satelliten-Triggerpunkten liegt die Triggerpunkt-Aktivität in einem anderen Muskel zugrunde. Bei chronischen Schmerzzuständen wird auf diese Art und Weise regelhaft ein Ausbreitungsprozess myofaszialer Triggerpunkte in Gang gebracht: Vielfach bilden sich mit der Zeit ganze Triggerpunkt-Ketten (s. auch S. 132).

Beim Behandeln ist diesem Kettengeschehen die nötige Aufmerksamkeit zu schenken (s. auch „Klinik" S. 58, S. 121 f., S. 133 sowie **Abb. 5.40**, **Abb. 5.41**, S. 133).

**Klinik:** Primärer mTrP im M. quadratus lumborum
Ein primärer Triggerpunkt im M. quadratus lumborum kann in Synergisten und/oder Antagonisten die Entstehung weiterer Triggerpunkte begünstigen: Sekundäre Triggerpunkte können so in Synergisten des M. quadratus lumborum betreffend LWS-Lateralflexion (ipsilateraler M. iliocostalis, M. serratus posterior inferior, M. obliquus abdominis externus), in Synergisten des M. quadratus lumborum (bei beidseitiger Aktivierung) betreffend LWS-Extension (ipsilateraler M. iliopsoas und M. iliocostalis, kontralateraler M. quadratus lumborum) sowie in Antagonisten des M. quadratus lumborum (kontralateraler M. quadratus lumborum betreffend Lateralflexion, M. rectus abdominis bertreffend Extension) entstehen.
Im Referred-Pain-Gebiet des primären Triggerpunkts des M. quadratus lumborum wird die Bildung von Satelliten-Triggerpunkten begünstigt: M. gluteus medius, M. gluteus minimus und M. tensor fasciae latae neigen in der Folge zur Bildung von mTrPs. In einem weiteren Schritt können Triggerpunkte in diesen Muskeln ihrerseits zur Bildung von weiteren sekundären Triggerpunkten (M. piriformis, M. iliopsoas, Adduktoren) und Satelliten-Triggerpunkten (M. vastus lateralis, Mm. peronei) führen.
Mit der Zeit entsteht so oft ein Schmerzbild, das von der LWS ausgehend über Gesäß, Trochanter major, dorsolateralen Oberschenkel sich ausbreitend, auch laterales Knie, dorsolateralen Unterschenkel und Malleolus lateralis erreichen kann und vielfach als „lumbospondylogenes Syndrom" oder „pseudoradikuläres Syndrom" (fehl-)diagnostiziert wird: Der Ursprung dieses Schmerz-Pattern liegt häufig in Triggerpunkten des M. quadratus lumborum, also in der Muskulatur (**Abb. 5.40**, S. 133).

### Dysfunktionsrelevante Triggerpunkte

Bezogen auf Schmerz latente TrPs können Funktionsstörungen der Muskulatur bewirken (Lucas et al. 2004, s. auch S. 11 f). Solche dysfunktionsrelevanten TrPs verändern das Muskelaktivierungsmuster ganzer kinetischer Ketten und führen zu Fehlbelastungen der involvierten Muskulatur. Unökonomisches Stabilisierungs- und Bewegungsverhalten überlastet die Muskulatur – TrPs entstehen (s. auch S. 135, **Abb. 5.43**).

**Zusammenfassung:** Ätiologie
MTrPs entstehen durch
- direktes Trauma
- akute Überdehnung
- akute Überlastung
- chronische Überlastung
- Triggerpunkt-Aktivität in anderen Muskeln

Häufig wirken bei der Entstehung von mTrPs verschiedene Faktoren zusammen.

## 2.3.2 Aktivierungsmechanismen – Deaktivierungsmechanismen

In gesundem Muskelgewebe entstehen aufgrund der ätiologischen Faktoren (s. o.) häufig vorerst latente mTrPs, die klinisch stumm sind. Durch Aktivierungsmechanismen können latente mTrPs zu aktiven mTrPs werden (**Abb. 2.42**).

Aktive mTrPs ihrerseits können wieder in den latenten Zustand übergehen. Dies ist ein physiologischer Prozess, der sich im Normalfall von selbst abspielt: Die meisten akuten Schmerzzustände (ca. 85 %) klingen unter relativer Ruhe innerhalb einer Woche spontan ab. Tritt diese spontane und natürliche Remission nicht ein, sind gezielte Maßnahmen zur Unterstützung der Deaktivierung aktiver mTrPs sinnvoll. Dies ist das Anliegen der Triggerpunkt-Therapie.

### *Aktivierungsmechanismen*

Alle ätiologischen Faktoren, die zur Entstehung von mTrPs im Muskelgewebe führen können (s. o.), sind selbstverständlich in der Lage, als Aktivierungsmechanismen vorbestehende latente mTrPs zu aktiven mTrPs zu transformieren. Darüber hinaus gibt es jedoch Faktoren, die – für sich allein genommen – in gesundem Muskelgewebe keine Probleme verursachen, wie z. B. Kälte, Nässe, Durchzug oder Stress (**Abb. 2.41**). Diese Einflüsse sind aber sehr wohl imstande, bereits vorhandene latente TrPs zu aktivieren und dadurch das Störpotenzial der mTrPs in Form von Schmerzen klinisch manifest werden zu lassen.

Die Aktivierung von mTrPs wird somit begünstigt durch
- Überlastung:
  - chronische Überlastung (z. B. lang dauernde Belastung in verkürzter Position)
  - akute Überlastung
- direktes Trauma
- akute Überdehnung
- Schmerzafferenzen von
  - spondylogenen Störungen
  - arthrogenen Störungen
  - neurogenen Störungen
  - viszerogenen Störungen,
- psychische Faktoren (Angst, Stress, charakterspezifisch)
- Triggerpunkt-Aktivität in anderen Muskeln:
  - sekundäre mTrPs (in Synergisten und/oder Antagonisten)
  - Satelliten-Triggerpunkte (im Referred-Pain-Gebiet)
- prädisponierende Faktoren:
  - Trainingsmangel der Muskulatur
  - reduzierter Allgemeinzustand
- Kofaktoren:
  - Kälte, Nässe, Durchzug
  - Nährstoffmangel (z. B. Vitamin $B_1$, $B_6$, $B_{12}$, Folsäure, Vitamin C oder Mineralstoffe wie Eisen, Kalzium, Kalium, Magnesium)

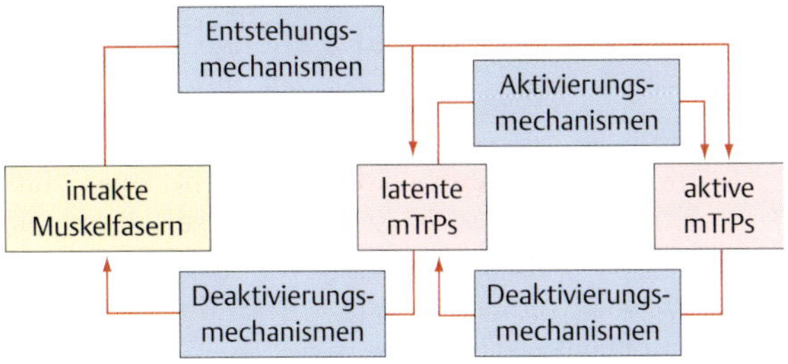


**Abb. 2.42** Entstehungs-, Aktivierungs- und Deaktivierungsmechanismen. Beziehung zwischen latenten und aktiven myofaszialen Triggerpunkten.

### *Deaktivierungsmechanismen*

Die Deaktivierung von mTrPs wird begünstigt durch

- Ruhe
- schmerzfreies Bewegen (Anregung der Durchblutung und des Stoffwechsels, Wechsel von Spannung und Lösung)
- sanftes Dehnen/Detonisieren
- Therapie:
  - manuelle Triggerpunkt-Therapie
  - reflektorische Techniken (Muscle-Release-Techniken)
  - invasive Techniken (Dry Needling, Infiltrationen)
  - apparative Techniken (Stoßwellentherapie)
  - Entspannungstechniken (autogenes Training, Yoga etc.)
  - Stressmanagement

## 2.3.3 Prädisponierende und perpetuierende Faktoren

Bei der Entstehung mTrPs spielen prädisponierende, auslösende und perpetuierende Faktoren oft zusammen (**Abb. 2.39**).

Die Bedeutung der zahlreichen Faktoren, die mTrPs aufrechterhalten und begünstigen, wird im klinischen Alltag häufig unterschätzt; vielfach werden sie übersehen oder zu wenig beachtet. Dabei entscheidet sehr oft über Behandlungserfolg bzw. Therapieresistenz, wie stark diese Faktoren be- oder missachtet werden.

### Prädisponierende Faktoren

Die Entstehung von mTrPs wird beispielsweise begünstigt durch

- schlecht trainierte Muskulatur, Bewegungsmangel
- verspannte und verkürzte Muskulatur
- unterkühlte Muskulatur
- Mangelernährung
- chronischen Stress

### Perpetuierende Faktoren

Akute myofasziale Schmerzen haben eine starke Tendenz, spontan wieder abzuklingen. Körpereigene Deaktivierungsmechanismen führen aktive mTrPs in der Regel innerhalb weniger Tage in die Latenz zurück oder lösen sie – solange die mTrPs noch nicht strukturell fixiert sind – ganz.

Im Praxisalltag ist die Frage, aufgrund welcher Faktoren diese Spontanerholung nicht eintritt, mindestens ebenso wichtig wie die Frage, welcher der Auslöser für die Entstehung des ersten (akuten) myofaszialen Schmerzes war (akute Überlastung oder Überdehnung, direktes Trauma). Der auslösende Faktor ist oft ein einmaliges Ereignis, welches „das Fass zum Überlaufen" gebracht hat – das Fass gefüllt haben jedoch begünstigende und aufrechterhaltende Faktoren. Diese zu erkennen und in die Behandlung zu integrieren, ist eine der Aufgaben und Herausforderungen im Management myofaszialer Schmerzen (Kap. 5.3).

Häufige perpetuierende Faktoren sind

- **mechanische Fehlbelastungen**, bedingt durch
  - ungünstige Körperhaltung infolge Gewohnheit (Statik)
  - ergonomisch ungeeignetem Mobiliar
  - einseitige Belastungen in Beruf und Freizeit (z. B. lang dauernde Aktivierung eines Muskels in verkürzter Position, monoton-repetitive Bewegungen)
  - Körperasymmetrien (Beinlängendifferenz etc.)
- **Triggerpunkt-Aktivität in einem anderen Muskel**
  - Ein primärer mTrP beeinträchtigt in einem Synergisten oder Antagonisten die Muskelerholung → sekundäre mTrPs.
  - Ein primärer mTrP behindert in seinem Referred-Pain-Gebiet die Regeneration überlasteter bzw. verletzter Muskulatur → Satelliten Triggerpunkte.
  - Dysfunktionsrelevante mTrPs: Betreffend Schmerz latente TrPs verursachen Funktionsstörungen ganzer kinetischer Ketten und führen zu Fehl- bzw. Überlastung der Muskulatur.
- **Störungen anderer Funktionskreise** (→ sekundäres myofasziales Schmerzsyndrom, S. 62):
  - arthrogene Faktoren
  - neurogene Faktoren
  - viszerogene Faktoren
- **psychische Belastungen**: Stress, Angst, Depression
- **Nährstoffmangelerscheinungen**: Vitamin $B_1$, $B_6$, $B_{12}$ und Folsäure, Vitamin C, Eisenmangel, unzureichende Versorgung mit Kalzium, Kalium, Magnesium etc.
- **metabolische und endokrine Funktionsstörungen:** Stoffwechselunterfunktion bei Hypothyreose, Hyperurikämie und Hypoglykämie
- **chronische Infektionen** (Borreliose, Herpes-simplex-Infektion etc.)

---

- Die Frage, aufgrund welcher Faktoren die Spontanerholung von mTrPs nicht eintritt, ist im Praxisalltag mindestens ebenso wichtig wie die Frage, was der Auslöser für die Entstehung des ersten (akuten) myofaszialen Schmerzes war.

---

# 3 Triggerpunkt-induzierte Störungen

MTrPs können sowohl direkt als auch indirekt eine Vielzahl von Störungen im neuromuskuloskelettalen System hervorrufen und sind damit vielfältig an der Entstehung und Aufrechterhaltung akuter und chronischer Schmerzen beteiligt.

## 3.1 Direkt durch Triggerpunkte induzierte Störungen

Direkt verursachen mTrPs

- Schmerzen
- Funktionsstörungen der Motorik
- vegetativ-trophische Störungen

### 3.1.1 Schmerz

Zumeist werden durch mTrPs **ausstrahlende Schmerzen** ausgelöst (Referred Pain). Die Schmerzausstrahlung erfolgt manchmal in erstaunlich weit entfernt liegenden Regionen (z. B. Mm. gluteus maximus, medius und minimus, **Abb. 7.215** a-b, S. 296). Gelegentlich bleiben die Schmerzen aber auch **lokal** im Bereich der mTrPs selbst situiert (z. B. M. deltoideus, **Abb. 7.3**, S. 156).

Die **Schmerzqualität** wird von den Patienten bemerkenswert vielfältig beschrieben: ziehend, stechend, bohrend, brennend, hell oder dumpf, deutlich begrenzt oder diffus, an der Oberfläche oder „tief im Gelenk drin" usw. Manchmal äußert sich die Triggerpunkt-Aktivität in Form von **Parästhesien**, **Dyästhesien** oder **Hypästhesien** (Kribbeln, Brennen, „Ameisenlaufen", Schweregefühl, Empfindung, „wie von einer Manschette eingeschnürt" zu sein, oder Empfindung, „etwas sei angeschwollen", Taubheitsgefühl etc.).

### 3.1.2 Störungen der Motorik

**Koordinationsstörungen**, sowohl inter- als auch intramuskulärer Art, werden direkt durch mTrPs verursacht (Ivanichev 2007, Travell u. Simons 2002, Dejung 2009). Mittels EMG-Messungen haben Lucas et al. (2004) aufgezeigt, dass mTrPs in der Muskulatur der Skapulastabilisatoren signifikante Veränderungen im Timing der Aktivierungsmuster der gesamten Schultermuskulatur bewirken und dass die Therapie der TrPs zu einer Normalisierung der Muskelaktivierungsmuster führt (**Abb. 2.5**, S. 12). TrPs sind somit in der Lage, **Funktionsstörungen** auszulösen. Die veränderten Bewegungsmuster können zu Fehl- und Überlastung führen, die dann ihrerseits Schmerzen verursachen und chronische Schmerzzustände aufrechterhalten können.

MTrPs führen zur **Abschwächung** der betroffenen Muskulatur. Die Muskelschwäche ist primär von keiner Atrophie begleitet. Die Abschwächung wird reflektorisch sowie schmerzbedingt verursacht und ist im EMG nachgewiesen (Travell u. Simons 2002).

Durch TrPs hervorgerufene Störungen der Motorik zeigen sich im Weiteren in Form von **verzögerter Entspannung** der Muskulatur (im EMG dokumentiert, **Abb. 2.4**, S. 11), **Verlangsamung** (**Tab. 2.1**, S. 11) und einer **erhöhten Ermüdbarkeit** (S. 11)

### 3.1.3 Vegetativ-trophische Störungen

Häufig gehen von mTrPs autonom-vegetative Phänomene aus (Travell u. Simons 2002). Sie können sich auf mannigfache Art sowohl im Bereich des TrP selbst als auch im Bereich des übertragenen Schmerzes zeigen: Schwindel, Übelkeit, erhöhte Schweißsekretion, Erhöhung der Hauttemperatur im Bereich des mTrP, Veränderungen der Hauttemperatur und der Trophik im Bereich des übertragenen Schmerzes etc. Sie werden als Reflexantworten des Sympathikus gedeutet (Dejung 2009).

## 3.2 Indirekt durch Triggerpunkte induzierte Störungen

Als Folge der mTrPs entstehen Hartspannstränge und Bindegewebsveränderungen, die ihrerseits eine Reihe von Problemen nach sich ziehen können.

### 3.2.1 Störungen infolge von Hartspannsträngen

Die durch mTrPs verursachten Hartspannstränge (HSS) bewirken (s. auch **Tab. 5.2**, S. 91):

- **Behinderung der intra- und intermuskulären Koordination:** Sind Teilbereiche eines Muskels dauernd verkürzt (Hartspannstränge), stört dies die intramuskuläre Koordination; eine veränderte intramuskuläre Koordination bedeutet ein verändertes Funktionsmuster des betreffenden Muskels und damit möglicherweise auch eine Irritation der intermuskulären Koordination.
- **Verkürzung der Muskulatur:** Treten Hartspannstränge gehäuft und markant auf, dominieren sie die Gesamtlänge des Muskels, und es kommt zu Muskelverkürzungen.

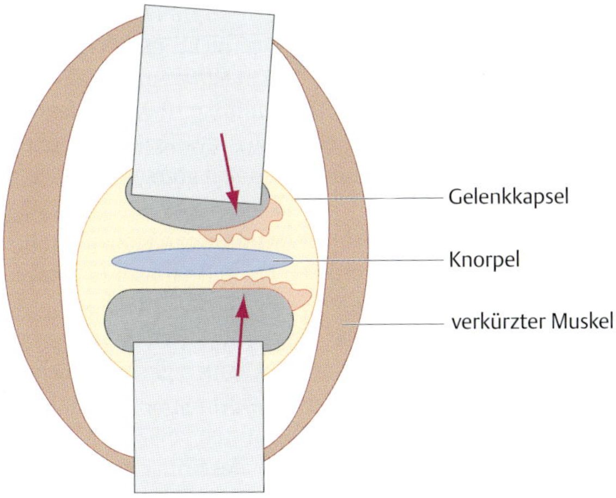


**Abb. 3.1** Artikuläre Dysfunktion durch Muskelverkürzung: Ein infolge von mTrPs verkürzter Muskel mit Hartspannstrang kann die Ursache einer Gelenksdysfunktion sein (nach Gunn 1996).

- **Bewegungseinschränkungen:** Muskelverkürzungen gehen einher mit einem verminderten Bewegungsausmaß.
- **Artikuläre Dysfunktionen**: Störung der intra- und intermuskulären Koordination sowie Muskelverkürzungen führen zu Fehlfunktionen und Fehlbelastungen artikulärer Strukturen (Gunn 1996, Weissmann 2000, Lewit 2007). Beispielsweise wird ein infolge von HSS verkürzter M. piriformis zur Dysfunktion des Iliosakralgelenks beitragen, ein myofaszial irritierter skapulohumeraler Rhythmus zu artikulären Problemen im Humeroskapulargelenk führen etc. (**Abb. 3.1**).
- **Fehlbelastung** und **Überlastung der Muskulatur:** Sie sind Folgen der Störung der intra- und intermuskulären Koordination sowie der Muskelverkürzungen.
- **Insertionstendinopathien:** Die HSS bewirken infolge ihrer Verkürzungen an den Insertionsstellen eine andauernde Über- bzw. Fehlbelastung. Dies begünstigt die Entstehung (bzw. Aufrechterhaltung) einer Insertionstendinopathie (z. B. beim Epikondylus lateralis, beim Trochanter major oder beim Kalkaneus).
- **Lokale Durchblutungsstörungen** und **Störungen der Trophik:** Die HSS bewirken eine Druckerhöhung auf die intramuskulären Blutgefäße. Es kommt zur Strangulation der venösen und arteriellen Blutgefäße und damit zu einer lokalen Durchblutungsstörung mit nachfolgender Störung der Trophik.
- **Ödeme:** HSS komprimieren auch extramuskuläre Blutgefäße (insbesondere Venen sind empfindlich) und Lymphgefäße, wodurch die Ödembildung verstärkt wird. HSS vermindern außerdem die volle Kontraktions- und Lösungsfähigkeit des Muskels. Die Pumpfunktion der Muskulatur, die für den Rücktransport des Bluts im venösen Schenkel des Blutkreislaufs vor allem im Bereich der unteren Extremität wichtig ist (Funktion der Muskulatur als „peripheres Herz"), wird dadurch vermindert, was die Ödembildung begünstigt. So schmälern beispielsweise Triggerpunkt-induzierte HSS im M. soleus die Wirksamkeit des Muskels in seiner Funktion als „peripheres Herz", während dieselben HSS gleichzeitig einen erhöhten Widerstand für den venösen Rückfluss darstellen. Die Ödementstehung wird damit deutlich verstärkt.
- **Neuromuskuläre Entrapments:** Neurale Strukturen durchdringen an vielen Stellen die Muskulatur. Sind an diesen Orten die Muskelfasern infolge von mTrPs verspannt, üben sie Druck auf die Nervenstruktur aus: Das Nervengewebe wird schlechter durchblutet, und es kommt zu Symptomen im Versorgungsgebiet der neuralen Struktur (Dysästhesien, Schwäche, Kap. 6.1.2, S. 140).

### 3.2.2 Störungen infolge von Bindegewebsveränderungen

Die im Zusammenhang mit der Entstehung von mTrPs sich bildenden Veränderungen des Bindegewebes (Verkürzungen, intra- und intermuskuläre Adhäsionen, pathologische Crosslinks) können ihrerseits zu Folgeproblemen führen:

- **Bewegungseinschränkungen:** Faszienverklebungen zwischen benachbarten Muskeln schränken oft die Beweglichkeit ein (z. B. M. subscapularis – M. serratus anterior).
- **Störungen der intra- und intermuskulären Koordination:** Verkürzungen und Adhäsionen in den verschiedenen Schichten des Muskelbindegewebes irritieren einerseits die Koordination im Muskel selbst sowie andererseits das Zusammenspiel von Synergisten und/oder Antagonisten.
- **Artikuläre Dysfunktionen:** Infolge der Störung der intra- und intermuskulären Koordination sowie der Bewegungseinschränkungen treten Fehlbelastungen und Irritationen der Gelenke auf.
- Die **periphere Chronifizierung** myofaszialer Schmerzen erfolgt, indem Bindegewebsschrumpfungen den Rigorkomplex überlagern und strukturell fixieren (S. 39, sowie **Abb. 6.1**b, S. 139).
- **Neuromyofasziale Entrapments:** Neurale Strukturen durchdringen, zusammen mit den Blutgefäßen, die Muskelfaszien. Ist an diesen Perforationsstellen der Widerstand der Faszie erhöht, kommt es zu „Mini-Entrapments". Motorische, sensible und vegetative Nervenfasern sowie die kleinen arteriellen und venösen Blutgefäße sind betroffen und schränken die optimale Versorgung – und damit die Funktion – der Muskulatur ein (**Abb. 3.2**, s. auch Kap. 8.4.3).
- **Störung der neuralen und humoralen Transportwege:** Das intramuskuläre Bindegewebe übernimmt als Blutgefäße und nervenführende Schicht eine wichtige Versorgungsfunktion (Schünke 2000), die durch Verschmälerungen der perimysalen und endomysalen Strukturen behindert werden kann (S. 39).
- **Störungen der Tiefensensibilität, Intero- und Propriozeption:** Dysfunktionen des Muskelbindegewebes können die Funktionsfähigkeit der im Bindegewebe der Muskulatur in hoher Anzahl liegenden Mechanorezeptoren verändern (interstitielle Rezeptoren, S. 29; Muskelspindeln, S. 31) und damit als unterhaltender Faktor für Dysfunktionen des Bewegungssystems im Sinn von mangelnder Koordination und Kraft wirksam sein. Verklebungen zwischen den Gleitlagern der Haut und der darunterliegenden Mus-

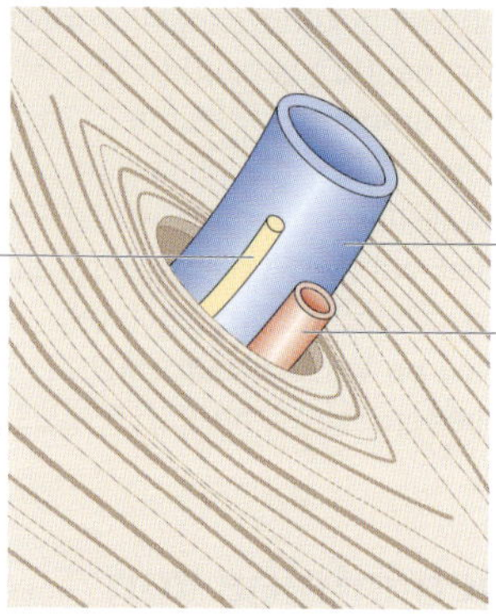


**Abb. 3.2** Perforanten-Trias beim Durchtritt durch die Oberflächenfaszie eines Muskels: schematische Darstellung einer Faszienlücke mit „Perforanten-Trias". Jeweils eine Vene (V. perforans, blau), eine Arterie (A. perforans, rot) und ein Nerv (N. perforans, gelb) durchdringen die Oberflächenfaszie eines Muskels (nach Staubesand 1994, 1996).

kelfaszien führen zu einer ausgeprägten Störung der Reizaufnahme und -weiterleitung (Sinz 2001). Die Störung des sensorischen Inputs führt zu einem veränderten motorischen Output und kann damit als unterhaltender Faktor für Dysfunktionen des Bewegungssystems im Sinn von mangelnder Koordination und Kraft wirksam sein.

- **Störungen der Nozizeption:** Die nozizeptiven Strukturen der Skelettmuskulatur lagern in den bindegewebigen Anteilen des Muskels und können durch Störungen des Bindegewebes irritiert werden (S. 29 und S. 32).

## 3.3 Myofasziales Syndrom

Die Summe aller – direkt und/oder indirekt – durch mTrPs bewirkten Störungen wird als **myofasziales Syndrom** (MFS) bezeichnet. Die Bezeichnungen „myofasziales Schmerzsyndrom" (MSS), „myofasziales Dysfunktionssyndrom" oder „myofasziales Schmerz-und Dysfunktionssyndrom" werden synonym verwendet.

Klinische Bilder solch funktionell-muskulär bedingter Schmerzzustände und/oder Funktionsstörungen sind Kopfschmerzen, kraniomandibuläre Dysfunktionen (CMD), Zervikalsyndrome mit/ohne Kopfschmerzen, Schulterprobleme (PHS), Ellbogenschmerzen, Lumbovertebralsyndrome mit/ohne Beinschmerzen, Hüftschmerzen, Leistenschmerzen, Knieschmerzen, Achillodynien, Fußschmerzen etc.

Im klinischen Alltag ist es hilfreich, primäres und sekundäres MFS sowie akutes und chronisches MFS zu unterscheiden (weitere Ausführungen in Kap. 6.1.1).

- **Primäres myofasziales Syndrom:** Die Ursache für die Entstehung der mTrPs liegt in der Muskulatur selbst, und es ist somit eine kausale Behandlung möglich. Die Prognose ist gut, wenn gleichzeitig auslösende und perpetuierende Faktoren erkannt und ins Behandlungskonzept miteinbezogen werden.
- **Sekundäres myofasziales Syndrom:** Die myofaszialen Schmerzen sind die Folge einer anderen zugrunde liegenden Störung, die arthrogen, neurogen, viszerogen oder psychogen sein kann. Mit Triggerpunkt-Therapie ist somit eine kausale Behandlung nicht möglich. Wann immer möglich soll kausal behandelt werden; falls eine kausale Behandlung nicht durchführbar ist, kann allenfalls eine symptomatische Therapie der myofaszialen Schmerzen zur Schmerzlinderung in Betracht gezogen werden (s. „Klinik" S. 138).
- **Akutes myofasziales Schmerzsyndrom:** Diagnose und Behandlung sind meist problemlos und einfach (Travell u. Simons 2002, Dejung 2009).
- **Chronisches myofasziales Syndrom:** Meistens sind mehrere aktive mTrPs beteiligt. Lang dauernde Aktivität primärer mTrPs begünstigt die Entwicklung von sekundären TrPs in Synergisten und Antagonisten sowie von Satelliten-TrPs im Referred-Pain-Gebiet des primären mTrP. Dadurch können ganze Triggerpunkt-Ketten entstehen. Bei chronischen myofaszialen Schmerzen ist die Behandlung der reaktiv entstandenen Bindegewebsveränderungen unabdingbar (weitere Ausführungen S. 139).

**Zusammenfassung:** Triggerpunkt-induzierte Störungen
MTrPs verursachen sowohl direkt als auch indirekt eine Vielzahl von Störungen im neuromuskuloskelettalen System und können damit vielfältig an der Entstehung und Aufrechterhaltung chronischer Schmerzen beteiligt sein.

- Direkt durch TrPs induzierte Störungen sind Schmerzen (lokal und ausstrahlend), Störungen der Motorik und vegetativ-trophische Störungen.
- Indirekt durch TrPs induzierte Störungen werden durch Hartspannstränge und/oder Bindegewebsveränderungen verursacht und zeigen sich wie folgt:
  - Störung der intra- und intermuskulären Koordination: Die Ökonomie der Bewegung wird durch Hartspannstränge und Bindegewebsveränderungen behindert. In der Folge kommt es zu Fehlbelastung und Überlastung von Muskulatur und Gelenk.
  - Hartspannstränge führen zur Verkürzung der Muskulatur, die Minderbeweglichkeit und artikuläre Dysfunktionen nach sich ziehen (Lewit 2007). Faszienverklebungen zwischen benachbarten Muskeln verursachen oftmals drastische Bewegungseinschränkungen.
  - Komprimieren die Hartspannstränge Blutgefäße, kommt es zu Durchblutungsstörungen (Ödembildung) und Störungen der Trophik.
  - Neuromuskuläre Entrapments: Neurale Strukturen durchdringen an vielen Stellen die Muskulatur. Sind an diesen Orten die Muskelfasern infolge von mTrPs verspannt, üben sie Druck auf die Nervenstruktur aus: Das Nervengewebe wird schlechter durchblutet, und es kommt zu Symptomen im Versorgungsgebiet der neuralen Struktur (Dysästhesien, Schwäche).
  - Bindegewebsschrumpfungen überlagern und fixieren den Rigorkomplex, was die periphere Chronifizierung myofaszialer Schmerzen bedeutet.
  - Störungen der Tiefensensibilität, der Propriozeption sowie der Nozizeption: Die im Muskelbindegewebe liegenden Rezeptoren können durch Bindegewebsdysfunktionen irritiert werden.

Die Summe aller – direkt und indirekt – durch mTrPs induzierten Störungen wird als myofasziales Syndrom (MFS) bezeichnet.

# 4 Diagnostik myofaszialer Schmerzen

*Legst du ein Ohr auf die Erde, zeigt das andere Richtung Himmel.*
*Indianisch*

Da Schmerzen im neuromuskuloskelettalen System unterschiedliche Ursachen haben können, muss die Diagnostik myofaszialer Schmerzen zwei Fragen beantworten: Erstens ist zu klären, ob ein myofasziales Problem vorliegt, und – falls diese Frage mit Ja beantwortet wird – ist zweitens zu untersuchen, wo die relevanten mTrPs liegen.

## 4.1 Clinical Reasoning

Clinical Reasoning umfasst alle Denk- und Entscheidungsprozesse, die bei der Planung, Durchführung und Evaluation einer Behandlung ablaufen. Im Clinical-Reasoning-Prozess entscheidet sich, ob und welche Therapie angebracht ist (Marhauer 2003, Klemme et al. 2006). Diese Entscheidung wird maßgeblich dadurch bestimmt, was als Therapieziel definiert wird. In Übereinstimmung mit der ICF-Klassifikation der WHO (Internationale Klassifikation der Funktionsfähigkeit, Behinderung und Gesundheit; **Abb. 4.1**) ist die primäre Aufgabe der Therapie, Partizipation zu ermöglichen. Partizipation (Teilhabe) bedeutet, in die konkrete alltägliche Lebenssituation einbezogen zu sein, an ihr teilhaben zu können. Partizipation zeigt sich beispielsweise darin, selbstständig zu Hause sein zu können, beruflich eingegliedert zu sein und dem gewünschten Freizeitverhalten (Sport, Musik etc.) nachgehen zu können.

Ist die Partizipation in den Bereichen der Selbstständigkeit zu Hause, der Berufsausübung und/oder des Freizeitverhaltens beeinträchtigt, ist Therapie angezeigt. Sind mTrPs (und allenfalls Schmerzen) vorhanden, ohne dass die Partizipation beeinträchtigt ist, kann mit gutem Grund auf eine Behandlung verzichtet werden.

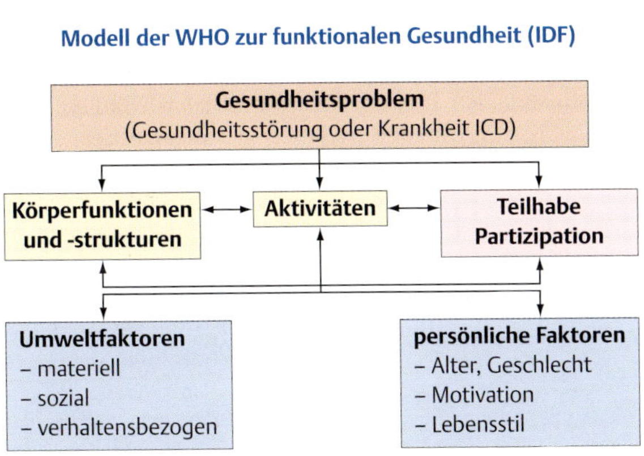


**Abb. 4.1** Internationale Klassifikation der Funktionsfähigkeit, Behinderung und Gesundheit (ICF-Klassifikation der WHO).

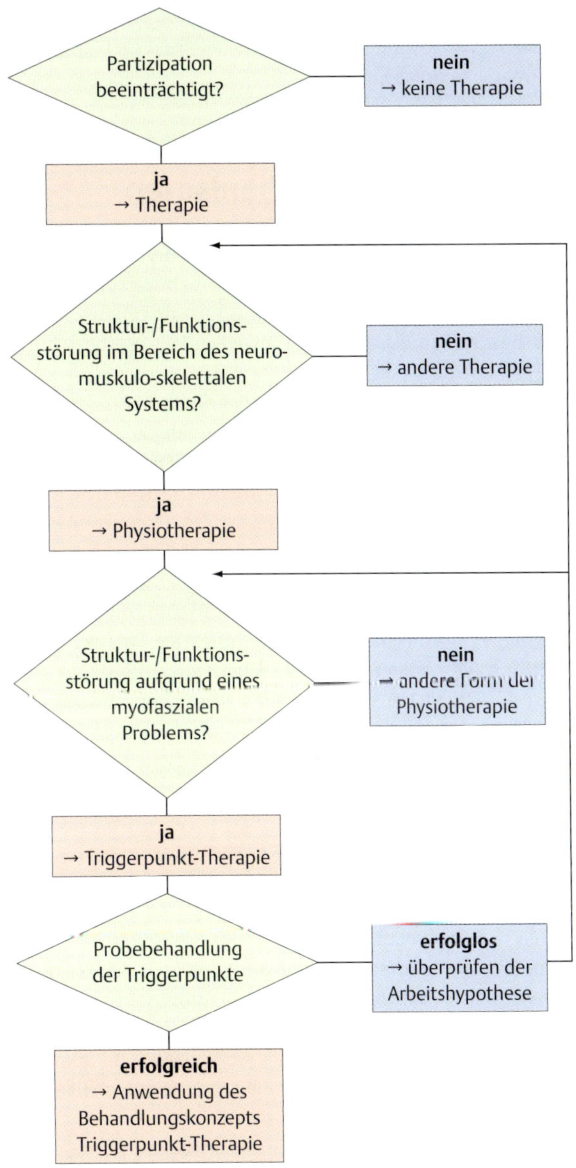


**Abb. 4.2** Clinical-Reasoning-Prozess.

---

Primäres Ziel der Therapie ist, Partizipation zu ermöglichen bzw. zu verbessern.

---

Zeigt sich im Clinical-Reasoning-Prozess, dass die Partizipation beeinträchtigt ist aufgrund von eingeschränkten Aktivitäten infolge von Schmerzen bzw. Struktur- und/oder Funktionsstörungen im Bereich des neuromuskuloskelettalen Systems, ist zu klären, inwieweit es wahrscheinlich ist, dass mTrPs dafür verantwortlich sind. Kommen aufgrund von Anamnese und Befund mTrPs als dominanter Krankheitsfaktor für Schmerzen und/oder Funktionsstörungen infrage, ist eine Probebehandlung angezeigt. Verläuft diese positiv, ist es indiziert, Triggerpunkt-Therapie anzuwenden (**Abb. 4.2**).

**Zusammenfassung:** Ziele der Diagnostik
Aufgabe der myofaszialen Schmerzdiagnostik ist es zu klären,
- inwieweit die beklagten Schmerzen für eingeschränkte Aktivitäten und behinderte Teilhabe/Partizipation verantwortlich sind;
- ob die Muskulatur dominanter Krankheitsfaktor ist;
- wo die relevanten mTrPs liegen.

### 4.1.1 Schmerzmechanismen

Schmerzen können durch unterschiedliche Mechanismen hervorgerufen werden. Die moderne Schmerzphysiologie versteht den menschlichen Organismus als offenes, dynamisches System, das mit der Umwelt in Wechselbeziehung steht (**Abb. 4.3**).

Der Prozess der Schmerzwahrnehmung lässt sich nach einem in der Kommunikationstheorie gängigen Modell in die Aspekte Input – Verarbeitung – Output gliedern (**Abb. 4.3**). Ihrer ursprünglichen Funktion nach sind Schmerzen primär Kommunikationssignale des Organismus. Als „Input" orientieren sie über potenzielle Gefahren. Ihr Informationsgehalt wird im ZNS auf unterschiedlichen Niveaus verarbeitet (spinal, supraspinal, kortikal) und mit vorbestehenden Erfahrungen (sensorische, affektive, kognitive Dimension) verrechnet (**Abb. 4.4**). Über Output-Systeme reagiert der Organismus: Sympathikus, Parasympathikus, motorisches System, endokrines System, Immunsystem und endogenes Schmerzkontrollsystem ermöglichen einerseits eine äußerlich beobachtbare Verhaltensreaktion auf die konkrete Situation (z. B. Flucht oder Angriff). Als Antwort auf die Bedrohung der Homöostase des Organismus setzen sie andererseits gleichzeitig eine Vielzahl äußerlich nicht sichtbarer physiologischer Reaktionen in Gang und bewirken dadurch u. a. auch eine Veränderung der Empfindlichkeit der Schmerzwahrnehmung sowohl peripher (z. B. Modulation der Nozizeptorsensibilität durch Sympathikusaktivität oder den Axonreflex; s. auch S. 33 und S. 44) als auch zentral (z. B. veränderte Hinterhornmodalität [Woolf 1994] auf spinaler Ebene oder durch Konditionierungsprozesse auf kortikalem Niveau; s. auch S. 45 ff).

So betrachtet sind Schmerzen Ausdruck des prozesshaften Reagierens und Interagierens des Organismus mit der Umwelt und stehen primär im Dienst des Überlebens. Schmerzen sind somit kein „Ding", das a priori „weggemacht" werden kann/soll.

Der physiologisch sinnvolle Prozess der Schmerzwahrnehmung kann jedoch an verschiedenen Orten entgleisen. Durch unterschiedliche Schmerzmechanismen können

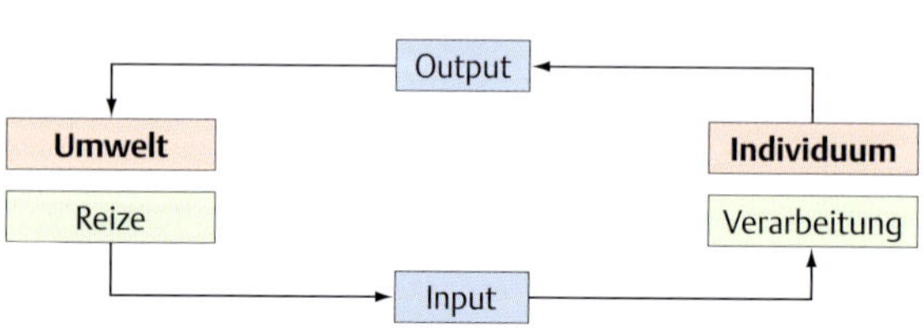


**Abb. 4.3** Schmerzwahrnehmung als Kommunikationsprozess.

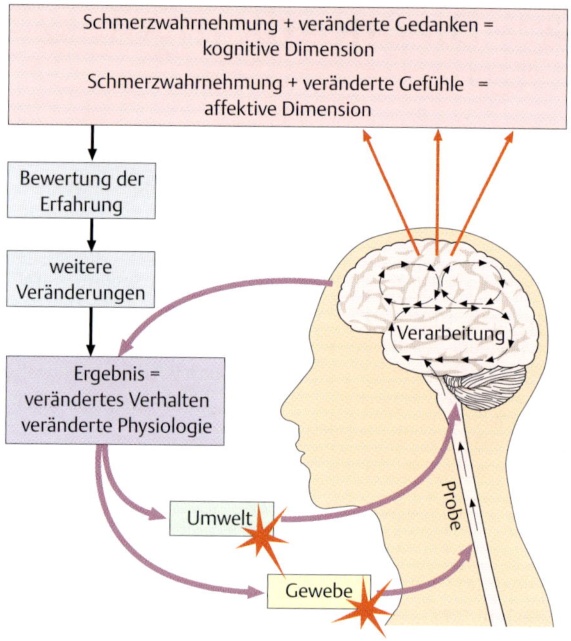


**Abb. 4.4** Schmerzwahrnehmung (Gifford 2000).

dabei chronische Schmerzen entstehen. Schmerzmechanismen, die für neuromuskuloskelettale Schmerzen relevant sind, lassen sich in Anlehnung an Gifford (2000) in vier Hauptkategorien gliedern (**Abb. 4.5**):

- **Peripher-nozizeptive Schmerzmechanismen**: Mechanische, entzündliche oder ischämische Reize führen zur Aktivierung von Nozizeptoren.
- **Peripher-neurogene Schmerzmechanismen**: Ein ektopischer Schrittmacher führt zur Auslösung eines Aktionspotenzials (z. B. Diskushernie).
- **Zentrale Schmerzmechanismen**: Die Schmerzinformation wird auf unterschiedlichen Ebenen verarbeitet und moduliert (spinal: unterschiedliche Hinterhornmodalitäten, Gate-Control-Mechanismus; subkortikal: Thalamus; kortikal: sensorische, affektive, kognitive Dimension) und beeinflusst maßgeblich, was als Schmerz wahrgenommen wird.
- **Output-Schmerzmechanismen**: Sympathikus, Parasympathikus, motorisches System, endokrines System, Immunsystem und endogenes Schmerzkontrollsystem beeinflussen den Prozess der Schmerzwahrnehmung (erhöhte bzw. verminderte Schmerzsensibilisierung).

Klinisch auftretende Schmerzen sind selten auf ausschließlich einen Schmerzmechanismus zurückzuführen. Zumeist sind mehrere Schmerzmechanismen beteiligt. Im einen Fall dominieren peripher-nozizeptive (z. B. Muskelzerrung), in einem anderen Fall peripher-neurogene (z. B. Diskushernie), in einem dritten Fall Output-Schmerzmechanismen (z. B. CRPS 1, „Sudeck").

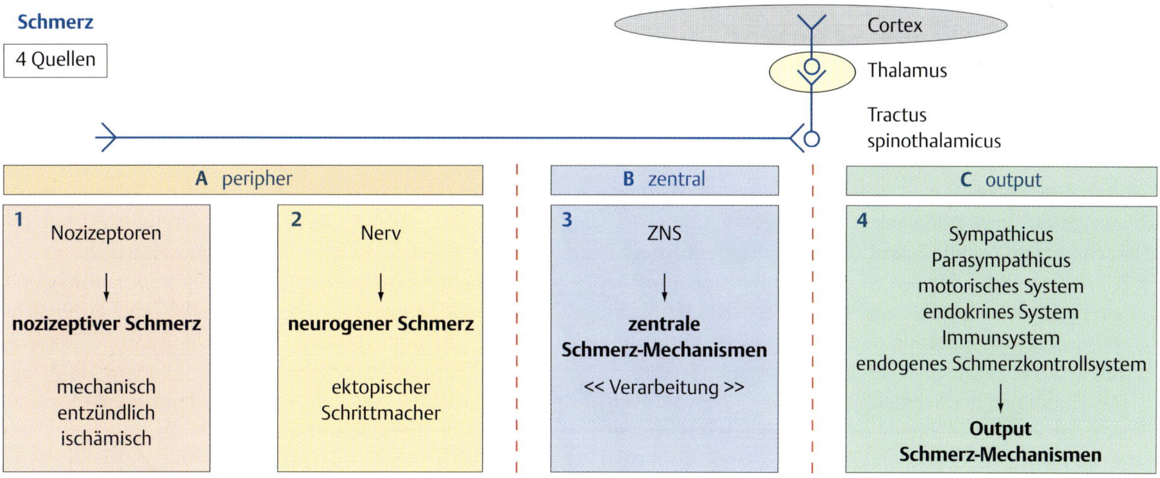


**Abb. 4.5** Schmerzmechanismen. Vier Quellen neuromuskuloskelettaler Schmerzen.

Die unterschiedlichen Schmerzmechanismen zeigen sich klinisch in spezifischen Schmerzmustern. Zu unterscheiden sind folglich:

- peripher-nozizeptives Schmerzmuster, das weiter differenziert werden kann in peripher mechanisch-nozizeptiv, peripher entzündlich-nozizeptiv und peripher ischämisch-nozizeptiv
- peripher-neurogenes Schmerzmuster
- zentrales Schmerzmuster infolge von Schmerzverarbeitungsstörungen
- Output-Schmerzmuster

**Klinik:** Schmerzmuster
Schmerzen, die beispielsweise mit einer Latenz von drei Wochen nach einem Unfall auftreten, überall und ohne klare Schmerzlokalisation auftauchen, unvorhersehbar („plötzliche Stiche"), instabil (einmal sind die Schmerzen bei einer bestimmten Bewegung da, kurz darauf nicht mehr) und hochgradig irritierbar sind (heftige, abwehrende Reaktion des Patienten bei und Angst vor Berührung), kennzeichnen ein maladaptives zentrales Schmerzmuster. Sie weisen damit auf einen zugrunde liegenden zentralen Schmerzmechanismus mit einer Schmerzverarbeitungsstörung hin.
Im Unterschied dazu treten Schmerzen, die beispielsweise ausschließlich bei bestimmten Bewegungen klar lokalisiert auftreten (z. B. löst die endgradige, passiv durchgeführte HWS-Rotation nach rechts die klinisch bekannten Schmerzen in der rechten Nackenregion aus) und bei Entlastung bzw. Ruhigstellung sofort abklingen, gekoppelt an mechanisch-nozizeptive Schmerzmechanismen auf. Sie sind somit Ausdruck eines zugrunde liegenden peripher-nozizeptiven Schmerzmusters.

Das Schmerzmuster eines Patienten ist präzise zu erfassen. Dies ermöglicht, Rückschlüsse auf die zugrunde liegenden Schmerzmechanismen zu ziehen. In der Diagnostik von Schmerzen muss beurteilt werden, wie groß der Anteil der unterschiedlichen Schmerzmechanismen ist bzw. welcher Schmerzmechanismus im konkreten Fall dominiert (**Abb. 4.6**). Nur so ist eine adäquate Therapie möglich. Denn es ist selbstredend, dass ein Patient mit einem überwiegend peripher-nozizeptiv verursachten Schmerz anders zu therapieren ist als einer mit Schmerzen, die überwiegend durch zentrale Schmerzmechanismen und Output-Schmerzmechanismen aufrechterhalten werden. Sind beispielsweise bei einem bestimmten Patienten A die Schmerzen zu über ⅔ peripher-nozizeptiv verursacht, bei einem Patienten B jedoch zu über ¾ durch zentrale und Output-Schmerzmechanismen, so benötigen Patient A und B eine unterschiedliche, der jeweiligen Schmerzursache entsprechende Therapie (**Abb. 4.6**).

In der Diagnostik von Schmerzen ist es unverzichtbar zu beurteilen, wie groß der Anteil der unterschiedlichen Schmerzmechanismen ist bzw. welcher Schmerzmechanismus im konkreten Fall dominiert (**Abb. 4.6**). Nur auf dieser Basis ist eine adäquate Schmerztherapie möglich.

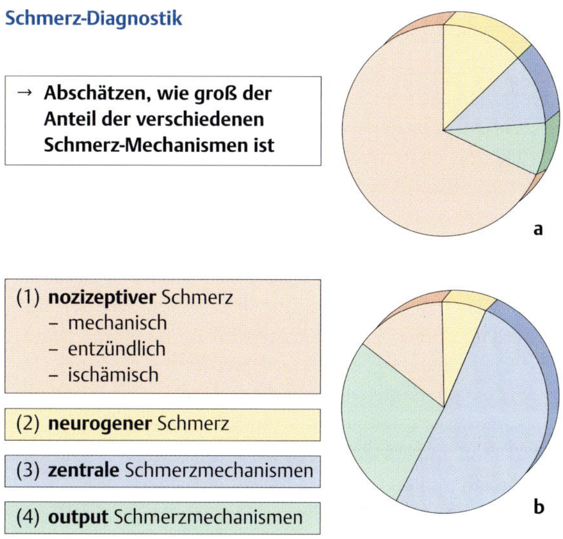


**Abb. 4.6** Schmerzdiagnostik. Die Schmerzen des Patienten A sind zu über ⅔ peripher-nozizeptiv verursacht, die Schmerzen des Patienten B zu über ¾ durch zentrale und Output-Schmerzmechanismen. Patient A und B erfordern eine unterschiedliche, der jeweiligen Schmerzursache adäquate Therapie.

### 4.1.2 Myofaszialer Schmerz

Der durch mTrPs verursachte myofasziale Schmerz wird primär durch einen peripher-nozizeptiven Schmerzmechanismus ausgelöst: Er ist ischämisch bedingt (S. 33 f). Das Schmerzmuster zeigt eine bewegungs- und belastungsabhängige Zu- bzw. Abnahme der Schmerzen. Zumeist ist eine schmerzauslösende Bewegung eindeutig identifizierbar (z. B. Schürzengriff). Typisch ist eine Schmerzzunahme bei gehaltener Positionierung (z. B. langes Stehen oder Sitzen bei PC-Arbeit). Veränderung der Haltung sowie Entlastung führen in der Regel zu einer raschen Symptomlinderung.

Das Phänomen der Schmerzübertragung (Referred Pain) jedoch, das von der Mehrzahl der mTrPs ausgelöst werden kann, ist nicht peripher zu erklären. Im Referred Pain wird sichtbar, dass myofasziale Schmerzen einhergehen mit veränderten Schmerzverarbeitungsprozessen (S. 47). Übertragene Schmerzen sind also verursacht durch zentrale (möglicherweise auch Output-) Schmerzmechanismen. In manchen Fällen von myofaszialen Schmerzen ist nur der übertragene Schmerz wahrnehmbar, und die Quelle muss erst gesucht werden (Dejung 2009, Mense 1993). Dies ist eine Herausforderung für die Diagnostik.

---

Myofaszialer Schmerz
- Der durch mTrPs induzierte Schmerz nimmt typischerweise entsprechend der Belastung der Muskulatur zu bzw. ab. Ist eine Bewegung endgradig schmerzhaft, sind häufig mTrPs in der gedehnten Muskulatur dafür verantwortlich.
- Referred Pain ist charakteristisch für myofasziale Schmerzen. Der Ort der Schmerzursache ist häufig nicht identisch mit der Stelle, wo die Schmerzen wahrgenommen werden.

---

## 4.2 Prinzipien der Untersuchung

Myofasziale Schmerzen werden durch aktive mTrPs verursacht. Aufgabe der Untersuchung ist somit
- zu klären, ob aktive mTrPs vorkommen, und
- herauszufinden, wo die aktiven mTrPs liegen.

Technisch-apparative Untersuchungsmethoden eignen sich nicht, im klinischen Alltag mTrPs zu diagnostizieren. Zurzeit gibt es kein Labor- oder bildgebendes Verfahren zur Erfassung von mTrPs, das standardmäßig eingesetzt werden kann (Travell u. Simons 2002). Die Identifikation von mTrPs mittels EMG-Ableitung, Sauerstoffpartialdruck-Messung, Mikrodialyse oder durch den histologischen Nachweis verkürzter Sarkomere in einem mTrP mittels Biopsie (Kap. 2.2.1 – 2.2.3) sind mit großem technischen Aufwand verbunden und haben im Praxisalltag keine Bedeutung.

Die Diagnosestellung myofaszialer Schmerzen und Funktionsstörungen erfolgt klinisch. In der ärztlichen und physiotherapeutischen Praxis, wo mit möglichst geringem Zeitaufwand eine möglichst hohe diagnostische Zuverlässigkeit erreicht werden soll, hat sich folgendes Vorgehen bewährt:

- Die **Anamnese** gibt meist deutliche Hinweise, ob ein myofasziales Problem vorliegt (oder nicht) und welche Muskelgruppen möglicherweise betroffen sind.
- Die anschließende **Befunderhebung** hat zum Ziel, mittels Inspektion, Dehn- und Funktionstests Muskelgruppen mit mTrPs zu erkennen sowie aktive mTrPs palpatorisch zu identifizieren. Die Diagnose aktiver mTrPs erfolgt dabei anhand der beschriebenen (S. 14) und in Tabelle 2.2 (S. 15) zusammengefassten klinischen Diagnosekriterien.
- Die **Arbeitshypothese** integriert die in der Anamnese und im Befund gewonnenen Informationen und ermöglicht die Entscheidung, ob bzw. bei welchem Muskel Triggerpunkt-Therapie angewendet wird.
- In der nachfolgenden **Probebehandlung** werden aktive mTrPs gezielt deaktiviert (Kap. 5.1).
- Der **Wiederbefund** zeigt, ob die Arbeitshypothese zutreffend war oder revidiert werden muss (s. **Abb. 4.13**). Erst das im Reassessment erfasste Resultat der Probebehandlung ermöglicht eine gültige Aussage, ob ein myofasziales Problem vorliegt oder nicht.

---

Die Diagnose myofaszialer Schmerzen und Funktionsstörungen erfolgt klinisch mittels
- Anamnese
- Befund
- Arbeitshypothese
- Probebehandlung
- Wiederbefund

---

### 4.2.1 Anamnese

*oeheim, was wirret dir?*
*(Verwandter, woran leidest du?)*
*Wolfram von Eschenbach, Parzival*

Um myofaszial verursachte Probleme erkennen zu können, soll die Patientenbefragung – abgesehen von der Erhebung der üblichen Daten – Auskunft auf die folgenden vier Fragen geben:
- **Wo** tut es weh?
- **Seit wann** tut es weh?
- **Wodurch** werden die Schmerzen verstärkt bzw. vermindert?
- **Was** vermutet der Patient als **Ursache** für die Schmerzen?

Der Therapeut ist insbesondere hellhörig betreffend:
- Ist eine Form von akuter oder chronischer Muskelüberlastung bzw. eine direkte Muskelverletzung zum Zeitpunkt des erstmaligen Auftretens der Schmerzen feststellbar?
- Lassen sich Aktivierungsmechanismen (S. 58) erkennen?
- Dominieren periphere oder zentrale Schmerzmechanismen (S. 64)?
- Entspricht die beschriebene Schmerzlokalisation einem bekannten Referred Pain Pattern (Pain Guides; Kap. 9.3)?

Der Therapeut gewinnt mithin ein erstes Bild über das Schmerzmuster und kann darauf gestützt eine Hypothese bilden, welcher Schmerzmechanismus dominiert (S. 65).

Alle aufgrund der Anamnese als mögliche Schmerzursache infrage kommenden Muskeln sollen notiert werden; sie bilden die Muskelauswahl 1 (**Abb. 4.12**).

Der erfahrene und aufmerksam-aktiv zuhörende Arzt bzw. Therapeut gewinnt in der Anamnese rund 85 % der relevanten Informationen für das weitere Behandlungsvorgehen.

## 4.2.2 Befund

*Wenn du Rauch siehst auf der anderen Seite*
*des Berges, weißt du unmittelbar:*
*da brennt ein Feuer;*
*wenn du Hörner siehst auf der anderen Seite*
*eines Zauns, weißt du sofort:*
*dort ist ein Ochse.*
*Niederschrift von der smaragdenen Felswand*

Der Befund umfasst Funktions- und Strukturanalyse. Zuerst wird eine funktionsorientierte Übersichtsuntersuchung durchgeführt und anschließend erfolgt die strukturspezifische Detailuntersuchung.

- Die **Übersichtsuntersuchung** umfasst Inspektion und Funktionsuntersuchungen (Beweglichkeit aktiv und passiv, Kraft) und hat zum Ziel, mit möglichst geringem Zeitaufwand einen Fokus zu gewinnen (s. Screening-Tests, Kap. 9.1):
  - Liegt ein myofasziales (oder ein anderes) Problem vor?
  - In welchen Muskeln bzw. Muskelgruppen liegen mit größter Wahrscheinlichkeit aktiven mTrPs?

  Gleichzeitig ermöglicht die Übersichtsuntersuchung (bei positivem Befund), einen objektiven Verlaufsparameter zu finden, womit durch den Vergleich der Screening-Tests – vor bzw. nach der Therapie – der Effekt der (Probe-)Behandlung gemessen und dokumentiert werden kann.
- Die anschließende **Detailuntersuchung** besteht aus der palpatorischen Diagnostik mTrPs (s. S. 13 ff, S. 69). Diese Strukturuntersuchung klärt, ob und an welchen Stellen in der (aufgrund von Anamnese und Übersichtsuntersuchung) vermuteten Muskulatur aktive mTrPs liegen (**Abb. 4.13**).

Da die Detailuntersuchung (palpatorische Diagnostik mTrPs) relativ viel Zeit beansprucht, ist es sinnvoll zuerst mittels der Übersichtsuntersuchung einen Fokus zu gewinnen (s. Screening-Tests, Kap. 9.1) und daran anschliessend die palpatorische Diagnostik der mTrPs durchzuführen.

### Inspektion

Die Untersuchung der Statik zeigt auf, wo haltungsbedingt ungünstige Belastungen vorliegen, die zur Entstehung bzw. Aufrechterhaltung von mTrPs führen können (s. „Klinik"). Gelegentlich weist auch ein asymmetrisches Muskelrelief auf lange bestehende einseitige Fehlbelastungen (mit erhöhter Wahrscheinlichkeit für mTrPs) hin.

**Klinik:** Inspektion

- Eine gewohnheitsmäßige Translation des Kopfes nach ventral (**Abb. 4.7 a**) ist verbunden mit einer Verkürzung und Fehlbelastung der dorsalen Nackenmuskulatur, wodurch die Bildung von mTrPs wahrscheinlich wird.
- Befindet sich die Skapula in einer „Flügelstellung" (Lateralisierung der Skapula und Abheben des Angulus inferior der Skapula vom Thorax; **Abb. 4.8**), ist dies möglicherweise verursacht durch eine Verkürzung des M. pectoralis minor sowie durch abgeschwächte Mm. rhomboidei und Verkürzung bzw. Hartspannstränge im M. serratus anterior.

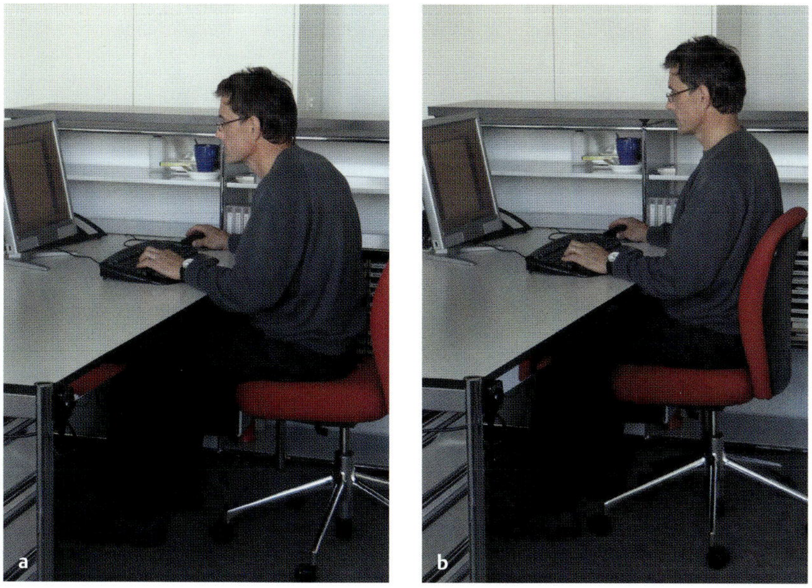


**Abb. 4.7 a–b** Habituelle Translation des Kopfes nach ventral mit Verkürzung und Fehlbelastung der dorsalen Nackenmuskulatur.
**a** Die Entstehung von mTrPs wird wahrscheinlich.
**b** Ergonomische Sitzhaltung hilft, Fehlbelastung zu verringern.

## Funktionsuntersuchungen

Die Prüfung der Funktion gliedert sich in die Untersuchung der Beweglichkeit und die Prüfung der Kraft.

### Beweglichkeit

Die Bewegungsprüfung erfolgt aktiv und passiv.

- Ist eine **aktive Bewegung im Bewegungsverlauf** schmerzhaft, ist dies ein Hinweis, dass in der aktiv arbeitenden Muskelgruppe möglicherweise mTrPs für die Schmerzen verantwortlich sind. Kontrahiert sich ein Muskel, geraten die mTrPs mechanisch unter Stress und das klinische Schmerzmuster tritt hervor. Eine solche Provokation der Muskulatur durch Belastung tritt vorwiegend bei Arbeit gegen die Schwerkraft, also bei voller Hubbelastung, auf (z. B. FLEX oder ABD des Arms). Bei exzentrischer Muskelaktivität, die für den Muskel anspruchsvoll zu steuern ist, tritt diese Belastungsprovokation am ausgeprägtesten in Erscheinung.
- Zeigt sich ein **Endphasenschmerz** bei einer aktiven Bewegung, können einerseits mTrPs in der aktiv arbeitenden Muskulatur (Belastungsprovokation), andererseits mTrPs in der passiv gedehnten Muskulatur (Dehnungsprovokation) für die Schmerzen verantwortlich sein. Um zu unterscheiden, welche Muskelgruppe – die aktive oder die gedehnte – ursächlich für das Schmerzproblem ist, werden anschließend an die aktive Bewegungsprüfung die schmerzhaften Bewegungskomponenten passiv getestet. Treten bei der passiven Testung dieselben Schmerzen (gleiche Schmerzqalität, -quantität, -lokalisation) am Ende der Bewegung auf wie bei der aktiven, liegen die mTrPs mit sehr großer Wahrscheinlichkeit in der gedehnten Muskulatur. Ist die passive Bewegung jedoch endgradig schmerzfrei, während die aktive Bewegung endgradig Schmerz provoziert, liegen die mTrPs in der aktiven Muskulatur (s. „Klinik“, Bewegungsprüfung).
- Ist eine **passive Bewegung** endgradig (d. h. am Ende der maximal möglichen Bewegung) schmerzauslösend, liegen die mTrPs in der gedehnten Muskelgruppe. Wird ein Muskel mit mTrPs gedehnt, führt der mechanische Dehnstress in der Regel zur Aktivierung der mTrPs und damit zum Auslösen der dem Patienten bekannten Schmerzen. Diese Dehnungsprovokation ist vielerorts äußerst hilfreich zur Identifikation derjenigen Muskeln und Muskelgruppen, die für ein Schmerzproblem verantwortlich sind (Kap. 9.1).
- Bei **schmerzfreiem aktivem Bewegungsbefund** soll anschließend immer die Testung der passiven Beweglichkeit durchgeführt werden (Begründung S. 471 Screening-Tests).

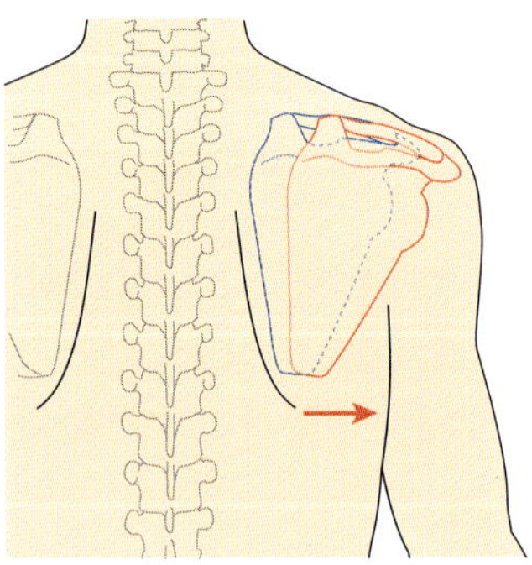

**Abb. 4.8** Lateralisierung der Skapula ist ein Hinweis auf abgeschwächte Mm. rhomboidei und Verkürzung (bzw. Hartspannstränge) im M. serratus anterior. Scapula alata: „Flügelstellung“ der Skapula mit Abhebung des Angulus inferior der Skapula vom Thorax weist auf eine Schwäche des M. serratus anterior und eine aktive Insuffizienz des M. trapezius ascendens sowie auf eine mögliche Verkürzung des M. pectoralis minor hin.

**Klinik:** Bewegungsprüfung aktiv/passiv
Sind bei der aktiven Bewegungsprüfung der Schulter die Außenrotatoren (AR) endgradig schmerzhaft (Humerus frontosagittal), kann der Schmerz theoretisch ausgelöst werden durch mTrPs in der gedehnten Muskelgruppe der Innenrotatoren oder durch mTrPs in der aktiven Muskelgruppe der Außenrotatoren. Wird derselbe Schmerz durch das Manöver einer passiv durchgeführten AR ebenfalls hervorgerufen, liegen die aktiven mTrPs in der gedehnten Muskelgruppe der Innenrotatoren. Im vorliegenden Fall wären also der M. subscapularis, M. teres major, M. latissimus dorsi, M. pectoralis major palpatorisch auf die Existenz von aktiven mTrPs hin zu untersuchen. Würde sich im vorliegenden Beispiel die passiv ausgeführte AR jedoch schmerzfrei präsentieren, müssten die aktiven mTrPs in der die Bewegung ausführenden Muskelgruppe, also in den Außenrotatoren (M. infraspinatus, M. teres minor), gesucht werden.

Tritt bei der aktiven und/oder passiven Bewegungsprüfung ein Endphasenschmerz auf, werden alle dabei gedehnten (!) Muskeln einer weiteren Prüfung unterzogen. Verdächtige Muskeln werden gezielt in eine maximale Dehnstellung gebracht, um dadurch schmerzverursachende mTrPs zu provozieren. Der Patient gibt an, welche Dehnungen den bekannten Schmerz reproduzieren. Die so eruierten Muskeln werden anschließend palpatorisch auf Hartspannstränge und mTrPs hin untersucht. Bei schmerzhaftem Schürzengriff (passive Bewegungsprüfung) beispielsweise sind die aktiven mTrPs im M. supraspinatus, M. infraspinatus, M. teres minor, M. coracobrachialis und ventralen M. deltoideus zu suchen.

### Kraft

Zur Untersuchung der Kraft werden Funktions- und Widerstandstests eingesetzt.

- **Funktionstests** zeigen, wie die Muskulatur unter Belastungsprovokation reagiert. Wann immer möglich werden zudem Referenzparameter aus dem Alltag schriftlich festgehalten (Länge der möglichen Gehstrecke; wie lange im Sitzen ohne Schmerzen gearbeitet werden kann etc.). Dies ermöglicht im Reassessment zu sehen, ob sich das Problem in die gewünschte Richtung verändert.
- **Widerstandstests**: Häufig wird das klinische Schmerzbild reproduziert, oder es zeigt sich eine deutliche Schwäche der Muskulatur, wenn man einen Muskel bzw. eine Muskelgruppe isometrisch gegen Widerstand arbeiten lässt. Beides – Schmerz und Kraftminderung – sind Anzeichen von Triggerpunkt-Aktivität in den durch Widerstand provozierten Muskeln. Isometrische Widerstandstests ermöglichen, funktionelle Muskelgruppen zu untersuchen (Außen- vs. Innenrotatoren, Flexoren vs. Extensoren etc.; s. Kap. 9.1).

**Klinik:** Widerstandstests
Setzt der Therapeut einen langsam zunehmenden Widerstand, der die Außenrotatoren der Schulter zu isometrischer Aktivität herausfordert (**Abb. 9.8** a, S. 484), werden dadurch häufig die klinisch bekannten Schmerzen (ventral der Schulter oder „tief im Gelenk drin“ lokalisiert) ausgelöst; manchmal zeigt sich eine deutliche Schwäche der Außenrotatoren auf der betroffenen Seite. Beides – Schmerz und fehlende Kraft – sind Zeichen von Triggerpunkt-Aktivität in den durch Widerstand provozierten Muskeln, in diesem Fall der Außenrotatoren. M. infraspinatus und M. teres minor sind demnach palpatorisch auf die Existenz von mTrPs hin zu untersuchen.

Widerstandstests dienen zur Klärung, in welchen Muskelgruppen aktive mTrPs liegen.
Lassen sich die bekannten Schmerzen provozieren oder zeigt sich eine Muskelschwäche, wenn eine Muskelgruppe isometrisch gegen Widerstand arbeitet, sind die entsprechenden Muskeln palpatorisch zu überprüfen. Treten die bekannten Schmerzen auf, wenn beispielsweise die Innenrotatoren des Humeroskapulargelenks gegen Widerstand isometrisch aktiv sind, sollen M. supscapularis, M. teres major, M. latissimus dorsi und M. pectoralis major nach mTrPs untersucht werden.

Kennt der Patient eine spezifische Bewegung bzw. Tätigkeit, welche die bekannten Symptome auslöst (z. B. Komplexbewegung der HWS mit Flexion, Rotation und Lateralflexion), soll er diese demonstrieren. Eine solche symptomauslösende Bewegung ist, falls sie nicht bereits im Screeningtest enthalten ist, zusätzlich zu analysieren. Sie gibt wertvolle Hinweise auf die mögliche Ursache des Problems und ist darüber hinaus ein ausgezeichneter Parameter zur Verlaufskontrolle.

Alle aufgrund des Befunds als mögliche Schmerzursache infrage kommenden Muskeln sollen notiert werden; sie bilden die Muskelauswahl 2 (**Abb. 4.12**).

**Zusammenfassung:** Befund – Übersichtsuntersuchung
Die Identifikation der Muskeln bzw. Muskelgruppen, in welchen die aktiven TrPs liegen, erfolgt mittels
- Inspektion
- Dehnungsprovokation
- Belastungsprovokation (Funktionstests)
- Widerstandsprovokation

## Palpation

Die palpatorische Diagnostik der aktiven mTrPs ist der Kern und die Hauptaufgabe der Detailuntersuchung. Diejenigen Muskeln, die aufgrund der Hinweise aus Anamnese und Befund (Übersichtsuntersuchung mit Inspektion, Dehn-, Belastungs- und Widerstandsprovokation) mit einer hohen Wahrscheinlichkeit aktive mTrPs aufweisen, werden nach mTrPs untersucht. Zur Orientierung dienen die drei Hauptdiagnosekriterien (S. 14).

### Vorgehen

- Der **Hartspannstrang** wird am sichersten gefunden, indem man quer zum Faserverlauf des Muskels palpiert (**Abb. 4.9**). Wird der zu untersuchende Muskel dabei in eine leichte Vordehnung gebracht, geraten zuallererst die verkürzten Hartspannstränge unter Zug und sind dadurch einfacher zu tasten. Bei Muskeln, die nur von einer Seite her zugänglich sind (beispielsweise beim M. infraspinatus), erfolgt die Palpation flächig (**Abb. 4.10**). Muskeln, die von verschiedenen Seiten her zugänglich sind (beispielsweise der M. sternocleidomastoideus), können mit dem Pinzettengriff untersucht und behandelt werden (**Abb. 4.11**).
- Im Hartspannstrang wird die **maximal druckschmerzhafte Stelle** ermittelt; diese zeigt sich dem palpierenden Finger oft ödematös verquollen, kompakt und verdichtet. Dies – wie auch eine gelegentlich auftretende lokale Zuckungsreaktion – ist als bestätigendes Diagnosekriterium zu werten (S. 14).

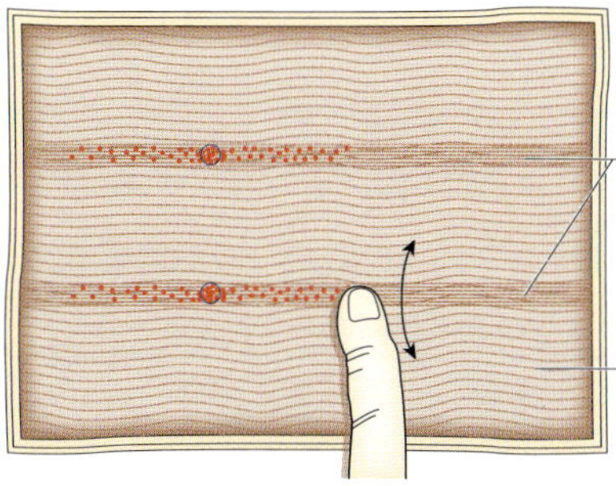


**Abb. 4.9** Palpation des Hartspannstrangs. Das kontrakte Muskelfaserbündel des Hartspannstrangs wird quer zum Faserverlauf palpiert (schematische Darstellung; nach Travell u. Simons 2002).

- Darauf erfolgt die **Provokation** dieser maximal empfindlichen Stelle im Hartspannstrang mittels Druck. Zeigt sich dabei die **Reproduktion der klinischen Symptome**, d. h. bestätigt der Patient, dass die auftretenden Schmerzen (lokal oder fortgeleitet) diejenigen sind, weshalb er den Arzt/Therapeuten aufgesucht hat, ist an dieser Stelle ein aktiver mTrP identifiziert.

Im konkreten Fall ist es dabei nicht immer leicht, die für ein Problem relevanten mTrPs zu finden. Dies kann verschiedene Gründe haben (nach Dejung 2009):

- Anatomische Gegebenheiten: Die Muskeln, die von mTrPs betroffen sind, liegen oft in tiefen Schichten (z. B. M. gluteus minimus, M. iliopsoas, Mm. rotatores des M. erector trunci) oder sind voluminös (z. B. M. adductor magnus). Damit sind sie manchmal der direkten Palpation nicht leicht zugänglich. Auch bei stark adipösen Patienten kann das Auffinden von Hartspannstrang und mTrPs schwierig sein.
- Latente mTrPs kommen bei allen Menschen in großer Zahl vor. Es gibt einen kontinuierlichen Übergang von diskret Triggerpunkt-artigen Phänomenen bis zu eindeutigen Befunden bei akuten Schmerzsyndromen.

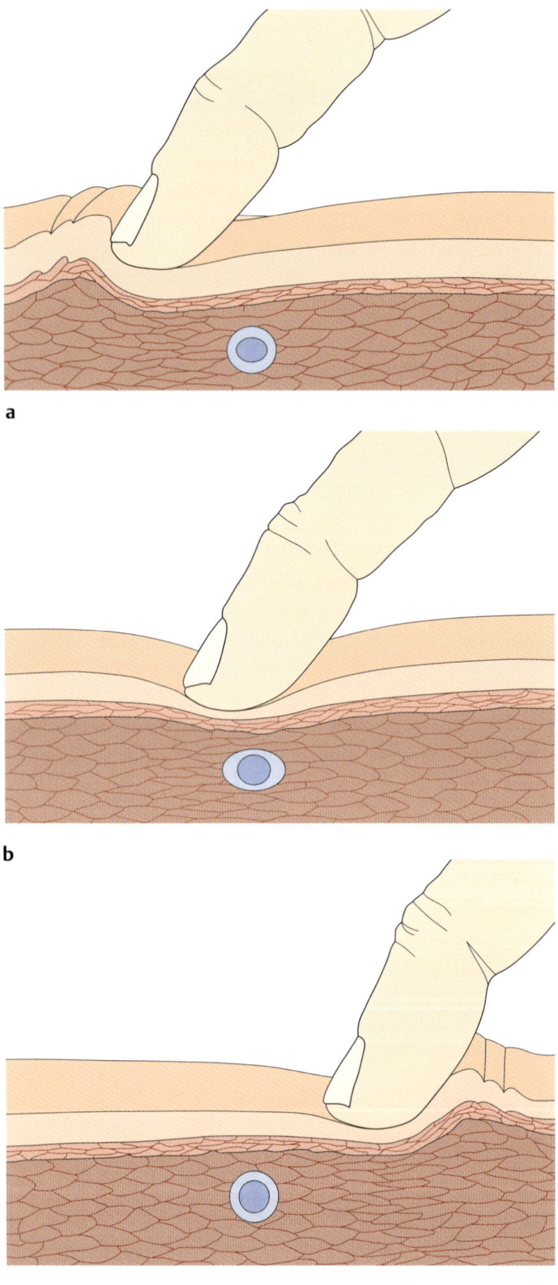


**Abb. 4.10** Flächige Palpation des Hartspannstrangs und des Triggerpunkts bei Muskeln, die nur von einer Seite her zugänglich sind (schematischer Querschnitt; nach Travell u. Simons 2002).

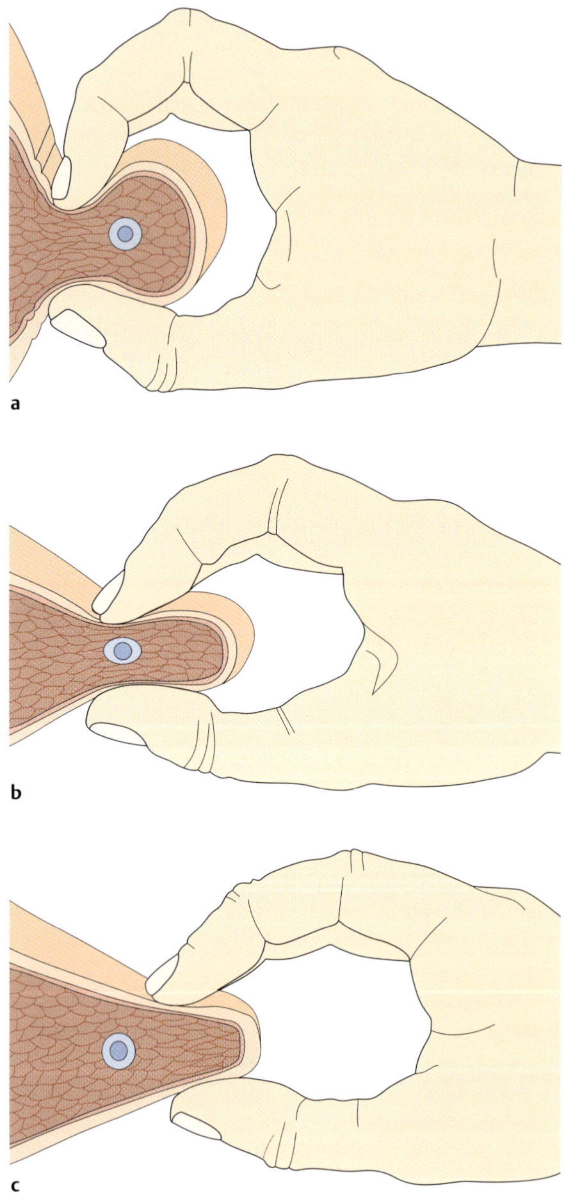


**Abb. 4.11** Palpation des Hartspannstrangs und des Triggerpunkts mit dem Pinzettengriff bei Muskeln, die von beiden Seiten her zugänglich sind (schematischer Querschnitt; nach Travell u. Simons 2002).

- Oft liegen Mischbilder vor, beispielsweise zwischen Triggerpunkt-Phänomenen und fibromyalgieartigen Zuständen (Differenzialdiagnose; S. 74) oder zwischen degenerativen Gelenkerkrankungen und myofaszialen Schmerzen.
- Differenzierte Palpationsfähigkeit ist notwendig: Ungeübten kann die palpatorische Unterscheidung zwischen einem echten Hartspannstrang und einem physiologischerweise harten Muskelfaserbündel (z. B. M. longissimus thoracis) oder das Aufspüren der ödematösen Verquellung, die einen mTrP häufig begleitet, Schwierigkeiten bereiten. Die Palpationsfähigkeit kann – und muss – geübt werden; sie ist Voraussetzung einer guten Intertester-Reliabilität (S. 15) und eines guten Therapieresultats.

### Lage der mTrPs im Muskel

Grundsätzlich können mTrPs an jeder Stelle in einem Hartspannstrang auftreten.
- Häufig liegen mTrPs im mittleren Drittel des Hartspannstrangs. Diese Beobachtung unterstützt die Endplattenhypothese zur Entstehung von mTrPs (S. 51), da die motorischen **Endplatten** sich in der Regel etwa im mittleren Drittel des Muskelbauchs befinden.
- Nicht selten liegen die aktiven mTrPs im Bereich des **Muskel-Sehnen-Übergangs**. Diese Zone ist gut durchblutet (van den Berg 1999) und als Übergangsgebiet auf Überlastungen besonders anfällig.
- Falls in einem Muskel aktive mTrPs vorkommen, sind recht häufig auch die **Insertionsstellen** druckempfindlich, und gelegentlich lassen sich auch an diesen **Knochen-Sehnen-Übergängen** das Referred-Pain-Phänomen sowie die klinisch bekannten Schmerzen auslösen (tendoperiostale TrPs). Bei aktiven mTrPs im M. supraspinatus, M. infraspinatus oder M. teres minor ist beispielsweise häufig auch die Insertionsstelle am Tuberculum majus druckempfindlich und soll mit den Handgriffen der Technik I und Technik II ebenfalls behandelt werden (analog zu einer Deep Friction).
- Manchmal treten aktive mTrPs **an anderen Stellen** auf, d. h., sie liegen weder im Bereich der motorischen Endplatten noch im Bereich des Muskel-Sehnen- oder Knochen-Sehnen-Übergangs. In diesen Fällen geht die Ursache für die Entstehung der mTrPs vermutlich auf ein direktes Trauma des Muskels zurück, sodass an der Stelle der Verletzung selbst sich mTrPs infolge der Schädigung des sarkoplasmatischen Retikulums gebildet haben (s. S. 52, **Abb. 2.36**, Pfeil II).

MTrPs liegen häufig in Übergangszonen:
- Nerv-Muskel-Übergang: motorische Endplatten
- Muskel-Sehnen-Übergang
- Knochen-Sehnen-Übergang: Insertionsstellen

**Zusammenfassung: Befund – Detailuntersuchung: klinische Diagnostik von mTrPs**
Die Identifikation aktiver mTrPs erfolgt palpatorisch mittels der klinischen Hauptdiagnosekriterien:
- Hartspannstrang
- maximale Druckempfindlichkeit
- Reproduktion der klinischen Symptome

## 4.2.3 Arbeitshypothese

*Der Umweg ist der kürzeste Weg.*
*Chinesisches Sprichwort*

Alle in der Anamnese und im Befund gewonnenen Informationen werden laufend analysiert und gewichtet:
- Was spricht für bzw. gegen eine myofasziale Ursache des Problems (s. auch Kap. 4.1)?
- Falls ein myofasziales Problem vermutet wird:
  - Ist das myofasziale Problem primär oder sekundär (s. auch Kap. 6.1.1, S. 138)?
  - Liegt ein Reizsummationsproblem vor (s. S. 46)? Wie groß ist in einem solchen Fall der myofasziale Anteil und wie groß ist die Chance, das Problem durch eine Triggerpunkt-Therapie günstig und nachhaltig zu beeinflussen?
  - In welchen Muskeln liegen mit größter Wahrscheinlichkeit die aktiven mTrPs? Diese sind meistens in den Muskeln zu finden, welche die Schnittmenge aus der aufgrund der Anamnese gewonnenen Muskelgruppe 1 und der aus der Übersichtsuntersuchung gewonnenen Muskelgruppe 2 bilden (**Abb. 4.12** und **Abb. 4.13**).

Aufgrund der in der Anamnese und im Befund gesammelten Informationen wird eine Arbeitshypothese gebildet. Falls mTrPs oder Bindegewebsveränderungen als Ursache bzw. aufrechterhaltender Faktor des Problems wahrscheinlich sind, rechtfertigt sich eine Probebehandlung.

Die Arbeitshypothese wird aufgrund der in der Anamnese und im Befund gewonnenen Informationen gebildet.

## 4.2.4 Probebehandlung

*Probieren geht über studieren.*
*Volksmund*

Im Sinne einer Probebehandlung werden die gefundenen aktiven mTrPs behandelt (S. 80 ff). Sinnvollerweise wird nach jeder Behandlung der mTrPs ein Wiederbefund (Reassessment) durchgeführt: Haben sich Bewegungsausmaß und Qualität der Bewegung verändert? Konkret: Treten die Schmerzen weniger oder vermehrt bzw. früher oder später auf?

Verläuft die Probebehandlung erfolgreich, sind die vom Patienten beschriebenen Beschwerden myofaszial (mit-)verursacht und die Arbeitshypothese wird dadurch bestätigt.

Die Phase der Probebehandlung kann je nach Schmerzanamnese länger oder kürzer dauern. Sind die Schmerzen akut, ist eine positive Veränderung innerhalb von 1 – 3 Behandlungen zu erwarten. Bei chronischen Schmerzen ist es angemessen, aktive mTrPs beharrlich anzugehen. In der Regel zeigt sich auch bei Patienten mit langer Anamnese innerhalb von 4 – 6 Behandlungen, wie ausgeprägt die myofasziale Komponente des Problems ist und ob sie einer gezielten Triggerpunkt-Therapie zugänglich ist.

Es fällt nicht immer leicht zu entscheiden, welchen Muskel man für die Probebehandlung wählen soll. Im Anschluss an die Anamnese gibt es häufig eine ganze Reihe von Muskeln, die möglicherweise aktive mTrPs haben. Sie bilden eine Muskelauswahl 1. Die verschiedenen Tests im Rahmen der Befundaufnahme geben dank Dehnprovokation, Widerstands- und Belastungsprovokation sowie Inspektion Hinweise auf weitere Muskeln, die für aktive mTrPs infrage kommen. Sie bilden eine Muskelauswahl 2. In der Regel gibt es eine große Schnittmenge zwischen den Muskelgruppen 1 und 2, d. h. dass Muskeln, die bereits in der Anamnese als wahrscheinlich auffallen, durch den Befund bestätigt werden. In der Regel wird ein Muskel aus dieser Schnittmenge als Erstes für die Probebehandlung gewählt (**Abb. 4.12**).

Können mittels der in **Tab. 2.2** (S. 15) zusammengefassten Kriterien aktive mTrPs gefunden werden und verläuft die Probebehandlung erfolgreich, sind die vom Patienten beschriebenen Beschwerden myofaszial (mit-)verursacht.

### 4.2.5 Reassessment

*Der einzige Mensch der sich vernünftig benimmt, ist mein Schneider.*
*Er nimmt jedes Mal neu Maß wenn er mich trifft.*
*George B. Shaw*

Im Reassessment wird die Reaktion auf die (Probe-)Behandlung erfasst und ausgewertet, denn die aufgrund der Informationen aus Anamnese und Befund aufgestellte Hypothese muss so lange als vorläufige Hypothese angesehen werden, bis sie durch eine entsprechende Therapie als richtig bestätigt wird (Frisch 2001).

Der Wiederbefund mittels Dehnungs-, Belastungs- und Widerstandstests (Übersichtsuntersuchung mit Screening-Tests, s. Kap. 9.1) erfolgt zum einen möglichst zeitnah, d. h. direkt nach der therapeutischen Intervention. Zum anderen findet das Reassessment mit erneuter Kurzanamnese und Wiederbefundung zu Beginn der folgenden Konsultation statt, d. h. in einem zeitlichen Abstand von in der Regel 2 – 10 Tagen. Zeigen sich Veränderungen, die die Arbeitshypothese „myofasziale Schmerzen" bestätigen oder infrage stellen?

Zeigt sich eine Entwicklung in die als Therapieziel vereinbarte Richtung, wird damit die Hypothese bekräftigt, und die Therapie verfolgt den eingeschlagenen Weg weiter. Stagniert der Behandlungsverlauf oder nehmen die Probleme zu, sind

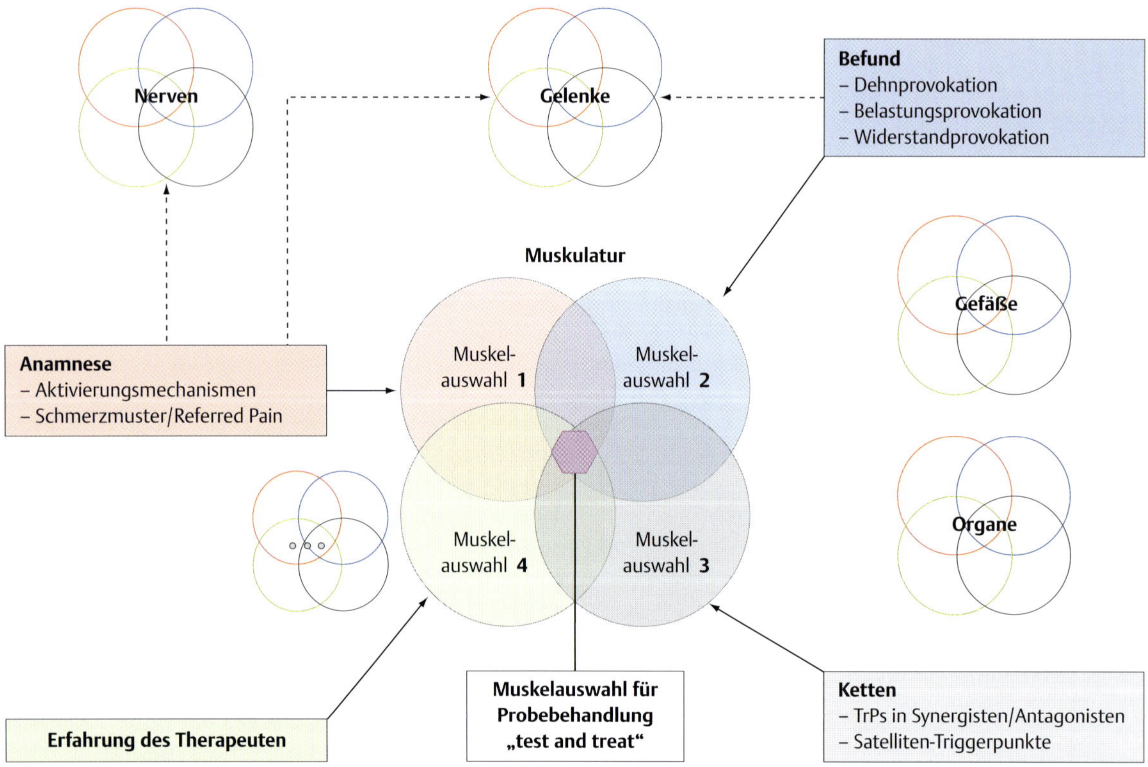


**Abb. 4.12** Probebehandlung. Die Muskelauswahl zur Probebehandlung erfolgt aufgrund von Hinweisen aus Anamnese und Befund, des Wissens um Triggerpunkt-Ketten und der Erfahrung des Therapeuten.

im Clinical Reasoning weitere Aspekte miteinzubeziehen und allenfalls ist die Grundhypothese zu überprüfen und grundsätzlich zu revidieren. Nehmen beispielsweise die klinischen Schmerzen nach einer Triggerpunkt-Therapie deutlich zu, hat man häufig Satelliten-Triggerpunkte behandelt – und nicht primäre TrPs. Diese Information des Reassessments ist Anlass, das Wissen um assoziierte TrPs und Triggerpunkt-Ketten im Clinical Reasoning wachzurufen und in Form einer Muskelauswahl 3 zu integrieren (**Abb. 4.12**). Die im Reassessment gewonnenen Informationen helfen zu entscheiden, welcher Muskel in der aktuellen Sitzung behandelt wird – eine Auswahl, die auch durch die Erfahrung des Therapeuten (Muskelauswahl 4) mitbeeinflusst wird (**Abb. 4.12**).

---

Die körperlich sich zeigenden Reaktionen auf eine erfolgte Triggerpunkt-Behandlung sind wertvolle Informationen, die im Reassessment gesammelt, gedeutet und genutzt werden. Sie bilden die Grundlage für die Festlegung des weiteren Behandlungsvorgehens. Was das im Einzelfall konkret bedeutet, ist in Kapitel 5.3.1 (S. 120 ff) detailliert erläutert.

---

Die Diagnostik myofaszialer Schmerzen erfolgt mithin prozesshaft und kann in einer einzigen Konsultation vielfach nicht abschließend geleistet werden. Meist genügen 6 – 8 Behandlungen, um auch bei einer komplexen Schmerzsituation einschätzen zu können, ob sie durch Triggerpunkt-Therapie günstig beeinflusst werden kann oder nicht; noch nicht chronifizierte Schmerzen reagieren in der Regel nach 1 – 3 Behandlungen mit einer Besserung.

Gelegentlich wird aber auch deutlich, dass die myofaszialen Strukturen nicht dominanter Krankheitsfaktor sind. Dies zu erkennen ist wichtig und wertvoll. Möglicherweise zeigt sich, dass das Hauptproblem primär durch Nerven, Gelenke oder durch die Erkrankung innerer Organe etc. verursacht wird (**Abb. 4.12**). Im Rahmen eines übergeordneten, gesamthaften Patientenmanagements ist der Beitrag der Triggerpunkt-Therapie mit ihrer Möglichkeit, gezielt Ausschlussdiagnostik zu leisten, von großem Wert. Einem Patienten, der weiß, dass seine Probleme nicht myofaszial verursacht sind, ist zwar nicht geholfen. Dennoch ist diese Erkenntnis hilfreich, denn sie ermöglicht, systematisch weiterzusuchen.

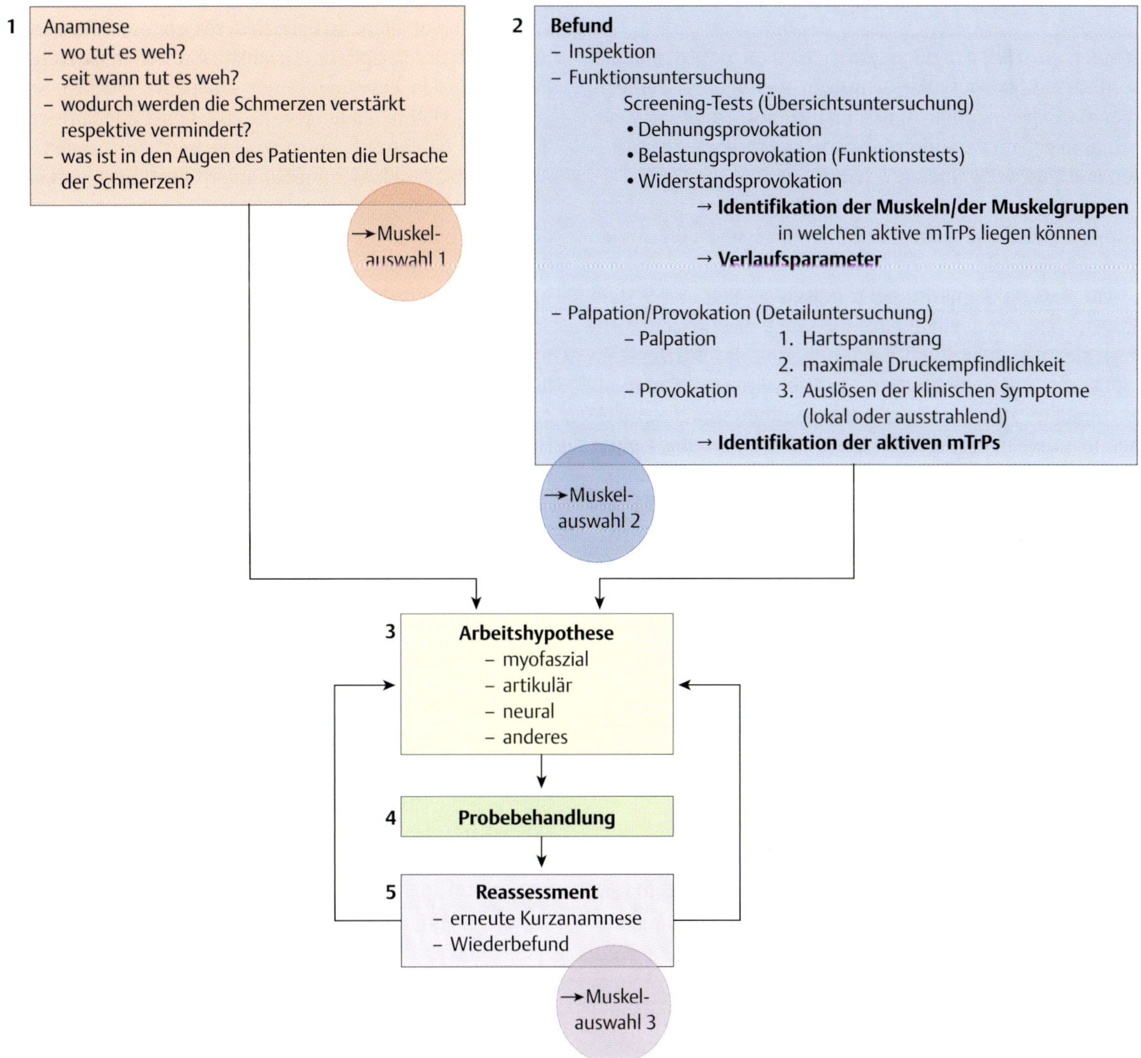


**Abb. 4.13** Klinische Diagnostik myofaszialer Schmerzen.

Triggerpunkt-Therapie kann auch zur Ausschlussdiagnostik eingesetzt werden.
Ist ein Schmerzproblem nach 4 – 6 Behandlungen mit Triggerpunkt-Therapie nicht deutlich günstig beeinflusst, ist es mit großer Wahrscheinlichkeit nicht myofaszial verursacht.

**Zusammenfassung:** Klinische Diagnostik myofaszialer Schmerzen.
Das Vorgehen bei der klinischen Diagnostik myofaszialer Schmerzen ist in **Abb. 4.13** zusammenfassend dargestellt.

# 4.3 Differenzialdiagnose

*„Der große Feind der Wahrheit ist oft nicht die Lüge: überlegt, konstruiert, unehrlich; sondern der Mythos: beständig, überzeugend, nicht hinterfragbar."*
*John F. Kennedy*

Schmerzen im Bewegungssystem können unterschiedlich verursacht sein: muskulär, arthrogen, neurogen, viszerogen, rheumatisch-entzündlich, vaskulär, tumorbedingt, psychogen, infolge von veränderten Schmerzverarbeitungsprozessen und Output-Schmerzmechanismen.

Bei monokausal verursachten Schmerzen ist, wann immer möglich, die primäre Schmerzursache zu ergründen und zu behandeln.

Oft sind Probleme im neuromuskuloskelettalen System jedoch nicht durch einen einzelnen Faktor verursacht, sondern sie entstehen durch die Summation des nozizeptiven Inputs aus unterschiedlichen Funktionskreisen (Summationsmodell; S. 46). Für sich allein genommen sind die einzelnen Irritationen gering und klinisch unterschwellig. Isoliert würden sie keine Schmerzen verursachen; in ihrer Summation jedoch lösen sie Schmerzen aus. In solchen Fällen ist pragmatisch vorzugehen: Falls ein dominanter Krankheitsfaktor (Muskel, Nerv, Gelenk etc.) festgestellt werden kann, ist dieser prioritär zu behandeln. Ansonsten ist es angebracht, dort mit der Therapie einzusetzen, wo es am einfachsten möglich ist, und zu versuchen, die Gesamtsumme des nozizeptiven Inputs soweit wie möglich zu reduzieren.

## 4.3.1 Muskulär bedingte Schmerzen

Durch mTrPs verursachte myofasziale Schmerzen sind sehr häufig (Kap. 1.3); dennoch sind nicht alle Muskelschmerzen auf mTrPs zurückzuführen: Entzündliche Muskelschmerzen, eine akute Muskelzerrung oder ein direktes Muskeltrauma beispielsweise sind schmerzhaft und müssen erkannt und entsprechend behandelt werden.

## 4.3.2 Funktionsstörungen der Gelenke

Akute **Gelenkblockierungen** (z. B. Verklemmung des Iliosakralgelenks nach einem Sturz) treten gelegentlich auf und sind einer gelenkspezifischen manualtherapeutischen Behandlung gut zugänglich; sie reagieren auf eine spezifisch artikulär ausgerichtete Behandlung mit einer raschen und dauerhaften Besserung. Falls das Problem nach 1- bis 3-maliger gelenkspezifischer Intervention nicht bleibend behoben ist, liegt mit großer Wahrscheinlichkeit keine ausschliesslich mechanisch-artikuläre Problematik vor. Das artikuläre Problem ist dann im Zusammenhang mit reflektorischen Veränderungen zu sehen, wobei der Muskulatur und den mTrPs eine entscheidende Rolle zukommt (Lewit 2007). Gelenk, Muskel und Nerv bilden eine Schicksalsgemeinschaft und sollten immer in ihrer wechselseitigen Abhängigkeit untersucht und behandelt werden.

Das traditionelle Konzept gelenkspezifisch ausgerichteter Manualtherapeuten, ein Großteil der Schmerzen des Bewegungssystems würde durch mechanisch blockierte Gelenke verursacht (vor allem im Bereich der Wirbelsäule, aber auch im Bereich der peripheren Gelenke), hat sich in den letzten Jahren bei den Exponenten der manuellen Medizin stark gewandelt (Böhni 2006, Lewit 2007, von Weymann et al. 2005). Als häufigste Schmerzursache wird nicht mehr eine Art „Schubladeneinklemmphänomen" postuliert, und viele Manualmediziner haben sich von der Vorstellung gelöst, dass es sich bei den beobachtbaren Minderbeweglichkeiten der Wirbelsäule um mechanische Blockierung handelt (Böhni 2006, Dejung 2009, Lewit 2007, von Weymann et al. 2005). Schmerzen und artikuläre Funktionsstörungen werden vielmehr im Zusammenhang mit reflektorischen Tonuserhöhungen gesehen, die über Noziafferenzen aus unterschiedlichen Strukturen (Intervertebral- und Extremitätengelenke, Haut, innere Organe, Muskeln, Sehnen, Bänder, psychische Faktoren) generiert werden (Summationsmodell; S. 46).

**Degenerative Veränderungen der Gelenke** werden häufig als Schmerzursache angesehen. Die Alltagsbeobachtung, dass nicht alle über 70-jährigen Menschen Schmerzen haben, sollte diesbezüglich skeptisch stimmen, denn mit zunehmendem Alter nehmen radiologisch sichtbare degenerative Veränderungen linear zum Alter zu, und in höherem Alter sind alle Menschen von solchen Veränderungen betroffen (Dejung 2009). Eine Vielzahl von Untersuchungen belegen, dass strukturspezifisch-degenerativer Befund und klinische Symptomatik schlecht korrelieren (Dwyer et al. 1990, Gore u. Sepic 1986, Hussar u. Guller 1956, Jackson et al. 1989, Magora u. Schwartz 1980, Oesch 1994, Papadopulos 1981, Scharf et al. 1984, Tini 1977, Torgerson u. Dotter 1976, Wiesel et al. 1984). Ein arthrotisches Gelenk ist in der Regel in der floriden Phase schmerzhaft. Der Knorpelabrieb wird phagozytiert und löst in der Synovialmembran eine schmerzhafte Entzündungsreaktion aus. Zwischen den Entzündungsphasen (aktivierte Arthrose) liegen schmerzfreie Intervalle (chronische Arthrose). Chronisch-degenerative Veränderungen der Gelenke führen zur Umstellung von Bewegungsmustern und einseitiger Belastung. Dadurch wird die Bildung von mTrPs mit chronischen Schmerzen wahrscheinlich (sekundäres myofasziales Schmerzsyndrom; S. 138). Gerade bei Coxarthrose stammt der Großteil der Schmerzen zumeist aus der Muskulatur (Dejung 2009).

**Hypermobilität** und **Instabilität** bedeuten ebenfalls eine zusätzliche Herausforderung für Gelenk und Muskel (z. B. eine Spondylolisthese). Die Entstehung von mTrPs wird gefördert (sekundäres myofasziales Schmerzsyndrom; S. 138). Gleichzeitig ist darauf hinzuweisen, dass mTrPs ihrerseits Instabilitäten begünstigen können (dysfunktionsrelevante TrPs; S. 134).

**Traumatische Schäden** von Binnenstrukturen der Gelenke (Menisken und Kreuzbänder im Knie, Limbus im Schultergelenk etc.), **rheumatisch-entzündliche Krankheiten** (primär chronische Polyarthritis [Prävalenz ca. 1 %], M. Bechterew [Prävalenz ca. 0,1 %]) sowie **raumfordernde Prozesse** (Tumoren) sind differenzialdiagnostisch ebenfalls in Betracht zu ziehen.

### 4.3.3 Irritation von Nervenstrukturen

Nerven reagieren sensibel auf verminderte Durchblutung. Direkte Nervenkompression und verminderte neurodynamische Beweglichkeit drosseln die Blutversorgung der Nerven und können dadurch Symptome auslösen. Solche peripheren Nervenirritationen können muskulär (Entrapments; s. Kap. 6.1.2 und Kap. 8) oder durch andere Strukturen (z. B. eine Diskushernie oder einen Tumor) verursacht sein und müssen ebenso differenziert werden wie direkte Erkrankungen der Nerven.

MTrPs verursachen nicht „nur" Schmerzen; auch Parästhesien und Dysästhesien sowie Schwäche werden durch mTrPs hervorgerufen – und oft fälschlich für neurogene Symptome gehalten.

### 4.3.4 Innere Organe

Schmerz mit Ursprung im viszeralen System ist für Patienten ein häufiger Überweisungsgrund zur Abklärung bei Spezialisten (Drewes et al. 2008).

Eine koronare Herzkrankheit, eine Lungenembolie oder eine Lungenentzündung beispielsweise können Schmerzen im ventrolateralen Thoraxbereich (links- und rechtsseitig) – mit oder ohne Ausstrahlung in den linken Arm – erzeugen. Dasselbe Schmerzmuster kann aber auch ausschließlich myofaszial durch mTrPs in den Mm. scaleni, im M. pectoralis major, M. pectoralis minor, M. serratus posterior superior, M. serratus anterior oder M. subclavius bedingt sein (primäres myofasziales Schmerzsyndrom; S. 138). Im Zweifelsfall ist zuerst immer eine gründliche internistische Abklärung angezeigt.

Über die Verbindung segmentaler Innervation (Viszerotom – Sklerotom – Myotom – Dermatom) können Funktionsstörungen innerer Organe auch muskuloskelettale Schmerzen hervorrufen (sekundäres myofasziales Schmerzsyndrom; S. 138). Die Auskurierung der primären Schmerzursache, d. h. der viszeralen Problematik, hat immer Vorrang. Manchmal bleiben danach noch Restbeschwerden (z. B. nach Herzinfarkt), die gegebenenfalls myofaszial nachbehandelt werden sollen.

Auch bei unklaren Bauch- und Unterleibsbeschwerden ist eine differenzialdiagnostische Klärung wichtig, da sie sowohl viszeral als auch myofaszial verursacht sein können.

### 4.3.5 Fibromyalgie

„Fibromyalgie und der von Triggerpunkten verursachte myofasziale Schmerz gelten inzwischen als klinisch und ätiologisch vollkommen unterschiedliche Krankheitsbilder" (Travell u. Simons 2002, S. 40). Derzeit besteht über die systemische, metabolisch-neurochemische Pathogenese der Fibromyalgie mehrheitlich Einigkeit. Fibromyalgie wird heute als Neurotransmitterstörung verstanden; dem Mangel an Serotonin scheint dabei eine Schlüsselrolle zuzukommen (Travell u. Simons 2002, Dejung 2009, van Dam u. Pruimboom 2008).

1987 hat das American College of Rheumatology nachfolgende klinische Diagnosekriterien für die Fibromyalgie festgelegt:

- Generalisierter Schmerz in der Anamnese: Ein Schmerz gilt als generalisiert, wenn er gleichzeitig in der rechten und linken Körperhälfte oberhalb und unterhalb der Taille auftritt.
- Druckschmerzhaftigkeit: Bei digitaler Palpation müssen mindestens 11 der nachstehenden 18 Druckstellen (die aufgelisteten 9 Druckstellen sind symmetrisch links und rechts zu untersuchen) schmerzhaft sein (**Abb. 4.14**):
  - Hinterhaupt (subokzipitaler Muskelansatz),
  - untere HWS (C 5 –C 7, unterhalb M. sternocleidomastoideus),
  - M. trapezius descendens,
  - M. supraspinatus (nahe beim medialen Skapularand),
  - zweite Rippe (Knorpel-Knochen-Übergang), Epicondylus lateralis,
  - M. gluteus medius,
  - Trochanter major (dorsal),
  - Knie (mediales Fettpolster, knapp proximal des Gelenkspalts).

In **Tab. 4.1** sind typische Unterscheidungsmerkmale zwischen myofaszialen, durch mTrPs bedingte Schmerzen und Fibromyalgie einander gegenübergestellt.

Fibromyalgie und myofasziale Schmerzen können also klinisch voneinander abgegrenzt werden. Es ist sinnvoll, diese Differenzierung vorzunehmen, da die Behandlungsstrategie bei myofaszialen Schmerzen sich grundlegend von derjenigen bei Fibromyalgie unterscheidet. Im Zentrum der Therapie des myofaszialen Schmerzsyndroms steht die Behandlung der Muskel-Triggerpunkte. Bei Fibromyalgie dagegen stehen Maßnahmen zur Behebung des Serotoninmangels (Darmsanierung, Ernährungsumstellung, Serotoninregulierung mittels Supplementierung) sowie patientenbezogene Bewegungstherapie und psychotherapeutische Verfahren (aufklärende Information, Entwicklung von Coping-Strategien) im Vordergrund (van Dam u. Pruimboom 2008).

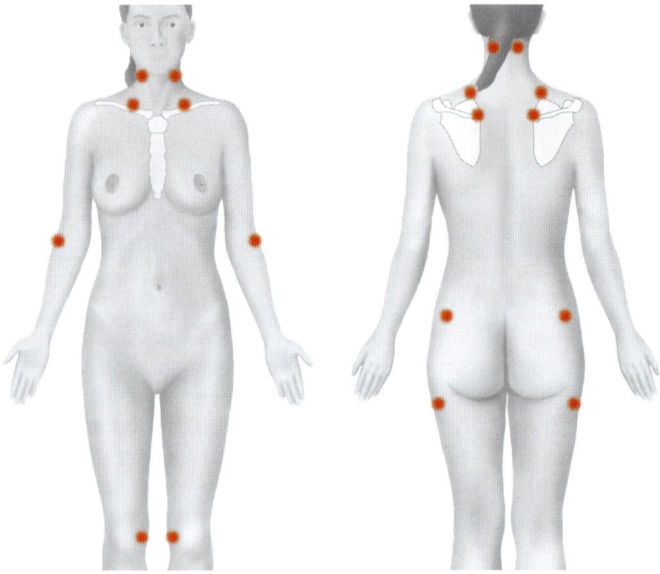

**Abb. 4.14** Fibromyalgie. Mindestens 11 von 18 definierten Körperstellen müssen druckschmerzhaft sein.

**Tab. 4.1** Klinische Merkmale zur Unterscheidung myofaszialer Schmerz – Fibromyalgie (nach Gerwin 1995)

| myofaszialer Schmerz (mTrP) | Fibromyalgie |
|---|---|
| Männer : Frauen = 1 : 1 | Männer : Frauen = 1 : 4 – 9 |
| lokaler oder regionaler Schmerz | ausgedehnter, generalisierter Schmerz |
| punktuelle Druckempfindlichkeit | ausgedehnte Druckempfindlichkeit |
| Tastbefund: Verspannung des Muskels | Tastbefund: weicher, teigiger Muskel |
| eingeschränktes Bewegungsausmaß | Hypermobilität |
| sofortige Reaktion bei Infiltration der mTrPs | verzögerte und schwächere Reaktion bei Infiltration der mTrPs |
| bei 20 % gleichzeitig Fibromyalgie | bei 72 % gleichzeitig aktive mTrPs |

**Zusammenfassung:** Differenzialdiagnose
Myofaszialer Schmerz muss unterschieden werden von Schmerzen, die eine andere Ursache haben (arthrogen, neurogen, viszerogen, rheumatisch-entzündlich, vaskulär, tumorbedingt, psychogen, infolge von veränderten Schmerzverarbeitungsprozessen und Output-Schmerzmechanismen). Der über mTrPs induzierte Schmerz nimmt typischerweise entsprechend der Belastung der Muskulatur zu bzw. ab. Ist eine Bewegung endgradig schmerzhaft, sind häufig mTrPs in der gedehnten Muskulatur dafür verantwortlich.

# 5 Therapie myofaszialer Schmerzen

*„Ein Weg entsteht,*
*indem er begangen wird."*
*Taoismus*

Myofasziale Schmerzen werden durch aktive mTrPs verursacht. Das primäre Ziel der Therapie myofaszialer Schmerzen ist, das Störpotenzial dieser aktiven TrPs zu deaktivieren.

**Triggerpunkt-Therapie als Behandlungstechnik.** Triggerpunkt-Therapie umfasst alle therapeutischen Interventionen, die auf die direkte Therapie myofaszialer Triggerpunkte (Kap. 5.1) ausgerichtet sind. Als Behandlungstechnik verstanden, will Triggerpunkt-Therapie aktive TrPs gezielt deaktivieren. Dazu sind verschiedene Techniken entwickelt worden: manuelle (S. 78 und S. 80 ff), invasive (S. 79) und apparative Techniken (S. 78). Die Behandlung der TrPs hat Auswirkungen sowohl lokaler Art (mechanischer und biochemischer Aspekt) als auch nicht lokaler (reflektorischer, funktioneller, kognitiver, energetischer und holodynamischer Aspekt; Kap. 5.2).

**Triggerpunkt-Therapie als Behandlungskonzept.** Für die nachhaltige Therapie myofaszialer Schmerzen sind die Behandlungstechniken der Triggerpunkt-Therapie zwar notwendig; allein und ausschließlich angewandt sind sie jedoch oft unzureichend. Die Erfahrung zeigt, dass es – vor allem bei chronifizierten Beschwerden – zur nachhaltigen Behebung myofaszialer Probleme notwendig ist, weitere Faktoren in das Behandlungskonzept der TrPs miteinzubeziehen. Beispielsweise müssen die Fragen, wie es zur Entstehung der TrPs gekommen ist, was die Triggerpunktaktivität aufrechterhält und was verhindert, dass mTrPs spontan in die Latenz zurückfinden, gestellt und geklärt werden. Triggerpunkt-Therapie in einem solch weiteren Sinn – als Behandlungskonzept – verstanden, schließt alle therapeutischen Überlegungen (Clinical Reasoning) und Maßnahmen mit ein, die für das Management myofaszialer Schmerzen relevant sind (Kap. 5.3).

- Triggerpunkt-Therapie – im engeren Sinn – bezeichnet eine Behandlungstechnik und umfasst alle gezielten Interventionsstrategien zur Deaktivierung von TrPs.
- Triggerpunkt-Therapie – in einem weiteren Sinn – ist ein Behandlungskonzept zur Therapie myofaszialer Schmerzen: Das Management myofaszialer Schmerzen umfasst nebst Interventionstechniken zur Deaktivierung der mTrPs weitere Maßnahmen, die der Entstehung und Aufrechterhaltung myofaszialer Probleme entgegenwirken.

## 5.1 Therapie myofaszialer Triggerpunkte

### 5.1.1 Grundsätzliches

- Myofasziale Schmerzen sind durch aktive mTrPs verursacht.
- Triggerpunkt-Therapie ist die gezielte Unterstützung des Organismus in seinem natürlichen Bestreben, aktive TrPs in den Zustand latenter TrPs zu überführen (**Abb. 2.42**, S. 59).
- Die Therapie myofaszialer Schmerzen hat zum Ziel, die schmerzverursachenden TrPs so weit zu desensibilisieren, dass bei physiologischer Belastung keine Beschwerden mehr auftreten. Die Vorstellung, alle TrPs vollständig beseitigen zu wollen, ist unrealistisch und für ein gutes Leben nicht notwendig.
- Therapeutische Maßnahmen sind in dem Maße sinnvoll und erfolgreich, als sie die mehrfach ineinander verschachtelten Teufelskreise pathophysiologischer Prozesse, die zur Entstehung der mTrPs führen (**Abb. 2.35**, S. 49), zu durchbrechen vermögen.
- Triggerpunkt-Therapie im engeren Sinn zielt darauf ab, die im Zentrum stehende Hypoxie im mTrP wieder zu normalisieren und die verkürzten Gewebsstrukturen der Kontraktionsknoten aufzudehnen (Kap. 5.1.3).
- Triggerpunkt-Therapie, im weiteren Sinn als Behandlungskonzept verstanden, schließt flankierende und ergänzende therapeutische Maßnahmen mit ein: Haltungs- und Bewegungstherapie, gelenk- und nervenspezifische Techniken, Kräftigungstherapie und Ergonomie können ebenso dazugehören wie Stressmanagement, Meditationspraxis, Yoga, Entspannungstechniken oder das Einbeziehen von Ernährungsaspekten (Kap. 5.3.2).

Die Therapie myofaszialer Schmerzen ist erfolgreich, wenn es gelingt, die schmerzverursachenden TrPs so weit zu desensibilisieren, dass bei physiologischer Belastung keine Beschwerden mehr auftreten und gleichzeitig perpetuierende Faktoren erkannt und berücksichtigt werden.

Triggerpunkt-Therapie im engeren Sinn zielt darauf ab,
- die mehrfach ineinander verschachtelten Teufelskreise pathophysiologischer Prozesse zu durchbrechen,
- die im Zentrum stehende Hypoxie im mTrP wieder zu normalisieren,
- die verkürzten Gewebsstrukturen der Kontraktionsknoten aufzudehnen.

## 5.1.2 Behandlungsmöglichkeiten myofaszialer Triggerpunkte

Die kausale Therapie von mTrPs richtet sich nach der zugrunde liegenden Pathologie. Der zentrale Faktor bei der Entstehung von mTrPs ist die lokale Energiekrise, die durch diverse einander beeinflussende Faktoren entsteht (**Tab. 2.7**, S. 49). Die mehrfach ineinandergreifenden „Teufelskreise" in **Abb. 2.35** (S. 49) veranschaulichen diese Zusammenhänge.
Ziele der Triggerpunkt-Therapie sind:

- Verbesserung der lokalen Durchblutung
- Aufsprengen der Rigorkomplexe
- Dehnung/Detonisierung des Hartspannstrangs
- Lösen und Aufdehnen reaktiv entstandener Bindegewebsveränderungen (intramuskulär kollagenes Gewebe, Muskelfaszien und intermuskulär kollagenes Gewebe)
- Verbesserung der intra- und intermuskulären Beweglichkeit
- Senkung der Nozizeptoraktivität

Zur Therapie von mTrPs sind unterschiedliche Techniken entwickelt worden. Sie sind daraufhin zu überprüfen, inwieweit sie tauglich sind, o. g. Ziele zu erreichen.

### Manuelle Techniken – Übersicht

#### Reflektorische Beeinflussung von mTrPs

Reflektorische Techniken wie **Spray and Stretch** (Kälteapplikationen auf die Haut im Bereich der mTrPs und anschließendes Stretching der Muskulatur) oder **Muscle-Release-Techniken** (z. B. postisometrische Relaxation nach Lewit, Muskelenergietechniken, Strain-Counterstrain, Myofascial Release etc.) sind weit verbreitet und zeigen oft gute Wirkung. Durch die reflektorische Detonisierung der Muskulatur werden mTrPs bis zu einem gewissen Maß entlastet, und das Schmerzsyndrom wird günstig beeinflusst. Ein ausgeprägtes Triggerpunkt-Problem lässt sich auf diese Weise jedoch nicht endgültig beseitigen. Bei chronifizierten myofaszialen Schmerzen ist der Effekt reflektorischer Maßnahmen begrenzt, da die Bindegewebsveränderungen reflektorisch nicht adäquat behandelbar sind.

#### Direkte Beeinflussung von Triggerpunkt und Bindegewebe

Die **manuelle Triggerpunkt-Terapie** nutzt – zusätzlich zu reflektorischen Wirkungen auf die Triggerpunkt-Aktivität – die Möglichkeit der direkten manuellen Beeinflussung der TrPs und des Bindegewebes. Da bei chronischen Schmerzproblemen häufig das Bindegewebe reaktiv verändert ist, begann Dejung (Rheumatologe in Winterthur/Schweiz) nicht nur die TrPs selbst, sondern auch das Bindegewebe mit manuellen Techniken, d. h. von Hand mit tiefen Massagegriffen, kräftig zu bearbeiten (Dejung 1988). Es werden vier manuelle Techniken differenziert. Sie ermöglichen, gezielt sowohl die Kontraktionsknoten (mTrPs) als auch die Bindegewebsveränderungen (Verkürzungen, intra- und intermuskuläre Adhäsionen) zu behandeln (Swiss Approach). Diese manuellen Techniken werden ergänzt durch Maßnahmen zur Detonisierung/Dehnung und funktionellen Kräftigung der Muskulatur (Kap. 5.1.3 und **Tab. 5.1**).

### Invasive Techniken

#### Dry Needling

Dry Needling ist die Behandlung von mTrPs mit Akupunkturnadeln. Es wird zwischen oberflächlichem und tiefem Dry Needling unterschieden.

Charakteristisch für das **Superficial Dry Needling** (Baldry 1997) ist, dass die Nadel nur oberflächlich in die Haut und ins Unterhautbindegewebe (2 – 10 mm) gelangt, d. h., es dominieren reflektorische Effekte. Diese Form des Dry Needlings wird deshalb auch als Superfizielle Afferenzstimulation (SAS) bezeichnet.

Beim **Deep Dry Needling** (Gunn 1996) dringt die Nadel tiefer (je nach Muskel bis 7 cm). Mit sehr dünnen und damit kaum gewebeverletzenden Nadeln werden mTrPs direkt perforiert und deaktiviert (**Abb. 5.1**). Wird ein mTrP unmittelbar getroffen, zeigt sich regelhaft eine lokale Zuckungsreaktion (Local Twitch Response, LTR). Bei stark aktiven TrPs kann die lokale Zuckungsreaktion mehrmals nacheinander provoziert werden. Die Wirksamkeit der Behandlung lässt sich durch dieses Vorgehen beträchtlich steigern (Dejung 2009). Nebst reflektorischen Effekten (Travell u. Simons 2002) und der lokalen Beeinflussung des biochemischen Milieus (Shah et al. 2005, 2008a) ist dabei vermutlich vor allem die Zerstörung von erkranktem Gewebe, seien es kontrakte Myofibrillen, defekte Endplatten oder Nozizeptoren, wirksam (Mense 2003, Dejung 2009). Deep Dry Needling, das auch als intramuskuläre Stimulation (IMS) bezeichnet wird, ist eine sichere Methode, sofern sie von geschulten Fachkräften ausgeführt wird. Genaue Kenntnisse der Anatomie, das Wissen um Indikationen und Kontraindikationen sowie das Respektieren von Gefahrenzonen und das Anwenden entsprechender Hygienemaßnahmen sind unabdingbare Voraussetzungen für eine sichere und verantwortungsvolle Anwendung des Dry Needling.

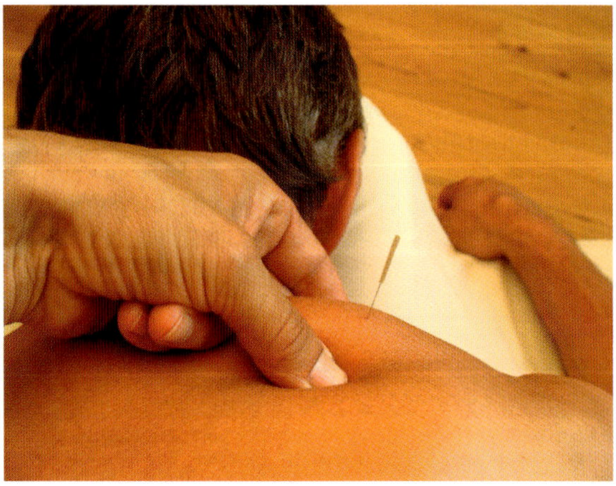

**Abb. 5.1** Dry Needling am M. trapezius descendens.

Trotz Verwendung von Akupunkturnadeln handelt es sich beim Dry Needling nicht um Akupunktur. Bei der Akupunktur werden die zu nadelnden Punkte nach den Regeln der aus der TCM kommenden Meridianlehre ausgewählt mit dem Ziel, den Energiefluss (Chi) zu steuern und Funktionskreise (Lehre der fünf Wandlungsphasen) zu beeinflussen (Kap. 5.2.6). Im Unterschied dazu werden mTrPs nach anderen Gesichtspunkten (Kap. 2.1.2, Kap. 4) ausgewählt, und das Ziel ist gewebs- (Zerstörung der Rigorkomplexe und Aufdehnen der Bindegewebsveränderungen) und funktionsspezifisch (Deaktivierung des Störpotenzials der mTrPs) definiert.

Dry Needling kann die manuellen Techniken effizient unterstützen. Die auf das Bindegewebe fokussierten Techniken (II, III und IV; s. **Tab. 5.1**) können durch das Dry Needling jedoch nicht ersetzt werden und bedürfen – vor allem bei chronischen Schmerzproblemen – der notwendigen Beachtung.

### Infiltration mit einem Lokalanästhetikum

Ärzte infiltrieren mTrPs häufig mit einem Lokalanästhetikum (Procain, Lidocain). Mehrere Studien weisen nach, dass die Wirkung einer Triggerpunkt-Injektion nicht davon abhängt, ob eine Substanz in den mTrP infiltriert wird oder nicht, sondern dass es der mechanische Reiz des Stichs in den Triggerpunkt an sich ist (s. o. Dry Needling), der therapeutisch wirkt (Baldry 2004, Gunn 1996, Hong 1994, Jaeger 1987, Lewit 1979, Skootsky 1987). Dejung (2009) beschreibt, dass die Wirkung einer Infiltration, bei der der mTrP exakt getroffen wird, deutlich höher ist, als wenn man den mTrP nicht präzise trifft.

### Injektionen mit Botulinumtoxin

Seit rund 20 Jahren wird Botulinumtoxin Typ A bei Erkrankungen eingesetzt, die mit übermäßig hohen Muskelkontraktionen einhergehen. Das Neurotoxin blockiert an den motorischen Endplatten präsynaptisch die Freisetzung des Neurotransmitters Azetylcholin, wodurch die motorischen Endplatten funktionsunfähig werden. Die betroffenen Muskelfasern werden damit denerviert, was eine Dauerkontraktion der Muskulatur verunmöglicht.

In randomisierten kontrollierten Studien (RCT) konnte die Überlegenheit von Botox zur Schmerzlinderung nicht bestätigt werden. Zwar zeigten beinahe alle von Stieger (2008) metaanalysierten Studien (Graboski et al. 2005, Ojala et al. 2006, Querama et al. 2006, Ferrante et al. 2005), dass die Injektion von Botulinumtoxin in mTrPs eine signifikante Schmerzreduktion bewirkt. Dieser Effekt war jedoch identisch mit den Werten der Kontrollgruppe, die sich als Reaktion auf Injektionen mit physiologischer Kochsalzlösung gezeigt hatten („Plazebobehandlung"). Die eindeutig positive Wirkung ist demzufolge nicht auf das (teure) Neurotoxin zurückzuführen. Vielmehr scheinen das Verdünnen respektive Auswaschen vasoneuroaktiver Substanzen im Bereich des mTrP durch das Injektat (was ebenso mit dem preiswerten NaCl erreicht werden kann) oder reflektorische und mechanische Effekte, ausgelöst durch das Eindringen der Nadel (wie beim Dry Needling), für die Schmerzlinderung maßgeblich zu sein.

## Apparative Techniken

### Elektrotherapie

Niederfrequente Elektrotherapie (z. B. TENS) bewirkt über den Gate-Control-Mechanismus eine kurzzeitige Schmerzreduktion und kann damit auch myofasziale Schmerzen vorübergehend überdecken. Dies ist ein rein symptomatischer Effekt, der willkommen ist und unterstützend eingesetzt werden kann, auch wenn damit keine spezifische Deaktivierung der mTrPs erreicht wird.

### Ultraschall

Die Druckschmerzhaftigkeit aktiver und/oder latenter mTrPs kann durch Ultraschallanwendung nicht positiv beeinflusst werden (Mayoral del Moral et al. 2004). Ultraschall ist somit nicht geeignet, Triggerpunkt-Aktivität zu reduzieren, und bietet sich nicht für die alleinige Therapie von mTrPs an. Allenfalls kann er zur unspezifischen lokalen Stoffwechselanregung begleitend zu einer spezifischen Triggerpunkt-Therapie eingesetzt werden.

### Stoßwellentherapie

MTrPs können mittels extrakorporaler Stoßwellen deaktiviert werden. Dies entspricht einer gezielten Mechanotherapie des Triggerpunktgewebes in der Tiefe. Bindegewebige Adhäsionen können auf diese Weise allerdings nicht adäquat therapiert werden.

## Physikalische Applikationen

### Kryotherapie

Kälteanwendungen können flankierend zur Schmerzlinderung (Gate-Control-Effekt) eingesetzt werden. Per se bewirken sie keine Lösung des mTrP.

### Wärme

Warme Wickel, Fango, heiße Rollen etc. senken den Tonus der Muskulatur. Wenn durch eine allgemeine Tonussenkung auch das spezifische Triggerpunkt-Problem nicht ursächlich behoben ist, wird damit doch in vielen Fällen der Zug auf den mTrP reduziert, sodass die Schmerzen vorübergehend abnehmen. Gleichzeitig werden durch die Wärme Durchblutung und Stoffwechselprozesse angeregt, was im Anschluss an eine manuelle Triggerpunkt-Therapie erwünscht ist.

**Zusammenfassung:** Behandlungsmöglichkeiten
Chronifizierte myofasziale Schmerzen und Funktionsstörungen sind regelhaft durch Bindegewebsveränderungen (Adhäsionen, Verkürzungen) gekennzeichnet. Methoden, die ausschließlich reflektorisch arbeiten (Muscle-Release-Techniken) respektive allein auf den mTrP ausgerichtet sind (Dry Needling, Stoßwellentherapie), vermögen diese Veränderungen nur ungenügend zu beeinflussen. Notwendig ist die konsequente und gründliche Behandlung faszialer Strukturen mittels gezielt auf das Bindegewebe einwirkender manueller Techniken. Es ist ein Alleinstellungsmerkmal der von Dejung (1988) begründeten manuellen Triggerpunkt-Therapie, dass sie gleichwertig Rigorkomplex und Bindegewebsveränderungen ins Zentrum der therapeutischen Intervention stellt (Swiss Approach). Die manuelle Triggerpunkt-Therapie ist somit die Methode der Wahl, die zu Kapitelbeginn formulierten Ziele zu erreichen.

## 5.1.3 Manuelle Triggerpunkt-Therapie

Die manuelle Triggerpunkt-Therapie ist eine spezifische Maßnahme, die Physiotherapeuten und Ärzten zur Verfügung steht, um myofasziale Schmerzen und Funktionsstörungen ohne Einsatz von Hilfsmitteln zu behandeln. Sie entspricht der „Therapie im engeren Sinne", bei der die relevanten myofaszialen Strukturen (Kontraktionsknoten und reaktiv verändertes Bindegewebe) behandelt werden mit dem Ziel, das Störpotenzial der mTrPs nachhaltig zu deaktivieren.

Manuelle Triggerpunkt-Therapie will

- die ischämisch bedingte Zone dekontraktionsunfähiger Sarkomere im Muskel – die mTrPs – gezielt und dauerhaft lösen
- die lokalen Durchblutungsverhältnisse verbessern
- reaktiv verkürzte Bindegewebsstrukturen (intramuskulär kollagenes Gewebe, Muskelfaszien und intermuskulär kollagenes Gewebe) aufdehnen
- die intra- und intermuskuläre Beweglichkeit verbessern
- Hartspannstränge detonisieren und dehnen
- die Nozizeptoraktivität senken
- die Sympathikusaktivität reduzieren

Die im Folgenden dargestellte Methode der manuellen Triggerpunkt-Therapie geht zurück auf die von Dejung in den 1980er Jahren entwickelte „Triggerpunkt- und Bindegewebsbehandlung" und wird in den USA als „The Swiss Approach to Trigger Point Therapy" bezeichnet. Die therapeutischen Interventionen zielen gleichwertig sowohl auf den TrP selbst, d. h. den Ort des pathogenetischen Substrats einer myofaszialen Störung, als auch auf das reaktiv verkürzte und veränderte Bindegewebe (Dejung 1988, 2009).

Die manuelle Triggerpunkt-Therapie setzt vier manuelle Techniken sowie zwei ergänzende Maßnahmen ein, die den Erfolg der manuellen Behandlung sichern (**Tab. 5.1**):

- Technik I: manuelle Kompression des Triggerpunkts
- Technik II: manuelle Dehnung der Triggerpunkt-Region
- Technik III: manuelle Dehnung der oberflächlichen und intramuskulären Faszien
- Technik IV: manuelles Lösen verklebter Faszien (intermuskulär)
- Technik V: Dehnung, Detonisierung
- Technik VI: funktionelles Training, Ergonomie

## Manuelle Techniken – Swiss Approach

*„Aber der Erwachte, der Wissende sagt: Leib bin ich ganz und gar, und nichts außerdem; und Seele ist nur ein Wort für ein Etwas am Leibe."*

*Nietzsche, Also sprach Zarathustra*

### Beschreibung der manuellen Techniken

#### Technik I: Manuelle Kompression des Triggerpunkts

Mit dem Daumen (oder einem anderen Finger) wird der mTrP gegen ein Widerlager (z. B. einen knöchernen Untergrund) gepresst und dadurch komprimiert. Je nach anatomischer Situation kann der mTrP auch mit einem „Pinzettengriff" zwischen Daumen und Mittelfinger komprimiert werden (**Abb. 5.2**). Der Druck wird 10 – 60 s beibehalten und kann nach einer kurzen Pause mehrmals wiederholt werden. Optimal ist, so lange auf dem TrP zu verweilen, bis der Schmerz abnimmt und unter dem Finger ein Release spürbar wird.

Durch die Kompression wird eine lokale Ischämie erzeugt, auf die eine reaktive Hyperämie folgt (Schwammprinzip). Der therapeutische Effekt der Technik I besteht somit

- im Wegdrängen und „Auspressen" des Ödems und der „entzündlichen Suppe" in der Phase der Kompression
- in einer Stoffwechselaktivierung, die durch die reaktive Hyperämie induziert wird sowie
- in einer auf reflektorischem Weg ausgelösten Detonisierung des zum mTrP gehörenden Hartspannstrangs, die zumeist deutlich spürbar ist (Release)

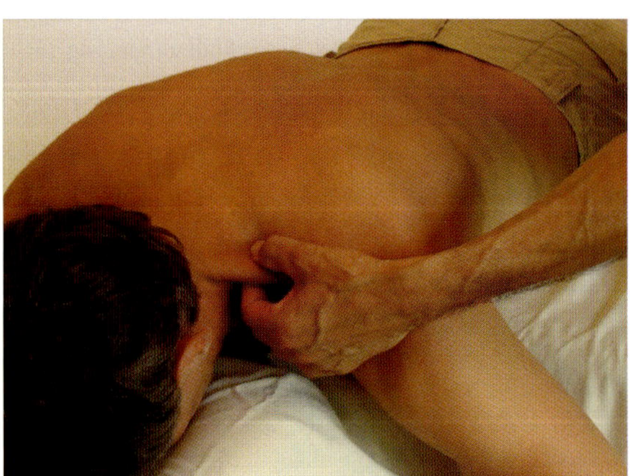

**Abb. 5.2** Technik I am M. trapezius descendens. Manuelle Kompression des Triggerpunkts.

Die Technik I wirkt stärker, wenn zusätzlich zum ischämischen Druck auf den mTrP der Muskel gleichzeitig wiederholt aktiviert und gelöst wird. Dies kann in Form des Wechselns von isometrischen Kontraktions- und Lösungsphasen erfolgen oder in Form von langsamen, kleinräumigen, aktiven Bewegungen, bei denen der Finger des Therapeuten der Bewegung des Triggerpunkts folgt. Solange zwischen dem behandelnden Finger und dem TrP keine Bewegung stattfindet, handelt es sich um Technik I. Die Vorteile einer Kombination mit Muskelaktivität liegen darin, dass durch die „Pumpwirkung" im Gewebe der Lymphtransport und die lokale Durchblutung verbessert werden. Darüber hinaus ist die Muskelstruktur durch die Kontraktion eindeutig identifizierbar.

## Technik II: Manuelle Dehnung der Triggerpunkt-Region

Das Gewebe, das den mTrP umhüllt, fühlt sich oft ödematös verquollen und bindegewebig-kompakt an. Mit der Technik II (**Abb. 5.3**) werden der mTrP selbst sowie die den mTrP unmittelbar umgebenden Gewebsareale mit der Spitze eines Fingers aufgedehnt. Die Fingerkuppe dehnt das verdichtete Gewebeknötchen mit kräftigem Druck und sehr langsamen, gleitenden Bewegungen auseinander. Die Fingerspitze bleibt dabei unablässig im Kontakt mit dem Knötchen, sodass das Ausmaß der Bewegung klein (< 1 cm) bleibt. Der Finger gleitet wiederholt durch die verdichtete Triggerpunkt-Region hindurch, sodass das Knötchen mehrere Male hintereinander dem Druck- und Dehnreiz ausgesetzt wird. Die Anzahl der Wiederholungen hängt von der Irritierbarkeit des Gewebes ab; optimal ist, wenn die Schmerzhaftigkeit des mTrP abnimmt und er wie „ausradiert" wird. Die Bewegungsrichtung folgt dem Faserverlauf des Hartspannstrangs; sie kann wiederholt in derselben Richtung (z. B. von distal nach proximal) oder in wechselnder Richtung (hin und her) erfolgen. Dieses Vorgehen wird als **Technik IIa** bezeichnet: Der Therapeut macht mit dem behandelnden Finger eine langsame Bewegung durch den TrP hindurch.

Demgegenüber ist **Technik IIb** dadurch charakterisiert, dass der Finger des Therapeuten unverändert an Ort und Stelle bleibt, während der Patient mit dem zu behandelnden Muskel aktiv oder aktiv-assistiv langsame, sich wiederholende Bewegungen ausführt. Dadurch werden Punctum fixum und Punctum mobile getauscht. Der Therapeut kann dabei gut palpieren, wie sich das Knötchen unter seinem Finger hin und her bewegt, während sich der Muskel verkürzt und wieder löst.

Bei der Technik II findet demnach immer eine Relativbewegung zwischen dem behandelnden Finger und dem TrP statt.

Die Technik II bewirkt ebenfalls die unter Technik I beschriebenen therapeutischen Effekte (Auspressen der „entzündlichen Suppe", Beeinflussung der Stoffwechselprozesse, reflektorische Detonisierung des zum mTrP gehörenden Hartspannstrangs). Darüber hinaus werden bindegewebige Adhäsionen und Verkürzungen des intramuskulär kollagenen Gewebes (pathologische Crosslinks) gelöst. Möglicherweise können gleichzeitig die in Form eines stabilen Rigorkomplexes aneinander gebundenen Myosin- und Aktinfilamente mechanisch auseinanderreißen. Dadurch wird ermöglicht, dass sich das Muskelgewebe unter günstigen Rahmenbedingungen (Hyperämie anstelle von Hypoxie) neu regenerieren kann.

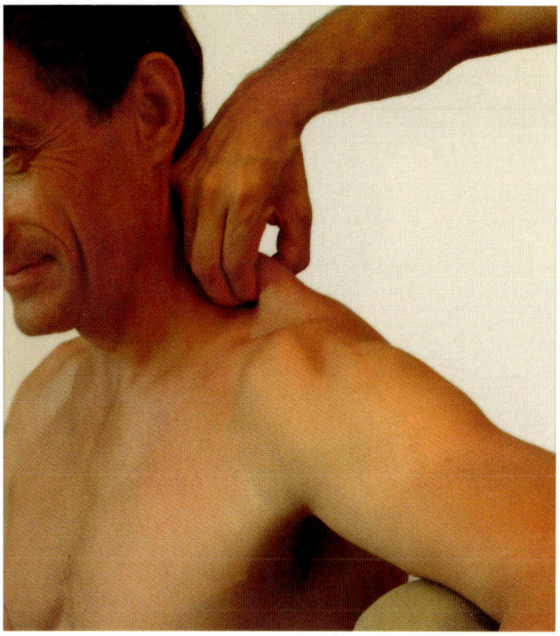

**Abb. 5.3** Technik II am M. trapezius descendens und transversus. Manuelle Dehnung der Triggerpunkt-Region.

Die Effizienz der Technik II zur der Deaktivierung der mTrPs ist folglich größer als die von Technik I.

## Technik III: Fasziendehnung

**Manuelle Dehnung der oberflächlichen und intramuskulären Faszien.** Mit sattem, kräftigem Druck wird die oberflächliche Faszie des zu behandelnden Muskels durch die Haut hindurch aufgedehnt (**Abb. 5.4**). Die gleitende Bewegung der Therapeutenhand erfolgt äußerst langsam und umfasst die ganze Länge des Muskels, von Insertionsstelle zu Insertionsstelle. Die Bewegungsrichtung ist von proximal nach distal und/oder von distal nach proximal. Bei den Extremitäten ist zum Schutz der Venenklappen darauf zu achten, immer von distal nach proximal zu behandeln. Die gleitende Bewegung der Therapeutenhand erfolgt äußerst langsam, damit in den kollagenen Strukturen eine nicht reversible Längenzunahme erfolgen kann. Eine Dehnung kollagener Strukturen erfordert ein sehr langsames Einwirken starker Kräfte über längere Zeit (Bogduk 2000; s. auch **Abb. 5.22**, S. 107).

Kraftvolle und in Zeitlupentempo ausgeführte tiefe Bindegewebstechniken vermögen kollagene Fasern um ca. 5 % zu dehnen (van Wingerden 1995). Zusätzlich zur oberflächlichen Faszie des Muskels werden in der Tiefe auch intermuskuläre Faszien sowie Bindegewebsstrukturen gedehnt, die als Folge pathophysiologischer Umbauprozesse im Inneren des Muskels geschrumpft sind (S. 39).

Durch die kraftvollen Druck- und Dehnreize werden gleichzeitig fasziale Mechanorezeptoren stimuliert, die in

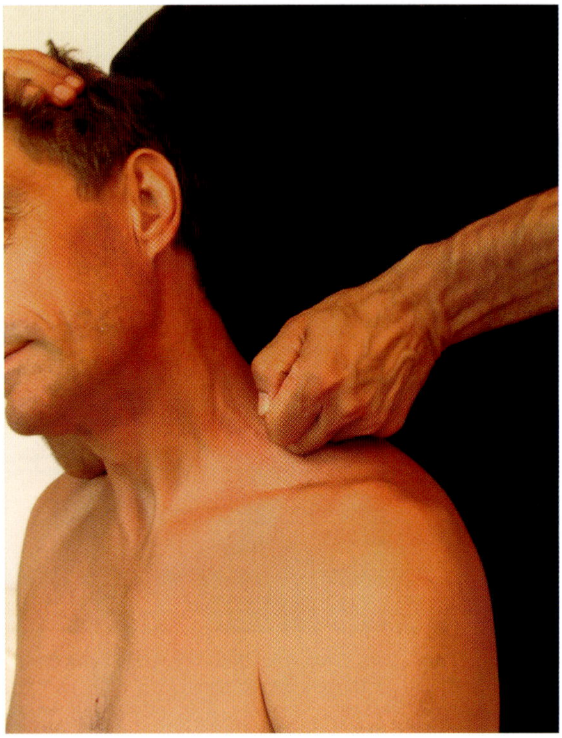

**Abb. 5.4** Technik III am M. trapezius descendens. Manuelle Dehnung der oberflächlichen Muskelfaszie.

großer Zahl in den oberflächlichen und intermuskulären Faszien liegen (Schleip 2003, Staubesand u. Li 1996). Damit werden reflektorisch der Tonus der zugehörigen motorischen Einheit (Hartspannstrang), der globale Grundtonus sowie die Sympathikusaktivität gesenkt (Schleip 2003).

Insgesamt tritt ein Muskel-Release ein. Der Muskel wird geschmeidiger und dehnbarer. Damit wird nicht nur die Funktionsfähigkeit des Muskels verbessert. Auch die Durchblutung und die Stoffwechselsituation werden gesteigert, sodass die Regenerationsfähigkeit der Muskulatur sich wieder normalisieren kann.

Die Fasziendehnung kann breitflächig mit den Knöcheln der MCP- oder PIP-Gelenken oder dem Ellenbogen (je nach Topografie) erfolgen (**Abb. 5.4**). Wird diese mehr summarische Variante mit geringer bis mittlerer Druckintensität ausgeführt, werden damit vor allem die reflektorischen Wirkungen der Technik III fokussiert: Der Tonus (lokal und allgemein) wird spürbar reduziert. Die Patienten empfinden dies als angenehm und wohltuend. Es bietet sich also an, diesen Effekt zum Ausklang einer Triggerpunkt-Therapie zu nutzen. Auch bei stark schmerzempfindlichen Patienten ermöglicht diese sanfte Form einer manuellen Technik oft einen guten Einstieg.

Die Faszien-Dehntechnik kann jedoch auch sehr spezifisch und prägnant erfolgen: Bei dieser Variante wird selektiv der zugehörige Hartspannstrang mit dem Daumen oder einem Triggerhölzchen im gesamten Faserverlauf langsam aufgedehnt (**Abb. 7.17 a**, S. 161). Diese Version betont die strukturspezifische Wirkung der Technik III auf das Bindegewebe.

Die Technik III wirkt am effizientesten, wenn der Muskel mit seiner Faszie in Vordehnung gebracht wird (**Abb. 7.37**, S. 171).

Die Faszien-Dehntechnik (Technik III) wird im Bereich der Extremitäten zum Schutz der Venenklappen immer von distal nach proximal ausgeführt.

## Technik IV: Faszientrennung

**Manuelles Lösen von intermuskulären Gleitschichten.** Ziel dieser therapeutischen Intervention ist das mechanische Lösen von verklebten Faszien benachbarter Muskeln. Intermuskuläre Adhäsionen bilden sich sehr häufig infolge muskulärer Reizzustände und schmerzbedingter Bewegungseinschränkungen. Diese reaktiv entstandenen kollagenen Vernetzungen werden gelöst, indem die Finger des Therapeuten breitflächig und langsam zwischen zwei Muskeln in die Tiefe vordringen und dabei Verklebungen lösen (**Abb. 5.5**). Die Technik der Handgriffe passt sich dabei den anatomischen Gegebenheiten an. Beim Aufdehnen der Gleitschichten zwischen antagonistisch arbeitenden Muskeln bietet sich vielerorts (z. B. zwischen M. teres major und M. teres minor oder zwischen M. vastus lateralis und M. biceps femoris) an, Bewegungen aktiv ausführen zu lassen. Die Hand des Therapeuten findet so den Weg zielsicher in die Tiefe, gleichzeitig erhöht der Wechsel von Spannung und Lösung den therapeutischen Effekt.

Durch die Technik IV wird das Gleiten zwischen benachbart liegenden Muskeln wieder besser möglich. Das Lösen verklebter Faszien, insbesondere wenn direkt nebeneinanderliegende antagonistische Muskelpaare auseinandergedehnt werden, erweitert die Beweglichkeit eines Patienten oft schlagartig und ist für eine freie und schmerzfreie Bewegung von großer Bedeutung.

Der Therapeut arbeitet an den Stellen des Körpers, von denen aus die stärksten Schmerzen provozierbar sind. Dies ist unangenehm. Weil dieser Schmerz jedoch im Zusammenhang mit dem bekannten Schmerzmuster steht, wird er in der Regel akzeptiert. Der Patient kann – und soll – die Behandlung jederzeit mit dem Wort „Stopp" unterbrechen, wenn es zu viel wird. Der Patient entscheidet, wie viel Schmerz er sich zumutet.

Die **Wirkungsmechanismen** der manuellen Triggerpunkt-Therapie sind mehrschichtig: Über die angeführten und in **Tab. 5.1** zusammengefassten lokal-gewebsspezifischen therapeutischen Wirkungen hinaus werden weitere, nicht lokal begrenzte therapeutische Effekte ausgelöst (Kap. 5.2).

## Ausführung der Techniken

Ausgangsstellung des Patienten, Arbeitsposition des Therapeuten sowie die Griff-Fassung für die einzelnen Techniken sind nicht standardisiert festgelegt. Sie richten sich nach der jeweiligen Situation.

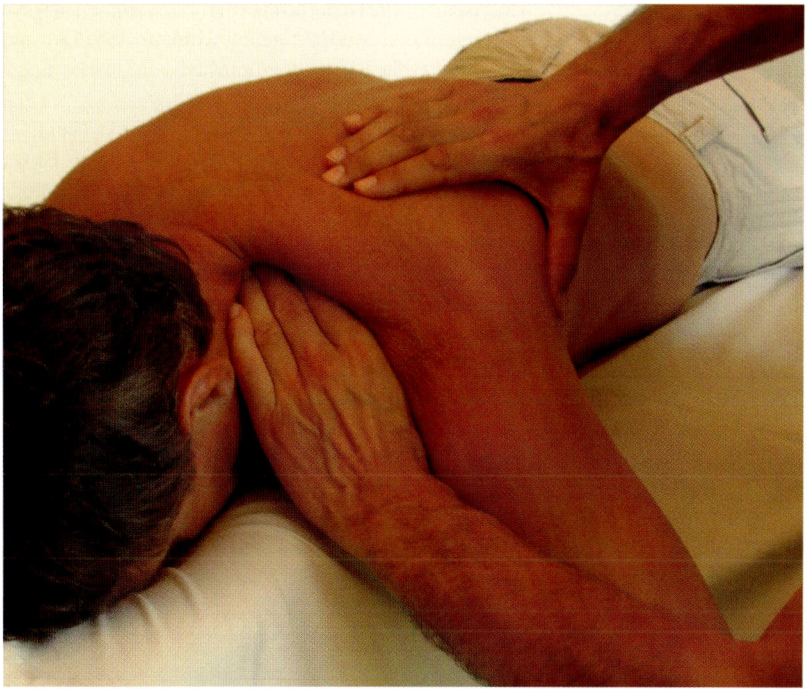

**Abb. 5.5** Technik IV zwischen M. trapezius descendens und M. levator scapulae. Manuelles Lösen intermuskulärer Faszienverklebungen.

**Tab. 5.1** Manuelle Triggerpunkt-Therapie: Behandlungstechniken

| | Maßnahme | lokalgewebsspezifische therapeutische Effekte |
|---|---|---|
| Technik I | manuelle Kompression des Triggerpunkts | ▪ Auspressen der „entzündlichen Suppe“ und des lokalen Ödems<br>▪ auf Ischämie folgende reaktive Hyperämie → Stoffwechselsteigerung<br>▪ reflektorische Detonisierung des zum Triggerpunkt gehörenden Hartspannstrangs |
| Technik II | manuelle Dehnung der Triggerpunkt-Region | ▪ Auspressen der „entzündlichen Suppe“ und des lokalen Ödems<br>▪ auf Ischämie folgende reaktive Hyperämie → Stoffwechselsteigerung<br>▪ reflektorische Detonisierung des zum Triggerpunkt gehörenden Hartspannstrangs<br>▪ Zerstörung des lokalen Rigorkomplexes<br>▪ Aufdehnen reaktiv entstandener bindegewebiger Adhäsionen (pathologische Crosslinks) und Verkürzungen<br>→ Verbesserung der intramuskulären Versorgung und Geschmeidigkeit |
| Technik III | Faszien-Dehnung (manuelle Dehnung der oberflächlichen und intramuskulären Faszien) | ▪ Lösen reaktiv entstandener bindegewebiger Adhäsionen (pathologische Crosslinks) und Verkürzungen<br>→ Verbesserung der intramuskulären Beweglichkeit und Versorgung<br>→ Muskel besser dehnbar<br>▪ Stimulierung faszialer Mechanorezeptoren<br>→ reflektorische Detonisierung des zum Triggerpunkt gehörenden Hartspannstrangs<br>→ Senkung der Sympathikusaktivität, Senkung des globalen Grundtonus |
| Technik IV | Faszien-Trennung (manuelles Lösen von intermuskulären Faszienverklebungen) | ▪ Lösen von Verklebungen zwischen Faszien benachbarter Muskeln<br>→ Verbesserung der intermuskulären Beweglichkeit |
| Technik V | Dehnung/Detonisierung (Therapeutendehnung/Autostretching) | ▪ Detonisierung/Verbesserung der Dehnbarkeit des Muskels |
| Technik VI | funktionelles Training/Ergonomie | ▪ physiologische Belastung und Bewegung unterstützen den Regenerationsprozess bzw. machen die Muskulatur belastbarer<br>▪ Ergonomie reduziert Fehlbelastungen der Muskulatur |

### *Ausgangsstellung des Patienten*

Die Ausgangsstellung soll für den Patienten schmerzfrei sein. Wünschbar ist, dass der betroffene Muskel

- entspannt ist und keine Haltearbeit verrichten muss
- aktiv kontrahiert und wieder gelöst werden kann (Technik I, II und IV)
- durch den Therapeuten in Vordehnung gebracht werden kann: Das Auffinden der Hartspannstränge fällt dadurch leichter; Technik I, II und III wirken intensiver, wenn der Muskel zusätzlich gedehnt ist; gleichzeitig kann dadurch der TrP bei der manuellen Behandlung weniger zur Seite ausweichen

### *Arbeitsposition des Therapeuten*

Diese richtet sich nach ergonomischen Gesichtspunkten. Wenn möglich arbeitet der Therapeut mit der Schwerkraft und setzt sein Körpergewicht ein (**Abb. 7.172 b**, S. 263). Blickkontakt zum Patienten ermöglicht, verbale und nonverbale Signale (Mimik) wahrzunehmen.

### *Griff-Fassung*

Um den Patienten nicht zu verletzen, sollten die Fingernägel des Therapeuten kurz geschnitten sein.

Die optimale Arbeitsposition von Finger und Hand des Therapeuten richtet sich situativ nach den aktuellen Erfordernissen. Der Therapeut entscheidet, was er konkret erreichen will, und sucht die Hand- und Fingerpositionierung, die die bestmögliche Realisierung dieser Intention unter Einbeziehung aller Gegebenheiten (anatomische Topografie, Spannungszustand und Irritierbarkeit des Gewebes, Gesamtsituation des Patienten, gewählte Technik, Kraft und Geschicklichkeit des Therapeuten etc.) ermöglicht. Wichtig ist, dass der Therapeut seine Finger nicht überstrapaziert. Um der Gefahr einer Überlastung vorzubeugen, ist es wertvoll, nicht immer mit demselben Finger (z. B. dem Daumen der rechten Hand) zu therapieren. Die versierte Triggerpunkt-Therapeutin arbeitet gleichwertig mit dem Daumen der rechten und linken Hand, übt Druck mit dem Mittel-, Ring- oder Kleinfinger aus, verwendet die Knöchel (MCP- und PIP-Gelenke) oder setzt den Ellenbogen ein.

Wird mit dem Finger Druck ausgeübt, ist darauf zu achten, die Interphalangealgelenke nicht zu überstrecken (**Abb. 5.6** a), sondern in jeder Situation gut zu stabilisieren. Die Stabilisierung kann aktiv (**Abb. 5.6** b) oder passiv mit Unterstützung eines anderen Fingers erfolgen (**Abb. 5.6** c).

Können Muskelstränge abgehoben werden (z. B. M. sternocleidomastoideus, M. trapezius descendens, M. extensor carpi radialis longus), ist es möglich, mit einem „Pinzettengriff“ oder „Zangengriff“ Triggerpunkte „in die Zange“ zu nehmen und mit zwei Fingern zu behandeln und so Technik I, II und III auszuführen (**Abb. 5.6** j und **Abb. 5.3**). Der „Piercinggriff“ bietet sich in diesen Fällen für die Faszien-Trenntechnik (Technik IV) an (**Abb. 5.6** k). Beim Pinzetten- oder Piercinggriff sind abwechselnd Daumen und Zeigefinger respektive Daumen und Mittelfinger links im Wechsel zu rechts einzusetzen.

Unterschiedliche Fingerpositionierungen können in Form von „Triggerpunkt-Mudras“ geübt werden (**Abb. 5.6**) und sind eine wertvolle Form der Prophylaxe von Überlastungsschäden.

Das Ausführen der manuellen Triggerpunkt-Therapie-Techniken ist manchmal anstrengend und für die Finger des Therapeuten belastend. Der Therapeut soll Überlastungen vermeiden durch

- ergonomische Arbeitsweise (Griff-Fassung variieren, Einsatz des eigenen Körpergewichts)
- Selbstbehandlung der beanspruchten Finger-, Hand-, Ellenbogen- und Schultermuskulatur
- Dehnen der beanspruchten Finger-, Hand-, Ellenbogen- und Schultermuskulatur
- Training der beanspruchten Muskulatur
- Verwendung von Hilfsmitteln (Triggerpunkt-Hölzchen; **Abb. 5.6** l und **Abb. 5.7**)

Im Praxisteil dieses Buches werden bei den einzelnen Muskeln jeweils 1 oder 2 Möglichkeiten betreffend Ausgangsstellungen der Patienten, Arbeitsposition des Therapeuten und Griff-Fassung exemplarisch dargestellt. Am Beispiel des M. trapezius descendens jedoch sind beispielhaft unterschiedliche Ausgangsstellungen (Bauch-, Seiten- und Rückenlage sowie Sitz), Arbeitspositionen und Griffvarianten aufgezeigt (**Abb. 7.90** – **Abb. 7.92**, S. 200 f).

**Schneiden.** Gelegentlich spüren die Patienten (vor allem bei Technik II bzw. III) ein „Schneiden“. Die Klienten haben das Gefühl, wie wenn die Haut mit einem Messer (oder den Fingernägeln) geritzt würde. Es handelt sich dabei um einen Dehnreiz im Unterhautbindegewebe, wie er aus der tiefen Bindegewebsmassage (BGM) bekannt ist. In der BGM ist das „Schneiden“ erwünscht und es wird im Sinn eines kuti-viszeralen Reflexes gezielt eingesetzt. Das „Schneiden“ kann – falls es stört – in der Triggerpunkt-Therapie durch Variierung der Griff-Fassung oder die Verwendung eines TrP-Hölzchens vermieden werden.

---

Je langsamer die Bindegewebstechniken (Technik II, III und IV) ausgeführt werden, umso rascher der therapeutische Fortschritt.

---

## Hilfsmittel

### *Massagecreme*

Ziel der myofaszialen Palpation und Therapie ist, die manchmal mehr, manchmal weniger in der Tiefe liegenden mTrPs präzise zu erreichen und zu behandeln. Voraussetzung einer gezielten Tiefenpalpation ist ein möglichst konstanter Kontakt („Ankoppelung“) zwischen dem Palpationsfinger des Therapeuten, der verschoben wird, und der Köperoberfläche des Patienten. Irritationen an dieser Kontaktfläche sind so klein wie möglich zu halten. Zu geringe Gleitfähigkeit (Reißen, Rubbeln, „Holpern“ im Sinn eines ungleichmäßigen Gleitens) ist ebenso zu meiden wie zu starkes Gleiten (Wegrutschen). Um eine optimale Geschmeidigkeit der Haut zu erreichen, kann – je nach Beschaffenheit der Haut des Therapeuten und des Patienten (trocken, spröde etc.) –

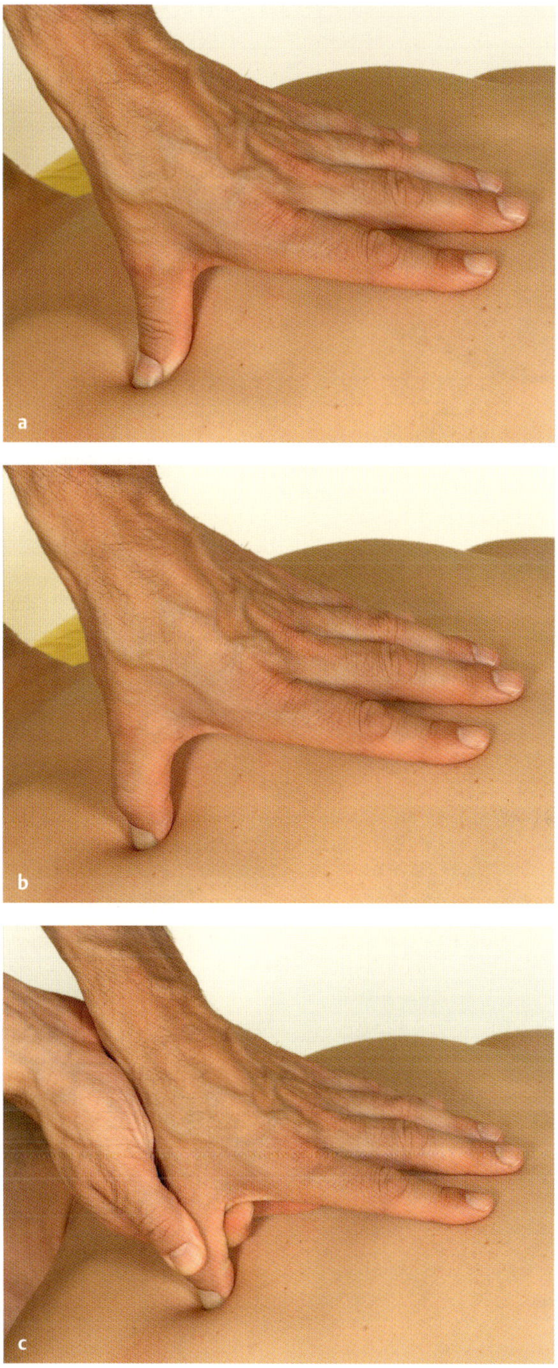

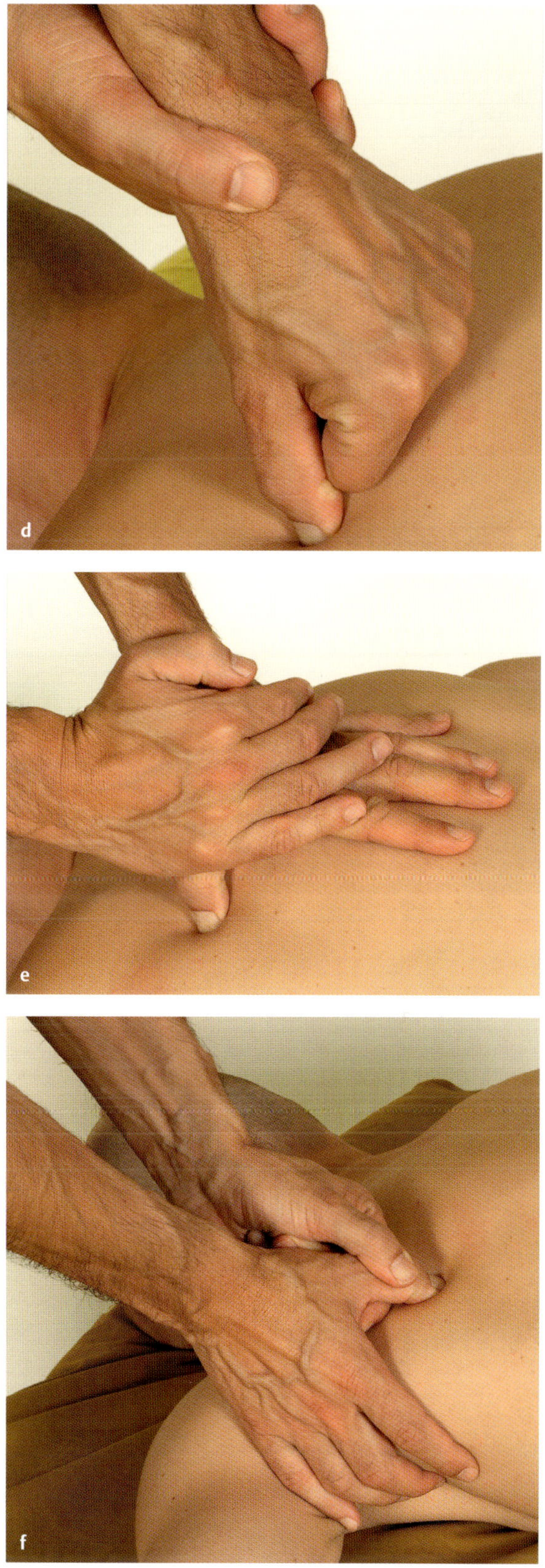

**Abb. 5.6** Triggerpunkt-Mudras. Variieren der Handgriffe zur Entlastung der Finger.

**a** Überstrecken des Interphalangealgelenks sollte vermieden werden: Gefahr der Überlastung.

**b** Aktive Stabilisierung im MCP- und IP-Gelenk des linken Daumens.

**c–e** Passive Stabilisierung des Interphalangeal- und MCP-Gelenks des linken Daumens durch unterschiedliche Griff-Fassungen.

**f** Behandlung desselben TrP mit dem rechten Daumen (passive Stabilisierung).

**g–i** siehe nächste Seite

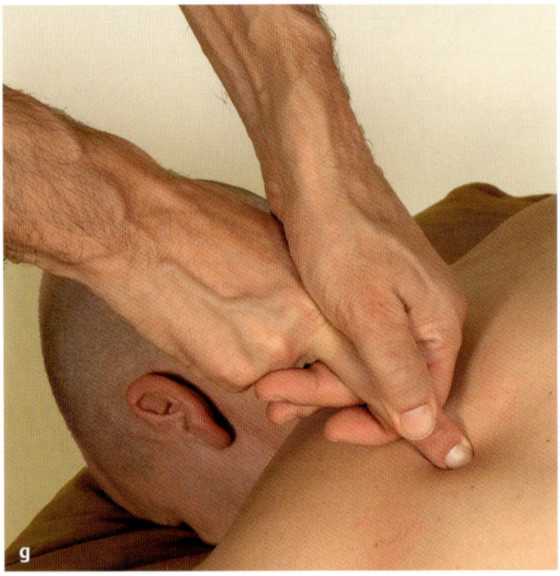


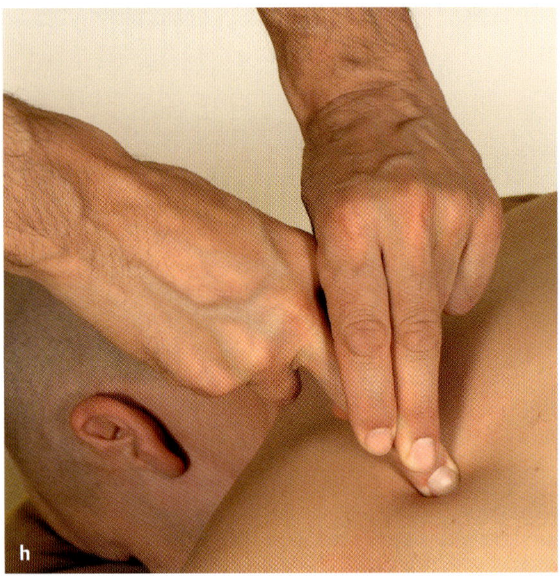


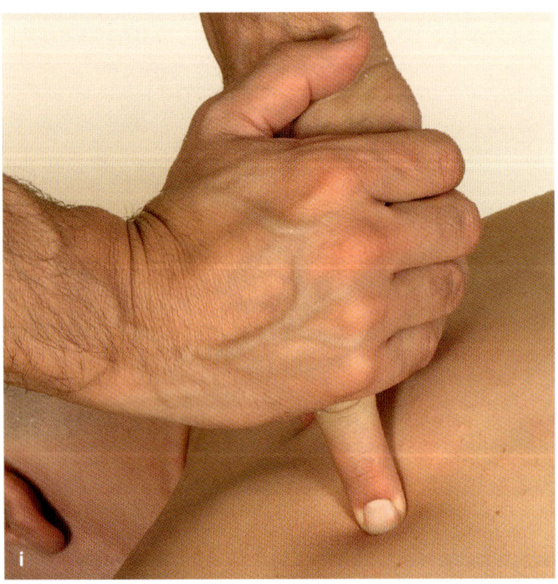


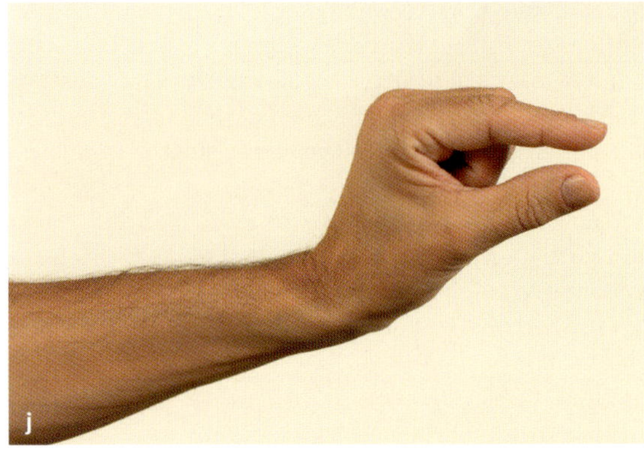


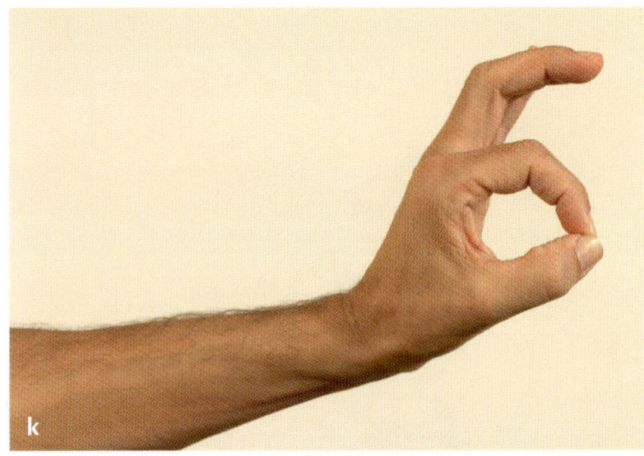


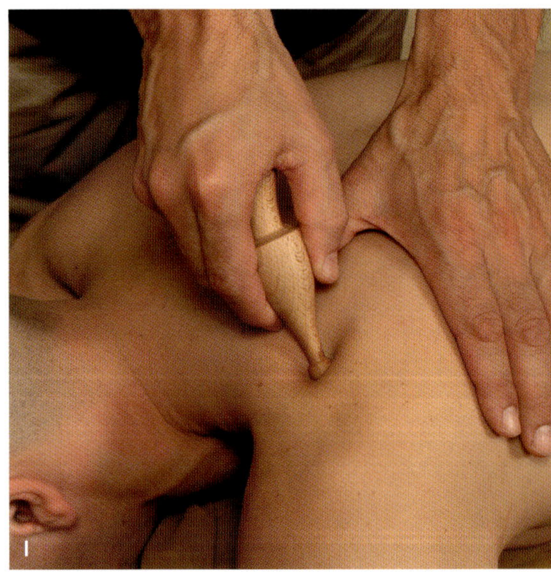


**Abb. 5.6**

**g–i** Behandlung desselben TrP mit dem Mittelfinger, 3 Varianten passiver Stabilisation.

**j** Pinzetten- oder Zangengriff: geeignet zur Ausführung der Techniken I, II und/oder III.

**k** Piercinggriff: geeignet zur Trennung von Faszien benachbarter Muskeln (Technik IV).

**l** Triggerpunkt-Hölzchen zur Entlastung der Finger.

etwas Massagecreme verwendet werden. Das oberflächliche Verletzungsrisiko der Haut bei kräftiger Therapie (Technik II, III und IV) wird damit reduziert und bei der Faszien-Dehntechnik ein gleichmäßig-langsames Gleiten erleichtert. An behaarten Körperstellen (Beinen von Männern, Axilla) verhindert die Massagecreme ein unangenehmes, therapeutisch unerwünschtes Reißen. Wichtig ist, darauf zu achten, nicht zu viel Gleitmittel zu nehmen. Zu starkes Gleiten auf der Haut ist hinderlich, in der Tiefe das Muskelgewebe fokussiert zu behandeln, da man über die Triggerpunkt-Zone wegrutscht, und vor allem bei der Behandlung mit dem Pinzettengriff ist es nicht mehr möglich, auf dem Punkt zu bleiben. Aus diesem Grund ist es auch nicht empfehlenswert, ein Massageöl zu nehmen.

Um eine optimale Ankoppelung der Hand des Therapeuten an das Gewebe des Patienten und den gewünschten gleichmäßigen Gewebekontakt herstellen zu können, wird – je nach der Hautbeschaffenheit des Behandlers und des Patienten, dem Behandlungsort, der Behandlungstechnik sowie der Griff-Fassung – bei Bedarf ein Gleitmittel verwendet. Geeignet ist der dosierte Einsatz einer Massagecreme, die rasch in die Haut einzieht und damit eine gleichmäßige Gleitfähigkeit und gleichzeitig einen satten Hautwiderstand bietet.

### *Triggerpunkt-Hölzchen*

Zur Entlastung der Finger kann ein Triggerpunkt-Hölzchen oder ein entsprechend geformter Stein eingesetzt werden (**Abb. 5.6** l; **Abb. 5.7**).

### *Hygienehandschuhe*

Bei der Behandlung gewisser Körperregionen (intraorale Behandlung der Kiefer- und Kaumuskulatur, Axilla, Intimbereich) ist aus hygienischen Gründen die Verwendung von Handschuhen empfehlenswert. Da gelegentlich Latexallergien auftreten, sind ungepuderte Hygienehandschuhe aus Vinyl vorzuziehen.

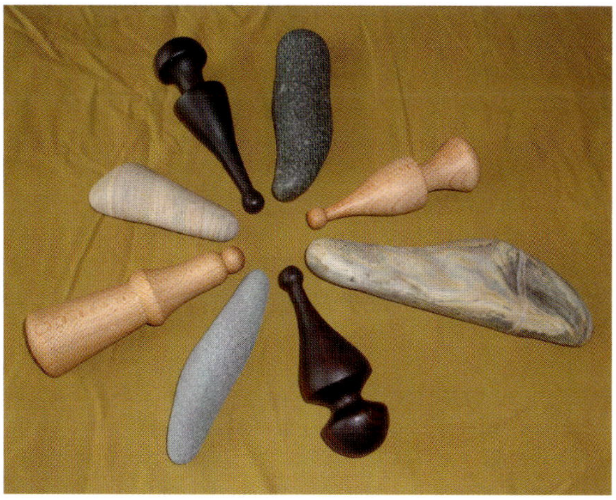

**Abb. 5.7** Hilfsmittel zur Entlastung der Finger des Therapeuten. Triggerpunkt-Hölzchen oder entsprechend geformter Stein.

### *Kälteapplikationen*

Die manuellen Techniken lassen sich mit Kryotherapie (z. B. in Form von Eisanwendung oder Verdampfung flüssigen Stickstoffs mit einem Kryojet) kombinieren; sie sind dann für den Patienten weniger schmerzhaft. Beispielsweise wird an der zu behandelnden Muskelzone kurz (< 15 s) Eis appliziert (**Abb. 5.8**) und direkt anschließend die manuelle Therapie durchgeführt; hierauf kann nochmals mit Eis gekühlt und weiter manuell behandelt werden. Die Kälte führt dazu, dass zum einen die schmerzleitenden C-Fasern weniger Impulse weiterleiten. Zum anderen wird über die kälteleitenden Aδ-Fasern aufgrund des Gate-Control-Mechanismus das Schmerzempfinden überdeckt.

**Klinik:** Hilfsmittel
- Massagecreme, dosiert eingesetzt, ermöglicht eine optimale Gleitfähigkeit der Haut.
- Zur Entlastung der Finger des Therapeuten können ein Triggerpunkt-Hölzchen oder ein entsprechend geformter Stein gute Dienste leisten (**Abb. 5.6** l; **Abb. 5.7**).
- Je nach Körperregion werden Hygienehandschuhe verwendet.
- Die manuellen Techniken können mit Kryotherapie (z. B. Eisanwendung) kombiniert werden; sie sind dann für den Patienten weniger schmerzhaft (**Abb. 5.8**).

## Behandlungsvorgehen

Die beschriebenen manuellen **Techniken I bis IV** müssen nicht in der genannten Reihenfolge praktiziert werden. Die Nummerierung der Techniken dient lediglich didaktischen Zwecken. Im konkreten Behandlungsfall richtet sich die Reihenfolge der manuellen Techniken I bis IV nach der jeweiligen Situation. Bei Patienten mit chronischen Schmerzen ist es häufig angebracht, die Therapie
- mit Technik III zu beginnen, die in schmerzfreier Intensität langsam und breitflächig ausgeführt wird,
- danach zur Technik I überzugehen, um Kontakt mit dem „wunden Punkt" aufzunehmen,
- anschließend zur Technik II zu wechseln, um die Triggerpunkt-Region minutiös und gründlichst zu lösen,
- dann nochmals die Technik III selektiv in gesteigerter, kräftiger Intensität und aus vorgedehnter Stellung durchzuführen,
- danach die Technik IV zu applizieren,
- abschließend nochmals Technik III, zum „Ausklang" in schmerzfreier Intensität, anzuwenden.

Im Anschluss an die manuelle Therapie der mTrPs wird der behandelte Muskel gedehnt (**Abb. 5.9**). Die Muskulatur kann dadurch reaktiv detonisiert werden. Gleichzeitig werden die bindegewebigen Anteile des Muskels gedehnt und das intermuskuläre Gleitvermögen der Faszien und die gewonnene Bewegungsfreiheit der Gelenke erhalten. Ebenso wird verhindert, dass sich pathologische Crosslinks etablieren, die als Folge von Gewebsverletzung bei der manuellen Therapie auftreten können. Das Dehnen respektive Detonisieren (**Technik V**) wird entweder vom Therapeuten ausgeführt oder – nach Anweisung des Therapeuten – vom Patienten selbst (Autostretching). Wenn keine besonderen Umstände dagegen sprechen, ist das Autostretching vorzuziehen, denn der Patient lernt mit der Selbstdehnung einen Teil seines Heimprogramms. Zu Hause bzw. am Arbeitsplatz soll der Patient diesen Muskel regelmäßig selbst dehnen.

Eine Triggerpunkt-Therapie schließt immer auch die Sensibilisierung des Patienten für Aspekte der Ergonomie zur Rezidivprophylaxe sowie funktionelles Training (**Technik VI**) der betroffenen Muskulatur ein. Physiologische Belastung und Bewegung unterstützen den Heilungsprozess des behandelten Gewebes und helfen, die volle Funktionsfähigkeit wiederzuerlangen (S. 100).

---

Die manuelle Triggerpunkt-Therapie ist ein systematisches 6-Stufen-Behandlungskonzept (Swiss Approach): Vier manuelle Techniken werden ergänzt durch Maßnahmen zur Detonisierung/Dehnung sowie zur funktionellen Kräftigung der Muskulatur (**Tab. 5.1**).

---

Nach der Therapie ist das behandelte Gewebe in der Regel gerötet und für zwei bis drei Tage druckempfindlich. Je nach Bindegewebsbeschaffenheit der Blutgefäße oder bei zu starkem Druck kann es zu Hämatombildung kommen. Patienten sollten über diese möglichen Begleiterscheinungen vorher orientiert werden. Deutlich verstärkte Schmerzen können mit nicht steroidalen Antiphlogistika einige Tage lang gedämpft werden.

---

Maßgebend für die Behandlungsintensität ist die Irritierbarkeit des Gewebes.

---

Meistens müssen mTrPs mehrmals behandelt werden, und zwar so lange, bis die Schmerzen und Funktionsstörungen zufriedenstellend behoben sind. Da das Gewebe nach der Behandlung empfindlich ist, lässt sich dieselbe Stelle frühestens nach einer Woche wieder manuell therapieren. Tritt nach 1 bis 3 Behandlungen keine Besserung auf, sind Indikation und Behandlungsstrategie zu überprüfen; bei chronischen Schmerzzuständen dauert die Phase der Probebehandlung manchmal länger (Kap. 5.3.3).

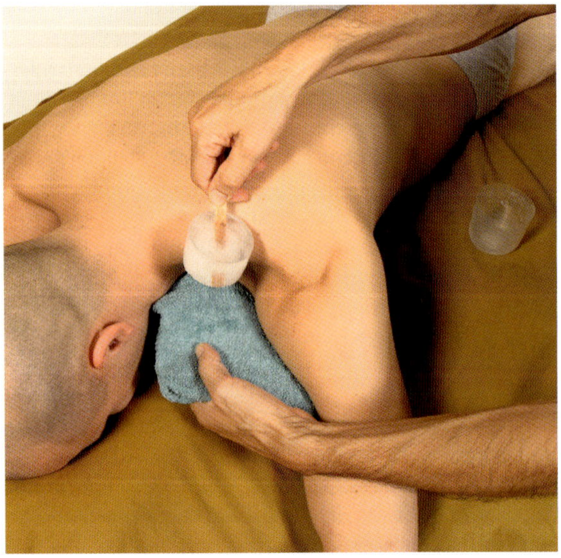

**Abb. 5.8** Eisanwendung. Manuelle Triggerpunkt-Therapie am M. trapezius descendens kombiniert mit Eisanwendung.

Maßgebend für die Behandlungsintensität ist die Irritierbarkeit des Gewebes. Stellen sich als Reaktion auf eine Behandlung für länger als zwei Tage vermehrt Schmerzen ein, ist die Behandlungsintensität zu reduzieren (weniger Druck, längere Pausen zwischen den Therapien). Ist das Gewebe sehr stark irritierbar und löst bereits ein geringer Druckreiz starke Schmerzen aus (Allodynie), soll das Gewebe während einiger Sitzungen mit einer flächigen Technik III in schmerzfreier Intensität vorbehandelt werden. Parallel dazu wird die Suche nach primären TrPs aufgenommen, da das Areal einer Allodynie sich häufig im Bereich eines Referred-Pain-Musters eines in einer Triggerpunkt-Kette proximal gelegenen primären mTrP befindet (S. 132).

Die sich zeigende Reaktion auf eine durchgeführte manuelle Behandlung der mTrPs bestimmt das weitere Behandlungsvorgehen. Ausführliche Hinweise zu Planung und Aufbau einer Behandlungssequenz finden sich in Kapitel 5.3 (vor allem in Kap. 5.3.1).

---

- Die beschriebenen manuellen Techniken I bis IV müssen nicht in der genannten Reihenfolge praktiziert werden. Die Nummerierung der Techniken dient didaktischen Zwecken.
- Die Technik II ist effektiver als die Technik I zur Deaktivierung von mTrPs.

---

## Therapeutischer Schmerz

Die beschriebenen manuellen Techniken sind schmerzhaft. Sie verlangen eine gute Beziehung zwischen Therapeut und Patient. Es ist notwendig, den Patienten über Sinn und Zweck des Schmerzes während der Therapie zu informieren. Der Patient muss verstehen, dass der durch die Therapie verursachte Schmerz im Dienst der Lösung der Kontraktionsknoten und des Bindegewebes steht und dass das therapeutische Ziel am direktesten über diesen Weg erreicht werden kann. Vor der manuellen Therapie muss eine genaue Absprache über das Ausmaß und die Grenzen der behandlungsbedingten Schmerzen erfolgen. In der Praxis bewährt es sich, mit dem Patienten vor Behandlungsbeginn ein eindeutiges Zeichen zu vereinbaren, mit dem der Patient die schmerzhafte Therapie jederzeit unterbrechen kann (z. B. indem er „Stopp“ sagt). Der Therapeut hat sich strikt an die Abmachung zu halten: Der Patient bestimmt, wie stark und wie lange die schmerzhafte therapeutische Intervention dauert. Erfahrungsgemäß nehmen die Patienten diesen therapeutisch-induzierten Schmerz bereitwillig in Kauf. Häufig begrüßen sie ausdrücklich, dass „etwas Gründliches“ gegen ihre Schmerzen getan wird.

Auch der Therapeut muss sich mit dem therapeutischen Schmerz auseinandersetzen. Grundsätzlich ist es wichtig, dass der Therapeut nicht zu ehrgeizig ist, geduldig bleibt und nicht zu viel auf einmal erreichen will. Schmerz ist subjektiv und persönlich. Signalisiert der Patient, dass es genug ist, hat der Therapeut die Intensität der Behandlung zu reduzieren. In Kapitel 5.2.5 (S. 113) sind weitere Aspekte des therapeutischen Schmerzes thematisiert.

### Mitarbeit des Patienten

Die Mitarbeit des Patienten ist wichtig.

- Der Therapeut arbeitet an den Stellen des Körpers, von denen aus die stärksten Schmerzen provoziert werden. Der Patient ist vor dem Behandlungsbeginn diesbezüglich zu orientieren. Gleichzeitig wird mit dem Patienten vereinbart, dass er die Behandlung jederzeit mit dem Wort „Stopp“ unterbrechen soll, wenn es zu stark wehtut. Der Patient entscheidet, wie viel Schmerz er sich zumuten will und kann. Gegebenenfalls wird der Patient gezielt geführt, den „Locus of Control“ wahrzunehmen.
- Die Patienten können den Heilungsprozess nachhaltig unterstützen, indem sie das spezifisch auf sie zugeschnittene Heimprogramm durchführen (z. B. Koordination, Entspannung, Dehnen, Kräftigen, Ergonomie).

**Zusammenfassung:** Manuelle Triggerpunkt-Therapie
Die manuelle Triggerpunkt-Therapie in der hier dargestellten Form geht zurück auf die von Dejung vor 25 Jahren entwickelte „Triggerpunkt- und Bindegewebsbehandlung“ (Dejung 1988, 2009). Diese Therapie setzt die Erkenntnisse von Janet G. Travell (1901 – 1997) und David G. Simons (1922 – 2010) über myofasziale Schmerzen (Travell u. Simons 2002) in eine manualtherapeutische Methode um.
Dabei werden die mTrPs mittels manueller Behandlungstechniken gezielt deaktiviert und das – vor allem bei chronischen Schmerzpatienten reaktiv veränderte und verkürzte – Bindegewebe durch Bindegewebstechniken, die Dejung aus der Arbeit von Ida Rolf (1896 – 1979) in die Triggerpunkt-Therapie einbrachte, aufgedehnt.
Heute ist die manuelle Triggerpunkt-Therapie zu einem systematischen 6-Stufen-Behandlungskonzept gereift: Vier manuelle Techniken werden ergänzt durch Dehnen/Detonisieren und funktionelles Training der betroffenen Muskulatur (**Tab. 5.1**).

Die Wirksamkeit einer tiefgreifenden und schmerzhaften Muskelmassage ist in vielen Kulturen seit alters bekannt.
Neu an der manuellen Triggerpunkt-Therapie ist, dass sie

- im Muskel den pathogenetisch maßgeblichen Ort – den Triggerpunkt – ausfindig machen kann
- die dekontraktionsunfähige Zone im Muskel – den Triggerpunkt – gezielt, effizient und nachhaltig mechanisch zu lösen vermag und damit einem Heilungsprozess zugänglich macht
- die reaktiv entstandenen bindegewebigen Veränderungen, wie sie vor allem bei chronischen Schmerzgeschehen häufig auftreten, beharrlich und sorgfältig aufdehnt
- die Tatsache, dass die Ursache der Schmerzen sehr häufig nicht dort liegt, wo der Schmerz empfunden wird (Referred Pain), systematisch und konsequent in ihr Behandlungskonzept integriert

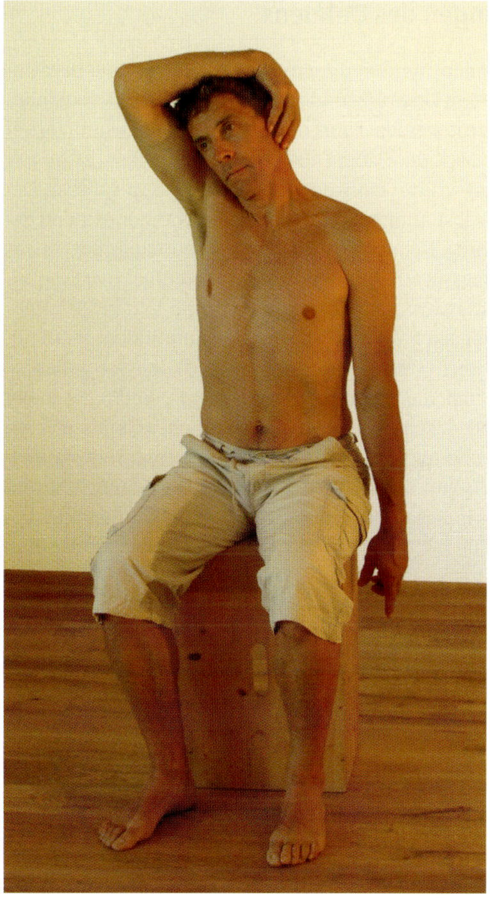

**Abb. 5.9** Dehnen (Technik V) des M. trapezius descendens.

## Dehnen – Detonisieren

Im Anschluss an die manuelle Behandlung der mTrPs (manuellen Techniken I bis IV) wird der behandelte Muskel gedehnt. Die Erfahrung zeigt, dass damit die Wirkung der manuellen Triggerpunkt-Therapie in der Regel verbessert wird. Dehnen ist als Technik V im Behandlungskonzept der manuellen Triggerpunkt-Therapie integriert (s. **Tab. 5.1**).

Die Wirksamkeit des Stretchings in der Rehabilitation nach Muskelverletzung ist nachgewiesen. Regelmäßiges Ausführen von statischen passiven Dehnungen 48 h nach einer Verletzung (Muskelfaserriss in der ischiokruralen Muskulatur) fördert das Wiedererlangen des normalen Bewegungsausmaßes und beschleunigt die Rückkehr zu einer normalen sportlichen Aktivität signifikant (Malliaropoulos et al. 2004). Mit den manuellen Techniken der Triggerpunkt-Therapie wird – bei kräftiger Dosierung – Muskelgewebe verletzt, und es ist sinnvoll, die den Regenerationsprozess unterstützende Wirkung des Dehnens zu nutzen.

## Wirkungen des Dehnens

Mit „Dehnen“ wird in diesem Kapitel der Vorgang bezeichnet, bei dem Ursprung und Ansatz eines Muskels voneinander entfernt werden. Führt der Therapeut das Dehnmanöver aus und lässt der Patient dies passiv geschehen, ist an der Bewegungsgrenze ein weich-elastischer Stopp spürbar. Der Patient selbst nimmt dabei wahr, wie etwas zunehmend gedehnt wird. „Dehnen“ ist in diesem Kontext ein Begriff aus der „Alltagssprache“ und bezeichnet das subjektive Empfinden, dass etwas „gedehnt“ wird. Wird im Verlauf des Dehnens oder nach dem Stretching das Empfinden geäußert, dass es jetzt „weniger spannt“ und sich „besser gedehnt“ anfühlt und die „Bewegung weitergeht“, heißt das nicht zwingend, dass eine – im wissenschaftlichen Sinn – mechanische Dehnung mit der Längenzunahme einer morphologischen Struktur erfolgt ist. Das veränderte Dehngefühl und auch der messbare Bewegungsgewinn können durch unterschiedliche Faktoren verursacht werden (Lindel 2006, Zahnd 2005):

- **Strukturelle Komponente** (biophysikalisch-strukturspezifische Faktoren): Beeinflusst werden die Muskelfasern (s. u.) und das Muskelbindegewebe (S. 91) mit seinen intramuskulären Anteilen (Epimysium, Perimysium, Endomysium, Titin: Titinfilamente übertragen als molekulare, hochelastische Federn die Zugkräfte innerhalb des gedehnten Muskels von Z-Linie zu Z-Linie) und seinen extramuskulären Anteilen (Gruppenfaszien, Sehnen). Zugwirkung auf das Bindegewebe vermag
  - die Elastizität zu verbessern,
  - Verkürzungen und unorganisierte Ausrichtung des Kollagens umzugestalten,
  - pathologische Crosslinks zu lösen.
- **Reflektorische Komponente** (Detonisieren): Im Muskel dienen die Muskelspindeln als Rezeptoren. Afferenzen von Muskelspindeln und faszialen Mechanorezeptoren (Golgi-Rezeptoren) beeinflussen reaktiv den Spannungszustand der Muskulatur im Sinne einer neuromuskulären Inhibition.
- **Psychische Komponente**: Gewöhnung an den Dehnreiz, veränderte Schmerzakzeptanz etc. können subjektiv den Eindruck erwecken, der Dehnschmerz habe abgenommen.

Wir sind im Moment nicht in der Lage, in der Klinik präzise auseinanderhalten zu können, zu welchen Anteilen bei verbesserter Beweglichkeit oder einem weniger unangenehmen Endgefühl strukturelle Faktoren mechanisch beeinflusst wurden, zu welchen Anteilen reflektorische Vorgänge zu einer Detonisierung des Muskels geführt haben oder inwieweit einfach eine größere Dehnungstoleranz des Individuums mitspielt. Grundsätzlich liegt die Vermutung nahe, dass bei einer plötzlichen und ausgeprägten Veränderung reflektorische Vorgänge dominieren. Die mechanische Behandlung der strukturell-muskulären und/oder bindegewebigen Anteile wird langsamere und kleinschrittigere Resultate zeigen, da die direkte mechanische Beeinflussung von strukturell verkürzten Muskeln lang andauernde und wiederholte Krafteinwirkung erfordert. Einerseits soll dadurch eine Zunahme der reihengeschalteten Sarkomere bewirkt werden (Freiwald et al. 1999). Andererseits wird bezweckt, Verkürzungen und pathologische Crosslinks im intramuskulären Bindegewebe zu lösen. Länger dauernde Dehnungsreize stimulieren die Fibroblasten zur Freisetzung von Kollagenase, wodurch pathologische Crosslinks abgebaut werden können (van den Berg 2001). Experimentelle In-vitro-Untersuchungen zeigen auf, dass Dehnungsreize die Freisetzung von Kollagenase anregen (Carano u. Siciliani 1996; s. u.).

## Strukturelle Komponente

Wird ein intakter Muskel gedehnt, werden zunächst die Myosin- und Aktinfilamente auseinandergezogen. Das Strukturprotein Titin (S. 24) wirkt als hochelastische molekulare Feder. Es begrenzt die Beweglichkeit der Sarkomere und verhindert ein zu starkes Auseinandergleiten; gleichzeitig ermöglicht Titin, dass die Aktin- und Myosinfilamente nach einer Dehnung wieder in die ursprüngliche Überlappung zurückkommen (Freiwald 2007). Signifkante „Bremsfunktionen“ des Bindegewebes treten erst auf, wenn der Überlappungsgrad der Myosin- und Aktinfilamente auf ein Minimum reduziert ist (Magid u. Law 1984).

MTrPs führen unter biomechanisch-strukturspezifischem Aspekt immer zur Bildung von Hartspannsträngen. Im Bereich des mTrP verharren die Myosin- und Aktinfilamentkomplexe in kontrakter Position („Kontraktionsknoten“: Rigorkomplex im Mittelgrund von **Abb. 2.17**, S. 38 f). Die Sarkomere der benachbarten Muskelfaserabschnitte sind kompensatorisch in die Länge gezogen (**Abb. 2.17**). Insgesamt verkürzt sich die Länge der betroffenen Muskelfasern. Diese – im Vergleich zum umliegenden Muskelgewebe – verkürzten Muskelstränge sind als Hartspannstränge palpabel. Gleichzeitig stellen sich aufgrund entzündlicher Prozesse Veränderungen im Muskelbindegewebe (S. 38) ein.

Die Hartspannstränge können ihrerseits – unabhängig von durch mTrPs direkt verursachten Schmerzen und/oder Funktionsstörungen – für eine ganze Reihe negativer Auswirkungen verantwortlich sein (**Tab. 5.2** sowie Kap. 3.2.1); sehr oft zeigen sich Bewegungseinschränkungen infolge von Muskelverkürzungen.

Zur Lösung der muskulären Hartspannstränge und zur Behebung der daraus resultierenden negativen Folgen werden in der Physiotherapie häufig Dehntechniken empfohlen und eingesetzt.

### *Wirkung des Dehnens auf Muskelfasern*

**Deffiziente Form.** Wird ein Muskel gedehnt, so geraten als Erstes die Hartspannstränge unter Zug (**Abb. 5.10** c). Der mechanische Dehnreiz wird dabei vor allem die direkt der Triggerpunkt-Zone angrenzenden Muskelfaserabschnitte, die bereits reaktiv in die Länge gezogen und damit geschwächt sind, zusätzlich überdehnen (**Abb. 5.10** c). An den Stellen im Muskel, die für die Verkürzung der Muskelfaser ursächlich bestimmend sind - den Triggerpunkten -, wird das Dehnen bei bereits längere Zeit bestehenden und damit strukturell fixierten Kontraktionsknoten keine Lösung bewirken können:

**Tab. 5.2** Muskuläre Hartspannstränge und ihre Auswirkungen (Gautschi 2008b)

| Folge muskulärer Hartspannstränge | Auswirkung |
|---|---|
| Verkürzung der Muskulatur | ▪ Bewegungseinschränkungen, Funktionsstörung der Motorik |
| Störung der intramuskulären Koordination | ▪ Funktionsstörung der Motorik |
| Störung der intermuskulären Koordination | ▪ Funktionsstörung der Motorik |
| Druckerhöhung auf die intramuskulären Blutgefäße (venös und arteriell) | ▪ Strangulation der Blutgefäße<br>▪ Störung der lokalen Durchblutung (Ischämie) und damit der Trophik der Gewebe (→ mTrPs) |
| Druckerhöhung auf die extramuskulären Blutgefäße (vor allem venöser Schenkel) und Lymphgefäße | ▪ Ödembildung verstärkt (z. B. Verlauf des Gefäß-Nerven-Stranges durch den M. soleus) |
| Druckerhöhung auf Nervenbahnen, wenn diese durch Muskeln hindurchziehen oder zwischen muskulärem Hartspannstrang und ossärer Struktur verlaufen | ▪ Einklemmungsneuropathien (Entrapments) mit metabolischem Leitungsblock des Nervengewebes<br>▪ nervale Dysfunktion (Dysästhesien, Störung des Metabolismus, Dysfunktion der motorischen Endplatten) |
| Hartspannstränge vermindern die volle Kontraktions- und Lösungsfähigkeit des Muskels und mindern damit die Wirkung der Muskulatur als Muskelpumpe (peripheres Herz). | ▪ Ödembildung verstärkt |

- Sind die Dehnreize sehr stark, werden im ungünstigen Fall die benachbarten Sarkomere geschädigt (**Abb. 5.10** c), vorwiegend durch Traumatisierung der Membranen im Bereich der Z-Linien (van den Berg 2001). Außerdem besteht die Gefahr, die Entstehung von Ansatztendinosen zu begünstigen, da die infolge des Zuges der Hartspannstränge bereits irritierten Periostareale durch die Muskeldehnung zusätzlich gereizt werden.
- Ist der Dehnreiz nicht zu stark, wird dadurch die zugehörige Muskelfaser kurzzeitig detonisiert, und bei lang dauernder Dehnung mag eine Längenadaptation der Muskelfaser durch Neubildung von zusätzlichen Sarkomeren erfolgen (Freiwald et al. 1999, van den Berg 2001). Damit wird der Zug auf die Triggerpunkt-Zone zwar vorübergehend reduziert, und Beschwerden können temporär abklingen; es ist damit jedoch keine kausale Behandlung erfolgt.

**Effiziente Form.** Die kausale Therapie eines infolge von Hartspannsträngen verkürzten Muskels besteht darin, die zur Dekontraktion unfähigen Abschnitte der Muskelfaser – die Triggerpunkte – gezielt mittels manueller Techniken respektive Dry Needling zu behandeln und reaktiv entstandene Bindegewebsveränderungen (pathologische Crosslinks, Verkürzungen) lokal zu lösen. Damit wird die Voraussetzung geschaffen, dass sich das Muskelgewebe im zuvor pathologisch veränderten Muskelabschnitt reorganisieren kann. Während der Phase der Restrukturierung ist ein sanfter, angemessener, schmerzfreier oder schmerzarmer Dehnreiz hilfreich. Er gibt dem Muskel die Information, in welcher Länge das Muskelgewebe sich regenerieren soll (**Abb. 5.10** d).

### *Wirkung des Dehnens auf Muskelbindegewebe*

Stretching wirkt sowohl auf die kontraktilen Abschnitte des Muskels (Muskelfasern; s. o.) als auch auf das Muskelbindegewebe. Dabei wird eine Dehnungsspannung – nachdem zuerst Myosin- und Aktinfilamente soweit wie möglich auseinandergezogen wurden – primär im molekularen Bereich vom hochelastischen Strukturprotein Titin und bei zunehmender (endgradiger) Belastung vom Bindegewebe abgebaut (Brokmeier 2001). Die Dehnfähigkeit der bindegewebigen Anteile eines Muskels können durch Muskeldehnung erhöht werden (Keil 2007). Die Wirkungen von Dehnreizen auf die Bindegewebsanteile des Muskels sind vielfältig.

- **Viskoelastische Komponente**:
  - Für die Viskoelastizität des Bindegewebes ist Belastungswechsel wichtig; der Wechsel von Phasen mit Zugbelastung und Phasen ohne Zugbelastung ist erforderlich für den Erhalt der viskoelastischen Qualität des Bindegewebes.
  - **Creep**: Lang andauernde Deformierung von Bindegewebe mit starker Krafteinwirkung kann zu nachhaltiger Deformierung (Creep) und damit zu Längengewinn führen (**Abb. 5.12** und **Abb. 5.22**, sowie S. 106 ff).
- **Freisetzung von Kollagenase**: Wiederholte Dehnreize stimulieren die Fibroblasten zur Freisetzung von Kollagenase, einem kollagenspaltenden Enzym (Carano u. Siciliani 1996; s. **Abb. 5.23** und detailliertere Ausführungen S. 107 f). Pathologische Crosslinks können sich dadurch besser lösen, und bei verkürzten Bindegewebsstrukturen wird der Einbau von Kollagenmolekülen ermöglicht (van den Berg 2001).
- **Wassergehalt**: Der Faszientonus wird durch verschiedene Faktoren bestimmt, wobei der Wassergehalt des Bindegewebes eine wichtige – womöglich die entscheidende – Rolle spielt (Schleip 2006). Durch Dehnen wird der Wassergehalt des Muskelbindegewebes beeinflusst (**Abb. 5.11**). Bei einer isometrischen Dehnung tierischer Lumbalfaszie (n = 21) von 15 Minuten Dauer und einer Gewebsverlängerung um 6% zeigten in vitro Untersuchungen im Organbad unmittelbar nach dem Dehnen eine Abnahme des Wassergehalts der Grundsubstanz des

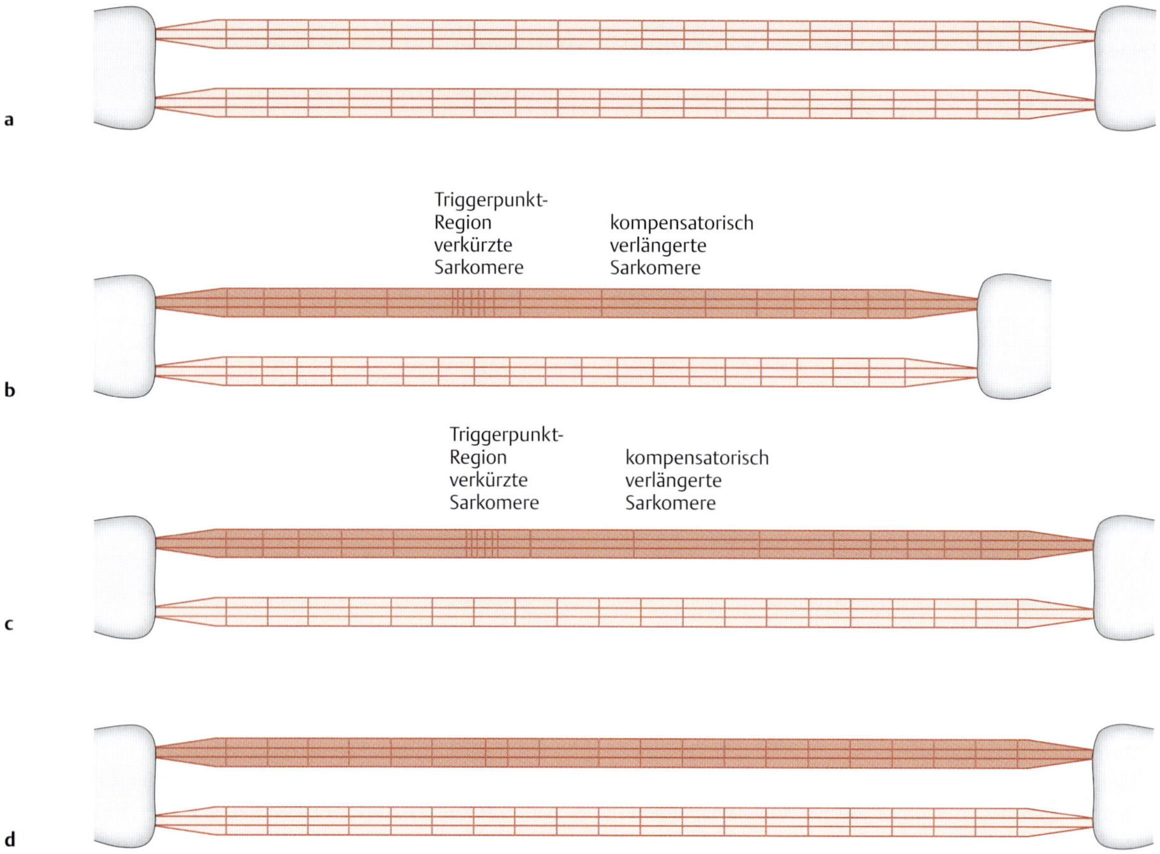


**Abb. 5.10** Wirkung eines Dehnreizes auf gesunde respektive auf infolge von TrPs verkürzte Muskelfasern (Hartspannstränge) (nach Gautschi 2009).

**a** Muskelfasern im gesunden Muskel: einheitliche Länge der Sarkomere.

**b** Muskelverkürzung infolge von Hartspannsträngen.

- Muskelfasern mit mTrP (oben): Verkürzung der Sarkomerlänge in der Triggerpunkt-Zone ist begleitet von kompensatorischer Verlängerung der angrenzenden Sarkomere → Hartspannstrang → insgesamt resultiert Verkürzung der Muskelfasern.
- Normale Muskelfasern (unten) passen sich an die Verkürzung an.

**c** Dehnung ohne vorgängige Triggerpunkt-Therapie.

- Die Muskelfasern mit TrPs bleiben in der Zone der TrPs kontrakt (oben). Im Bereich des Rigorkomplexes können sich Myosin- und Aktinfilamente nicht voneinander lösen → die angrenzenden, bereits verlängerten und damit geschwächten Sarkomere werden zusätzlich traumatisiert, gegebenenfalls werden vorgängig intakte Abschnitte der Muskelfaser durch zu hohe Zugkräfte zusätzlich geschädigt.
- Normale Muskelfasern gelangen zu ihrer ursprünglichen Länge zurück (unten).

**d** Dehnung nach erfolgter Triggerpunkt-Therapie.

- Die Triggerpunktzone ist durch die manuelle Therapie geschwächt respektive durch das Dry Needling zerstört (oben) → ein sanfter Dehnreiz unterstützt die Reorganisationsprozesse im Bereich des ehemaligen Kontraktionsknotens. Angrenzende Muskelfaserabschnitte werden nicht zusätzlich traumatisiert – insgesamt wird annährend die physiologische Muskelsituation erreicht.
- Normale Muskelfasern gelangen zu ihrer ursprünglichen Länge zurück (unten).

Bindegewebes um durchschnittlich 11,8 %. Bei genügend langen erholungsphasen erfolgte eine reaktive Zunahme des Wassergehalts. Nach 30 Minuten war der Ausgangswert beinahe (-0,2 %) und nach 60 Minuten war er wieder völlig erreicht. Zwei Stunden nach dem Stretching zeigte sich eine Überkompensation mit einr Zunahme des Wassergehalts um durchschnittlich 2,1 % und drei Stunden nach dem Stretching war der Wassergehalt im Vergleich zum Ausgangswert vor dem Stretching um 3,6 % gestiegen (Klingler et al. 2004; **Abb. 5.11**). Eine Zunahme des Wassergehalts der Grundsubstanz erhöht die elastische Festigkeit (Stiffness) des kollagenen Gewebes. Durch wiederholten Wechsel von Dehnungs- und ausreichenden Erholungsphasen kann es so im straffen Bindegewebe zu einer Belastungshärtung (Strain Hardening) der kollagenen Strukturen (Schleip 2006) und damit zum Gegenteil von Creep kommen.

- **Remodellierung**: Die Remodellierung des Bindegewebes benötigt wiederholte Zugbelastung. Diese bestimmt als formativer Reiz maßgeblich die Qualität und Belastbarkeit des Bindegewebes (van Wingerden 1995, de Morree 2001, van den Berg 2003). Wiederholte und länger andauernde

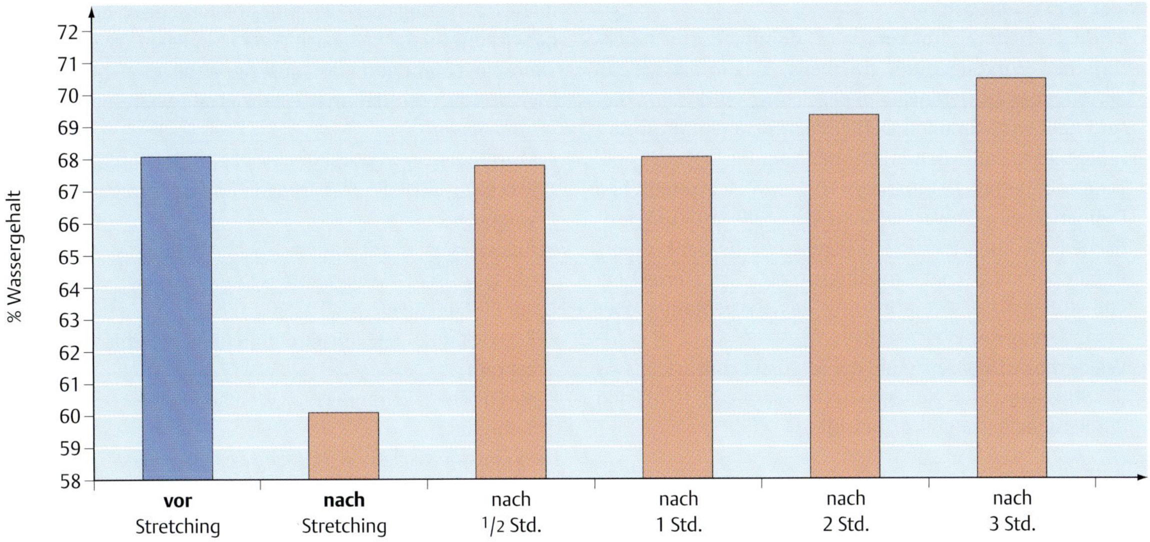


**Abb. 5.11** Änderung des Wassergehalts durch Stretching. Der Wassergehalt beeinflusst die Festigkeit (Stiffness) des Bindegewebes. Je höher der Wassergehalt einer Muskelfaszie, einer Sehne oder eines Ligaments, umso größer die Festigkeit der kollagenen Struktur. Der Wassergehalt der Grundsubstanz des Bindegewebes wird durch Stretching verändert: 15-minütiges isometrisches Dehnen reduziert den Wassergehalt um ca. 4,4 %; nach 0,5 h ist der Ausgangszustand beinahe wiederhergestellt; nach 3 h zeigt sich eine Überkompensation der Wasseraufnahme um über 3 % (nach Klingler et al. 2004, Lindsay et al. 2008).

Stretch-induzierte Beeinflussung des Bindegewebes ermöglicht den Bindegewebszellen, mit der Zeit (innerhalb von Wochen bis Monaten) eine andere Matrix zu modellieren. Die „Umbauzeit" für die Grundsubstanz dauert beim Bindegewebstyp I (z. B. Gelenkkapseln, Bänder, Aponeurosen, Sehnen, intramuskuläres und intraneurales Bindegewebe, Gelenkknorpel) einige Tage (ca. 2 – 10 Tage), während die kollagenen Fasern für die Remodellierung 300 – 500 Tage benötigen (van Wingerden 1995, de Morree 2001, Döllken 2002, van den Berg 2003).

**Klinik:** Faszien

Faszien müssen wiederholt bewegt und belastet (d. h. gedehnt) werden, um geschmeidig und widerstandsfähig zu bleiben/zu werden.

Günstig sind

- durch den Therapeuten ausgeführte Dehnung und Bewegung: Faszien-Dehntechnik (Technik III), Faszien-Trenntechnik (Technik IV), Therapeutendehnung (Technik V)
- durch den Patienten ausgeführte Dehnung und Bewegung: Selbstdehnung (Technik V) und funktionelles Training (Technik VI)

## *Bedeutung der Reizintensität*

Die Wirkung des Dehnens ist abhängig von der Reizintensität. Die Intensität des Dehnreizes ist abhängig sowohl von der aufgewendeten Kraft, die auf die gedehnte Struktur einwirkt, als auch von der zeitlichen Dauer des Dehnreizes.

**Kraft der Dehnbelastung.** Dehnen mit moderater Intensität der Dehnbelastungskraft hat einen signifikant größeren strukturspezifischen Effekt als ein Dehnen mit maximaler Intensität. Warren et al. (1971) zeigten in einer Untersuchung, dass bei Halbierung der Kraft, die auf das Bindegewebe ausgeübt wird, die bewirkte Verlängerung dreimal so groß ist im Vergleich zu maximaler Dehnintensität. Als maximale Intensität war diejenige Dehnbelastung definiert, die gerade noch zu keinen Rupturen im Bindegewebe führte.

- **Dehnen mit maximaler Dehnkraft**: Sehr große Belastungen stellen für das betroffene Gewebe eine Bedrohung dar, da es an seine Belastungsgrenze gebracht wird. Die Gefahr einer Schädigung besteht. Es ist gut vorstellbar, dass die Zellen in dieser Situation mit einer erhöhten Kollagenproduktion reagieren, um das Gewebe stärker und stabiler zu machen. Die Gewebestruktur passt sich auf diese Weise an die neue Situation der verstärkten Belastung an; dabei verliert das Gewebe allerdings zunehmend an Elastizität (van den Berg 2003).
- **Dehnen mit moderater Dehnkraft**: Auf Dehnreize in leichter bis mittlerer Intensität, die keine potenzielle Gefahr für das Gewebe darstellen, reagieren die Zellen mit der Freisetzung von Kollagenase. Die Lösung pathologischer Crosslinks und der Einbau von Kollagenmolekülen wird dadurch ermöglicht (Carano u. Siciliani 1996, van den Berg 2001; s. auch S. 107); insgesamt resultieren eine Verbesserung der Elastizität und eine Verlängerung des Bindegewebes. Mit diesen strukturellen Veränderungen passt sich das Gewebe an die neue, veränderte Situation an (van den Berg 2003).

Will mit dem Dehnen eine strukturelle Veränderung des Bindegewebes im Sinne einer Verlängerung erreicht werden, ist es folglich angebracht, mit mittlerer Intensität zu dehnen.

Dehnen mit moderater Intensität hat einen deutlich größeren strukturspezifischen Effekt auf die Dehnung des Bindegewebes als ein Dehnen mit maximaler Intensität (Warren et al. 1971).

**Dauer der Dehnbelastung**

- Wirkt der Dehnreiz nur **kurz** (< 3 s), dominieren die reflektorischen Wirkungen des „Dehnens", das in diesem Fall zutreffender als Detonisieren bezeichnet wird (s. u.). Dieser Effekt wird vor allem beim dynamischen (intermittierenden bzw. ballistischen) Dehnen genutzt.
- **Lang** andauernde Dehnreize (> 10 s), wie sie im statischen Dehnen eingesetzt werden, fokussieren die strukturspezifischen Wirkungen (s. o.): Längenzuwachs dank Creep, Abbau pathologischer Crosslinks infolge der Freisetzung von Kollagenase, Beeinflussung des Faszientonus über Veränderung des Wassergehalts.
- **Wiederholte Dehnreize** sind der Schlüssel zum Erfolg, was die Stimulation der Kollagenasefreisetzung (S. 107 f) und der Remodellierung (s. o.) betrifft.

## Reflektorische Komponente

Die reflektorische Detonisierung der Muskelfasern durch Dehnungsmanöver entlastet den mechanischen Zug auf mTrPs. Solange die Kontraktionsknoten nicht strukturell fixiert sind, wird dadurch die Spontanerholung der mTrPs begünstigt. Der Rigorkomplex strukturell manifester Kontraktionsknoten und reaktiv entstandene Bindegewebsveränderungen können jedoch nicht reflektorisch gelöst werden. Im dynamischen Dehnen steht diese reflektorische Wirkung (S. 90) im Vordergrund.

## Unspezifische Wirkungen des Dehnens

Ein Patient, der im Rahmen seines Heimprogramms regelmäßig über den Tag verteilt eine Dehnungsübung wiederholt ausführt, wird nicht nur von den spezifischen Wirkungen des Dehnens (in Form von strukturellen und reflektorischen Wirkungen wie Verbesserung des Bewegungsausmaßes, Erhöhung der Dehnungstoleranz des Muskels, Signalwirkung an das sich nach einer manuellen Triggerpunkt-Therapie regenerierende Muskelgewebe etc.) profitieren. Gleichzeitig wird dadurch eine Vielzahl weiterer Faktoren positiv beeinflusst:

- Verminderung muskulärer Fehlbelastungen dank Unterbrechung einseitiger Haltungen und/oder monotoner Bewegungsabläufe
- Auswirkungen auf andere, nicht muskuläre Strukturen (unspezifische Nervenmobilisation, Druckveränderungen auf Blutgefäße etc.)
- Entwicklung des Körperempfindens/-gefühls (Propriozeption)
- psychische Wirkungen (Wohlbefinden, Beruhigung, Sammlung)

Diese unspezifischen Wirkungen des Dehnens sind im Management chronischer Schmerzen oft erwünscht und willkommen.

Die kausale Therapie der Hartspannstränge – und damit auch verkürzter Muskulatur – besteht darin, die die Hartspannstränge verursachenden Triggerpunkte zu deaktivieren und reaktiv entstandene Bindegewebsveränderungen (pathologische Crosslinks, Verkürzungen) zu lösen.

- Deaktivierung der Triggerpunkte (manuelle Techniken I und II, Dry Needling)
- Lösen bindegewebiger Adhäsionen und Verkürzungen (Techniken II, III und IV)
- Dehnen der betroffenen Muskulatur (Technik V)

## Verschiedene Formen des Dehnens

Dehnen kann auf unterschiedliche Art und Weise erfolgen (**Tab. 5.3**).

**Tab. 5.3** Formen des Dehnens (nach Gautschi 2008b)

| | |
|---|---|
| **Wie wird gedehnt?** | |
| statisches Dehnen (Stretching) | Dehnstellung wird kürzer (10 – 20 s) oder länger (> 60 s) beibehalten. |
| dynamisches Dehnen (intermittierendes Dehnen) | An der Bewegungsgrenze werden rhythmische, langsam-intermittierende Bewegungen ausgeführt. |
| neuromuskuläre Dehntechniken | Dehnen nach vorheriger Kontraktion des betroffenen Muskels (Nutzung der postisometrischen Relaxation)<br>Dehnen des Muskels, indem die antagonistische Muskulatur aktiv ist (Nutzung der reziproken Hemmung) |
| **Was wird gedehnt?** | |
| selektives Dehnen | gezieltes Dehnen eines bestimmten Muskels<br>→ spezifische Wirkungen |
| globales, summarisches Dehnen | Dehnung ganzer Muskelketten<br>→ unspezifische Wirkungen stehen im Vordergrund |
| **Wer dehnt?** | |
| Fremddehnung (Therapeutendehnung) | Der Therapeut dehnt den Muskel. |
| Selbstdehnung (Autostretching) | Der Patient dehnt den Muskel selbst.<br>→ Autostretching als Heimprogramm |

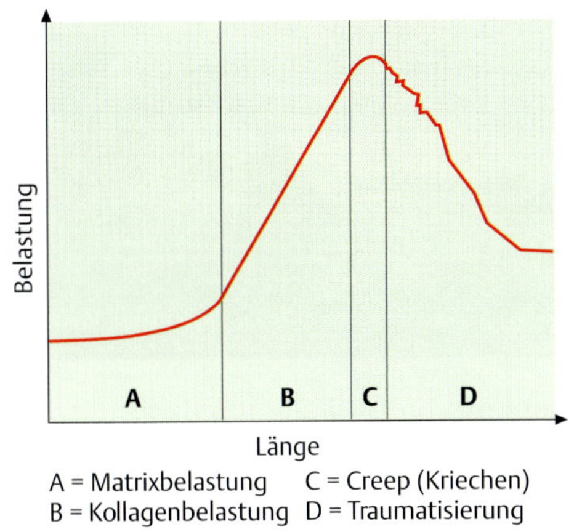


**Abb. 5.12** Längenbelastungskurve von Bindegewebe. Im Matrixbelastungsbereich (A) kann eine kollagene Struktur verlängert werden, ohne dass die Belastung zunimmt. Wird die Struktur darüber hinaus verlängert, werden die kollagenen Fasern zunehmend belastet (Kollagenbelastungsbereich, B). Im Creep-Bereich (C) kommt es zu einer Verformung der kollagenen Fasern. Falls weiter belastet wird, führt dies zur Traumatisierung (D) des Gewebes (nach Viidik 1972; in: van den Berg 2001).

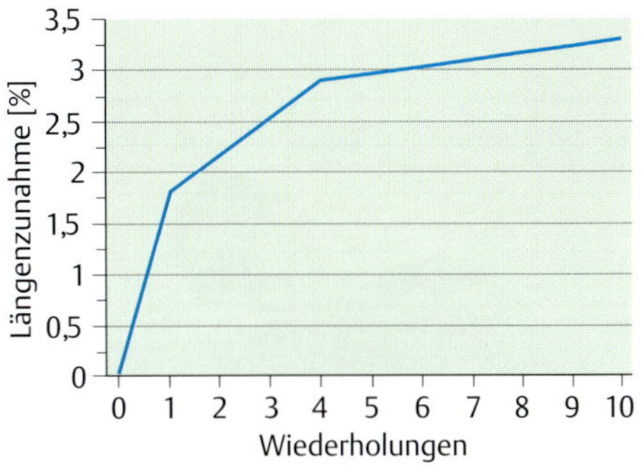


**Abb. 5.13** Statisches Dehnen. Längenzunahme eines Muskel-Sehnen-Komplexes, wenn mit konstanter Kraft (d. h. ohne Bewegung) an der Bewegungsgrenze wiederholt gedehnt wird (nach Taylor 1990; in: van den Berg 2001).

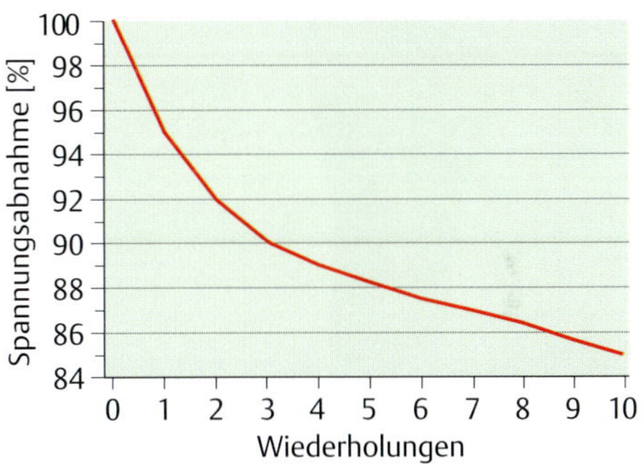


**Abb. 5.14** Dynamisches Dehnen. Spannungsveränderung (Detonisierung) eines Muskel-Sehnen-Komplexes, wenn an der Bewegungsgrenze wiederholt mittels langsam-rhythmischer Bewegungen mit konstanter Amplitude gedehnt wird (nach Taylor 1990; in: van den Berg 2001).

Welche Art des Dehnens angewendet wird, ist von Fall zu Fall zu entscheiden.

- **Statisches Dehnen** betont eher die mechanische Wirkkomponente auf die Gewebseigenschaften von Muskulatur und Bindegewebe (**Abb. 5.12**, **Abb. 5.13**, s. auch S. 107).
- **Dynamisches Dehnen**, auch als ballistisches oder intermittierendes Dehnen bezeichnet, nutzt vor allem die reflektorische Wirkkomponente zur Detonisierung der Muskulatur (**Abb. 5.14**). Gleichzeitig können vermutlich wasserlösliche Crosslinks (die eine Zwischenform zwischen reflektorischen und strukturellen Bewegungseinschränkungen darstellen) durch Dehnreize, die mit schmerzfreier Bewegung kombiniert sind, gelöst werden (Dölken 2002, van den Berg 2003).
- **Neuromuskuläre Dehntechniken** ermöglichen, das Phänomen der neuromuskulären Inhibition gezielt zur reflektorischen Detonisierung einzusetzen.
- **Selektives Dehnen** will gezielt einen bestimmten Muskel erreichen. Ist ausschließlich ein Muskel von TrPs betroffen, empfiehlt sich das selektive Dehnen der betroffenen Struktur (**Abb. 5.15**).
- **Globales Dehnen** erreicht ganze myofasziale Ketten und wird eingesetzt, wenn
  - die relevanten TrPs verteilt in verschiedenen Muskeln (oftmals in Muskelketten wie beispielsweise mTrPs im M. quadratus lumborum–M. tensor fasciae latae–Mm. gluteus medius und minimus) liegen (**Abb. 5.16**);
  - insbesondere die unspezifischen Wirkungen des Dehnens (z. B. Unterbrechung einseitiger Haltungen und monotoner Bewegungsabläufe; s. o.) erwünscht sind.
- **Fremddehnung**: Der Therapeut führt das Dehnmanöver aus (**Therapeutendehnung**).
- **Selbstdehnung**: Der Patient führt das Dehnmanöver selbst aus. Da manuelle Triggerpunkt-Therapie und Dry Needling Hands-on-Techniken sind, ist – wann immer möglich – eine Form der Selbstdehnung zu instruieren. Mit dem **Autostretching** kann der Patient in Form eines Heimprogramms einen aktiven Beitrag zur Therapie leisten. Die Selbstdehnung kann statisch oder dynamisch in Form von langsamen, rhythmisch-wippenden Bewegungen erfolgen.

Führt der Patient eine Dehnungsübung im Rahmen seines Heimprogramms durch, bewährt es sich, pragmatisch zu verfahren: Im Sinn einer Probebehandlung ist es empfehlenswert, den Patienten – nach erfolgter Behandlung der mTrPs – eine Dehnungsübung für den von TrPs betroffenen Muskel als Heimprogramm zu instruieren. In der nachfolgenden Therapiesitzung ist zu evaluieren, ob die Übung im Alltag realisiert werden konnte und welche Erfahrung der Patient damit gemacht hat. Die Dehnpositionen sollen an die Alltagssituation des Patienten angepasst sein (situatives Dehnen; **Abb. 5.17**) und nicht unangenehm sein. Dies senkt die Widerstandsschwelle und erhöht die Wahrscheinlichkeit, dass der Klient die Übungen im Alltag regelmäßig macht. Ist das statische Dehnen unangenehm, soll das dynamische Dehnen erprobt werden und umgekehrt. Der Patient kann – wird er entsprechend angeleitet – mithilfe des Deh-

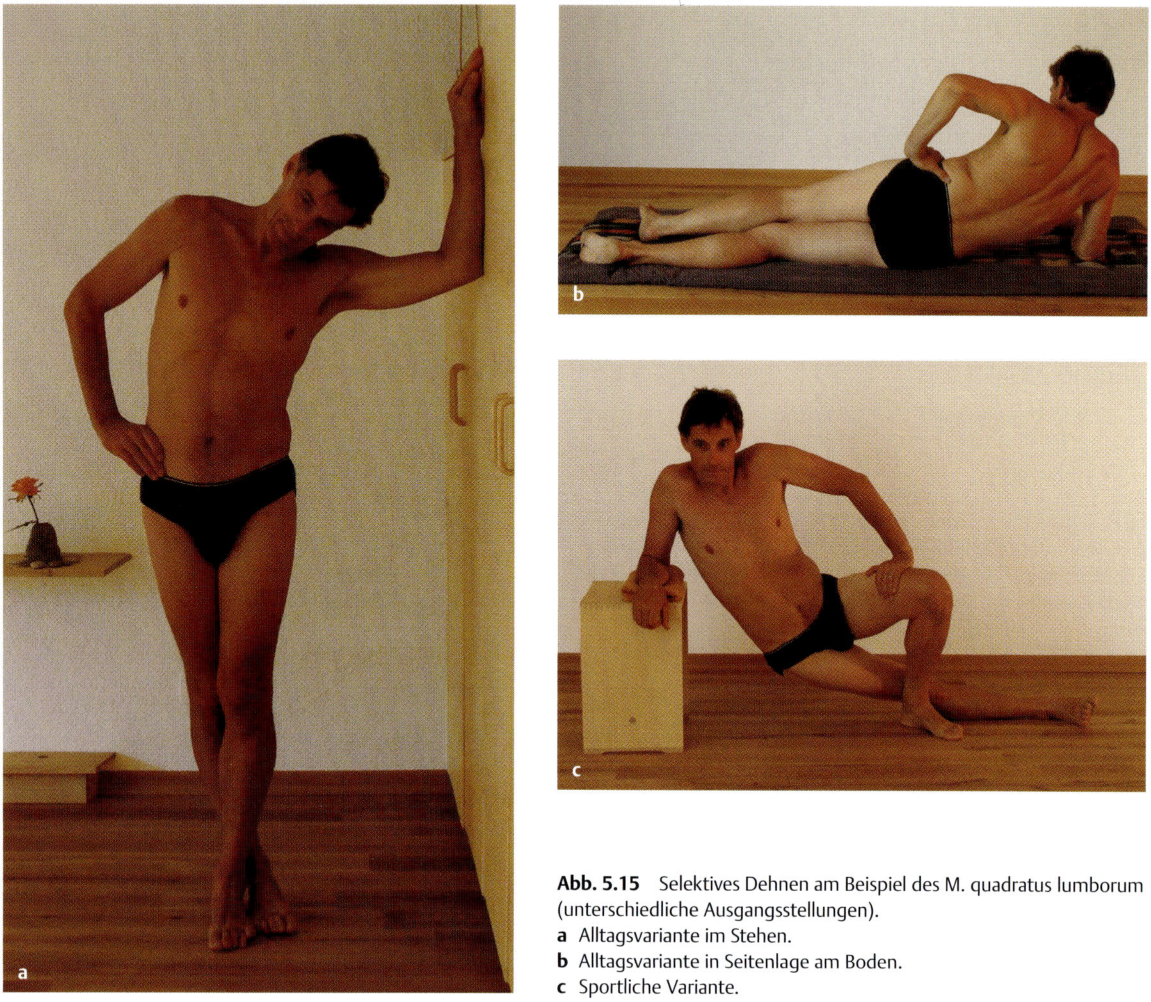

**Abb. 5.15** Selektives Dehnen am Beispiel des M. quadratus lumborum (unterschiedliche Ausgangsstellungen).
**a** Alltagsvariante im Stehen.
**b** Alltagsvariante in Seitenlage am Boden.
**c** Sportliche Variante.

nens lernen, sich selbst besser wahrzunehmen und auf das zu hören, was ihm der Körper signalisiert. Wird das Dehnen trotz Modifikationen nach einigen Therapiesitzungen nach wie vor als unangenehm empfunden, kann auf das Dehnen verzichtet werden.

Das Thema „Dehnen" sollte immer im Zusammenhang und unter fundierter Berücksichtigung der myofaszialen Triggerpunkte sowie der damit einhergehenden Hartspannstränge untersucht und behandelt werden.
Im Zentrum der Dehnintention steht primär die gezielte Lösung der Hartspannstränge – nicht eine undifferenzierte oder gewaltsame Verlängerung des Muskels.
Um dieses Ziel zu erreichen, nutzen wir die biomechanischen und reflektorischen Wirkungen
- sowohl der manuellen Techniken der Triggerpunkt-Therapie und des Dry Needling zur lokalen und ursächlichen Behandlung der verkürzten Muskelfaserzonen (Kontraktionsknoten mit muskulären und bindegewebigen Anteilen)
- als auch eines darauffolgenden dosierten Dehnens.

**Klinik:** Dehnen
- Statisches Dehnen betont vor allem die strukturspezifischen Wirkungen, dynamisches Dehnen vor allem die reflektorischen Wirkungen des Dehnens/Detonisierens.
- Soll mit dem Dehnen eine strukturelle Veränderung des Bindegewebes im Sinne einer Verlängerung erreicht werden, ist es aufgrund der Untersuchung von Warren et al. (1971) am effizientesten, das Dehnen in mittlerer Intensität (und nicht mit maximaler Dehnbelastung) durchzuführen.
- Sollen die Remodellierung des Bindegewebes und die Kollagenasefreisetzung angeregt werden, müssen Dehnreize über längere Zeit wiederholt gesetzt werden.

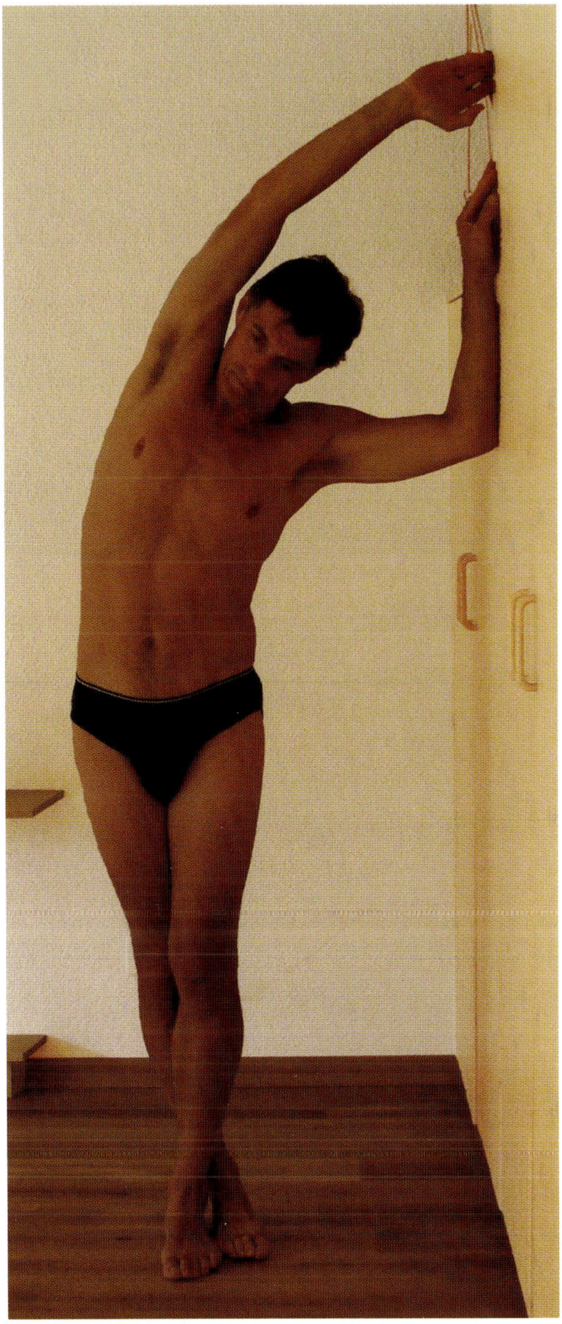

**Abb. 5.16** Globales Dehnen des M. quadratus lumborum, zusammen mit dem M. tensor fasciae latae und dem M. latissimus dorsi.

**Zusammenfassung:** Dehnen/Detonisieren

Im Anschluss an die manuellen Techniken wird der behandelte Muskel gedehnt.

Die Erfahrung zeigt, dass damit die Wirkung der manuellen Triggerpunkt-Therapie in der Regel verbessert wird.

In der Regenerationsphase ist ein dosierter Dehnreiz als Informationssignal für die Resynthese kollagener Fasern wertvoll.

Zusätzlich können

- strukturspezifische Veränderungen (Dehnen im eigentlichen Sinn mit Verlängerung der bindegewebigen Anteile des Muskels und einer Verbesserung des Gleitvermögens der Faszien; Verhinderung der Entstehung pathologischer Crosslinks im Anschluss an die manuelle Triggerpunkt-Therapie),
- reflektorische Phänomene (Detonisierung der Muskulatur und damit verbundene gesteigerte Durchblutung des Triggerpunkt-Areals) respektive
- unspezifische Wirkungen des Dehnmanövers (Unterbrechung einer monotonen Arbeitshaltung durch das wiederholte Ausführen der Dehnungsübung als Heimprogramm am Arbeitsplatz)

den Prozess der Rehabilitation positiv unterstützen.

Wünschenswert ist, dass die Patienten das Dehnen als Heimprogramm in ihren Alltag integrieren.

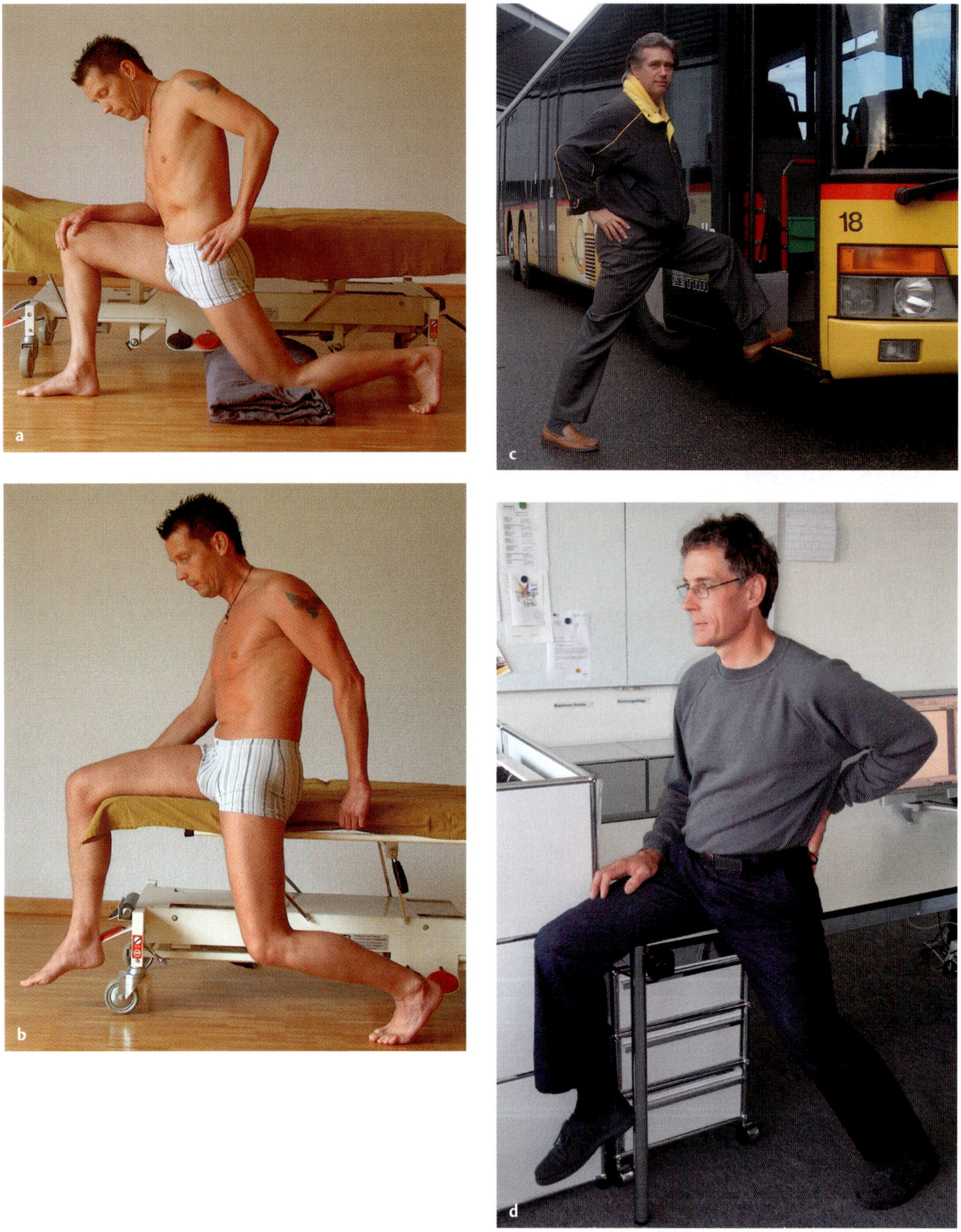


**Abb. 5.17** Situatives Dehnen am Beispiel der Hüftflexoren (vor allem M. iliopsoas), der Mm. ischiocrurales und des M. piriformis.

**a** Dehnen des M. iliopsoas; Standardversion für Sportler, Hausfrauen etc.

**b** Dehnen des M. iliopsoas nach Implantation einer Totalendoprothese Hüftgelenk links.

**c** Dehnen des M. iliopsoas für Lastwagenfahrer.

**d** Dehnen des M. iliopsoas im Büro, Variante Tisch.

**e–h** siehe nächste Seite

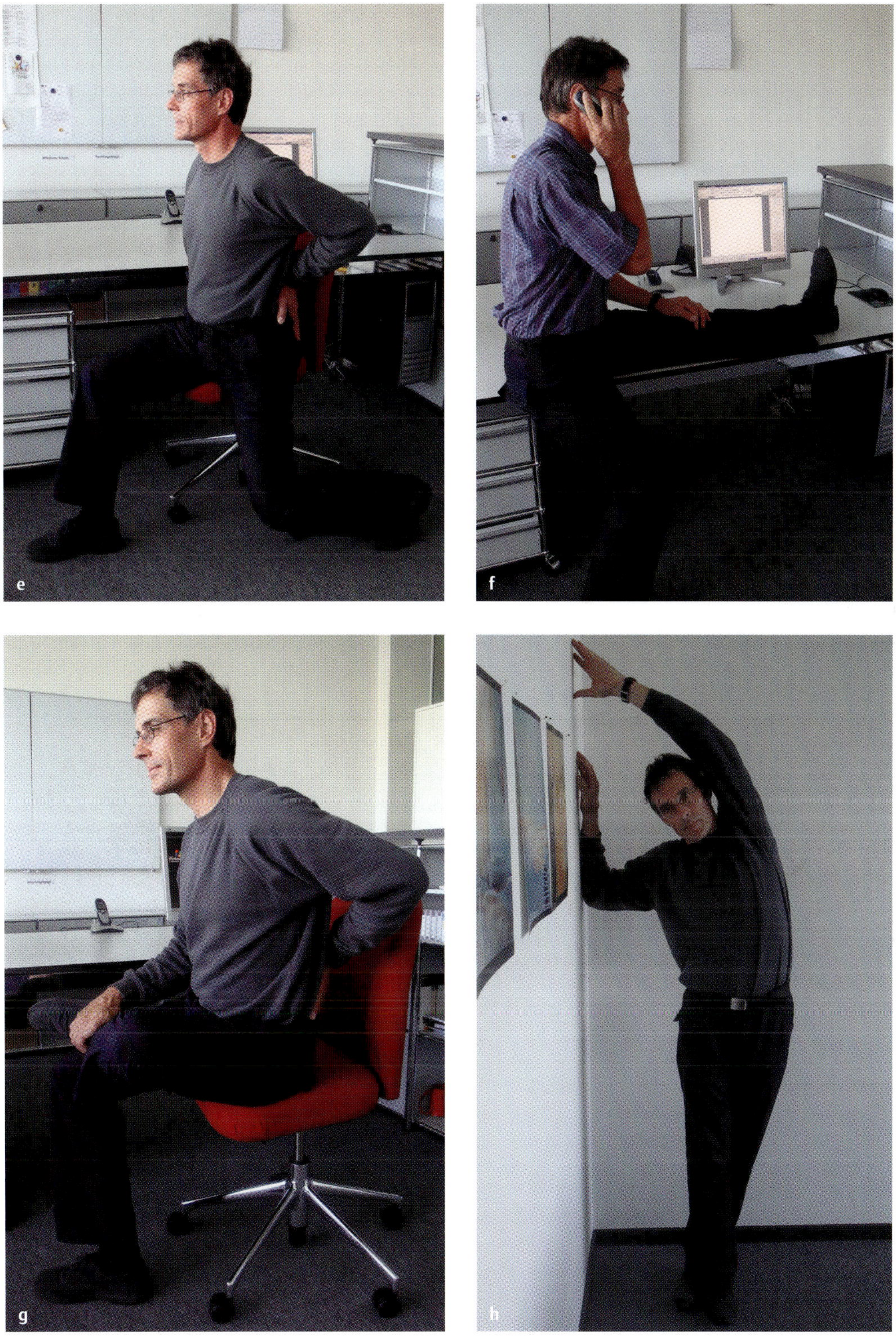

**Abb. 5.17**
**e** Dehnen des M. iliopsoas im Büro, Variante Stuhl.
**f** Dehnen der Mm. ischiocrurales im Büro.
**g** Dehnen des M. piriformis im Sitzen.
**h** Dehnen des M. tensor fasciae latae, M. quadratus lumborum und M. latissimus dorsi im Büro.

## Funktionelles Training – Ergonomie

Akute oder chronische Überlastungen der Muskulatur zählen zu den häufigsten Ursachen, die zur Entstehung von mTrPs führen. Überlastung kann definiert werden als Missverhältnis zwischen Belastbarkeit und Belastung (**Abb. 5.18**). Dabei wirken prädisponierende (z. B. schlechter Trainingszustand der Muskulatur), auslösende (z. B. Versuch, einen drohenden Sturz zu verhindern, sportliche Überbeanspruchung bei Wettkampf, Unfälle) und aufrechterhaltende Faktoren (z. B. beruflich bedingtes langes Sitzen oder Stehen, repetitive Bewegungsabläufe bei der Arbeit, einseitiges Training im Sport, chronischer Stress) zusammen.

Die Balance zwischen Belastung und Belastbarkeit kann gestört sein, weil

- die Belastung zu groß, d. h. unphysiologisch ist
- die Belastbarkeit reduziert ist
- bei erhöhter Belastung gleichzeitig die Belastbarkeit vermindert ist.

Mit funktionellem Training kann die Belastbarkeitsgrenze der Muskulatur erhöht und dank ergonomischer Maßnahmen die Fehlbelastung reduziert werden (**Abb. 5.18**).

### Funktionelles Training

- Funktionelles Training bezweckt die Erhöhung der Belastbarkeit der myofaszialen Strukturen – gut trainierte Muskulatur ist weniger früh überlastet.
- Funktionelles Training fördert dank der physiologischen Beanspruchung des Muskelgewebes die Durchblutung sowie den Stoffwechsel im Muskel und unterstützt damit den Regenerationsprozess. Ein gut trainierter Muskel zeigt eine stärkere Kapillarisierung.
- Funktionelles Training bewahrt und verbessert die Verschieblichkeit der Gewebsschichten zueinander dank der mit dem funktionellen Training einhergehenden Bewegungen.
- Funktionelles Training ist nicht nur für die Regeneration der kontraktilen Elemente des Muskels, sondern auch für die Remodellierung des Bindegewebes unentbehrlich; der Wechsel unterschiedlicher Zugkräfte wirkt als notwendiger formativer Reiz während der Umbauphase des kollagenen Gewebes, die bis zu einem Jahr dauern kann (van den Berg 2003; s. auch S. 92 f).
- Funktionelles Training verbessert die Koordinationsfähigkeit und Geschicklichkeitsleistung der Muskulatur.

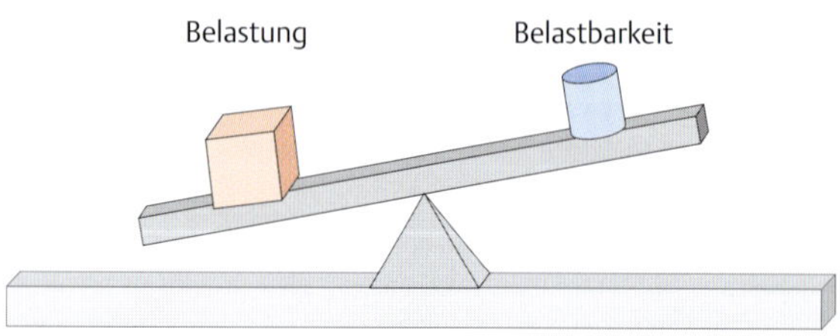


**Abb. 5.18** Überlastung – Missverhältnis zwischen Belastung und Belastbarkeit.

Durch fehlenden Gebrauch des Bewegungssystems nehmen Kraft und Geschicklichkeitsleistung der Muskulatur ab. Dauert eine Immobilisation 3 – 8 Wochen, nimmt die Muskelkraft um 25 – 50 % und der Muskeldurchmesser um ca. 20 % ab. Die Ruhefrequenz der Motoneurone vermindert sich, und die motorischen Hirnrindenareale werden reorganisiert. Reduzierte Verwendung der Muskulatur führt zu einer Verkleinerung der mit der (mangelnden) Muskelaktivität assoziierten Hirnareale (Audette at al. 2009). Umgekehrt werden durch funktionelles Training, das gleichwertig den propriozeptiven Aspekt (sensorischer Input) und den motorischen Aspekt (motorischer Output) integriert, die entsprechenden Hirnareale vergrößert; Differenzierung des Bewegungsverhaltens, Koordination und Geschicklichkeit nehmen zu.

---

Eine Trainingspause ist keine Therapie. Die Kunst der aktiven Rehabilitation besteht darin, die myofaszialen Strukturen nicht zu viel – und nicht zu wenig – zu belasten (Pacing). Die Qualität der Bewegung (Koordination) hat Vorrang vor der Quantität (Kraft, Bewegungsausmaß). Funktionelles Training (**Abb. 5.19**) der Muskulatur ist ein sensomotorisches Training, bei dem der propriozeptive Aspekt (Input) mindestens ebenso stark zu berücksichtigen ist wie die Kraft (Output).

---

**Voraussetzung für ein Funktionstraining.** MTrPs führen zu einer Störung der Motorik (Travell u. Simons 2002, Dejung 2009). Mangel an Kraft und schlechte Koordination können durch mTrPs verursacht sein (Ivanichev 2007, Lucas et al. 2004, Gautschi 2007; s. auch S. 11 f).

Am Beispiel der Schulter haben Lucas et al. (2004) aufgezeigt, dass mTrPs eine signifikante Veränderung im Timing des Muskelaktivierungsmusters der gesamten Schultermuskulatur induzieren. Die Therapie der mTrPs bewirkte eine Normalisierung des Muskelaktivierungsmusters der beteiligten Muskulatur (Lucas et al. 2004, Gautschi 2007; s. auch **Abb. 2.5**, S. 12).

Aus der Low-Back-Pain-Forschung ist bekannt, dass die Fähigkeit, die lokalen Stabilisatoren (Mm. multifidi, M. transversus abdominis) rechtzeitig zu aktivieren, die Rezidivrate signifikant reduziert (Hodges u. Richardson 1996). Die ökonomische, d. h. richtig getimte, Aktivierung sowohl der lokalen Stabilisatoren (Hodges u. Richardson 1996) als auch der global stabilisierenden und dynamisierenden Muskelsysteme (Zahnd 2005) sind Voraussetzung für die volle Funktionsfähigkeit des Bewegungssystems. Da dieses Timing durch mTrPs irritiert werden kann, ist ein effektives Koordinations- und Aufbautraining in vielen Fällen erst im Zusammenhang mit der gezielten Deaktivierung von mTrPs möglich.

Weil mTrPs die Ursache von Funktionsstörungen der Muskulatur sein können, sollte konsequenterweise vor einer aktiven muskulären Rehabilitation die entsprechende kinetische Kette auf das Vorhandensein von mTrPs hin untersucht werden. Liegen mTrPs vor, sind diese – vorgängig zum aktiven Training – adäquat zu behandeln. Nur so ist die Voraussetzung für ein wirkliches Funktionstraining gegeben.

---

Ein effektives Kräftigungs- und Koordinationstraining ist oft nur möglich in Zusammenhang mit der gezielten Deaktivierung von mTrPs.

---

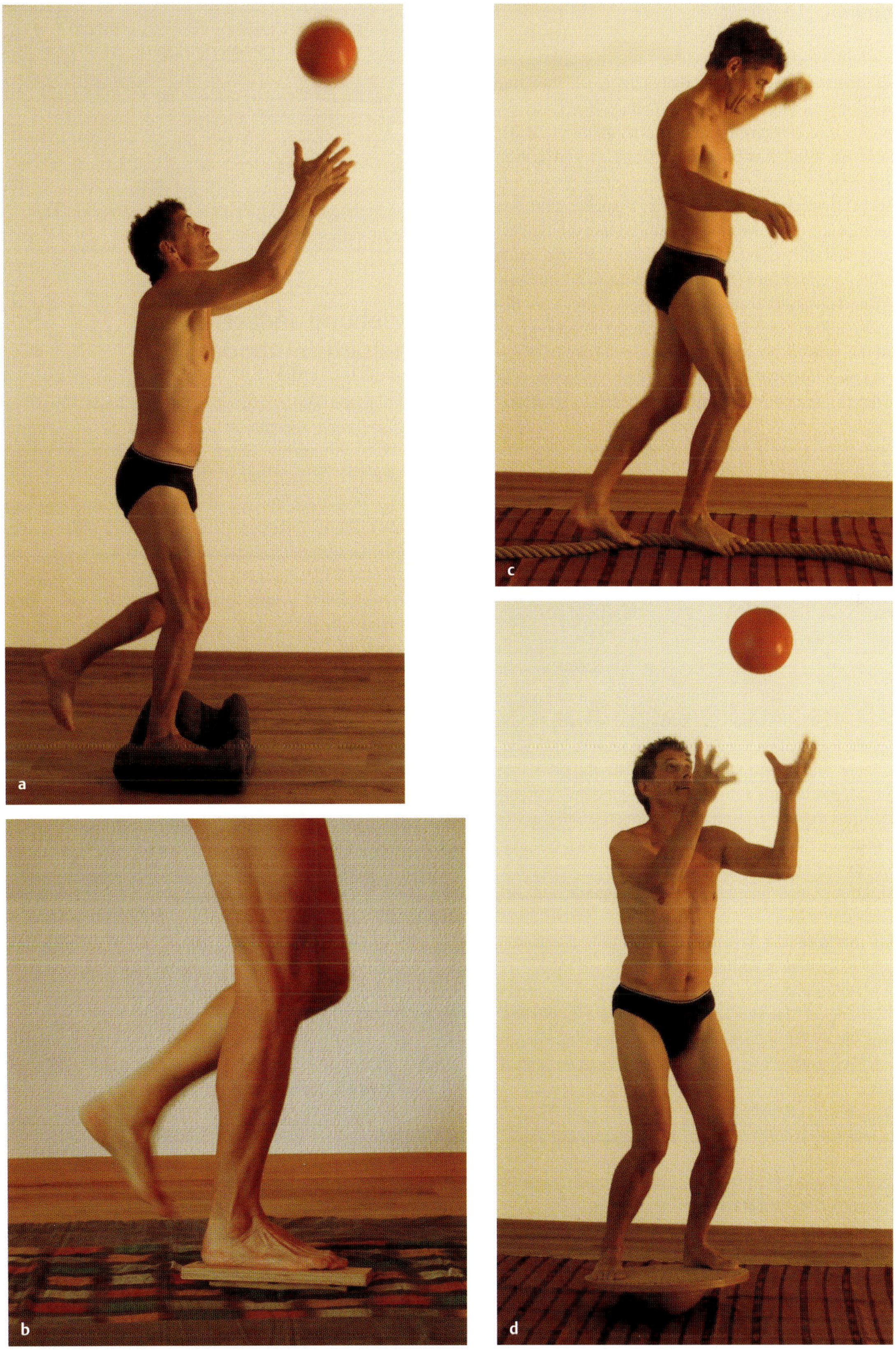


**Abb. 5.19** Funktionelles Training (Technik VI): Die das untere und obere Sprunggelenk stabilisierenden Muskeln werden bezüglich Kraft und Geschicklichkeitsleistung trainiert. Labilisierung der Unterlage führt zu reaktiver Muskelaktivierung.

**a** Auf einer zusammengefalteten Decke bzw. Matte.
**b** Auf einem Schaukelbrettchen.
**c** Auf einem dicken Seil.
**d** Auf einem Kreisel.

### Ergonomie

Ergonomie hilft, Fehlbelastungen zu verringern. Konkret tragen das Einüben von „Activities of daily Life“ (ADL) im Sinne eines Funktionstrainings (richtiges Sitzen, Stehen, Gehen, Bücken etc.) sowie ergonomische und orthopädische Hilfsmittel dazu bei, Fehlbelastungen im Alltag zu reduzieren (**Abb. 4.7**, S. 67).

Die Berücksichtigung ergonomischer Aspekte und das funktionelle Training der Muskulatur sind daher sinnvollerweise fester Bestandteil jeder myofaszialen Therapie. Auch wenn Ergonomie und funktionelles Training nicht zur manuellen Triggerpunkt-Therapie im engeren Sinn – als Behandlungstechnik verstanden – zählen, bestimmen sie entscheidend mit, wie nachhaltig der Erfolg einer Triggerpunkt-Therapie ist. Sie sind deshalb als Technik VI ins Behandlungskonzept der manuellen Triggerpunkt-Therapie integriert (**Tab. 5.1**).

**Funktionelles Training:** Physiologische Belastung und Bewegung
- fördern die Durchblutung und den Stoffwechsel im Muskel
- unterstützen den Regenerationsprozess
- bewahren und verbessern die Verschieblichkeit der Gewebe
- erhöhen die Belastbarkeit der Muskulatur

**Ergonomie**
- reduziert (Fehl-)Belastungen

Die Sensibilisierung auf ergonomische Zusammenhänge sowie die aktive Rehabilitation des Bewegungsorgans zählen zu den Kernkompetenzen der Physiotherapeuten. Jede Therapeutin, jeder Therapeut ist eingeladen, die ihr oder ihm vertrauten Methoden ins Konzept der manuellen Triggerpunkt-Therapie zu integrieren. Kräftigungstraining sollte grundsätzlich
- maßvoll dosiert erfolgen (Pacing)
- den funktionell-koordinativen Aspekt angemessen berücksichtigen
- Sensorik (Rezeptivität: Tasten, Spüren) und Motorik (Aktivität) gleichermaßen einbeziehen
- Freude bereiten und
- in Verbindung mit der Therapie von mTrPs, die möglicherweise für die Kraftminderung respektive den Koordinationsmangel verantwortlich sind, durchgeführt werden.

**Klinik:** Funktionelles Training
Rezidivierendes Inversionstrauma im unteren Sprunggelenk (USG) erfordert
- Behandlung der mTrPs in den Mm. peroneus longus und brevis sowie im M. tibialis anterior;
- Funktionstraining der das USG stabilisierenden Muskeln auf einer labilen Unterlage; das Muskeltraining erfolgt reaktiv, der koordinative Aspekt steht im Vordergrund, z. B. auf einer zusammengefalteten Matte oder Decke (**Abb. 5.19** a), einem Schaukelbrettchen (**Abb. 5.19** b), einem dicken Seil (**Abb. 5.19** c) oder Kreisel (**Abb. 5.19** d).

(Weitere Aspekte unter „Klinik“: Supinationstrauma, S. 113.)

**Zusammenfassung:** Funktionelles Training/Ergonomie
Die Therapie myofaszialer Schmerzen kann in vielen Fällen nur dann dauerhaft erfolgreich sein, wenn gleichzeitig zur lokalen Behandlung der mTrPs auch Faktoren, die zu chronischer Überlastung der Muskulatur führen, die notwendige Aufmerksamkeit geschenkt wird. Andernfalls sind Rezidive vorprogrammiert. Prädisponierende und perpetuierende Faktoren müssen erkannt und in die Behandlungsstrategie in Form von Ergonomie und funktionellem Training der Muskulatur (Technik VI) miteinbezogen werden.

## Einbeziehung anderer Behandlungsmethoden

Zur nachhaltigen Therapie myofaszialer Schmerzen ist es häufig erforderlich, die manuelle Therapie der mTrPs mit weiteren Behandlungsmethoden und -techniken zu verbinden. Die manuelle Triggerpunkt-Therapie ist – je nach Erfordernissen – bestens geeignet, zusammen mit anderen Behandlungsverfahren eingesetzt zu werden, z. B. mit
- funktionell ausgerichteter Bewegungstherapie
- Krafttraining
- gelenkspezifischer Manualtherapie
- Neurodynamik
- Kinesiotaping
- Körperfühlarbeit/somatopsychischen Lernformen
- muskeltonussenkenden Maßnahmen
- schmerzlindernden Maßnahmen
- die Endorphinfreisetzung stimulierenden Maßnahmen
- Kälteanwendungen
- Wärmeanwendungen
- Therapiebad,
- Elektrotherapie
- Einbeziehung von Ernährungsaspekten.

In Kapitel 5.3, speziell in Kapitel 5.3.2, sind diese Zusammenhänge ausführlicher thematisiert.

Die Triggerpunkt-Therapie eignet sich gut – je nach Erfordernissen –, zusammen mit anderen Behandlungsmethoden und -techniken eingesetzt zu werden.

## 5.1.4 Wirksamkeit

## Grundlagenuntersuchungen

Wissenschaftlich ist nachgewiesen, dass Triggerpunkt-Therapie sowohl die Nozizeption als auch Funktionsstörungen positiv beeinflusst.

Shah et al. (2005) zeigten in vivo auf, dass sich das biochemische Milieu durch Triggerpunkt-Therapie signifikant verändert. Nach einer durch Dry Needling ausgelösten Local Twitch Response wurde im Muskelgewebe eine markante Abnahme von Schmerz- und Entzündungsmediatoren wie Substanz P und Calcitonin Gene-related Peptide (CGRP) (**Abb. 5.24** und **Abb. 5.25**) gemessen bei gleichzeitigem Anstieg des pH-Wertes (**Abb. 5.26**). Reduktion von Schmerz-

und Entzündungsmediatoren einerseits sowie Verschiebung des pH-Wertes weg vom sauren Milieu andererseits bedeuten jeweils eine **Verminderung der peripheren Sensibilisierung** und **Senkung der peripheren Nozizeption**.

Am Beispiel der Schulter ist von Lucas et al. (2004) dokumentiert, dass **Funktionsstörungen** durch mTrPs verursacht und durch Triggerpunkt-Therapie behoben werden können. Das präinterventional signifikant veränderte Timing des Muskelaktivierungsmusters der Schultermuskulatur (EMG-gemessen) normalisierte sich nach der Behandlung der mTrPs (Dry Needling und passives Stretching) vollständig (**Abb. 2.5**, S. 12; Gautschi 2007).

## Studienlage zu Felduntersuchungen

Obwohl es bisher keine publizierten wissenschaftlichen Studien auf höchstem Level evidenzbasierter Medizin zur Triggerpunkt-Therapie gibt, weist die Mehrzahl der bisherigen Untersuchungen eindeutig auf die Wirksamkeit der Triggerpunkt-Therapie hin und belegt deren therapeutischen Effekt. Es handelt sich dabei vorwiegend um Case Studies zur manuellen Triggerpunkt-Therapie (Übersicht bei Dejung 2009) und zum Dry Needling (Übersicht bei Dommerholt et al. 2006). Die klinische Erfahrung bekräftigt diese Erkenntnis.

### Dry Needling

2005 wurde beabsichtigt, ein Cochrane Review zur Wirkung des Dry Needling betreffend Low Back Pain durchzuführen. Die Autoren fanden aber nicht genügend qualitativ hochstehende, d. h. randomisiert kontrollierte, doppelt verblindete Studien, um sich ein aussagekräftiges Urteil bilden zu können. Sie riefen dazu auf, mehr Studien mit besserer Qualität und größeren Fallzahlen durchzuführen. Eine Vielzahl von Einzeluntersuchungen machen aber deutlich, dass Dry Needling, ob oberflächlich oder tief (Superficial respektive Deep Dry Needling), offenbar einen guten Effekt hat (Dommerholt et al. 2006). Dilorenzo et al. (2004) beispielsweise zeigten mittels einer prospektiven, randomisierten Studie an 101 Patienten mit Schulterschmerzen nach akutem zerebrovaskulärem Insult mit Hemiparese, dass Deep Dry Needling der Schultermuskulatur die Schmerzen (Intensität und Dauer, tagsüber und nachts) deutlich zu reduzieren vermochte, sodass die Schmerzmedikation reduziert werden konnte und die Compliance bezüglich des Rehabilitationsprogramms zunahm. Kovacs et al. (1997) konnten in einer randomisierten, doppelt verblindeten Studie nachweisen, dass Triggerpunkt-Therapie mittels subkutan direkt bei mTrPs implantierten chirurgischen Klammern bei Patienten mit chronischen Rückenschmerzen signifikante Resultate zeigte. Gunn (1980) hat bereits Jahre zuvor in einer randomisierten Untersuchung die langfristige Wirksamkeit der Behandlung chronischer Rückenschmerzen (Low Back Pain) mittels Dry Needling von mTrPs nachgewiesen.

### Manuelle Triggerpunkt-Therapie

Auch zur manuellen Triggerpunkt-Therapie gibt es eine ganz Reihe von Untersuchungen. Hou und Kollegen (2002) untersuchten beispielsweise in einer RCT (randomisiert-kontrollierten Studie), wie sich die Dauer und Intensität einer manuell ausgeführten ischämischen Kompression auf myofasziale Schmerzen im M. trapezius pars descendens, die Schmerzschwelle und -toleranz sowie die Beweglichkeit auswirken und welche Kombinationen mit anderen Therapiemassnahmen (heißen Packungen, aktiver Bewegung, TENS, Stretch and Spray, Interferenzstrom, myofaszialen Release-Techniken) den besten Effekt hatten. Es konnte gezeigt werden, dass die manuelle Kompression am besten mit hohem Druck für kurze Zeit (30 s) oder mit geringem Druck über einen längeren Zeitraum (90 s) ausgeführt werden sollte. Durch Kombination mit anderen Therapiemaßnahmen konnte die Beweglichkeit zusätzlich verbessert werden.

### *Studie „Chronische Rückenschmerzen"*

Eine von Dejung (1999) publizierte Untersuchung über die Behandlung von Patienten mit chronischen lumbalen Rückenschmerzen weist ebenfalls auf die Effizienz der manuellen Triggerpunkt-Therapie hin: 83 Patienten mit einer Schmerzanamnese zwischen 6 Monaten und 30 Jahren (Durchschnitt 4,4 Jahre) wurden ausschließlich mit manueller Triggerpunkt-Therapie behandelt. Die Schmerzeinschätzung der Patienten auf einer visuellen Analogskala (0 = kein Schmerz, 10 = maximaler Schmerz) lag bei Therapiebeginn durchschnittlich bei 6,60. Beim Abschluss der Therapie lag der Wert durchschnittlich nur noch bei 3,37. Die Follow-up-Befragung, die 1 – 2 Jahre (Durchschnitt 1,5 Jahre) nach Behandlungsabschluss durchgeführt wurde, ergab einen Wert von 3,67, wobei rund ⅓ aller Patienten praktisch schmerzfrei geworden war (**Abb. 5.20**). Diese signifikanten Ergebnisse zeigen auf, dass ein Teil der chronischen Rückenschmerzpatienten unter primär muskulären Schmerzen leidet und die manuelle Triggerpunkt-Therapie ein geeignetes Verfahren ist, solche Schmerzen langfristig zu beseitigen oder zu bessern (Dejung 1999).

Sogenannte „unspezifische" Rückenschmerzen können mit myofaszialer Triggerpunkt-Therapie sehr häufig deutlich und nachhaltig reduziert werden.

### *Studie „Postoperative Schulterrehabilitation"*

In einer doppeltverblindeten, randomisiert-kontrollierten Untersuchung prüfte Speck (Masterarbeit 2010, Publikation der Studie in Vorbereitung – die folgenden Angaben dank freundlichen Einverständnisses der Autorin) den Effekt der manuellen Triggerpunkt-Therapie bei postoperativer Schulterrehabilitation im Vergleich zu einer Standardtherapie.

Alle Schulterpatienten (n = 29) erhielten nach erfolgter Revidierung des subacromialen Raumes (mit bzw. ohne eine eventuelle Verletzung der Supraspinatussehne) das vom Chirurgen empfohlene und in diesem Spital seit über

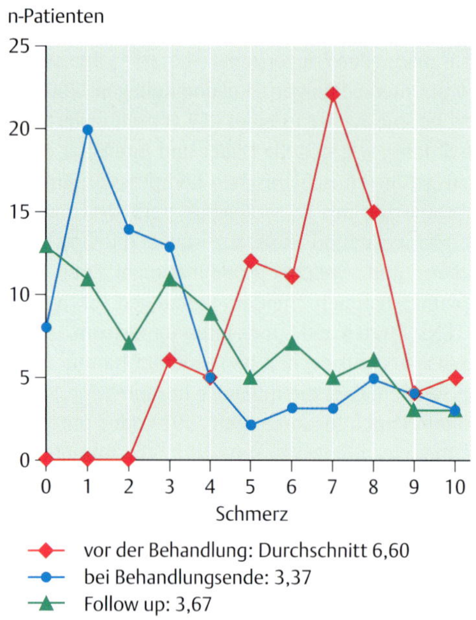


**Abb. 5.20** Behandlung chronischer Rückenschmerzen mit manueller Triggerpunkt-Therapie (nach Dejung 1999).

zehn Jahren als bewährt geltende Nachbehandlungsprozedere (durchschnittlich 18 Sitzungen Physiotherapie von 25 min Dauer mit passiver Bewegung bis Schmerzgrenze für 4 Wochen, aktiver Bewegung ab 4. Woche postoperativ, Beginn Kräftigen der Adduktoren und Extensoren ab 2. Woche postoperativ, Bewegungsschiene für die Schulter bis zur vollständig erreichten Mobilität in Flexion, Abduktion und Außenrotation). Die Hälfte der Patienten (n = 15) wurden von Therapeutinnen (n = 4) behandelt, die alle eine 16-tägige Postgraduate-Ausbildung in manueller Triggerpunkt-Therapie nach dem IMTT-Standard absolviert und mit einer Prüfung erfolgreich abgeschlossen hatten und deren Auftrag es war, zusätzlich zum üblichen, standardisierten Vorgehen auch myofasziale Aspekte – soweit vorhanden – in die postoperative Rehabilitation miteinzubeziehen. Dies im Unterschied zu den Patienten der Kontrollgruppe (n = 14), die von erfahrenen Therapeutinnen (n = 8) ausschließlich nach dem in dieser Klinik üblichen Nachbehandlungsschema behandelt wurden. Bereits eine Woche postoperativ zeigten sich moderate bis deutliche Unterschiede in der Verumgruppe im Vergleich zur Kontrollgruppe (weniger Schmerzen [TrP-Gruppe –53,13 %, Kontrollgruppe –25,41 %], bessere Schulterbeweglichkeit und geringere Einschränkungen im Alltag).

8 Wochen postoperativ zeigte sich bei den zusätzlich zur Standardtherapie mit manueller Triggerpunkt-Therapie behandelten Patienten im Vergleich zur Kontrollgruppe

- eine **Schmerzreduktion** (mit der VAS-Skala erfasst) in der TrP-Gruppe um durchschnittlich 95,53 % (Kontrollgruppe 71,05 %); die TrP-Gruppe erreichte somit eine um 24,48 % stärkere Schmerzreduktion im Vergleich zur Kontrollgruppe (p = 0,018);
- kein signifikanter Unterschied in der **Medikamenteneinnahme**;
- eine signifikant größere Verbesserung der **passiven Beweglichkeit** hinsichtlich der Flexion (p = 0,026), Abduktion (p = 0,069) und Außenrotation (p = 0,54);
- eine signifikant bessere Entwicklung des **DASH Score** (Disability of Arm Shoulder and Hand): Die TrP-Gruppe verbesserte den DASH Score durchschnittlich um 22,12 Punkte auf 17,89 (± 9,11), während sich die Kontrollgruppe um lediglich 16,01 Punkte auf 31,43 (± 16,84) verbesserte (p = 0,02). Insgesamt erreichte die TrP-Gruppe damit einen um 13,54 Punkte tieferen DASH Score und konnte ihre Alltagseinschränkungen somit deutlich stärker reduzieren als die Kontrollgruppe mit Standardtherapie.

Diese durchwegs besseren Outcome-Ergebnisse wurden mit weniger Behandlungen erreicht. Die Anzahl der postoperativ notwendigen Therapiesitzungen reduzierte sich von durchschnittlich 18,07 (Kontrollgruppe) auf 15,00 (TrP-Gruppe), d. h. um 17 % (p< 0,05).

Der postoperative Verlauf nach Schulteroperationen bei subacromialem Impingement ist eindeutig besser, wenn manuelle Triggerpunkt-Therapie in der Nachbehandlung integriert wird, als wenn nur nach den üblichen Nachbehandlungsschemata verfahren wird. Mit weniger Behandlungen kann ein signifikant besseres Resultat (weniger Schmerz, bessere Beweglichkeit, weniger Einschränkungen im Alltag) erreicht werden.

### *Weitere Studien*

Mehrere weitere Studien haben die Wirksamkeit der manuellen Behandlung mTrPs untersucht und aufgezeigt, dass diese Behandlungen statistisch signifikant wirksam waren (Bron et al. 2011, Fernandez-de-las-Penas et al. 2006a, Fryer u. Hodgson 2005, Hains u. Hains 2010, Hains et al. 2010, Hanten et al. 2000, Hou et al. 2002, Hsieh et al. 2002, Kostopoulos et al. 2008). Allen diesen weiteren Studien ist gemeinsam, dass die manuelle Therapie der mTrPs ausschließlich mit „ischämischer Kompression“ erfolgte (oft in Kombination mit weiteren Massnahmen wie passivem Stretching bzw. Bewegungsübungen). Die ischämische Kompression - im hier dargestellten Behandlungskonzept als „manuelle Kompression“ (Technik I) bezeichnet - ist unserer Erfahrung nach eine wertvolle, allerdings im Vergleich zu Technik II (manuelles Aufdehnen der Triggerpunktregion) deutlich weniger effiziente Behandlungsform zur Lösung des Störpotenzials mTrPs (S. 81) und die Faszienkomponente der myofaszialen Pathologie (S. 38 ff, S. 53) wird mit der „ischämischen Kompression“ nicht oder nur ganz marginal behandelt. D. h. das Potenzial der manuellen Behandlung einer myofaszialen Störung ist in den erwähnten Studien bei weitem nicht ausgeschöpft. Hinzu kommt, dass die Autoren jeweils bestimmte, im Voraus definierte Muskeln nach dem Vorhandensein von aktiven mTrPs untersuchten und nicht - wie hier empfohlen (Kap. 4.2, Kap. 9.1) - situationsbezogen über ein klar strukturiertes Clinical Reasoning-Verfahren entschieden wurde, in welchen Muskeln aktive mTrps zu suchen sind. Dennoch konnten in den Studien statistisch signifikante Verbesserungen erreicht werden. Es ist naheliegend zu erwarten, dass bei einem Vorgehen, das ein Problem differenziert untersucht und eine dem Befund entsprechende Muskelgruppe spezifisch behandelt (und nicht einfach rezepthaft bzw. „standardisiert" bei allen Probanden z. B. dieselben 3 Schultermuskeln behandelt) sowie zusätzlich zur manuellen Kompression (Technik I) auch die vorgestellte Technik II (manuelles Aufdehnen der Triggerpunktregion) und die Fasziendehn- und Faszientrenntechniken (Techniken III-IV) zur Anwendung bringt, deutlich bessere Resultate erzielt werden.

## Hinweise zur Durchführung weiterer Studien

Die aktuelle Studienlage zur Triggerpunkt-Therapie im Allgemeinen und der manuellen Triggerpunkt-Therapie im Besonderen zeigt, dass wissenschaftliche, qualitativ hochstehende Studien dringend erwünscht (und machbar) sind. Im Zug der Akademisierung der Physiotherapie in Europa ist zu hoffen, dass auch im Bereich der Triggerpunkt-Therapie weitere Arbeiten durchgeführt werden. Bedarf besteht vor allem an klinischer Forschung. Im Rahmen der wissenschaftlichen Ausbildung an den Hochschulen werden jedoch fast ausschließlich Metaanalysen bestehender Studien durchgeführt. Das ist auch wichtig – und gleichzeitig bedauerlich, werden dadurch doch wertvolle zeitliche und finanzielle Ressourcen einseitig eingesetzt. Dazu kommt, dass die bisherigen Reviews alle zu dem Schluss gelangen, die analysierten Untersuchungen zeigten so große Mängel, dass sie mehrheitlich nur begrenzt brauchbar sind. Der Autor möchte ermutigen, klinische Forschungsprojekte zu realisieren. Diese dürfen klein, bescheiden und einfach sein, sodass Erfahrungen in der praktischen wissenschaftlichen Arbeit gesammelt werden können. Beispielsweise könnte an die Untersuchung von Lucas et al. (2004) angeknüpft werden: Es bietet sich an, eine analoge Untersuchung an den gleichen/mit anderen Schultermuskeln/mit Rumpfmuskeln etc. durchzuführen, oder es wäre interessant zu erforschen, wie lange die Wirkung andauert respektive ob mit anderen therapeutischen Interventionen die Normalisierung der Muskelaktivierungsmuster ebenfalls erreicht werden kann etc. (Gautschi 2007).

Für Feldstudien ist methodisch sicher der höchste Standard evidenzbasierter Medizin in Form von RCT-Studien (randomisiert und kontrolliert doppelt verblindet) wünschenswert. Diesem hehren Anspruch zu genügen ist jedoch manchmal aus praktischen Gründen nicht möglich. Bei einer Therapie mit Dry Needling beispielsweise können weder der Therapeut noch der Patient zufriedenstellend verblindet werden, und auch bei der manuellen Triggerpunkt-Therapie weiß der Therapeut, ob er wirklich den TrP behandelt oder nur so tut „als ob". Dennoch ist es wichtig, das Machbare zu tun.

Nicht nur formal, sondern auch inhaltlich sollten Studien gewisse Minimalkriterien erfüllen, um aussagekräftig zu sein. Damit in künftigen wissenschaftlichen Untersuchungen nicht dieselben Mängel immer wieder auftauchen, sind folgende Punkte zu beachten:

- Die **Diagnostik der Triggerpunkte** muss in jedem Fall klinisch erfolgen, wobei klar definierte Diagnosekriterien zu verwenden sind und die Untersucher trainiert und erfahren sein müssen. Studien, die beispielsweise den Triggerpunkt Nr. 2 im M. trapezius untersuchen und dabei die Stelle im M. trapezius prüfen und behandeln, wo bei Travell u. Simons (2002) in der Abbildung des Übertragungsschmerzmusters ein schwarzes, mit TrP2 bezeichnetes Kreuz eingetragen ist, sind a priori zum Scheitern verurteilt und können zu keinen für die Triggerpunkt-Therapie relevanten Aussagen führen (außer zur Bestätigung, dass die TrPs jedes Mal klinisch aufgrund klar definierter Kriterien zu identifizieren sind). Bedauerlicherweise sind auch neueste Studien vor solchen Fehlern nicht gefeit und gelangen deshalb zu völlig obsoleten Ergebnissen. Jahr et al. (2007) beispielsweise prüften die Druckschmerzhaftigkeit „mittels Fischer-Hand-Dolorimetrie über definierten [!] Punkten (mTrp nach Travel u. Simons: M. pectoralis 1, trapezius 2/3 und supraspinatus 1)". Es wurde demnach unterlassen, die einzelnen mTrPs klinisch einzeln zu identifizieren, und somit wurde vermutlich mehrheitlich Muskelgewebe ohne real existierende TrPs examiniert. Dementsprechend weit lagen die „Erkenntnisse" und Schlussfolgerungen der Studie neben der Erfahrung im Praxisalltag.
- Die **Therapie der Triggerpunkte** hat nach den Regeln der Kunst zu erfolgen. Eine Aussage über die Wirksamkeit der manuellen Triggerpunkt-Therapie, wie sie hier verstanden und vorgestellt wird, kann nur gemacht werden, wenn die manuellen Techniken sowohl den mTrP als auch das Bindegewebe mit den Techniken I bis IV gründlich behandeln. Ergebnisse von Untersuchungen, in denen beispielsweise die mTrPs ausschließlich mit ischämischer Kompression behandelt werden (Bron et al. 2011, Fernandez de las Penas et al. 2006a, Fryer u. Hodgson 2005, Hains u. Hains 2010, Hains et al. 2010, Hanten et al. 2000, Hou et al. 2002, Hsieh et al. 2002, Kostopoulos et al. 2008), haben folglich nur beschränkte Gültigkeit für die Wirksamkeit der hier dargestellten Methode der manuellen Triggerpunkt-Therapie. Sie beschreiben die Wirkung der Technik I – ohne Wechsel von isometrischer Anspannung und Lösung – und bilden damit nur einen Teilaspekt der Effektivität der manuellen Triggerpunkt-Therapie ab. Unserer Erfahrung nach sind jedoch die Technik I – mit dem Wechsel von isometrischer Anspannung und Lösung – sowie die Technik II effektiver zur Deaktivierung der TrPs als die Technik I ohne Anspannung und Lösung. Die Notwendigkeit, reaktiv entstandene Bindegewebsveränderungen ebenfalls manuell zu kurieren (Techniken II, III und IV), kann an dieser Stelle nur wiederholt werden.
- Das **Income** jeder Studie entscheidet maßgeblich, welches Outcome erwartet werden darf. Je präziser die **Ein- und Ausschlusskriterien** definiert sind, desto aussagekräftigere Resultate sind zu erwarten. Bei Untersuchungen zu myofaszialen Schmerzen und Funktionsstörungen müssen nicht myofaszial verursachte Probleme erkannt und von der Studie ausgeschlossen werden. Ein als Folge einer Fibromyalgie auftretender Schmerz kann durch die Triggerpunkt-Therapie ebenso wenig erfolgreich behandelt werden wie durch eine Blinddarmentzündung ausgelöste Schmerzen, Heuschnupfen oder die radikulären Schmerzen bei einer lumbalen Diskushernie.

Es besteht großer Bedarf an klinischen Studien, und der Autor ist gern bereit, solche Projekte zu unterstützen und zu begleiten.

Die formal (methodisch) beste wissenschaftliche Untersuchung kann zu keiner sinnvollen Aussage kommen, wenn inhaltlich nicht folgende Minimalkriterien erfüllt sind:

- Die Diagnostik der einzelnen mTrPs muss klinisch erfolgen. Klar definierte Diagnosekriterien sowie trainierte und erfahrene Untersucher sind die Voraussetzung für eine gute Inter- und Intratester-Reliabilität.
- Die Therapie der mTrPs hat nach den Regeln der Kunst zu erfolgen. Für Untersuchungen zur manuellen Triggerpunkt-Therapie heißt dies, dass der Therapeut kompetent sein muss, alle vier manuellen Techniken anzuwenden.
- Je präziser die Ein- und Ausschlusskriterien, umso aussagekräftiger sind die zu erwartenden Resultate.

## 5.2 Effekte der manuellen Triggerpunkt-Therapie

Die Effekte der manuellen Triggerpunkt-Therapie sind mehrschichtig, und die Wirkungsmechanismen der manuellen Triggerpunkt-Therapie sind erst ansatzweise wissenschaftlich geklärt. Über die rein lokal-gewebsspezifischen Reaktionen hinaus (**Tab. 5.1**) wirkt Triggerpunkt-Therapie nachhaltig auch auf Schmerzverarbeitungsprozesse (somatische, emotionale und kognitive Aspekte) und Output-Schmerzmechanismen (Sympathikus, endogene Schmerzhemmung) ein. Im Folgenden werden mechanische, biochemische, funktionelle, kognitiv-verhaltenszentrierte, energetische und holodynamische Aspekte, die bei der manuellen Triggerpunkt-Therapie wirksam sein können, erörtert.

Die Wirksamkeit der manuellen Triggerpunkt-Therapie entsteht dadurch, dass sie sowohl in der Peripherie das pathogenetische Substrat der Störung – den mTrP und das verkürzte Bindegewebe – behandelt als auch zentrale Schmerzmechanismen und Output-Schmerzmechanismen sowie die Steuerung der Motorik nachhaltig beeinflusst (Gautschi 2008).

### 5.2.1 Mechanischer Aspekt

Die mechanischen Wirkungen der manuellen Triggerpunkt-Therapie erreichen unterschiedliche Strukturen.

#### Effekte auf die Muskelfasern

##### *Dekontraktion der Rigorkomplexe*

Die therapeutische Intention beim manuellen Aufdehnen der Triggerpunkt-Region (Technik II) ist, die Kontraktionsknoten durch mechanisches Auseinanderreißen zu lösen und die dekontraktionsunfähigen Sarkomere im Rigorkomplex zu zerstören. Ob es wirklich möglich ist, die kontrakten Fibrillen zu zerreißen, ist bisher nicht direkt nachgewiesen. Die markante Veränderung des Myoglobinspiegels im Blutplasma, die Danneskiold-Samsoe et al. (1983, 1986) im Anschluss an eine schmerzhafte Tiefenmassage gemessen haben, kann als Hinweis gesehen werden, dass solche Vorgänge in Gang kommen.

Myoglobin kommt ausschließlich in Herz- und Skelettmuskelzellen von Säugetieren vor. Hier liegt es in hoher Konzentration vor (Normwerte beim Menschen im Blut: Frauen bis 35 µg/l, Männer bis 55 µg/l) und gibt dem Muskelgewebe seine rote Farbe. Es ermöglicht den Sauerstofftransport innerhalb der Muskelzelle, von der Zellmembran zu den Mitochondrien. Eine erhöhte Myoglobinkonzentration im Blutserum zeigt sich bei Schädigungen der Skelettmuskulatur (Polytrauma, extremer Sport, epileptische Anfälle etc.) und wird als Indikator für einen Herzinfarkt genutzt. Die Plasmahalbwertszeit von Myoglobin beträgt nur 10 – 20 min, da es rasch über die Nieren ausgeschieden wird (glomeruläre Filtration). Bei einem Herzinfarkt steigt der Myoglobinwert nach ca. 1 – 2 h an und erreicht sein Maximum nach 4 – 6 h. Bereits innerhalb von 12 – 24 h sinkt er wieder in den Normbereich ab. Danneskiold-Samsoe et al. (1983, 1986) haben bei Patienten mit Muskelverspannungen und Schmerzen (aktive mTrPs) die myofaszialen Strukturen mit einer kräftigen, schmerzhaften Tiefenmassage behandelt. Im Anschluss an die Massage wurden vorübergehende Episoden mit einem Anstieg des Myoglobinspiegels im Blutplasma auf das Zehnfache des Ausgangswerts gemessen. Am gesunden Muskel (keine mTrPs) zeigte die gleiche Massage keinen derartigen Effekt. Intensität der Myoglobinurie, Grad der Schmerzhaftigkeit und Festigkeit des Knotens nahmen bei wiederholten Behandlungen des erkrankten Muskels ab, und nach der 10. Behandlung, d. h. am offenbar ausbehandelten Muskel, war der Plasmamyoglobinspiegel wieder normal (**Abb. 5.21**). Si-

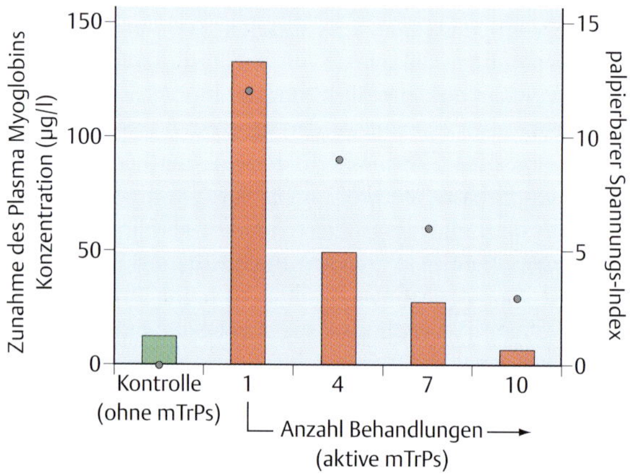


**Abb. 5.21** Myoglobinkonzentration im Blutplasma. Reaktion des Myoglobinspiegels bei wiederholter tiefer Muskelmassage beim Vorhandensein aktiver mTrPs (rot). Dieselbe therapeutische Intervention löst beim gesunden Muskel (ohne mTrPs) keine Veränderung aus. Wiederholte tiefe Massage führt zu einer Abschwächung der Reaktion, bis nach zehn Behandlungen kein Anstieg der Myoglobinkonzentration mehr zu beobachten ist. Parallel zur Abnahme der Myoglobinreaktion verringert sich der palpierbare Spannungszustand der Muskulatur (schwarze Punkte) (nach Danneskiold-Samsoe et al. 1983).

mons (1997) und Dejung (2009) postulieren, dass der vom Therapeuten ausgeübte Druck den Rigorkomplex (Dejung 2009) respektive die beteiligte neuromuskuläre Endplatte (Simons 1997) strukturell zerstören. Die starren, unnachgiebigen Strukturen im Bereich des Rigorkomplexes würden zermalmt, und die damit entstehenden Zellrupturen könnten zu einer Freisetzung von Myoglobin führen (während gesundes Gewebe dank seiner Geschmeidigkeit dem starken Druck ausweichen respektive ihn elastisch auffangen kann, sodass es zu keinen Zellrupturen und damit zu keiner Myoglobinfreisetzung kommt). Die Kontraktur wäre dadurch in effektiver Weise beendet und die begleitende Energiekrise beseitigt. Dank der Satellitenzellen im Muskelgewebe (S. 36) ist eine Restitutio ad integrum der therapeutisch verletzten Muskelfaserabschnitte möglich.

Die durch die Gewebsverletzung induzierte lokale Entzündungsreaktion im Gewebe ist notwendig, um den lokalen Heilungsprozess einzuleiten (S. 36 und S. 110).

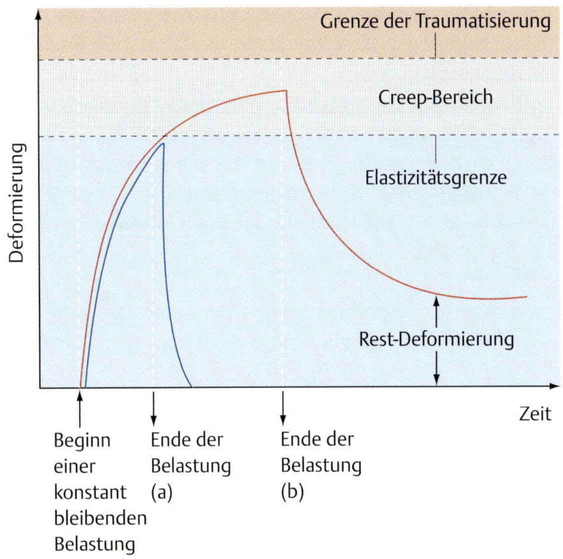


**Abb. 5.22** Deformierungskurven von kollagenem Gewebe.
**a** Deformierung unterhalb der Elastizitätsgrenze: Die kollagene Struktur findet zurück zu ihrer ursprünglichen Form.
**b** Deformierung über der Elastizitätsgrenze: Eine kollagene Struktur verändert bei konstanter Deformierung über längere Zeit langsam ihre Länge: Creep (Kriechen) führt zu einer bleibenden Deformierung (nach Bogduk 2000 u. Meert 2006).

## Effekte auf das Muskelbindegewebe

Beabsichtigt ist, bindegewebige Adhäsionen (pathologische Crosslinks) und Verkürzungen sowohl inter- als auch intramuskulär durch mechanische Stimulation zu lösen und aufzudehnen.

### *Viskoelastizität*

Die viskoelastischen Eigenschaften des Bindegewebes führen bei einer Deformierung durch Dehnung dazu, dass sich das Gewebe – solange es innerhalb der Elastizitätsgrenze belastet wird – wieder zur ursprünglichen Form zurückfindet (**Abb. 5.22** a). Wird Bindegewebe längere Zeit über die Elastizitätsgrenze hinaus mechanisch unter Zugspannung gesetzt, verformt sich das Bindegewebe aufgrund seiner viskösen Eigenschaften: Es „kriecht" viskos (zähflüssig) weiter; d. h., es kommt zum Creep (Kriechen). Creep ist, wenn sich Bindegewebe unter gleichbleibender Belastung mit der Zeit verlängert (van den Berg 2001). Wird das Gewebe über diese Creep-Belastung hinaus weiter verlängert, führt dies infolge zu starker Dehnung zur Traumatisierung des Bindegewebes (s. auch **Abb. 5.12**.).

Die therapeutisch wirksame Intensität für das Bindegewebe liegt bei den manuellen Techniken II, III und IV sowie beim Dehnen (Technik V) über der Elastizitätsgrenze und unter der Grenze der Traumatisierung des kollagenen Gewebes. Indem die faszialen Strukuren dieser Belastung im Creep-Bereich ausgesetzt werden, gleitet das kollagene Gewebe nach erfolgter Entlastung nicht mehr in seine ursprüngliche Form zurück, sondern bleibt deformiert (**Abb. 5.22** b). Diese Deformierung zeigt sich in Form eines bleibenden Weggewinns, der therapeutisch erwünscht ist. Zwei Faktoren sind ausschlaggebend, um eine bleibende Deformierung zu erreichen: Die einwirkende Kraft muss genügend groß (aber auch nicht zu stark) sein, und gleichzeitig spielt der Zeitfaktor eine entscheidende Rolle. Je länger die Elastizitätsgrenze überschritten wird, desto nachhaltiger ist die Formveränderung. Will man bei der Behandlung des Bindegewebes Erfolg haben, darf der therapeutische Reiz nicht nur kurzfristig sein. Beim manuellen Aufdehnen der Triggerpunktregion (Technik II) und bei der Fasziendehnung (Technik III) sollte die Bewegung deshalb äußerst langsam erfolgen. Ob und in welchem Ausmaß das Creep-Phänomen in der manuellen Triggerpunkt-Therapie wirklich zum Tragen kommt, ist bisher experimentell nicht nachgewiesen worden.

Wird Bindegewebe länger gleichbleibend gedehnt, kommt es zum Creep (Kriechen) und damit zu einem Längengewinn.

### *Stimulierung der Freisetzung von Kollagenase*

Grundsätzlich produzieren Fibroblasten vorwiegend kollagene und elastische Fasern. Darüber hinaus sind sie in der Lage, in geringen Mengen Kollagenase herzustellen und freizusetzen. Kollagenase ist ein Enzym, das die Molekularstruktur des Kollagens aufbrechen kann. Dies ist eine wichtige Voraussetzung dafür, alte Kollagenmoleküle abbauen und durch neue ersetzen zu können. Kollagenase ermöglicht, die verschiedenen stabilisierenden Verbindungen im Bindegewebe (H-Brücken, kovalente Bindungen zwischen und innerhalb der kollagenen Moleküle) aufzulösen (van den Berg 2003).

Während einer Dehnung werden die mechanischen Kräfte, die auf das Bindegewebe einwirken, von der Matrix und deren Verbindungen über das nicht kollagene Protein Integrin auf die Zellen (Fibroblasten) übertragen (Jones et al. 1991, in van den Berg 2001). Integrine sind dauerhaft in der Zellmembran verankert und durchqueren die Zellmembran. Sie zählen damit zu den „Transmembranproteinen". Sie verbinden Zellen mit anderen Zellen sowie mit der extrazellulären Matrix. Dehnreize, wie sie z. B. bei den Techniken

II, III und IV sowie beim Dehnen/Detonisieren auf das Muskelbindegewebe wirken, werden dergestalt auf die Bindegewebszellen übertragen.

In-vitro-Untersuchungen zeigen, dass Fibroblasten auf länger andauernde Dehnreize mit der verstärkten Freisetzung von Kollagenase reagieren (Carano u. Siciliani 1996). Die Bindegewebszellen wurden dabei um ca. 7 % ihrer Gesamtlänge verlängert, und es zeigten sich folgende Resultate (Carano u. Siciliani 1996):

- Wiederholten sich Dehnungs- und Pausenphasen im Wechsel (im Experiment folgte auf einen Dehnreiz von 3 min Dauer jeweils eine Pause von 3 min) wird die Kollagenasefreisetzung deutlich angeregt.
  - Nach vier Tagen ständig sich wiederholender Zyklen mit Dehn- und Pausenphasen ist die Kollagenasefreisetzung ca. 200 % höher im Vergleich zu einer Kontrollgruppe ohne Dehnreiz (**Abb. 5.23** a).
  - Wechseln sich Dehnungs- und Pausenphasen (zu je 3 min) wiederholt ab, bewirkt dies eine mehr als doppelt so hohe Freisetzung von Kollagenase im Vergleich zu Proben, die einer konstanten Dehnung ausgesetzt wurden (**Abb. 5.23** b).
- Dauert eine statische Dehnbelastung länger als 10 – 15 min, nimmt die Produktion von Kollagenase um ca. 50 % ab.

Als kollagenspaltendes Enzym ermöglicht Kollagenase, die Kollagenstruktur aufzubrechen. Pathologische Crosslinks können dadurch abgebaut werden, was zu einer besseren Mobilität führt. Zudem können in der vorhandenen Kollagenstruktur dadurch mehr Kollagenmoleküle hintereinander (in Reihe geschaltet) eingebaut werden, und das Bindegewebe wird länger (Brand 1985).

Insgesamt ermöglicht also vermehrte Kollagenase, das Bindegewebe zu verlängern und wieder mobiler zu machen. Sie hilft damit, von Neuem eine optimale Beweglichkeit zu erlangen.

Wie lange die optimale Dauer des Dehnreizes ist, wie oft und in welchen Abständen die Dehnbelastung wiederholt werden soll, wie gezielt (lokale Therapie mit den manuellen Techniken II, III und IV) bzw. wie pauschal (Stretching) der Dehnreiz appliziert werden soll, um einen bestmöglichen Effekt zu erzielen, kann den bisherigen Untersuchungen nicht entnommen werden. Diese Fragestellungen, die für die physiotherapeutische Arbeit wichtig sind, wurden bisher wissenschaftlich nicht untersucht (van den Berg 2003). Aufgrund der bisherigen Untersuchungen kann jedoch abgeleitet werden, dass das Bindegewebe – wenn der Effekt der Kollagenasefreisetzung erwünscht ist – folgendermaßen gedehnt werden soll:

- statisch (d. h. länger als 15 sec)
- seriell, d. h., der Wechsel von Dehnungs- und Pausenphasen soll sich wiederholen (z. B. 3 – 8 Wiederholungen für manuelle Techniken bzw. Autostretching)
- mehrmals am Tag (Autostretching, Heimprogramm)
- über längere Zeit (Wochen bis Monate)

Wiederholte, länger dauernde Dehnreize regen die Bindegewebszellen zur Freisetzung von Kollagenase an. Kollagenase ist in der Lage, die Kollagenstruktur aufzubrechen, wodurch pathologische Crosslinks abgebaut werden können. Dies ermöglicht, wieder eine optimale Beweglichkeit zu erlangen.

## *Beeinflussung des Wassergehalts*

Auch der Wassergehalt der Grundsubstanz des Bindegewebes wird durch Dehnreize nachhaltig beeinflusst (Klingler et al. 2004). Während der Dehnungsphase wird Wasser aus der Grundsubstanz des kollagenen Gewebes gepresst (unmittelbar nach isometrischem Stretching von kollagenem Gewebe ist der Wassergehalt um über 4 % reduziert; **Abb. 5.11**), und in einer nachfolgenden Erholungsphase (ohne Dehnreiz) steigt der Wassergehalt wieder an („Schwamm-Effekt“; Oe-

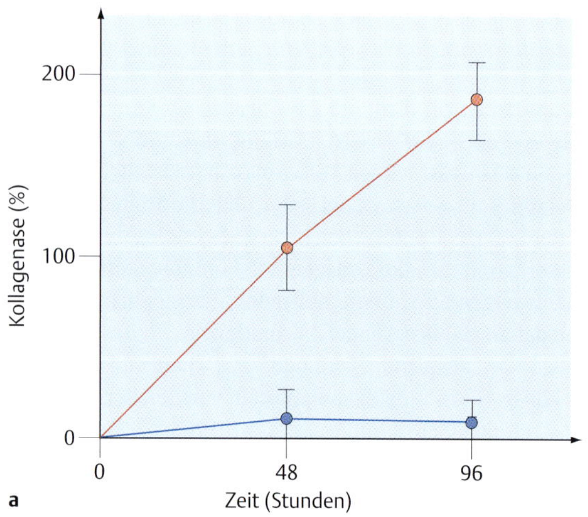


a

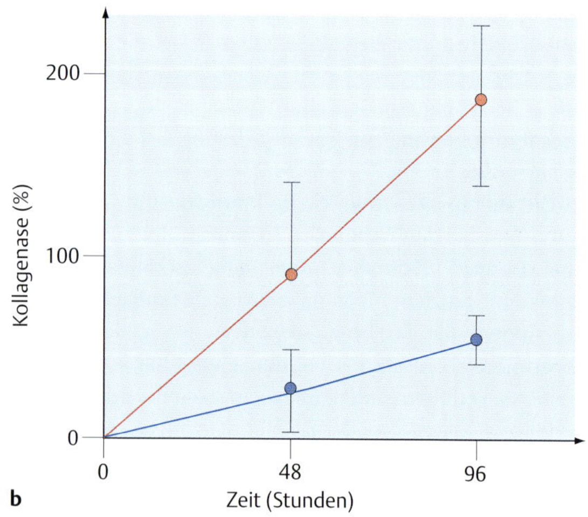


b

**Abb. 5.23** Kollagenasefreisetzung von menschlichen Fibroblasten bei Dehnung des Bindegewebes (nach Carano u. Siciliani 1996).
**a** Repetitive Dehnung (jeweils 3 min Dehnreiz gefolgt von 3 min Pause) führt zu einer mehr als doppelt so hohen Freisetzung von Kollagenase (rot) im Vergleich zu einer Kontrollgruppe mit konstanter Dehnung (blau).
**b** Die Kollagenasefreisetzung bei wiederholter Dehnung (jeweils 3 min Dehnreiz gefolgt von 3 min Pause) ist nach vier Tagen ca. 200 % höher (rot) im Vergleich zu einer Kontrollgruppe ohne Dehnreiz (blau).

mens u. van Campen 1987). Ist der angewandte Dehnreiz genügend intensiv und die anschließende Erholungsphase lang genug, steigt der Wassergehalt der Grundsubstanz des Bindegewebes auf ein höheres Niveau als vor der Dehnphase (3 h nach dem Stretching wurde eine Zunahme von über 3 % des Wassergehalts gemessen; **Abb. 5.11**). Ein hoher Wassergehalt der Grundsubstanz kann signifikante Veränderungen des Bindegewebes bewirken bezüglich Steifigkeit, Elastizität und Gleitfähigkeit. Bei straffem Bindegewebe (Bänder und Sehnen) erhöht ein vermehrter Wassergehalt die Steifigkeit (strain hardening), bei lockerem Bindegewebe kann die Wirkung jedoch umgekehrt sein (Schleip, mündliche Mitteilung 2009): Ein hoher Wassergehalt der Grundsubstanz kann Bindegewebe von einem „zähen", gelartigen Zustand (der Bewegung behindert) in einen „flexibleren", mehr wässrigen Zustand transformieren, der Bewegung und die Lösung pathologischer Crosslinks begünstigt (Lindsay 2008).

## Effekte auf die lokale Trophik

### *„Entzündliche Suppe"*

Durch den intensiven Druck während der Behandlung können die im mTrP in hoher Konzentration vorliegenden vasoneuroaktiven Substanzen (S. 42) in die Umgebung gepresst werden (Mense u. Simons 2003). Die Sensibilisierung der Nozizeptoren und das lokale Ödem werden dadurch günstig beeinflusst.

### *Lymphsystem*

Der Abtransport der Lymphflüssigkeit wird unterstützt durch lokalen (Technik I und II) und flächig gleitenden Druck (Technik III) sowie durch die Pumpwirkung, die im Zusammenhang der Zusatzbewegung und -aktivität (bei Technik I und II) entsteht. Die damit induzierte Lymphdrainage fördert die Resorption des lokalen Ödems und der „entzündlichen Suppe" sowie von zerstörtem Gewebe (van den Berg 2001).

### *Lokale Durchblutung*

Auf die durch Druck erzeugte Ischämie während der Behandlungsphase folgt reaktiv eine gesteigerte Durchblutung, also eine Hyperämie (mechanische und biochemische Effekte).

## 5.2.2 Biochemischer Aspekt

Shah et al. (2005, 2008a) erforschten das biochemische Milieu im Bereich der mTrPs und entwickelten dazu ein spezielles Mikrodialyseverfahren. Es wurden sowohl der Ist-Zustand des Gewebemilieus bei Probanden mit aktiven mTrPs, mit latenten mTrPs bzw. ohne mTrPs betreffend Substanz P und CGRP, Bradykinin, Serotonin, Noradrenalin, TNF-α, IL-1, IL-6 und IL-8 sowie des pH-Werts (S. 42) als auch die Reaktionen im Verlauf einer spezifischen TrP-therapeutischen Intervention in Form von Dry Needling erfasst (s. u.).

### *Modulation von Schmerzmediatoren (Substanz P und CGRP)*

In vivo durchgeführte Mikrodialyseuntersuchungen mithilfe kontinuierlicher Echtzeitmessungen zeigen, dass die lokale Zuckungsreaktion (Local Twitch Response, LTR), wie sie bei der manuellen Triggerpunkt-Therapie gelegentlich und beim Dry Needling regelmäßig zu beobachten ist, das biochemische Milieu deutlich beeinflusst. Die Konzentration der Schmerzmediatoren Substanz P und CGRP in der Muskulatur mit aktiven mTrPs weicht beispielsweise deutlich von den Normwerten (ohne mTrPs) ab (S. 42). Nach einer LTR werden diese Abweichungen kurzzeitig, d. h. für 2 – 3 min, noch ausgeprägter. Anschließend jedoch ist eine markante Umkehr der Messwerte für die Substanz P und für CGRP zu beobachten, sodass sich die biochemischen Parameter und damit das biochemische Milieu ca. 5 – 7 min nach der LTR deutlich geändert und den physiologischen Normwerten angenähert haben (Shah et al. 2005, 2008a; **Abb. 5.24** und **Abb. 5.25**).

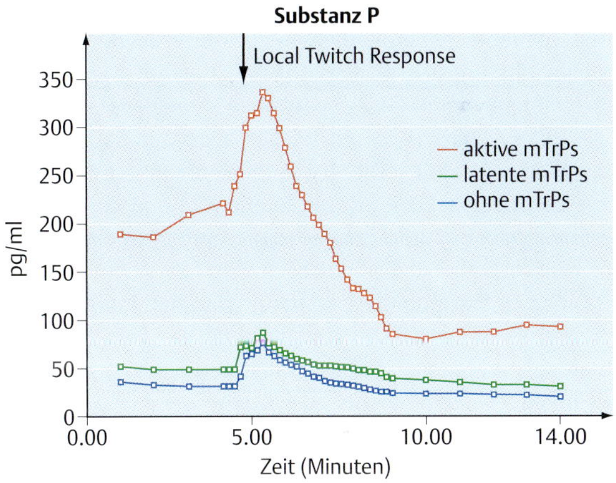


**Abb. 5.24** Veränderung der Konzentration von Substanz P bei einer durch Dry Needling ausgelösten LTR. Nach initialer Zunahme erfolgt innerhalb von 5 min eine deutliche Abnahme der Konzentration von Substanz P (nach Shah et al. 2005)

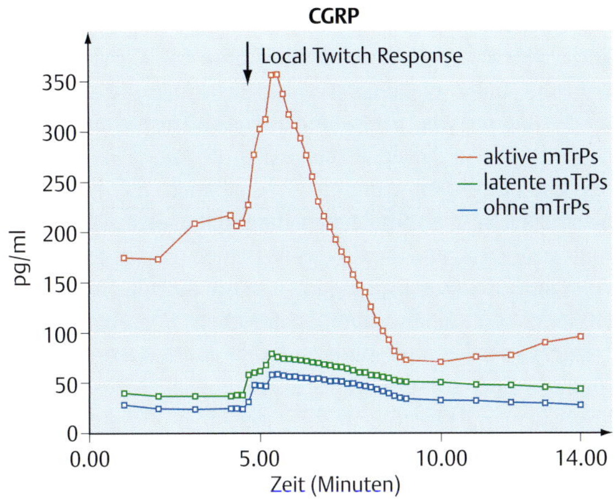


**Abb. 5.25** Veränderung der Konzentration von CGRP bei einer durch Dry Needling ausgelösten LTR. Nach initialer Zunahme erfolgt innerhalb von 5 min eine deutliche Abnahme der Konzentration von CGRP (nach Shah et al. 2005).

Die Drainage algogener Substanzen durch Dry Needling ist somit nachgewiesen (Shah et al. 2005, 2008a), und wahrscheinlich setzt die manuelle Therapie von mTrPs ähnliche Prozesse in Gang.

### *Veränderung des pH-Wertes*

Untersuchungen mittels Mikrodialyse zeigen bei mTrPs präinterventional ein saures Milieu (pH 5,4). Durch das Hervorrufen einer LTR folgt eine Phase verstärkter Irritation (der pH-Wert sinkt vorübergehend auf 4,3), und schließlich stellt sich ein annähernd physiologischer Wert (10 min nach der LTR: pH 6) ein (Shah et al. 2005, 2008a; **Abb. 5.26**). Vermutlich zeigt die manuelle Behandlung der TrPs vergleichbare Effekte.

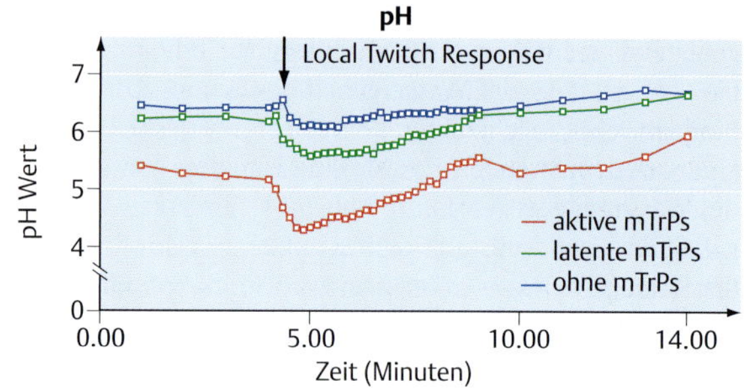


**Abb. 5.26** Veränderung des pH-Wertes bei einer durch Dry Needling ausgelösten LTR. Nach initialer Abnahme erfolgt innerhalb von 10 min eine deutliche Zunahme des pH-Wertes (nach Shah et al. 2005).

### *Freisetzung von Entzündungsmediatoren*

Nach van den Berg (2001) werden durch den mechanischen Reiz einer kräftigen Massage Mastzellen zur Freisetzung von Histamin aktiviert. Histamin ist ein Entzündungsmediator, der auf die Wand von Kapillaren gefäßerweiternd und permeabilitätsvergrößernd wirkt. Dies erklärt die Hautrötung, die während einer Massage entstehen kann. Bereits nach ca. 20 – 30 min wird Histamin wieder abgebaut und verliert damit seine Wirkung. Die Histaminfreisetzung ist somit nur ein kurzfristiger Effekt. Durch intensivere und länger dauernde mechanische Reizung werden weitere vasoaktive Stoffe, beispielsweise Phospholipase A2, im Gewebe freigesetzt. Das Enzym Phospholipase kann durch seinen Einfluss über mehrere Zwischenschritte (Details in van den Berg 2001) zur Bildung starker Entzündungsmediatoren wie Prostaglandin E2 und hoch entzündlicher Leukotriene wie B4, C 4 und D 3 führen. Normalerweise werden diese Stoffe nach Verletzungen ins Gewebe freigesetzt, um die erste Phase der Wundheilung – die Entzündungsphase – einzuleiten. Die Entzündungsphase (und damit auch die Entzündungsmediatoren) ist notwendig für eine erfolgreiche Wundheilung. Kommt es nach einer Verletzung zu keiner ausreichenden Entzündungsreaktion (Bagatellisierung, entzündungshemmende Medikamente, lang dauernde Eisanwendungen), findet auch keine normale Wundheilung statt. Das Gewebe ist in der Folge an diesen Stellen weniger belastbar und anfälliger für die Bildung von mTrPs. Eine intensive Triggerpunkt-Therapie erhöht an diesen Orten gezielt die lokale Freisetzung der Entzündungsmediatoren (Prostaglandin E2, Histamin, Leukotrien B4 u. a.). Infolgedessen wird die lokale Durchblutung gesteigert, und die für das Ausheilen des Gewebes notwendige Entzündungsphase kann sich abspielen. Im Grunde entspricht dies einem „homöopathischen" Vorgehen: In der Triggerpunkt-Therapie wird eine (kleine) Verletzung zugefügt, um eine (größere) Verletzung zu heilen. Mikrodialyseuntersuchungen bestätigen, dass nach einer LTR (die nur von mTrPs her auslösbar ist) der Entzündungsmediator Bradykinin vermehrt vorkommt (Shah et al. 2005, 2008a; **Abb. 5.27**).

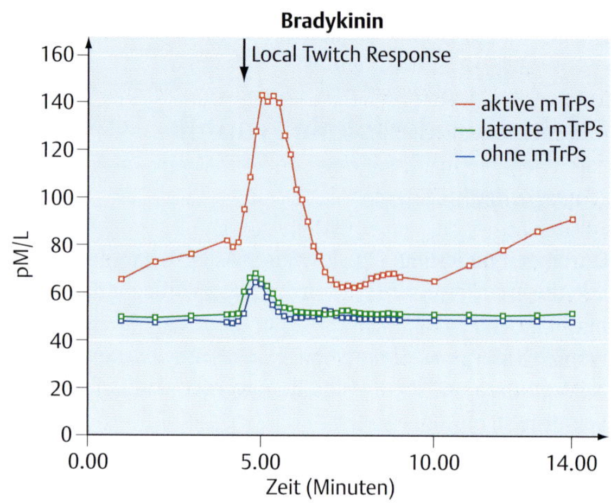


**Abb. 5.27** Veränderung der Konzentration von Bradykinin bei einer durch Dry Needling ausgelösten LTR. Nach initialer Zunahme erfolgt innerhalb von 4 min eine deutliche Abnahme der Bradykininkonzentration und steigt anschließend wieder an; 10 min nach dem Vorschub der Nadel und der LTR ist ein höherer Wert erreicht als präinterventional (nach Shah et al. 2005).

### *Freisetzung von Endorphinen*

Nagata und Tsujii praktizieren eine kräftige und schmerzhafte Muskelmassage, die auf eine alte japanische Tradition zurückgeht. Sie postulieren, dass dabei endogene Opioide (Endorphine) freigesetzt werden, was den Schmerz reduziert. Zudem würden weitere Neuropeptide sezerniert und damit ein Heilungsprozess eingeleitet (Nagata u. Tsujii 1997). Auch van den Berg (2001) weist darauf hin, dass die Freisetzung von Endorphinen im Zusammenhang mit Massage von verschiedenen Autoren (Holey u. Cook 1998, Yates 1999) erwähnt wird. Bauer (2007) berichtet, dass es bei Versuchspersonen, die sich freiwillig anhaltendem Schmerz (durch Injektion einer Salzlösung in einen Muskel) aussetzten, im Gehirn zu einem messbaren Anstieg der endogenen Opioidausschüttung kam. Nach Zusman und Moog (2008), die sich auf Basbaum und Fields (1984) sowie LeBars et al. (1992) beziehen, lässt sich eine physiologische Aktivierung inhibitorischer Systeme mittels endogener Opioide am besten durch intensiv erzeugten Input in hochschwelligen Afferenzen kleinen Durchmessers (Aδ-Fasern) erreichen. Dies ist bei einer (schmerzhaften) Triggerpunkt-Behandlung zweifelsfrei der Fall. Endorphine inhibieren die Schmerzweiterleitung von spinal nach zentral (Bowsher 1992). Auch McPartland (2008) untersuchte den Einfluss, den das endocannabinoide System auf Fibroblasten und myofasziale Strukturen hat, und zeigt auf, dass Endorphine Nozizeption und Schmerzen vermindern, Entzündungsprozesse reduzieren und bei der Reorganisation faszialer Strukturen eine Rolle spielen.

### 5.2.3 Reflektorischer Aspekt

#### *Tonusregulierende Effekte*

Die Stimulierung mechanosensitiver Rezeptoren im Muskel selbst (Muskelspindeln) und in den faszialen Strukturen der Muskulatur (S. 28 ff sowie **Tab. 2.4**, S. 30) bewirkt die reflektorische Detonisierung des Hartspannstrangs, in dem der mTrP liegt – ein Effekt, der häufig während oder im Anschluss an eine Triggerpunkt-Behandlung gut zu palpieren ist (Release). Über diese auf den Hartspannstrang begrenzte Wirkung sind häufig allgemeine Tonusveränderungen feststellbar. Der Reflextonus der Muskulatur wird von der Formatio reticularis (FR) aus über das Gamma-Fasersystem (Aγ-Fasern) und die Muskelspindeln gesteuert. Die tonussenkende Wirkung kann auf die rhythmische Dehnung der Muskelspindeln während der Behandlung (van den Berg 2001) sowie auf die Stimulierung des sensorischen Inputs (Berührung, Druck, Wärme der Therapeutenhand u. a.) zurückgeführt werden. Da in der FR eine Konvergenz, Selektion und Integration sensorischer Afferenzen erfolgen, vermögen sensorische Afferenzen den Ruhetonus der Muskulatur zu modulieren (Glaser 1993). Die auf Schmitts Atemheilkunst (2003) zurückgehende reflektorische Atemtherapie (Brüne 1983) arbeitet ebenfalls tief ins Muskel- und Bindegewebe hinein und nutzt diese reflektorische Beeinflussung des Muskeltonus systematisch.

#### *Effekte auf die Durchblutung*

Durch die Stimulierung mechanosensitiver Strukturen, speziell der in der Adventitia von Gefäßen gehäuft vorkommenden freien Nervenendigungen (nicht myelinisierte Typ-IV-Fasern), wird reflektorisch die lokale Durchblutung im Sinne einer Vasodilatation beeinflusst (Schleip 2003).

#### *Effekte auf die Viskosität des Bindegewebes*

Kräftige mechanische Stimulation der interstitiellen Rezeptoren bewirkt – nebst einer vermehrten lokalen Durchblutung (Vasodilatation) – reflektorisch auch eine Zunahme des Plasmaaustritts aus den Blutgefäßen in die Grundsubstanz (Kruger 1987). Die kräftigen Reize der manuellen Triggerpunkt-Therapie führen somit zu einer reflektorisch-neurophysiologisch regulierten Zunahme der Fluidität des bearbeiteten Gewebes: Der Wassergehalt der lokalen Grundsubstanz des Bindegewebes wird erhöht (Schleip 2003).

#### *Schmerzhemmende Effekte*

**Gate-Control-Mechanismus.** Sind Schmerzen nicht zentral sensibilisiert, können sie über den Gate-Control-Mechanismus (Melzack 1989) gehemmt werden. Berührungs- und Druckwahrnehmung (Aβ-Fasern), Kälteempfinden (Aδ-Fasern) und Muskelspindelafferenzen (Ia-Fasern), also die selektive Stimulation von Afferenzen mit großem Durchmesser und niedrigem Schwellenwert, können im Hinterhorn dank des Einflusses der Wide-Dynamic-Range-Neurone (WDR-Neurone) die Weiterleitung von Schmerzimpulsen hemmen. Bei chronischen, zentral sensibilisierten Schmerzen kann der Gate-Control-Mechanismus allerdings nicht mehr therapeutisch genutzt werden, da infolge von Veränderungen der WDR-Neurone alle eintreffenden Impulse (auch diejenigen über Aβ- und Aδ-Fasern geleiteten) im Hinterhorn als Schmerz weitergeleitet werden (Allodynie).

**Gegenirritation.** Schmerz vermag Schmerz zu lindern. Dieses als Gegenirritation bezeichnete Phänomen ermöglicht, zentral sensibilisierte Schmerzen – auch chronische – zu reduzieren. Die neurologischen Mechanismen, die eine Schmerzlinderung durch intensive therapeutische Reize ermöglichen, sind mehrschichtig. Zusman und Moog (2008) fassen drei mögliche Erklärungsmodelle zusammen: Therapeutische Reize von starker, schmerzhafter Intensität rufen eine Aktivität in nozizeptiven Bahnen, d. h. in hochschwelligen, dünn myelinisierten peripheren Afferenzen (Aδ-Fasern) hervor.

- Auf **spinaler Ebene** bewirken diese nozizeptiven Inputs über eine segmentale, hemmende Feed-Forward-Bahn, die ähnlich jener ist, wie sie in der Gate-Control-Theorie dargestellt wird, eine Schmerzlinderung (Basbaum u. Fields 1984, nach Zusman u. Moog 2008).
- Auf **supraspinaler Ebene** erreichen diese Inputs aus dünn myelinisierten Afferenzen Bereiche des zentralen Höhlengraus und weitere Kerne im Hirnstamm. Hier entspringen inhibitorische Systeme, die über absteigende Bahnen zu allen segmentalen Ebenen des Rückenmarks gelangen. Auf spinaler Ebene können diese Systeme Neurone der Schmerzbahnen des Hinterhorns inhibieren. Dies geschieht vor allem durch Interneurone, die dazu mit vielen Rezeptoren, Neurotransmittern und Neuromodulatoren interagieren (Basbaum u. Fields 1994, Ren et al. 2000, Sluka et al. 1999, nach Zusman u. Moog 2008). Kurz: Die Weiterleitung von Schmerzen im Zentralnervensystem kann durch den **Mechanismus der absteigenden Schmerzhemmung** (Descending Pain Control) gehemmt werden. Zusman und Moog (2008) weisen darauf hin, dass auf diese Weise durch intensive, lokal fokussierte Stimulation über einen Input aus dünn myelinisierten Afferenzen (Schmerz) besonders chronische neuromuskuloskelettale Schmerzen gelindert werden können. Impulsmuster, die in anderen Bereichen des Zentralnervensystems (limbisches System, Thalamus, Hypothalamus, Formatio reticularis) ihren Ursprung nehmen, sind ebenfalls in der Lage, die im Hirnstamm gelegenen Zentren inhibitorischer Systeme zu aktivieren und damit über absteigende Bahnen die Schmerzweiterleitung von spinal nach zentral zu hem-

men (Bowsher 1992, Melzack 1991; in: van den Berg 2003).

- Schmerzhemmende Einflüsse therapeutischer Schmerzreize auf chronische Schmerzen können im Weiteren mit dem **Diffuse-noxious-Inhibitory-Control-Modell** (DNIC; LeBars u. Villaneuva 1988, LeBars et al. 1992; nach Zusman u. Moog 2008) erklärt werden: Ist die Dringlichkeit und Bedeutung des therapeutischen Reizes größer als diejenige des klinischen Schmerzes, wird dieser durch ebenfalls absteigende Bahnen (die aber verschieden sind zu den oben erwähnten) unterdrückt (Details bei Zusman u. Moog 2008). Der in der Triggerpunkt-Behandlung therapeutisch induzierte und über Aδ-Fasern geleitete Schmerz kann den chronischen, über C-Fasern geleiteten klinischen Schmerz hemmen.

### Sympathikushemmende Effekte

Das sympathische Nervensystem beeinflusst Nozizeption und Schmerzwahrnehmung. Bei lang dauernd gesteigerter Sympathikusaktivität werden peripher die Nozizeptoren sensibilisiert und zentral die Schmerzwahrnehmung moduliert (Details bei Jänig 2008). Während ein peripherer Reiz auf den Körper einwirkt, steigt die sympathische Reflexaktivität kurzfristig an. Nach Beendigung des Reizes sinkt die sympathische Reflexaktivität stark ab, d. h. bis unter das Ursprungsniveau. Wiederholt sich der Reiz, sinkt die sympathische Reflexaktivität langsam und gleichmäßig ab. Nach van den Berg (2001), der sich auf Sato und Schmidt (1973) bezieht, gilt als Voraussetzung für diese sympathikushemmende Wirkung, dass die einströmenden Reize über dick myelinisierte Nervenbahnen (Aβ- und Aδ-Fasern) geleitet werden. Schmerz (über dünne unmyelinisierte C-Fasern geleitet) würde zu einer Steigerung der sympathischen Reflexaktivität führen. Grundsätzlich trifft diese Aussage sicher zu. Bemerkenswerterweise fühlen sich jedoch viele Patienten nach einer schmerzhaften Triggerpunkt-Therapie gelöst, weich und entspannt. Sie berichten, dass die Behandlung zwar schmerzhaft sei, sie diesen Schmerz aber gern akzeptierten, da die Schmerzen gleichzeitig im Dienst der Gesundung stünden; oft wird der Schmerz als „Wohlweh" bezeichnet. Vermutlich überlagern in diesen Fällen zentrale Schmerzmechanismen den peripheren Schmerzmechanismus. Daraus lässt sich folgende (weiter zu untersuchende) Hypothese ableiten: Eine Absenkung der sympathischen Reflexaktivität tritt unter der Bedingung ein, dass der Organismus die eintreffenden Reize als erwünscht und nicht bedrohlich einstuft (unabhängig vom Fasertyp). Bei Patienten, die den Schmerz während der Behandlung nicht als „Wohlweh" erleben, ist es sinnvoll, im Anschluss an eine schmerzhafte Behandlung zur Senkung des sympathischen Reflextonus die Technik III in schmerzfreier Intensität, eine schmerzfreie Gelenks- oder Nervenmobilisation oder eine mobilisierende Massage durchzuführen.

Des Weiteren kann die Sympathikusaktivität durch Stimulation von Ruffini-Rezeptoren gesenkt werden (Schleip 2003). Bei der manuellen Faszien-Dehntechnik (Technik III) werden mit der äußerst langsam gleitenden Bewegung diese faszialen Mechanorezeptoren, die speziell empfindsam auf Tangentialbelastungen sind, angeregt (Schleip 2003; s. auch **Tab. 2.4**, S. 30).

### Effekte auf das Immunsystem

Massage hat einen positiven Einfluss auf das Immunsystem, wie eine ganze Reihe von Untersuchungen aufzeigen (van den Berg 2001, 2008). Die unspezifische Abwehr wird dank der gesteigerten Produktion und Aktivität von Leukozyten, Monozyten, Thrombozyten und Mastzellen verbessert. Einer Untersuchung von Ironson zufolge bewirkt Massage, dass die Kortisolmenge deutlich und die Menge an Katecholaminen leicht reduziert wird (Ironson et al. 1996). Dieser Abbau der Stresshormone Kortisol und Adrenalin ist Ausdruck einer gesteigerten Aktivität des neuroimmunoendokrinen Systems und bedeutet eine Verbesserung der Leistungsfähigkeit des Immunsystems (van den Berg 2001). Eine Massage, die den Patienten entspannt, Schmerzen lindert und die sympathische Reflexaktivität senkt, hat einen positiven Effekt auf das Immunsystem (Schedlowski 1996).

### Segemental-reflektorische Effekte

Dermatom, Myotom, Sklerotom und Viszerotom sind segmental miteinander vernetzt. Über diese segmentalen Beziehungen beeinflussen sich die einzelnen Gewebsstrukturen (Haut, Muskulatur, Knochen/Gelenk und innere Organe) reflektorisch gegenseitig. Mit der Triggerpunkt-Therapie werden somit über somatoviszerale Effekte auch innere Organe beeinflusst.

### Effekte im Referred-Pain-Gebiet

Schmerzen (aber auch Störungen des Metabolismus) werden in der Zone des übertragenen Schmerzes auf reflektorischem Weg aufrechterhalten. Gelingt es, die Triggerpunkt-Aktivität zu reduzieren, können Schmerzzustände abklingen, und der Stoffwechsel kann sich wieder normalisieren.

## 5.2.4 Funktioneller Aspekt

Funktionsstörungen von Gelenken, Muskeln und/oder Nerven können direkt (durch TrP-Aktivität) oder indirekt (durch Hartspannstränge und/oder Bindegewebsadhäsionen) von mTrPs verursachte sein und behindern die Funktion des Bewegungssystems. Triggerpunkt-Therapie ermöglicht, solche Störungen kausal zu behandeln, wodurch die Basis für eine funktionelle Rehabilitation gegeben wird.

### Biomechanisch artikuläre Störungen

Biomechanische Störungen, wie beispielsweise hypomobile artikuläre Dysfunktionen, können muskulär verursacht sein (Sachse 1998, Weissmann 2000, Travell u. Simons 2002, Lewit 2006 u. 2007, Dejung 2009). Triggerpunkt-Therapie kann solche Störungen kausal beheben.

### *Bewegungseinschränkungen*

Die mechanischen und reflektorischen Effekte der Triggerpunkt-Therapie auf Muskulatur und Bindegewebe (s. o.) äußern sich in einer – oft drastischen – verbesserten Beweglichkeit.

### *Muskelschwäche*

Verminderte Kraft ist häufig Ausdruck einer Triggerpunkt-Pathologie (S. 12) und sollte primär kausal (Behandlung der mTrPs) und nicht kompensatorisch (ausschließlich mit intensivem Krafttraining) angegangen werden.

### *Propriozeption und Koordination*

Störungen der Propriozeption und Koordination sind häufig durch mTrPs verursacht (Ivanichev 2007, Lucas et al. 2004; s. auch S. 11). Die Deaktivierung der mTrPs, die die Störungen hervorrufen, ist eine wichtige Voraussetzung für spontanes und ökonomisches Bewegen sowie für ein sinnvolles Training von Koordination und Geschicklichkeit (s. „Klinik" Supinationstrauma sowie S. 100).

**Klinik:** Supinationstrauma
Ein wiederholt auftretendes Supinationstrauma im unteren Sprunggelenk steht in der Regel im Zusammenhang mit aktiven mTrPs in der Muskulatur der Peroneen. TrP-induzierte Störungen der Propriozeption führen zu verlangsamter Reaktionsfähigkeit. In einer kritischen Belastungsphase kann das Fußgelenk somit nicht genügend schnell stabilisiert werden, was zu wiederholtem Supinationstrauma führt.
Die Behandlung der mTrPs in den Peroneen und in der prätibialen Muskulatur ist eine Voraussetzung dafür, dass das Fußgelenk rechtzeitig und zuverlässig dynamisch stabilisiert werden kann. Wichtig ist, gleichzeitig zur manuellen Therapie der mTrPs die Muskeln, die die Fußgelenke aktiv stabilisieren, zu trainieren. Dabei ist der koordinative Aspekt vorrangig. Das Geschicklichkeitstraining erfolgt bevorzugt auf einer labilen Unterlage (z. B. einem Kreisel oder Schaukelbrettchen; **Abb. 5.19**).
Tipp: MTrPs in den Peroneen treten häufig in der Kette M. tensor fasciae latae–M. vastus lateralis–Mm. peronei auf. Auch diese Muskeln sind auf aktive Triggerpunkte hin zu untersuchen und gegebenenfalls zu behandeln.

### *Neurodynamik*

Störungen der Neurodynamik, soweit sie durch verspannte Muskulatur und/oder verändertes Fasziengewebe verursacht sind (Kap. 6.1.2), können durch die Behandlung des Mechanical Interface, d. h. der myofaszialen Strukturen, günstig beeinflusst werden (Kap. 8).

## 5.2.5 Kognitiv-verhaltenszentrierter Aspekt

*„Yesterday is history. Tomorrow is a mystery. And today?*
*Today is a gift. That's why we call it The Present."*
*Babatunde Olatunji*

### *Mental Map*

Die meisten Patienten sind interessiert und neugierig: Sie möchten wissen, was in der Therapie geschieht und warum sie beispielsweise hinten am Schulterblatt behandelt werden (M. infraspinatus), obwohl sie die Schmerzen doch vorn im Schultergelenk spüren. Es ist wichtig, die Patienten über die Häufigkeit des Phänomens der ausstrahlenden Schmerzen aufzuklären und das Phänomen in der Therapie erfahrbar zu machen. Gleichzeitig ist es unerlässlich, sie über Sinn und Zweck des therapeutisch induzierten Schmerzes zu informieren. Haben die Patienten ein für sie kongruentes Bild und Erklärungsmodell für die Schmerzen und deren Behandlung, kann dies den Heilungsprozess nachhaltig unterstützen (Zusman u. Moog 2008).

Viele Patienten sind erleichtert, wenn sie realisieren, dass ihre Beschwerden „nur" von Muskeln und nicht von einem „eingeklemmten Nerv" oder einer „abgenutzten, defekten Bandscheibe" herrühren. Gelegentlich leiden Patienten mehr unter ihrer Vorstellung über die Ursache ihrer Schmerzen als unter den Schmerzen selbst. Oft ist die Angst vor etwas, das möglicherweise kommen könnte (z. B. Angst vor Invalidisierung), mindestens so belastend wie die Schmerzen im Alltag. Information und Aufklärung sind notwendig und ermöglichen häufig eine Neuinterpretation der bestehenden Tatsachen und damit ein neues Zeichnen der „geistigen Landkarte" (Mental Map).

**Klinik:** Chronischer Rückenschmerz
Ein seit Jahren unter Rückenschmerzen leidender und bisher erfolglos am Rücken behandelter Patient ist deprimiert. Wird in der Triggerpunkt-Therapie durch Provokation von mTrPs im M. iliopsoas (von vorn) der bekannte Schmerz (hinten) ausgelöst, ist das für den Patienten aufwühlend und nicht nur eine somatische, sondern gleichzeitig eine tief greifende emotionale und kognitive Erfahrung. Seine Überzeugung, das Schmerzproblem sei unlösbar und invalidisierend, wird erschüttert und macht der keimenden Hoffnung Platz, die Ursache der Rückenschmerzen sei bisher möglicherweise nicht am richtigen Ort gesucht worden. Diese kognitive und emotionale Neubewertung der Schmerzsituation ist ein starker Verbündeter in der Therapie chronischer Schmerzen.

Wissen ist Therapie.

### *Schmerzen*

Die Triggerpunkt-Therapie ist schmerzhaft. Eine Therapie, die bewusst in den Schmerz hineinarbeitet, ist provokativ – für Patient und Therapeut. Provokation birgt beides: Gefährdung und Chance.

Einerseits besteht die Gefahr darin, dass sich der Patient entweder mit zu viel Schmerz überfordert oder mit Angst, Ablehnung und Resignation reagiert. Aber auch ein rücksichtsloser, ehrgeiziger Therapeut kann eine Gefährdung sein.

Andererseits birgt die Provokation, die eine schmerzhafte Therapie darstellt, möglicherweise auch Chancen. Es drängen sich folgende Fragen auf:

- Ist es sinnvoll bzw. notwendig, schmerzhafte Behandlungen auszuführen?
- Ist der Schmerz während der Therapie ein notwendiges Übel oder kann er therapeutisch gezielt genutzt werden?

Aufgrund vielfacher Erfahrung und der oben dargestellten Wirkmechanismen (mechanischer Effekt auf Kontraktionsknoten und Bindegewebe; Freisetzung von Entzündungs- und Schmerzmediatoren sowie Endorphinen; tonusregulierende, schmerz- und sympathikushemmende Effekte) ist die erste Frage eindeutig mit Ja zu beantworten: Bei entsprechender Indikation (myofasziales Syndrom) ist der therapeutisch induzierte Schmerz sinnvoll und oft notwendig; die Not kann nur gewendet werden, wenn die Bereitschaft besteht, sich dem Schmerz in der Therapie zu stellen.

Sind die durch die manuellen Techniken verursachten Schmerzen während der Behandlung ein Übel, das einfach akzeptiert werden muss – oder kann der in der Behandlung provozierte Schmerz selbst (über die durch ihn ermöglichte mechanische und reflektorische Wirkung hinaus) therapeutisch gezielt genutzt werden? Im Folgenden soll unter diesem erweiterten, psychologischen Gesichtspunkt auf einige Aspekte im Umgang mit Schmerzen in der Therapie hingewiesen werden.

Tritt uns in der Straßenbahn jemand versehentlich auf die große Zehe oder treffen wir mit dem Hammer anstelle des Nagels den Daumen, tut dies weh: Wir sind getroffen. – Jetzt. Da. – Aktueller Schmerz kann uns in die Gegenwart führen. Er fordert uns zu Stellungnahme und Handeln auf: die Umwelt („Bitte treten Sie mir nicht auf den Fuß!") oder das eigene Verhalten (einen anderen Platz in der Straßenbahn suchen; mit dem Hammer sorgfältiger zielen) ändern? Laut schreien oder den Atem anhalten und alles einfach über sich ergehen lassen?

Durch die manuelle Behandlung ausgelöste Schmerzen führen ebenfalls unmittelbar in die Gegenwart: Sie sind konkret, frisch. Im besten Fall machen sie neugierig: Bleibt der in der Therapie induzierte Schmerz lokal oder breitet er sich aus? Sind der therapeutisch induzierte und der klinische Schmerz identisch oder verschieden? Wie viel aktueller Schmerz ist momentan angemessen? Gelingt es, den Patienten in Kontakt mit dem therapeutisch induzierten Schmerz zu halten, hat dies eine Reihe therapeutisch positiver Effekte:

- **Präsenz**: Der therapeutisch induzierte Schmerz ist ein kraftvoller Stimulus, in der unmittelbaren Gegenwart anzukommen. Nicht die Erinnerung des Patienten an einen früher erlittenen, an einen immerwährend störenden, an einen in Zukunft angstvoll erwarteten, befürchteten oder zu vermeidenden Schmerz steht im Vordergrund; all diese gewohnheitsmäßigen Erinnerungen, Befürchtungen und negativen Erwartungen werden für einen Moment auf die Seite geschoben und machen dem Wahrnehmen des momentanen Geschehens Platz. Der therapeutische Schmerz führt ins Hier und Jetzt.
- **Differenzierung der Schmerzwahrnehmung**: Der Patient lernt, dass Schmerz unterschiedlich sein kann, dass er verschiedene Bedeutungen und Funktionen haben kann, dass er beeinflussbar und veränderbar ist. Diese Differenzierung der Schmerzwahrnehmung ist das Gegenteil einer häufig zu beobachtenden Katastrophisierungstendenz, die entstehen kann, wenn der klinische Schmerz ins Zentrum der Aufmerksamkeit rückt. Dank der differenzierten Wahrnehmung des aktuellen, therapeutisch induzierten Schmerzes wird der klinisch-chronische Schmerz in einem neuen Bezugsrahmen wahrgenommen und damit relativiert.
- **Desensibilisierung**: Die Fokussierung der Wahrnehmung auf spezifische sensorische Qualitäten des therapeutischen Schmerzes ermöglicht, die gewohnheitsmäßig mit dem klinischen Schmerz verbundenen körperlichen und emotionalen Reaktionen (Dis-Stress mit Angst usw.) vom aktuellen Schmerzempfinden zu entkoppeln. Im Kontakt mit der konkreten Situation können Schmerzen dadurch desensibilisiert werden (Hasenbring 2000).
- Der Patient erfährt, dass es Situationen gibt, in denen Schmerz sinnvoll und hilfreich sein kann. **Schmerz** erhält damit ein neues Gesicht: Er wird zum **Verbündeten** im Heilungsprozess. Das **Schmerzvermeidungsverhalten** wird somit **moduliert**: Schmerzen sind nicht in jedem Fall schlecht, man muss ihnen nicht in jedem Fall ausweichen; es gibt einen konstruktiven Umgang mit Schmerz.
- Indem sich der Patient den therapeutisch induzierten Schmerz akzeptiert, wird die **absteigende Schmerzhemmung aktiviert** (S. 111).

Der Patient bestimmt die Intensität des therapeutischen Schmerzes (S. 88), indem er bei Bedarf „Stopp" oder „weniger" sagt. Erfahrungsgemäß bereitet es vielen Patienten Mühe, „Stopp" zu sagen. Die meisten Patienten mit chronischen Schmerzen äußern anfänglich tendenziell eher zu spät als zu früh „Stopp". Dass sie sich damit zu viel therapeutischen Schmerz zumuten, kann unterschiedliche Gründe haben: Es ist möglich, dass sie die physiologisch sinnvolle Grenze nicht spüren oder dass sie die Grenze zwar wahrnehmen und „Stopp" sagen möchten, dies aber nicht tun. Einige meinen, alles aushalten oder es dem Therapeuten recht machen zu müssen, andere sind der Überzeugung, dass mehr Schmerz einen größeren therapeutischen Effekt habe oder dass die Verantwortung für das richtige Maß beim Therapeuten liege (der Therapeut weiß, was für den Klienten gut ist) usw. Kurz: Die ganze Palette der im Alltag (unter Stress) wirksamen Überzeugungen und Verhaltensmuster wird sichtbar. Es sind dieselben Überzeugungen und Verhaltensmuster, die als prädisponierende und perpetuierende Faktoren auf körperlicher, emotionaler und mentaler Ebene die Entstehung und Chronifizierung überlastungsbedingter

Schmerzen begünstigen. Viele chronische Schmerzpatienten überfordern sich beispielsweise auch im Alltag ständig, und es fällt ihnen schwer, Grenzen zu setzen. Dies begünstigt chronische Überlastungen. Der Patient sollte deshalb darauf sensibilisiert werden, zum richtigen Zeitpunkt „Stopp" zu sagen. Dadurch gewinnt er Folgendes:

- Der Patient erfährt körperlich und wird sich bewusst: Er entscheidet (und nicht der Arzt oder Physiotherapeut), wie viel er sich im Moment zumuten kann und soll. Diese Ermächtigung des Patienten zur Selbstverantwortung (d. h. auch zum Tragen von Konsequenzen) wird exemplarisch in der therapeutischen Situation erprobt. Allenfalls wird mit dem Übernehmen von Verantwortung experimentiert. Obwohl die Triggerpunkt-Therapie dem Patienten auf den ersten Blick als eine „passive" Therapie erscheint, ist der Patient damit aktiv in den Behandlungsprozess eingebunden. Der Locus of Control, der bei Patienten mit chronischen Schmerzen häufig externalisiert liegt (Hengeveld 2008), wird konsequent internalisiert.
- Die Botschaft, dass es ein physiologisches Maß an Belastung und Herausforderung gibt, wird verbal und nonverbal eindeutig vermittelt. Das heißt gleichzeitig, dass es physiologische Belastungsgrenzen gibt, die respektiert werden müssen (in der Therapie, aber auch in Beruf und Sport).
- Das Finden des „rechten Maßes" – weder zu wenig noch zu viel – ist eine Herausforderung und im Sinne der Sekundärprophylaxe eine zentrale Aufgabe.
- Therapeut und Patient sind gemeinsam (Kontakt und Kooperation) unterwegs, dieses optimale Maß zu finden.
- Der Schmerz ist Wegweiser und Verbündeter in diesem Prozess.
- Der Körper mit seinen Reaktionen zeigt den Weg: Es ist notwendig, sinneswach in Kontakt mit der jetzigen Situation zu kommen, Fühlen zu lernen und entsprechend zu handeln.
- Der Transfer in den Alltag ist naheliegend. Lernt der Patient, in der Therapie im richtigen Moment „Stopp" zu sagen, wird es ihm auch im Alltag leichterfallen, Grenzen zu ziehen. Im Sinne der Sekundärprophylaxe ist dies zu wünschen. Gelegentlich äußern Patienten in der Schlussevaluation bei Behandlungsende, die chronischen Rückenschmerzen seien praktisch verschwunden und sie könnten sich wieder frei bewegen – am wertvollsten sei für sie jedoch die Erfahrung, zu Hause oder im Geschäft „Stopp" sagen zu können, wenn das die Situation erfordere.

Durch Druck auf einen mTrP wird also nicht nur eine körperliche Struktur (Muskel- und Bindegewebe) behandelt. Die Intensität des schmerzhaften Therapiereizes aktiviert gleichzeitig auch ein grundlegendes „Thema", wie beispielsweise das eingefahrene Verhaltensmuster, sich zu überfordern. Der Therapeut repräsentiert exemplarisch die Umwelt und wird durch die Art und Weise, wie er behandelt und den Patienten führt und begleitet, dieses „Thema" – bewusst oder unbewusst – beeinflussen. Tut er es bewusst, kann die physiotherapeutische Behandlung gleichzeitig verhaltenstherapeutisch im Sinne einer lösungsorientierten Kurzzeittherapie wirken. Dies erhöht die Effektivität und die Nachhaltigkeit der Therapie. Ein kompetentes Management myofaszialer Schmerzsyndrome schließt die Berücksichtigung solcher psychologischer Aspekte mit ein.

Dem Schmerzpatienten Schmerz zufügen? Ja – in dosiertem, rücksichtsvollem Maße. Triggerpunkt-Therapie folgt damit dem Grundprinzip der Homöopathie „Similia similibus curantur" („Ähnliches wird mit Ähnlichem geheilt"); klinisch-chronische Schmerzen werden mittels dosiert therapeutisch-induziertem Schmerz behandelt.

**Zusammenfassung:** Triggerpunkt-Therapie ist provokativ

- Körperliche und emotionale Provokation: Auslösen von therapeutisch induziertem Schmerz.
- Mentale Provokation: Ursprungs- und Erscheinungsort der Schmerzen liegen häufig nicht am selben Ort (Referred Pain).
- Verhaltenszentrierte Provokation:
  - Provokation des internen Locus of Control: Der Patient wird geführt, für sich einzustehen und Stellung zu nehmen (Stopp-Regel).
  - Provokation des Schmerzvermeidungsverhaltens: Schmerz wird als Verbündeter im therapeutischen Prozess eingesetzt.

### 5.2.6 Energetischer Aspekt

*„Schmerz ist der Schrei des Gewebes nach fließender Energie."*

*Leitsatz energetisch arbeitender Konzepte, nach Dr. med. Voll*

Nach Auffassung der Traditionell Chinesischen Medizin (TCM) mit ihrer mehrere Tausend Jahre alten Tradition ist ein feinstoffliches Energiefluss-System allen grobstofflichen Organsystemen steuernd übergeordnet. Das Leitsystem, in dem die Lebensenergie (Chi) zirkuliert, wird bei uns als Meridiansystem bezeichnet. Das rhythmische Fließen der Lebensenergie (Chi) im Gewebe des Körpers entscheidet nach dieser Sichtweise über Gesundsein oder Krankheit: Schmerzen und Dysfunktionen werden als Folge eines Zuviel (Fülle) oder Zuwenig (Leere) an Chi gesehen. Fülle respektive Leere betrifft jeweils nicht nur ein Organ isoliert, sondern ganze Funktionskreise. Diese Funktionskreise umfassen das energetische Leitsystem (z. B. Gallenblasen- und Lebermeridian), somatische Aspekte (z. B. die Organe Gallenblase und Leber, das Organsystem der Sehnen und Bänder sowie Muskelgewebe im Versorgungsgebiet des entsprechenden Meridians), psychische Aspekte (z. B. Ärger, Wut, Zorn) sowie weitere Attribute (Tages- und Jahreszeit, Geschmack, Geruch u. a.) und werden unter einer Elementenbezeichnung (z. B. Holz) zusammengefasst. Es gibt fünf Hauptfunktionskreise mit den Elementen Holz, Feuer, Erde, Metall und Wasser, die einander wechselseitig beeinflussen. Die Verfahren der TCM (innere Anwendungen wie Kräuter- und Teemischungen, diätetische Maßnahmen sowie äußere Anwendungen wie Akupunktur, Akupressur, Meridianmassage, Moxibution, Schröpfen, Tai-Chi, Qi Gong u. a.) zielen darauf ab, Energiefluss-Störungen zu beheben und damit ganze Funktionskreise (Lehre der 5 Wandlungsphasen) zu beeinflussen. Den Diagnoseverfahren und den Therapieansätzen der TCM liegt eine energetisch-kosmologische Sichtweise zugrunde.

Die manuelle Triggerpunkt-Therapie ist nicht in diesen Kontext eingebettet und nimmt eine andere Perspektive ein. Die Diagnose – und damit die Auswahl der zu behandelnden Punkte – erfolgt nicht primär nach energetisch-kosmologischen, sondern nach gewebsspezifischen Gesichtspunkten, und auch die Therapie ist primär gewebsspezifisch begründet: Die lokale Deaktivierung der mTrPs will erreicht werden.

Wird das Vorhandensein von Lebenskraft und Lebensenergie (Chi) prinzipiell akzeptiert, ruft jede Triggerpunkt-Therapie auch energetische Effekte (ob beabsichtigt oder nicht) hervor. Wer beide Sichtweisen kennt, kann viele in der Triggerpunkt-Therapie sich zeigende Phänomene sowohl unter reflektorischem Gesichtspunkt als auch unter energetischem Gesichtspunkt interpretieren.

Energiefluss-Störungen können durch unterschiedliche Faktoren verursacht sein. Narben, Gelenksdysfunktionen und auch muskuläre TrPs können zur Entgleisung des Energieflusses beitragen und damit zu pathologischen Fülle- oder Leerezuständen führen. Unter energetischem Blickwinkel ist die Behandlung von mTrPs längerfristig erfolgreich, wenn damit die Ursache einer Energiefluss-Störung behoben werden konnte.

Viele – aber nicht alle – Muster ausstrahlender Schmerzen folgen beispielsweise bekannten Meridianbahnen (z. B. entspricht das Ausstrahlungsmuster des M. tensor fasciae latae und M. gluteus minimus weitgehend dem Verlauf des Gallenblasenmeridians). Die Lokalisation der mTrPs fällt häufig mit der Lokalisation klassischer Akupunkturpunkte zusammen. Melzack et al. haben 1977 erstmals 48 definierte TrPs untersucht und stellten betreffend der Lokalisation von Akupunkturpunkten und mTrPs eine Übereinstimmung von 100 %, betreffend der Entsprechung der klinischen Schmerzmuster eine Übereinstimmung von 71 % fest (Melzack et al. 1977). Dorsher hat alle 255 von Travell u. Simons (2002) beschriebenen Triggerpunkt-Lokalisationen mit den 361 „klassischen“ sowie den 386 „neuen“ Akupunkturpunkten verglichen und findet eine über 90 %ige Übereinstimmung bezogen auf die Lokalisation der Punkte und eine rund 80 % ige bezogen auf die Schmerzindikation (Dorsher 2006). Diese Angaben sind allerdings kritisch zu hinterfragen.

- Die gemachten Untersuchungen gehen von einer „Normlokalisation“ der mTrPs in der Muskulatur aus. Travell u. Simons (2002) leisten dieser Ansicht Vorschub, indem sie die Stellen, an denen häufig mTrPs vorkommen und die mit einem Kreuz (X) markiert sind, oftmals nummerieren. Diese Nummerierungen sind jedoch wie Krücken, die das freie Gehen eher behindern als fördern, denn die Versuchung ist groß, „vom Triggerpunkt Nr. 4 im M. trapezius descendens“ zu sprechen und zu meinen, (ausschließlich) an der markierten und nummerierten Stelle müsse (könne) ein mTrP liegen. Das ist irreführend. Für eine effiziente Therapie der mTrPs ist es unabdingbar, sie in jedem konkreten Fall palpatorisch (Hartspannstrang, maximale Druckempfidlichkeit, Reproduktion der Symptome; S. 14) zu identifizieren. Sie können – in Abhängigkeit der dominierenden ätiologischen Faktoren und je nach Individuum – an jeder Stelle im Muskel auftreten (S. 71). Demgemäß ist es obsolet, eine „Normlokalisation“ zu postulieren und diese real nicht existierende Größe in Beziehung zu definierten Akupunkturpunkten zu setzen.
- Für die Therapie ist es entscheidend, präzise (d. h. millimetergenau) die mTrPs zu finden und zu behandeln. In der Praxis ist es immer wieder erstaunlich, wie klein und klar begrenzt (1 – 2 mm) die Zone im Muskel ist, von der aus das bekannte Schmerzmuster reproduziert werden kann. Effektive Triggerpunkt-Therapie ist in der Lage, diese Punkte exakt zu lokalisieren und zu deaktivieren. Die Untersuchung von Dorsher (2009) geht jedoch von einer „Übereinstimmung“ zwischen Akupunkturpunkten und mTrPs aus, wenn die beiden Punkte nicht mehr als 2 cm (!) voneinander entfernt lagen. Die kritische Trennschärfe ist damit nicht gewährleistet.
- Die myofaszialen Schmerzausstrahlungsgebiete können innerhalb eines Muskels und intraindividuell variieren, was einen Vergleich der Übereinstimmung der Schmerzlokalisation zwischen mTrPs und Akupunkturpunkten erschwert.
- Nach Heine (1987) liegen die meisten Akupunkturpunkte an den Stellen im Muskel, wo die Perforanten-Trias (Nerv sowie arterielles und venöses Blutgefäß; **Abb. 3.2**, S. 62) durch die Oberflächenfaszie eines Muskels dringt (ca. 82 %).
- Nach Langevin liegen die Akupunkturpunkte zum Großteil (ca. 80 %) an Orten, wo zwei Muskelsepten (Gruppenfaszien; S. 19) zusammentreffen (Langevin et al. 2002).

## 5.2.7 Holodynamischer Aspekt

*„Wie im Kleinen – so im Großen.*
*Wie im Großen – so im Kleinen.“*
*Alchemistischer Leitsatz*

Holografie ist ein von D. Gabor 1948 entwickeltes Verfahren der Bildaufzeichnung und -wiedergabe mit kohärentem Licht (Laser), das die Speicherung und Reproduktion von Bildern mit dreidimensionaler (räumlicher) Struktur ermöglicht. Wird die Fotoplatte, auf der ein solches Bild (Hologramm) gespeichert ist, in mehrere Stücke zerbrochen und erfolgt die Bildwiedergabe von einem solchen Teilstück aus, wird nicht (wie dies etwa bei einem Dia der Fall wäre) nur ein Teil des ursprünglich ganzen Bildes sichtbar, sondern das ganze (!) Bild. Allerdings ist dieses vom Teil aus reproduzierte Bild weniger scharf und prägnant als das von der ganzen Platte reproduzierte.

Die holodynamische Sichtweise (Capra 1996, Wilber 1990) weiß darum, dass in jedem Teil das Ganze enthalten ist. Im Teil zeigt und manifestiert sich das Ganze; vom Teil her kann folglich das Ganze (und damit jeder Teil) beeinflusst werden.

Unter holodynamischer Perspektive zeigt sich der mTrP als „Teil", in dem in prägnanter Form das „Ganze" kodiert liegt. Verdichtet wird eine entgleiste Dymanik sicht- und fassbar, der in der Tiefe eine Rhythmusstörung zugrunde liegt: Der physiologische Rhythmus von

- Aufnehmen und Abgeben (Stoffwechsel: ischämisch bedingte Hypoxie),
- Kontraktion und Lösung (Muskelfilamente im Modus der Kontraktion strukturell gefangen: Rigorkomplex),
- Aktivität und Geschehenlassen (chronische Überlastung),
- Machen und Hingabe sowie
- Verbindung und Abgrenzung

ist entgleist. Diese Unstimmigkeit in Form von Rigidität und mangelnder Flexibilität findet auf unterschiedlichen Ebenen ihren Ausdruck:

- körperliche Dimension: mTrP als Kontraktionsknoten (Rigorkomplex), intra- und intermuskuläre Verklebungen des Bindegewebes; stereotype Haltungs- und Bewegungsmuster (die zur Entstehung von mTrPs führen)
- affektive Dimension: Erregungshemmung, Rigidität (z. B. sich zusammennehmen, die eigene Belastungsgrenze nicht wahrnehmen, alles über sich ergehen lassen etc.)
- kognitive Dimension: unverrückbare Überzeugungen und internalisierte Glaubenssätze (z. B. Überzeugung, alles machen zu können/zu müssen etc.)

Im Behandeln der mTrPs wird – vom „Teil" (dem mTrP) ausgehend – das „Ganze" beeinflusst: Konkret wird erfahrbar, dass Lebens- und Entwicklungsprozesse sich optimal im Spannungsfeld von „Ordnung" und „Chaos" entfalten. Verliert das System seine Dynamik und erstarrt es in zu viel Form (Rigidität), wird es krank. Im Heilungsprozess muss rigide Form erkannt und gelöst werden, sodass unter günstigen Rahmenbedingungen sich wieder neue, situationsgemäße Form bilden und zeigen kann. Dieser Prozess der Transformation entspricht dem alchemistischen Prinzip „Solve et coagula" („Löse auf und binde neu").

Je mehr Bruchstücke der Fotoplatte eines zerbrochenen Hologramms gleichzeitig aktiviert werden, desto schärfer wird das gewonnene Bild. Gleichermaßen wird eine Behandlung, die gleichzeitig auf unterschiedlichen Ebenen (körperlich – seelisch – geistig) arbeitet und mehrere Kanäle (nonverbal, verbal) einbezieht, verstärkt wirken.

Das gleichzeitige Arbeiten auf unterschiedlichen Ebenen (körperlich – seelisch – geistig) sowie das Miteinbeziehen mehrerer Kanäle (nonverbal, verbal) erhöht die Wirksamkeit der Behandlung (holodynamischer Ansatz).

In der Triggerpunkt-Therapie rücken wir den Kontraktionsknoten als „Teil" ins Zentrum unserer Aufmerksamkeit – gleichzeitig mit dem Wissen verbunden, über diesen „Teil" in Kontakt mit dem „Ganzen" zu sein.

**Zusammenfassung:** Wirkung der manuellen Triggerpunkt-Therapie

- Die Wirkung der manuellen Triggerpunkt-Therapie vereint mechanische, reflektorische, biochemische, energetische, funktionelle, kognitiv-emotionale und verhaltenswirksame Effekte. Sie ist damit multimodale Physiotherapie.
- Die manuelle Triggerpunkt-Therapie beeinflusst nicht nur peripher-nozizeptive Schmerzen, sondern greift gleichzeitig in Schmerzverarbeitungsprozesse und Output-Schmerzmechanismen ein.
- Dem versierten TrP-Therapeuten ist es möglich, je nach dominierendem Schmerzmechanismus den Fokus beim Behandeln mehr auf periphere oder zentrale Aspekte der zugrunde liegenden Schmerzchronifizierungsprozesse zu richten. Überwiegen bei einem Patienten beispielsweise Chronifizierungsvorgänge in der Peripherie infolge persistierender mTrPs und reaktiv veränderten Bindegewebes, wird der Schwerpunkt des Behandelns die mechanischen, biochemischen und reflektorischen Aspekte der manuellen Techniken betonen. Wird im Gegensatz dazu bei einem anderen Patienten die Chronifizierung durch zentrale Schmerzverarbeitungsprozesse aufrechterhalten, akzentuiert der Therapeut beim Behandeln kognitive und emotionale Aspekte und versucht, die verhaltensrelevante Seite der manuellen Triggerpunkt-Therapie optimal zu nutzen.

## 5.3 Management myofaszialer Schmerzen

Im Behandlungskonzept myofaszialer Schmerzen nehmen die gezielte Deaktivierung der mTrPs (manuelle Techniken, Dry Needling) und das Lösen bindegewebiger Adhäsionen (manuelle Techniken) einen zentralen Platz ein. Dies ist die zentrale Aufgabe der Triggerpunkt-Therapie im engeren Sinn (Kap. 5.1). Dabei sollen Behandlungsplanung und Behandlungsaufbau strukturiert und zielgerichtet erfolgen sowie prozesshaft organisiert sein (Kap. 5.3.1).

Zugleich ist es wichtig, den Blick nicht zu stark röhrenförmig einzuengen: Häufig ist es unzureichend, sich bei der Therapie myofaszialer Schmerzen ausschließlich auf die Deaktivierung der mTrPs zu beschränken. Vor allem bei der Behandlung chronischer Beschwerden zeigt die Erfahrung, dass es zur nachhaltigen Behebung der myofaszialen Probleme unerlässlich sein kann, weitere Aspekte miteinzubeziehen. Faktoren, die zur chronischen Überlastung der Muskulatur führen, muss die notwendige Aufmerksamkeit geschenkt werden. Andernfalls sind Rezidive vorprogrammiert. Prädisponierende und perpetuierende Faktoren sollen erkannt und in die Behandlungsstrategie miteinbezogen werden (Kap. 2.3.3). So ist die Triggerpunkt-Therapie – als Behandlungskonzept verstanden – offen dafür, weitere therapeutische Maßnahmen zu integrieren und in Kombination mit anderen Behandlungsmethoden eingesetzt zu werden (Kap. 5.3.2). Je nach Situation können unterschiedliche Formen der Kräftigungs- und Bewegungstherapie ebenso dazugehören wie gelenk- und nervenspezifische Techniken, kognitiv-verhaltenswirksame Maßnahmen, Strategien des Stressmanagements oder das Miteinbeziehen von Ernährungsaspekten etc.

Das Behandlungskonzept Triggerpunkt-Therapie ermöglicht somit beispielhaft, integrative Physiotherapie zu praktizieren; gleichzeitig ist die Triggerpunkt-Therapie optimal geeignet, als Teil einer multimodalen Physiotherapie eingesetzt zu werden.

Was zu tun ist, wenn eine Besserung nicht oder kaum eintritt, kommt in Kapitel 5.3.3 zur Sprache. Diesbezügliche Tipps aus dem Praxisalltag werden ergänzt durch Hinweise zu Triggerpunkt-Ketten, zur Behandlung latenter bzw. dysfunktionsrelevanter TrPs sowie zu den Grenzen der Triggerpunkt-Therapie.

**„Wise action".** An dieser Stelle ist darauf hinzuweisen, dass beim Management myofaszialer Schmerzen – wie auch bei jeder anderen therapeutischen Intervention – der Erfolg (oder Misserfolg) grundsätzlich von einer Vielzahl von Faktoren abhängig ist. Sinnvolles therapeutisches Handeln – Jones (2000, 2008) nennt es „wise action" – ist getragen von vier Grundpfeilern. Gestützt auf den aktuellen Stand der wissenschaftlichen Erkenntnisse (Best of Science), getragen von den persönlichen und überfachlichen Kompetenzen des Therapeuten (wie Kommunikationsfähigkeit, Empathie etc.), sollen die für den konkret vorliegenden Fall am besten geeigneten Behandlungstechniken (Best of Therapies) alle zur Verfügung stehenden Ressourcen des Patienten zur Bewältigung des Problems aktivieren (**Abb. 5.28**).

So ist beim Management myofaszialer Schmerzen zweifellos die Fachkompetenz des Therapeuten wichtig. Aber nicht nur. Neben dem fachlichen Wissen und Können des Behandelnden haben die Persönlichkeit sowohl des Therapeuten als auch diejenige des Klienten mit ihren Überzeugungen, Erwartungen und Befürchtungen, ihrer Kommunikationsfähigkeit, Kooperationsbereitschaft und Motivation etc. einen maßgeblichen Einfluss auf den Therapieverlauf und das Behandlungsresultat. Auch wenn diese Zusammenhänge beim Management chronischer (myofaszialer) Schmerzen wichtig sind und sie womöglich als limitierender Faktor den Behandlungserfolg schmälern können, ist es in diesem Kontext nur möglich, am Rand auf diesen Aspekt hinzuweisen. Effiziente Physiotherapie verbindet im Idealfall das beste Fachwissen und -können mit der bestmöglichen Nutzung der persönlichen Ressourcen sowohl des Klienten als auch des Therapeuten (**Abb. 5.28**).

Auch wenn im Folgenden – dem Anliegen des Buches entsprechend – vorwiegend der Aspekt der Fachkompetenz des Therapeuten beleuchtet und vertieft wird, ist es gut, sich vor Augen zu halten, dass das Resultat einer therapeutischen Intervention – sowohl Erfolg als auch ausbleibender Erfolg – bis zu einem gewissen Grad immer auch von nicht fachspezifischen Qualitäten bestimmt wird.

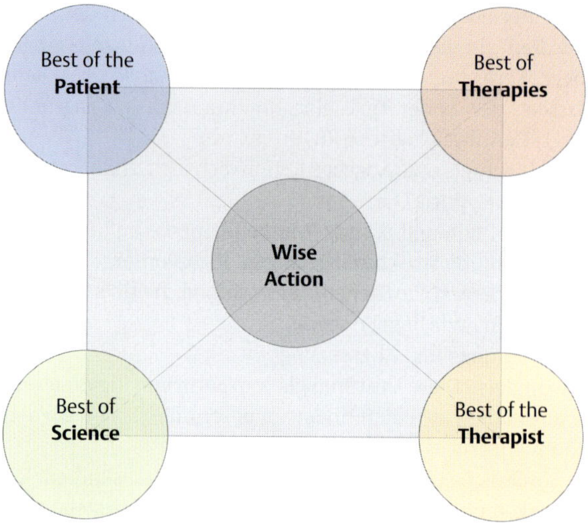


**Abb. 5.28** „Wise action" (nach Jones 2008). Sinnvolles therapeutisches Handeln („wise" – klug, vernünftig, weise) verbindet die besten wissenschaftlichen Erkenntnisse und die besten evidenzinformierten Therapiestrategien, nutzt die überfachlichen Kompetenzen des Therapeuten und weckt beim Patienten alle zur Verfügung stehenden Ressourcen.

## 5.3.1 Planung und Aufbau der Behandlungen

*„Der Mensch wird am Du zum Ich."*
*Martin Buber: Das dialogische Prinzip*

### Erstbehandlung

In der Erstkonsultation geht es darum, das Problem des Patienten zu erfassen. Anamnese (Kap. 4.2.1) und Befund (Kap. 4.2.2) nehmen entsprechend einen zentralen Platz ein. Dem versierten Behandler ist es in der Regel möglich, mit einem klar strukturierten Clinical Reasoning innerhalb von 10 – 15 min eine seriöse Grobeinschätzung der Situation zu gewinnen und eine erste Arbeitshypothese zu formulieren, die im weiteren Behandlungsprozess überprüft und weiterentwickelt wird. Nebenstehende Checkliste fasst zusammen, wie das Clinical Reasoning einer Erstbehandlung strukturiert sein kann (**Abb. 5.29,** s. auch **Abb. 4.12**, S. 72).

Vor der ersten Behandlung von mTrPs (Kap. 4.2.3) ist der Patient ausdrücklich darauf hinzuweisen, dass die Therapie vielleicht schmerzhaft sein wird und dass der Klient die Therapie jederzeit mit dem Wort „Stopp" unterbrechen soll, wenn es zu stark wehtut (S. 88). Der Patient ist darüber zu informieren, dass die Ursache des Schmerzes möglicherweise nicht dort liegt, wo er empfunden wird. So kann der Klient verstehen, warum der Therapeut beispielsweise bei Rückenschmerzen auch vorn untersucht und behandelt (Bauchmuskulatur und M. iliopsoas).

Nach erfolgter Probebehandlung zeigt der Wiederbefund, ob sich eine Besserung objektivieren lässt (Kap. 4.2.5).

**Clinical Reasoning**

**Anamnese** 5 – 7 Min.

1. offene Fragen — zuhören (3 Min.)
2. teilstrukturierte Anamnese — nachfragen
   → Ergänzungen einholen, soweit noch keine Antwort auf die 4 Fragen
   - Wo tut es weh?
   - Seit wann tut es weh?
   - Wodurch werden die Schmerzen verstärkt respektive vermindert (n. M. Referenzparameter aus dem Alltag)
   - Was vermutet der Patient als Ursache für die Schmerzen?

3. Zusatzinformationen (Alter, Beruf, Freizeit, Antikoagulation, Medikation, Röntgen/CT/MRT, Arbeitsfähigkeit, Soziales etc.)
   Informationen interpretieren:
   - Was deutet auf ein myofasziales Problem hin?
   - Was deutet auf ein nicht-myofasziales Problem hin?

   Welche Muskeln können betroffen sein aufgrund
   - Schmerzmuster (Referred Pain → Pain Guide)
   - erstmaligem Auftreten der Schmerzen → auslösenden Faktoren
   - Schmerzzunahme → unterhaltenden Faktoren
   - Schmerzabnahme

► **Muskelauswahl 1**

**Befund** 5 – 8 Min.

1. Inspektion
   - des alltäglichen Bewegungsverhaltens
   - im Stehen/Sitzen/Gehen/Bücken
   → welche Muskeln können betroffen sein?
2. Beweglichkeit (Screening-Tests)
   2.1 aktiv
   2.2 passiv
   → sind Muskeln der aktiven oder der gedehnten Muskelgruppe betroffen?
   → welche Muskeln können betroffen sein?

3. Kraft (Screening-Tests)
   3.1 Widerstandstests → welche Muskeln können betroffen sein?
   3.2 Referenzparameter aus dem Alltag → welche Muskeln können betroffen sein?

► **Muskelauswahl 2**

4. Palpation/Provokation

**Arbeitshypothese**

entwickelt sich kontinuierlich während Anamnese und Befund
→ was spricht für bzw. gegen ein myofasziales Problem?
→ welche Muskeln können betroffen sein?

**Probebehandlung** 5 Min.

► **Muskel aus der Schnittmenge der Muskelauswahl 1 und 2**

**Reassessment** 3 Min.

**Abb. 5.29** Clinical Reasoning: Checkliste Erstbehandlung.

Bevor der Patient nach Hause geht, wird er darüber orientiert, dass die behandelte Stelle evtl. noch für 1 – 2 Tage etwas gerötet und druckempfindlich sein kann oder dass sich ein Empfinden wie bei einer Prellung oder bei Muskelkater einstellt. Falls der posttherapeutische Schmerz zu heftig ist, kann ihn der Patient mit einem Schmerzmittel dämpfen. Der Patient wird gebeten, allfällige Reaktionen achtsam wahrzunehmen und in der folgenden Sitzung darüber zu berichten.

## Folgebehandlungen

Am Beginn jeder Folgebehandlung steht ein kurzes Reassessment (Kap. 4.2.5). Die Reaktionen auf die vorangehende Behandlung sind sorgfältig zu erfassen, denn sie bilden die Grundlage für die Entscheidung, was als Nächstes zu tun ist.

Im Clinical-Reasoning-Prozess ist es hilfreich, die Reaktionen, die im Anschluss an die manuelle Therapie von mTrPs auftreten können, wie folgt zu deuten.

### Interpretation des Schmerzverlaufs

**Nehmen die Schmerzen ab** und verbessert sich die die Funktion, bestätigt dies die Hypothese „myofaszial verursachtes Problem". Der eingeschlagene therapeutische Weg wird weiterverfolgt:

- Bei erst seit Kurzem bestehenden Problemen wird dieselbe Stelle abermals behandelt, bis ein zufriedenstellendes Ergebnis erreicht ist.
- Da chronische Schmerzzustände meistens durch Triggerpunkt-Aktivität in mehreren Muskeln aufrechterhalten werden, geht in diesen Fällen die Suche nach aktiven mTrPs in Synergisten und/oder Antagonisten weiter. Gleichzeitig wird nach aufrechterhaltenden Faktoren geforscht, um sie reduzieren zu können.

**Werden die Schmerzen stärker**, ist es hilfreich zu differenzieren. Es bewährt sich, zwischen Reaktionen am Ort der Behandlung selbst, d. h. einem sog. „therapeutisch induzierten Schmerz", und dem Verlauf des aus dem Alltag bekannten Schmerzmusters, d. h. dem „klinischen Schmerz", zu unterscheiden. Dies ist in den meisten Fällen möglich, da der Ort des Schmerzempfindens (klinischer Schmerz) und der Ort der Schmerzursache (dort wo behandelt wird: therapeutisch induzierter Schmerz) infolge des sehr häufigen Referred-Pain-Phänomens nicht identisch sind.

### *Therapeutisch induzierter Schmerz*

Eine vorübergehende lokal erhöhte Schmerzempfindlichkeit am Ort, an dem behandelt wurde, tritt häufig auf. Solange die Schmerzsensibilisierung moderat ist und ein bis maximal zwei Tage dauert, ist von therapeutischer Seite her nichts dagegen einzuwenden. Toleriert der Patient diese unangenehme Begleiterscheinung, kann in den Folgebehandlungen mit analoger Reizintensität gearbeitet werden. Ist die entstandene Reaktion für den Patienten zu heftig, soll die Folgebehandlung weniger intensiv sein.

Treten am Ort der Behandlung länger als zwei Tage Spontanschmerzen oder eine verstärkte Schmerzempfindlichkeit auf, ist dies ein eindeutiges Zeichen, dass in der vorangehenden Therapie zu viel gemacht wurde. In der Folgebehandlung muss die Intensität der Behandlung reduziert werden: weniger starker und weniger langer Druck an derselben Stelle.

Der Patient wird gefragt, ob er während der letzten Behandlung manchmal das Gefühl gehabt habe, dass es zu stark weh tue und dass er spontan hätte „Stopp" sagen wollen, dies aber – aus welchem Grund auch immer – nicht getan habe. Viele Patienten bestätigen dies und äußern, sie hätten nicht „Stopp" gesagt, weil sie

- alles tun möchten, damit es möglichst rasch besser wird
- überzeugt sind, dass es besser ist, mit möglichst viel Druck zu behandeln
- der Meinung sind, dass „es nur helfen kann, wenn es weh-tut"
- der Therapeut am besten wisse, was und wie viel für den Patienten am besten sei.

Damit werden fundamentale „Glaubenssätze" (beliefs) der Patienten deutlich, und es eröffnet sich die Möglichkeit, auch diese Überzeugungen, die häufig Chronifizierungsprozesse begünstigen, in die Therapie miteinzubeziehen (Kap. 5.2.5). Diese Patienten werden ermuntert, in der kommenden Behandlung den ersten Impuls, „Stopp" zu sagen, wahrzunehmen – und entsprechend zu handeln.

Patienten, die versichern, sie hätten in der vorangehenden Therapie kaum etwas gespürt und der Therapeut hätte ruhig noch stärker drücken können, die jedoch als Reaktion anschließend für mehrere Tage massive Schmerzen am Ort der Behandlung zeigen, haben ein Problem: Die Alarmfunktion des Körpers, die vor einer potenziell schädigende Bedrohung respektive Überforderung warnt, funktioniert nicht angemessen. Es ist notwendig, diese Klienten darauf zu sensibilisieren, dass jedes organische System eine physiologische Belastungsgrenze hat und dass es für die Gesundheit unentbehrlich ist, diese Belastungsgrenze zu kennen und zu respektieren. Es ist notwendig, körperliche und emotionale Signale wahrnehmen zu können, die zeigen, wann die physiologische Belastungsgrenze erreicht ist. Fehlt diese Kompetenz, besteht eine sehr hohe Wahrscheinlichkeit, sich wiederholt zu überlasten, und dies ist ein maßgeblicher Risikofaktor für die Perpetuierung myofaszialer Probleme. Es ist also Teil der kausalen Therapie myofaszialer Probleme, die Selbstwahrnehmung dieser Klienten zu schulen. Die manuelle Triggerpunkt-Therapie eignet sich vorzüglich, diesen Aspekt zu integrieren. In künftigen Behandlungen wird wiederholt auf das Wahrnehmen körperlicher Zeichen hingewiesen, die eine Belastungsgrenze signalisieren können, wie beispielweise unwillkürliche mimische Reaktionen, Veränderungen des Atems, Abwehrspannungen etc. Werden keine solche Signale sichtbar, kann mit dem Patienten vereinbart werden, in der folgenden Therapie probeweise bei ca. 60 % dessen, was er meint, sich maximal zumuten zu können, „Stopp" zu sagen. Aufgrund der sich zeigenden Reaktion kann so mit der Zeit eine adäquate Reizdosierung gefunden werden.

Am Ort der Behandlung selbst treten als unerwünschte Begleiterscheinung gelegentlich Hämatome auf. Dies sollte nicht wiederholt der Fall sein; die Behandlungsintensität ist angemessen zu reduzieren.

## *Klinischer Schmerz*

Der Verlauf des klinischen Schmerzmusters kann im Anschluss an eine (Triggerpunkt-)Therapie grundsätzlich drei Möglichkeiten zeigen: Die dem Patienten im Alltag bekannten Schmerzen nehmen entweder zu, ab oder bleiben unverändert.

**Werden die klinischen Schmerzen weniger** (**Abb. 5.30** a), bestätigt dies die Arbeitshypothese, und es macht Sinn, die begonnene Therapiestrategie weiterzuverfolgen.

- Bestehen die Schmerzen erst seit Kurzem, wird derselbe Muskel wiederholt behandelt, und zwar so lange, bis ein befriedigendes Resultat erreicht ist oder bis kein positiver Effekt mehr erzielt wird (s. u.).
- Wird die erzielte Wirkung mit jeder weiteren Therapie von mTrPs im gleichen Muskel schwächer, ist dies ein Hinweis, dass vermutlich sekundäre TrPs behandelt werden. Die Suche nach primären TrPs steht an („Klinik“: Suche nach primären TrPs [1]). Es ist aber möglicherweise auch ein Zeichen dafür, dass es sich nicht um ein primäres myofasziales Problem handelt, das kausal behandelt werden kann, sondern um ein sekundäres (S. 138).
- Falls der positive Effekt einer Triggerpunkt-Therapie zunächst zu einer kurzfristigen Linderung führt (z. B. Schmerzfreiheit von 0,5 h) und bei Wiederholung der Therapie am gleichen Muskel das Zeitfenster der positiven Wirkung jedes Mal größer wird (z. B. nach der 2. Therapie Schmerzfreiheit von 2 h und nach der 3. Therapie von 1 Tag), soll die Therapie von TrPs in derselben Muskulatur wiederholt werden, bis ein Plateau erreicht ist. Bei zufriedenstellendem Ergebnis kann die Therapie abgeschlossen werden. Andernfalls werden weitere myofasziale Befunde in Synergisten und/oder Antagonisten gesucht und behandelt sowie perpetuierende Faktoren miteinbezogen.
- Chronische Schmerzzustände sind meistens durch Triggerpunkt-Aktivität in mehreren Muskeln verursacht. In diesen Fällen ist ein bewährtes Vorgehen, um einen Überblick über den Stellenwert des Störpotenzials von TrPs in verschiedenen Muskeln zu gewinnen, in den ersten 4 – 5 Behandlungen jedes Mal einen anderen Muskel respektive eine andere Muskelgruppe zu therapieren – auch wenn eine Behandlung an einem bestimmten Muskel bereits zu Schmerzlinderung geführt hat. So zeigt sich nach wenigen Sitzungen, von welchen Muskeln aus die prägnanteste Wirkung erzielt werden kann und welche Muskeln für das Problem weniger oder nicht relevant sind. So klärt sich, wo primäre und wo assoziierte TrPs liegen (s. auch S. 132). Gleichzeitig werden aufrechterhaltende Faktoren gesucht, damit sie minimiert werden können.

**Klinik:** Suche nach primären Triggerpunkten (1)
Ein Patient berichtet beispielsweise, er habe nach der Behandlung von TrPs im M. gluteus medius links erstmals seit über einem Jahr wieder 2 h schmerzfrei auf der linken Seite liegen können und er wünsche, dass die Therapie wiederholt werde. Es wird nochmals dieselbe Stelle therapiert mit dem Effekt, dass der Patient wiederum beschwerdefrei auf der linken Seite liegen kann, allerdings nur noch für 1 h. Die Therapie wird abermals wiederholt, und der Patient kann danach noch 0,5 h schmerzfrei liegen. Die schmerzlindernde Wirkung nimmt also mit jeder Behandlung ab. Dies ist ein Zeichen, dass in der Therapie nicht primäre, sondern sekundäre TrPs (oder Satteliten-TrPs) behandelt wurden und dass es notwendig ist, die primären TrPs zu identifizieren und zu behandeln. Infrage kommen somit beispielweise TrPs im M. tensor fasciae latae (Synergist), M. adductor magnus (Antagonist) oder M. quadratus lumborum (TrP-Kette; S. 132).

**Nehmen die klinischen Schmerzen zu**, ist dies ein Zeichen, dass man mit einer für das Problem relevanten Struktur in Kontakt gekommen ist.

- Klingen die verstärkten klinischen Schmerzen innerhalb von ein bis maximal zwei Tagen wieder ab und pendelt sich das Schmerzniveau nach 3 – 4 Tagen auf tieferem Niveau ein als vor der letzten Behandlung, ist das insgesamt positiv zu werten (**Abb. 5.30** b). Die meisten Patienten nehmen eine vorübergehende Schmerzverstärkung bereitwillig in Kauf, wenn die Schmerzbilanz insgesamt positiv ist. In der Folgebehandlung ist bei Patienten, die einen vorübergehenden Schmerzanstieg nicht tolerieren, weniger intensiv zu therapieren, ansonsten kann mit analoger Intensität weitergearbeitet werden.
- Bleiben die dem Patienten bekannten Schmerzen länger als zwei Tage erhöht, nehmen aber nach einigen Tagen spontan wieder ab und sinken unter das anfängliche Ni-

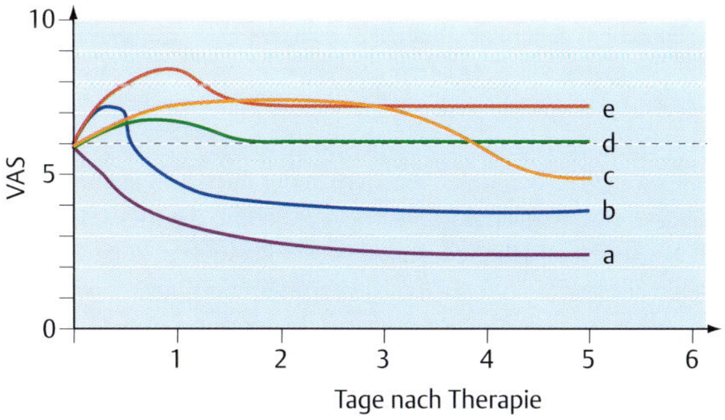


**Abb. 5.30** Klinischer Schmerz. Unterschiedliche Varianten des postinterventionalen Verlaufs der klinischen Schmerzen nach manueller Therapie von mTrPs. Klinischer Schmerz präinterventional VAS 6; Interpretation der unterschiedlichen Verlaufskurven im Text.
**a** Unmittelbare Schmerzabnahme im Anschluss an die Therapie.
**b** Abnahme der Schmerzen nach kurzzeitiger (< 2 Tage) Schmerzzunahme.
**c** Verzögerte Abnahme der Schmerzen nach längerer (> 2 Tage) Schmerzzunahme.
**d** Vorübergehende Schmerzzunahme, insgesamt jedoch keine Schmerzveränderung.
**e** Schmerzzunahme länger als 5 Tage.

veau (**Abb. 5.30** c), bedeutet das, dass die Behandlungsintensität bezogen auf die Irritierbarkeit und Reaktionslage des Gewebes eindeutig zu stark war. In der Folgebehandlung ist somit weniger lang und weniger stark zu therapieren.

- Nehmen die klinischen Schmerzen vorübergehend zu und gehen dann auf das präinterventionale Niveau zurück (**Abb. 5.30** d), ist das ein Zeichen dafür, dass man nicht primäre, sondern assoziierte TrPs behandelt hat. Die Folgebehandlung richtet sich einerseits auf die Identifikation primärer TrPs und überprüft andererseits die aufgestellte Arbeitshypothese – möglicherweise liegt ein sekundäres myofasziales Syndrom vor, und es ist prioritär, das zugrunde liegende nicht myofasziale Problem zu erkennen und zu behandeln (S. 138, sowie Kap. 4.3).
- Nehmen die klinischen Schmerzen vorübergehend zu und bleiben auf erhöhtem Niveau bestehen (**Abb. 5.30** e), hat man mit großer Wahrscheinlichkeit Satelliten-TrPs behandelt. Diese liegen im Referred-Pain-Gebiet primärer TrPs und können sich nach der manuellen Therapie nicht angemessen regenerieren, da Durchblutung und Trophik infolge des Einflusses der primären TrPs reduziert sind. In der Folgebehandlung sind somit primäre TrPs, die meist proximal liegen, aufzufinden und zu behandeln („Klinik": Suche nach primären Triggerpunkten [2] sowie S. 57 und S. 132). Es ist aber auch möglich, dass eine nicht muskuläre Ursache (die arthrogen, neurogen, entzündlich, viszerogen oder psychogen sein kann) sekundär zu TrPs geführt hat und durch die Therapie die Gesamtsumme des nozizeptiven Inputs verstärkt wurde und das Schmerzverarbeitungssystem überlastet (S. 46).

**Klinik:** Suche nach primären Triggerpunkten (2)
Bei lateralen Ellenbogenschmerzen gibt es häufig mTrPs im M. brachioradialis und in den Mm. extensor carpi radialis longus und brevis, von denen aus die dem Patienten bekannten Schmerzen ausgelöst werden können. Werden diese mTrPs gleich zu Beginn einer Behandlungssequenz behandelt, verschlimmern sich relativ oft die Symptome der lateralen Epikondylodynie, die Schmerzen nehmen zu. Wenn dies der Fall ist, sind mit größter Wahrscheinlichkeit im M. brachioradialis und in den Mm. extensor carpi radialis longus und brevis Satelliten-TrPs behandelt worden. In der nächsten Therapiesitzung sind folglich primäre TrPs zu suchen, die meist proximal liegen und ihr Schmerzausstrahlungsgebiet zum lateralen Ellenbogen haben. Infrage kommen beispielsweise der M. subscapularis, M. supraspinatus, M. infraspinatus, M. teres minor, M. serratus anterior oder die Mm. scaleni (**Abb. 9.40**, S. 542). Erst nachdem das Störpotenzial der primären TrPs deaktiviert wurde, ist es therapeutisch sinnvoll und effektiv, noch die vorerwähnten Muskeln, die lokal bei der Schmerzstelle liegen, zu behandeln – falls dies noch nötig ist.

**Bleiben die klinischen Schmerzen unverändert**, heißt dies – vorausgesetzt, dass präzise und mit adäquater Intensität behandelt wurde –, dass

- die behandelte myofasziale Struktur für das vorliegende Problem nicht relevant ist. In der Folgebehandlung werden weitere verdächtige Muskeln auf TrPs hin untersucht und bei positivem Befund behandelt.
- Sind alle aufgrund von Anamnese und Befund infrage kommenden Muskeln einer Probebehandlung unterzogen worden (**Abb. 4.12**, S. 72) und ist durchgehend keine Reaktion – weder Verbesserung noch Verschlechterung der Symptome – ausgelöst worden, bedeutet dies, dass das Problem mit großer Wahrscheinlichkeit nicht myofaszial verursacht ist. Es ist somit möglich, die Triggerpunkt-Therapie im Sinne der Ausschlussdiagnostik einzusetzen. Auch wenn dem Patienten damit nicht direkt geholfen wird und die Schmerzen weiter bestehen, ist dies als Informationsgewinn im Clinical-Reasoning-Prozess äußerst wertvoll und kann behilflich sein, die primäre Ursache des Problems herauszufinden.
- In seltenen Fällen kann es aber auch bedeuten, dass – obwohl das Problem primär myofaszialer Natur ist – eine positive Beeinflussung nicht mehr möglich ist, da der Point of no Return bereits überschritten ist (S. 137).
- Es gibt eine ganze Anzahl weiterer Faktoren, die für eine Therapieresistenz verantwortlich sein können (Kap. 5.3.3).

---

- Bei der Interpretation des Schmerzverlaufs ist zu differenzieren zwischen Reaktionen am Ort des „therapeutisch induzierten Schmerzes" und des „klinischen Schmerzes".
- Eine vorübergehende lokal erhöhte Schmerzempfindlichkeit am Ort, der behandelt wurde, tritt häufig auf.

---

## Therapeutische Pause

Sind mTrPs gründlich manuell therapiert worden, braucht das behandelte Gewebe Schonung und relative Ruhe. Die Stelle des Muskels, an der in die Tiefe gearbeitet wurde, sollte für 7 – 10 Tage nicht mehr mit Druck behandelt werden. Dies wäre kontraproduktiv, da damit die durch die therapeutische Intervention in Gang gesetzten Reparationsvorgänge behindert würden.

Ungeduldigen Patienten, die bereits nach zwei Tagen eine Weiterführung der Therapie an derselben Stelle erwarten (und manchmal fordern), ist in Erinnerung zu rufen, dass noch nie ein Arzt oder Therapeut jemanden geheilt hat. Die Mediziner kennen ein Sprichwort, das den Sachverhalt treffend beschreibt: „Medicus curat – natura sanat" („Der Arzt/Therapeut setzt einen therapeutischen Reiz – die Natur heilt"). Mit der manuellen Therapie der TrPs setzen wir einen möglichst spezifischen und zwingenden Reiz, der den in Reaktionsstarre sich befindenden Muskelabschnitt erschüttert, löst und teilweise zerstört und der damit die Voraussetzung schafft, dass sich das Muskel- und Bindegewebe unter optimalen Rahmenbedingungen (bessere Durchblutung, mehr Sauerstoff) regenerieren kann. Den physiologischen Regenerationsprozessen, die im Anschluss an die manuelle Triggerpunkt-Therapie einsetzen, ist genügend Zeit und Raum zu geben. Erst dadurch kann die manuelle Triggerpunkt-Therapie ihre volle Wirksamkeit entfalten.

In der „Pausenphase" sind dosiertes Dehnen, leichtes aktives Bewegen und propriozeptiv differenzierter Input förderlich für den Regenerationsprozess (S. 89 ff sowie S. 100 ff).

Selbstverständlich muss bis zur folgenden therapeutischen Sitzung nicht zwei Wochen gewartet werden. Bereits am nächsten oder übernächsten Tag kann die Triggerpunkt-Therapie weitergeführt werden (z. B. wenn der Patient stationär in einer Rehabilitationsklinik ist). Dabei soll jedoch nicht an derselben Muskelstelle behandelt werden wie zuvor (z. B. an den transversal verlaufenden Fasern des M. infraspinatus), sondern es werden bisher nicht therapierte Muskelregionen (z. B. die diagonal verlaufenden, lateral liegenden Anteile des M. infraspinatus) oder benachbarte Muskeln (z. B. der M. teres minor) behandelt. Sind die Abstände zwischen den einzelnen Sitzungen jedoch sehr kurz (weniger als 3 Tage), wird es kaum noch möglich, die spezifischen Reaktionen auf die Behandlung verschiedener Muskeln in den einzelnen Sitzungen als Informationen im Clinical-Reasoning-Prozess zu nutzen. Gerade bei komplexen chronischen Fällen ist es daher empfehlenswert, in einer Sitzung nur in einer Muskelgruppe (z. B. den Außenrotatoren der Schulter) zu arbeiten und genügend Zeit (5 – 7 Tage) bis zur nächsten Sitzung zu lassen, um die Reaktion möglichst eindeutig lesen zu können (S. 120 f).

## Heimprogramm

Im Verlauf der Therapie wird mit den Patienten ein Heimprogramm erarbeitet. Es ermöglicht den Patienten, selbstverantwortlich und selbsttätig die in Gang gebrachten Regenerationsprozesse zu unterstützen, Rezidiven vorzubeugen und – falls notwendig – die Therapie der myofaszialen Strukturen nach Behandlungsabschluss selbstständig weiterzuführen.

### *Stretching*

Wird im Behandlungsverlauf deutlich, welcher Muskel oder welche Muskelgruppe für das Problem relevant ist, wird dem Patienten für die betreffende Muskulatur das Stretching gezeigt, das er zu Hause und am Arbeitsplatz als Heimübung regelmäßig (2- bis 4-mal pro Tag) ausführen soll (S. 88 ff).

### *Funktionelles Training*

Für die betreffende Muskelgruppe wird ein angepasstes funktionelles Training initiiert (S. 100 ff). Die Regeneration der Muskulatur und die Remodellierung des Bindegewebes brauchen

- Zeit (Halbwertszeit des Bindegewebes beträgt 1 Jahr)
- Bewegung
- propriozeptiven Input

### *ADL (Activities of Daily Life)*

Alltagstätigkeiten (Sitzen, Stehen, Gehen, Liegen, Bücken, Gewichteheben und oder -tragen etc.) werden eingeübt und trainiert, sodass sie so gering belastend und wenig ermüdend wie möglich durchgeführt werden können.

### *Selbstbehandlung*

In vielen Muskeln können TrPs problemlos selbst behandelt werden. Fingerdrucktechniken eignen sich, das Störpotenzial von mTrPs direkt im Sinne der Techniken I, II und III selbst zu deaktivieren, sei dies mit dem Druck des Daumens oder eines anderen Fingers, z. B. im M. quadratus lumborum (**Abb. 7.181**, S. 269), M. temporalis oder M. quadriceps etc., oder mit dem Pinzettengriff, z. B. M. sternocleidomastoideus (**Abb. 7.105**, S. 209), M. trapezius descendens, M. pectoralis major oder M. latissimus dorsi etc.

Hilfsmittel leisten oft gute Dienste:

- Ein Triggerpunkt-Hölzchen hilft bei der Selbstbehandlung der Muskulatur der Fußsohle (Fersenspornschmerzen), des M. quadriceps oder des M. tensor fascia latae etc.
- Ein Tennisball kann nützlich sein, die Hüftabduktoren (**Abb. 5.31** a), die Gesäß-und Rückenmuskulatur, den Vastus lateralis, die Ischiokruralen und alle Schichten der Wadenmuskulatur (**Abb. 7.299**, S. 347) oder die Fußmuskeln (**Abb. 5.31** b) zu behandeln.
- Ein „Triggerpunkt-Bügel" (theracane) ermöglicht es, alle Stellen am Rücken differenziert zu erreichen (**Abb. 5.31** c).

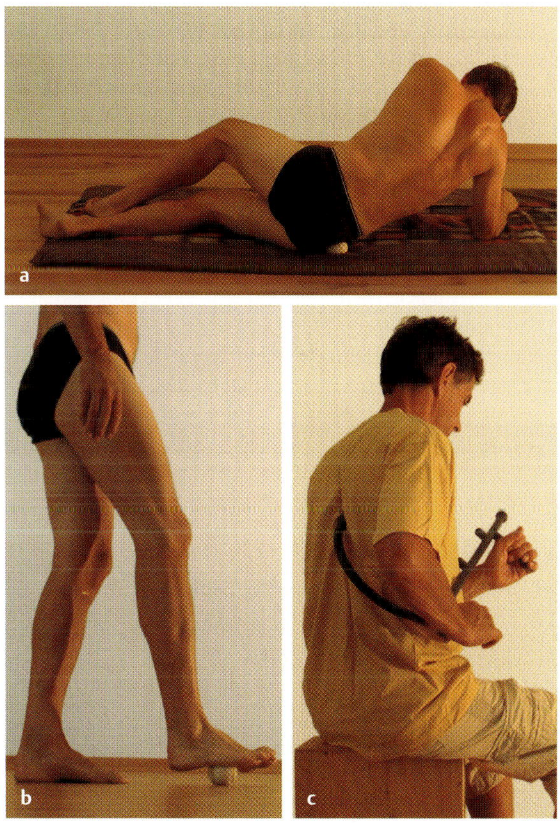


**Abb. 5.31** Hilfsmittel – Selbstbehandlung von mTrPs.
**a** Selbstbehandlung mTrPs mit einem Tennisball in den Abduktoren des Hüftgelenks.
**b** Selbstbehandlung der kurzen plantaren Fußmuskeln mit einem Tennisball.
**c** Selbstbehandlung der Rückenmuskulatur mit einem „Triggerpunkt-Bügel".

## Abschluss der Therapie

Die Therapie wird abgeschlossen, sobald die vereinbarten Therapieziele erreicht sind.

- Häufig sind nach 5 – 9 Behandlungen die Schmerzen weitgehend (zu 80 – 90 %) gemindert, und viele Patienten äußern, dass sie deswegen nicht mehr einen Arzt oder Physiotherapeuten aufsuchen würden. In diesen Fällen kann die Therapie guten Gewissens beendet werden, denn erfahrungsgemäß klingen die Restbeschwerden innerhalb eines halben Jahres sehr häufig spontan noch völlig ab.
- Es ist sinnvoll, die Patienten zu ermuntern, das auf sie zugeschnittene Heimprogramm für 3 – 6 Monate weiterzuführen und – wichtig! – auslösende und aufrechterhaltende Situationen zu meiden/zu reduzieren.
- Manchmal sind Patienten beunruhigt, dass – obwohl sie im Alltag beschwerdefrei sind – in der Therapie noch TrPs gefunden werden können, die bei kräftiger Druckprovokation das früher bekannte klinische Schmerzbild auszulösen vermögen. Die Erklärung, dass die ursprünglich aktiven TrPs infolge der Therapie so weit desensibilisiert wurden, dass sie im Alltag kein Störpotenzial mehr haben und somit zu latenten TrPs wurden, dass in der Therapie diese latenten TrPs jedoch durch kräftigen mechanischen Druck noch überschwellig provoziert werden können und so die altbekannten Schmerzen reproduzierbar sind, ist in diesen Fällen oft hilfreich und kann anhand von **Abbildung 5.32** gut erläutert werden. Ziel der Therapie ist also, eine für die Aktivitäten des Patienten genügend große Belastungstoleranz zu erreichen.

Rückblickend zeigt sich: Die Therapie ist ein großer Dialog. Anamnese, Befund und Probebehandlung dienen dem Aufnehmen von Informationen. Die Interpretation dieser Informationen führt zur Bildung einer Hypothese, was der dominierende Faktor des Problems sein könnte. Der Therapeut agiert entsprechend der Hypothese (z. B. mit der Behandlung der mTrPs). Nonverbal gibt er auf diese Weise den Versuch einer Antwort auf die im Problem sich zeigende Frage. Gleichzeitig stellt die therapeutische Intervention (z. B. in Form einer Triggerpunkt-Behandlung) eine Frage an den Organismus des Klienten. Auf diese nonverbal gestellte Frage erfolgt eine ebensolche Antwort in Form der körperlichen Reaktion. Der Therapeut „liest" und interpretiert dieses Frage-Antwort-Spiel. Indem er (be-)handelt, lässt er sich auf die vom Patienten gewählte (Körper-)Sprachebene ein. Jede – verbale und nonverbale – Reaktion wird als Zeichen wahrgenommen und gedeutet. Der Therapeut ist ein qualifizierter Fährtenleser, und er wird damit – dem ursprünglichen Wortsinn von „therapeuin" (griechisch für „Weggefährte sein") entsprechend – zum Wegbegleiter; der therapeutische Weg entsteht, indem er begangen wird.

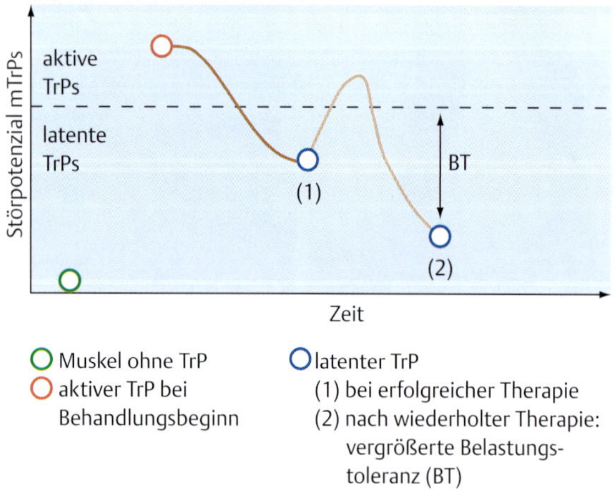


**Abb. 5.32** Therapie: Deaktivierung aktiver TrPs zu latenten TrPs. Ziel ist, eine für die Aktivitäten des Patienten hinreichend große Belastungstoleranz zu gewinnen.

**Zusammenfassung:** Planung und Aufbau der Behandlung

Planung und Aufbau der Behandlung erfolgen prozesshaft.

- Es ist nicht realistisch, in der Erstbehandlung einen für die kommenden fünf Therapiesitzungen gültigen Therapieplan festzulegen und stur umzusetzen.
- Aufgrund von Anamnese und Befund wird eine (vorläufige) Arbeitshypothese erstellt, die als Grundlage für die aktuelle therapeutische Intervention (z. B. in Form einer manuellen Triggerpunkt-Therapie) dient.
- Mit der therapeutischen Aktion wird ein Reiz gesetzt, der vom „Gesamtorganismus" Patient beantwortet wird.
- Im Reassessment wird die Antwort des Patienten – sowohl im verbalen als auch im nonverbalen Bereich (Gewebsreaktion, Schmerz- und Funktionsentwicklung) – gezielt abgeholt.
- Der Therapeut sammelt minutiös jede Information; er analysiert und interpretiert sie sorgfältig aufgrund seines Fachwissens und prüft, ob dadurch die Arbeitshypothese bekräftigt wird oder revidiert werden muss. Im Kontakt mit der sich entwickelnden Situation entscheidet er von Mal zu Mal neu, was im Moment der aktuellen Sitzung angemessen ist zu tun – oder zu lassen.

## 5.3.2 Kombination der manuellen Triggerpunkt-Therapie mit anderen Behandlungsmethoden

Die Therapie myofaszialer Schmerzen kann längerfristig vielfach nur dann erfolgreich sein, wenn gleichzeitig zur lokalen Behandlung der mTrPs auch diejenigen Einflüsse berücksichtigt werden, die die Muskulatur chronisch überlasten; andernfalls sind Rezidive vorprogrammiert. Perpetuierende Faktoren müssen erkannt und in die Behandlungsstrategie miteinbezogen werden.

Ebenso liegt es auf der Hand, Maßnahmen zur Schmerzlinderung zu nutzen. Sie sind hilfreich, die periphere Nozizeption zu senken, und unterstützen damit die Triggerpunkt-Therapie beim Erreichen eines ihrer Therapieziele (S. 78).

Zur effizienten und nachhaltigen Therapie eines myofaszialen Schmerzsyndroms ist es folglich häufig sinnvoll, die manuelle Triggerpunkt-Therapie mit anderen Behandlungsmethoden zu kombinieren.

### *Funktionelle Bewegungstherapie*

Funktionell ausgerichtete Bewegungstherapie ist hilfreich, ungünstige Haltungs- und Bewegungsgewohnheiten (Sitzen, Stehen, Gehen, Bücken etc.), die zu muskulären Überlastungen führen, zu erkennen und zu verändern. Unökonomische Stellungen und Bewegungsabläufe bei Arbeitsvorgängen und im Sport sollten analysiert und wenn möglich korrigiert werden. Andernfalls werden die myofaszialen Schmerzen rezidivieren. Monotone, die Muskulatur einseitig beanspruchende Tätigkeiten mit lang dauernder Aktivierung eines Muskels in verkürzter Position müssen regelmäßig (Heimprogramm!) unterbrochen werden (s. auch S. 100).

### *Krafttraining*

Muskeln, die gut trainiert sind, werden weniger früh überlastet als schlecht trainierte und entwickeln somit nicht so leicht mTrPs. Kräftigungstraining sollte maßvoll dosiert werden (Pacing), den funktionell-koordinativen Aspekt angemessen berücksichtigen und Freude bereiten. Mangel an Kraft und schlechte Koordination können durch mTrPs verursacht sein (Ivanichev 2007, Lucas et al. 2004; s. auch **Abb. 2.4** und **Abb. 2.5**, S. 11 f). Bevor ein Trainingsprogramm, sei es auf der Basis eines Konzepts wie Muscle Balance, Functional Kinetics (FBL Klein-Vogelbach), medizinischer Trainingstherapie oder sportlicher Aktivitäten aufgenommen wird, sollten allenfalls vorliegende Triggerpunkt-Probleme erkannt und mit einer gezielten Behandlung angegangen werden (s. auch S. 100).

### *Gelenk- und nervenspezifische Manualtherapie*

Muskel, Gelenk und Nerv bilden eine funktionelle Einheit. Manualtherapeutische Techniken können die Behandlung der Muskulatur (Triggerpunkt-Therapie), der Gelenke (Kaltenborn, Maitland, Cyriax, Osteopathie, Chiropraktik u. a.) oder Nerven (Neurodynamik) fokussieren. Da artikuläre Dysfunktionen und Störungen der Neurodynamik sowohl in einem kausalen als auch einem begleitenden Zusammenhang zu mTrPs stehen können, sollte der Kliniker bei der Behandlung neuromuskuloskelettaler Schmerzen nach vorangegangener Untersuchung je nach Indikation die Weichteile und/oder Gelenkdysfunktionen bzw. Probleme der Neurodynamik behandeln. Sowohl muskel- als auch gelenk- und nervenspezifische manualtherapeutische Techniken sind integrative Bestandteile in der Behandlung des myofaszialen Schmerzsyndroms.

Die gesamte Triggerpunkt-Phänomenologie mit Schmerz, Hartspannstrang, Abschwächung und Bewegungseinschränkung hat auf die Gelenkposition im betroffenen Gebiet einen großen Einfluss. Nach Dejung (1994, 2009) und Lewit (2007) beginnen die meisten Funktionsstörungen im Bereich der Wirbelsäule mit einem Triggerpunkt-Problem; die Minderbeweglichkeit der Gelenke ist in der Regel sekundär. Auch Sachse (1998) weist darauf hin, dass hypomobile, artikuläre Dysfunktionen sehr wohl eine muskuläre Ursache haben können. Weissmann (2000) zeigt am Beispiel der LWS auf, wie als „Gelenkzeichen" interpretierte Befunde von der Muskulatur her ausgelöst werden können. Gelenkspezifische manualtherapeutische Interventionen vermögen die Muskulatur reflektorisch zu detonisieren und damit mTrPs vorübergehend zu entlasten. Bei chronischen, bindegewebig fixierten Störungen können gelenkspezifische Techniken jedoch keine nachhaltige Wirkung zeigen, da die Bindegewebskomponente reflektorisch nicht beeinflussbar ist. Bei chronischen neuromuskuloskelettalen Schmerzen empfehlen Lewit (Referat in Jena, 2000) und Dejung (2009) deshalb folgende Hierarchie der Behandlungsebenen:

- zuerst das Bindegewebe
- dann der Muskel
- und – falls notwendig – das Gelenk

### *Kinesiotaping*

Verschiedene therapeutische Maßnahmen, wie beispielsweise Kinesiotaping, verändern über eine Modulierung des propriozeptiven Inputs das Muskelaktivierungs- und -belastungsmuster (Fazilitationstape). Sie eignen sich bestens, zusammen mit Triggerpunkt-Therapie eingesetzt zu werden, da mit dem veränderten Muskelrekrutierungsmuster einseitig beanspruchte Muskelpartien – in denen sich zumeist die aktiven TrPs gebildet haben – zeitweise entlastet werden. Dies unterstützt die Regenerationsphase nach der manuellen Triggerpunkt-Therapie und hilft, ökonomische Bewegungsmuster (wieder) zu finden.

### *Körperfühlarbeit/somatopsychisches Lernen*

Da psychische Faktoren wie Stress oder Angst einen unmittelbaren Einfluss auf die Triggerpunkt-Aktivität haben (Mc Nulty 1994; **Abb. 2.41**, S. 57), sind Arbeitsweisen, die bewusst und gezielt den Menschen in seiner psychophysischen Einheit ansprechen, wertvolle Verbündete in der Behandlung myofaszialer Schmerzen. Einer Vielzahl unterschiedlicher Methoden ist gemein, dass sie die Körperfühlarbeit und das somatopsychische Lernen ins Zentrum stellen: Feldenkrais, Alexander-Technik, Eutonie nach Gerda Alexander, Psychotonik Glaser, TaKeTiNa-Rhythmusarbeit, Middendorf'sche Atemtherapie, Heileurhythmie, Tai-Chi, Qigong, Yoga u. a.

### *Muskeltonussenkende Maßnahmen*

Alle Maßnahmen, die den Muskeltonus senken, sind willkommen zur Unterstützungen der Behandlung myofaszialer Schmerzen. Eine breite Palette von spezifischen Entspannungstechniken wie autogenes Training, progressive Relaxation nach Jacobson u. a. sowie von unspezifischeren Maßnahmen wie Sauna, Hamam oder anderen Formen der Wärmeanwendung (s. u.), aber auch Konzertbesuche, regelmäßige Meditationspraxis, Fischen, Wandern, Pflegen freundschaftlicher Kontakte etc. sind Möglichkeiten, Verspannungen abzubauen. Durch autogenes Training beispielsweise lassen sich nachweislich die in aktiven mTrPs markant erhöhten EMG-Potenziale (**Abb. 2.7**, S. 17) deutlich reduzieren (Banks et al. 1998; **Abb. 5.33**).

### Schmerzlindernde Maßnahmen

Schmerzen können durch unterschiedliche Maßnahmen reduziert werden.

- Das körpereigene Schmerzkontrollsystem kann stimuliert werden über Aktionen, die die Endorphinausschüttung anregen (s. u.) bzw. die deszendierende Schmerzhemmung begünstigen.
- Verschiedene Verfahren nutzen den Gate-Control-Mechanismus. Durch niederfrequente Elektrotherapie (TENS) oder Kälteanwendungen, aber auch durch Bewegung (propriozeptive Signale) und Berührung (taktile Signale) etc. können periphere Schmerzreize (bis zu einem gewissen Grad) überdeckt werden.
- Schmerzen können medikamentös reduziert werden.

Solche Maßnahmen sollen – der konkreten Situation entsprechend – eingesetzt und genutzt werden: Je deutlicher die periphere Nozizeption reduziert werden kann, umso besser sind die Voraussetzungen zur Deaktivierung der mTrPs.

### Die Endorphinfreisetzung stimulierende Maßnahmen

Körpereigene Opiate unterstützen die endogene Schmerzhemmung. Endorphine werden vermehrt ausgeschüttet beim Schmunzeln, Schmusen, Lachen, beim Lauschen und Staunen sowie bei körperlicher Aktivität, im Speziellen bei rhythmischen Bewegungen wie Gehen, Schwimmen, Joggen (Runner's High), Tanzen, Singen oder beim Spielen eines Musikinstruments.

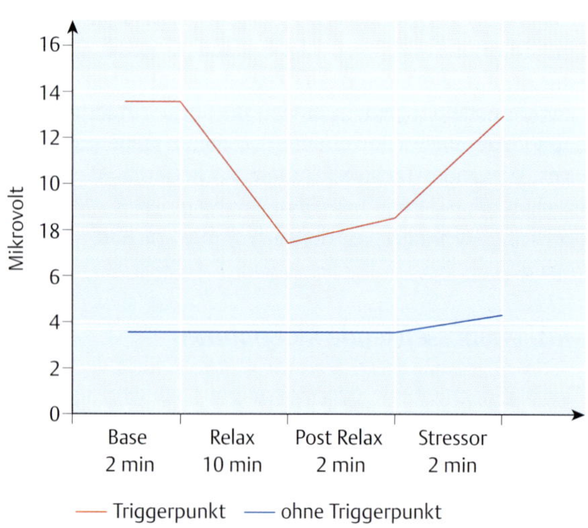


**Abb. 5.33** EMG-Aktivität aktiver myofaszialer Triggerpunkte bei autogenem Training (nach Banks et al. 1998).

### Kälteanwendungen

Kälteanwendungen in Form von Eis (**Abb. 5.8**) oder Kryojet (Verdampfung flüssigen Stickstoffs) können die Ausführung der manuellen Techniken begleiten. Diese werden dadurch weniger schmerzhaft empfunden (Gate-Control-Effekt).

### Wärmeanwendungen

Warme Wickel, Fango, heiße Rollen etc. senken den Tonus der Muskulatur. Wenn durch eine allgemeine Tonussenkung auch das spezifische Triggerpunkt-Problem nicht ursächlich behoben ist, wird damit doch in vielen Fällen der Zug auf die mTrPs reduziert, sodass die Schmerzen vorübergehend abnehmen. Gleichzeitig werden durch die Wärme Durchblutung und Stoffwechselprozesse angeregt, was im Anschluss an eine manuelle Triggerpunkt-Therapie erwünscht ist.

Bei allgemein hypertonen Patienten bietet es sich an, die Wärmeapplikation vor der manuellen Triggerpunkt-Therapie durchzuführen. Indem dadurch die Muskelschichten und -anteile, die sich reflektorisch lösen können, detonisiert werden, hat man sich viel Arbeit erspart. Die Hartspannstränge, die sich reflektorisch weniger oder nicht beeinflussen lassen, werden dadurch einfacher tastbar; dies erleichtert das Auffinden der mTrPs.

### Therapiebad

Sehr empfehlenswert ist – die entsprechende Infrastruktur vorausgesetzt –, nach der Triggerpunkt-Therapie ins Therapie- oder Thermalbad zu gehen. Zusätzlich zu den positiven Wirkungen jeder Wärmetherapie (Tonussenkung, Durchblutungs- und Stoffwechselanregung) erfolgt über den taktilen Reiz des Wassers eine ausgeprägte Aβ-Stimulation und damit eine Schmerzlinderung (Überdeckungseffekt dank Gate Control). Gleichzeitig begünstigt das belastungsarme und schmerzfreie Bewegen im warmen Wasser die Regeneration des Muskels, während das Gleiten der Muskelfaszien zueinander den in der manuellen Triggerpunkt-Therapie gewonnenen Spielraum nutzt und erneuten Faszienverklebungen entgegenwirkt.

### Elektrotherapie

Niederfrequente Elektrotherapie (z. B. TENS) kann unterstützend zur Schmerzlinderung eingesetzt werden (Gate-Control-Effekt); auf die mTrPs hat TENS keinen direkten Einfluss.

### Ernährung

Wiederholt weisen Travell u. Simons (2002) darauf hin, dass Ernährungsfaktoren bei vielen Patienten mit myofaszialen Schmerzen berücksichtigt werden müssen, um eine dauerhafte Schmerzlinderung erreichen zu können (weiterführende Informationen in Travell u. Simons 2002, van Dam u. Pruimboom 2008, Lindsay et al. 2008; s. auch S. 56).

- Nahziel in der Behandlung myofaszialer Schmerzen ist die Deaktivierung der aktiven mTrPs. Dies erfolgt am effizientesten mit manuellen Techniken und Dry Needling.
- Zur nachhaltigen Therapie chronischer myofaszialer Schmerzsyndrome ist es notwendig, perpetuierende Faktoren zu erkennen und in die Behandlungsstrategie einzubeziehen. Es ist daher häufig sinnvoll, die manuelle Triggerpunkt-Therapie mit anderen Behandlungsmethoden zu kombinieren.

## 5.3.3 Therapieresistenz

Was ist zu tun, wenn eine Besserung nicht oder nur unbefriedigend eintritt? Grundsätzlich ist bei Therapieresistenz die Diagnose respektive die Arbeitshypothese zu überprüfen. Um ein deutliches Bild zu erhalten, kann es notwendig sein, im Prozess des Clinical Reasoning weitere Informationen (Zusatzuntersuchungen, Spezialabklärungen, psychosoziale Faktoren etc.) zur Beurteilung der Situation beizuziehen. Diese Zusatzinformationen sollen ermöglichen, Klarheit zu gewinnen, inwieweit im konkreten Fall ein Triggerpunkt-spezifisches Problem vorliegt oder ob nichtmyofasziale Faktoren ursächlich sind. Daraus leitet sich das weitere therapeutische Vorgehen ab.

Möglicherweise sind die mTrPs lediglich Begleiterscheinungen einer anderen zugrunde liegenden Störung (sekundäres myofasziales Schmerzsyndrom; S. 138). Vielleicht dominieren zentrale und Output-Schmerzmechanismen (S. 64 f) und verhindern damit einen Behandlungserfolg. Manchmal handelt es sich um eine Fibromyalgie und nicht um myofasziale Schmerzen etc. (Differenzialdiagnose; S. 74). In anderen Fällen liegen Triggerpunkt-Ketten (S. 132) oder zusammengesetzte Schmerzmuster (S. 128) vor und komplizieren die Situation, oder der Behandlungserfolg bleibt aus, weil durch latente mTrPs verursachte Funktionsstörungen oder andere perpetuierende Faktoren Muskel und Gelenk überlasten (S. 134).

### Tipps aus der Praxis

In **Tab. 5.4** sind in Form einer Checkliste einige Tipps aus dem Praxisalltag zusammengestellt, die bei Therapieresistenz nützlich sein können.

### Triggerpunkt-spezifische Probleme

Zeigt sich im Reassessment, dass das vorliegende Problem mit sehr großer Wahrscheinlichkeit durch Triggerpunkt-Aktivität verursacht ist, soll zunächst geprüft werden, ob die Triggerpunkt-Therapie nach den Regeln der Kunst appliziert wurde.

Häufig ist es sinnvoll, nochmals sorgfältig die entsprechenden Muskeln zu untersuchen sowie darauf zu achten, dass die Behandlung präzise und gründlich erfolgt. Unter Umständen ist es angebracht, die TrPs mit Dry Needling punktgenau zu deaktivieren.

Das zu Beginn einer Folgesitzung durchgeführte Reassessment mit erneuter Kurzanamnese und Wiederbefundung geben Auskunft darüber, ob die Intensität des Behandelns angemessen war oder nicht (S. 120). Das Maß des Fingerdrucks der manuellen Triggerpunkt-Therapie ist bezüglich Stärke und Dauer des Druckes der aktuellen Situation des Gewebes und der Schmerzakzeptanz des Klienten anzupassen.

Zeigt sich rückblickend, dass die Pausen zwischen den einzelnen Therapien zu lang waren, sind die Therapiesitzungen engmaschiger zu planen. Folgten die Behandlungen zu dicht aufeinander, sind längere Pausen zwischen den einzelnen Therapien einzuhalten.

Bei chronischen Schmerzproblemen braucht es eine angemessene Behandlungsdauer und manchmal eine ganze Portion Ausdauer. Das Aufarbeiten peripher im Bindegewebe verankerter Chronifizierungsfaktoren (S. 39) erfordert und beansprucht häufig mehrere Sitzungen. Beharrlichkeit führt oft zum Ziel.

Sind die Resultate nach erfolgter manueller Therapie der mTrPs nur vorübergehend und tauchen die Schmerzen immer wieder auf, ist zu prüfen, ob
- Triggerpunkt-Ketten (s. u.) vorliegen und bisher nur assoziierte TrPs behandelt wurden
- ein zusammengesetztes respektive komplexes Schmerzmuster (s. u.) vorliegt
- perpetuierende Faktoren übersehen wurden
- ein Entrapment eines peripheren Nervs die Regeneration behindert (S. 140 ff)
- latente mTrPs Muskelaktivierungs- und Bewegungsmuster so verändern, dass Fehlbelastungen bestimmter Muskeln und Gelenke die Folge sind oder
- eine Ursache, die nicht Triggerpunkt-spezifisch ist, für die Therapieresistenz verantwortlich ist (s. u.).

### Nicht Triggerpunkt-spezifische Probleme

Bei **sekundären myofaszialen Schmerzsyndromen** (S. 138) soll – wann immer möglich – das primäre Problem, das arthrogen, neurogen, viszerogen oder psychogen sein kann, behandelt werden. Falls dies nicht möglich ist, kann es legitim sein, Triggerpunkt-Therapie zur symptomatischen Schmerzlinderung durchzuführen (s. „Klinik“, S. 138).

Wird offensichtlich, dass ein ausgeprägter **sekundärer Krankheitsgewinn** einen erfolgreichen Therapieausgang unattraktiv macht, ist ein Therapieerfolg grundsätzlich infrage gestellt. Erst wenn der Krankheitsgewinn erkannt wird und das Bedürfnis durch Strategien, die nicht an Krankheit gebunden sind, befriedigt werden kann, besteht Aussicht auf nachhaltige Besserung.

Manchmal dominieren **psychosoziale Faktoren** das Krankheitsgeschehen (Beziehungskrisen, Arbeitsplatzsituation, Migrationshintergrund, Kriegstraumen etc.), die myofaszial nicht behandelbar sind.

Durch chronischen **Stress induzierte Sympathikusüberaktivität** verstärkt die Triggerpunkt-Aktivität (**Abb. 2.41**, S. 57) und kann so das Ansprechen auf eine Triggerpunkt-Therapie verhindern.

Auch **systemische Faktoren** (z. B. ein Mangel an Vitamin $B_1$, $B_6$, $B_{12}$, Folsäure und Vitamin C sowie der Mineralstoffe Eisen, Kalzium, Kalium und Magnesium) oder **Fehlernäh-**

**rung** können einen Therapieerfolg beeinträchtigen und erfordern entsprechende Maßnahmen wie Substitution oder Ernährungsumstellung.

Liegen **zentrale Schmerzchronifizierungsprozesse** vor, ist ein adäquates Schmerzmanagement erforderlich.

Grundsätzlich ist bei Therapieresistenz die Diagnose neu zu überprüfen, und im Clinical Reasoning müssen weitere Faktoren in die Beurteilung der Situation mit einbezogen werden. Handelt es sich wirklich um myofasziale Schmerzen, ist zu prüfen, ob die Triggerpunkt-Therapie nach den Regeln der Kunst appliziert wurde.

## Zusammengesetzte und komplexe Schmerzmuster

**Zusammengesetzte Schmerzmuster.** Ein klinisches Schmerzbild ist oft nicht ausschließlich auf die TrP-Aktivität in einem einzelnen Muskel zurückzuführen. Die Ausstrahlungsmuster mehrerer aktiver TrPs in unterschiedlichen Muskeln können sich gleichzeitig überlagern und formen so ein sogenanntes zusammengesetztes Schmerzmuster (Travell u. Simons 2002). Beispielsweise zeigen sich Rückenschmerzen (**Abb. 5.34**), Kopfschmerzen (**Abb. 5.35**) oder

**Tab. 5.4** Checkliste Therapieresistenz: Worauf ist zu achten, wenn man bei der Behandlung myofaszialer Schmerzen nicht weiterkommt? – Tipps aus der Praxis

| **Triggerpunkt-spezifische Probleme** | |
|---|---|
| **Triggerpunkte sind – direkt oder indirekt – Ursache der Therapieresistenz** | **Intervention** |
| Triggerpunkte übersehen? | → gründlich untersuchen |
| Präzision des Behandelns? | → sorgfältig und präzise behandeln<br>→ gegebenenfalls zusätzlich Dry Needling |
| Intensität der Behandlung angemessen?<br>▪ zu viel/zu wenig Druck?<br>▪ zu lange/zu kurzer Druck?<br>▪ zu viel Schmerz (während/nach der Therapie)? | → Druckintensität anpassen |
| Behandlungsintervall? | → Behandlungsintervall anpassen |
| Behandlungsdauer? | → Beharrlichkeit |
| zusammengesetzte Schmerzmuster? | → entsprechende Schmerzquellen suchen und behandeln (S. 128) |
| Triggerpunkt-Ketten mit sekundären TrPs und Satelliten-TrPs | → primären Triggerpunkt suchen und behandeln (S. 132) |
| Triggerpunkt-induzierte Dysfunktion? | → gegebenenfalls auch latente Triggerpunkte behandeln (S. 134) |
| Entrapment übersehen? | → Behandlung des neuromuskulären Entrapments (S. 140 und Kap. 8) |
| Liegen perpetuierende Faktoren vor? | → wenn möglich reduzieren, ansonsten kompensieren |
| periphere Chronifizierung? | → Bindegewebe gründlich behandeln |
| **nicht Triggerpunkt-spezifische Probleme** | |
| **Ursache der Therapieresistenz liegt nicht in Triggerpunkten** | **Intervention** |
| sekundäres myofasziales Schmerzsyndrom? primäres Problem:<br>▪ arthrogen<br>▪ neurogen<br>▪ viszerogen<br>▪ psychogen | → wann immer möglich das primäre Problem behandeln; allenfalls Triggerpunkt-Therapie zur symptomatischen Schmerzlinderung |
| psychosoziale Faktoren? | → Gesamtsituation klären |
| sekundärer Krankheitsgewinn? | → Gesamtsituation klären |
| Sympathikus, Stress? | → Stressmanagement |
| systemische Faktoren, Mangelernährung? | → Substitution/Ernährung |
| zentrale Schmerzchronifizierung? | → Schmerzmanagement |

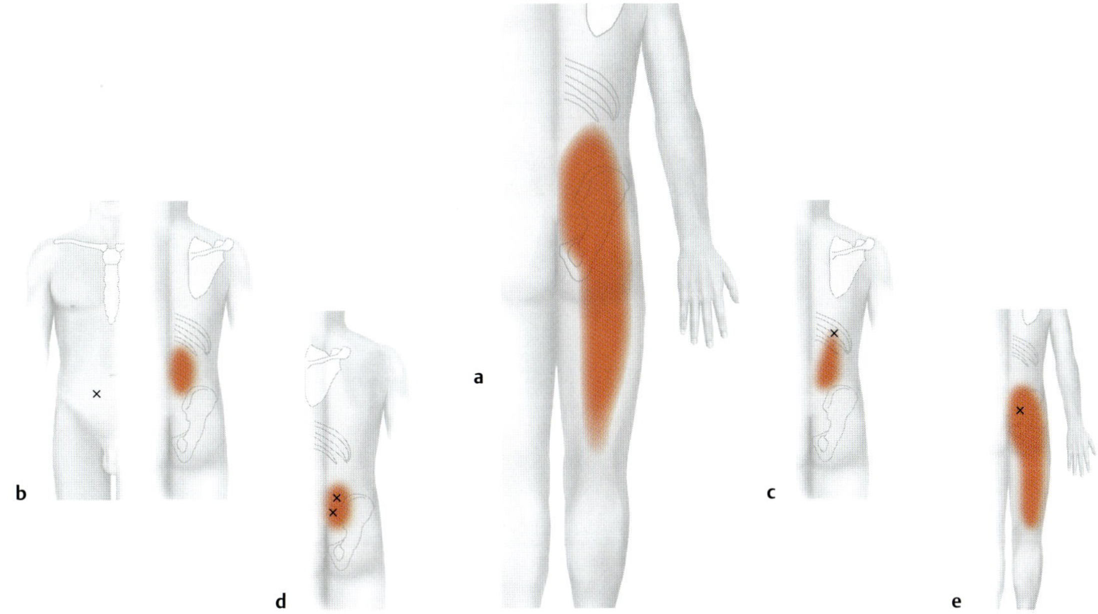


**Abb. 5.34** Zusammengesetztes Schmerzmuster am Beispiel von Low Back Pain. Charakteristische Schmerzmuster einiger Triggerpunkte (x) in Muskeln, die Schmerzen in die lumbosakrale Region übertragen und so ein zusammengesetztes Schmerzmuster generieren können.

**a** Klinisches Schmerzbild „Low Back Pain", das sich beispielsweise zusammensetzt aus den Schmerzmustern von Tiggerpunkten im
**b** M. psoas major
**c** M. iliocostalis thoracis
**d** M. multifidus (Höhe L 3)
**e** M. gluteus maximus.

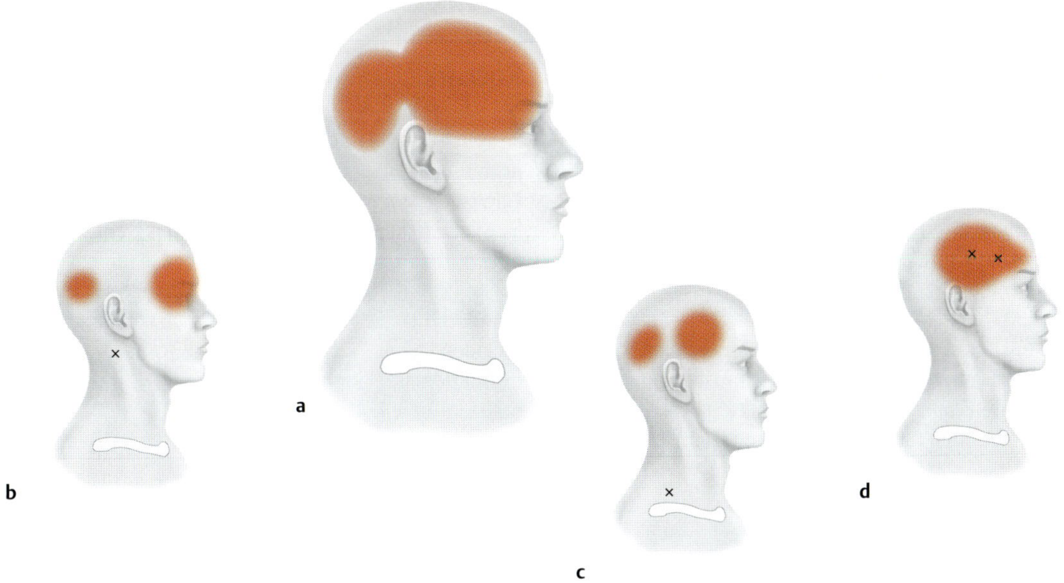


**Abb. 5.35** Zusammengesetztes Schmerzmuster am Beispiel von Kopfschmerzen. Charakteristische Schmerzmuster einiger Triggerpunkte (x) in Muskeln, die Schmerzen in den Kopf übertragen und so ein zusammengesetztes Schmerzmuster generieren können.

**a** Klinisches Schmerzbild „Kopfschmerzen", das sich beispielsweise zusammensetzt aus den Schmerzmustern von Triggerpunkten im
**b** M. sternocleidomastoideus.
**c** M. trapezius descendens.
**d** M. temporalis.

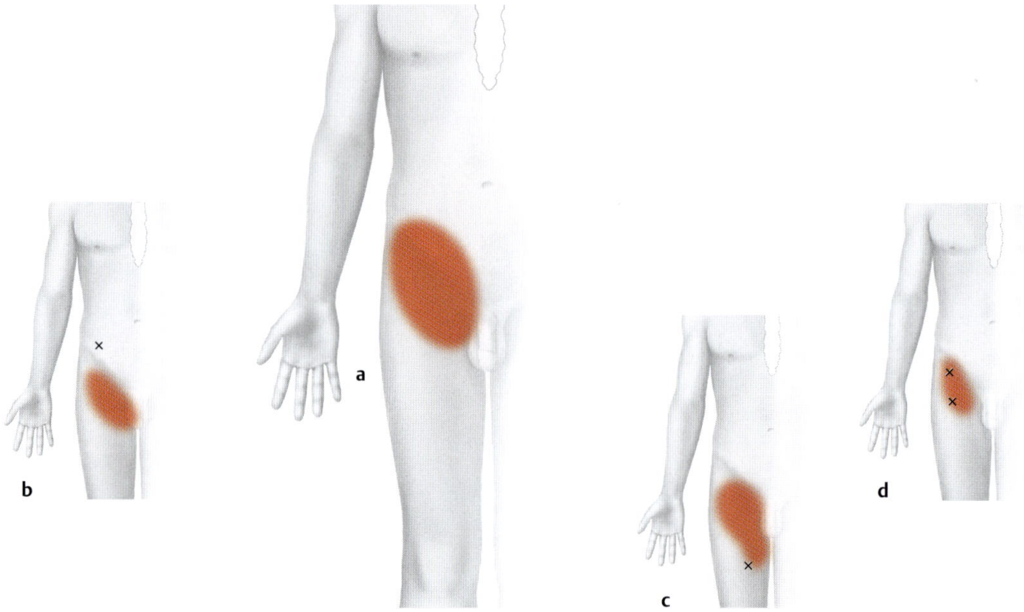


**Abb. 5.36** Zusammengesetztes Schmerzmuster am Beispiel von Leistenschmerzen. Charakteristische Schmerzmuster einiger Triggerpunkte (x) in Muskeln, die Schmerzen in der Leiste übertragen und so ein zusammengesetztes Schmerzmuster generieren können.

**a** Klinisches Schmerzbild „Leistenschmerzen", das sich beispielsweise zusammensetzt aus den Schmerzmustern von Triggerpunkten im
**b** M. obliquus internus abdominis.
**c** M. adductor longus.
**d** M. iliopsoas.

Leistenschmerzen (**Abb. 5.36**) oft als zusammengesetzte Schmerzmuster, da sie nicht durch die Tiggerpunktaktivität in ausschließlich einem Muskel verursacht sind. Dergestalt entstandene Schmerzen erfordern die Behandlung der TrPs in den verschiedenen mitbeteiligten Muskeln. Beim TrP-Diagnosekriterium „Reproduktion der bekannten Symptome durch mechanische Stimulation" wird in diesen Fällen jeweils nicht das ganze klinische Schmerzbild hervorgerufen, sondern nur einzelne Teilaspekte davon.

**Komplexe Schmerzmuster.** Komplexe Schmerzmuster liegen vor, wenn zusammengesetzte Schmerzmuster gemeinsam mit schmerzrelevanten Triggerpunkt-Ketten (s. u.) und dysfunktionsrelevanten funktionellen Ketten (s. u.) auftreten.

## Ketten

Besteht ein myofasziales Problem – unabhängig davon, ob es primär oder sekundär verursacht ist (S. 138) – über längere Zeit, ist die Wahrscheinlichkeit groß, dass es sich ausbreitet. Es „wuchert", und kettenförmig werden weitere Strukturen erfasst. Die Ausbreitung kann auf verschiedenen Wegen erfolgen. Zur Klärung der Zusammenhänge ist es hilfreich, grundsätzlich unterschiedliche Formen von Ketten zu unterscheiden:

- funktionelle (kinetische) Ketten,
- strukturelle Ketten,
- Triggerpunkt-Ketten.

## Funktionelle (kinetische) Ketten

Bewegung erfolgt nie als Einzelleistung eines Muskels. Natürliche Bewegung ist gekennzeichnet durch das Zusammenspielen funktionell interagierender und kooperierender Muskelgruppen. In koordinierter Art und Weise werden Kraft und Energie entlang kinetischer Ketten übertragen. Sie ermöglichen dadurch ökonomisches Bewegen (Konzept der „Muskelschlingen"; Tittel 2003). Das Werfen eines Balls oder Speeres beispielsweise beginnt mit einer Ausholbewegung. Die bei der Wurfbewegung aktiven Muskeln werden dabei zunächst gedehnt, um in der anschließenden Aktion der Beschleunigung des Wurfobjekts (Ball bzw. Speer etc.) bestmöglich kontraktionsfähig zu sein. Sowohl in der Aushol- als auch in der Wurfbewegung werden nicht einzelne Muskeln, sondern ganze Muskelketten gedehnt bzw. kontrahiert: Der linke Fuß findet Widerstand am Boden und von dort zieht eine Kraftlinie über die Muskulatur des linken Beins (Unterschenkel: Fuß- und Wadenmuskulatur, Oberschenkel: M. quadriceps) – Leiste (M. iliopsoas, M. tensor fasciae latae) – Rumpf (M. obliquus internus abdominis links, M. obliquus externus abdominis rechts) – rechte Schulter (Mm. pectoralis major und minor, M. coracobrachialis, M. biceps brachii) – rechter Ober- und Unterarm (Muskulatur der Flexorengruppe) bis zur rechten Hand, die den Ball bzw. Speer beschleunigt und wirft (**Abb. 5.37**).

Solche funktionellen Ketten sind „Seilschaften", die schicksalshaft miteinander verbunden sind: Eine Funktionsstörung in einem Glied der Kette führt zu Fehlbelastungen, Kompensationsvorgängen und möglicherweise zur Dekompensation in anderen Teilen der funktionellen Kette (s. auch Tensegrity-Modell, S. 34).

MTrPs verursachen Funktionsstörungen der Motorik (S. 11 f). Sie können somit nicht nur lokal, sondern über funktionelle Zusammenhänge und Wechselwirkungen in einer ganzen kinetischen Kette für Unordnung und Fehlbelastung verantwortlich sein (so kann z. B. die mangelnde Fähigkeit, die Skapula zu stabilisieren, zu Folgeproblemen im ganzen Arm führen). Als ursächlicher und/oder unterhaltender Faktor sind dysfunktionsrelevante TrPs oft an der Chronifizierung neuromuskuloskelettaler Probleme beteiligt. Dysfunktionsrelevante TrPs können betreffend des klinischen Schmerzmusters latent sein (S. 134).

## Strukturelle Ketten

Das myofasziale System bildet strukturell eine Einheit, und die faszialen Strukturen gewährleisten ganz konkret die strukturelle Kontinuität (Myers 2004). Myofasziale Probleme können sich auch auf diesem strukturspezifischen Weg ausbreiten: Bindegewebsveränderungen übertragen ihre Dysfunktion auf benachbarte Strukturen. Die ischiokrurale Muskulatur beispielsweise geht in ihren bindegewebigen Anteilen nahtlos in das Lig. sacrotuberale über und setzt sich anschließend fort in den M. erector spinae (**Abb. 5.38**). Probleme im Verlauf solcher struktureller Ketten kommen als Ursache für die Ausbreitung bzw. die Aufrechterhaltung von Schmerzen und Dysfunktionen (in diesem Beispiel von Low Back Pain) infrage.

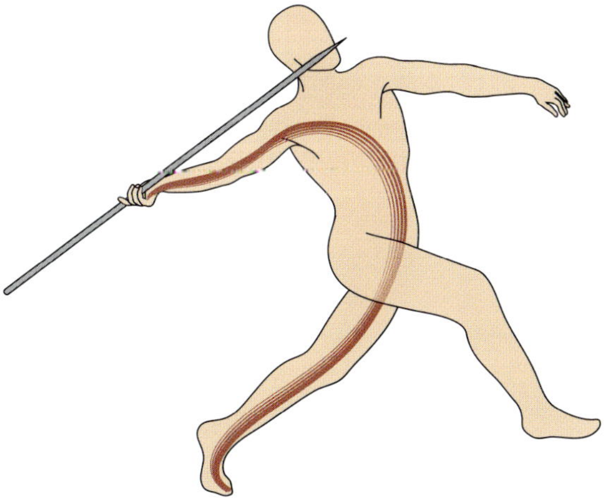

**Abb. 5.37** Funktionelle Kette am Beispiel eines Speerwerfers (nach Tittel 2003).

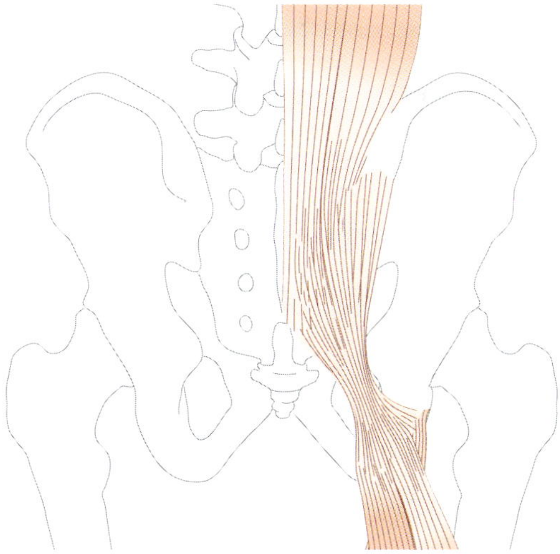

**Abb. 5.38** Strukturelle Kette. Die faszialen Anteile der ischiocruralen Muskulatur gehen nahtlos über in das Lig. sacrotuberale und in die faszialen Anteile des M. erector spinae (nach Myers 2004).

## Triggerpunkt-Ketten

Die Ausbreitung eines myofaszialen Problems kann über die Beziehung primärer TrP → Satelliten-TrPs und/oder primärer TrP → sekundäre TrPs erfolgen (**Abb. 5.39**).

### *Satelliten-Triggerpunkte*

In der Referred-Pain-Zone eines TrP stellen sich nicht nur Schmerzen, sondern auch Störungen der Trophik ein – vermutlich unter dem Einfluss sympathischer Reflexaktivität (Travell u. Simons 2002). Die Regenerationsfähigkeit des Muskelgewebes ist in einem solchen Gebiet somit reduziert, und in der Folge ist die Überlastungsschwelle des Muskels früher erreicht. Die Entstehung von mTrPs sowie die Aktivierung latenter TrPs werden dadurch begünstigt. So treten im Referred-Pain-Gebiet eines TrP oftmals weitere TrPs auf; sie werden als Satelliten-Triggerpunkte bezeichnet (**Abb. 5.40**, **Abb. 5.41**).

### *Sekundäre Triggerpunkte*

MTrPs rufen immer auch Funktionsstörungen der Muskulatur hervor. Die Kraftentwicklung in der zum TrP gehörenden Muskelpartie wird reflektorisch gehemmt (Mense et al. 2001), und die Hartspannstränge im Muskel behindern die intramuskuläre Koordination sowie das ökonomische Arbeiten des Muskels. Synergisten springen in die Lücke und übernehmen kompensatorisch einen Teil der Aktivität. Synergistische Muskeln sind damit prädestiniert, ihrerseits TrPs zu entwickeln.

Bewegungseinschränkungen infolge von Hartspannsträngen und Bindegewebsveränderungen ziehen nach sich, dass die Antagonisten des ursprünglich von TrPs betroffenen Muskels oft gezwungen sind, gegen erhöhten Widerstand zu arbeiten. Durch diese zusätzliche Aktivität können in Muskeln, die antagonistisch zum ursprünglich von TrPs betroffenen Muskel arbeiten, mit erhöhter Wahrscheinlichkeit weitere TrPs entstehen.

MTrPs in Synergisten und/oder Antagonisten, die als Reaktion auf Triggerpunkt-Aktivität in einem anderen Muskel entstanden sind, werden als sekundäre Triggerpunkte bezeichnet.

### *Assoziierte Triggerpunkte*

Sekundäre TrPs und Satelliten-TrPs werden zusammen als assoziierte Triggerpunkte bezeichnet. Assoziierte TrPs sind durch TrP-Aktivität in einem anderen Muskel entstanden; die Beziehung zwischen primären, sekundären, Satelliten- und assoziierten TrPs ist in **Abb. 5.39** dargestellt.

**Triggerpunkt-Ketten.** Mit der Entstehung von sekundären TrPs und Satelliten-TrPs ist die Möglichkeit gegeben, dass sich bei chronischen Problemen das Schmerzgeschehen in Form von Triggerpunkt-Ketten ausbreitet: Die TrPs können wie Unkraut „wuchern" (s. „Klinik", S. 58 und 121 f). Sich in solch komplexen Situationen zu orientieren ist eine therapeutische Herausforderung, denn der Therapieerfolg ist abhängig davon, dass die primären TrPs gefunden und behandelt werden (**Abb. 5.40**, **Abb. 5.41**). Ob ein primärer oder ein sekundärer bzw. ein Satelliten-TrP vorliegt, ist palpatorisch leider nicht zu unterscheiden. Erst im Behandlungsverlauf, indem die Reaktion auf die Probebehandlung beobachtet und interpretiert wird, ist diese Differenzierung möglich (S. 72 und 118 ff). Da das Ausstrahlungsmuster der meisten mTrPs von proximal nach distal erfolgt, liegen die primären TrPs in den meisten Fällen proximal der Satelliten-TrPs. Bei sekundären TrPs suche man die primären TrPs einerseits in synergistischen, andererseits in antagonistischen Muskeln (s. „Klinik", S. 58 und 121 f).

Die Triggerpunkt-Therapie ist erfolgreich, wenn es gelingt, die primären TrPs zu identifizieren und zu behandeln. Bei chronifizierten myofaszialen Problemen ist es häufig notwendig, im Anschluss an die Therapie der primären TrPs zusätzlich auch die assoziierten TrPs zu behandeln.

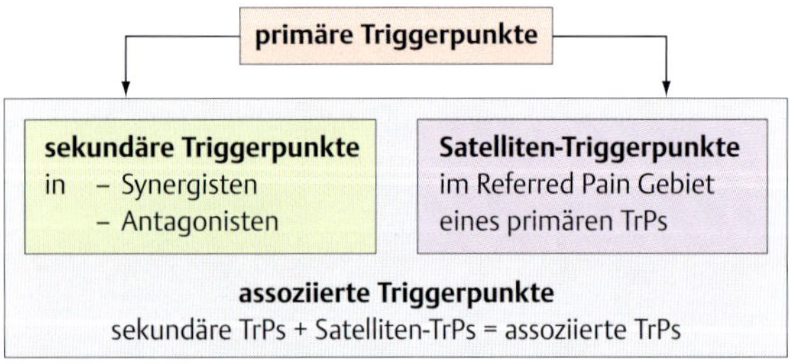


**Abb. 5.39** Primäre TrPs, sekundäre TrPs, Satelliten-TrPs, assozierte TrPs und ihre Beziehung zueinander.

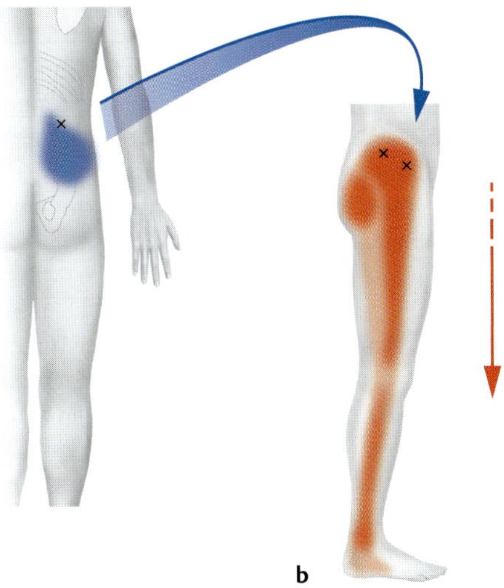


**Abb. 5.40** Triggerpunkt-Kette am Beispiel von Low Back Pain mit Ausstrahlung ins Bein.
**a** Primärer Triggerpunkt im M. quadratus lumborum (x) führt zu trophischer Dysfunktion im Referred Pain-Gebiet (blau) des M. quadratus lumborum, z. B. im Bereich der Mm glutei.
**b** Entstehung/Aufrechterhaltung Satelliten-Triggerpunkten in den Mm. glutei medius und minimus (x) mit Schmerzausstrahlung (rot).

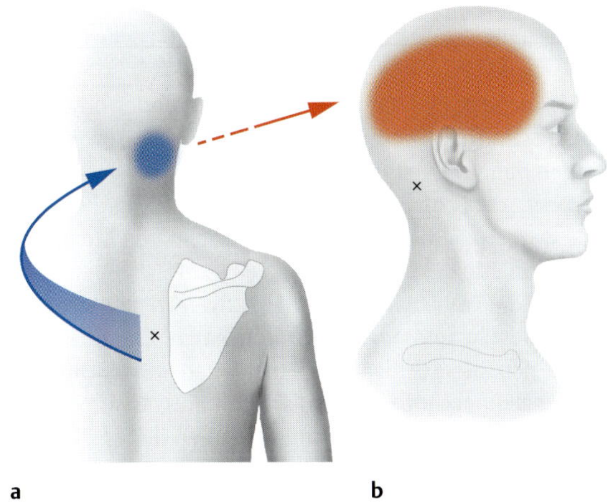


**Abb. 5.41** Triggerpunkt-Kette am Beispiel von Nacken-/Kopfschmerzen.
**a** Primärer Triggerpunkt im M. trapezius ascendens (x) mit trophischer Dysfunktion im Referred Pain-Gebiet (blau) des M. trapezius ascendens, z. B. subokzipital.
**b** Entstehung/Aufrechterhaltung von Satelliten-Triggerpunkten in den Mm. suboccipitales (x) mit Schmerzausstrahlung (rot).

Primäre TrPs liegen häufig
- proximal des in der Probebehandlung ohne Erfolg behandelten (Satelliten-)TrP
- auf der Gegenseite des in der Probebehandlung ohne Erfolg behandelten (sekundären) TrP (Beziehung: innen – außen, vorn – hinten)

Tipp aus der Praxis: Erfahrungsgemäß liegen primäre TrPs häufig in den in **Tab. 5.5** angeführten Muskeln (s. auch Pain Guides; Kap 9.2).

**Tab. 5.5** Lokalisation primärer Triggerpunkte

| klinisches Bild | primäre Triggerpunkte liegen häufig im |
|---|---|
| Kopfschmerz | M. sternocleidomastoideus, M. trapezius descendens (M. trapezius ascendens) |
| Schulterschmerz | M. subscapularis, M. serratus anterior, M. serratus posterior superior, M. trapezius ascendens, Mm. scaleni |
| Ellenbogenschmerz | M. subscapularis, M. supraspinatus, M. infraspinatus, M. triceps brachii (caput mediale, zwischen Epikondylus lateralis und Olekranon), M. supinator |
| interskapuläre Schmerzen | Mm. scaleni, M. serratus anterior, M. subscapularis |
| Low Back Pain | M. quadratus lumborum, M. iliopsoas, M. erector spinae, M. obliquus externus abdominis |

**Klinik:** Sekundäre TrPs und Satelliten-TrPs
Ein Handballspieler wird z. B. beim Torschuss vom Gegner am Wurfarm behindert, und es kommt zu einer akuten muskulären Überlastung mit Mikroläsionen, beispielsweise des M subscapularis. Der Sportler spielt weiter und gönnt sich auch nach dem Match keine angemessene Erholungspause. Synergisten (M. teres major , M. latissimus dorsi und M. pectoralis major) versuchen, kompensatorisch die Innenrotations- und Adduktionskomponente des zunächst schmerzbedingt, später durch die Entstehung von mTrPs reflektorisch gehemmten M. subscapularis auszugleichen. Somit besteht eine erhöhte Wahrscheinlichkeit, dass in diesen Synergisten zusätzliche TrPs aktiviert werden (sekundäre TrPs). Verkürzen infolge der durch TrPs sich formenden Hartspannstränge die Innenrotatoren, müssen die Außenrotatoren gegen erhöhten Widerstand arbeiten. Die Entstehung und Aktivierung von mTrPs im M. infraspinatus und M. teres minor werden damit begünstigt (sekundäre TrPs). Mit der Zeit schmerzt den Sportler nicht nur die ganze Schulterregion, sondern das Problem breitet sich aus: Auch Ellenbogen und Unterarm tun weh, und die Kraft im Ellenbogengelenk nimmt ab. Im Referred-Pain-Gebiet des M. subscapularis (**Abb. 7.24**, S. 164) aktivierte mTrPs (d. h. beispielsweise in den Mm. extensor carpi radialis longus und brevis, M. brachioradialis, M. extensor digitorum, M. supinator) verstärken und perpetuieren das Problem (Satelliten-TrPs).
Wird in einer solchen Situation mit der Behandlung der Ellenbogenschmerzen lokal am Ellenbogen begonnen, tritt häufig eine Verschlechterung ein, da die proximal im M. subscapularis liegenden TrPs weiter distal Störungen des Stoffwechsels induzieren und eine Regeneration der im Ellenbogenbereich behandelten Strukturen vereiteln. Notwendig ist in solchen Fällen die Behandlung der zumeist proximal gelegenen primären TrPs im M. subscapularis.

## Behandlung latenter Triggerpunkte

Grundsätzlich werden in der Triggerpunkt-Therapie aktive TrPs behandelt; latente TrPs (S. 2) nicht.

Die meisten Patienten suchen ärztliche oder physiotherapeutische Hilfe, weil etwas wehtut. Im klinischen Alltag werden daher in erster Linie diejenigen mTrPs gesucht, die das bekannte Schmerzmuster reproduzieren, und in erster Linie werden diese als aktive TrPs bezeichneten Muskelstellen therapiert.

Führt die Probebehandlung der aktiven TrPs zu einer Besserung der Symptome, die nur von kurzer Dauer ist, und bauen sich die Schmerzen immer wieder auf, muss die Suche nach perpetuierenden Faktoren aufgenommen werden. Als perpetuierende Faktoren kommen infrage:

- ungünstige Belastungen in Beruf und Freizeit (z. B. lang dauernde Aktivierung eines Muskels in verkürzter Position, monoton-repetitive Bewegungen; S. 54 f)
- sekundär muskulär verursachte Überlastungen bei primär arthrogener, neurogener oder viszerogener Ursache (sekundäres myofasziales Schmerzsyndrom; S. 138)
- psychische Belastungen (Stress, Angst, Depression)
- Triggerpunkt-Aktivität in anderen Muskeln

Triggerpunkt-Aktivität in anderen Muskeln kann – nebst dem Weg über Triggerpunkt-Ketten (S. 132) – durch einen weiteren Zusammenhang zur Entstehung und Perpetuierung myofaszialer Schmerzen führen. Latente TrPs sind dadurch charakterisiert, dass sie alle klinischen Merkmale aktiver TrPs aufweisen – mit einer Ausnahme: Die dem Patienten bekannten klinischen Schmerzen können nicht reproduziert werden. Solche – bezogen auf Schmerz latente – TrPs können jedoch Störungen der Motorik bewirken (S. 11 f). Zum einen irritieren Hartspannstränge und Bindegewebsveränderungen das ökonomische Bewegungsmuster, zum anderen erfolgt reflektorisch eine Irritation der Muskelaktivierungsmuster (Lucas et al. 2004, Gautschi 2007). Lucas et al. (2004) weisen nach, dass diese innervationsgesteuerten Veränderungen der Motorik nicht lokal auf den von latenten TrPs betroffenen Muskel begrenzt sind. Sie zeigen, dass die Funktionsstörung ganze Ketten der Muskelaktivierung betreffen (sog. funktionelle oder kinetische Ketten) und dass nach erfolgter Therapie der latenten mTrPs sich das Muskelaktivierungsmuster – wiederum nicht nur lokal, sondern im ganzen Bereich der Muskelkette – wieder normalisiert (**Abb. 2.4**, S. 12).

Indem latente TrPs Veränderungen der Muskelaktivierungs- und Bewegungsmuster bewirken, können sie dazu führen, dass Muskeln, die in derselben funktionellen Kette liegen, in der Folge kompensatorisch überlastet werden und ihrerseits mit der Aktivierung von TrPs reagieren. Die kausale Behandlung einer solchen Pathologie besteht darin, in der kinetischen Kette die betreffend Schmerz latenten – gleichzeitig aber betreffend Dysfunktion aktiven – mTrPs zu behandeln. Sie können als schmerzlatent-dysfunktionsrelevante TrPs bezeichnet werden.

Ein betreffend Schmerz latenter TrP kann betreffend Funktionsstörung ein aktiver TrP sein.
Dysfunktionsrelevante TrPs sind bei unbefriedigendem Therapieverlauf ebenfalls zu behandeln.

Aufgrund der dargestellten Zusammenhänge ist es möglich, beim Aktivitätszustand der mTrPs zusätzlich zu differenzieren. TrPs können aktiv respektive latent sein bezogen auf Schmerz und/oder bezogen auf Dysfunktion. Theoretisch gibt es folglich vier Möglichkeiten (**Abb. 5.42**):

- TrPs, die betreffend Schmerz und betreffend Dysfunktion latent sind
- TrPs, die betreffend Schmerz und betreffend Dysfunktion aktiv sind
- TrPs, die betreffend Schmerz latent, aber betreffend Dysfunktion aktiv sind
- TrPs, die betreffend Schmerz aktiv, aber betreffend Dysfunktion latent sind

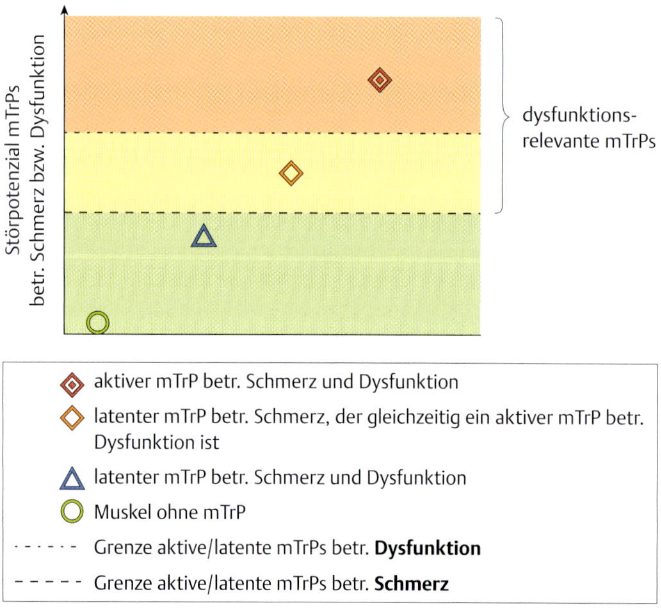


**Abb. 5.42** Aktive und latente Triggerpunkte: Differenzierung bezüglich Schmerz und Dysfunktion.

Im Moment ist nicht zu entscheiden, ob tatsächlich alle vier Varianten vorkommen. Sicher ist, dass es einerseits TrPs gibt, die sowohl betreffend Schmerz als auch betreffend Dysfunktion aktiv sind, und dass es andererseits TrPs gibt, die betreffend Schmerz latent, aber betreffend Dysfunktion aktiv sind. Bei komplexen myofaszialen Schmerzsyndromen ist es folglich u. U. angebracht, mTrPs, die bezogen auf das klinische Schmerzmuster latent – betreffend Dysfunktion der Muskulatur jedoch aktiv – sind, in die Behandlungsstrategie miteinzubeziehen (s. „Klinik" Low Back Pain und HWS-Beschleunigungstrauma).

Im klinischen Alltag ist dies besonders in zwei Situationen relevant:

- Für die Bewegungsökonomie des Armes ist die Verankerung der Skapula auf dem Thorax essenziell. Bei therapieresistenten Schulter-Arm-Ellenbogen-Hand-Problemen ist es daher sinnvoll, auch – bezogen auf das Schmerzmuster – „latente" TrPs in den Skapulastabilisatoren zu behandeln. Die Therapie solch dysfunktionsrelevanter TrPs soll eine optimale Stabilisierung der Skapula auf dem Thorax ermöglichen und damit die ökonomische Kraftübertragung und Funktion in der ganzen kinetischen Kette der oberen Extremität gewährleisten.
- Die Gliederung des Muskelsystems in lokale und globale Muskeln (Bergmark 1989, Hamilton 2002, Richardson et al. 2004) ermöglicht, folgenden Zusammenhang herauszustellen: Dysfunktionen in den lokalen Stabilisatoren können durch – betreffend Schmerz latente, jedoch betreffend Dysfunktion aktive – mTrPs verursacht sein. Die globalen Stabilisatoren und globalen Mobilisatoren versuchen in einer solchen Situation, die lokale Stabilisierung der Gelenke kompensatorisch zu übernehmen. Da die globalen Muskeln für diese Aufgabe nicht geschaffen sind, werden sie überlastet – TrPs entstehen respektive werden aktiviert. Solche TrPs sind infolge von Triggerpunkt-Aktivität in anderen Muskeln entstanden. Verläuft die Triggerpunkt-Behandlung eines Muskels, der zu den globalen Stabilisatoren oder zu den globalen Mobilisatoren zählt, unbefriedigend, sind in den lokalen Stabilisatoren „latente" TrPs zu behandeln. Präziser ausgedrückt: Betreffend Schmerz latente TrPs können für die Irritation der motorischen Kontrolle verantwortlich sein. Diese betreffend Dysfunktion aktiven (und betreffend Schmerz latenten) mTrPs sind ebenfalls zu behandeln.

Muskuloskelettale Beschwerden sind eng mit einer Inhibition der lokalen Stabilisatoren assoziiert.

Eine Hemmung der lokalen Stabilisatoren kann demnach nicht nur durch Schmerzen erfolgen. Auch dysfunktionsrelevante mTrPs in den lokalen Stabilisatoren können – auch ohne dass Schmerzen auftreten – die lokalen Muskeln inhibieren und ihre Funktion stören (**Abb. 5.43**). Damit steigt die Wahrscheinlichkeit, dass die globalen Muskeln kompensatorisch überlastet werden und mTrPs entstehen bzw. bestehen bleiben (**Abb. 5.43**). Die durch mTrPs in den globalen Muskeln verursachten Schmerzen hemmen die lokalen Muskeln zusätzlich – ein klassischer Teufelskreis etabliert sich (**Abb. 5.43**).

Gliederung des Muskelsystems (S. 27) in
- lokale Stabilisatoren
- globale Stabilisatoren
- globale Mobilisatoren

In den lokalen Stabilisatoren sind latente TrPs zu behandeln, wenn die Triggerpunkt-Behandlung von Muskeln, die zu den globalen Stabilisatoren oder zu den globalen Mobilisatoren zählen, unbefriedigend verläuft.

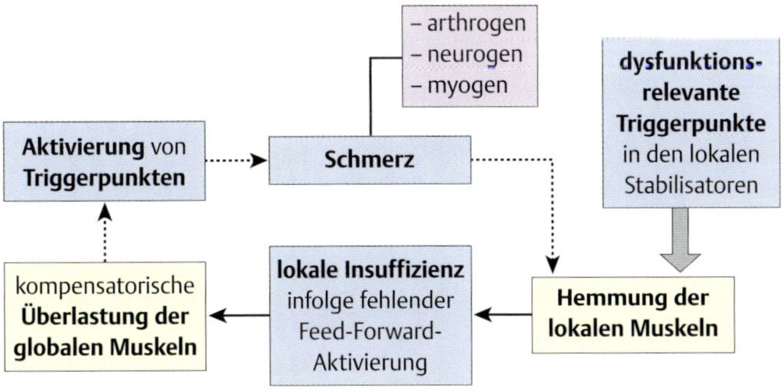


**Abb. 5.43** Hemmung der lokalen Stabilisatoren durch dysfunktionsrelevante Triggerpunkte.

**Klinik:** HWS-Beschleunigungstrauma

Patienten, die sich nach einem HWS-Beschleunigungstrauma nicht spontan erholen (was bei der Mehrzahl glücklicherweise der Fall ist), sondern auch später als sechs Monate nach dem Unfall noch Beschwerden haben, weisen mehrheitlich aktive mTrPs im M. sternocleidomastoideus auf. Von diesen TrPs aus sind die dem Klienten hinlänglich bekannten Kopfschmerzen zumeist reproduzierbar. Die Therapie dieser TrPs führt oft zu einer ausgeprägten Besserung; manchmal jedoch verschlimmert sich die Situation, oder die altbekannten Symptome treten nach kurzer Zeit wieder auf. Dies kann damit im Zusammenhang stehen, dass beim Beschleunigungstrauma die tiefen Schichten der dorsalen und ventralen Halsmuskulatur, die primär stabilisierende Funktion haben, massiv überlastet, überdehnt und traumatisiert werden, sodass in den Subokzipitalmuskeln, im tiefen zervikalen M. erector spinae (Mm. rotatores und multifidi) sowie ventral in den Mm. longus colli und capitis mTrPs entstehen. Vor allem die tiefe Schicht der ventralen Halsmuskeln weist sehr häufig mTrPs auf, die – obwohl die mTrPs nicht direkt für Schmerzen verantwortlich sind – zur Abschwächung des M. longus colli und M. longus capitis führen. Diese TrPs sind somit betreffend Schmerz latent, betreffend Dysfunktion jedoch aktiv. Können als Folge der Triggerpunkt-Aktivität die tiefen lokalen HWS-Stabilisatoren ihre Aufgaben nicht suffizient wahrnehmen, versuchen andere Muskeln, die oberflächlicher liegen und primär zum globalmobilisierenden System gehören, kompensatorisch die stabilisierende Funktion zu übernehmen. Dazu gehört beispielsweise der M. sternocleidomastoideus. Als kompensatorisch einspringender Muskel ist er dieser Aufgabe nicht gewachsen, da er dazu nicht die notwendigen Voraussetzungen mitbringt. Durch diese inadäquate Beanspruchung wird er überlastet. In der Folge perpetuieren nach einem HWS-Distorsionstrauma sehr häufig mTrPs im M. sternocleidomastoideus.

Bei der Therapie von mTrPs im M. sternocleidomastoideus ist folglich auf zwei Dinge zu achten: Erstens sind (bei Therapieresistenz) mTrPs im M. longus colli und capitis zu behandeln, auch wenn sie betreffend Schmerz latent sind. Zweitens ist es notwendig, parallel zur Deaktivierung der mTrPs im Longus-colli-System und im M. sternocleidomastoideus, Kräftigungsübungen ins Rehabilitationsprogramm zu integrieren, die gezielt die tiefen Stabilisatoren aktivieren. In einem solchen Training, wie es beispielsweise im Muscle-Balance-Konzept oder in therapeutischen Übungen aus dem Kontext der funktionellen Bewegungslehre Klein-Vogelbach praktiziert wird, liegt das Hauptaugenmerk im koordinativen und Ausdauerbereich.

**Klinik:** Low Back Pain

Patienten mit Low Back Pain zeigen eine verzögerte Aktivierung der lokalen Stabilisatoren der LWS (M. transversus abdominis, M. multifidus, M. psoas; nach Hodges u. Richardson 1996). In der Folge beginnen Muskeln, die zum globalen Muskelsystem gehören (M. rectus abdominis, Mm. obliqui abdominis, M. quadratus lumborum, M. longissimus und M. iliocostalis), die Stabilisierungsaufgabe kompensatorisch zu übernehmen, und werden dabei überlastet – TrPs entstehen/perpetuieren. Bei chronischen Rückenschmerzen ist es empfehlenswert, nicht nur die betreffend Schmerz aktiven TrPs (z. B. im M. quadratus lumborum oder in der Glutealmuskulatur) zu behandeln, sondern immer auch schmerzlatent-dysfunktionsaktive TrPs in den tiefen Stabilisatoren der LWS (M. transversus abdominis, M. multifidus, M. psoas).

Bei der Therapie komplexer myofaszialer Schmerzsyndrome kann es notwendig sein, auch mTrPs, die bezogen auf das klinische Schmerzmuster latent, betreffend Dysfunktion der Muskulatur jedoch aktiv sind, in die Behandlungsstrategie miteinzubeziehen.

**Zusammenfassung:** Behandlung schmerzlatent-dysfunktionsrelevanter TrPs

Latente TrPs können Veränderungen der Muskelaktivierungs- und Bewegungsmuster bewirken. Dies hat zur Folge, dass Muskeln, die in derselben funktionellen Kette liegen, kompensatorisch überlastet werden und ihrerseits mit der Aktivierung von TrPs reagieren können. Die kausale Behandlung einer solchen Pathologie besteht darin, die in der kinetischen Kette betreffend Schmerz latenten – gleichzeitig aber betreffend Dysfunktion aktiven – mTrPs zu behandeln. Solche TrPs können als schmerzlatent-dysfunktionsrelevante TrPs bezeichnet werden.

Dysfunktionsrelevante TrPs treten in der Regel in Muskeln auf, die in einer kinetischen Kette proximal liegen; es sind zumeist Muskeln, die stabilisierende Aufgaben haben wie z. B. die Schulterblattstabilisatoren (M. serratus anterior, M. pectoralis minor, M. trapezius mit pars descendens, transversus und ascendens, M. levator scapulae, Mm. rhomboidei), die lokalen Stabilisatoren der Halswirbelsäule (ventral Mm. longus colli und capitis sowie dorsal Mm. multifidus, rotatores und suboccipitales) oder die lumbal stabilisierende Muskulatur (M. psoas, M. transversus abdominis, M. multifidus).

## Grenzen der Triggerpunkt-Therapie

Wie jede Therapieform hat auch die Triggerpunkt-Therapie ihre Grenzen. Die manuelle Triggerpunkt-Therapie kann umso effizienter eingesetzt werden, je klarer sowohl ihre spezifische Leistungsfähigkeit als auch ihre Grenzen gesehen werden.

**Indikationsqualität.** Die manuelle Triggerpunkt-Therapie hat Werkzeugcharakter. Ein Messer ist dazu da, Brot oder Fleisch oder eine Torte zu schneiden. Eine Suppe wird mithilfe eines Suppenlöffels gegessen – das Messer taugt nicht dazu, so wenig wie ein Löffel, Zwiebeln zu hacken. Die manuelle Triggerpunkt-Therapie ist dazu da, mTrPs zu deaktivieren. Sie ist nicht geeignet, Fibromyalgie oder Heuschnupfen, weder entzündlich bedingte Schmerzen noch durch zentrale Schmerzmechanismen bedingte Schmerzen etc. zu kurieren. Ist die Diagnose unzutreffend, kann das Werkzeug „manuelle Triggerpunkt-Therapie“ nicht greifen. Eine hohe Indikationsqualität ist Voraussetzung dafür, dass die manuelle Triggerpunkt-Therapie ihre volle Wirkung entfalten kann. Alle nicht durch TrPs verursachten Störungen können selbstredend nicht adäquat mit der manuellen Triggerpunkt-Therapie behandelt werden.

**Perpetuierende Faktoren.** Es gibt Situationen, in denen perpetuierende Faktoren zwar erkannt, aber von (physio-)therapeutischer Seite her nur begrenzt beeinflusst werden können. Beispiele sind myofasziale Probleme im Zusammenhang mit chronischem Stress infolge von drohendem Arbeitsplatzverlust bei betrieblichen Umstrukturierungsprozessen, Depression infolge von Kriegstraumatisierung oder zerrütteten familiären Verhältnissen etc. In diesen Fällen muss man bescheiden bleiben und klären, inwieweit die Triggerpunkt-Therapie einen Beitrag zur Entlastung der Gesamtsituation leisten kann und soll.

**Point of no Return.** Bei Patienten mit einer peripheren Chronifizierung myofaszialer Schmerzen (S. 39) können die strukturellen Veränderungen vor allem im Bindegewebe derart ausgeprägt sein, dass sie nicht mehr reversibel zu beeinflussen sind, d.h, es gibt einen Point of no Return. Ob dieser im Krankheitsverlauf bereits überschritten wurde, kann nur mit einer gründlichen Probebehandlung ausgelotet werden.

**Schmerzakzeptanz.** Es gibt Patienten mit einer äußerst geringen Schmerztoleranz. Mit Kälteapplikationen (S. 87), dem Einsatz von Medikamenten oder Ablenkungsmanövern (Geschichte erzählen etc.) können die therapeutisch induzierten Schmerzen oft vorübergehend gedämpft werden, sodass ein Triggerpunkt-therapeutischer Zugang möglich wird. Dass eine mangelnde Schmerzakzeptanz des Patienten eine Triggerpunkt-Therapie unmöglich macht, kommt vereinzelt vor, ist allerdings selten.

**Beziehung Therapeut – Patient.** Auch wenn das Management myofaszialer Schmerzen, insbesondere bei chronischen Schmerzproblemen, ein strukturiertes und zielgerichtetes Vorgehen (Kap. 5.3.1) erfordert, ist es wertvoll, gleichzeitig einen „weiten, offenen Blick“ zu behalten. Es kann hinderlich sein, den therapeutischen Blick zu einseitig und ausschließlich auf nur eine gewebsspezifische Struktur (Muskel oder Gelenk oder Nerv) oder auf einen einzigen Schmerzmechanismus (S. 64 f) zu richten. Bleibt der Therapieerfolg aus, sind immer auch die anderen Grundpfeiler, auf die sich sinnvolles therapeutisches Handeln stützt (S. 118), auf ihre Tragfähigkeit hin zu prüfen. Gelingt es nicht, eine tragfähige therapeutische Beziehung zum Patienten zu etablieren, die von gegenseitiger Offenheit, gegenseitigem Respekt und Vertrauen geprägt ist, fehlt die Grundlage für jegliche Therapie. Bei Klienten, zu denen wir – aus welchen Gründen auch immer – „keinen Draht finden“ und die oft als „unkooperative Patienten“ bezeichnet werden, ist von einer manuellen Therapie mTrPs abzusehen.

**Zusammenfassung:** Therapie myofaszialer Schmerzen
Eine Medizin, die myofaszial verursachte Schmerzen und Funktionsstörungen – insbesondere das weiter verbreitete Phänomen fortgeleiteter Schmerzen (Referred Pain) und die Möglichkeit einer peripheren Chronifizierung durch Bindegewebsveränderungen – nicht konsequent in ihre diagnostischen Überlegungen und therapeutischen Strategien miteinbezieht, wird oft die Ursache chronischer Schmerzen weder erkennen noch behandeln können und leistet dadurch der Chronifizierung Vorschub.

# 6 Indikationen – Kontraindikationen

## 6.1 Indikationen

Die Indikation zur Triggerpunkt-Therapie liegt vor, wenn durch mTrPs verursachte Schmerzen und/oder Funktionsstörungen (Kap. 3) den Patienten behindern, im Alltag selbstständig seine Aufgaben wahrzunehmen (Clinical Reasoning; Kap. 4.1, **Abb. 4.2**, S. 63).

### 6.1.1 Myofasziales Syndrom

Aktive mTrPs verursachen unterschiedliche Symptome. Das häufigste Leitsymptom ist der Schmerz, denn meist führen akute oder chronische Schmerzen den Patienten zum Arzt und in die Physiotherapie. Aber auch Funktionsstörungen des Bewegungssystems (Bewegungseinschränkungen, Kraftlosigkeit, Koordinationsverlust) sowie Irritationen des vegetativen Nervensystems (Störungen der Vasomotorik, Schwitzen, Schlafstörungen) sind mögliche Folgen aktiver mTrPs.

Neben solchen direkt durch mTrPs induzierten Störungen (Kap. 3.1) gibt es eine ganze Reihe von Störungen, die indirekt als Folgeprobleme von mTrP-induzierten Hartspannsträngen bzw. Bindegewebsveränderungen auftauchen (z. B. Bewegungseinschränkungen, Kraftminderung, artikuläre Dysfunktionen, neuromuskuläre Entrapments, Durchblutungsstörungen etc.; Kap. 3.2).

Alle Symptome, die durch mTrPs auf direktem und/oder indirektem Weg ausgelöst werden, bezeichnet man als „myofasziales Syndrom“ (MFS). Synonym werden die Bezeichnungen „myofasziales Schmerzsyndrom“ (MSS), „myofasziales Dysfunktionssyndrom“ oder „myofasziales Schmerz-und Dysfunktionssyndrom“ verwendet.

Als „myofasziales Syndrom“ (MFS) bezeichnet man alle durch mTrPs direkt und/oder indirekt ausgelösten Symptome.

Klinisch unterscheidet man ein primäres von einem sekundären MFS sowie ein akutes von einem chronischen MFS. In der Praxis können folglich ein akut-primäres MFS, ein chronisch-primäres MFS, ein akut-sekundäres MFS oder ein chronisch-sekundäres MFS auftreten.

#### Primäres myofasziales Syndrom

Hier liegt die Ursache für die Entstehung der mTrPs in der Muskulatur selbst. Eine kausale Behandlung ist möglich. Die Prognosen zur bleibenden Beseitigung der Schmerzen und Funktionseinschränkungen sind gut, wenn gleichzeitig auslösende und perpetuierende Faktoren erkannt und ins Behandlungskonzept miteinbezogen werden.

Beispiele für primäre MFS sind:
- Kopfschmerzen
- Zervikalsyndrom mit/ohne Kopfschmerzen
- Tortikollis
- kraniomandibuläre Dysfunktionen (CMD)
- Schulterschmerzen (PHS)
- Epikondylodynien
- Hand- und Fingerschmerzen
- Lumbovertebralsyndrom mit/ohne Beinschmerzen
- Leistenschmerzen
- Hüftschmerzen
- Knieschmerzen
- Achillodynie
- Fußschmerzen

#### Sekundäres myofasziales Syndrom

Führt eine extramuskuläre Ursache sekundär zu muskulären Verspannungen und zur Aktivierung von mTrPs, entsteht ein sekundäres MFS. Die myofaszialen Schmerzen sind die Folge einer anderen zugrunde liegenden Störung, die arthrogen, neurogen, viszerogen oder psychogen sein kann. In diesen Fällen ist mit der Triggerpunkt-Therapie keine kausale Behandlung möglich. Lässt sich eine kausale Therapie grundsätzlich auch mit anderen konservativen Maßnahmen nicht realisieren (z. B. bei Coxarthrose), kann die Behandlung der myofaszialen Befunde im Sinne einer symptomatischen Therapie zur Schmerzlinderung sinnvoll sein. Der Behandlungserfolg wird jedoch nur vorübergehend sein. Dies sollte mit dem Patienten und dem zuweisenden Arzt (sowie gegebenenfalls mit dem Versicherungsträger) vorher geklärt werden.

**Klinik:** Coxarthrose
Ein Patient (55 Jahre) leidet unter Schmerzen und Bewegungseinschränkungen infolge einer ausgeprägten Coxarthrose. Für eine operative Sanierung des Hüftgelenks ist der Patient zu jung. Hier kann die Behandlung der mTrPs in den betroffenen Muskeln (Mm. gluteus maximus, medius und minimus, M. piriformis, Mm. obturatorius internus und externus, M. quadratus femoris, Mm. adductorii, M. tensor fascia latae, M. iliopsoas, M. quadratus lumborum) sowohl vorübergehend die Schmerzen lindern als auch das infolge der Muskelverspannungen reduzierte Bewegungsausmaß im Hüftgelenk verbessern. Obwohl mit diesen Maßnahmen kein bleibender Erfolg erreicht werden kann, sind sie sinnvoll: Indem der Bewegungsspielraum vergrößert und die Schmerzen vermindert werden, senkt sich der Muskeltonus, der intraartikuläre Druck nimmt ab – die Progredienz der Arthrose wird somit minimiert. Gleichzeitig bleibt die Muskulatur leistungsfähiger – dies kommt dem Patienten auch nach einem allfälligen operativen Eingriff und dem Einsetzen einer Totalendoprothese zugute.

## Akutes myofasziales Syndrom

Bei akuten myofaszialen Schmerzen ist häufig nur ein Muskel betroffen, der auslösende Faktor bekannt und die Anamnesedauer kurz. Die Diagnose ist somit meist einfach zu stellen, und oft genügen eine oder einige wenige Behandlungen, um den Schmerz bleibend zu beseitigen (Travell u. Simons 2002, Dejung 2009).

## Chronisches myofasziales Syndrom

Ein myofasziales Schmerzsyndrom kann chronisch werden infolge von

- Chronifizierungsvorgängen in der Peripherie
- zentralen Chronifizierungsprozessen oder
- der Verknüpfung von peripherem und zentralem Chronifizierungsgeschehen

### *Periphere myofasziale Chronifizierung*

Hierbei sind vor allem zwei Punkte zu beachten:

- Meistens sind mehrere aktive mTrPs am Schmerzgeschehen beteiligt (s. S. 128). Lang anhaltende Aktivität primärer TrPs begünstigt die Entwicklung von sekundären TrPs und von Satelliten-TrPs. Mit der Entstehung ganzer TrP-Ketten wird die Situation zunehmend komplexer. Die therapeutische Herausforderung in diesen Fällen besteht darin, in detektivischer Manier über „Test and Treat" die primären mTrPs zu identifizieren und zu behandeln (s. S. 132 sowie „Klinik", S. 58, S. 121 f und 133).
- Bindegewebige Veränderungen, die sich im Verlauf lang andauernder myofaszialer Schmerzen reaktiv einstellen, überlagern die im Rigorkomplex adhärenten Sarkomere und fixieren diese damit strukturell. Dies ist die erste Stufe einer Chronifizierung in der Peripherie (Dejung 2009). Bindegewebsschrumpfungen (**Abb. 2.20** bis **Abb. 2.24**, S. 40 f) sowie pathologische Crosslinks (**Abb. 2.19**, S. 39) behindern die volle Funktionsfähigkeit des Muskels. Klinisch zeigt sich dies in Form von Muskelverkürzungen sowie gestörter inter- und intramuskulärer Koordination. Sind die Faszien zwischen benachbart liegenden, antagonistisch wirksamen Muskelgruppen verklebt, bewirkt dies Bewegungseinschränkungen und die Reduktion der Ökonomie der Bewegungsmuster (z. B. Störung des skapulohumeralen Rhythmus). Derartige Funktionsbehinderungen führen zu gestörter Arthrokinematik sowie zu Fehlbelastungen synergistischer und/oder antagonistischer Muskelgruppen. Bindegewebsveränderungen wirken so als perpetuierende Faktoren in der Peripherie und sind oft an der peripheren Chronifizierung von Schmerzen mitbeteiligt (**Abb. 6.1**).

Bei der Behandlung chronischer Schmerzen des Bewegungssystems bewährt sich daher folgende Hierarchie der Behandlungsschritte: zuerst das Bindegewebe, anschließend die Muskulatur und dann (falls noch notwendig) das Gelenk (Lewit [Vortrag in Jena, Oktober 2000], Dejung 2009).

### *Zentrale Chronifizierung*

Dominieren zentrale Chronifizierungsprozesse, ist eine adäquate multimodale bzw. interdisziplinäre Therapie erforderlich. Die manuelle Triggerpunkt-Therapie kann dabei flankierend eingesetzt werden und wird dergestalt modifiziert, dass vor allem die schmerz- und sympathikushemmende Wirkung der Triggerpunkt-Therapie genutzt wird (S. 112) und die kognitiv-verhaltenstherapeutischen Aspekte betont werden (Kap. 5.2.5).

### *Periphere und zentrale Chronifizierung*

Bei chronischen Schmerzen wirken sehr häufig periphere und zentrale Schmerzmechanismen zusammen. Die manuelle Triggerpunkt-Therapie eignet sich vorzüglich, im Sinne einer multimodalen Therapie sowohl peripher-nozizeptive als auch Schmerzverarbeitungs- und Output-Schmerzmechanismen zu beeinflussen (Kap. 5.2).

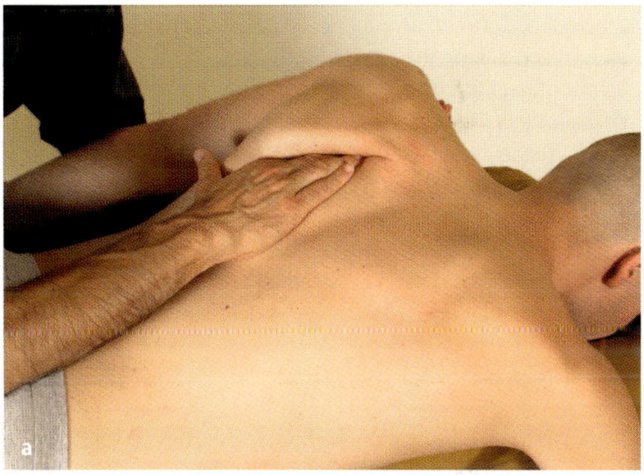

a

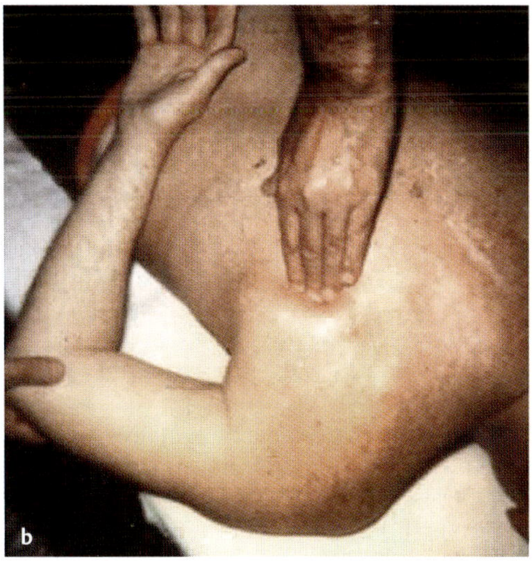

b

**Abb. 6.1** Veränderungen des Bindegewebes als chronifizierender Faktor in der Peripherie.
**a** Physiologische Verhältnisse.
**b** Chronischer Schmerzpatient: Infolge ischämischer Entzündungsvorgänge und Bildung von kontraktem Bindegewebe sind die Faszien im Skapulabereich adhärent geworden (Foto: Beat Dejung).

**Zusammenfassung:** Stellenwert der Triggerpunkt-Therapie bei chronischen Schmerzen
Chronische Schmerzen können mannigfache Ursachen haben. Aufgrund unterschiedlicher Schmerzmechanismen und unterschiedlicher Schmerzmuster sind grundsätzlich vier mögliche Quellen von Schmerz zu unterscheiden (Gifford 2000, Gautschi 2008; s. auch S. 64 f):

- peripher-nozizeptive Schmerzen
- peripher-neurogene Schmerzen
- zentrale Schmerzmechanismen (Störung von Schmerzverarbeitungsprozessen) und
- Output-Schmerzmechanismen (z. B. gesteigerte Sympathikusaktivität)

Vor einer therapeutischen Intervention muss geklärt werden, welche Schmerzmechanismen im konkreten Fall dominieren, und die Behandlung hat sich danach zu richten. Es ist selbstredend, dass die Behandlungsstrategie bei einem Schmerzgeschehen, das überwiegend durch eine Störung von Schmerzverarbeitungsprozessen (auf somatischer, emotionaler und/oder kognitiver Ebene) aufrechterhalten wird, eine andere zu sein hat als bei vorwiegend peripher-nozizeptiv verursachten Schmerzen.
Chronische Schmerzen können sich etablieren durch ein Entgleisen von Schmerzverarbeitungsprozessen und Output-Schmerzmechanismen. Gleichzeitig ist zu betonen, dass viele chronische Schmerzzustände durch periphere Schmerzmechanismen verursacht und aufrechterhalten werden. Im Zusammenhang der Triggerpunkt-Therapie ist vor allem auf zwei Faktoren hinzuweisen:

- Solange das allgegenwärtige Phänomen des Referred Pain (d. h., dass Schmerzen ausstrahlen und der Ort der Schmerzempfindung und der Ort der Schmerzentstehung nicht am selben Ort liegen) nicht konsequent in Diagnostik und Therapie chronischer Schmerzen des Bewegungssystems miteinbezogen wird, wird die Ursache vieler peripher bedingter Schmerzen übersehen und damit der Chronifizierung Vorschub geleistet.
- Reaktive Bindegewebsveränderungen sind oft chronifizierender Faktor in der Peripherie (**Abb. 6.1** sowie S. 38 f). Nur eine Therapie, die das Bindegewebe gezielt und nachhaltig behandelt, kann in solchen Fällen der peripheren Chronifizierung ein Ende bereiten.

**Fazit:** Der Stellenwert mTrPs für die Entstehung und Aufrechterhaltung chronischer Schmerzen wird vielfach noch nicht erkannt oder unterschätzt.
Falls die myofasziale Komponente als dominanter Krankheitsfaktor für ein chronisches Schmerzgeschehen glaubhaft wird, ermöglicht die Triggerpunkt-Therapie die gezielte, spezifische und kausale Therapie des Problems. Darüber hinaus ist sie hilfreich, um differenzialdiagnostisch zu klären, inwieweit mTrPs kausal am Schmerzgeschehen beteiligt sind. Neben Anamnese und Befund ist zur Klärung dieser Frage oft eine Probebehandlung von 3 – 6 Therapiesitzungen notwendig.
Will man bei der Behandlung chronischer myofaszialer Schmerzen nachhaltig Erfolg haben, müssen zusätzlich zur lokalen Therapie der Triggerpunkte (Deaktivierung der mTrPs und Aufarbeitung der Bindegewebsveränderungen) perpetuierende Faktoren erkannt und in die Therapie miteinbezogen werden.

Eine Medizin, die bei der Behandlung chronischer Schmerzen des neuromuskuloskelettalen Systems das Phänomen, dass Schmerzen sehr häufig ausstrahlen (Referred Pain), nicht konsequent in ihre diagnostischen und therapeutischen Strategien miteinbezieht, ist in vielen Fällen blind für die Wurzel des Problems und leistet der Chronifizierung Vorschub.

## 6.1.2 Entrapment-Neuropathie

Nerven reagieren empfindlich auf mechanische Druck- bzw. Zugbelastung. Verspannte Muskelstränge und Bindegewebsveränderungen, wie sie im Zusammenhang mit mTrPs auftreten, können daher eine Ursache für neurale Sensibilisierung und Nervendysfunktionen sein (indirekt TrP-induzierte Probleme; Kap. 3.2).

- **Neurale Kompressionsdysfunktion**: Verläuft ein Nerv zwischen verspannten Faserbündeln eines Muskels oder zwischen Hartspannsträngen und Knochen, kann der anhaltende Druck auf das Nervengewebe eine Irritation der neuralen Struktur bewirken und eine Funktionsstörung des Nervs auslösen.
- **Neurale Gleitdysfunktion**: Jede schmerzfreie Bewegung erfordert, dass sich die Nerven an die bewegungsbedingten Verschiebungen und an die veränderten Längenverhältnisse anpassen können. Eine wichtige Rolle spielt dabei die ungehinderte Gleitfähigkeit neuraler Strukturen zum umliegenden Gewebe (mechanisches Interface); sie ist eine wichtige Voraussetzung für die ungestörte Funktionsfähigkeit der Nerven. Bindegewebsveränderungen, wie sie sehr häufig infolge der Triggerpunkt-Pathologie entstehen, können zu Irritation und Dysfunktion peripherer Nerven führen, indem bindegewebige Adhäsionen die Gleitfähigkeit zwischen Nerv und umliegendem (Muskel-) Gewebe beeinträchtigen.

Die Fähigkeit des Nervensystems, sich Körperbewegungen anzupassen, wird als Neurodynamik bezeichnet (Shacklock 1995, s. auch S. 146 f). Da in der Peripherie das muskuläre System das dominante Interface für das Nervensystem darstellt, können TrP-induzierte Hartspannstränge und Bindegewebsveränderungen für Störungen der Neurodynamik ursächlich verantwortlich sein.

TrP-induzierte Hartspannstränge und Bindegewebsveränderungen können für Störungen der Neurodynamik kausal verantwortlich sein.

### Klinik

Periphere Nervenkompressionssyndrome (Entrapment-Neuropathien) entstehen durch mechanische Irritation (Druck- und Zugbelastung) einer neuralen Struktur. Die mechanische Provokation kann die Wurzel, den Ramus ventralis oder dorsalis, den Plexus oder periphere Nervenabschnitte betreffen. Da vom Ramus ventralis und dorsalis an bereits motorische, sensible und vegetative Fasern geführt werden, zeigen sich in der Peripherie Veränderungen in allen drei Qualitäten:

- Sensibilitätsstörungen (vor allem Dysästhesien, Hypästhesien)
- Schwäche der Muskulatur und
- vegetative Symptome

## Periphere Nervenverletzungen

Die durch ein Entrapment verursachte Neuropathie ist eine Form einer peripheren Nervenverletzung. Periphere Nervenläsionen werden üblicherweise (zurückgehend auf Seddon 1943) aufgrund klinischer und strukturell-anatomischer Kriterien in drei Schweregrade eingeteilt:

- **Neurapraxie** ist die leichteste Form einer peripheren Nervenverletzung. Hier liegt lediglich eine passagere Funktionsstörung („temporärer Block") eines peripheren Nervs ohne Kontinuitätsunterbrechung der leitenden Strukturen vor. Es handelt sich um einen Funktionsverlust durch Beeinträchtigung der Impulsübertragung aufgrund von Membran- oder Myelinscheidenschäden. Häufig sind Druck- oder Zugeinwirkungen bzw. eine vorübergehende Ischämie ursächlich verantwortlich. Klinisch zeigen sich leichte Sensibilitätsstörungen (die sich hauptsächlich als Taubheitsgefühl, Kribbeln, Schmerz und Hypästhesie im Versorgungsgebiet der betroffenen Nervenstruktur äußern) sowie motorische Defizite (vor allem Muskelschwäche). Die Muskulatur bleibt vom Nerv aus galvanisch erregbar, d. h., das EMG zeigt keine Denervierungspotenziale, und es treten keine Atrophien auf. Nervenleitgeschwindigkeitstests sind – abhängig vom Ausmaß der Neurapraxie – oft (aber nicht immer) positiv, d. h., das in der Elektroneurografie gemessene Aktivitätsmuster ist gelichtet. Auch wenn sich die Leitgeschwindigkeit der Nerven nicht immer ganz erholt (Mumenthaler 1997), kommt es bei Druckentlastung in der Regel zu einer vollständigen Wiederherstellung der Funktion. Die Rückbildung der Symptome erfolgt meist innerhalb von Stunden bis Wochen. Eine über Nacht auftretende „Schlafdrucklähmung" ist ein Beispiel einer Neurapraxie.
- Die **Axonotmesis** ist charakterisiert durch eine Unterbrechung der Axone bei intakten Hüllenstrukturen. Distal der Verletzung kommt es zur Waller-Degeneration: Axone und Markscheiden zerfallen und werden durch Phagozytose beseitigt. Die Schwann-Zellen und die Bindegewebskomponenten überleben. Diese endoneuralen Hüllstrukturen dienen als Leitschiene für die von proximal her nachwachsenden Axone. Klinisch zeigt sich zunächst das Vollbild einer peripheren Nervenlähmung mit Parese, Atrophie und Sensibilitätsausfall, wie beispielsweise bei einem ausgeprägten Karpaltunnelsyndrom. Unter günstigen Rahmenbedingungen ist eine vollständige Regeneration möglich: Wenn nicht eine allzu lang dauernde Kompression zu einer irreversiblen Fibrosierung der perineuralen Strukturen geführt hat, können die nachsprossenden Axone dem endoneuralen Leitgebilde folgen und das Zielgewebe erreichen. Dies zeigt sich in einer Reinnervation der betroffenen Strukturen mit funktionell meist befriedigendem bis gutem Resultat. Die Erholungszeit dauert Wochen bis Monate.
- Bei der **Neurotmesis** sind sowohl Axone als auch Hüllgewebe unterbrochen, wie beispielsweise bei schweren Plexuszerrungen oder scharfem Durchtrennen respektive Zerreißen von Nervengewebe. Distal der Kontinuitätsunterbrechung stellt sich die Waller-Degeneration ein. Die nachsprossenden Axone finden keine Leitstrukturen mehr vor, die ein gerichtetes Wachstum zum Zielorgan ermöglichen würden. Oft entstehen Narbenneurome, und chronische neurogene Schmerzen infolge ektoper Reizbildung sind die Folge. Klinisch zeigt sich das Vollbild einer peripheren Nervenläsion (Sensibilitätsausfall, Atrophie, schlaffe Parese). Eine spontane Erholung ist nicht möglich; ein chirurgisches Vorgehen mit Zusammennähen der getrennten Nervenabschnitte sollte wann immer möglich versucht werden. Gelingt es, die endoneuralen Hüllstrukturen operativ einander wieder so nahezubringen, dass die Axonsprossung die distalen Anteile der Leitgebilde erreichen kann, ist eine Reinnervation möglich. Die Regeneration nach chirurgischer Intervention dauert Wochen bis Monate.

Nach Verletzung der Axone wachsen aus der Nervenzelle frische Axone in die Peripherie aus. Die Regenerationsgeschwindigkeit beträgt ca. 1 mm pro Tag, d. h. 3 cm pro Monat. Bei der Verletzung eines Nervs ohne Kontinuitätstrennung der Nervenhüllstrukturen (Axonotmesis) oder nach chirurgischer Naht eines durchtrennten peripheren Nervs (Neurotmesis) kann es so unter günstigen anatomischen Voraussetzungen zur Reinnervation kommen. Verlaufszeichen für den Fortschritt sind der klinische Befund sowie elektromyografische Messungen. Erst nach 1 – 2 Jahren ist eine abschließende Beurteilung möglich, wie weit eine Regeneration und damit Fortschritte möglich sind.

---

Wird durch Druckkräfte oder durch Zugeinwirkung die den Nerv umhüllende Myelinscheide geschädigt, während die Axonkontinuität erhalten bleibt, bewirkt dies einen Verlust der Nervenleitfähigkeit, die als Neurapraxie bezeichnet wird.

---

## Muskuläre Entrapment-Neuropathie

Muskulär verursachte Entrapment-Neuropathien können die Sensibilisierung neuraler Strukturen und Funktionsstörungen aufgrund von Myelinscheidenschädigungen bzw. eines metabolischen Leitungsblocks (s. u.) bewirken. Sie sind folglich eine diskrete Form der Neurapraxie (s. o.) und zählen somit zur leichtesten Form peripherer Nervenläsionen. Sunderland (1978) hat die Einteilung von Seddon durch zwei weitere Schweregrade ergänzt, die weitere Stufen zwischen der Axonotmesis und der Neurotmesis darstellen. Der vorübergehende Leitungsblock einer Entrapment-Neuropathie entspricht einem Grad I nach Sunderland.

Bei Engpässen, die durch die Muskulatur verursacht sind, zeigen sich

- sensorische Störungen: Hyperästhesie, Hypästhesie (Minderempfindlichkeit, Taubheitsgefühl) oder Dysästhesien (Kribbeln) im Ausbreitungsgebiet des betreffenden Nervs

- motorische Defizite: Abschwächung der Muskeln, die vom Nerv innerviert sind
- vegetativ-trophische Störungen: Die Regenerationsfähigkeit des Muskels ist reduziert, wodurch das Entstehen bzw. das Bestehenbleiben von mTrPs begünstigt wird. (Damit kann sich ein klassischer Teufelskreis etablieren: Ein myofasziales Problem führt zu einem neuralen Problem, welches das myofasziale Problem verstärkt etc.)
- Schmerzen: Oft klagen die Patienten über meist dumpfe Schmerzen, wie sie von mTrPs im betroffenen Muskel verursacht werden können, oder über eine unspezifische Schmerzempfindlichkeit im innervierten Gewebe, die Ausdruck einer peripheren Sensibilisierung (antidrome Reizleitung; s. u.) ist.

In der Praxis zeigen viele Patienten eine ausgesprochen geringfügige Neuropathie, die quasi eine „Prä-Neurapraxie" darstellt. Auch wenn solche Prä-Neurapraxien in der Regel zu keiner messbaren Veränderung der Nervenleitgeschwindigkeit führen (und daher durch eine Abklärung beim Neurologen meist nicht erfasst werden), können dergestalt sensibilisierte Nerven für persistierende Probleme im neuromuskuloskelettalen System verantwortlich sein.

## Pathophysiologie

Neurale Strukturen reagieren sensibel auf mechanische Reize wie Druck oder Zug mit

- Veränderung der Durchblutung des Nervs
- Behinderung des axoplasmatischen Transports
- neuralen Entzündungen
- Störung der Ionenpumpe bzw. der Schrankenfunktionen
- Störung der Innervation des Bindegewebes (Perineurium)
- ektopischer Generierung von Nervenimpulsen
- antidromer Reizleitung

### *Durchblutung*

Nervengewebe ist das am besten durchblutete Gewebe des menschlichen Körpers. Obwohl es nur ca. 2 % der gesamten Körpersubstanz ausmacht, erhält das Nervengewebe rund 20 – 30 % des im Körper zirkulierenden Blutes (Lundborg 1988, van den Berg 2003). Nerven haben somit einen überdurchschnittlich hohen Bedarf an Sauerstoff und Nährstoffen. Ein longitudinales und ein transversales Blutgefäßsystem durchziehen die bindegewebigen Schichten des Nervs und stellen so die Durchblutung der Nerven sicher (**Abb. 6.2**). Der Nerv ist kein „Kupferdraht", der einfach elektrische Impulse weiterleitet. Er ist ein höchst vitales inneres Organ, durchblutet von Vasi nervorum und innerviert durch Nervi nervorum.

Damit die Blutversorgung eines Nervs gewährleistet bleibt, muss ein Druckgradient herrschen zwischen dem Druck in den Arteriolen (PA), dem Druck in den Kapillaren (PK), dem Druck im Faszikel (PF), dem Druck in den Venolen (PV) und dem Druck im Tunnel (PT). Ein Druckgefälle von PA>PK>PF>PV>PT ist notwendig zur Sicherstellung der Durchblutung und zur vollen Leistungsfähigkeit des Nervs (**Abb. 6.3**).

Eine Druckerhöhung im Nerv kann eine Drosselung der Durchblutung nach sich ziehen. Grundsätzlich kann dies auf zwei Wegen erfolgen: über direkten Druck auf den Nerv oder über eine Längendehnung des Nervengewebes.

- **Druck auf den Nerv**: Die kritischen Werte für eine adäquate Blutversorgung der Nervenfasern sind niedrig. Bereits ein geringfügiger Kompressionsdruck von 30 – 50 mmHg stoppt die venöse Drainage und beeinträchtigt die venöse Durchblutung (Gelberman et al. 1983). Dies führt zu einer venösen Stauung und der Bildung eines lokalen Ödems. Da der Platz im Tunnel begrenzt ist, steigt der Druck im Tunnel, und in der Folge werden auch die arteriellen Blutgefäße komprimiert. Ein Druck von 60 – 80 mmHg genügt, um die arterielle Durchblutung zu blockieren und eine

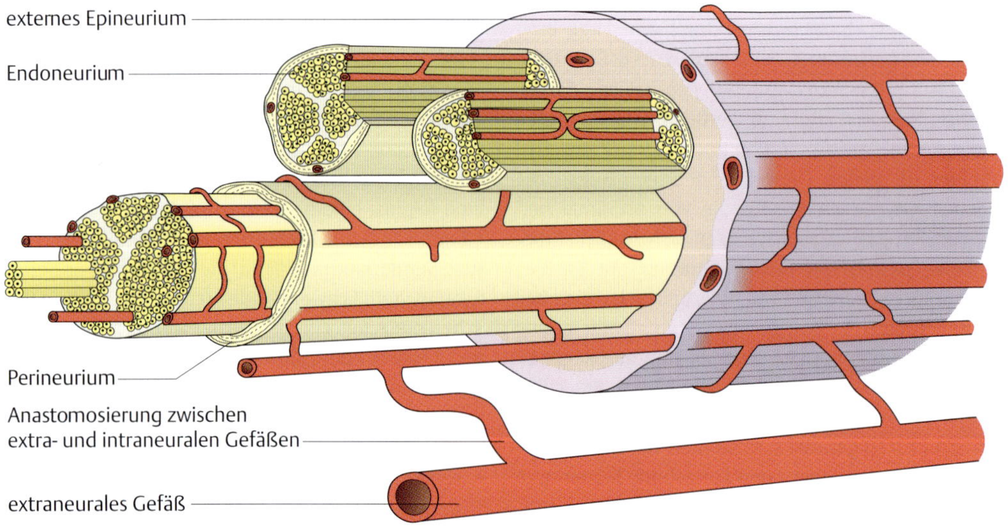


**Abb. 6.2** Blutversorgung des Nervs. Extra- und intraneurale Gefäße und deren Anastomosen (van den Berg 2001).

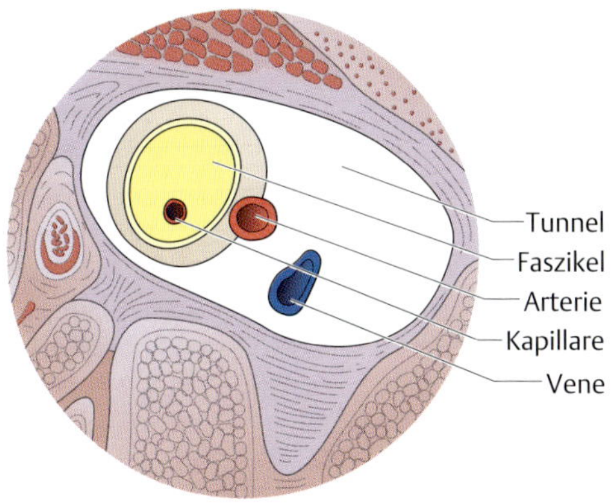


Formel: PA>PC>PF>PV>PT

PA = Druck innerhalb der Arterie
PC = Druck innerhalb der Kapillare
PF = Druck innerhalb des Faszikels
PV = Druck innerhalb der Vene
PT = Druck innerhalb des Tunnels

**Abb. 6.3** Blutversorgung des Nervs. Druckgefälle von PA>PK>PF>PV>PT ist zur Gewährleistung der Durchblutung des Nervs notwendig (van den Berg 2001).

intraneurale Ischämie zu erzeugen (Gelberman et al. 1983, Ogata u. Naito 1986, rezensiert in Lundborg u. Dahlin 1996, Butler 2000, van den Berg 2003).

- **Längendehnung des Nervengewebes**: Wird eine Nervenstruktur in die Länge gezogen, führt dies zu einer Druckerhöhung und damit zu einer Minderdurchblutung im Nerv. Bei 8 % Verlängerung einer peripheren Nervenfaser wird die venöse Durchblutung und bei 15 % die arterielle Durchblutung (Hypoxie) blockiert (Lundborg u. Rydevik 1973, Ogata u. Naito 1986).

Wie intensiv der von außen wirkende Druck sein muss, um im Nervengewebe die beschriebenen Veränderungen auszulösen, ist von der Druckstärke und vom Bindegewebsanteil des Nervs sowie von der Zeitdauer des einwirkenden Druckes abhängig.

- **Zeitdauer**: Ein über längere Zeit wirkender Druck hat gravierendere Folgen als ein stärkerer, aber nur kurzzeitig wirksamer Druck.
- **Druckstärke und Bindegewebsanteil**: Wie stark der von außen wirkende Druck sein muss, um den kritischen Wert zu erreichen und die beschriebenen Veränderungen auszulösen, ist nicht nur von der Intensität des von außen wirksamen Druckes abhängig, sondern maßgeblich auch vom Bindegewebsanteil des peripheren Nervs (**Abb. 6.4**). Grundsätzlich sind Nerven durch Bindegewebe mechanisch gut geschützt: Das Mesoneurium umgibt den gesamten Nerv, es trennt ihn vom umliegenden Gewebe und verbindet ihn gleichzeitig damit. Das externe Epineurium umschließt als schützende Hülle den Nerv, während das Bindegewebe des internen Epineuriums den Raum zwischen den Faszikeln füllt. Nervenfaserbündel, die sich aus mehreren einzelnen Nervenfasern konstituieren, werden vom Perineurium umfasst, und das Bindegewebe des Endoneuriums schließlich umhüllt die einzelnen Nervenfasern. Das Epineurium bildet die Polsterung des Nervs und schützt die Axone vor übermäßigem Druck (Shacklock 2008).

Ist der Anteil an Bindegewebe zwischen den einzelnen Nervenfaserbündeln hoch, toleriert der Gesamtnerv mehr Druck von außen, da das Bindegewebe des internen Epineuriums einen Teil des Druckes neutralisieren kann (**Abb. 6.5** a). In der Regel ist der Bindegewebsanteil eines peripheren Nervs im proximalen Bereich größer als im distalen. Da distal weniger Nervenbündel im peripheren Nerven zusammengeschlossen sind, gibt es hier weniger dazwischenliegendes Bindegewebe, das Druck absorbieren kann. Der Nerv reagiert somit in diesen distalen Abschnitten sensibler auf Druck von außen, und der kritische Wert ist früher erreicht (**Abb. 6.5** b).

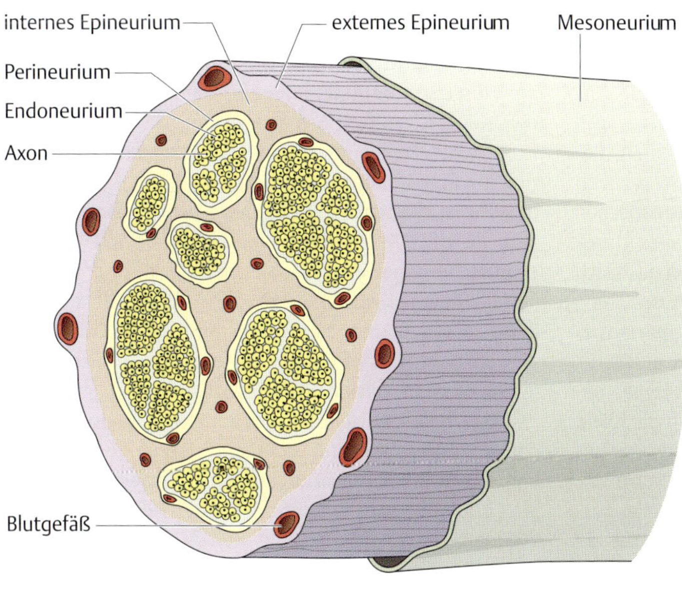


**Abb. 6.4** Bindegewebe des peripheren Nervs (van den Berg 2001, mod. nach Butler).

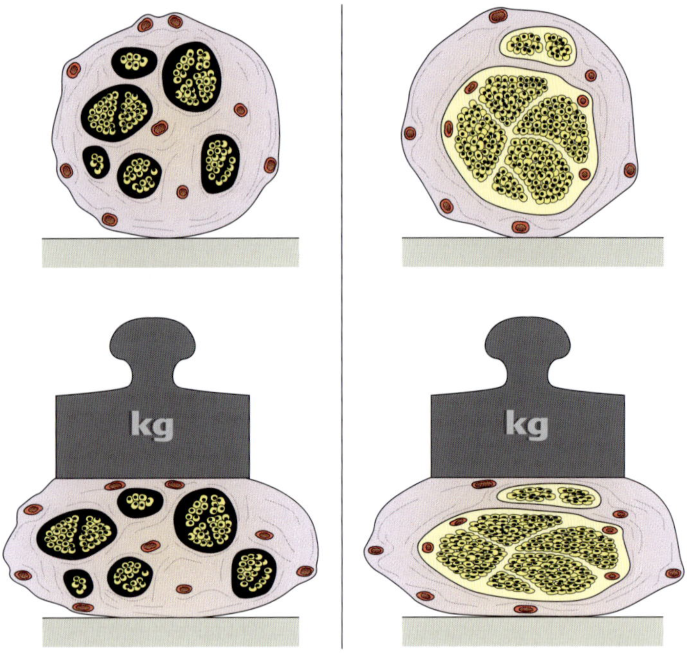


**Abb. 6.5** Mechanosensitivität eines peripheren Nervs auf Druck (Erläuterung im Text; van den Berg 2001).

Die verursachte neurale Irritation ist in Abhängigkeit der einwirkenden Druckkräfte (Zeitdauer und Druckstärke) unterschiedlich stark.

- **Metabolischer Leitungsblock**: Längere Zeit wirkende Druckkräfte unterbinden nicht nur die intraneurale Mikrozirkulation, sondern behindern auch den Axoplasmatransport (s. u.). Insgesamt resultiert ein metabolischer Leitungsblock. Der Nerv wird dysfunktional. Klinisch zeigt sich dies vor allem in Form von Sensibilitätsstörungen, die nach Wegfall des Druckes relativ rasch (innerhalb von Stunden bis Tagen) abklingen.
- **Neurapraxie**: Bleibt der intrafaszikuläre Druck langfristig hoch, entsteht eine Hypoxie. Als Reaktion auf die Hypoxie erhöht sich die Permeabilität der Gefäßwände; entzündliche Prozesse kommen in Gang, und es bilden sich endoneurale Ödeme. Die Ödembildung verstärkt die venöse Stase (die bereits infolge der Druckerhöhung besteht): Die Minderdurchblutung der endoneuralen Gefäße verschärft und etabliert sich.
- Dauert die Druckerhöhung an, wird – zusätzlich zur Reduktion der intraneuralen Durchblutung – die Nervenzelle infolge des behinderten retrograden axoplasmatischen Transports (s. u.) geschädigt, und ein verstärkter Druck kann die Demyelinisierung der Schwann-Zellen nach sich ziehen (van den Berg 2003). Diese gesteigerte Ausprägung einer Funktionsstörung des Nervs, die als Neurapraxie bezeichnet wird (Seddon 1943, Mumenthaler et al. 2003), äußert sich vor allem in Form von Hyper- bzw. Hypästhesie und Dysästhesien (Über- oder Minderempfindlichkeit, Taubheitsgefühl, Kribbeln) im Versorgungsgebiet der betroffenen Nervenstruktur, mit der Zeit auch in Form von Schmerzen und motorischen Ausfällen (Schwäche, verminderte Regenerationsfähigkeit). Eine Neurapraxie erholt sich bei Abnahme der Drucksituation in der Regel innerhalb von Tagen bis Wochen. Es können aber auch Dauerschäden bestehen bleiben, zumindest die Leitgeschwindigkeit des Nervs erholt sich manchmal nicht mehr ganz (Mumenthaler 1997).

Über längere Zeit wirkende Druckkräfte verringern die intraneurale Blutversorgung und behindern den Axoplasmatransport, sodass insgesamt ein metabolischer Leitungsblock resultiert.

## *Axonaler Transport*

Innerhalb des Zytoplasmas jeder Zelle werden Stoffe bewegt. Darin unterscheidet sich das Zytoplasma der Neurone (Axoplasma) nicht von den anderen Zellen. Die große Länge der Axone (die im Bein über 1 m messen kann) erfordert jedoch spezielle Transportsysteme. Dies umso mehr, als es sich bei der Flüssigkeit im Axon um eine sirupartige Substanz handelt, deren Konsistenz 5-mal dickflüssiger als Wasser ist. Im Hinterwurzelganglion werden fortwährend die für eine optimale Nervenfunktion erforderlichen molekularen Bausteine synthetisiert und mit dem axoplasmatischen Transport zum Zielgewebe befördert. Neurone leiten also nicht nur elektrische Impulse weiter. Sie sind gleichzeitig Transportsystem für eine Vielzahl von Stoffen (Enzyme, Glykoproteine, Zytoskelettelemente, Neurotransmitterstoffe und Neuropeptide wie Substanz P und CGRP etc.), die für die physiologische Nervenfunktion unabdingbar sind.

Der axoplasmatische Fluss ist komplex. Die Transportvorgänge erfolgen aktiv und benötigen Energie; sie sind deshalb von der intraneuralen Durchblutung abhängig. Der Transport erfolgt in zwei Richtungen (Butler 1998, van den Berg 2003):

- Vom Zellkörper zu den Zielgeweben (anterograder Transport):
  - Mit einem schnellen Transportsystem (50 – 400 mm/Tag) werden Substanzen befördert, die bei der Übertragung von Impulsen an den Synapsen verbraucht werden (Neurotransmitter, Enzyme, Glykoproteine, Vesikel).
  - Mit einem langsameren Transport (1 – 6 mm/Tag) werden zytoskelettale Elemente verfrachtet, die vor allem für die Regeneration (bzw. Heilung nach Verletzung) wichtig sind.
- Vom Zielgewebe zurück zum Zellkörper (retrograder Transport): Der retrograde Transport erfolgt mit sehr unterschiedlichen Geschwindigkeiten (1 – 2 mm/Tag bis hin zu 300 mm/Tag). Transportiert werden beispielsweise Nervenwachstumsfaktoren, und der Zellkörper bekommt dank des retrograden Transports ununterbrochen Informationen über den Zustand innerhalb und außerhalb des Nervs.

Ein Druck von 30 – 50 mmHg genügt, um den axoplasmatischen Fluss zu bremsen (Gelberman et al. 1983, Ogata u. Naito 1986, rezensiert in Lundborg u. Dahlin 1996; Butler 1998). Eine lang dauernde Kompression eines Nervs führt somit immer auch zu einer Störung des Axoplasmatransports. Damit entstehen eine erhöhte Irritierbarkeit und Verletzlichkeit des Nervs im distalen, manchmal auch im proximalen Bereich.

**Double-Crush-Syndrom.** Die Entstehung von Reizzuständen wird begünstigt, wenn eine neurale Struktur an verschiedenen Engpass-Stellen in Serie komprimiert und dadurch sensibilisiert wird (Double-Crush-Syndrome; Multiple-Crush-Syndrome). Ein Beispiel: Der N. medianus (respektive sein proximaler Anteil) kann gereizt werden in der Wurzelregion (C 5/6 –Th 1), in der Skalenuslücke (**Abb. 8.3**, S. 421), in der kostoklavikulären Schere (**Abb. 8.3**, S. 421), zwischen M. pectoralis minor und dem Processus coracoideus (**Abb. 8.3**, S. 421), zwischen dem Caput ulnare und dem Caput humerale des M. pronator teres (**Abb. 8.10**, S. 428) und im Karpaltunnel (Wicki 2001, Dejung 2009). So weist die Mehrzahl der Patienten mit Karpaltunnelsyndrom klinisch gleichzeitig auch Irritationen im proximalen Verlauf des N. medianus auf: Von 115 untersuchten Patienten mit CTS zeigten 81 Patienten gleichzeitig klinische Zeichen einer Schädigung im Nackenbereich (Uptom u. Mc Comas 1973; zitiert nach Butler 1998).

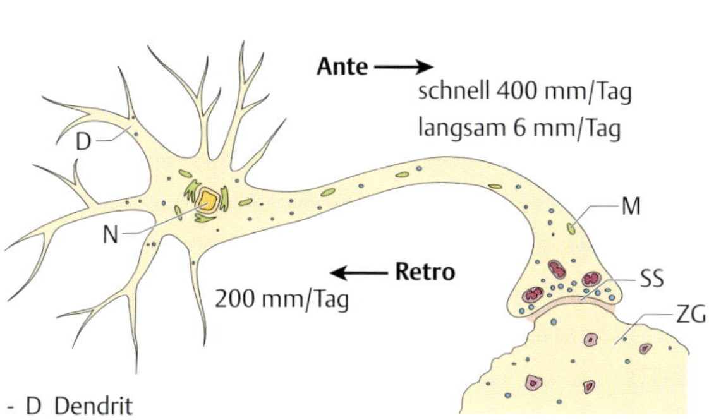


- D Dendrit
- N Nucleus
- M Mitochondrien
- SS synaptischer Spalt
- ZG Zielgewebe

**Abb. 6.6** Axoplasmatransportsystem innerhalb eines einzelnen Neurons (Butler 1998).

## Neurale Entzündungen

Mechanische Irritationen peripherer Nerven verursachen neurale Entzündungen (Sunderland 1991).

Die Entzündungsprozesse stehen im Zusammenhang mit endoneuralen Ödemen, deren Entstehung unterschiedlich bedingt sein kann:

- Bei Kompressionsproblematiken bilden sich intraneurale Ödeme durch den eingeschränkten venösen Rückfluss bzw. infolge einer sich etablierenden Ischämie (chemische Noxe).
- Bei Gleitdysfunktionen kann die mechanische Reizung direkt zu Entzündungsprozessen und Ödembildung führen.

Nozizeptoren eines Nervs, die durch potenziell schädliche Einflüsse stimuliert werden, z. B. durch verstärkte Reibung oder wiederholte bzw. andauernde Kompression (Ischämie), lösen die Freisetzung von CGRP und Substanz P aus. Diese Substanzen sind hochgradig vasoaktiv und erzeugen eine lokale entzündliche Reaktion im Nerv (Shacklock 2008).

Endoneurale Ödeme sind ein ideales Umfeld für die Proliferation von Fibroblasten. Die damit einhergehende Narbenbildung im Nervenbindegewebe kann zu verminderter neuraler Gleitbewegung und zu bewegungsabhängigen Schmerzen führen (Shacklock 2008).

## Störung der Schrankenfunktionen

Mechanischer Druck kann zur Beeinträchtigung der Schrankenfunktionen mit Störungen im Öffnungs-/Schließzyklus der Ionenkanäle bzw. fehlfunktionierenden Ionenpumpen führen. Der Nerv wird dysfunktional (Butler 2000).

## Störung der Innervation des Perineuriums

Im Bindegewebe peripherer Nerven (Perineurium) liegen sensorische Nerven (Hromada 1963). Diese Nervi nervorum sind für Nozizeption und Propriozeption zuständig. Bei anhaltender Reizung infolge externer Stimulation (z. B. durch muskulären Druck) kann es daher zu Entladungen aus den Bindegewebsschichten des Nervs kommen (sog. nerve trunk pain; Hall u. Elvey 1999). Vergegenwärtigt man sich, dass der Nerv zu ca. 50 % Bindegewebe enthält und die peripheren Schichten davon an vielen Stellen das Interface zu Muskelgewebe bilden, ist es sehr wohl möglich, dass es zu klinisch relevanten Interaktionen kommt. Dies umso mehr, als die Muskulatur das größte mechanische Interface des Nervensystems darstellt.

## Abnormale Impuls generierende Stellen (AIGS)

Eine Reizung eines Neurons durch Druck kann als ektopischer Schrittmacher die Generierung von Nervenimpulsen auslösen. Anschlagen des „Narrenbeins“ beispielsweise provoziert den N. ulnaris (lokale Schmerzen am Ellenbogen und projizierte Schmerzen, die blitzartig Richtung Hand und Kleinfinger einschießen), oder eine Diskushernie L4/5 links führt zu Schmerzen im zugehörigen Dermatom. Aber auch weniger starke mechanische Reizung – vor allem, wenn der Druck lange Zeit andauert, wie dies bei einem muskulären Entrapment der Fall ist – kann zu einer abnormalen Impuls generierenden Stelle (AIGS) führen.

AIGS sind nicht nur mechanisch erregbar (Druck oder Zug). Auch metabolische Faktoren (Ischämie), Einflüsse des Immunsystems (Zytokyten) oder Stress (Adrenalin) können die AIGS stimulieren.

AIGS können über antidrome Reizleitung in (auch unterschwellig) stimulierten nozizeptiven C-Fasern die periphere Ausschüttung von Neuropeptiden, z. B. CGRP und Substanz P, auslösen. Diese Substanzen bewirken die charakteristischen Veränderungen einer neurogenen Entzündung und peripheren Sensibilisierung.

### Antidrome Reizleitung

Etabliert sich eine AIGS, kann eine antidrome Impulsleitung (d. h. entgegen der physiologischen Richtung der Afferenz) in peripheren Geweben (u. a. auch im Muskelgewebe) Entzündungsprozesse in Gang setzen. Bleibt eine solche Entzündung subklinisch, gibt es einfach eine „empfindliche Stelle" im Muskelgewebe, die Ausdruck einer lokalen peripheren Sensibilisierung ist. Dies kann als beitragender bzw. aufrechterhaltender Faktor für die Triggerpunkt-Pathologie wirksam sein, und (subklinische) Neuropathien können dergestalt myofasziale Befunde hervorrufen. Ein Entrapment mit Irritation des Plexus cervicobrachialis (Kap. 8.2.1) kann so beispielsweise beitragender Faktor zur Entstehung bzw. Aufrechterhaltung einer Epikondylodynie (und auch eines Karpaltunnelsyndroms) sein.

Muskel- und Nervensystem interagieren dynamisch. Muskuläre Pathologien (Hartspannstränge, Bindegewebsveränderungen) können (subklinische) Neuropathien verursachen – und (subklinische) Neuropathien können ihrerseits (subklinische) myofasziale Befunde bewirken.

## Ätiologie

Die oben beschriebenen pathophysiologischen Veränderungen, die muskuläre Entrapment-Neuropathien charakterisieren, werden typischerweise verursacht durch:

- Hartspannstränge, wie sie im Zusammenhang mit mTrPs auftreten; eine neurale Kompressionsdysfunktion kann direkt (durch den Druck verspannter Muskelfasern) oder indirekt (durch den mit der Verkürzung verursachten Zug auf ossäre Strukturen wie z. B. die kosto-klavikuläre Schere; **Abb. 8.3**, S. 421) entstehen
- Bindegewebsveränderungen, die im Zusammenhang mit mTrPs auftreten; sie reduzieren die Gleitfähigkeit des Nervengewebes gegenüber der myofaszialen Struktur (d. h. dem mechanischen Interface)
- dysfunktionale Oberflächenfaszien (S. 468)
- anatomische Normvarianten: Vielerorts sind Varianten der Nervenverläufe beschrieben, die muskulären Entrapments begünstigen, z. B.
  - Verlauf eines Teiles des N. ischiadicus (N. peroneus communis) bzw. des ganzen N. ischiadicus durch den M. piriformis (**Abb. 8.40**, S. 456)
  - variabler Verlauf des N. medianus in Bezug zum M. pronator teres (**Abb. 8.11**, S. 428)
  - der R. superficialis des N. radialis trennt sich im Normalfall vom R. profundus, bevor dieser durch die Faszienbrücke des M. extensor carpi radialis brevis (ECRB) hindurchtritt (**Abb. 8.20**, S. 436); manchmal jedoch zweigen die Fasern des R. superficialis erst distal der Faszienbrücke des ECRB von den motorischen Fasern ab; in diesen Fällen durchbohrt der sensorische R. superficialis den ECRB (**Abb. 8.21**, S. 436)
  - Der N. buccalis liegt normalerweise zwischen der Pars superior und Pars inferior des M. pterygoideus lateralis; gelegentlich verläuft er aber durch die Pars superior des M. pterygoideus lateralis hindurch (S. 238).
- Tonus- und Trofikveränderungen der Muskulatur:
  - haltungsbedingte Spannungsmuster (postural)
  - bewegungsbedingte Spannungsmuster (kinetische Ketten)
  - zentrale Einflüsse: Die Steuerung des Grundtonus der Muskulatur erfolgt von zentral her (s. auch S. 111); dabei werden zentrale und Output-Mechanismen (Angst, Stress etc.) integriert.

## Diagnostik

Hinweise auf eine mögliche Mitbeteiligung neuraler Strukturen bei neuromuskuloskelettalen Symptomen ergeben sich aus der Anamnese und aus dem Befund.

### Anamnese

Wird in der Anamnese ein direktes Trauma des Nervengewebes (Unfall, Operation etc.) ersichtlich oder liegt ein indirektes Trauma vor (lang andauernde Spannung des Nervs oder lang andauernder Druck auf den Nerv, z. B. infolge von Hartspannsträngen oder Lagerungsschienen), ist eine Nervenirritation als Ursache des Problems in Erwägung zu ziehen. Auch ein schleppender und unbefriedigender Therapieverlauf kann und soll im Clinical-Reasoning-Prozess als Hinweis gedeutet werden, dass evtl. eine neurale Komponente mit im Spiel ist. Die beste Muskelrehabilitation – sowohl durch manuelle Triggerpunkt-Therapie als auch durch aktives Training – kann nicht erfolgreich sein, solange das Muskelgewebe nicht optimal motorisch, sensorisch und vegetativ innerviert ist und die dynamische Interaktion der Nerv-Muskel-Einheit nicht normal funktioniert.

### Befund: Neurodynamische Tests

**Neurodynamik.** Das Nervensystem bildet ein Kontinuum: vom Hirn über das Rückenmark zu den Extremitäten bis hin zu den Fingern und Zehen. Neurale Strukturen benötigen genügend Mobilität, um bei Bewegungen funktionsfähig zu bleiben und nicht zu schmerzen. Der Wirbelkanal z. B. verlängert sich vom Foramen magnum bis S 1 bei Bewegung der Wirbelsäule von der Extension bis zur maximalen Flexion um 6 – 9 cm (Breig 1978). Die neuralen Strukturen müssen sich dieser Verlängerung anpassen durch Entfaltung, Gleiten der RM-Häute gegeneinander, Gleiten gegenüber benachbartem Gewebe (z. B. Dura vs. Discus oder peripherer Nerv vs. die ihn umgebenden Strukturen wie Bindegewebe, Muskulatur, ossäre Strukturen) sowie leichte Dehnung. Diese Fähigkeit des Nervensystems, sich Körperbewegungen anzupassen, wird als Neurodynamik bezeichnet (Shacklock 1995). Auch der periphere Nerv muss sich Längenveränderungen adaptieren können. Dem sind jedoch Grenzen gesetzt. Bei 8 % Verlängerung einer peripheren Nervenfaser wird die venöse Durchblutung und bei 15 % die arterielle Durchblutung (Hypoxie) blockiert (Lundborg u. Rydevik 1973, Ogata u. Naito 1986).

Das Konzept der Neurodynamik untersucht Mechanik (respektive Pathomechanik) und Physiologie (respektive Pathophysiologie) des Nervensystems sowie deren Wechselbeziehung zueinander (Shacklock 1995, 2006) und hat eine Reihe von Testverfahren entwickelt, um die Irritierbarkeit neuraler Strukturen erfassen und behandeln zu können.

**Basistests.** Bei der Befundaufnahme ist es in der Praxis hilfreich, über eine Palette von Basistests zu verfügen, welche die Mechanosensitivität und (Patho-)Mechanik des Nervensystems testen. Im Zug der Erforschung der Neurodynamik (Shacklock 1995, Butler 1998, 2000) wurden bestehende Testverfahren übernommen und neue entwickelt, sodass heute weite Bereiche der neuralen Gewebe abgedeckt sind (s. auch Kap. 8):

- **Upper Limb Neurodynamic Tests** (ULNT): Testung des Plexus cervicobrachialis mit Betonung des N. medianus (**Abb. 8.12** – **Abb. 8.14**, S. 429 ff), des N. radialis (**Abb. 8.22**, S. 437) bzw. des N. ulnaris (**Abb. 8.27**, S. 441)
- **Straight Leg Raise** (SLR): N. tibialis, N. peroneus, N. ischiadicus, kaudale lumbale und sakrale Wurzeln, Meningen, Rückenmark (**Abb. 8.41**–**Abb. 8.43**, S. 456 f)
- **Slump**: N. ischiadicus, Meningen, Rückenmark (**Abb. 8.44**, S. 458)
- **Prone Knee Bend** (PKB): N. femoralis, mittlere und obere lumbale Wurzeln, Meningen, Rückenmark (**Abb. 8.32**, S. 447)
- **passive Nackenflexion**: N. occipitalis major, Rückenmark, Meningen, Pons (**Abb. 8.51**, S. 465)

Grundsätzlich sollten neurodynamische Tests immer mit fein dosierten Kräften ausgeführt werden, da bei einer Überdehnung neuraler Strukturen deren Leitfähigkeit beeinträchtigt und die Irritierbarkeit massiv verstärkt werden kann. Für neurodynamische Tests sind folgende Vorsichtsmaßnahmen und Kontraindikationen zu beachten (Butler 1998):

- kürzliches Auftreten oder Verschlimmern neurologischer Zeichen
- ausgeprägte Verletzungen oder Anomalien in Interface-Geweben (z. B. instabile Fraktur, frische Muskelverletzung etc.)

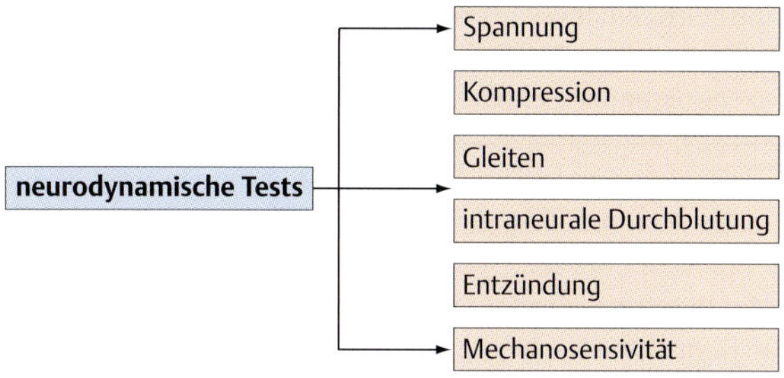


**Abb. 6.7** Lokale Mechanismen, die bei neurodynamischen Tests eine Rolle spielen (Shacklock 2006).

- entzündliche und infektiöse Zustände (z. B. Guillain-Barré-Syndrom, akute Borreliose etc.)
- heftige Schmerzen bei oder nach der Untersuchung

Das Konzept der Neurodynamik zeigt auf, dass die Basistests von einer ganzen Reihe von Parametern beeinflusst werden (**Abb. 6.7**). Insgesamt geben sie wertvolle Informationen über den Zustand und die Irritierbarkeit eines untersuchten Nervs und seine Berührungsflächen. Im Clinical-Reasoning-Prozess ist zu evaluieren, welche der lokalen Faktoren (erhöhte Spannung, erhöhte Kompression, vermindertes Gleiten, verminderte intraneurale Durchblutung, Entzündungen, erhöhte Mechanosensitivität) maßgebend sind und inwieweit ein positives Testergebnis ursächlich für die klinischen Symptome sein kann. Gleichzeitig sind die Tests dienlich als reproduzierbare Befundparameter (Ausmaß der Irritierbarkeit vor bzw. nach der Therapie). Bei vegetativer Überaktivität ist die Nervendurchblutung aufgrund einer generellen Vasokonstriktion reduziert. Somit können mehrere Tests positiv ausfallen.

Zur Beurteilung der **Sensitivität** und **Spezifizität** neurodynamischer Tests hinsichtlich klinischer Störungen liegen nur wenige Forschungsergebnisse vor (Shacklock 2008). Gezeigt werden konnte, dass der neurodynamische Standardtest zur Beurteilung der Mechanosensitivität des Plexus brachialis mit Betonung des N. medianus (ULNT 1) bei Patienten mit Karpaltunnelsyndrom eine Sensitivität von 82 %, eine Spezifizität von 75 % und einen positiven Vorhersagewert von 93 % hat (Coveney et al. 1997). Untersuchungen von Selvaratnam et al. (1997) zeigten ähnliche Ergebnisse. Die diagnostische Effektivität neurodynamischer Tests ist folglich – betreffend Sensitivität und Spezifizität – gut.

Die **Intertester-Reliabilität** zur Prüfung der Mechanosensitivität neuraler Strukturen ist – soweit sie bisher im Bereich der oberen Extremität untersucht wurde – moderat. Die Nervenpalpation (N. medianus, N. radialis und N. ulnaris) mit direkter Druckprovokation erreicht eine beinahe gute Reliabilität (Kappa-Wert 0,59), die Testung mittels ULNT zeigt eine mäßige (Kappa-Wert 0,45) Übereinstimmung (Schmid et al. 2009).

**Nervenleitungstests – Neurodynamische Tests.** Im Rahmen der in der Neurologie gängigen technisch-apparativen Untersuchungsmethoden wird die Nervenleitgeschwindigkeit üblicherweise als klare Aussage über eine Nervenpathologie angesehen. Häufig sind jedoch Nervenleitungstests negativ –

die neurodynamische Untersuchung aber ergibt deutlich positive Resultate. Folgende Gründe kommen dafür infrage:

- Die Symptome entstehen in myofaszialen Strukturen.
- Die pathologischen Veränderungen sind im Bindegewebe des Nervs und nicht in den leitenden Anteilen lokalisiert.
- Die Neuropathie befindet sich in einem bestimmten Faszikel. Der Nervenleitungstest ist jedoch nicht so spezifisch und testet vielleicht „gute" Faszikel.
- Doppelte oder mehrfache Neuropathien (Double-Crush-Syndrom) werden nicht erfasst.
- Nervenleitungstests erfolgen in einer Ausgangsstellung, die den Nerv nicht unter Dehnstress bringt – im Gegensatz zur neurodynamischen Untersuchung, die den Nerv mittels Längendehnung gezielt provoziert. Nervenleitungsmessungen können damit die funktionelle Störung des Nervs, wie sie sich beim Bewegen im Alltag zeigt, nicht adäquat erfassen.

**Neurodynamische Tests** provozieren die neuralen Strukturen. Proximales und distales Ende der Nerven werden voneinander entfernt und führen damit nicht nur zu einer Spannungssteigerung innerhalb der Nerven, sondern bewegen diese auch in Relation zum umliegenden Gewebe. Dieses umgebende Gewebe wird als „mechanische Grenzfläche" (mechanical interface) bezeichnet (Shacklock 1995, Butler 1998), und Störungen der Neurodynamik können vom Nervenorgan selbst oder vom umliegenden Mechanical Interface herrühren. Durch mTrPs hervorgerufene Hartspannstränge und bindegewebige Adhäsionen sind Störungen des Mechanical Interface und können zu Nervenirritationen führen. Dies ist nicht selten der Fall, denn die Muskulatur bildet das größte Mechanical Interface der Nerven. In solchen Fällen ermöglicht die Triggerpunkt-Therapie die kausale Therapie des Problems.

Neurodynamische Basistests unterstützen die klinischen Entscheidungsprozesse und ergeben reproduzierbare Befundparameter.

**Klinik:** Kälte
Patienten mit Nervenengpässen empfinden Kühlung der neurogen-schmerzhaften Zone als angenehm. Bei myofaszial bedingten Schmerzen steigert Kälte in der Regel das Unbehagen, Wärmeanwendungen dagegen bringen Erleichterung (Travell u. Simons 2002).

## Therapie

Zeigen die neurodynamischen Tests, dass eine erhöhte Irritierbarkeit neuraler Strukturen vorliegt, ist dies in vielen Fällen die Folge

- einer durch Hartspannstränge verursachten lang dauernden Kompression von Nervenfasern (konsekutiver metabolischer Leitungsblock, Neurapraxie) oder
- einer Störung der Gleitbewegung im Mechanical Interface, die ebenfalls auf Hartspannstränge und/oder bindegewebige Adhäsionen, wie sie im Zusammenhang mit der TrP-Pathologie auftreten, zurückzuführen ist

Die adäquate, kausale Therapie besteht darin, bindegewebige Veränderungen mit manuellen Techniken aufzudehnen und die den Hartspannstrang verursachenden mTrPs gezielt zu behandeln. Dadurch wird der Hartspannstrang detonisiert, und der Druck auf den Nerv kann nachlassen. Die Symptome schwächen sich manchmal innerhalb von Minuten bzw. Stunden ab (metabolischer Leitungsblock), bei schwerer wiegenden Kompressionsfolgen (Neurapraxie) kann die Erholung Tage, Wochen oder Monate dauern (Travell u. Simons 2002).

Die manuelle Triggerpunkt-Therapie ist das Mittel der Wahl zur Interface-Behandlung bei Störungen der Neurodynamik infolge muskulär verursachter Entrapment-Neuropathien. Diese können damit kausal behandelt und behoben werden.

### *Behandlungsstellen*

Grundsätzlich sind periphere Kompressionsneuropathien behandelbar im Bereich der Nervenwurzel, des Nervenplexus und des peripheren Nervs.

**Nervenwurzeln.** Gunn (1996) betont die Wichtigkeit, die neuromuskuläre Entrapments im Bereich der Nervenwurzeln für chronische Schmerzen haben. Verspannte und verkürzte Mm. multifidi und rotatores des Erector trunci vermögen Gunns Überzeugung nach die Spinalnerven im Bereich der Wurzel unter andauernden Kompressionsstress zu setzen (**Abb. 6.8**). Dadurch können die Nerven im ganzen distalen Bereich dysfunktional werden und potenziell Probleme verursachen, die erst abklingen können, wenn die Ursache behoben wird, d. h. wenn die infolge von mTrPs verspannten Mm. multifidi und rotatores gelöst werden. Gunn empfiehlt daher beispielsweise, bei jeder Therapie im Bereich des Armes (Schulter, Ellenbogen oder Hand) immer auch die tiefe paravertebrale Muskulatur zu behandeln (**Abb. 6.9**), wobei er vornehmlich Dry Needling anwendet (Gunn 1996).

**Nervenplexus und periphere Nerven.** Nervenplexus und periphere Nerven können an vielen Orten durch Hartspannstränge irritiert werden. Travell u. Simons (2002) und Dejung

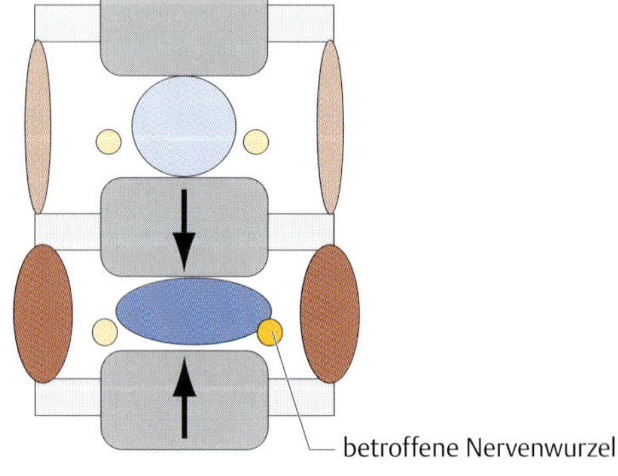


**Abb. 6.8** Neuromuskuläres Entrapment im Bereich der Nervenwurzel. Schema (nach Gunn 1996).

(2009) listen diesbezüglich mehr als 30 Muskeln auf. Klinisch häufig vorkommende Engpass-Stellen sind in **Tab. 6.1** zusammengestellt (s. auch die Darstellung wichtiger neuromuskulärer Entrapments in Kap. 8).

**Durchtrittsstelle der distalsten Nervenabschnitte durch die Oberflächenfaszie eines Muskels.** Neuromyofasziale Entrapments können beim Durchtritt der distalsten Nervenabschnitte durch die dysfunktionale Oberflächenfaszie eines Muskels auftreten und eine optimale Funktion des Nervs – und damit auch des Muskels – einschränken (**Abb. 3.2**, S. 62; s. auch Kap. 8.4.3).

## *Behandlungsvorgehen*

Liegen muskulär bedingte Störungen der Neurodynamik vor, empfiehlt sich ein Vorgehen, das eine progressive Steigerung der Behandlungsintensität ermöglicht.

Zuerst soll mit der Behandlung der neuromuskulären Entrapment-Stelle (Kap. 8) der Druck auf den Nerven reduziert und die Gleitfähigkeit verbessert werden (**Tab. 6.2**). Das nachfolgende Dehnen/Detonisieren der behandelten Muskulatur will unter Schonung der irritierten neuralen Struktur den erreichten Therapieeffekt sichern (S. 89 ff). Parallel dazu soll der Patient Mobilisierungsübungen für die neuralen Strukturen (slider) erlernen und durchführen, damit die Durchblutung angeregt und die Verschieblichkeit der Bindegewebsschichten sowohl innerhalb des Nervs als auch derjenigen der Grenzflächen erhalten bzw. verbessert wird.

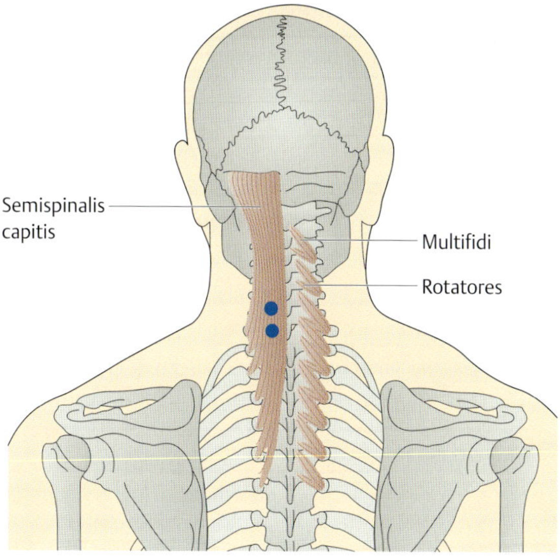


**Abb. 6.9** Neuromuskuläres Entrapment im Bereich der Nervenwurzel im HWS-Bereich infolge Verspannung der tiefen Nackenmuskulatur (Gunn 1996).

**Tab. 6.1** Entrapments – klinisch häufig vorkommende muskuläre Engpass-Stellen

| Muskel | Nerv |
|---|---|
| Mm. scaleni anterior und medius | Plexus brachialis |
| M. subclavius | Plexus brachialis |
| M. pectoralis minor | Plexus brachialis |
| M. coracobrachialis | N. musculocutaneus |
| M. triceps brachii, Caput laterale | N. radialis |
| M. brachialis | N. radialis |
| M. supinator | N. radialis (Ramus profundus) |
| M. extensor carpi radialis brevis | N. radialis (Ramus profundus / gelegentlich auch R. superficialis) |
| M. pronator teres | N. medianus |
| M. flexor digitorum superficialis | N. medianus |
| M. flexor carpi ulnaris | N. ulnaris |
| M. flexor digitorum superficialis | N. ulnaris |
| M. flexor digitorum profundus | N. ulnaris |
| M. opponens digiti minimi | N. ulnaris |
| Mm. interossei | N. ulnaris/N. medianus |
| M. psoas major | Plexus lumbalis |
| M. iliopsoas | N. femoralis |
| M. sartorius | N. cutaneus femoris lateralis |
| Mm. obturatorius internus und externus | N. obturatorius |
| M. piriformis | N. ischiadicus |
| M. biceps femoris caput longum | N. ischiadicus |
| M. soleus | N. tibialis |
| M. abductor hallucis | N. tibialis (N. plantaris medialis) |
| M. peroneus longus | N. peroneus communis/superficialis |
| M. extensor digitorum longus | N. peroneus profundus |

**Tab. 6.2** Behandlungsvorgehen bei neuromuskulären Entrapments

| | | |
|---|---|---|
| **Behandlung des neuromuskulären Entrapments → Entlastung der Entrapment-Stelle** | | |
| | direkt | Behandlung lokal an der Kontaktstelle Nerv – Muskel<br>→ mechanische Interface-Behandlung mittels Bindegewebstechniken (Technik II, III und IV [zwischen Muskel und Nerv]) |
| | indirekt | Behandlung der mTrPs (die oft entfernt vom eigentlichen Entrapment liegen) des Hartspannstrangs, der am Entrapment beteiligt ist (Technik I und II) sowie des Hartspannstrangs (Technik III)<br>→ Lösen des Hartspannstrangs |
| **Dehnen/Detonisieren der entsprechenden Muskeln** | | |
| | dynamisch | → reflektorische Wirkung auf den Muskel (S. 95) |
| | statisch | → mechanisch-strukturelle Wirkung auf den Muskel (S. 95) |
| **Mobilisieren der neuralen Struktur** | | **→ Verbesserung der Neurodynamik** |
| | slider | schonend (bei hoher Irritierbarkeit des Gewebes): Mobilisierung der neuralen Struktur ohne Schmerzprovokation mit vielen Wiederholungen |
| | tensioner | provozierend (bei geringer Irritierbarkeit des Gewebes): Dehnungsprovokation durch Spannungsaufbau von proximal und distal |

Butler und sein Team beschreiben eine ganze Reihe solcher Übungen, die für Patienten einfach zu erlernen sind (Butler 2005). Erst nach deutlichem Abklingen der Irritierbarkeit der Nerven sind Dehnungsprovokationen zur Vergrößerung der Spannungstoleranz der neuralen Strukturen (tensioner) angebracht.

Bei der Mobilisierung neuraler Strukturen sind dieselben Vorsichtsmaßnahmen und Kontraindikationen wie bei der Durchführung neurodynamischer Tests zu beachten (S. 146).

Die manuelle Therapie klinisch wichtiger neuromuskulären Entrapments ist in Kapitel 8 dargestellt.

Mit der Detonisierung des Muskelhartspannstrangs und der manuellen Behandlung des Bindegewebes haben wir ein wichtiges und wertvolles Instrument in der Hand, die Durchblutung des Nervs und den axoplasmatischen Fluss sowie allfällige Gleitdysfunktionen zu verbessern, sodass die Sensibilisierung des Nervs abklingen kann.

**Zusammenfassung:** Neuromuskuläre Entrapments
Myofasziale Probleme (in Form von verspannten Muskelsträngen und Veränderungen des Bindegewebes) können die Sensibilisierung neuraler Strukturen bzw. Nervendysfunktionen (metabolischen Leitungsblock, Neurapraxie) verursachen.
Klinisch sichtbare Zeichen sind: Hyper- bzw. Hypästhesie, Dysästhesien, erhöhte Schmerzempfindlichkeit im innervierten Gewebe und/oder Muskelschwäche bzw. reduziertes Regenerationsvermögen der Muskulatur (wodurch wiederum die Triggerpunkt-Pathologie begünstigt und aufrechterhalten wird).
Die Techniken der manuellen Triggerpunkt-Therapie ermöglichen, solche Störungen kausal zu behandeln. Die Interventionsstrategien der Triggerpunkt-Therapie eignen sich damit bestens, in Kombination mit Therapiemaßnahmen zur Verbesserung der Neuromobilität eingesetzt zu werden, und eröffnen Behandlungsmöglichkeiten, die es erlauben, komplexe Probleme differenziert anzugehen.
Werden neurodynamische Tests im Assessment und Reassessment vor bzw. nach einer myofaszialen Behandlung eingesetzt, geben sie Auskunft darüber, inwieweit neurogene Symptome durch das myofasziale System verursacht sind und in welchem Maß diese sich durch die Behandlung der Muskulatur und des Bindegewebes beheben lassen. Sie leisten damit einen wichtigen Beitrag im Clinical-Reasoning-Prozess.

### 6.1.3 Narben und andere Veränderungen des Bindegewebes

Bei unfallbedingten Verletzungen, Operationen oder Verbrennung etc. entstehen oft Narben. Narbengewebe zieht sich zusammen und kann mit den Bindegewebstechniken der manuellen Triggerpunkt-Therapie günstig beeinflusst werden.

Auch Bindegewebsveränderungen anderer Art, wie sie z. B. bei kongenitalem Schiefhals oder bei einem Klumpfuß auftreten, sind einer manuellen Triggerpunkt-Therapie zugänglich.

**Zusammenfassung:** Indikationen
Die manuelle Triggerpunkt-Therapie ist indiziert bei

- myofaszialen Schmerzen und Funktionsstörungen (d. h. bei direkt durch mTrPs induzierten Störungen)
- neuromuskulären Entrapments und anderen, durch Hartspannstränge und Bindegewebsveränderungen verursachten Folgeproblemen mTrPs wie Durchblutungsstörungen, sekundär artikulären Dysfunktionen etc. (d. h. bei indirekt durch mTrPs induzierten Störungen)

- bindegewebigen Veränderungen und Adhäsionen von Faszien und/oder bindegewebigen Veränderungen der Skelettmuskulatur, die nicht in Zusammenhang mit mTrPs entstanden sind (Narben, Verbrennungen etc.)

# 6.2 Kontraindikationen

## 6.2.1 Absolute Kontraindikationen

Folgende Kontraindikationen sind zu beachten:

**Blutgerinnungsstörungen bzw. Antikoagulation bei INR > 3 bzw. Quick < 20.** Liegen Koagulationsveränderungen mit INR > 3 bzw. Quick < 20 vor, ist die Therapie mTrPs mit manuellen Techniken und Dry Needling kontraindiziert.

INR steht für International Normalized Ratio. International wird die Blutgerinnungszeit anhand dieses Messwerts angegeben, da der INR-Wert gegenüber dem Quick-Wert laborunabhängig und damit vergleichbar ist (Thromboplastinzeit; Prothrombinzeit). Normal ist ein INR von 1, ein erhöhter INR-Wert entspricht einer verlängerten Blutgerinnungszeit.

**Gewebe nach Bestrahlung.** Der laterale Zugang zur Behandlung des M. subscapularis (S. 164) ist kontraindiziert bei St. nach Bestrahlung der Axilla (Strahlenfibrose) bis nach Abklingen der Strahlenreaktion (ca. 1 Jahr), da es zu massiven Schmerzreaktionen und Lymphödemen des ganzen Arms kommen kann (vermutlich infolge der zusätzlichen lymphpflichtigen Last, die das beeinträchtigte Lymphsystem überfordert).

## 6.2.2 Relative Kontraindikationen

Bei folgenden relativen Kontraindikationen ist bei der Anwendung der manuellen Triggerpunkt-Therapie erhöhte Vorsicht geboten und es ist situativ, d. h. im Kontakt mit der konkreten Situation des Patienten von Fall zu Fall individuell zu entscheiden, ob bzw. wie stark die manuelle Therapie mTrPs erfolgen kann und soll.

**Instabile Frakturen/massive, akute Muskelverletzungen.** Es versteht sich von selbst, dass im Bereich einer instabilen Fraktur und im Gebiet einer massiven, akuten Muskelverletzung mit Hämatom keine manuelle Triggerpunkt-Therapie appliziert werden soll; die Phase der Wundheilung ist abzuwarten. In benachbarten Regionen kann jedoch ohne weiteres myofaszial gearbeitet werden.

**Blutgerinnungsstörungen bzw. Antikoagulation bei INR 1,5 – 3 bzw. Quick 25 – 20.** Liegt die INR (s. oben) zwischen 1,5 und 3 bzw. der Quick zwischen 20 und 25, ist es möglich, vorsichtig dosiert mit der Technik III zu beginnen und das weitere Vorgehen auf die sich zeigende Reaktion abzustellen.

**Lokale oder generalisierte Zirkulationsstörungen bzw. lokale respektive generalisierte Hautverletzungen und -erkrankungen.** Bei diesen Befunden ist viel Fingerspitzengefühl notwendig. Im Zweifelsfall sollte von der Problemzone entfernt oder am Rand der Problemzone mit geringer Intensität (Technik III) begonnen werden. Die Reaktion auf die Probebehandlung weist das weitere Vorgehen.

**Osteoporose.** Liegt eine Osteoporose vor, ist bei der manuelle Therapie mTrPs im Thoraxbereich Vorsicht geboten (Gefahr einer Rippenfraktur).

**Maligne Tumoren.** Im Gebiet maligner Tumoren sollte keine manuelle Triggerpunkt-Therapie angewendet werden, da die Gefahr der zusätzlichen Metastasierung besteht. Im Endstadium einer Krebserkrankung spricht jedoch nichts dagegen, auf Wunsch des Patienten eine Triggerpunkt-Therapie zur Schmerzlinderung durchzuführen.

Bei Z. n. Bestrahlung der Axilla (Strahlenfibrose) ist die Behandlung des M. subscapularis über den lateralen Zugang (**Abb. 7.26**, S. 166) bis nach Abklingen der Strahlenreaktion (ca. 1 Jahr) kontraindiziert, da es zu massiven Schmerzreaktionen und Lymphödemen kommen kann.

**Infektionen oder Entzündungen.** Ist der Allgemeinzustand eines Patienten aufgrund von Infektionen oder Entzündungen reduziert, sollten zuerst diese Krankheiten auskuriert und erst danach mit der Triggerpunkt-Therapie begonnen werden.

**Nichtadäquate Schmerzen während der Behandlung oder als Reaktion.** Treten während einer Triggerpunkt-Therapie nichtadäquate Schmerzen bzw. Reaktionen auf, ist die Reizintensität zu reduzieren und gegebenenfalls die Behandlung der mTrPs mit manuellen Techniken abzubrechen.

**Unkooperative Patienten.** Ist ein Patient – aus welchen Gründen auch immer – nicht bereit, sich auf die Triggerpunkt-Therapie einzulassen, ist dies unbedingt zu respektieren.

# 7 Manuelle Therapie der Muskulatur

Im Folgenden werden die einzelnen Muskeln, das Gebiet ihrer Schmerzausstrahlung sowie die manuelle Therapie der mTrPs detailliert dargestellt.

Die Beschreibung der einzelnen Muskeln folgt einem Schema:

- Zunächst werden Anatomie (Ursprung, Ansatz, Innervation) und Funktion kurz in Wort und Bild rekapituliert. Übersichtsabbildungen der jeweiligen Körperregion (Schulter, Nacken/Hals etc., Kap. 7.1 – 7.9) leiten die einzelnen Kapitel ein und zeigen die anschließend besprochenen Muskelstrukturen in ihrer Beziehung zueinander. Ein klares inneres Bild der anatomischen Topografie ist unablässig, will man differenziert im Muskelgewebe palpieren.
- Die Darstellungen der Referred-Pain-Muster stützen sich ab auf Travell u. Simons (2002), Dejung (2009), Baldry (1996) und Irnich (2009) sowie auf die eigene, inzwischen über 20-jährige klinische Erfahrung. In die mit sattem Rot markierten Gebiete erfolgt die Schmerzübertragung häufig, in die blassroten Areale seltener. Diese Farbgebung hat also nichts mit der Intensität der Schmerzen zu tun. Wenn auch die Referred-Pain-Muster bei den meisten Menschen vorwiegend übereinstimmen, gibt es individuelle Varianten. Diese sind bisweilen erstaunlich, und hier – im Bereich der Phänomenologie – gilt: Der Patient hat und empfindet immer Recht. Die Kreuze (x) kennzeichnen in den Abbildungen jeweils Stellen im Muskel, wo erfahrungsgemäß häufig mTrPs vorkommen. In der Praxis muss jedoch jedes Mal mit den klinischen Hauptdiagnosekriterien (Hartspannstrang, maximale Druckempfindlichkeit, Auslösen der klinisch bekannten Symptome) die aktuelle Lage des mTrP aufgespürt und konkret identifiziert werden.
- In der Rubrik Symptome wird beispielhaft aufgeführt, wie sich das Störpotenzial der mTrPs im klinischen Alltag konkret auswirkt – zumeist in Form von charakteristischen Schmerzen und Funktionsstörungen.
- Unter den auslösenden Faktoren sind typische Situationen angegeben, die oft zur Entstehung bzw. Aktivierung von mTrPs führen. Diese Beispiele umfassen keinesfalls die Vielzahl der möglichen Auslösesituationen; sie stellen eine Auswahl dar und möchten darauf sensibilisieren, bei der Anamnese hellhörig betreffend der myofaszialen Thematik zu werden.
- Falls der entsprechende Muskel ein neuromuskuläres Entrapment verursachen kann, ist dies vermerkt. Diese Schnittstellen zwischen Muskel- und Nervensystem zu kennen und im therapeutischen Alltag zu nutzen, ist wertvoll (Kap. 6.1.2 und Kap. 8).
- In der Rubrik Hinweise für den Therapeuten sind Tipps „aus der Praxis für die Praxis“ zusammengefasst.
- Unter Empfehlungen für den Patienten ist vermerkt, wie der Patient die myofasziale Rehabilitation unterstützen und einem Rezidiv vorbeugend entgegenwirken kann.
- Anschließend zeigen Abbildungen, wie die manuelle Therapie der Triggerpunkte mit den Techniken I–IV sowie das Autostretching (Technik V), das als mögliches Heimprogramm dienen kann, erfolgen. Diese Darstellungen bleiben beispielhaft, denn Ausgangsstellung und Grifffassung richten sich jeweils nach der konkreten Situation und dürfen und sollen den Umständen entsprechend variiert werden.

# 7.1 Schulter

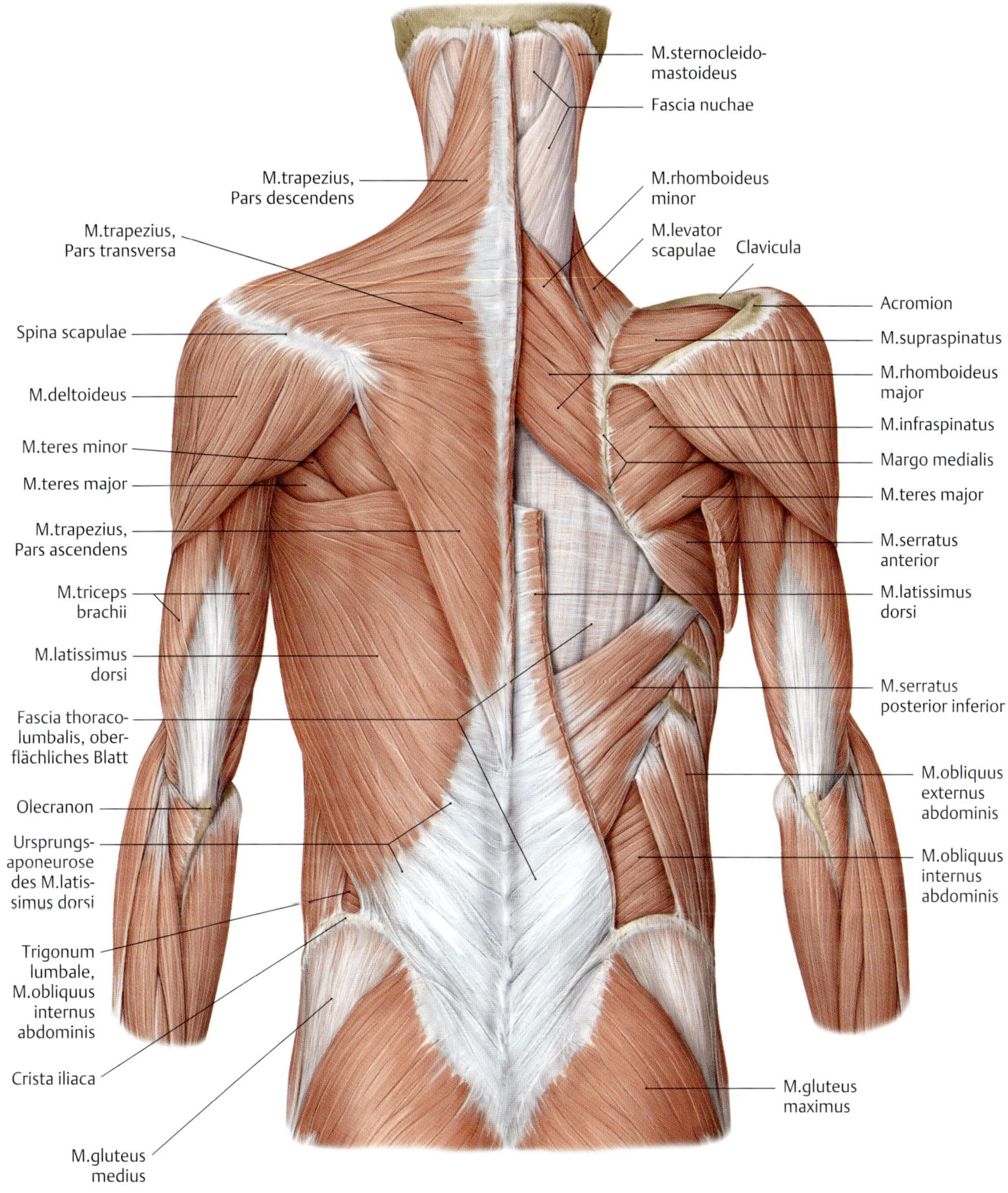


**Abb. 7.1** Rücken-, Schulter-, Armmuskulatur. Ansicht von dorsal.

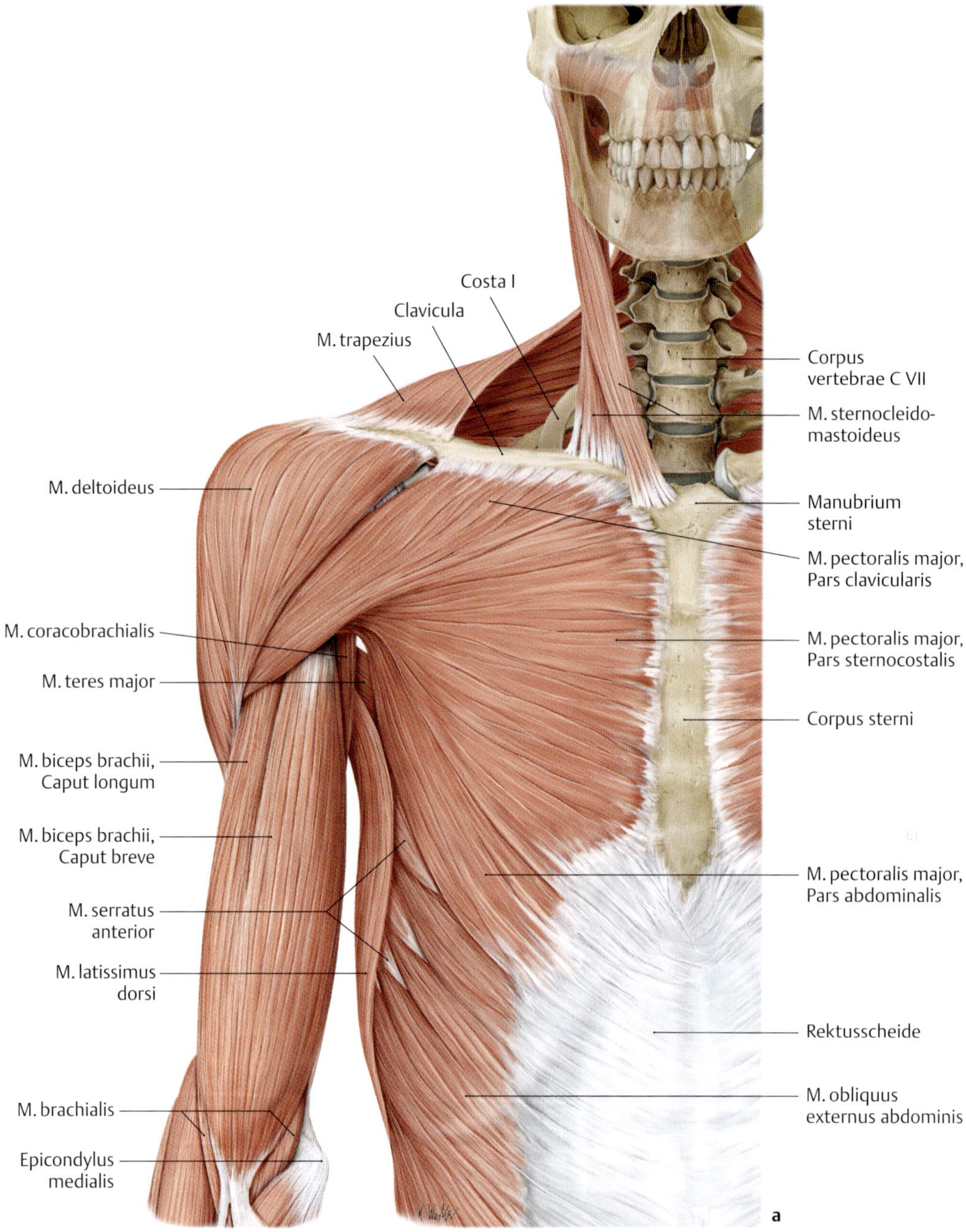


**Abb. 7.2** Schulter- und Armmuskulatur. Ansicht von ventral.
**a** Oberflächliche Schicht.
**b** Tiefe Schicht.

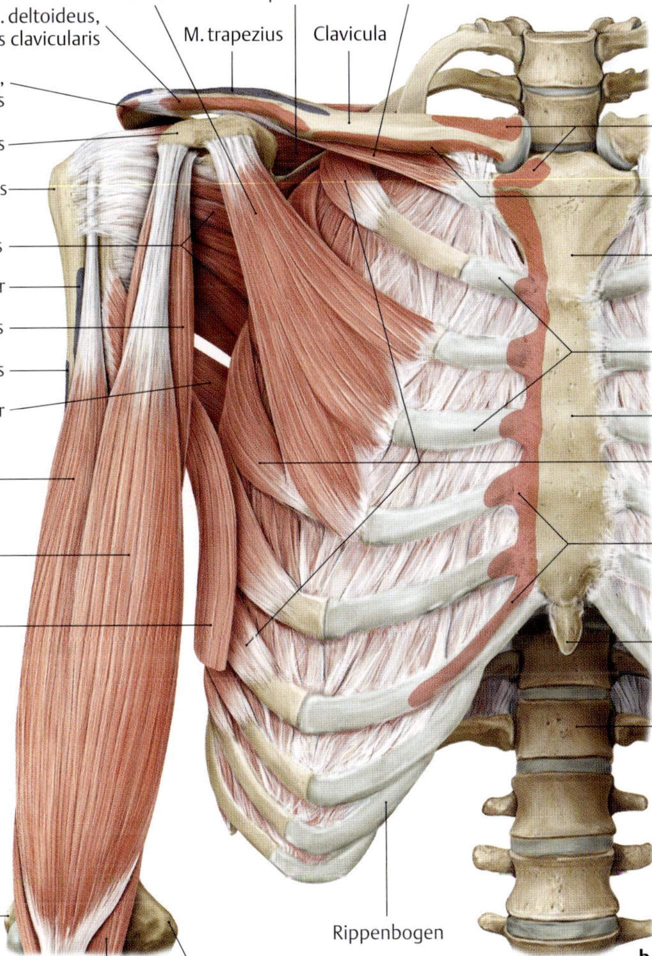
M. pectoralis minor
M. supra-spinatus
M. subclavius
M. deltoideus, Pars clavicularis
M. trapezius
Clavicula
M. deltoideus, Pars acromialis
Proc. coracoideus
Tuberculum majus
M. subscapularis
M. pectoralis major
M. coracobrachialis
M. deltoideus
M. teres major
M. biceps brachii, Caput longum
M. biceps brachii, Caput breve
M. latissimus dorsi
Epicondylus lateralis
M. brachialis
Epicondylus medialis
Rippenbogen
M. sternocleido-mastoideus
M. pectoralis major, Pars clavicularis
Manubrium sterni
Cartilago costalis
Corpus sterni
M. serratus anterior
M. pectoralis major, Pars sternocostalis
Proc. xiphoideus
Corpus vertebrae Th XII
b

## 7.1.1 M. deltoideus

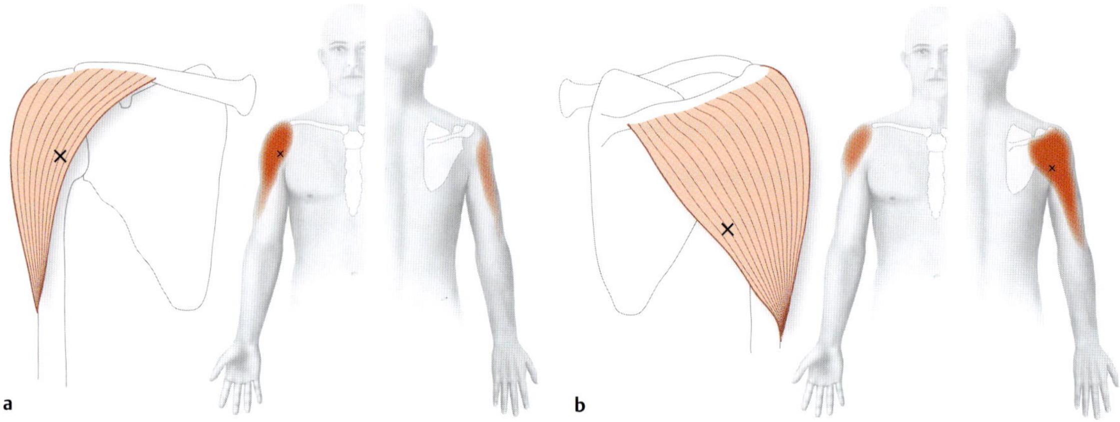

**Abb. 7.3** M. deltoideus.

| | | |
|---|---|---|
| **Anatomie** | Ursprung | ▪ ventraler Anteil (Pars clavicularis): vom lateralen Drittel der Klavikula<br>▪ lateraler Anteil (Pars acromialis): vom Akromion<br>▪ dorsaler Anteil (Pars spinalis): vom Unterrand der Spina scapulae |
| | Ansatz | ▪ Tuberositas deltoidea des Humerus<br>▪ Die Bursa subdeltoidea liegt unter dem M. deltoideus im Bereich des Tuberculum majus. |
| | **Innervation** | ▪ N. axillaris (C 5 – C 6); Pars clavicularis zusätzlich von Rr. pectorales (C 4 – C 6) |
| **Funktion** | ▪ Die drei Anteile des M. deltoideus wirken zum Teil synergistisch, zum Teil antagonistisch:<br>▪ Sind alle drei Anteile gleichzeitig aktiv: ABD im Humeroskapulargelenk (sowohl bei der initialen Abduktion als auch während der gesamten Abduktion zunehmend).<br>▪ Sind der ventrale und dorsale Anteil isoliert aktiv, so wirken sie antagonistisch: | |
| | nur ventraler Anteil | ▪ Transversal-ADD (Anteversion)<br>▪ Flexion<br>▪ IR (elektromyografisch nicht bestätigt) |
| | nur dorsaler Anteil | ▪ Transversal-ABD (Retroversion)<br>▪ Extension<br>▪ AR (elektromyografisch nicht bestätigt) |
| | ▪ Bei hängendem Arm verhindert der M. deltoideus das Kaudalgleiten des Humeruskopfs (zusammen mit dem M. supraspinatus und dem M. coracobrachialis). | |
| **Referred Pain** | ▪ vorwiegend lokal | |
| **Symptome** | Schmerzen | ▪ v. a. beim Bewegen des Arms (kaum je Ruheschmerzen) |
| | Funktionsstörungen | ▪ fehlende Kraft: Mühe, den Arm über die Horizontale zu heben<br>▪ Bewegungseinschränkung<br>– der Transversal-ADD (wenn der dorsale Anteil betroffen ist)<br>– der Transversal-ABD und des Schürzengriffs (wenn der ventrale Anteil betroffen ist) |
| **auslösende Faktoren** | direktes Trauma | ▪ Nur wenige andere Muskeln erleiden so häufig kräftige Stöße wie der M. deltoideus, der dabei direkt gegen den darunterliegenden Knochen gepresst wird: „Anstoßen“ an Türrahmen, bei sportlichen Aktivitäten etc. |
| | Überlastung | ▪ akut: beim Abfangen oder Verhindern eines Sturzes<br>▪ chronisch<br>– Überlastung beim Sport (z. B. Langlaufen, Schwimmen)<br>– wiederholtes und langes Arbeiten über Kopf (z. B. Halten eines Elektrowerkzeugs in Schulterhöhe)<br>– zu hohe Tastatur des PCs<br>– Einsortieren von Postsendungen in auf Schulterhöhe angebrachten Briefkästen etc. |
| | TrP-Aktivität in anderen Muskeln | ▪ Der ventrale Deltoideus-Anteil liegt im Referred-Pain-Gebiet des M. supraspinatus, M. infraspinatus und M. subscapularis → Satelliten-TrPs im M. deltoideus. |

| | |
|---|---|
| **Hinweise für den Therapeuten** | ▪ zählt zu den Muskeln, die sehr häufig TrPs aufweisen<br>▪ geeignete Ausgangsstellungen zur Behandlung: Seitenlage (Pars anterior, Pars lateralis und Pars posterior; **Abb. 7.4**), Rückenlage (Pars anterior; **Abb. 7.5**), Bauchlage (Pars posterior) oder Sitz (alle Anteile)<br>▪ Die meisten TrPs liegen im Bereich des ventralen und dorsalen Muskelrands, an den Stellen, wo der M. pectoralis major (ventral) bzw. das Caput longum des M. triceps (dorsal) unter den M. deltoideus ziehen → Faszien-Trenntechnik hilfreich (**Abb. 7.6**).<br>▪ meistens nur geringfügige Ausstrahlungen → TrPs liegen „eingebettet" in ihr Ausstrahlungsgebiet<br>▪ ggf. primäre TrPs im M. supraspinatus, M. infraspinatus und M. subscapularis behandeln, da Deltoideus-TrPs Satelliten-TrPs sein können |
| **Empfehlungen für den Patienten** | ▪ Meiden perpetuierender und auslösender Faktoren<br>▪ Selbstbehandlung der TrPs mit der Hand der Gegenseite oder mit einem Tennisball (Pars posterior)<br>▪ Dehnen (Heimprogramm; **Abb. 7.7**) |

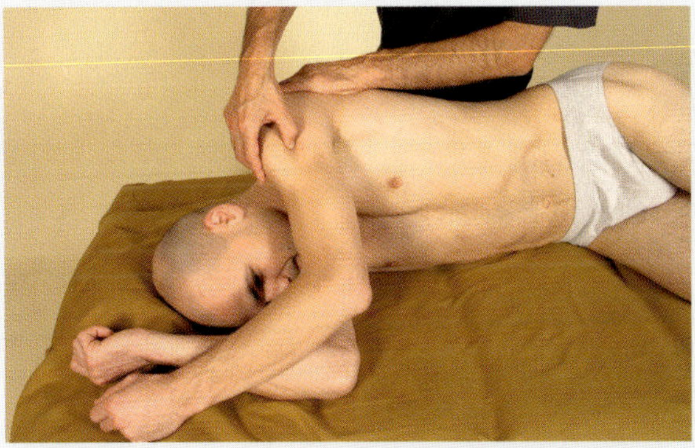

**Abb. 7.4** Manuelle Kompression (Technik I) bzw. Aufdehnen der TrP-Region (Technik II) – Pars posterior des M. deltoideus.

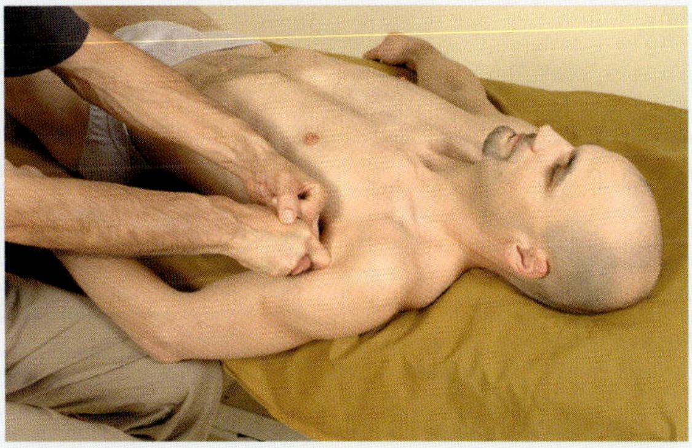

**Abb. 7.5** Fasziendehnung (Technik III) von Fasersträngen der Pars anterior des M. deltoideus.

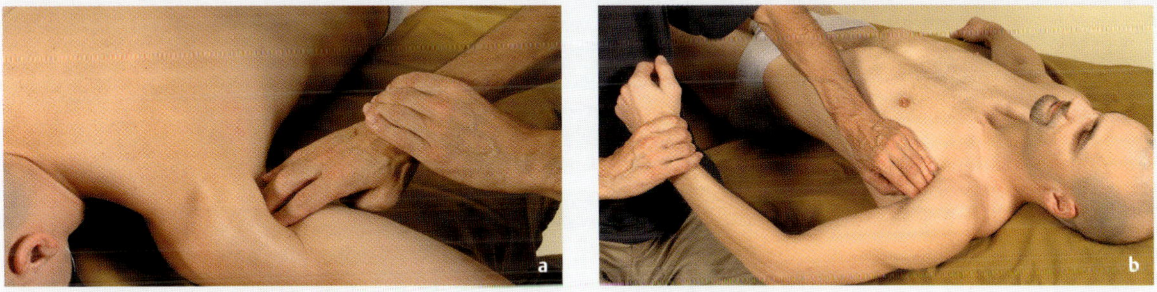


**Abb. 7.6** Faszientrennung (Technik IV).
**a** Faszien-Trenntechnik zwischen M. deltoideus (Pars posterior) und Caput longum des M. triceps brachii.
**b** Faszien-Trenntechnik zwischen M. deltoideus (Pars anterior) und M. pectoralis major.

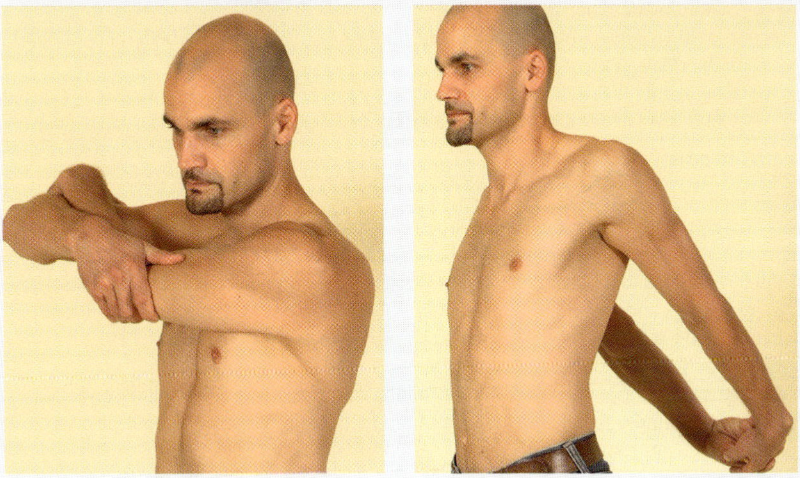

**Abb. 7.7** Selbstdehnung (Technik V) des M. deltoideus.
**a** Autostretching der Pars posterior.
**b** Autostretching der Pars anterior.

## 7.1.2 M. supraspinatus

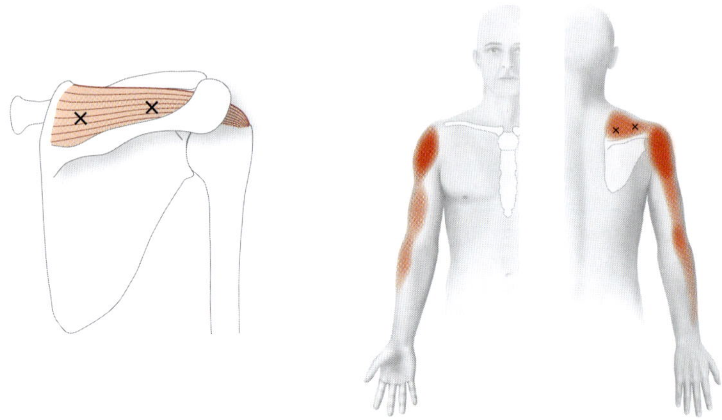

**Abb. 7.8** M. supraspinatus.

| | | |
|---|---|---|
| **Anatomie** | Ursprung | ▪ Fossa supraspinata, Fascia supraspinata |
| | Ansatz | ▪ Tuberculum majus humeri (proximale Facette)<br>▪ an der Bildung der Rotatorenmanschette mitbeteiligt |
| | **Innervation** | ▪ N. suprascapularis (C 4 – C 6) |
| **Funktion** | Humeroskapulargelenk | ▪ ABD<br>▪ Zentrierung des Humeruskopfs in der Fossa glenoidalis, Kapselspanner<br>▪ hält bei frei herabhängendem Arm den Humeruskopf in der Pfanne |
| **Referred Pain** | ▪ v. a. im Bereich des M. deltoideus (ventral, lateral, dorsal)<br>▪ Ausstrahlungen nach distal: lateral am Oberarm entlang mit Schwerpunkt Ellbogen (Epicondylus lateralis), selten bis zum Handgelenk | |
| **Symptome** | Schmerzen | ▪ Schulterschmerzen ventral, lateral, dorsal; tief „im Schultergelenk“<br>▪ Schmerzzunahme während der Abduktion<br>▪ dumpfer Ruheschmerz, Nachtschmerzen wenn auf der betreffenden Schulter liegend<br>▪ Schürzengriff schmerzhaft<br>▪ kann bei Impingement-Symptomatik mitbeteiligt sein<br>▪ ähnlich einer Bursitis subdeltoidea<br>▪ Epikondylopathie |
| | Funktionsstörungen | ▪ Mühe beim Haarekämmen, Zähneputzen, Rasieren; Sport: Tennisaufschlag<br>▪ „Knackgeräusche“ im Schultergelenk infolge schlechter Humeruskopfzentrierung |
| **auslösende Faktoren** | Überlastung | ▪ akut: Schultertraumen (z. B. Sturz auf die Schulter)<br>▪ chronisch<br>– Tragen schwerer Gegenstände mit seitlich herabhängendem Arm (Handkoffer: z. B. Vertreter, Handwerker)<br>– Schulter-Abduktionssyndrom<br>– repetitive Bewegungen in angenäherter Position, z. B. langes Arbeiten über Kopfhöhe (Maler, Elektriker)<br>– Überlastung bei viel Computerarbeit<br>– Hund, der wiederholt an der Leine zerrt |
| | primäre TrPs | ▪ M. trapezius ascendens |
| **Hinweise für den Therapeuten** | ▪ Behandlung erfolgt großteils durch den M. trapezius hindurch<br>→ M. trapezius sollte entspannt sein, um in die Tiefe dringen zu können (**Abb. 7.9**),<br>→ Triggerpunkt-Hölzchen als Hilfsmittel verwenden (**Abb. 7.10** und **Abb. 7.11**).<br>▪ Die ventralen Faseranteile können direkt behandelt werden: Zugang von ventral mittels Technik IV zwischen Vorderrand des M. trapezius descendens und M. supraspinatus. Die Fasern des M. trapezius descendens müssen dabei angenähert und entspannt sein, denn nur so kommt man in die Tiefe (**Abb. 7.12**).<br>▪ geeignete Ausgangsstellungen: Bauch- oder Seitenlage, Sitz<br>▪ bei TrPs im M. supraspinatus, M. infraspinatus und M. teres minor immer auch die Einstrahlungsstelle am Tuberculum majus untersuchen und ggf. behandeln (ligamentäre/periostale Triggerpunkte)<br>▪ mitbeteiligt bei Impingement-Symptomatik | |

| | |
|---|---|
| **Empfehlungen für den Patienten** | ▪ Meiden perpetuierender und auslösender Faktoren<br>– Vermeiden von längerem Arbeiten über Kopfhöhe<br>– Vermeiden, schwere Lasten (Koffer) mit hängendem Arm zu tragen (Rolli benutzen)<br>– Entlastungsstellungen einnehmen, z. B. Hand in Manteltasche; Arm auf Tisch bzw. Stuhllehne legen<br>▪ Selbstbehandlung („Einhacken“ mit Fingerkuppen der Hand der Gegenseite)<br>▪ regelmäßige Dehnung des Muskels (Schürzengriff; **Abb. 7.13**) |

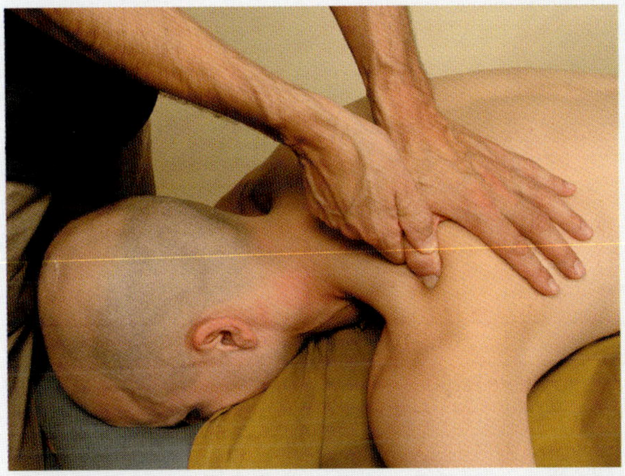

**Abb. 7.9** Manuelle Kompression (Technik I) durch den M. trapezius descendens hindurch.

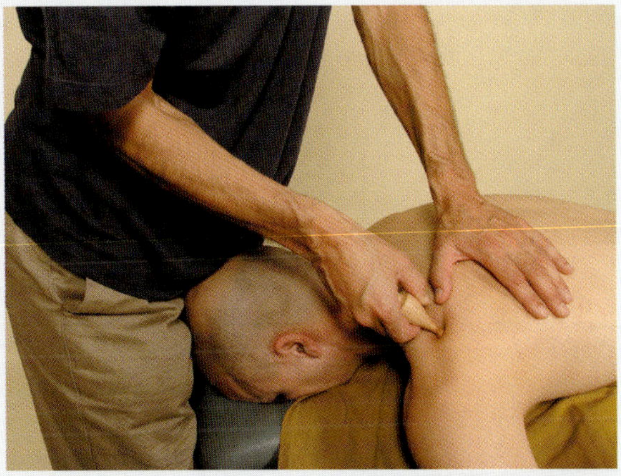

**Abb. 7.10** Das Aufdehnen der TrP-Region (Technik II) erfolgt durch den M. trapezius hindurch; ein Triggerpunkt-Hölzchen entlastet die Finger des Therapeuten.

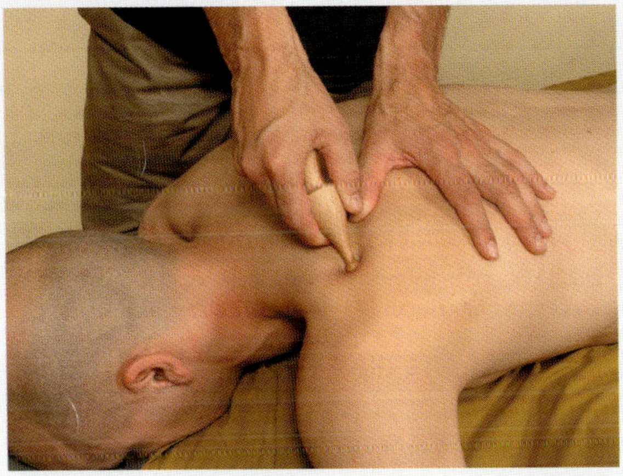

**Abb. 7.11** Fasziendehnung (Technik III) durch den M. trapezius hindurch.

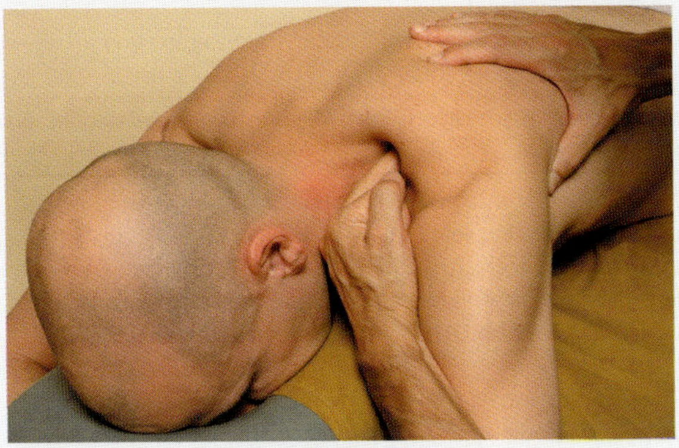

**Abb. 7.12** Faszientrennung (Technik IV) zwischen M. supraspinatus und M. trapezius descendens; dies ermöglicht die direkte Behandlung der ventralen Fasern (Technik I bzw. II) des M. supraspinatus.

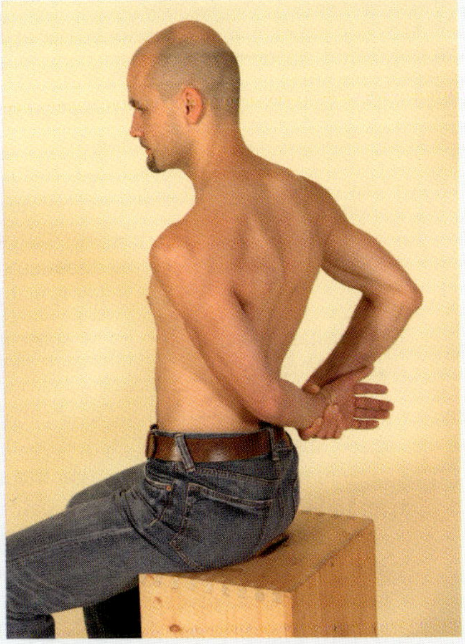

**Abb. 7.13** Selbstdehnung (Technik V) des M. supraspinatus mit „Schürzengriff“.

### 7.1.3 M. infraspinatus

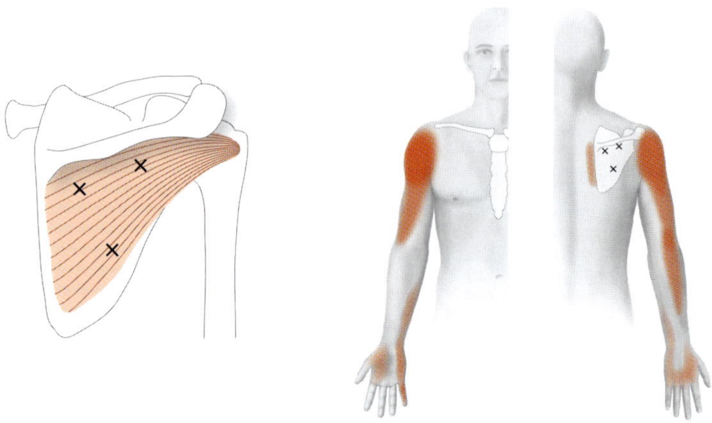

**Abb. 7.14** M. infraspinatus.

| | | |
|---|---|---|
| **Anatomie** | Ursprung | ▪ Fossa infraspinata |
| | Ansatz | ▪ Tuberculum majus humeri (mittlere Facette)<br>▪ an der Bildung der Rotatorenmanschette mitbeteiligt |
| | **Innervation** | ▪ N. suprascapularis (C 5 – C 6) |
| **Funktion** | Humeroskapulargelenk | ▪ AR des Humerus im Schultergelenk (in jeder Stellung des Oberarms)<br>▪ ADD des Humerus im Schultergelenk (laterale Fasern, bei abduziertem Arm)<br>▪ Zentrierung des Humeruskopfs in der Fossa glenoidalis (Teil der Rotatorenmanschette) |
| **Referred Pain** | | ▪ ventral der Schulter<br>▪ tief innerhalb des Schultergelenks<br>▪ Ausstrahlungen nach distal ventrolateral am Ober- und Unterarm (inkl. Ellbogen: v. a. radial) bis in die Hand (radial und ulnar) und die Finger |
| **Symptome** | Schmerzen | ▪ im Schulterbereich: ventral und tief „im Schultergelenk“, „schmerzhafte Bizepssehne“<br>▪ Nachtschmerzen beim Schlafen in Seitenlage (betroffener Arm unten und/oder oben) |
| | Funktionsstörungen | ▪ Schürzengriff eingeschränkt (Mühe, den BH zu schließen, den Reißverschluss hinten am Kleid hochzuziehen, das Portemonnaie aus der Hosentasche zu ziehen, in den Mantel zu schlüpfen etc.)<br>▪ Schwäche der aktiven Außenrotation, Schultermüdigkeit |
| **auslösende Faktoren** | Überlastung | ▪ akut: Schultertraumen (z. B. Ausrutschen auf der Treppe: Griff nach dem Geländer; Verfehlen eines Balls beim Tennisspielen)<br>▪ chronisch<br>– häufiges Nach-hinten-Greifen (z. B. Ergreifen des Sicherheitsgurts; immer mit demselben Arm in den Mantel schlüpfen)<br>– Stockarbeit beim Skifahren, Langlaufen<br>– lang andauernde Aktivierung in angenäherter Position → Aktivierung von mTrPs, z. B. bei Arbeit an PC, Schreibmaschine, Kasse etc. |
| | TrP-Aktivität in anderen Muskeln | ▪ TrPs im M. subscapularis lassen oft assoziierte TrPs im M. infraspinatus entstehen. |
| **Hinweise für den Therapeuten** | | ▪ lang andauernde Aktivierung in angenäherter Position begünstigt die Entstehung und Aktivierung von mTrPs stark (Arbeit am PC etc.) → bei der Anamnese hellhörig sein<br>▪ geeignete Ausgangsstellungen zur manuellen Therapie: Bauchlage (**Abb. 7.15** – **Abb. 7.18**) oder Seitenlage<br>▪ zur Entlastung der Finger des Therapeuten beim Behandeln den Finger gut stabilisieren und gelegentlich den Finger wechseln – nicht immer Daumendruck! (**Abb. 7.15**, **Abb. 7.16**, **Abb. 7.17a**, s. auch **Abb. 5.6**, S. 85 f.); allenfalls Triggerpunkt-Hölzchen verwenden<br>▪ Faszien-Dehntechnik (Technik III) kann selektiv erfolgen und ganz gezielt den zum TrP gehörenden Hartspannstrang mit seiner Faszie fokussieren (**Abb. 7.17 a**) oder mehr summarisch weite Bereiche der Oberflächenfaszie des zugehörigen Muskels aufdehnen (**Abb. 7.17 b**).<br>▪ bei TrPs im M. supraspinatus, M. infraspinatus und M. teres minor immer auch die Einstrahlungsstelle am Tuberculum majus untersuchen (ligamentäre/periostale Triggerpunkte) und ggf. behandeln<br>▪ ggf. primäre TrPs im M. subscapularis behandeln (häufig) |

| | |
|---|---|
| **Empfehlungen für den Patienten** | ▪ Meiden perpetuierender und auslösender Faktoren<br>– lange monotone Belastung am Arbeitsplatz (PC) unterbrechen<br>▪ regelmäßige Dehnung des Muskels am Arbeitsplatz (**Abb. 7.19**)<br>▪ Selbstbehandlung der TrPs mit Tennisball (im Stehen gegen die Wand oder am Boden in Rückenlage) |

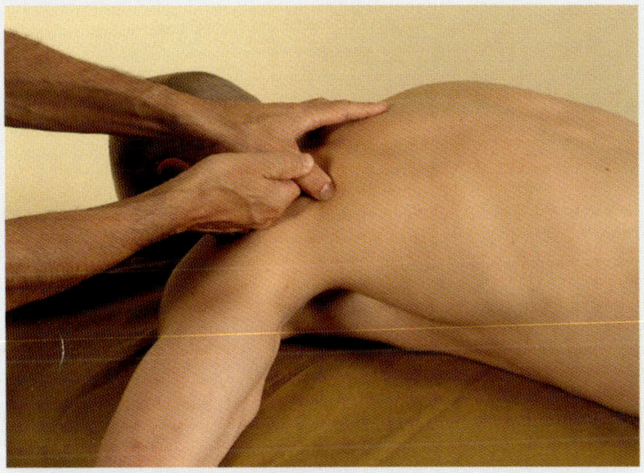

**Abb. 7.15** Manuelle Kompression (Technik I).

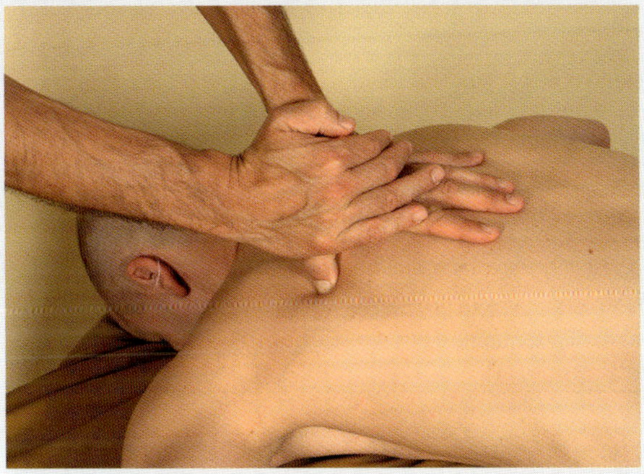

**Abb. 7.16** Aufdehnen der TrP-Region (Technik II).

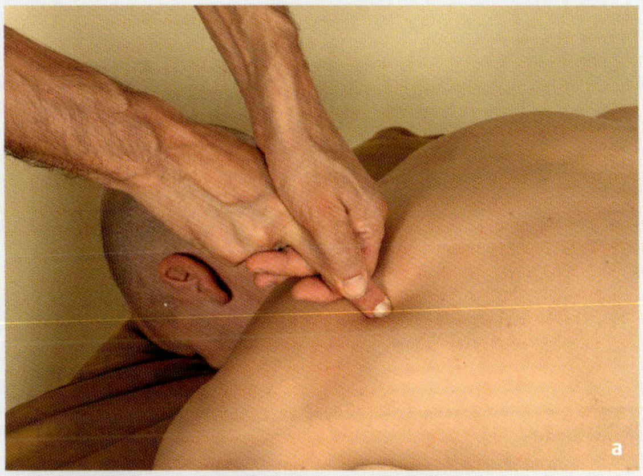


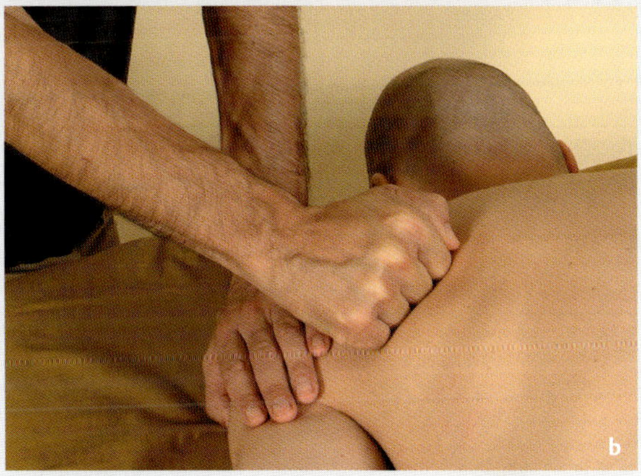


**Abb. 7.17** Fasziendehnung (Technik III).
**a** Selektives Aufdehnen des zum TrP gehörenden Hartspannstrangs.
**b** Breitflächiges Aufdehnen der Muskelfaszie des M. infraspinatus.

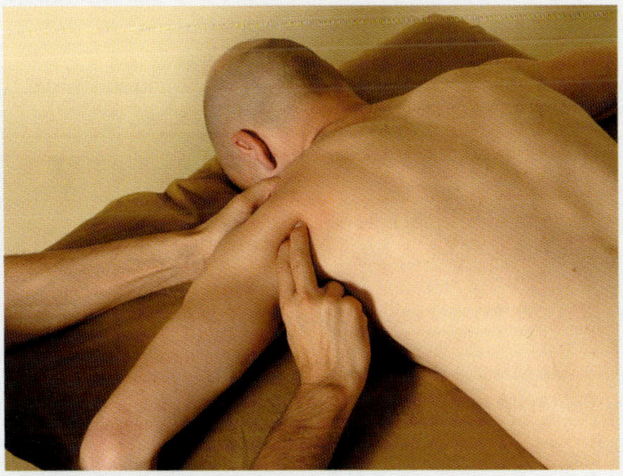

**Abb. 7.18** Faszientrennung zwischen M. infraspinatus und Pars spinalis des M. deltoideus (Technik IV).

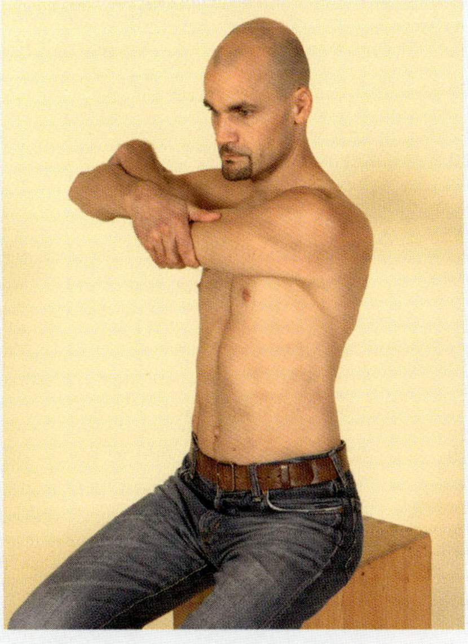

**Abb. 7.19** Selbstdehnung (Technik V).

### 7.1.4 M. teres minor

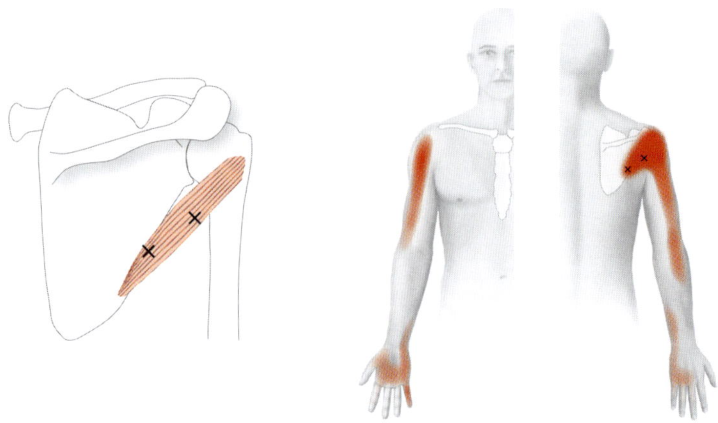

**Abb. 7.20** M. teres minor.

| | | |
|---|---|---|
| **Anatomie** | Ursprung | ▪ Margo lateralis scapulae (kranial des M. teres major)<br>▪ Aponeurosen, die ihn vom M. infraspinatus und vom M. teres major trennen |
| | Ansatz | ▪ Tuberculum majus humeri (distalste Facette)<br>▪ an der Bildung der Rotatorenmanschette mitbeteiligt |
| | **Innervation** | ▪ N. axillaris (C 5 – C 6) |
| **Funktion** | Humeroskapulargelenk | ▪ AR des Humerus im Schultergelenk (Hochrotation)<br>▪ ADD des Humerus im Schultergelenk (bei abduziertem Arm)<br>▪ beteiligt sich als Teil der Rotatorenmanschette an der Humeruskopfzentrierung |
| **Referred Pain** | ▪ dorsal und ventral der Schulter, deutlich distal der Bursa subacromialis<br>▪ Ausstrahlungen nach distal zum dorsolateralen Ober- und Unterarm, inkl. Ellbogen | |
| **Symptome** | Schmerzen | ▪ im Schulter- und Armbereich, gelegentlich Ellbogenschmerzen |
| | Funktionsstörungen | ▪ Schürzengriff eingeschränkt (Mühe, den BH zu schließen, den Reißverschluss hinten am Kleid hochzuziehen, das Portemonnaie aus der Hosentasche zu ziehen, in den Mantel zu schlüpfen etc.) |
| **auslösende Faktoren** | Überlastung (wie M. infraspinatus) | ▪ akut<br>– Ausrutschen auf der Treppe: Griff nach dem Geländer<br>– Verfehlen eines Balls beim Tennisspielen etc.<br>▪ chronisch<br>– häufiges Nach-hinten-Greifen (z. B. wiederholtes Nach-hinten-Greifen zum Portemonnaie; immer mit demselben Arm in den Mantel schlüpfen)<br>– Stockarbeit beim Skifahren, Langlaufen<br>– lang andauernde Aktivierung in angenäherter Position → Aktivierung von mTrPs, z. B. bei Arbeit an PC, Schreibmaschine, Kasse |
| **Hinweise für den Therapeuten** | ▪ Lang andauernde Aktivierung in angenäherter Position begünstigt die Entstehung und Aktivierung von mTrPs stark → bei der Anamnese hellhörig sein<br>▪ geeignete Ausgangsstellungen: Bauchlage (**Abb. 7.21**–**Abb. 7.23**) oder Seitenlage<br>▪ manuelle Faszien-Trenntechnik (Technik IV) zum M. teres major (Antagonist bzgl. der Rotationskomponente) wichtig (**Abb. 7.23**, **Abb. 7.34**)<br>▪ M. teres minor und M. infraspinatus sind manchmal miteinander verwachsen; die beiden Muskeln lassen sich palpatorisch bisweilen kaum unterscheiden.<br>▪ bei mTrPs im M. supraspinatus, M. infraspinatus und M. teres minor immer auch die Einstrahlungsstelle am Tuberculum majus untersuchen (ligamentäre/periostale Triggerpunkte) und ggf. behandeln | |
| **Empfehlungen für den Patienten** | ▪ Meiden perpetuierender und auslösender Faktoren<br>– lang andauernde monotone Belastung am Arbeitsplatz (PC) unterbrechen<br>▪ Selbstbehandlung der TrPs mit Tennisball<br>▪ regelmäßige Dehnung des Muskels am Arbeitsplatz; Dehnung erfolgt zusammen mit dem M. infraspinatus (**Abb. 7.19**). | |

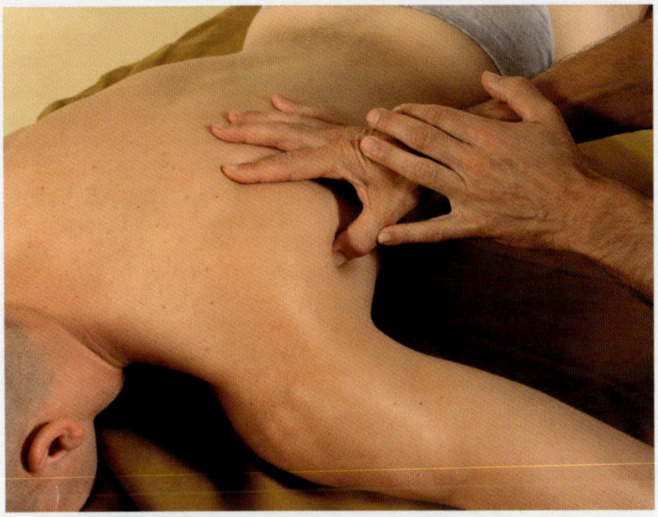

**Abb. 7.21** Manuelle Kompression (Technik I) bzw. Aufdehnen der TrP-Region (Technik II).

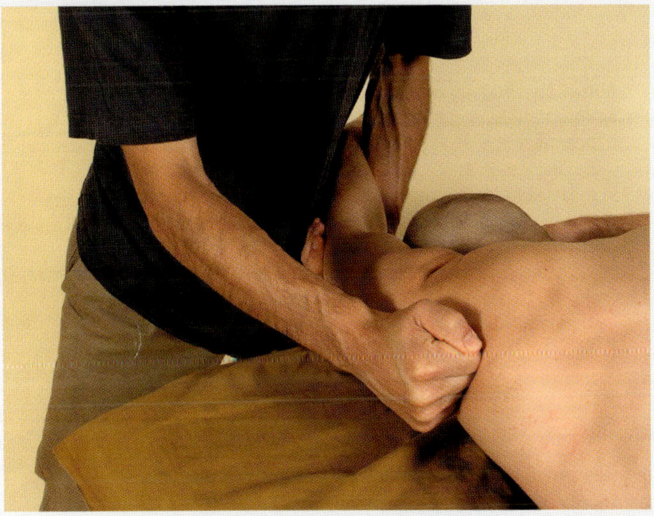

**Abb. 7.22** Fasziendehnung (Technik III).

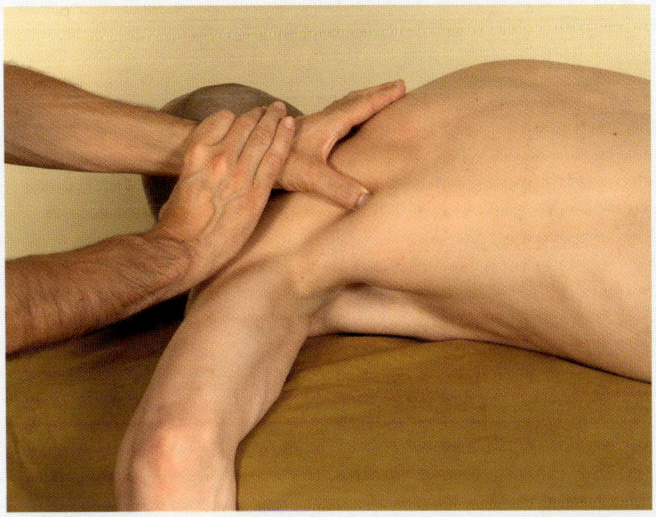

**Abb. 7.23** Faszientrennung (Technik IV) zwischen M. teres minor und M. teres major.

## 7.1.5 M. subscapularis

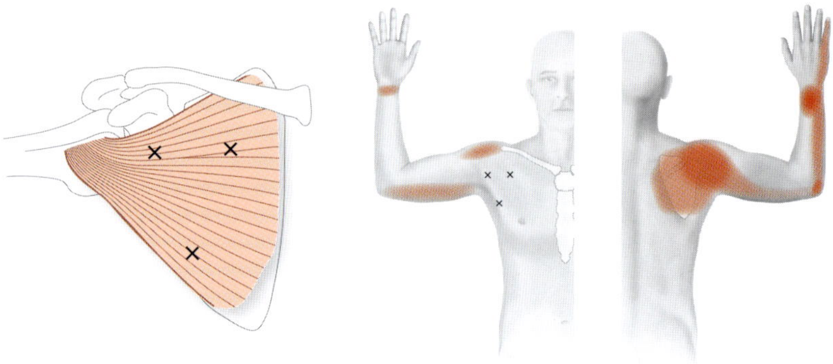

**Abb. 7.24** M. subscapularis.

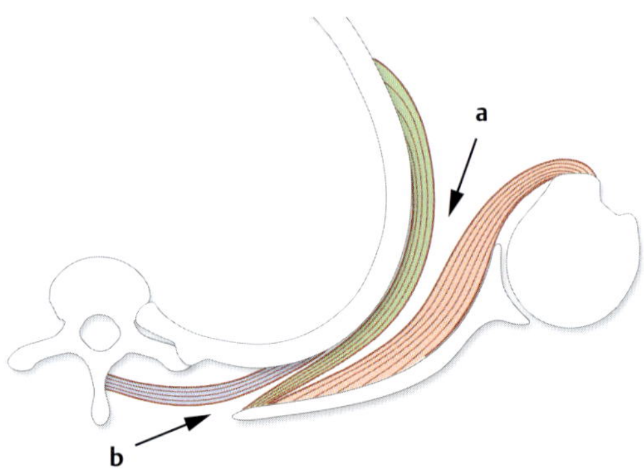


**Abb. 7.25** Zugang zum M. subscapularis

**a** Von lateral/vom lateralen Skapularand her: initial sorgfältiges und beharrliches Lösen von Adhäsionen (häufig ausgeprägt) zwischen den Faszien des M. subscapularis (braun) und M. serratur anterior (grün) mittels Faszientenntechnik (Technik IV). Erst anschließend sind die TrPs im M. subscapularis der direkten manuellen Therapie (Technik I, II und III) zugänglich (**Abb. 7.26**, **Abb. 7.27**).

**b** Von dorsal/vom medialen Skapularand her: Behandlung erfolgt durch den M. trapezius, die Mm. rhomboidei und den M. serratus anterior hindurch (**Abb. 7.28**).

| | | |
|---|---|---|
| **Anatomie** | Ursprung | ▪ Fossa subscapularis: ventrale Fläche der Skapula |
| | Ansatz | ▪ Tuberculum minus humeri, proximaler Anteil der Crista tuberculi minoris<br>▪ in die ventralen Anteile der Gelenkkapsel einstrahlend<br>▪ an der Bildung der Rotatorenmanschette mitbeteiligt |
| | **Innervation** | ▪ N. subscapularis (C 5 – C 6) |
| **Funktion** | Humeroskapulargelenk | ▪ IR (Hauptinnenrotator)<br>▪ ADD<br>▪ Zentrierung des Humeruskopfs in der Fossa glenoidalis<br>▪ Kaudalisierung des Humeruskopfs bei Abduktion<br>▪ Kapselspanner<br>▪ Der M. deltoideus und M. supraspinatus ziehen während der Abduktion den Humeruskopf dem vertikalen Vektor ihrer Zugrichtung entsprechend nach oben aus der Fossa glenoidalis heraus gegen das Akromion. Die herabziehende Funktion des M. subscapularis wirkt während der Abduktion als Hauptkraft gegen diese durch die Abduktoren hervorgerufene Aufwärtsverlagerung. Die Stabilisierungsfunktion des M. subscapularis ist durch die elektromyografische Aktivität des M. subscapularis während der Abduktion nachgewiesen; sie nimmt von 0 – 90° zu, bleibt von 90 – 130° gleich und vermindert sich sehr schnell zwischen 130° und 180°, wenn der M. deltoideus keine aufwärts gerichtete Kraft mehr ausübt (Travell u. Simons 2002). |
| **Referred Pain** | ▪ dorsaler Schulterbereich (zur Pars posterior des M. deltoideus und zum M. infraspinatus)<br>▪ Ausstrahlungen nach distal: dorsal am Oberarm, zum Ellbogen und häufig zum Handgelenk („CTS"), gelegentlich bis in die Finger (v. a. kleinfingerseitig) | |

| | | |
|---|---|---|
| **Symptome** | Schmerzen | ▪ starke Schmerzen in Ruhe und bei Bewegung im Referred-Pain-Gebiet<br>▪ Missempfindungen (Einschlafen, Kribbeln, Schweregefühl) im ganzen Arm möglich |
| | Funktionsstörungen | ▪ Bewegungseinschränkungen<br>– AR, ABD endgradig eingeschränkt; anfänglich v. a. AR betroffen (Ausholen bei Wurfbewegungen), in fortgeschrittenem Stadium auch betr. ABD → Schultersteife, Frozen Shoulder (Mühe beim Sichwaschen in der Achselhöhle)<br>– skapula-thorakaler Gleitraum eingeschränkt infolge Faszienverklebung zwischen M. subscapularis und M. serratus anterior → Bewegungseinschränkungen und Störung des skapulo-humeralen Rhythmus<br>▪ Störung der Arthrokinematik des Humeroskapulargelenks: Das Kaudalgleiten spielt nicht → Mitbeteiligung beim Impingement-Syndrom |
| **auslösende Faktoren** | Überlastung | ▪ akut<br>– Sturz mit Auffangen auf den Handflächen<br>– im Zusammenhang mit einer Schulterluxation<br>– Sport: z. B. Handballspieler, der am Wurfarm festgehalten wird<br>▪ chronisch<br>– wiederholte Anstrengungen (z. B. Crawlen)<br>– langes Arbeiten über Kopf (z. B. Maler, Elektriker)<br>– im Zusammenhang mit Frakturen an der oberen Extremität (Humerus, Ellenbogen, Radius)<br>– chronische Schulterschmerzen mit Schonhaltung in IR/ADD führen mit der Zeit zur Aktivierung von TrPs<br>– Spastik: Hemischulter |
| | Überdehnung | ▪ Überdehnung während Operation oder bei Bestrahlung (z. B. bei Mammakarzinom) |
| **Hinweise für den Therapeuten** | | ▪ Der M. subscapularis ist ein Schlüsselmuskel bei chronischen Schulterproblemen (Dejung 2009).<br>▪ Bewegungseinschränkung betr.<br>– ABD → v. a. laterale Fasern des M. subscapularis verantwortlich<br>– AR → v. a. transversale Fasern verantwortlich<br>▪ Faszien-Trenntechnik (Technik IV) zum M. serratus anterior ist wichtig bei Minderbeweglichkeit des skapulothorakalen Gleitraums (**Abb. 7.26**, **Abb. 7.27**).<br>▪ TrPs im M. subscapularis und im M. serratus anterior induzieren sich wechselseitig.<br>▪ Zugang zum M. subscapularis möglich von ():<br>– lateral: Vom lateralen Skapularand her (zwischen Skapula und Thorax) sorgfältiges und beharrliches Lösen der (häufig ausgeprägten) Adhäsionen zwischen den Faszien des M. subscapularis und M. serratus anterior mittels Faszien-Trenntechnik (Technik IV). Erst anschließend sind die TrPs im M. subscapularis der direkten manuellen Therapie (Technik I, II und III) zugänglich (**Abb. 7.26**, **Abb. 7.27**).<br>– medial: Von dorsal/vom medialen Skapularand her: Behandlung erfolgt durch den M. trapezius, die Mm. rhomboidei und den M. serratus anterior hindurch (**Abb. 7.28** sowie **Abb. 7.81**–**Abb. 7.83**).<br>▪ geeignete Ausgangsstellungen<br>– lateraler Zugang: Rückenlage (**Abb. 7.26**, **Abb. 7.27**), Seitenlage<br>– medialer Zugang: Seitenlage (**Abb. 7.28** sowie **Abb. 7.83**), Bauchlage (**Abb. 7.81**)<br>▪ Der laterale Zugang ist kontraindiziert bei St. n. Bestrahlung der Axilla (Strahlenfibrose) bis nach Abklingen der Strahlenreaktion (ca. 1 Jahr), da es zu massiven Schmerzreaktionen und Lymphödemen des ganzen Arms kommen kann (vermutlich infolge der zusätzlichen lymphpflichtigen Last, die das beeinträchtigte Lymphsystem überfordert; ein erhöhter Myoglobinspiegel nach kräftiger Druckbehandlung ist nachgewiesen; **Abb. 5.21**, S. 106).<br>▪ Regelmäßiges und konsequentes Dehnen (im Anschluss an die manuelle Therapie) ist bei eingeschränkter Rotationskomponente (Frozen Shoulder) oft entscheidend für den therapeutischen Erfolg (**Abb. 7.29**).<br>▪ Insertionsstelle am Tuberculum minus – falls druckdolent – ebenfalls behandeln<br>▪ manuelle Therapie des M. subscapularis verbinden mit der Mobilisation des skapulo-thorakalen Gleitlagers: Abheben („Lüften") der Skapula (**Abb. 7.81**–**Abb. 7.85**)<br>▪ Bei einer lateralen Epikondylodynie können TrPs im M. subscapularis ursächlich sein.<br>▪ Im M. subscapularis liegen oft primäre TrPs, die häufig zur Entstehung von assoziierten TrPs führen.<br>– sekundäre TrPs in Synergisten (M. teres major, M. latissimus dorsi, M. pectoralis major) und Antagonisten (M. infraspinatus, M. teres minor, M. supraspinatus, M. deltoideus)<br>– Satelliten-TrPs im M. deltoideus (pars posterior), M. triceps brachii, M. anconeus |
| **Empfehlungen für den Patienten** | | ▪ Meiden perpetuierender und auslösender Faktoren<br>▪ regelmäßiges und konsequentes Dehnen des Muskels (**Abb. 7.29**)<br>▪ funktionelles Training: regelmäßige Zentrierungsübungen für das Humeroskapulargelenk |

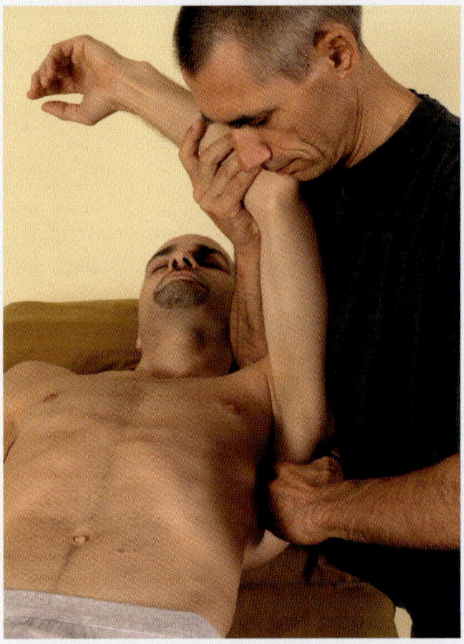

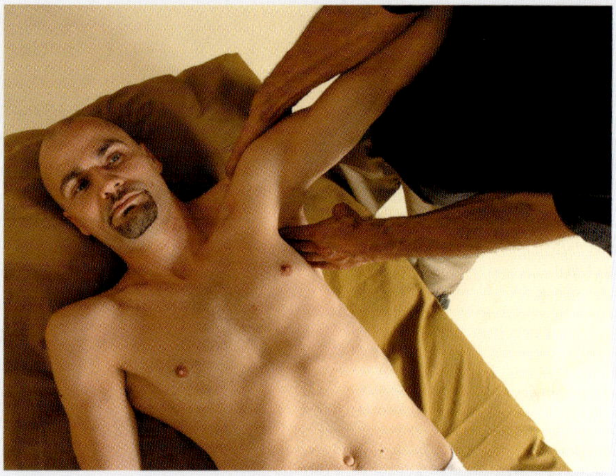

**Abb. 7.26** Manuelle Kompression (Technik I), Aufdehnen der TrP-Region (Technik II) bzw. Fasziendehnung (Technik III) über den Zugang von lateral: nur möglich nach vorgängiger Faszientrennung (Technik IV) zwischen M. subscapularis und M. serratus anterior.

**a** Grifffassung des Therapeuten ermöglicht Elevation/Depression des Schulterblatts (über den rechten Ellbogen des Therapeuten) sowie Ventralisation der Skapula und Innen-/Außenrotation des Humerus (über die rechte Hand des Therapeuten).

**b** Bei schmerzhafter Schulter erfolgt die Ventralisierung der Skapula mittels flächiger Grifffassung des Therapeuten an der Skapula.

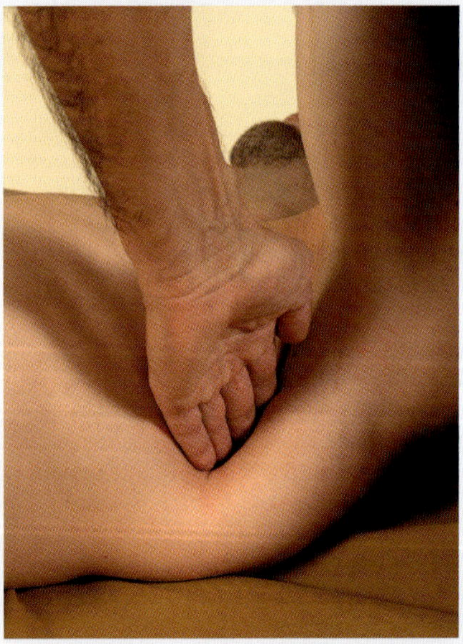

**Abb. 7.27** Faszientrennung (Technik IV) zwischen M. subscapularis und M. serratus anterior (Zugang von lateral) – Detail.

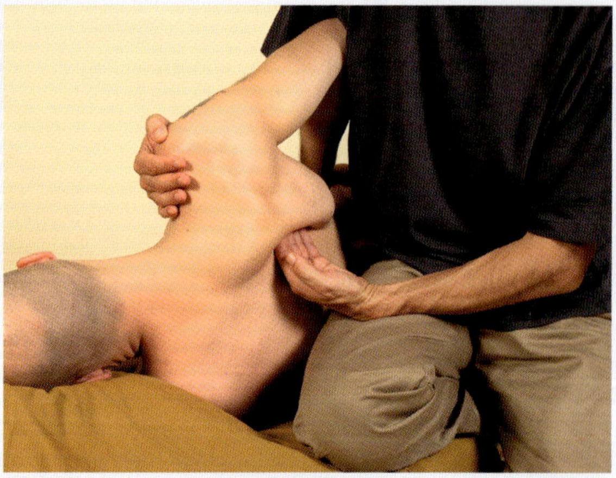

**Abb. 7.28** Manuelle Kompression (Technik I), Aufdehnen der TrP-Region (Technik II) und Fasziendehnung (Technik III) über den Zugang von dorsal: Behandlung des M. subscapularis erfolgt durch Faserschichten von M. trapezius, Mm. rhomoidei und M. serratus anterior hindurch.

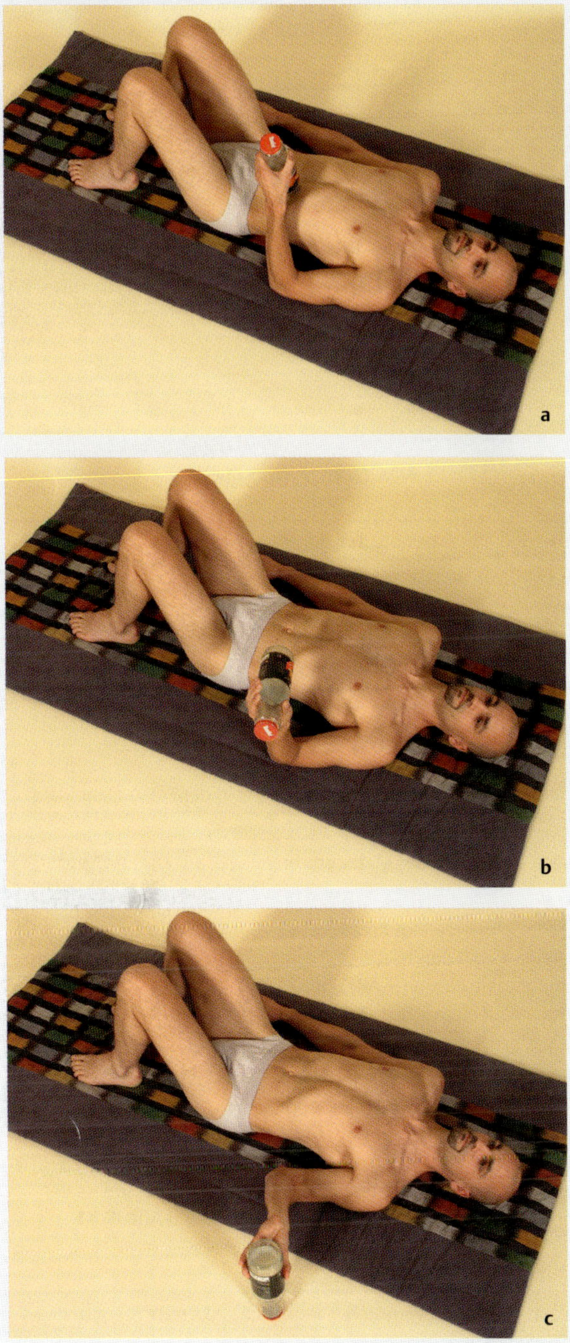

**Abb. 7.29** Selbstdehnung (Technik V).
**a** Ausgangsstellung.
**b** Mittelstellung.
**c** Endstellung.

### 7.1.6 M. teres major

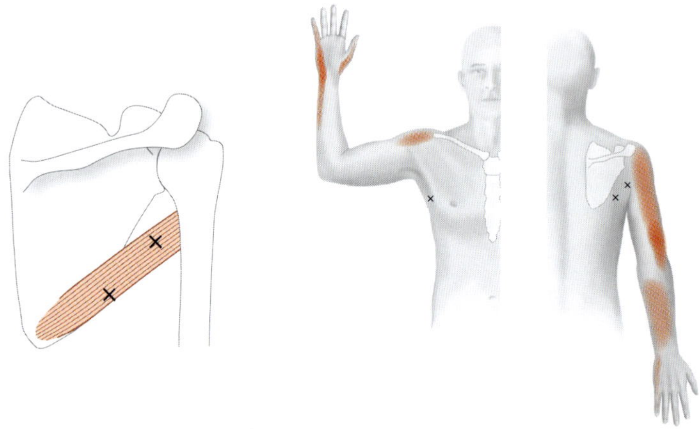

**Abb. 7.30** M. teres major.

| | | |
|---|---|---|
| **Anatomie** | Ursprung | ▪ Angulus inferior scapulae und angrenzender Teil der Margo lateralis scapulae |
| | Ansatz | ▪ Crista tuberculi minoris (wird von den Fasern des M. latissimus dorsi „umwunden“ und „verschmilzt“ mit diesen) |
| | **Innervation** | ▪ N. subscapularis (C 5 – C 8) (nach Travell u. Simons 2002, ADAM 1999) oder<br>▪ N. thoracodorsalis (C 6 – C 8) (Platzer 2005, Prometheus 2005) |
| **Funktion** | Humeroskapulargelenk | ▪ IR<br>▪ ADD<br>▪ Extension<br>▪ Kaudalisieren des Humerus: Zentrierung des Humeruskopfs in der Fossa glenoidalis |
| **Referred Pain** | ▪ dorsalolateraler Schulterbereich (Pars posterior des M. deltoideus)<br>▪ Ausstrahlungen nach distal: dorsal am Oberarm im Bereich des M. triceps brachii (Caput longum), zum Ellbogen und zum Unterarm bis zur Hand | |
| **Symptome** | Schmerzen | ▪ bei Bewegung auftretende Schmerzen im Referred-Pain-Gebiet<br>▪ Symptome lassen sich in der Regel durch<br>– Dehnprovokation (endgradige Flexion + AR) und<br>– Belastungsprovokation (Widerstandstest für die Innenrotatoren) hervorrufen. |
| | Funktionsstörungen | ▪ kaum isoliert für Bewegungseinschränkungen verantwortlich<br>▪ Störungen des skapulo-humeralen Rhythmus<br>▪ Beeinträchtigung des Kaudalgleitens des Humeruskopfs<br>▪ Faszienverklebungen zum M. teres minor und/oder M. triceps brachii (Caput longum) führen möglicherweise zu<br>– Minderbeweglichkeit (Einschränkung der maximalen ABD des Arms, sodass der Oberarm nicht mehr in Kontakt zum Ohr gebracht werden kann; **Abb. 9.11**, S. 488),<br>– Störung des skapulo-humeralen Rhythmus. |
| **auslösende Faktoren** | Überlastung | ▪ v. a. chronisch: z. B. Putzen, Sport (Schwimmen, Langlaufen), Klettern, Steuern eines schweren Autos ohne Servolenkung |
| | primäre TrPs in | ▪ Synergisten (M. subscapularis, M. latissimus dorsi, M. pectoralis major)<br>▪ Antagonisten (M. infraspinatus, M. teres minor, M. supraspinatus, M. deltoideus) |
| **Hinweise für den Therapeuten** | ▪ Ist der Schürzengriff bei aktiver Prüfung schmerzhaft, bei passiver Testung jedoch schmerzfrei, sind TrPs im M. teres major und/oder M. subscapularis zu suchen.<br>▪ Palpation: Bei Anspannung gegen Widerstand betr. IR tritt der M. teres major plastisch hervor und ist gut gegenüber dem M. teres minor (Widerstand für AR) abzugrenzen.<br>▪ geeignete Ausgangsstellungen: Bauchlage (**Abb. 7.31**–**Abb. 7.34**), Seitenlage (**Abb. 7.37**), Rückenlage (**Abb. 7.32 a**)<br>▪ Faszien-Dehntechnik (Technik III) erfolgt sowohl selektiv (**Abb. 7.33 a**) als auch großflächig (**Abb. 7.22** und **Abb. 7.37**).<br>▪ Manuelle Technik IV (intermuskuläre Faszien-Trenntechnik) zu M. teres minor (Antagonist bzgl. Rotation) und M. triceps (Caput longum) ist wichtig bei Bewegungseinschränkungen und Störung des skapulo-humeralen Rhythmus (**Abb. 7.34**). | |

**Empfehlungen für den Patienten**

- Meiden perpetuierender und auslösender Faktoren
- Selbstbehandlung (mit Tennisball oder Pinzettengriff)
- Dehnen des Muskels; erfolgt zusammen mit M. subscapularis (**Abb. 7.29**) bzw. M. latissimus dorsi (**Abb. 7.39**)

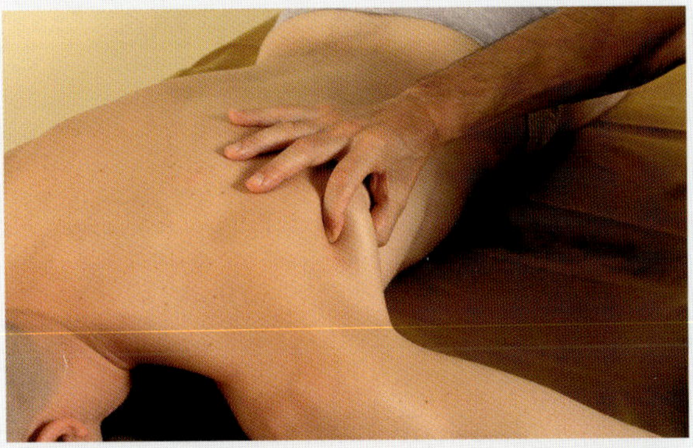

**Abb. 7.31** Manuelle Kompression (Technik I).

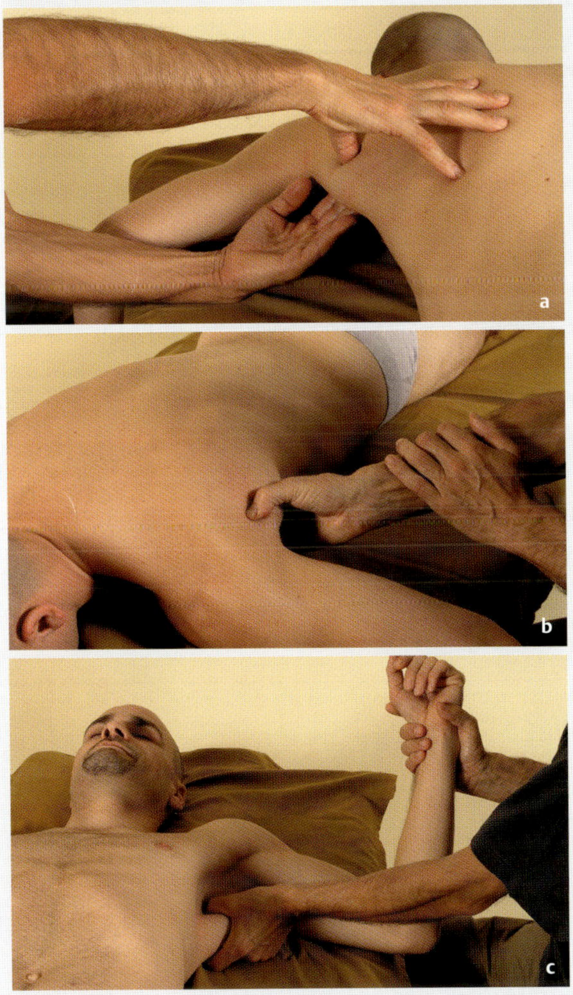

**Abb. 7.32** Aufdehnen der TrP-Region (Technik II): Unterschiedlichen Grifffassungen und Ausgangsstellungen.
**a** Daumendruck-Technik (aus Bauchlage).
**b** Pinzettengriff (aus Bauchlage).
**c** Pinzettengriff (aus Rückenlage).

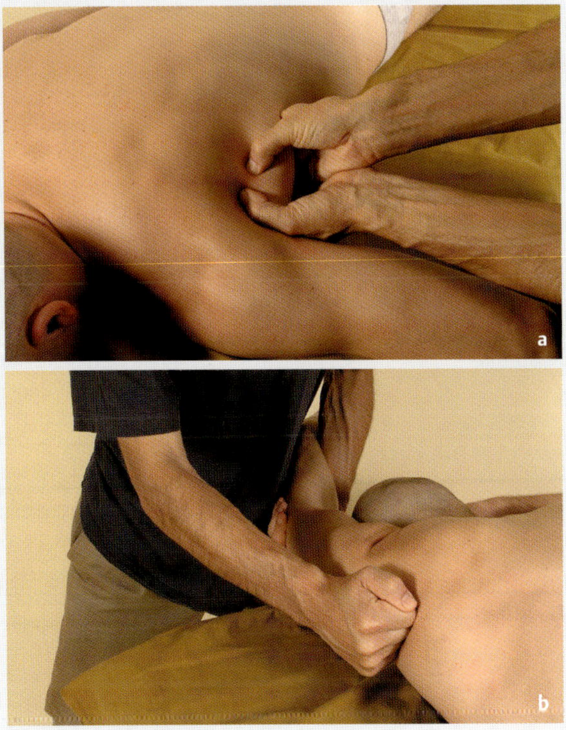

**Abb. 7.33** Fasziendehnung (Technik III).
**a** Selektives Aufdehnen des zum TrP gehörenden Hartspannstranges.
**b** Breitflächiges Aufdehnen der Muskelfaszie des M. teres major und des M. latissimus dorsi.

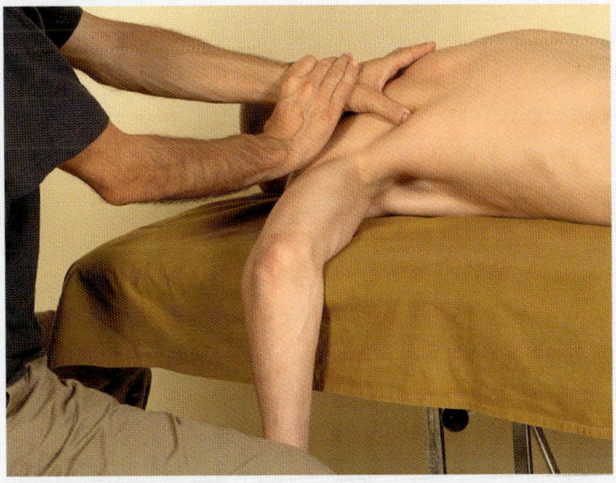

**Abb. 7.34** Faszientrennung (Technik IV) zwischen M. teres major und M. teres minor.

## 7.1.7 M. latissimus dorsi

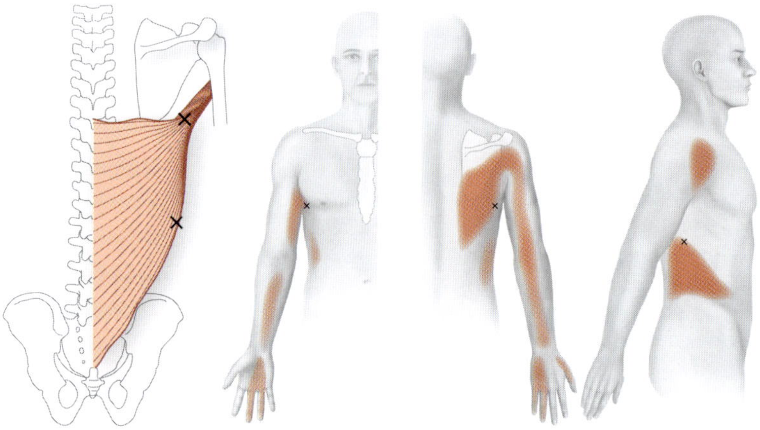

**Abb. 7.35** M. latissimus dorsi.

| | | |
|---|---|---|
| **Anatomie** | Ursprung | ▪ Pars vertebralis: Dornfortsätze Th 7 – Th 12 (Ligamentum supraspinale); Fascia thoracolumbalis und über diese von den Dornfortsätzen L 1 – L 5 bis S 1<br>▪ Pars iliaca: dorsales Drittel der Crista iliaca<br>▪ Pars costalis: 9. – 12. Rippe<br>▪ Pars scapularis: Angulus inferior der Skapula (kleiner Anteil) |
| | Ansatz | ▪ Crista tuberculi minoris humeri („umwinden" die Fasern des M. teres major und setzen proximal von diesen an) |
| | **Innervation** | ▪ N. thoracodorsalis (C 6 – C 8) |
| **Funktion** | Humeroskapulargelenk | ▪ ADD<br>▪ Extension<br>▪ IR<br>▪ Kaudalisieren des Humerus |
| **Referred Pain** | ▪ thorakal (dorsolateral), im Bereich des Angulus inferior der Skapula<br>▪ Ausstrahlungen dorsal oder medial am Oberarm entlang über den Ellbogen zum Unterarm und bis in die Finger (kleinfingerseitig) | |
| **Symptome** | Schmerzen | ▪ bei Bewegung auftretende Schmerzen im Referred-Pain-Gebiet |
| | Funktionsstörungen | ▪ nicht isoliert für Bewegungseinschränkungen verantwortlich<br>▪ Dysfunktion der Fascia thoracolumbalis → Low Back Pain |
| **auslösende Faktoren** | Überlastung | ▪ v. a. chronisch, z. B.<br>– tägliches Ziehen an schweren Fensterrollläden<br>– Holzhacken, Gartenarbeit (Umgraben, Heckenschneiden etc.)<br>– Sport (Schwimmen, Langlauf, Klettern, Krafttraining etc.) |
| | Trauma | ▪ bei St. n. Rippenfrakturen |
| | primäre TrPs | ▪ M. teres major |

| | |
|---|---|
| **Hinweise für den Therapeuten** | ▪ Der M. latissimus dorsi ist flächenmäßig der größte Muskel des Menschen und bildet die hintere Achselfalte.<br>▪ geeignete Ausgangsstellungen: Seitenlage (**Abb. 7.36**), Bauchlage oder Sitz<br>▪ Behandlung der TrPs im lateralen Muskelbereich (hintere Achselfalte), mittels Pinzettengriff (**Abb. 7.36**); im übrigen Muskelgebiet – bei vorgedehntem Muskel – mit Druck direkt gegen den Thorax<br>▪ Faszien-Dehntechnik (Technik III) bei vorgedehntem Muskel (**Abb. 7.37**)<br>▪ Faszientrennung (Technik IV) zum Caput longum des M. triceps brachii in angenäherter Position des M. latissimus dorsi (**Abb. 7.38**)<br>▪ Symptome lassen sich durch Dehnprovokation kaum je hervorrufen.<br>▪ Dysfunktion der Fascia thoracolumbalis → Low Back Pain (Kap. 7.4.9)<br>▪ oft lange Leidensgeschichte mit ergebnislosen Untersuchungsverfahren wie Bronchoskopie, Koronarangiografie, Myelografie oder Computertomografie sowie Vorgeschichte erfolgloser Behandlungsversuche<br>▪ „Joker“ bei hartnäckigen thorakalen Rückenschmerzen |
| **Empfehlungen für den Patienten** | ▪ Meiden perpetuierender und auslösender Faktoren<br>▪ Selbstbehandlung (mit Pinzettengriff oder Tennisball)<br>▪ Dehnen des Muskels (**Abb. 7.39**) |

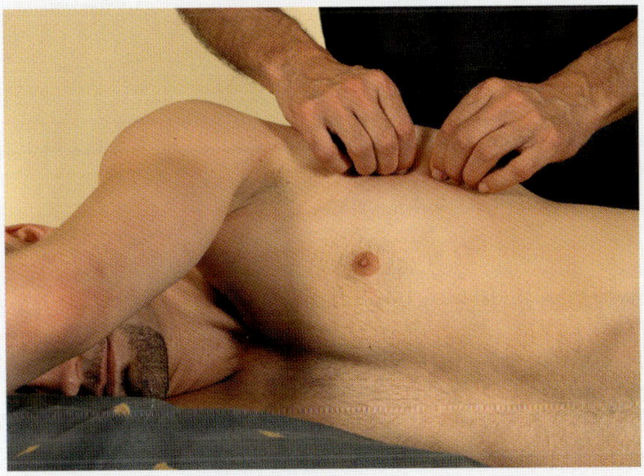

**Abb. 7.36** Manuelle Kompression (Technik I) bzw. Aufdehnen der TrP-Region (Technik II).

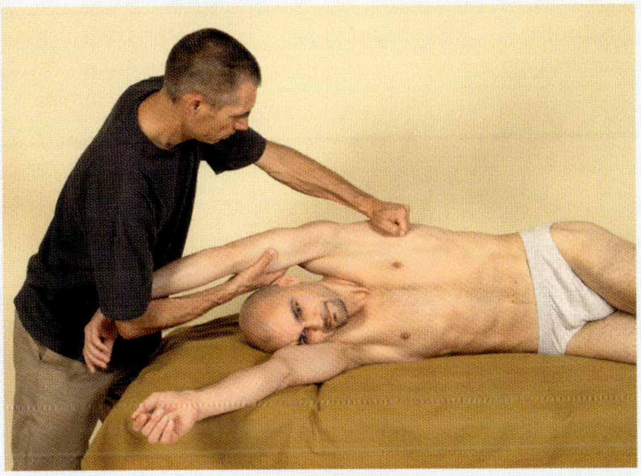

**Abb. 7.37** Fasziendehnung (Technik III).

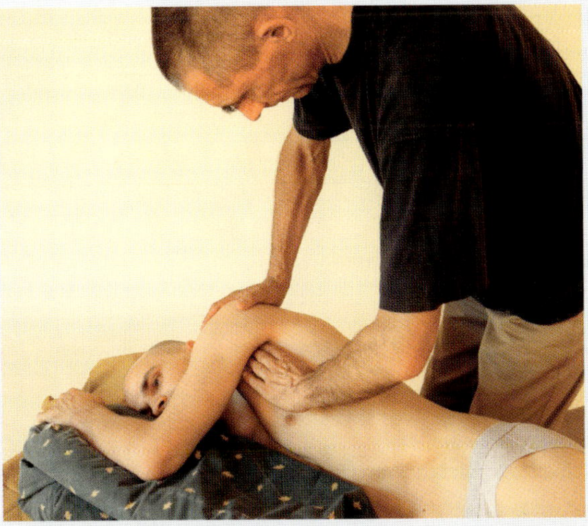

**Abb. 7.38** Faszientrennung (Technik IV) zwischen M. latissimus dorsi und Caput longum des M. triceps brachii.

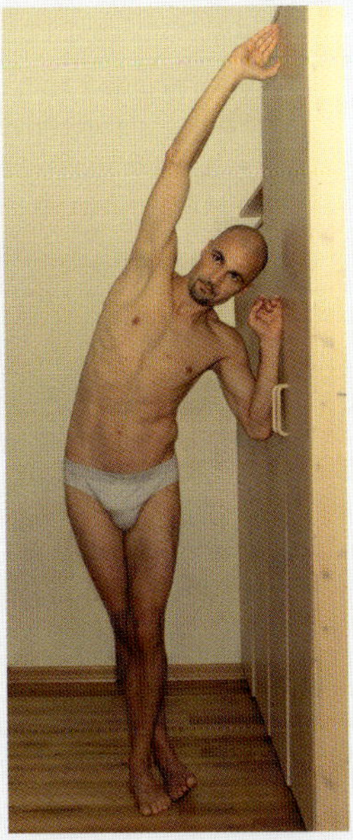

**Abb. 7.39** Selbstdehnung (Technik V).

## 7.1.8 M. pectoralis major

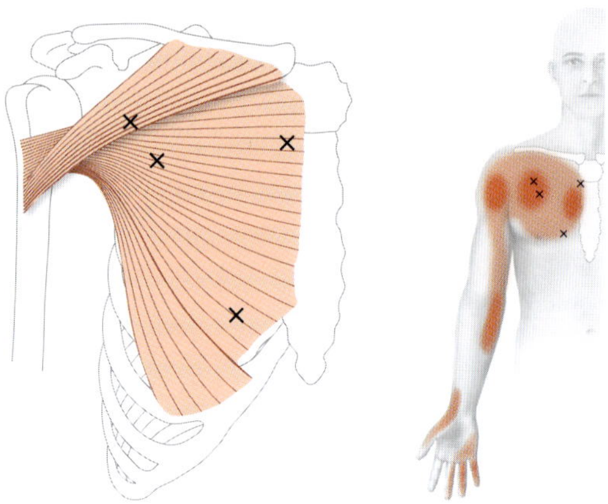

**Abb. 7.40** M. pectoralis major.

| | | |
|---|---|---|
| **Anatomie** | Ursprung | ▪ Pars clavicularis: von der medialen Hälfte der Klavikula<br>▪ Pars sternocostalis: von der Membrana sterni und den Knorpeln der 2. – 7. Rippe<br>▪ Pars abdominalis: vom vorderen Blatt der Rectus-Scheide |
| | Ansatz | ▪ Crista tuberculi majoris humeri (am lateralen Rand des Sulcus intertubercularis, in welchem die Bizepssehne verläuft)<br>▪ Die Fasern des M. pectoralis major überkreuzen einander:<br>– Die Fasern von am weitesten kranial (d. h. von klavikulär) setzen am weitesten kaudal an.<br>– Die Fasern von am weitesten kaudal (d. h. abdominale und kostale Fasern) setzen am weitesten kranial an.<br>▪ Die klavikulären Fasern bilden die ventralste Schicht, die abdominalen und die kostalen Fasern die dorsalste Schicht. |
| | **Innervation** | ▪ Nn. pectorales (C 5 –Th 1) |
| **Funktion** | Humeroskapulargelenk | ▪ ADD<br>▪ IR<br>▪ Transversal-ADD (wenn der Oberarm in der Transversalebene bewegt wird) |
| **Referred Pain** | ▪ Pars clavicularis: ventraler Teil des M. deltoideus und v. a. lokal<br>▪ Pars sternocostalis: ventrale Thorax-Schmerzen, Innenseite des ganzen Arms<br>▪ Pars abdominalis: Brustschmerzen, Überempfindlichkeit der Brustwarze | |
| **Symptome** | Schmerzen | ▪ im Referred-Pain-Gebiet<br>▪ Ruheschmerzen möglich → Schmerzen nachts, Schlafstörungen<br>▪ „Beklemmungsgefühl" im Brustkorbgebiet (falls links: wie bei Koronarinsuffizienz)<br>▪ Vortäuschen von Herz- und Lungenerkrankungen |
| | Funktionsstörungen | ▪ somato-viszerale Reaktionen: supraventrikuläre Tachykardien, supraventrikuläre oder ventrikuläre Extrasystolen (Travell u. Simons 2002) |
| **auslösende Faktoren** | direktes Trauma | ▪ z. B. durch Schnalle der Sicherheitsgurte bei Verkehrsunfällen |
| | Überlastung | ▪ akut: Sturz mit Hyperabduktionstrauma<br>▪ chronisch<br>– Heben schwerer Gegenstände vor dem Körper<br>– Überlastung der Armadduktion (Benutzen manueller Heckenscheren, Krafttraining)<br>– langes Halten (z. B. einer Elektrosäge, Schieben eines Kinderwagens) in unveränderter Stellung vor dem Körper |
| | Aktivierungsmechanismen | ▪ Ruhigstellung des Arms in adduzierter Stellung (Arm in Schlinge oder Gips)<br>▪ Durchzug nach Anstrengung (Schwimmen)<br>▪ Haltung mit nach vorn eingezogenen Schultern (Angst, Depression) → Verkürzung des M. pectoralis major → Aktivierung von TrPs begünstigt<br>▪ Herz- und Lungenerkrankungen können über viszero-somatische Beziehungen zur Aktivierung von TrPs führen. |

| | |
|---|---|
| **Hinweise für den Therapeuten** | ▪ Der M. pectoralis major bildet die vordere Achselfalte.<br>▪ TrPs liegen häufig nicht nur im lateralen, mit dem Pinzettengriff gut zugänglichen Bereich der Pars clavicularis (**Abb. 7.41**) und Pars sternocostalis (**Abb. 7.42 a**), sondern auch nahe der Insertionsstellen der Pars sternocostalis am Rippen-Sternum-Übergang (Tieze-Syndrom; **Abb. 7.42 b**) und bei der 5. – 7. Rippe.<br>▪ Fasziendehnung (Technik III) unter Vordehnung des Muskels (**Abb. 7.43**)<br>▪ Faszientrennung (Technik IV) zwischen M. pectoralis major und<br>– ventraler Portion des M. deltoideus (**Abb. 7.44 a**)<br>– M. coracobrachialis (**Abb. 7.44 b**)<br>– M. pectoralis minor (**Abb. 7.44 c**)<br>▪ geeignete Ausgangsstellungen zur manuellen Therapie: Rückenlage (**Abb. 7.41–Abb. 7.44**), Seitenlage<br>▪ Bei Angina-pectoris-verdächtigen Symptomen (belastungsabhängigen Thoraxschmerzen, die in den Arm ausstrahlen sowie Beklemmungsgefühl thorakal) ist immer zuerst eine internistische Abklärung notwendig.<br>▪ Brustödeme können durch muskulär eingeengte Lymphgefäße entstehen. |
| **Empfehlungen für den Patienten** | ▪ Meiden perpetuierender und auslösender Faktoren<br>– Haltungskorrektur (Sitzen und Stehen)<br>– Ergonomiecheck am Arbeitsplatz<br>▪ Selbstbehandlung (mit Druck gegen die Rippen oder mit Pinzettengriff)<br>▪ Dehnen des Muskels (**Abb. 7.45**) |

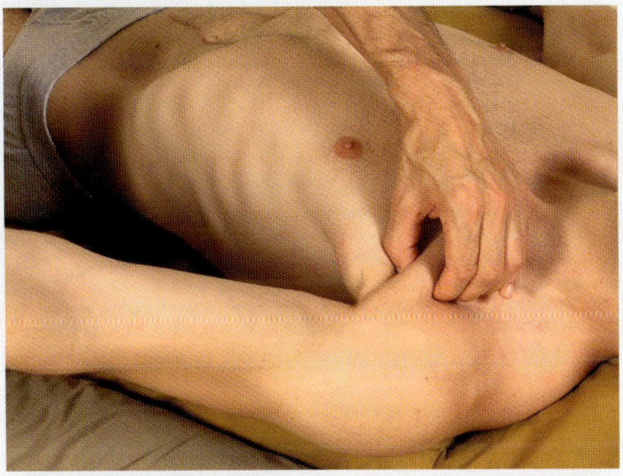

**Abb. 7.41** Manuelle Kompression (Technik I) – Pars clavicularis.

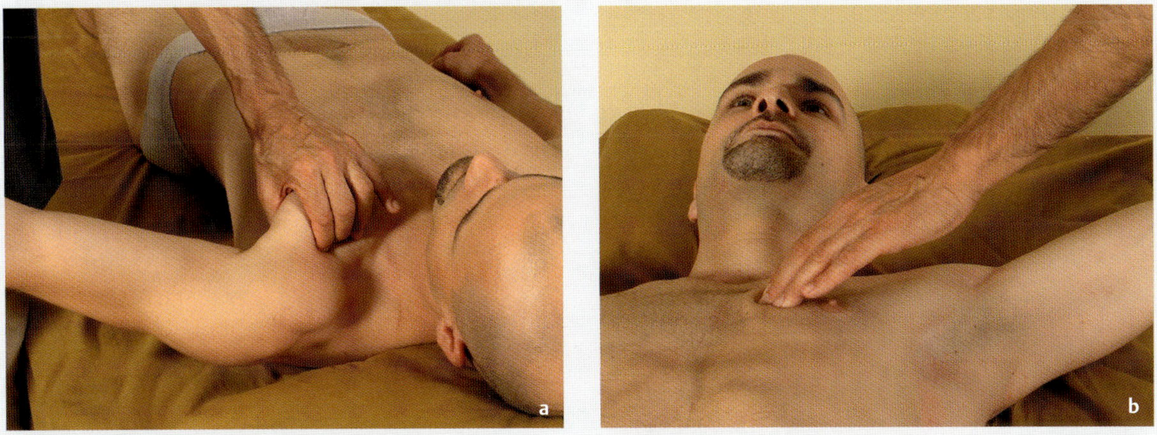

**Abb. 7.42** Aufdehnen der TrP-Region (Technik II).
**a** Behandlung der Pars sternocostalis mit Pinzettengriff.
**b** Behandlung der Pars sternocostalis, nahe der Insertionsstelle am Thorax.

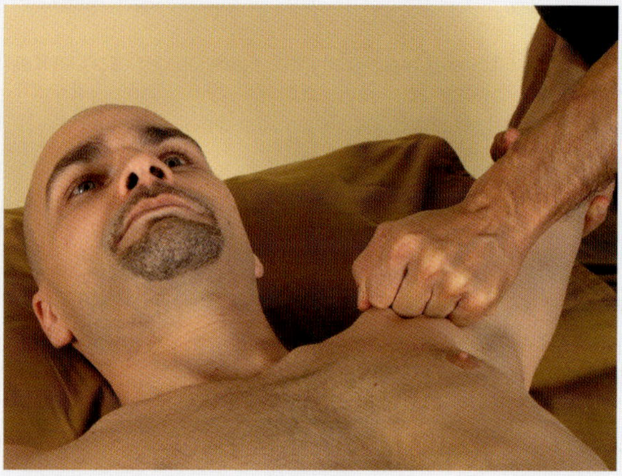

**Abb. 7.43** Fasziendehnung (Technik III).

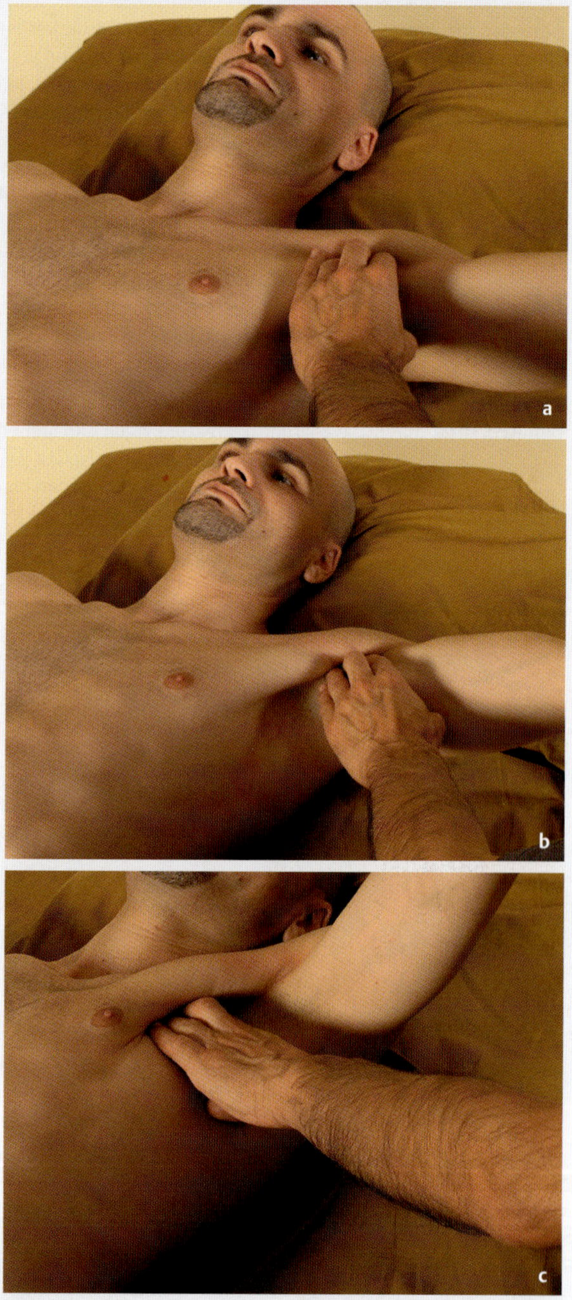

**Abb. 7.44** Faszientrennung (Technik IV).

**a** Faszien-Trenntechnik zwischen M. pectoralis major und M. deltoideus.

**b** Faszien-Trenntechnik zwischen M. pectoralis major und M. coracobrachialis.

**c** Faszien-Trenntechnik zwischen M. pectoralis major und M. pectoralis minor.

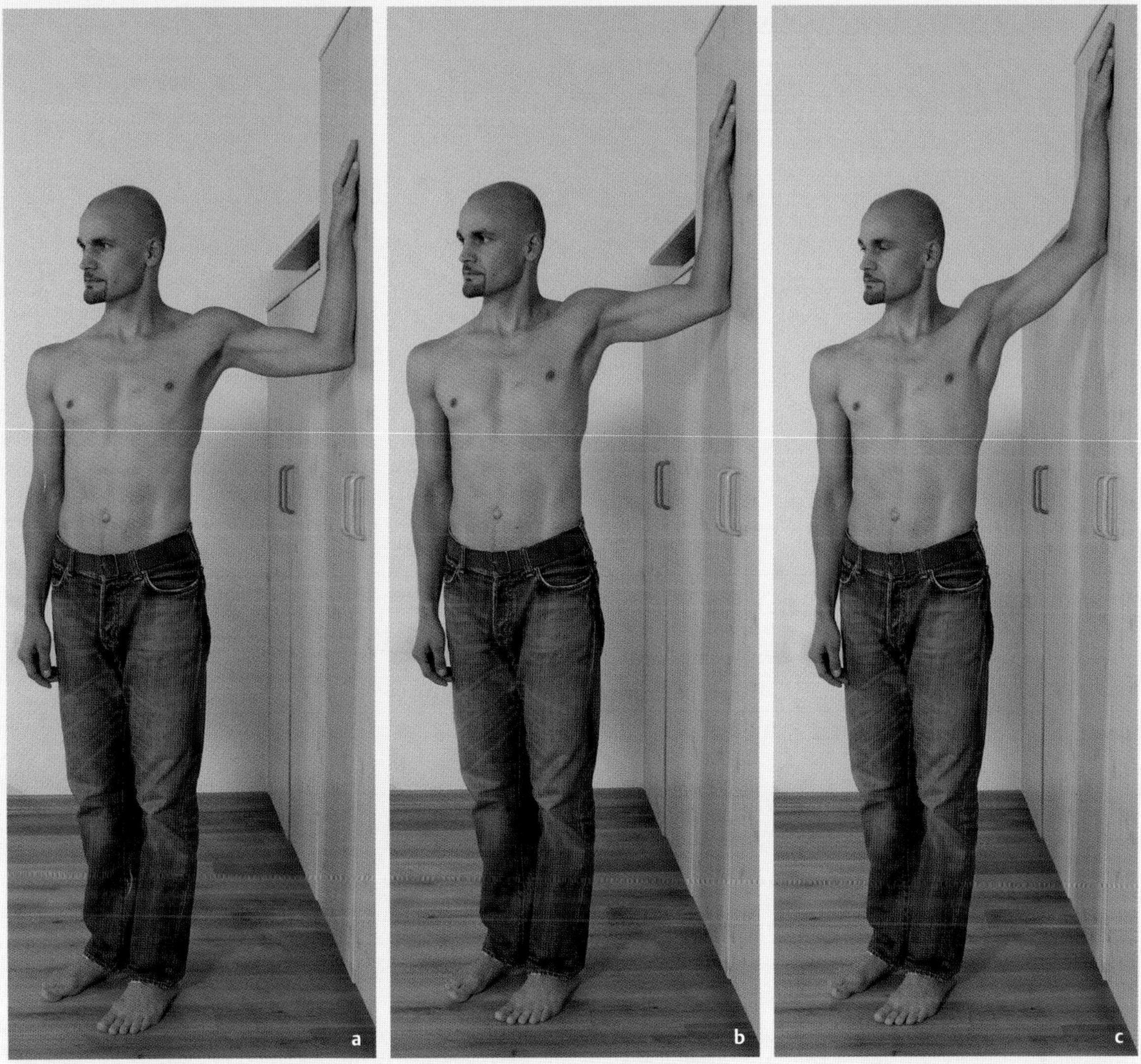

**Abb. 7.45** Selbstdehnung (Technik V) des M. pectoralis major.
**a** Autostretching der transversalen Fasern (Pars clavicularis).
**b** Autostretching der mittleren, diagonal verlaufenden Fasern (Pars sternocostalis).
**c** Autostretching der steil verlaufenden, am weitesten lateral gelegenen Fasern (Pars sternocostalis und Pars abdominalis).

## 7.1.9 M. coracobrachialis

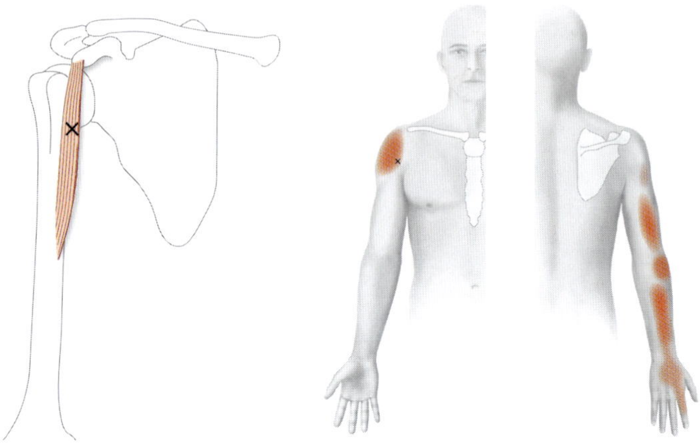

**Abb. 7.46** M. coracobrachialis.

| | | |
|---|---|---|
| **Anatomie** | Ursprung | ▪ Spitze des Processus coracoideus (gemeinsam mit dem Caput breve des M. biceps) |
| | Ansatz | ▪ mediale Fläche des Humerus in der Verlängerung der Crista tuberculi minoris (in Höhe der Tuberositas deltoidea) |
| | Innervation | ▪ N. musculocutaneus (C 6 – C 7) |
| **Funktion** | Humeroskapulargelenk | ▪ dynamisch<br>– ADD<br>– Flexion (schwach)<br>– Rotation unterstützt die Rückführung aus IR und AR in die Neutralstellung<br>– transversale ADD<br>▪ statisch<br>– hält den Humeruskopf kräftig in der Fossa glenoidalis<br>– verhindert das Kaudalgleiten des Humeruskopfs bei frei herabhängendem Arm |
| **Referred Pain** | ▪ vordere Deltoideus-Region<br>▪ dorsaler Oberarm, dorsaler Unterarm<br>▪ Handrücken | |
| **Symptome** | Schmerzen | ▪ Schulter- und Armschmerzen (s. Referred Pain)<br>▪ Schmerzzunahme beim Schürzengriff |
| | Funktionsstörungen | ▪ Schwäche der Ellbogenflexoren infolge eines Entrapments des N. musculocutaneus durch den M. coracobrachialis möglich → Kraftminderung im M. biceps brachii und M. brachialis |
| **Entrapment** | N. musculocutaneus | ▪ Der N. musculocutaneus verläuft durch den M. coracobrachialis (**Abb. 8.5**, S. 423):<br>– Kraftminderung der Ellbogenflexion, da M. biceps brachii und M. brachialis betroffen sind<br>– gestörte Hautsensibilität auf der Radialseite des Unterarms<br>– evtl. beitragender Faktor einer Epikondylodynie, da das Ellbogengelenk vom N. musclocutaneus sensibel mitinnerviert ist |
| **auslösende Faktoren** | Überlastung | ▪ akut: z. B. Bankdrücken – abgleiten – überlasten<br>▪ chronisch: langes und wiederholtes Tragen schwerer Gegenstände mit herabhängendem Arm (z. B. Werkzeugkoffer, Vertreter mit Informationsmaterial) |
| | primäre TrPs | ▪ in Synergisten/Antagonisten → sekundäre TrPs im M. coracobrachialis |
| **Hinweise für den Therapeuten** | ▪ bei persistierenden Schmerzen im vorderen Deltoideus-Bereich nach Deaktivierung der TrPs in der Schultergürtelmuskulatur TrPs im M. coracobrachialis behandeln<br>▪ geeignete Ausgangsstellungen zur Behandlung: Rückenlage (**Abb. 7.47**–**Abb. 7.49**)<br>▪ Faszientrennung (Technik IV) zwischen M. coracobrachialis und M. pectoralis major (**Abb. 7.49**); dies öffnet den Zugang zur direkten Behandlung des Muskels bis zum Processus coracoideus. | |
| **Empfehlungen für den Patienten** | ▪ Meiden perpetuierender und auslösender Faktoren: z. B. Koffer mit Rollen verwenden<br>▪ Dehnen erfolgt zusammen mit der Dehnung der Pars sternalis des M. pectoralis major (**Abb. 7.45**). | |

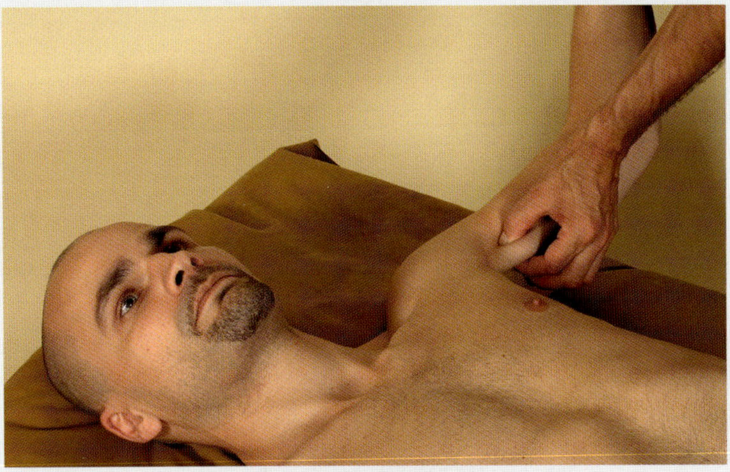

**Abb. 7.47** Manuelle Kompression (Technik I).

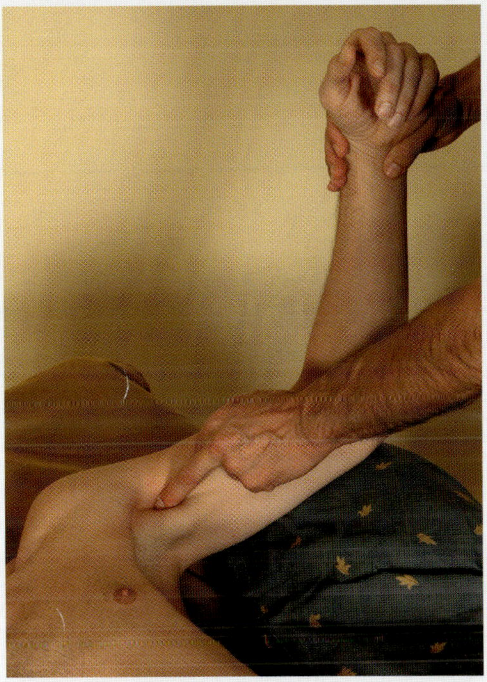

**Abb. 7.48** Aufdehnen der TrP-Region (Technik II) bzw. Fasziendehnung (Technik III).

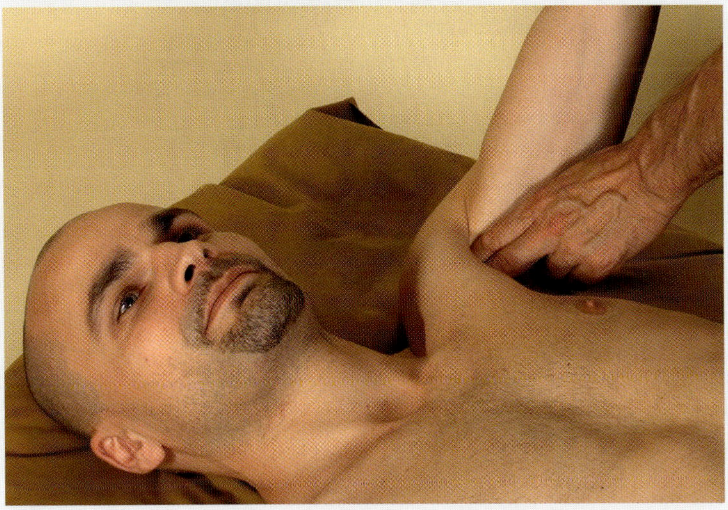

**Abb. 7.49** Faszientrennung (Technik IV) zwischen M. coracobrachialis und M. pectoralis major; damit wird die direkte Behandlung des M. coracobrachialis bis zum Processus coracoideus möglich.

## 7.1.10 M. pectoralis minor

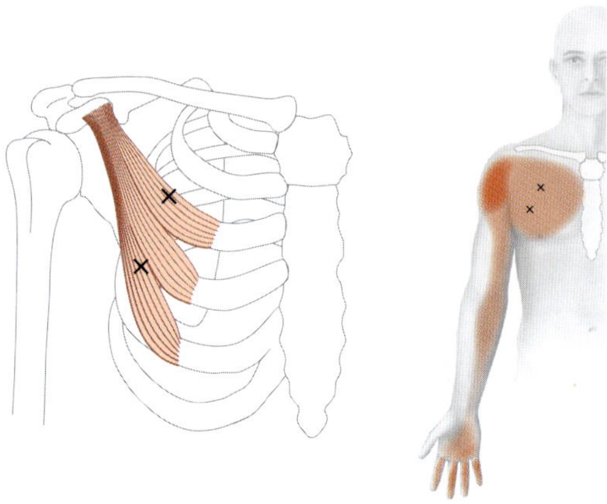

**Abb. 7.50** M. pectoralis minor

| | | |
|---|---|---|
| **Anatomie** | Ursprung | ▪ 3. (2.) – 5. (6.) Rippe unweit der Rippenknorpel (Variante: von 1. Rippe als M. pectoralis minimus → TOS)<br>▪ Faszie der zugehörigen Interkostalmuskulatur |
| | Ansatz | ▪ Processus coracoideus, mediale Fläche der Spitze (gemeinsam mit dem M. coracobrachialis und dem M. biceps brachii caput breve); Varianten: über den Processus coracoideus hinausziehend an die Sehnen der angrenzenden Mm. coracobrachialis und biceps oder bis ans Tuberculum majus humeri (15 %) |
| | **Innervation** | ▪ Nn. pectorales (Fasciculi mediales und laterales, C 6 –Th 1) |
| **Funktion** | skapulo-thorakal | ▪ Stabilisation der Skapula, wenn mit dem Arm Druck nach unten ausgeübt wird (Stützen: an Stöcken gehen, Kunstturnen, Breakdance; Schlagen: Pfahl einrammen, Holz hacken etc.)<br>▪ Zieht die Skapula nach kaudal – medial – ventral<br>→ Der Angulus inferior der Skapula wird vom Thorax abgehoben.<br>→ Ein abstehender Angulus inferior scapulae ist eine Hinweis auf einen evtl. verkürzten M. pectoralis minor.<br>▪ Atemhilfsmuskel bei kräftiger Inspiration, wenn die Skapula vom M. trapezius descendens und M. levator scapulae durch Zug nach kranial stabilisiert wird |
| **Referred Pain** | ▪ vordere Deltaregion („Bizepssehnenschmerz"), subskapulär, ganze Brustwand, ausstrahlend ulnar Oberarm, Ellbogen und Unterarm, Hand bis Finger III–V<br>▪ praktisch identisch mit dem Referred-Pain-Areal des M. pectoralis major | |
| **Symptome** | Schmerzen | ▪ Schulter-Brust-Arm-Schmerz, vergleichbar mit Pectoralis-major-Symptomen<br>▪ mediale Ellbogenschmerzen („Golferellbogen"), CTS-ähnliche Schmerzen<br>▪ kann den Schmerz einer kardialen Ischämie überzeugend nachahmen<br>▪ Restbeschwerden nach Myokardinfarkt |
| | Funktionsstörungen | ▪ Skapulastabilisation beeinträchtigt → Dysfunktionen im ganzen Arm<br>▪ Bewegungseinschränkung: skapulo-thorakale Bewegung eingeschränkt (Arm kann schlecht nach vorn–oben oder in Schulterhöhe nach hinten bewegt werden)<br>▪ Thoracic-outlet-Syndrom (s. Entrapment) → neurovaskuläre Symptome |
| **Entrapment** | Plexus brachialis | ▪ Ein verkürzter M. pectoralis minor kann zur Einengung des Plexus brachialis führen → mitbeteiligt beim Thoracic-outlet-Syndrom (s. Kap. 8.2.1) |

| | | |
|---|---|---|
| **auslösende Faktoren** | Überlastung | ▪ akut: abruptes Auffangen eines Sturzes mit ausgestrecktem Arm<br>▪ chronisch<br>– Haltungsbedingte Muskelverkürzungen begünstigen die Entstehung von TrPs.<br>– Stützen: an Stöcken gehen, Kunstturnen, Breakdance<br>– Schlagen: Holz hacken, Pfahl einrammen<br>– viszero-somatische Reflexbeziehung: Myokardinfarkt |
| | Trauma | ▪ Rippenfraktur, Thoraxeröffnung bei OP, Schusswunde<br>▪ Autounfall mit Aufschlag am Steuerrad oder Armaturenbrett |
| | primäre TrPs | ▪ M. pectoralis major, Mm. scaleni |
| **Hinweise für den Therapeuten** | ▪ Steht der Angulus inferior der Skapula ab, ist dies ein Hinweis auf einen möglicherweise verkürzten M. pectoralis minor.<br>▪ Vorn-hinten-Problem: Ungünstige Skapulaposition auf dem Thorax ist häufig verursacht durch abgeschwächten M. trapezius ascendens und verkürzten M. serratus anterior (hinten) einerseits sowie verkürzten M. pectoralis minor (vorne) andererseits.<br>▪ geeignete Ausgangsstellungen zur manuellen Therapie: Rückenlage (**Abb. 7.52** – **Abb. 7.54 a**) und Seitenlage (**Abb. 7.51** und **Abb. 7.54 b**)<br>▪ indirekte Behandlung der TrPs (aus Rückenlage) durch den entspannten M. pectoralis major hindurch (**Abb. 7.53**)<br>▪ Direkte Behandlung der TrPs unter dem M. pectoralis major (aus Seiten- oder Rückenlage); durch aktive Depression der Skapula ist es einfach, die sich kontrahierenden Fasern des M. pectoralis minor zu palpieren (**Abb. 7.51** und **Abb. 7.52**).<br>▪ Bei Angina-pectoris-verdächtigen Symptomen (belastungsabhängige Thoraxschmerzen, die in den Arm ausstrahlen, sowie Beklemmungsgefühl thorakal auf der linken Körperseite) ist immer zuerst eine internistische Abklärung notwendig. | |
| **Empfehlungen für den Patienten** | ▪ Meiden perpetuierender und auslösender Faktoren<br>– Haltungskorrektur (Sitzen, Stehen)<br>– Schlafstellung in Halbseitenbauchlage wirkt der Verkürzung des M pectoralis minor entgegen (**Abb. 7.83**)<br>– Ergonomiecheck am Arbeitsplatz<br>▪ Dehnen des Muskels (**Abb. 7.55**); erfolgt auch bei der Selbstmobilisation des skapula-thorakalen Gleitlagers (**Abb. 7.85**) oder gemeinsam mit dem M. pectoralis major (**Abb. 7.45**) | |

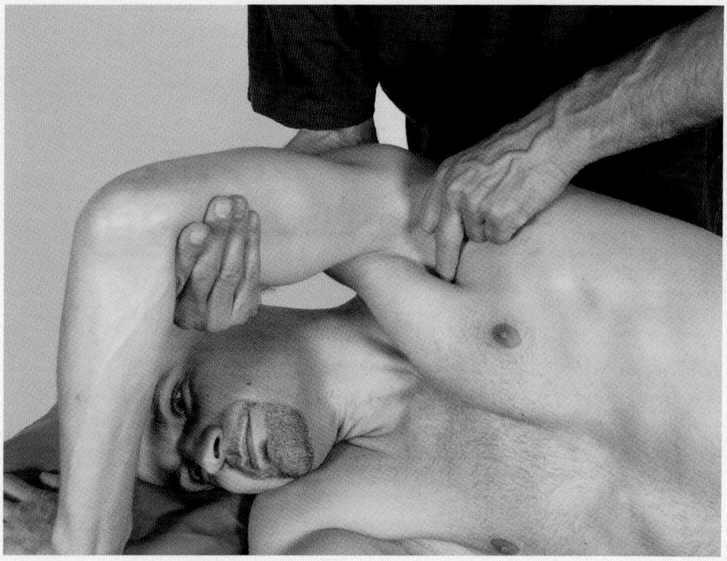

**Abb. 7.51** Manuelle Kompression (Technik I).

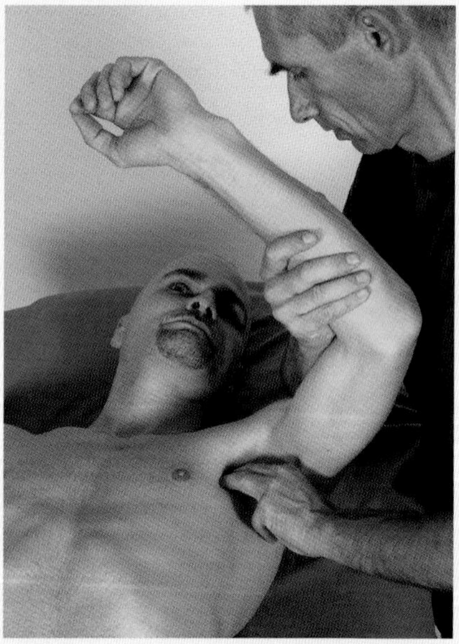

**Abb. 7.52** Aufdehnen der TrP-Region (Technik II).

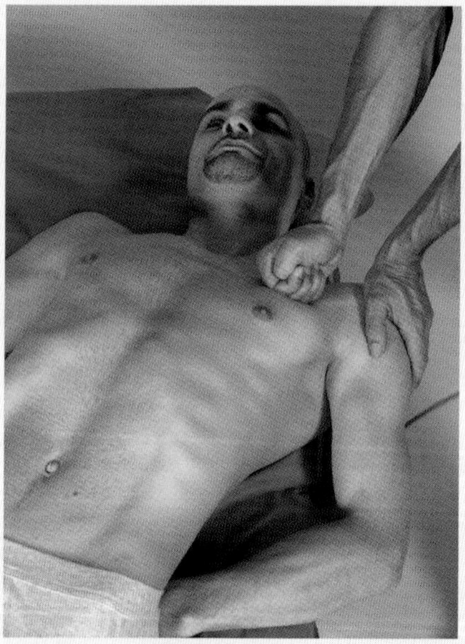

**Abb. 7.53** Fasziendehnung (Technik III) des M. pectoralis minor erfolgt durch den entspannten M. pectoralis major hindurch.

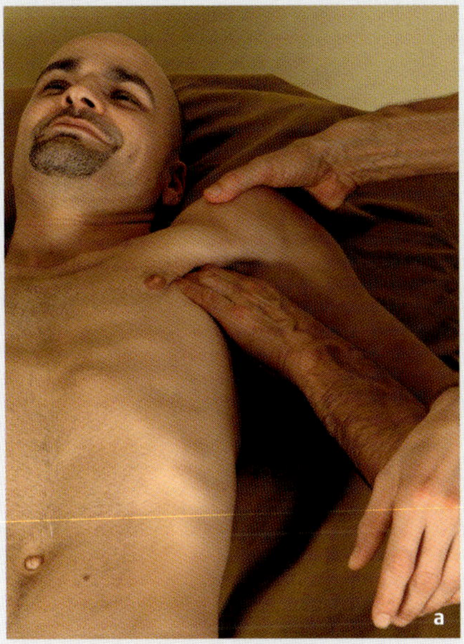

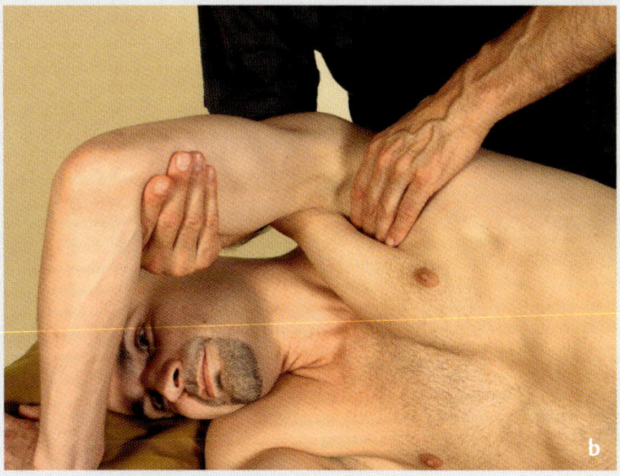

**Abb. 7.54** Faszientrennung (Technik IV) zwischen M. pectoralis minor und M. pectoralis major.
**a** Faszien-Trenntechnik in Rückenlage.
**b** Faszien-Trenntechnik in Seitenlage.

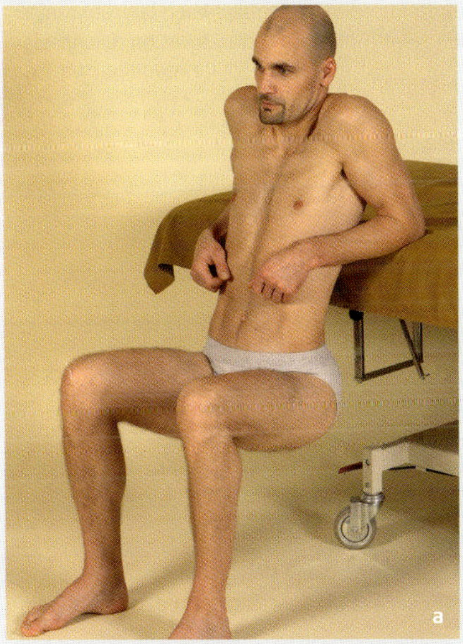

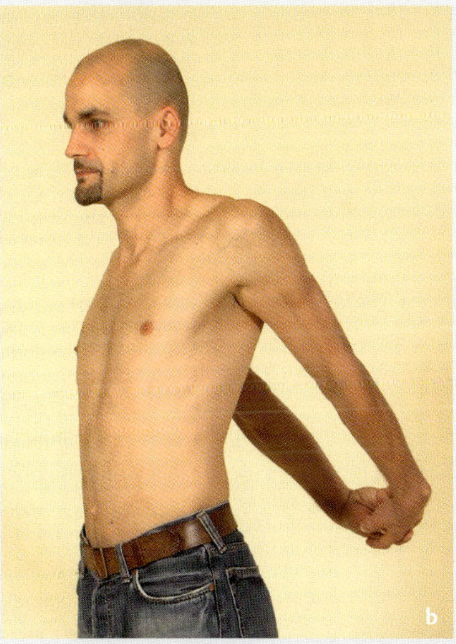

**Abb. 7.55** Selbstdehnung (Technik V).
**a** Variante 1 mit Betonung der Elevation der Skapula.
**b** Variante 2 mit Betonung der Retroversion der Skapula.

## 7.1.11 M. serratus anterior

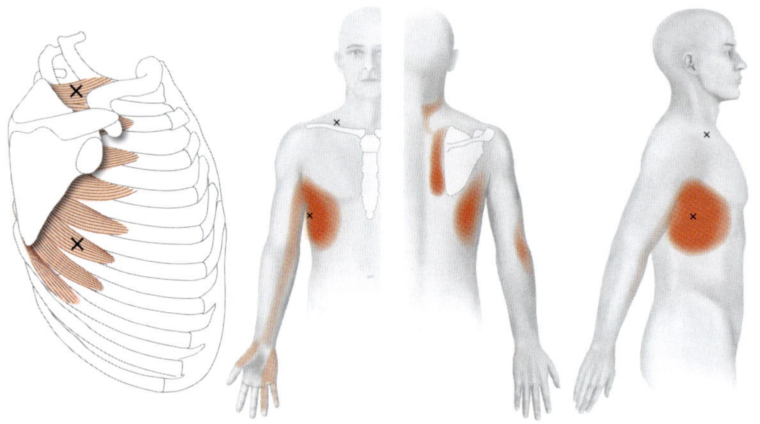

**Abb. 7.56** M. serratus anterior.

| | | |
|---|---|---|
| **Anatomie** | Ursprung | ▪ mit 9 Zacken von der 1. – 9. Rippe |
| | Ansatz | ▪ Margo medialis scapulae<br>– Pars superior: die kranialen 2 Zacken ziehen zum Angulus superior<br>– Pars intermedia: 3. und 4. Zacke zur Margo medialis<br>– Pars inferior: die kaudalen 5 Zacken zum Angulus inferior und zur Margo medialis |
| | **Innervation** | ▪ N. thoracicus longus (C 5 – C 7) |
| **Funktion** | skapulo-thorakal | ▪ dynamisch<br>– Protraktion der Skapula (z. B. beim Nach-vorn-Schieben eines Gegenstands)<br>– Rotation: Die Pars inferior zieht den Angulus inferior scapulae nach lateral/kranial, sodass die Fossa glenoidalis nach oben zeigt (unterstützt die Elevation des Arms).<br>– Bei fixiertem Schultergürtel wirkt der M. serratus anterior als Rippenheber (Atemhilfsmuskel)<br>▪ stabilisierend<br>– fixiert das Schulterblatt (Margo medialis) am Thorax<br>– fixiert den Brustkorb an der Skapula (Liegestütz, Klimmzug) |
| **Referred Pain** | ▪ im Brustkorbbereich: lateral und dorsal, medio-kaudal des Angulus inferior scapulae<br>▪ Ausstrahlungen über Ober- und Unterarm (ulnarseits) bis zur Handfläche sowie zu Ring- und Kleinfinger<br>▪ Nackenschmerzen (gelegentlich) | |
| **Symptome** | Schmerzen | ▪ im Referred-Pain-Gebiet bei Bewegung<br>▪ Seitenstechen beim Laufen; Patienten klagen, nicht tief atmen zu können<br>▪ bei ausgeprägter Triggerpunkt-Aktivität auch Ruheschmerz (nachts)<br>▪ herzinfarktähnliche Schmerzen, wenn Symptome auf der linken Seite<br>▪ Missempfindungen (Ameisenlaufen, Schweregefühl etc.) im ganzen Arm möglich |
| | Funktionsstörungen | ▪ Schwäche: mangelnde Skapulastabilisation<br>– Störung des skapulo-humeralen Rhythmus<br>– kann Dysfunktionen im ganzen Bereich des Arms nach sich ziehen<br>– Scapula alata (v. a. der Angulus inferior der Skapula kann nicht auf dem Thorax stabilisiert werden)<br>▪ Verkürzung → Lateralisierung des medialen Schulterblattrands (**Abb. 4.8**, S. 68) |
| **auslösende Faktoren** | Überlastung | ▪ akut: Abfangen eines Sturzes (Ski-, Fahrradunfälle)<br>▪ chronisch<br>– sehr schnelles oder langes Laufen<br>– Anheben schwerer Gegenstände über Kopf<br>– maßloses Krafttraining (Liegestütz etc.)<br>– psychische Faktoren |
| | TrP-Aktivität in anderen Muskeln | ▪ TrPs im M. subscapularis und im M. serratus anterior induzieren sich gegenseitig. |
| | Aktivierungsmechanismus | ▪ Schädigung des N. thoracicus longus (Rippenfrakturen, Bestrahlung des seitlichen Thorax etc.) führt zur Abschwächung des M. serratus anterior und begünstigt damit die Entstehung/Aufrechterhaltung von mTrPs. |

| | |
|---|---|
| **Hinweise für den Therapeuten** | ▪ Lateralisierung der Margo medialis der Skapula ist ein Hinweis auf einen verkürzten M. serratus anterior.<br>▪ Eine Schwäche des M. serratus anterior zeigt sich als Scapula alata: Vor allem der Angulus inferior scapulae kann nicht auf dem Thorax stabilisiert werden.<br>▪ Durch Dehnprovokation sind die Symptome nur selten provozierbar, jedoch gelegentlich durch Widerstandsprovokation (kräftiges Stoßen nach ventral gegen Widerstand).<br>▪ geeignete Ausgangsstellungen zur manuellen Therapie<br>– Seitenlage (**Abb. 7.57 a, Abb. 7.58 a** und **Abb. 7.59 a**)<br>– Rückenlage (Behandlung der kranialsten Zacken) bzw. Lösung der Faszienverklebungen zum M. subscapularis (**Abb. 7.58 a** und **Abb. 7.60**)<br>– Bauchlage (Zugang von medial her; **Abb. 7.59 b**)<br>– Sitz<br>▪ TrPs liegen sowohl im subskapulären Raum als auch im Bereich der freiliegenden Zacken (**Abb. 7.57**).<br>▪ Wichtig ist Behandlung der TrPs in den kranialsten Zacken, die häufig für Probleme verantwortlich sind, auf der 1. und 2. Rippe (Dejung 2009).<br>▪ Zugang von medial her zu den von der Skapula verdeckten Anteilen des M. serratus anterior (**Abb. 7.59**)<br>▪ Bei chronischen Schulterschmerzproblemen ist das skapulo-thorakale Gleitlager oft bindegewebig verklebt. Dieser für eine freie Schulterfunktion wichtige Gleitraum zwischen M. serratus anterior und M. subscapularis muss in solchen Fällen mit Technik IV in mehreren Sitzungen allmählich wieder geweitet werden (s. auch Kap. 7.1.16). Erst anschließend ist es möglich, eine Technik I und II im von der Skapula überdeckten Teil des M. serratus anterior zu praktizieren (**Abb. 7.59** und **Abb. 7.60**).<br>▪ TrPs im M. serratus anterior sind manchmal Ursache von therapieresistenten Nackenschmerzen (Dejung 2009).<br>▪ Interskapuläre Schmerzen sind in der Regel durch Provokation von TrPs im M. serratus anterior nicht zu reproduzieren. Eine gründliche Behandlung des M. serratus anterior bringt interskapuläre Schmerzen aber oft zum Verschwinden (Dejung 2009). Vermutlich ist dabei die Therapie bezüglich Schmerz latenter – bezüglich Dysfunktion jedoch aktiver – TrPs wirksam (s. S. 134 ff).<br>▪ Vorsicht mit der manuellen Therapie bei Verdacht auf Osteoporose (Rippenfraktur)<br>▪ Bei St. n. Bestrahlung der Axilla und des seitlichen Brustkorbs (Strahlenfibrose) ist die Behandllung des lateralen Thoraxbereichs kontraindiziert, da es zu massiven Schmerzreaktionen und Lymphödemen des ganzen Arms kommen kann (vermutlich infolge der zusätzlichen lymphpflichtigen Last, die das beeinträchtigte Lymphsystem überfordert; ein erhöhter Myoglobinspiegel nach kräftiger Druckbehandlung ist nachgewiesen; s. **Abb. 5.21**, S. 106). |
| **Empfehlungen für den Patienten** | ▪ Meiden perpetuierender und auslösender Faktoren<br>▪ Dehnen des Muskels (Heimprogramm; **Abb. 7.61**)<br>▪ Kräftigen: Stütztraining mit korrekter Skapulapositionierung. Stabilisierung der Skapula sowohl in geschlossener Kette (Stützfunktion des Arms; rechte Schulter in **Abb. 7.62 a, c** und **d**) als auch in offener Kette (Spielfunktion des Arms; rechte Schulter in **Abb. 7.62 b** und **d**) |

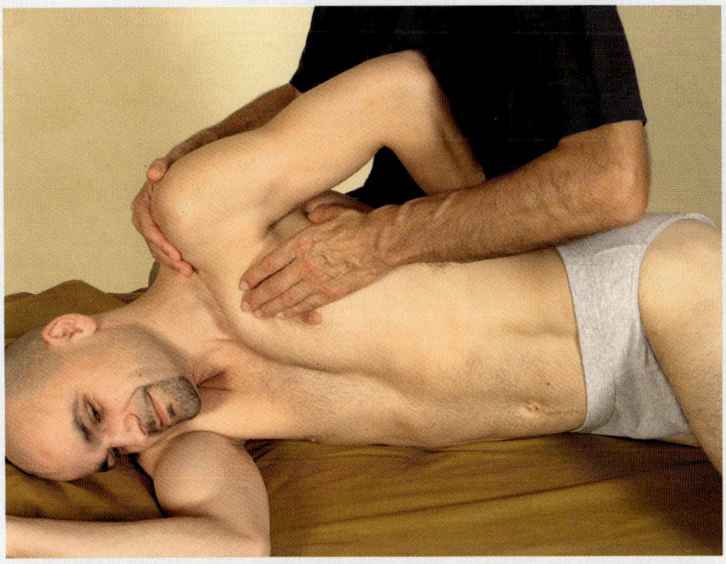

**Abb. 7.57** Manuelle Kompression (Technik I), Aufdehnen der TrP-Region (Technik II) bzw. Fasziendehnung (Technik III): Durch Retroversion der Skapula wird der M. serratus anterior in leichte Vordehnung gebracht. Dadurch können Hartspannstränge einfacher ertastet werden; gleichzeitig werden damit Bereiche des Muskels, die sonst von der Skapula überdeckt sind, der Palpation und Therapie zugänglich.

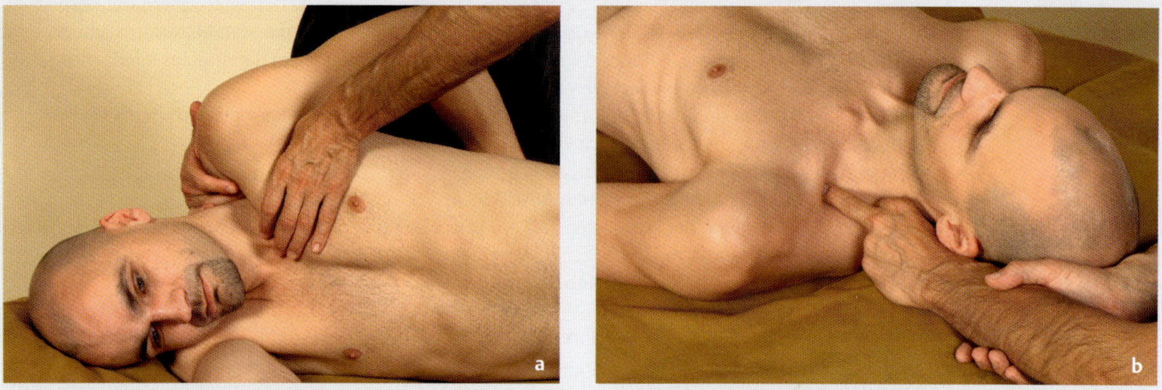

**Abb. 7.58** Zugang zu den zwei kranialsten Zacken des M. serratus anterior.

**a** Aus Seitenlage: Der Daumen der linken Therapeutenhand tastet sich in der Achselhöhle den Thorax entlang nach kranial Richtung 2. und 1. Rippe; die Skapula des Patienten befindet sich in Elevation, der Mittelfinger der rechten Hand des Therapeuten markiert die Zielrichtung.

**b** Aus Rückenlage: Dorsal der Klavikula und ventral des M. trapezius descendens sowie kaudal der 1. Rippe erreicht man die kranialsten Zacken des M. srerratus anterior, in welchen häufig primäre TrPs liegen.

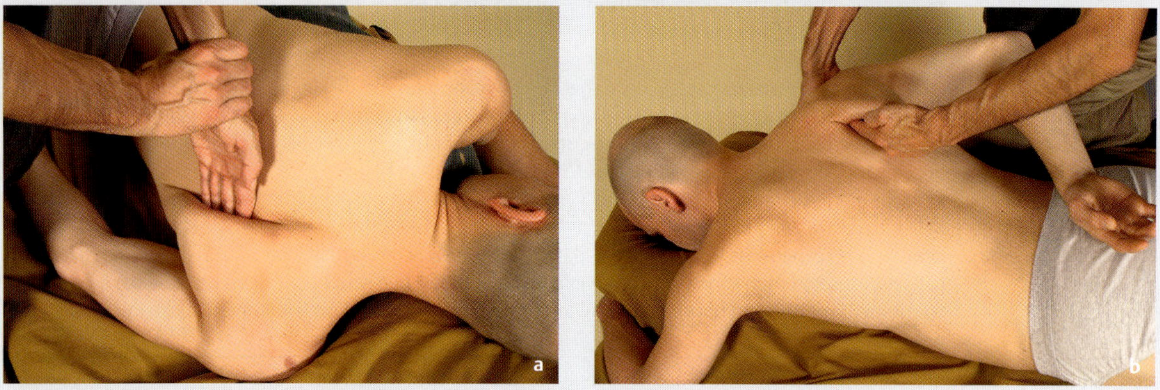

**Abb. 7.59** Zugang zu den Anteilen des M. serratus anterior im Bereich der Margo medialis. Behandlung durch den M. trapezius und die Mm. rhomboidei hindurch (s. auch **Abb. 7.28**).

**a** Behandlung aus Seitenlage.

**b** Behandlung aus Bauchlage.

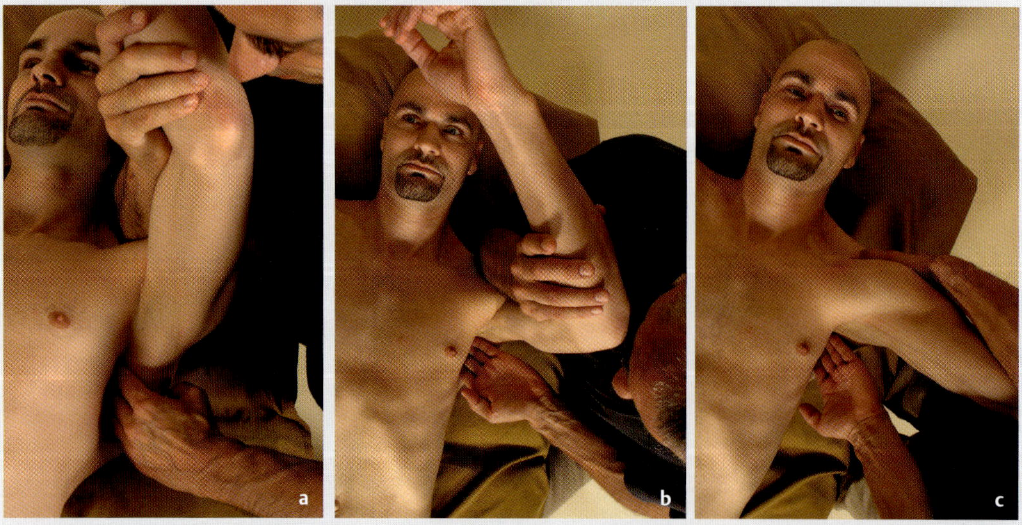

**Abb. 7.60** Faszientrennung (Technik IV) zwischen M. serratus anterior und M. subscapularis aus Rückenlage.

**a** Die Finger der linken Therapeutenhand sind dem M.subscapularis zugewendet; der Therapeut kann bei dieser Grifffassung die Skapula in Elevation/Depression und Ante-/Retrovesion bewegen.

**b** Grifffassung wie in a, die Finger der Therapeutenhand sind jedoch dem M. serratus anterior zugewendet.

**c** Grifffassung bei schmerzhaften und stark irritierbaren Schulterbeschwerden: Der Therapeut zieht mit seiner rechten Hand das Schulterblatt des Patienten (ohne am Oberarm zu ziehen) über seine zwischen Skapula und Thorax positionierten Finger der linken Hand.

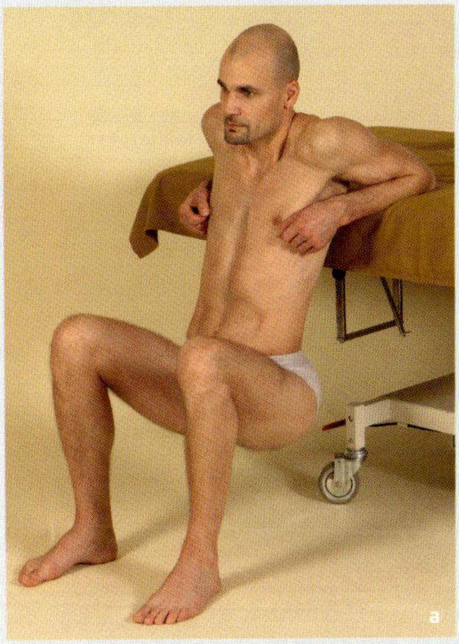

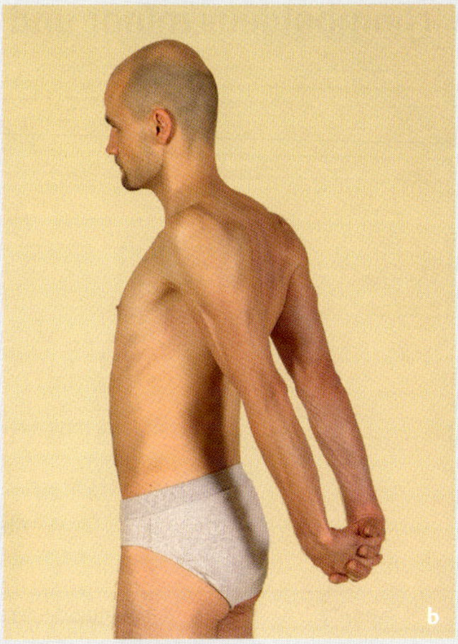

**Abb. 7.61** Selbstdehnung (Technik V).
**a** Autostretching mit Betonung der kaudalen Fasern.
**b** Autostretching mit Betonung der medialen und kranialen Fasern.

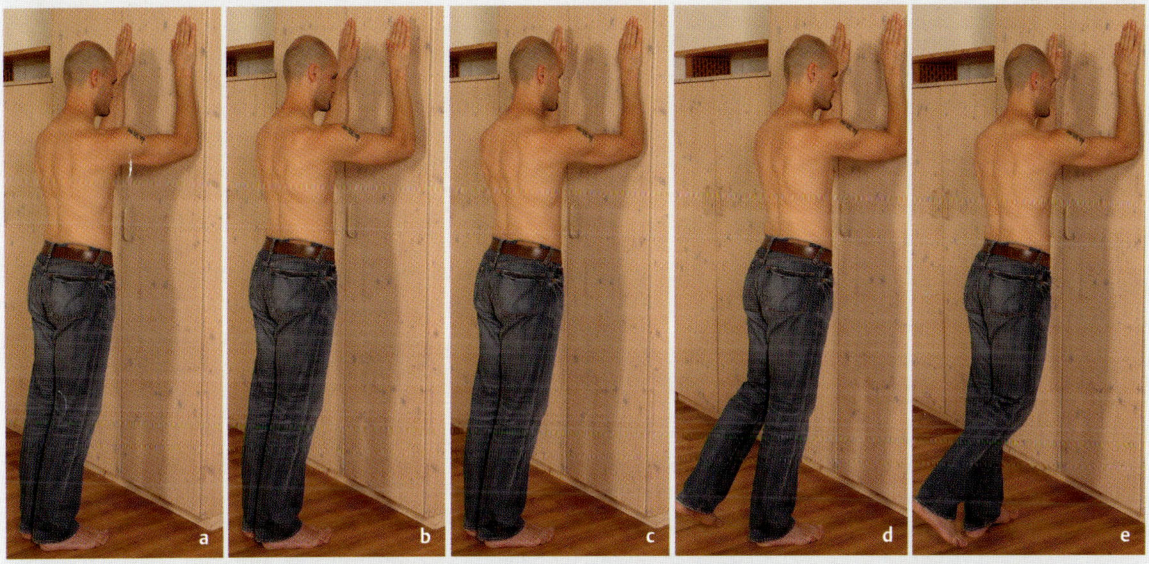

**Abb. 7.62** Funktionelles Training (Technik VI) der die Skapula stabilisierenden Muskeln (u. a. M. serratus anterior, Mm. rhomboidei, Mm. trapezius tranversus und ascendens) sowohl in geschlossener Kette (Arm in Stützfunktion) als auch in offener Kette (Arm Spielfunktion)
**a** Ausgangsstellung: Füße ca. 1 Fußlänge von Wand (bzw. Kasten) entfernt positionieren, Abstützen mit beiden Ellbogen/Unterarmen/Händen an der Wand (bzw. am Kasten).
**b** Ellbogen/Unterarm/Hand rechts ca. 5 cm von der Wand abheben.
**c** Ellbogen/Unterarm/Hand links ca. 5 cm von der Wand abheben.
**d** Ellbogen/Unterarm/Hand rechts ca. 5 cm von der Wand abheben und gleichzeitig den linken Fuß vom Boden lösen.
**e** Ellbogen/Unterarm/Hand links ca. 5 cm von der Wand abheben und gleichzeitig den rechten Fuß vom Boden lösen.

## 7.1.12 Mm. rhomboideus minor und major

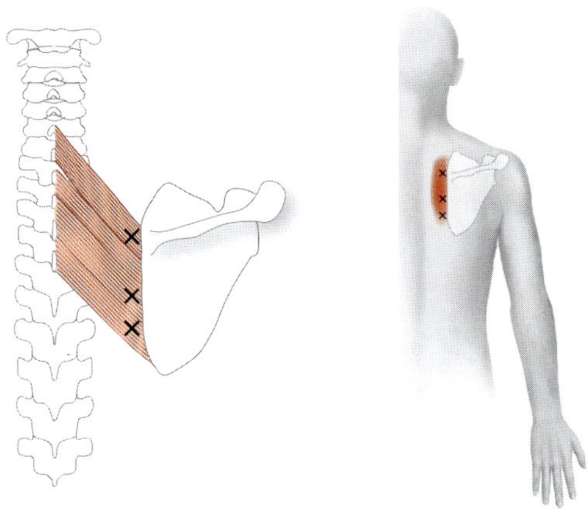

**Abb. 7.63** Mm. rhomboideus minor und major.

| | | |
|---|---|---|
| **Anatomie** | Ursprung | ▪ M. rhomboideus minor: Ligamentum nuchae und Dornfortsätze C 6 und C 7<br>▪ M. rhomboideus major: Dornfortsätze Th 1 – Th 5 |
| | Ansatz | ▪ M. rhomboideus minor: medialer Skapularand (im Bereich der Basis der Spina scapulae)<br>▪ M. rhomboideus major: medialer Skapularand (zwischen Trigonum spinae und Angulus inferior) |
| | **Innervation** | ▪ N. dorsalis scapulae (C 4 – C 5) |
| **Funktion** | skapulo-thorakal | ▪ stabilisierend (zusammen mit dem M. serratus anterior und M. trapezius ascendens)<br>– Fixierung des Schulterblatts (Margo medialis) am Thorax: „Zuggurtung" zusammen mit dem M. serratus anterior → die Mm. rhomboidei helfen mit, die Skapula bei Armbewegungen zu stabilisieren (z. B. auch beim „Armpendeln" im Gehen)<br>– Fixierung des Brustkorbs an der Skapula (Liegestütz)<br>▪ dynamisch<br>– Skapula<br>• Retraktion und Elevation der Skapula<br>• Rotation der Skapula, sodass die Fossa glenoidalis kaudalwärts gedreht wird (d. h. Unterstützung der Adduktion und Extension im HSG)<br>– BWS<br>• BWS-Rotation zur Gegenseite (bei fixierter Skapula)<br>• BWS-Extension (bei beidseitiger Aktivierung) |
| **Referred Pain** | ▪ lokal: Schmerzen entlang des medialen Skapularands | |
| **Symptome** | Schmerzen | ▪ oberflächliche Ruheschmerzen im Gebiet des medialen Skapularands, die durch Bewegung nicht beeinflusst werden |
| | Funktionsstörungen | ▪ Schwäche, evtl. Abstehen des medialen Skapularands (Scapula alata)<br>▪ Koordinationsstörung: Störung des skapulo-humeralen Rhythmus<br>▪ knackende, knirschende Geräusche während Skapulabewegungen (korrelieren nicht mit Schmerzen) |
| **auslösende Faktoren** | Überlastung | ▪ chronisch: bei „schlechter Haltung" (Arbeiten mit nach vorn gezogenen Schultern, z. B. Schreiben, Nähen, Arbeit am PC) |
| | TrPs in anderen Muskeln | ▪ Verkürzung des M. pectoralis minor und/oder M. serratus anterior → Fehlbelastung der Mm. rhomboidei<br>▪ primäre TrPs in Muskeln, die interskapulär ausstrahlen (z. B. Mm. scaleni; s. Pain Guide, S. 531) → Satelliten-TrPs |
| **Hinweise für den Therapeuten** | ▪ Vorn-hinten-Problem: Fehlhaltung (**Abb. 4.7 a**, S. 67) mit verkürzten Mm. pectorales führt zu Fehl- und Überlastungen der Mm. rhomboideen (s. Hinweis Klinik S. 67).<br>▪ Durch Dehnprovokation sind die Symptome nur selten provozierbar.<br>▪ geeignete Ausgangsstellungen zur Behandlung der TrPs: Bauchlage (**Abb. 7.64** und **Abb. 7.65**) oder Seitenlage (**Abb. 7.82, Abb. 7.83**) | |

| **Empfehlungen für den Patienten** | ▪ Meiden perpetuierender und auslösender Faktoren<br>▪ Haltungs- und Wahrnehmungsschulung, Ergonomie<br>▪ Lumbale Stütze in Form eines Kissens o. Ä. zur Erhaltung der LWS-Lordose im Sitzen (Auto, Büro etc.) ist eine Hilfe, Fehlhaltungen zu vermeiden und Fehlbelastungen zu vermindern.<br>▪ Selbstbehandlung der TrPs mit einem Tennisball in Rückenlage (**Abb. 7.173**, S. 263)<br>▪ Dehnen der Mm. rhomboidei (**Abb. 7.66**) sowie der allfällig verkürzten Mm. pectorales (**Abb. 7.45** und **Abb. 7.55**) als Heimprogramm<br>▪ Kräftigen: Stütztraining mit korrekter Skapulapositionierung (**Abb. 7.62**) oder in Brückenaktivität (**Abb. 7.71**) |
|---|---|

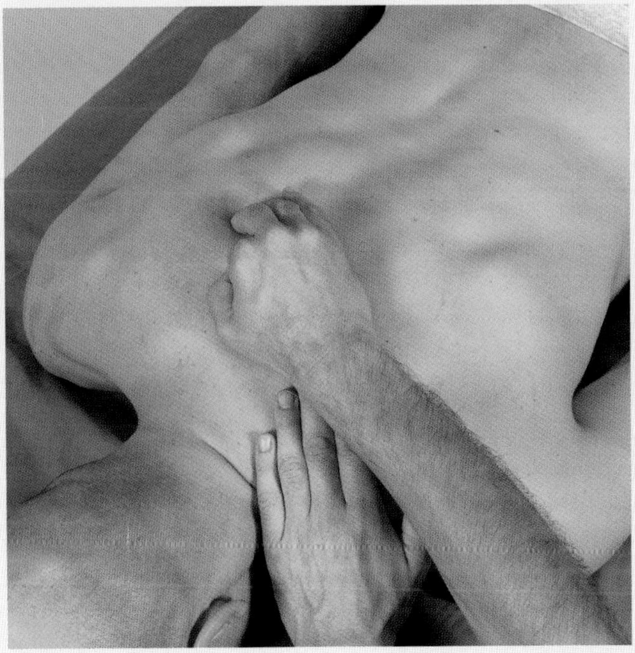

**Abb. 7.64** Manuelle Kompression (Technik I) bzw. Aufdehnen der TrP-Region (Technik II): Aufgrund der Faserverlaufsrichtung des Hartspannstrangs und der Tiefe der Muskelschicht ist es möglich, die Mm. rhomboidei (diagonale Faserrichtung, mittlere Tiefe) vom M. trapezius (transversale Faserrichtung, oberflächlich) und vom M. longissimus/iliocostalis (longitudinal, in der Tiefe) zu differenzieren. Die Unterscheidung zum M. serratus posterior superior (unter den Mm. rhomboidei, gleiche diagonale Faserrichtung) ist palpatorisch oft nicht möglich.

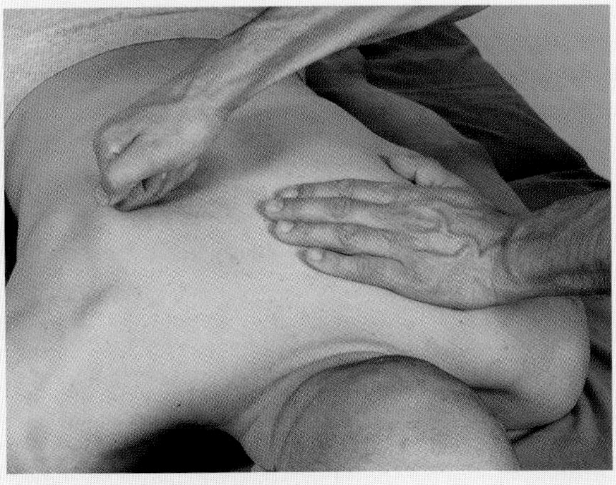

**Abb. 7.65** Fasziendehnung (Technik III).

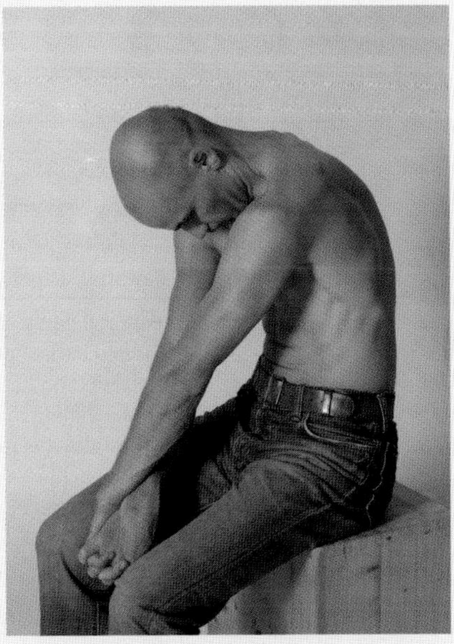

**Abb. 7.66** Selbstdehnung (Technik V).

## 7.1.13 M. trapezius transversus

Hinweis: M. trapezius descendens s. Kap. 7.2.1; M. trapezius ascendens s. Kap. 7.1.14

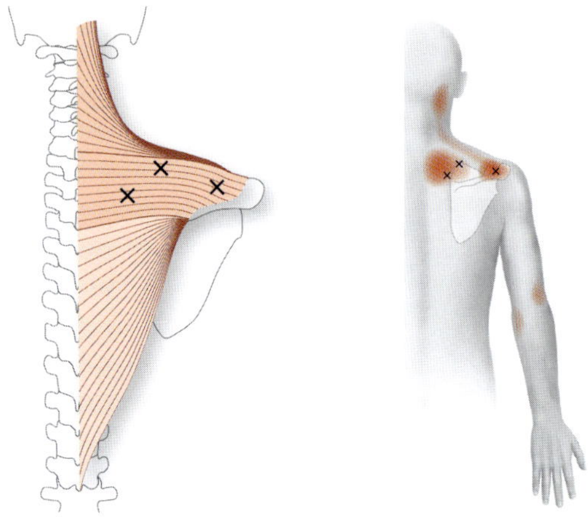

**Abb. 7.67** M. trapezius transversus.

| | | |
|---|---|---|
| **Anatomie** | Ursprung | ▪ Processus spinosi und Ligamenta interspinalia C 6 –Th 3 |
| | Ansatz | ▪ Akromion und oberer Rand der Spina scapulae |
| | **Innervation** | ▪ N. accessorius (XI. Hirnnerv) |
| **Funktion** | skapulo-thorakal | ▪ dynamische Muskelaktivität<br>– einseitige Aktivierung<br>• Retroversion der Skapula (d. h. Bewegung zur Mittellinie)<br>• Elevation der Skapula (mit den kranialen Fasern)<br>– beidseitige Aktivierung: Extension der unteren HWS und BWS<br>▪ stabilisierende Funktion<br>– Fixierung der Skapula am Thorax<br>– Stabilisation der Rotationskräfte: EMG-Untersuchungen zeigten bei 13 Wurfsportarten: Der Aktivitätsausschlag der Mm. trapezius transversus und ascendens war auf der linken Seite ebenso groß – wenn nicht größer – wie auf der rechten Wurfseite (Travell u. Simons 2002). |
| **Referred Pain** | ▪ subokzipital, Gegend des Processus mastoideus<br>▪ Schulter-Nacken-Übergang<br>▪ Akromion<br>▪ medialer Skapularand, interskapulär<br>▪ Arm, Ellbogen (gelegentlich) | |
| **Symptome** | Schmerzen | ▪ im Referred-Pain-Gebiet, v. a.<br>– im Bereich des Akromions (Imitieren einer AC-Gelenkentzündung)<br>– Schulter-Nacken-Übergang<br>– subokzipital |
| | Funktionsstörungen | ▪ gestörter skapulo-thorakaler Rhythmus |
| **auslösende Faktoren** | Überlastung | ▪ akut: z. B. Sturz auf Treppe, beim Skifahren, Snowboarden, Reiten<br>▪ chronisch (häufiger als traumatisch bedingt): Tätigkeiten, die eine lang andauernde Stabilisierung der Skapula auf dem Thorax erfordern, z. B.<br>– Maschinenschreiben/Arbeit am PC, ohne Unterarme abzustützen, mit zu hoher Tastatur, bei fehlender Rückenlehne<br>– Nähen, ohne die Ellbogen abzustützen<br>– Querflöte-, Violinespielen etc.<br>– Stress/Angst: Schreckmuster mit gewohnheitsmäßigem „Sichzusammenreißen“ |
| **Hinweise für den Therapeuten** | ▪ TrPs im M. trapezius transversus lassen sich durch Screening-Tests meist nicht diagnostizieren → palpatorische Diagnostik notwendig.<br>▪ Bei chronischen TrP-Problemen im M. trapezius transversus ist der Muskel im kranialen Anteil oft ödematös aufgeschwollen und als Ganzer druckdolent.<br>▪ geeignete Ausgangsstellungen zur Behandlung: Bauchlage (**Abb. 7.68**, **Abb. 7.69**), Seitenlage, Sitz | |

| | |
|---|---|
| **Empfehlungen für den Patienten** | ▪ Meiden perpetuierender und auslösender Faktoren<br>▪ Selbstbehandlung mit Tennisball (**Abb. 7.173**, S. 263)<br>▪ Dehnen (Heimprogramm; **Abb. 7.70**)<br>▪ Kräftigen: Stütztraining mit korrekter Skapulapositionierung (**Abb. 7.62**), Kräftigen in Brückenaktivität (**Abb. 7.71**) |

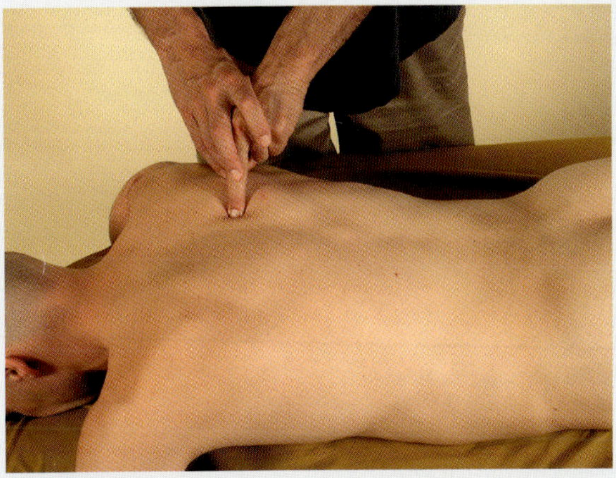

**Abb. 7.68** Manuelle Kompression (Technik I) bzw. Aufdehnen der TrP-Region (Technik II).

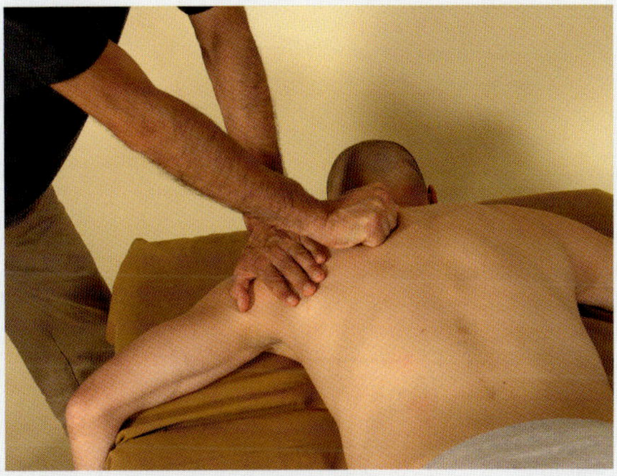

**Abb. 7.69** Fasziendehnung (Technik III).

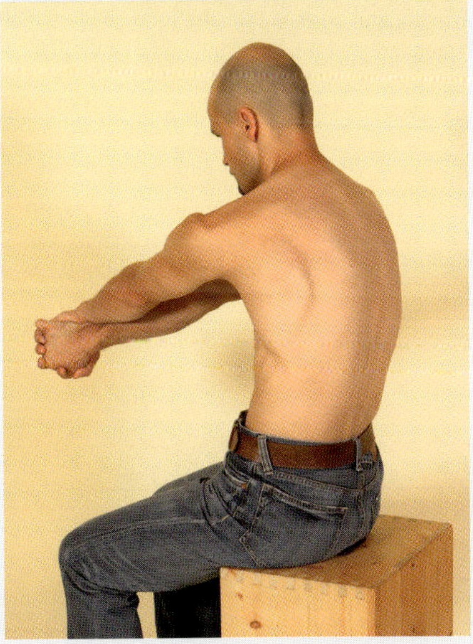

**Abb. 7.70** Selbstdehnung (Technik V).

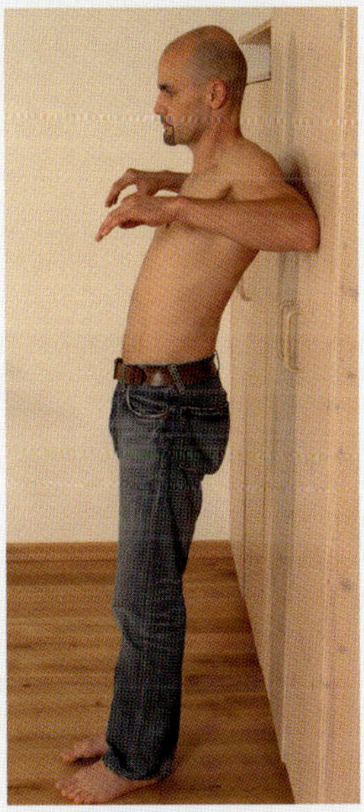

**Abb. 7.71** Funktionelles Training (Technik VI) in Brückenaktivität.

## 7.1.14 M. trapezius ascendens

Hinweis: M. trapezius descendens s. Kap. 7.2.1, M. trapezius transversus s. Kap. 7.1.13

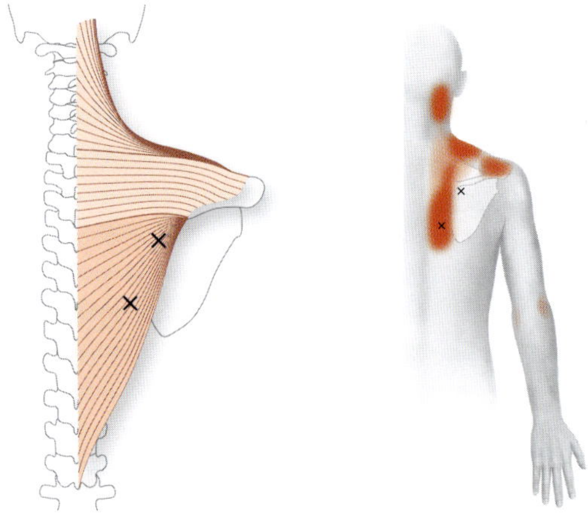

**Abb. 7.72** M. trapezius ascendens.

| | | |
|---|---|---|
| **Anatomie** | Ursprung | ▪ Processus spinosi und Ligamenta interspinalia Th 4 –Th 12 |
| | Ansatz | ▪ Trigonum spinae und unterer Rand der Spina scapulae |
| | **Innervation** | ▪ N. accessorius (XI. Hirnnerv) |
| **Funktion** | skapulo-thorakal | ▪ dynamische Muskelaktivität<br>– einseitige Aktivierung<br>• Rotation der Skapula → Fossa glenoidalis wird nach oben gedreht, d. h. Unterstützung der Flexion/ABD im Humeroskapulargelenk<br>• Retroversion der Skapula (d. h. Bewegung zur Mittellinie)<br>• Depression der Skapula<br>– beidseitige Aktivierung: Extension der BWS<br>▪ stabilisierende Funktion<br>– Fixierung der Skapula am Thorax<br>– Stabilisation der Rotationskräfte: EMG-Untersuchungen zeigten bei 13 Wurfsportarten: Der Aktivitätsausschlag der Mm. trapezius transversus und ascendens war auf der linken Seite ebenso groß – wenn nicht größer – wie auf der rechten Wurfseite (Travell u. Simons 2002). |
| **Referred Pain** | ▪ subokzipital, Gegend des Processus mastoideus<br>▪ Schulter-Nacken-Übergang<br>▪ Akromion<br>▪ medialer Skapularand, interskapulär<br>▪ Arm, Ellbogen (gelegentlich) | |
| **Symptome** | Schmerzen | ▪ im Referred Pain-Gebiet, v. a.<br>– im Bereich des Akromions (Imitieren einer AC-Gelenkentzündung)<br>– Schulter-Nacken-Übergang<br>– subokzipital |
| | Funktionsstörungen | ▪ mangelnde Skapulastabilisation<br>▪ gestörter skapulo-thorakaler Rhythmus |
| **auslösende Faktoren** | Überlastung | ▪ akut: z. B. HWS-Beschleunigungstraumen, bei Sturz auf Treppe, beim Skifahren, Snowboarden, Reiten etc.<br>▪ chronisch: Tätigkeiten, die eine lang andauernde Stabilisierung der Skapula auf dem Thorax erfordern, z. B.<br>– Maschinenschreiben/Arbeit am PC, ohne Unterarme abzustützen, mit zu hoher Tastatur, bei fehlender Rückenlehne<br>– Nähen, ohne die Ellbogen abzustützen<br>– Violine-, Cello-, Querflötespielen |

**Hinweise für den Therapeuten**

- Im M. trapezius ascendens liegen häufig für Schmerzen und/oder Dysfunktionen aktive TrPs.
- Bei chronischen Schmerzproblemen (Schulter-Nacken-Kopf) liegen vielfach primäre TrPs im M. trapezius ascendens → TrPs im M. supraspinatus, M. levator scapulae, M. trapezius transversus und descendens sowie in der tiefen Nackenmuskulatur können erst nachhaltig deaktiviert werden, nachdem die TrPs im M. trapezius ascendens gelöst wurden.
- Oft im Zusammenhang mit HWS-Beschleunigungstrauma betroffen → subokzipitale Beschwerden können erst abklingen, nachdem die primären TrPs im M. trapezius ascendens deaktiviert wurden (**Abb. 5.41**).
- Assoziierte TrPs im M. serratus anterior und M. trapezius descendens sind häufig.
- TrPs im M. trapezius ascendens sind oft der „Joker" bei hartnäckigen oberen Rücken- und Nackenschmerzen.
- TrPs im M. trapezius ascendens (und transversus) lassen sich durch Screening-Tests (S. 470, S. 488), meist nicht diagnostizieren → palpatorische Diagnostik notwendig.
- geeignete Ausgangsstellungen zur Behandlung: Seitenlage, wobei der M. trapezius ascendens meistens mit Pinzettengriff abgehoben und somit selektiv behandelt werden kann (**Abb. 7.73** ), Fasziendehnung (Technik III) bei vorgedehntem Muskel (**Abb. 7.74**); Bauchlage

**Empfehlungen für den Patienten**

- Meiden perpetuierender und auslösender Faktoren
- Selbstbehandlung mit Tennisball
- Dehnen (Heimprogramm; **Abb. 7.75** und **Abb. 7.76 a**)
- Kräftigen (**Abb. 7.76 b**)

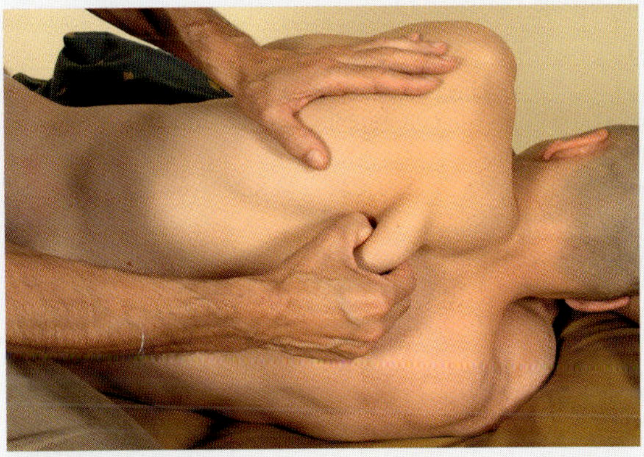

**Abb. 7.73** Manuelle Kompression (Technik I) bzw. Aufdehnen der TrP-Region (Technik II).

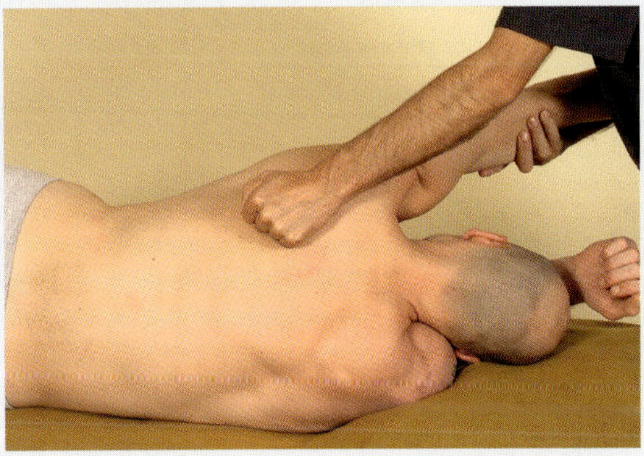

**Abb. 7.74** Fasziendehnung (Technik III).

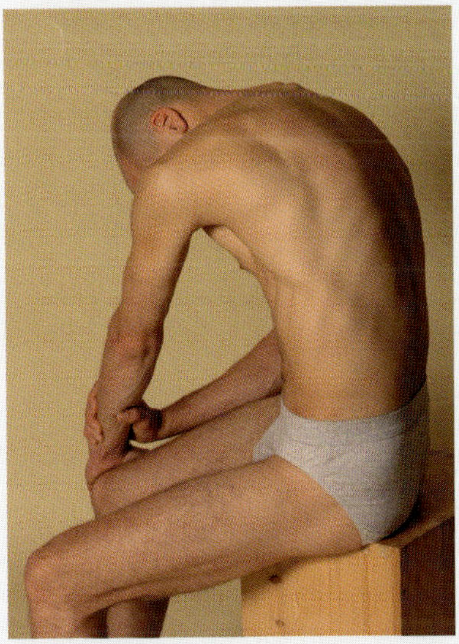

**Abb. 7.75** Selbstdehnung (Technik V). Indem die linke Schulter Richtung Ohr geführt wird, bewirken die damit verbundene Elevation und Anteversion der Schulter die Dehnung des M. trapezius ascendens.

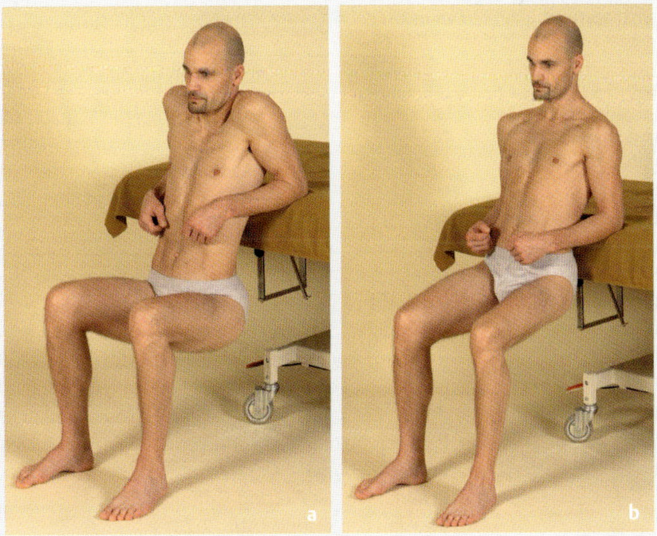


**Abb. 7.76** Heimübung.
**a** Selbstdehnung – Variante (Technik V).
**b** Funktionelles Training (Technik VI).

## 7.1.15 M. subclavius

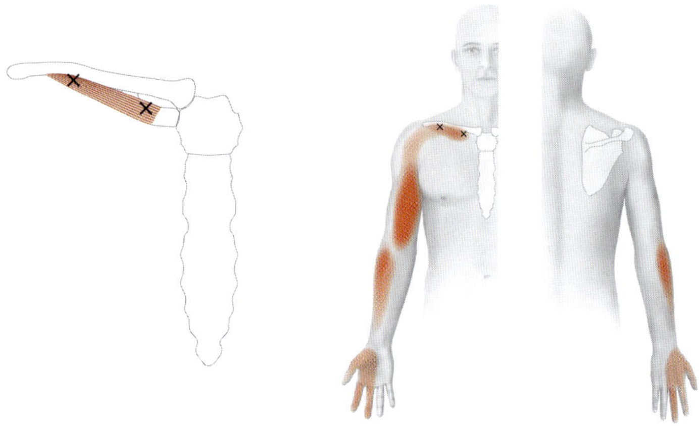

**Abb. 7.77** M. subclavius.

| | | |
|---|---|---|
| **Anatomie** | Ursprung | ▪ 1. Rippe (Knochen-Knorpel-Übergang) |
| | Ansatz | ▪ Unterseite der Klavikula (laterales Drittel) |
| | **Innervation** | ▪ N. subclavius (C 5 – C 6) |
| **Funktion** | zingulo-thorakal | ▪ zieht die Klavikula ans Sternum und sichert damit das Sternoklavikulargelenk<br>▪ unterstützt die Protraktion und Depression der Schulter, indem er die Klavikula in ventraler und kaudaler Richtung zieht<br>▪ hilft indirekt mit bei der Stabilisation der Skapula, da der M. subclavius das akromiale Ende der Klavikula kaudalisiert |
| **Referred Pain** | ▪ Schulter ventral<br>▪ Oberarm ventral<br>▪ Ellbogen radial<br>▪ Unterarm radial<br>▪ Hand radiale Hälfte dorsal und palmar bis zum 1.– 3. Finger | |
| **Symptome** | Schmerzen | ▪ Schulter-/Armschmerzen, die nach Ausbehandlung der TrPs in den Mm. pectorales bestehen bleiben |
| | Funktionsstörungen | ▪ Mitspieler beim Thoracic-outlet-Syndrom → neurovaskuläre Symptome (s. Entrapment) |
| **Entrapment** | Plexus brachialis | ▪ Ein verkürzter M. subclavius zieht die Klavikula nach kaudal und kann damit den Platz zwischen Klavikula und 1. Rippe einengen (Schließen der kosto-klavikulären Schere) → Engpass für den Plexus brachialis. |
| **auslösende Faktoren** | Überlastung | ▪ akut: Sturz auf die Schulter mit/ohne Klavikulafraktur<br>▪ chronisch<br>– exzessives Husten oder Niesen<br>– Atemobstruktion über Jahre, Inspirationsstellung des Thorax |
| | primäre TrPs | ▪ Mm. pectorales und/oder Mm. scaleni |
| **Hinweise für den Therapeuten** | ▪ geeignete Ausgangsstellungen für die manuelle Therapie: Rückenlage (**Abb. 7.78**, **Abb. 7.80**) oder Seitenlage (**Abb. 7.79**)<br>▪ Behandlung des lateral liegenden Anteils des M. subclavius erfolgt im Bereich der Mohrenheimschen Grube (begrenzt durch den ventralen Rand des M. deltoideus, die Klavikula und den Rand des M. pectoralis major, pars clavicularis) direkt; die Behandlung des medial liegenden Teils des M. subclavius erfolgt indirekt durch den M. pectoralis major (pars clavicularis) hindurch.<br>▪ Behandlung mit Einhakgriff von kaudal (**Abb. 7.78**) oder kranial verbunden mit aktiver Protraktion/Retraktion der Schulter<br>▪ Behandlung mit Piercing-Griff um Klavikula: Schulter in Protraktion verbunden mit aktiver Elevation/Depression der Skapula (**Abb. 7.79**) | |
| **Empfehlungen für den Patienten** | ▪ Meiden perpetuierender und auslösender Faktoren<br>▪ Dehnen des Muskels; erfolgt zusammen mit Mm. pectorales (**Abb. 7.45**, **Abb. 7.55**)<br>▪ Selbstbehandlung | |

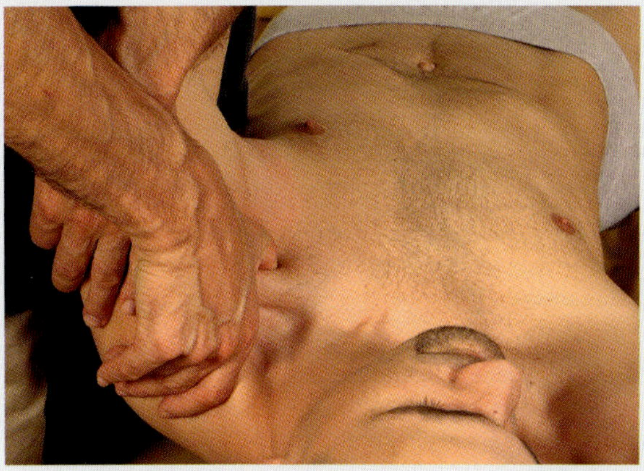

**Abb. 7.78** Manuelle Kompression (Technik I) bzw. Aufdehnen der TrP-Region (Technik II) mit Einhakgriff.

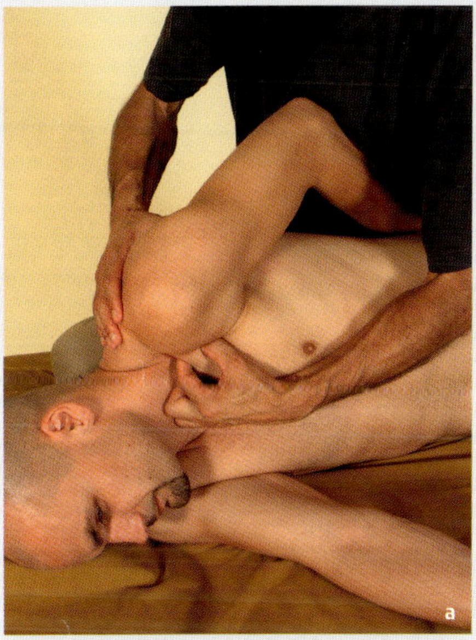

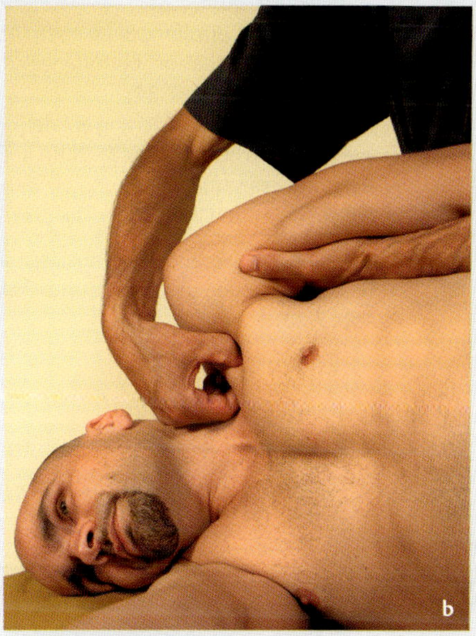

**Abb. 7.79** Manuelle Kompression (Technik I) bzw. Aufdehnen der TrP-Region (Technik II) mit Piercing-Griff um die Klavikula.

**a** Ansicht von ventral-kranial.
**b** Ansicht von ventral kaudal.

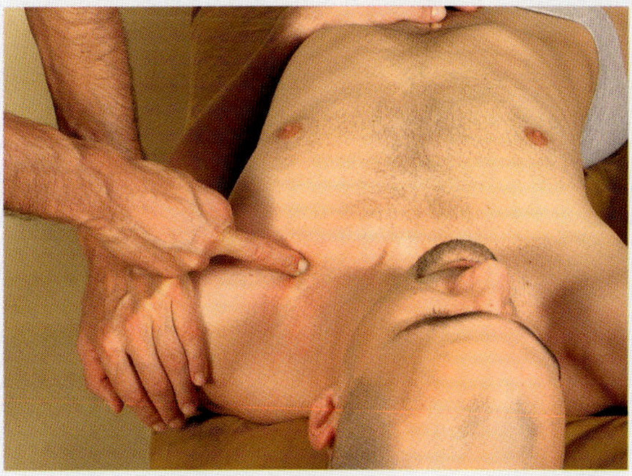

**Abb. 7.80** Fasziendehnung (Technik III).

### 7.1.16 Skapulo-thorakales Gleitlager

| | |
|---|---|
| **Anatomie** | ▪ Gleitraum zwischen Skapula und Thorax (**Abb. 7.25**) |
| **Funktion** | ▪ Das skapulo-thorakale Gleitlager (**Abb. 7.25**) ist ein funktionell wichtiger Bestandteil für die freie Bewegung der Schulter und für das ökonomische Funktionieren nicht nur der Schulter, sondern des ganzen Arms. |
| **Symptome** | ▪ Muskelverkürzungen der Skapulastabilisatoren (infolge von Triggerpunkt-verursachten Hartspannsträngen) und Faszienverklebungen (v. a. zwischen M. serratus anterior und M. subscapularis)<br>– behindern die volle Beweglichkeit im skapulo-thorakalen Gleitraum,<br>– führen zu einer Irritation des skapulo-humeralen Rhythmus,<br>– sind oft für Schulter-Arm-Dysfunktion bzw. chronischen Schmerzen ursächlich. |
| **auslösende Faktoren** | ▪ Ausgeprägte Triggerpunkt-Pathologie, v. a. im M. subscapularis und M. serratus anterior, führt zu ischämisch bedingten Nekrosen von Muskelarealen, wodurch Entzündungsprozesse und schließlich Bindegewebsveränderungen/-adhäsionen verursacht werden (S. 39 f).<br>▪ Trauma mit Hämatom (Zerrung etc.) kann zu Verklebungen des subskapulären Gleitraums führen.<br>▪ Schmerzbedingte oder postoperative Ruhigstellung der Schulter kann zu Verklebung des skapulo-thorakalen Gleitlagers führen. |
| **Hinweise für den Therapeuten** | ▪ geeignete Ausgangsstellungen für die manuelle Therapie<br>– Bauchlage (**Abb. 7.81**)<br>– Seitenlage, betroffene Seite oben (**Abb. 7.82**)<br>– Halbseitenbauchlage, betroffene Seite unten (**Abb. 7.83**)<br>– Rückenlage (**Abb. 7.84**)<br>▪ Behandlung mit Fokussierung auf den<br>– M. serratus anterior und M. subscapularis **Abb. 7.83 b**, **Abb. 7.84**)<br>– M. trapezius transversus und die Mm. rhomboidei (**Abb. 7.83 a**)<br>▪ Abheben („Lüften") der Skapula in Bauchlage (**Abb. 7.81c**) oder Seitenlage (**Abb. 7.82 b**) |
| **Empfehlungen für den Patienten** | ▪ Meiden perpetuierender und auslösender Faktoren<br>▪ Selbstmobilisation des skapulo-thorakalen Gleitraums (**Abb. 7.85** sowie **Abb. 7.55**, **Abb. 7.61** und **Abb. 7.70**) |

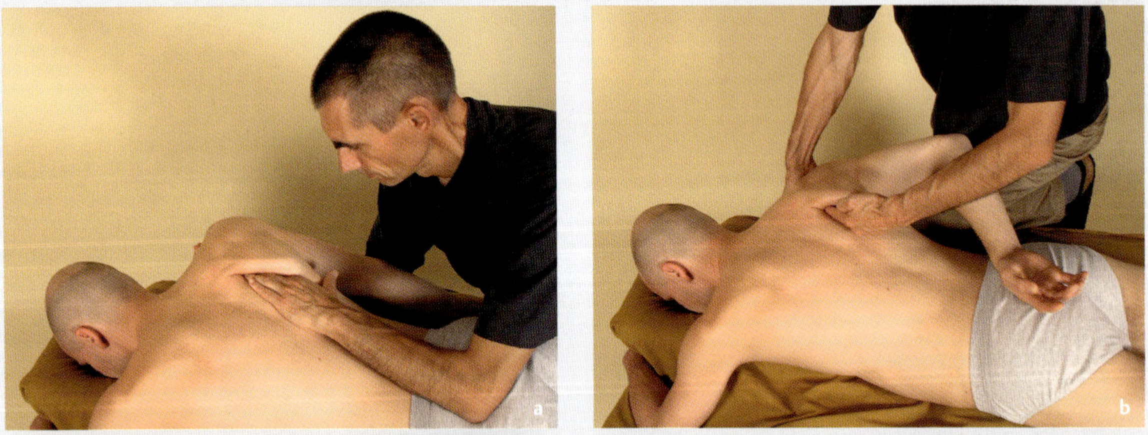

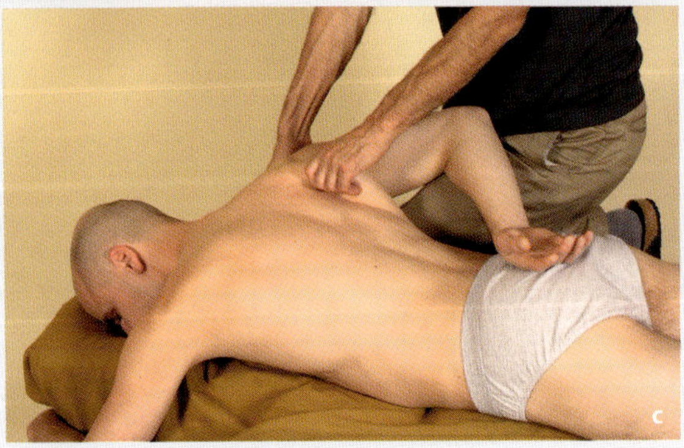

**Abb. 7.81** Mobilisation des skapulo-thorakalen Gleitlagers aus Bauchlage.
**a** Variante 1: Die Handfläche des Therapeuten ist dem Thorax zugewendet.
**b** Variante 2: Die Handfläche des Therapeuten ist der Skapulaunterfläche (d. h. dem M. subscapularis) zugewendet.
**c** Variante 3: Abheben („Lüften") der Skapula; der Hauptzug erfolgt über den Processus coracoideus (rechte Hand des Therapeuten).

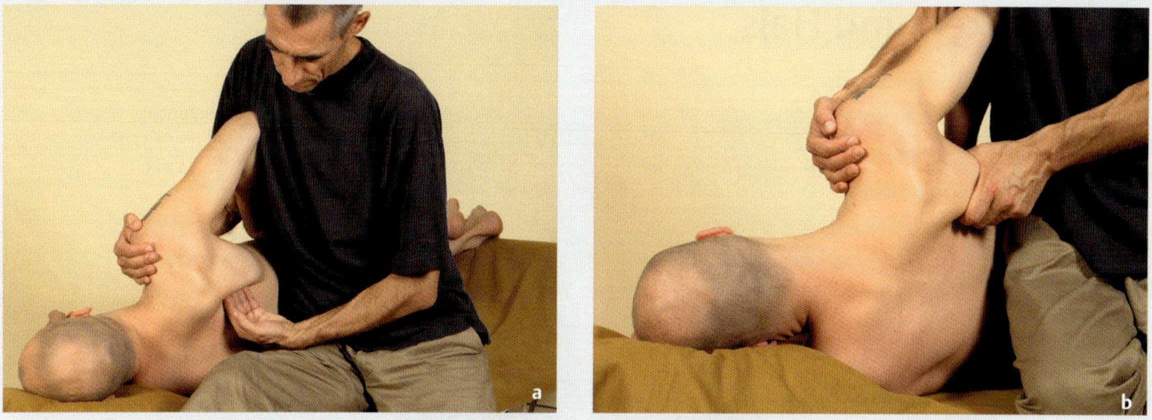

**Abb. 7.82** Mobilisation des skapulo-thorakalen Gleitlagers aus Seitenlage.

**a** Abheben („Lüften") des medialen Skapularands.
**b** Abheben des Angulus inferior der Skapula.

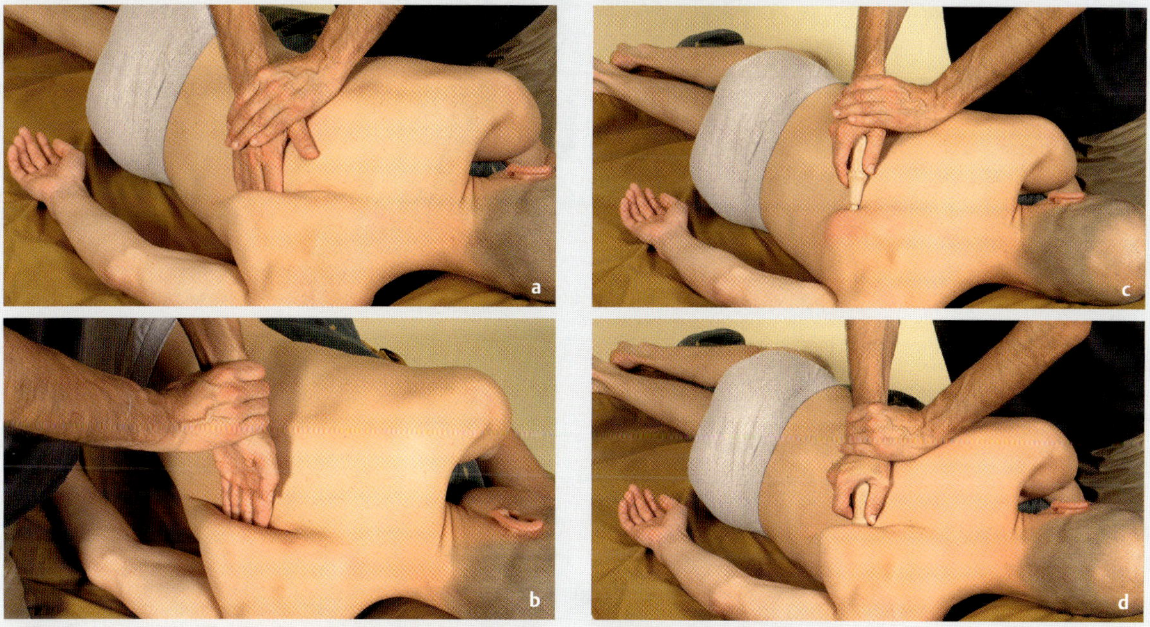

**Abb. 7.83** Mobilisation des skapulo-thorakalen Gleitlagers aus Halbseitenbauchlage auf der betroffenen Seite.

**a** Variante 1: Die Handfläche des Therapeuten ist dem Thorax zugewendet.
**b** Variante 2: Die Handfläche des Therapeuten ist der Skapulaunterfläche (d. h. dem M. subscapularis) zugewendet.
**c** Variante 3: Beginn der Behandlung mit dem Triggerpunkt-Hölzchen.
**d** Variante 3: Therapeutisch wirksame Phase der Behandlung mit dem Triggerpunkt-Hölzchen.

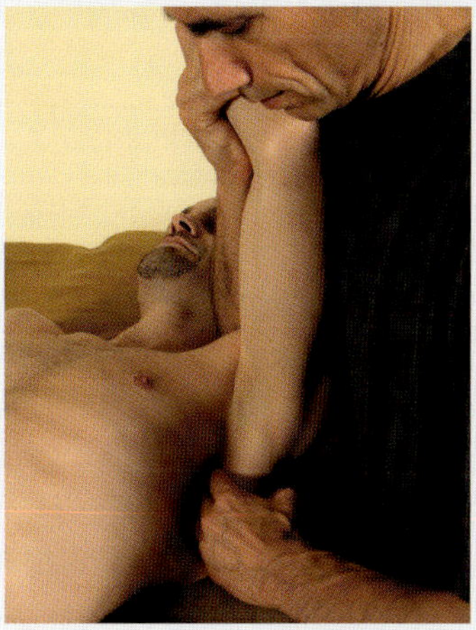

**Abb. 7.84** Mobilisation des skapulo-thorakalen Gleitlagers aus Rückenlage: Faszientrennung zwischen M. subscapularis und M. serratus anterior.

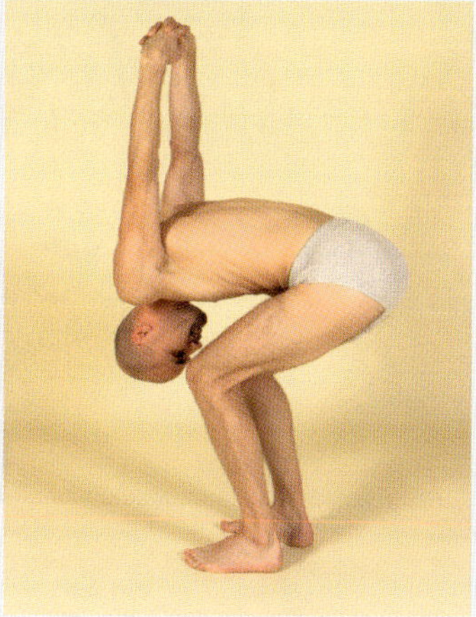

**Abb. 7.85** Selbstdehnung zur Mobilisation des skapulo-thorakalen Gleitlagers.

## 7.2 Nacken und Hals

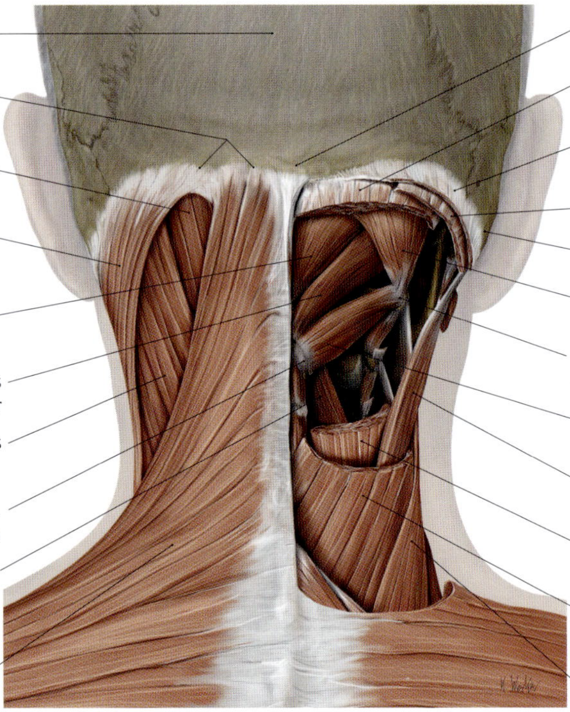


a

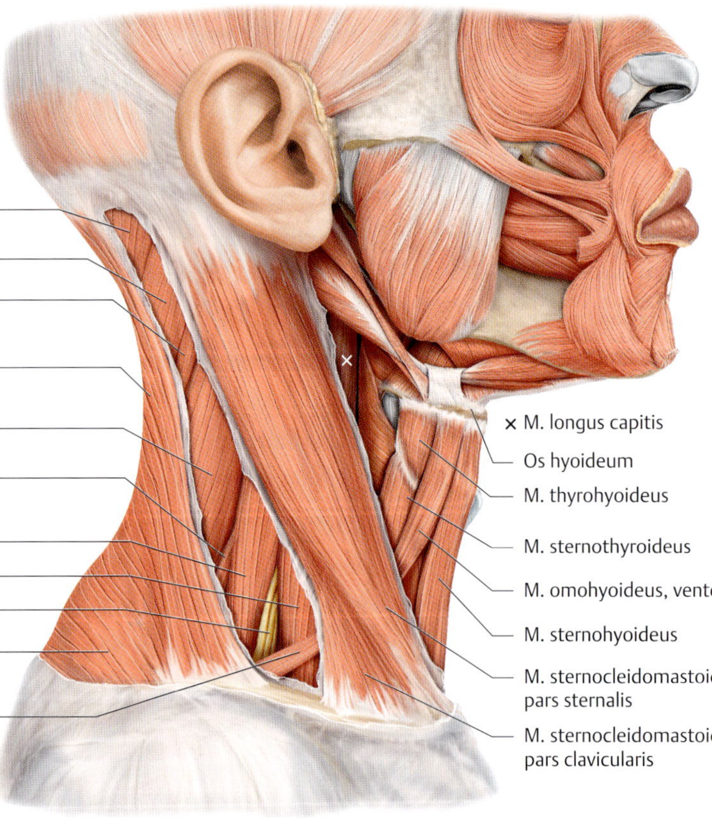


b

**Abb. 7.86** Nackenmuskulatur
**a** Ansicht von dorsal.
**b** Ansicht von lateral.

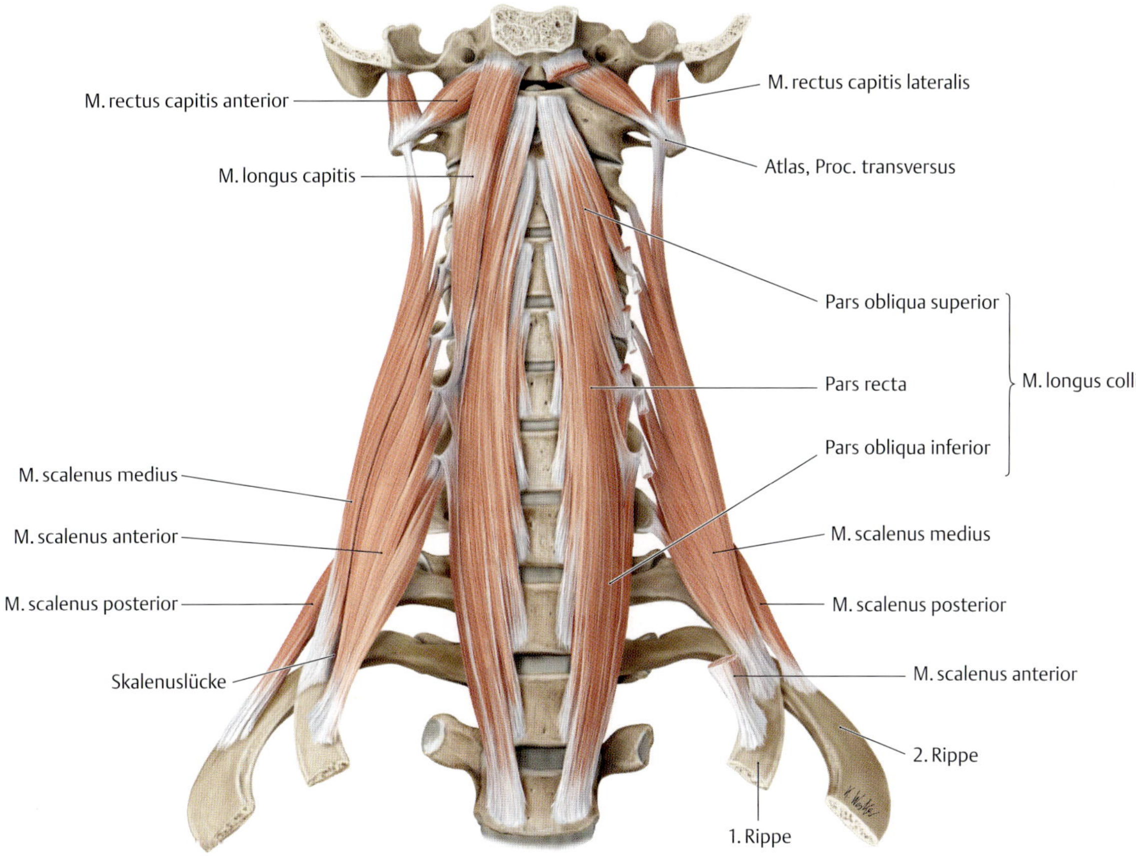


**Abb. 7.87** Prävertebrale und seitliche (tiefe) Halsmuskeln. Ansicht von ventral.

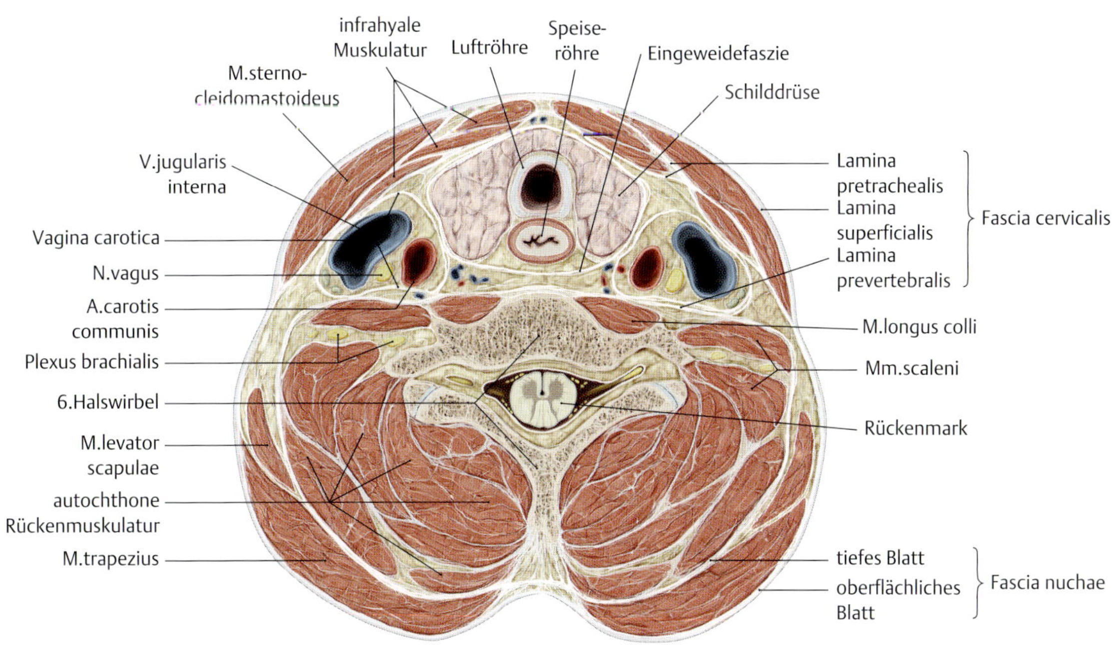


**Abb. 7.88** Querschnitt durch den Hals in Höhe des 6. Halswirbels. Ansicht von kranial.

## 7.2.1 M. trapezius descendens

Hinweis: M. trapezius transversus s. Kap. 7.1.13, M. trapezius ascendens s. Kap. 7.1.14

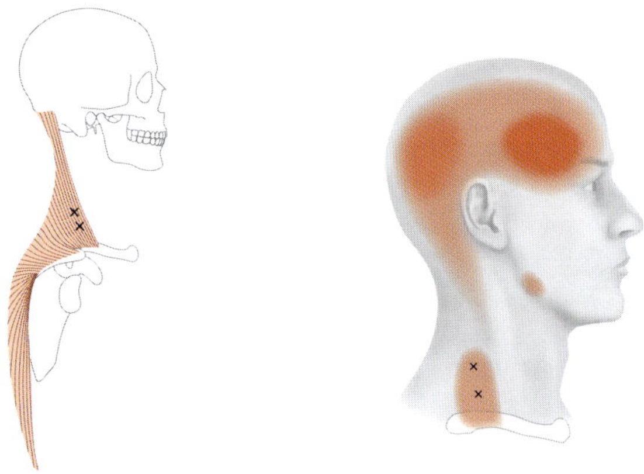

**Abb. 7.89** M. trapezius descendens.

| | | |
|---|---|---|
| **Anatomie** | Ursprung | ▪ kranial: mediales Drittel der Linea nuchalis superior<br>▪ medial: Lig. nuchae und Processus spinosi C 1 – C 6 |
| | Ansatz | ▪ Klavikula, laterales Drittel |
| | **Innervation** | ▪ N. accessorius (XI. Hirnnerv) und Plexus cervicalis (C 2 – C 4) |
| **Funktion** | einseitige Aktivierung | ▪ Lateralflexion der obere HWS<br>▪ Rotation des Kopfs zur Gegenseite<br>▪ Elevation der Schulter<br>▪ Stabilisierung der Skapula (v. a. während Bewegungen im Schultergelenk) |
| | beidseitige Aktivierung | ▪ Extension der oberen HWS<br>▪ Elevation der Schultern<br>▪ Stabilisierung der Skapula (v. a. während Bewegungen im Schultergelenk) |
| **Referred Pain** | ▪ Kopfschmerzen: temporal, okzipital, Kiefer<br>▪ Nackenschmerzen | |
| **Symptome** | Schmerzen | ▪ Spannungskopfschmerzen, Nackenschmerzen<br>▪ kraniomandibuläres Schmerzsyndrom |
| | Funktionsstörungen | ▪ Bewegungseinschränkung: Nackensteifigkeit<br>▪ Schwindel, Übelkeit |
| **auslösende Faktoren** | akute Überdehnung | ▪ im Zusammenhang mit HWS-Distorsionstrauma |
| | Überlastung | ▪ akut: z. B. Sturz auf Treppe, beim Skifahren, Snowboarden, Reiten etc.; im Zusammenhang mit HWS-Beschleunigungstrauma<br>▪ chronisch (häufiger als traumatisch bedingt)<br>– Arbeitshaltung: Maschinenschreiben/Arbeit am PC, ohne Unterarme abzustützen, mit zu hoher Tastatur, bei fehlender Rückenlehne, Müdigkeit<br>– Telefonieren (Hörer mit Schulter einklemmen)<br>– Nähen, ohne die Ellbogen abzustützen, Violinespielen etc.<br>– Tasche einseitig über die Schulter hängen<br>– zu langer Stock als Gehhilfe<br>– zu schmale BH-Träger bei großen, schweren Mammae<br>– Abduktionssyndrom der Arme<br>– Schlafen in Bauchlage mit immer zur selben Seite rotiertem Kopf<br>– Stress/Angst: Schreckmuster mit gewohnheitsmäßigem Hochziehen der Schultern (**Abb. 2.40**, S. 56) |

| | |
|---|---|
| **Hinweise für den Therapeuten** | ▪ zählt zu den Muskeln, die sehr häufig aktive mTrPs aufweisen<br>▪ TrPs im M. trapezius descendens sind eine häufige Ursache von Kopfweh.<br>▪ Bei chronischen TrP-Problemen im M. trapezius descendens ist der Muskel (zusammen mit den kranialen Fasern des M. trapezius transversus) häufig ödematös aufgeschwollen und als Ganzer druckdolent.<br>▪ Geeignete Ausgangsstellungen zur Behandlung der TrPs sind vielfältig:<br>– Bauchlage (**Abb. 7.90 a**, **Abb. 7.91a**, **Abb. 7.92 a**)<br>– Seitenlage (**Abb. 7.90 b**, **Abb. 7.91 b**)<br>– Rückenlage (**Abb. 7.90 c**)<br>– Sitz (**Abb. 7.90 d** und **e**, **Abb. 7.91c**, **Abb. Abb. 7.90 b** und **c**): Vorsicht, da gelegentlich Schwindel oder Unwohlsein/Übelkeit bei der Behandlung des M. trapezius descendens auftreten können.<br>▪ Faszien-Trenntechnik zum M. levator scapulae wichtig (**Abb. 7.92**)<br>▪ Entrapment des N. occipitalis major (vorwiegend sensorischer Nerv für die Hinterhauptsregion) möglich, da der Nerv bei ca. 45 % den M. trapezius descendens durchbohrt (Travell u. Simons 2002) |
| **Empfehlungen für den Patienten** | ▪ Meiden perpetuierender und auslösender Faktoren<br>– Gewohnheitskopfhaltung überprüfen: Wahrnehmungs- und Haltungsschulung<br>– Ergonomiecheck am Arbeitsplatz<br>– breite BH-Träger<br>– regelmäßig Entlastungsstellungen einnehmen<br>▪ Selbstbehandlung der TrPs mit der Hand der Gegenseite<br>▪ Dehnen (Heimprogramm; **Abb. 7.93**) |

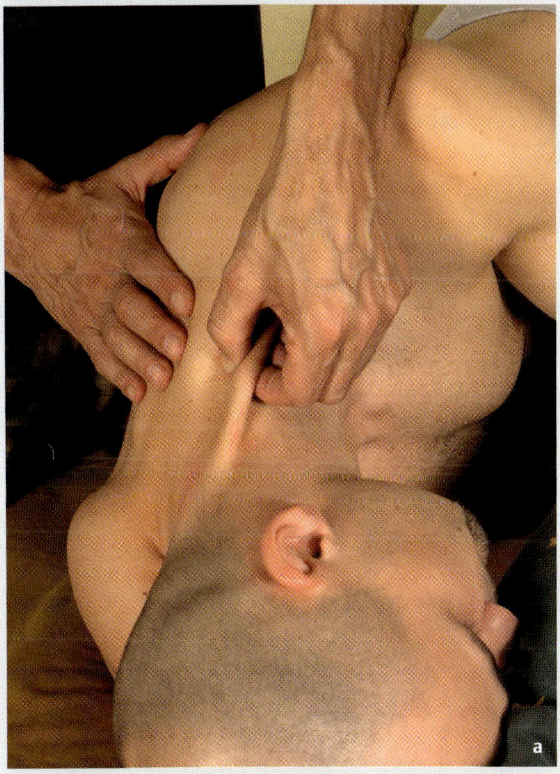


**Abb. 7.90a** Manuelle Kompression (Technik I) bzw. Aufdehnen der TrP-Region (Technik II) des M. trapezius descendens aus unterschiedlichen Ausgangsstellungen.

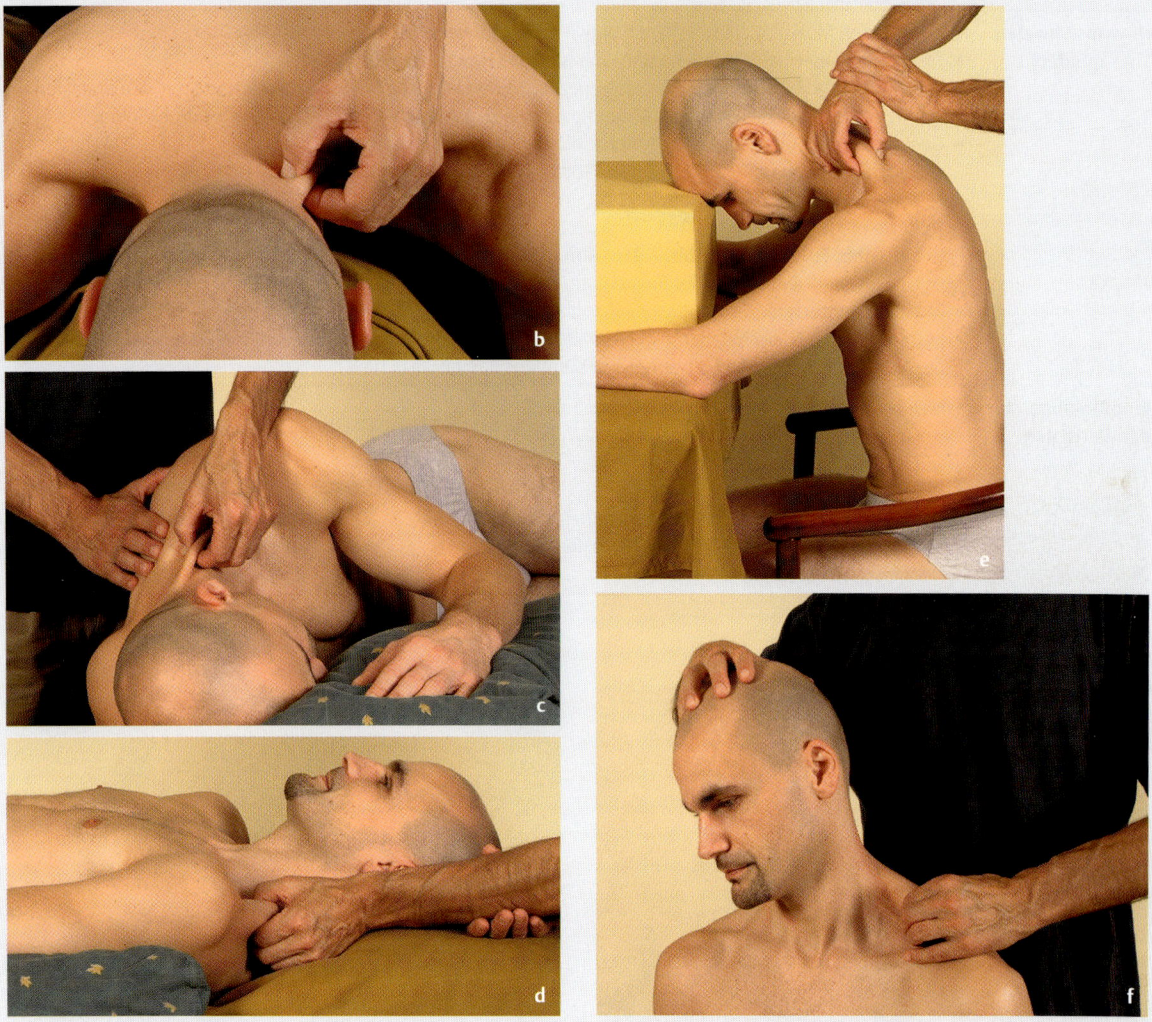

**Abb. 7.90** (Fortsetzung) Manuelle Kompression (Technik I) bzw. Aufdehnen der TrP-Region (Technik II) des M. trapezius descendens aus unterschiedlichen Ausgangsstellungen.
**b** Behandlung in Bauchlage.
**c** Behandlung in Seitenlage.
**d** Behandlung in Rückenlage.
**e** Behandlung im Sitzen (Kopfgewicht abgegeben).
**f** Behandlung im Sitzen (aufrecht).

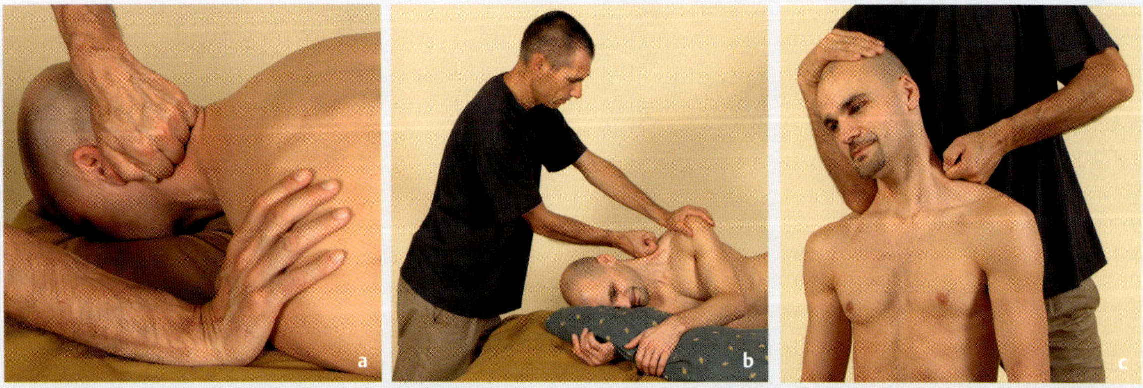

**Abb. 7.91** Fasziendehnung (Technik III) aus unterschiedlichen Ausgangsstellungen.
**a** Faszien-Dehntechnik in Bauchlage.
**b** Faszien-Dehntechnik in Seitenlage.
**c** Faszien-Dehntechnik im Sitzen.

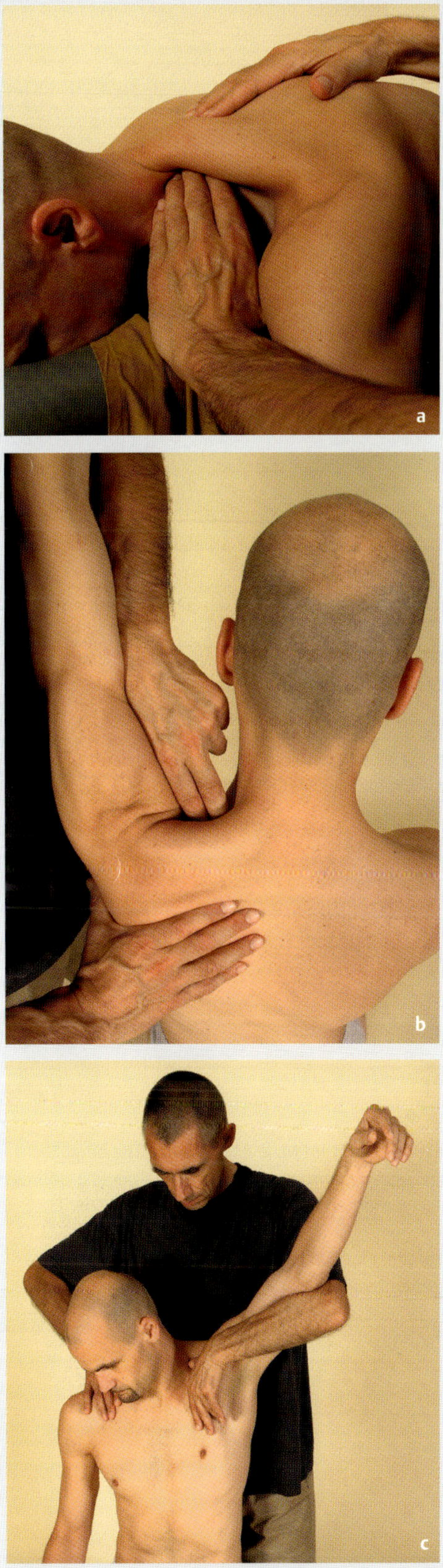


**Abb. 7.92** Faszientrennung (Technik IV) zwischen M. trapezius descendens und M. levator scapulae.

**a** Faszien-Trenntechnik aus Bauchlage.

**b** Faszien-Trenntechnik im Sitzen, Ansicht von dorsal.

**c** Faszien-Trenntechnik im Sitzen, Ansicht von ventral.

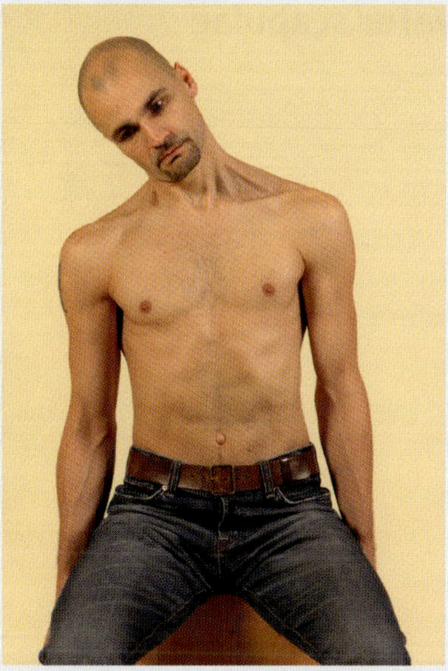

**Abb. 7.93** Selbstdehnung (Technik V): Lateralflexion nach rechts und gleichzeitig aktive Depression der linken Schulter (linke Hand zieht Richtung Boden).

## 7.2.2 M. levator scapulae

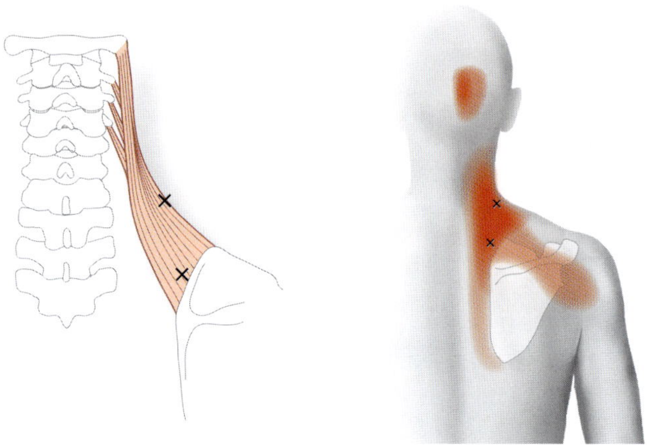

**Abb. 7.94** M. levator scapulae.

| | | |
|---|---|---|
| **Anatomie** | Ursprung | ▪ Querfortsätze (Processus transversi) C 1 – C 4 |
| | Ansatz | ▪ medialer Rand der Skapula zwischen Angulus superior und der Basis der Spina scapulae<br>▪ Der M. levator scapulae ist in sich verwrungen: Die Fasern von C 1 setzen am weitesten kaudal, die Fasern von C 4 am weitesten kranial-lateral (Angulus superior) an. |
| | **Innervation** | ▪ N. dorsalis scapulae (C 4 – C 5) sowie direkt vom Zervikalplexus (C 3 – C 4) |
| **Funktion** | Punctum fixum Nacken | ▪ initial: Rotation der Skapula, sodass die Fossa glenoidalis nach kaudal schaut<br>▪ anschließend: Elevation der ganzen Skapula bzw. Verhinderung des Absinkens der Skapula, z. B. beim Tragen schwerer Lasten<br>▪ mitbeteiligt an der Stabilisation der Skapula |
| | Punctum fixum Skapula | ▪ Lateralflexion der HWS (einseitige Aktivität)<br>▪ Rotationsbegrenzung der HWS (einseitige Aktivität)<br>▪ Extension der HWS (beidseitige Aktivität) |
| **Referred Pain** | ▪ Schulter-Nacken-Übergang<br>▪ medialer Skapularand<br>▪ Schulter<br>▪ Kopfschmerzen (okzipital) | |
| **Symptome** | Schmerzen | ▪ Schmerzen im Referred-Pain-Gebiet<br>▪ starke Ruheschmerzen möglich |
| | Funktionsstörungen | ▪ Steifer Nacken: Lange andauernde TrP-Aktivität im M. levator scapulae ist begleitet von Faszienadhäsionen zum M. trapezius descendens, zum M. splenius cervicis und zu den Mm. scaleni, was oft zu einer ausgeprägten Bewegungseinschränkung der HWS-Rotation führt.<br>▪ Verkürzung des M. levator scapulae kann eine Rotation der Skapula bewirken, sodass die Fossa glenoidalis nach kaudal gedreht wird → Impingement-Symptomatik wird verschärft.<br>▪ Störung des skapulo-humeralen Rhythmus |

| | | |
|---|---|---|
| **auslösende Faktoren** | Überlastung | ▪ akut<br>– bei Frontalkollision mit gedrehtem Kopf<br>– bei Sturz (Skifahren, Snowboarden, Reiten etc.)<br>▪ chronisch (häufiger als traumatisch bedingt)<br>– Haltungsstress<br>• Telefonhörer mit der hochgezogenen Schulter einklemmen<br>• Tasche einseitig über die Schulter hängend tragen<br>• Kopf lange in derselben Position halten (bei Gesprächen, im Theater, vor dem PC etc.)<br>• Schlafen in „angenäherter" Position (Einschlafen auf dem Sofa, im Zug, Flugzeug etc.) → „Problem ist über Nacht aufgetaucht"<br>– psychische Stress-Situationen, Abwehrhaltung (**Abb. 2.40**, S. 56) |
| | Aktivierungsmechanismus | ▪ Durchzug |
| **Hinweise für den Therapeuten** | ▪ zählt zu den Muskeln, die häufig aktive TrPs aufweisen<br>▪ Bei aktiven TrPs sind auch starke Ruheschmerzen möglich.<br>▪ Hypertoner, verkürzter LS führt zu einer Rotation der Skapula, sodass die Fossa glenoidalis nach kaudal gedreht wird; dies begünstigt Impingement-Symptomatik.<br>▪ geeignete Ausgangsstellungen zur manuellen Therapie: Bauchlage (**Abb. 7.95** – **Abb. 7.97**), Seitenlage, Rückenlage (**Abb. 7.92 b**) oder Sitz (**Abb. 7.98**)<br>▪ Der M. levator scapulae liegt erstaunlich weit lateral und verläuft annähernd parallel (!) zur Wirbelsäule: Er zieht mit seinen kranialen Fasern zum gut palpablen Querfortsatz des Atlas.<br>▪ TrPs im LS liegen sehr häufig<br>– an der Stelle, wo der M. levator scapulae unter dem Vorderrand des M. trapezius descendens hindurch quert (**Abb. 7.95**);<br>– am Muskel-Sehnen-Übergang nahe dem Angulus superior. Diese Stelle kann indirekt durch den M. trapezius transversus hindurch oder direkt behandelt werden. Der direkte Zugang erfordert zunächst eine Faszientrennung (Technik IV) zwischen dem Vorderrand des M. trapezius descendens und dem M. levator scapulae; der Therapeut führt die Sakpula in Elevation, sodass der M. trapezius descendens ohne Spannung ist, wodurch die Palpation des Angulus superior der Skapula und die direkte Behandlung der Insertionsstelle des M. levator scapulae möglich werden (**Abb. 7.97**).<br>▪ Einschrankung der HWS-Rotation („Tortikollis") infolge<br>– Verspannung/Verkürzung des M. levator scapulae<br>– Faszienadhäsionen zu benachbarten Muskeln<br>→ Faszientrennung (Technik IV) wichtig zwischen M. levator scapulae, M. trapezius descendens und M. splenius cervicis (**Abb. 7.120**) sowie zwischen M. levator scapulae, M. trapezius descendens und Mm. scaleni (**Abb. 7.98**)<br>▪ „Tortikollis": Assoziierte Triggerpunkte liegen v. a. im M. splenius cervicis. | |
| **Empfehlungen für den Patienten** | ▪ Meiden perpetuierender und auslösender Faktoren<br>– Ergonomiecheck am Arbeitsplatz<br>– Durchzug meiden (nachts: Foulard)<br>▪ Selbstbehandlung der TrPs mit der Hand der Gegenseite oder mit Tennisball<br>▪ Dehnen (**Abb. 7.99**)<br>▪ Training: Übungen zur Förderung der Schulterblattstabilität bzw. eines harmonischen skapulothorakalen Rhythmus (Bewegungskontrolle der Skapula). | |

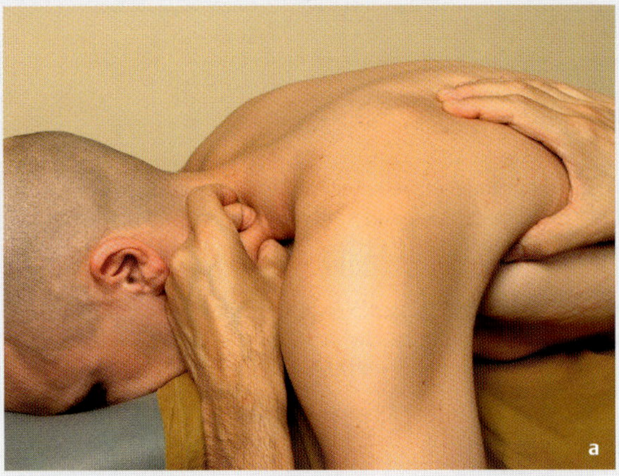

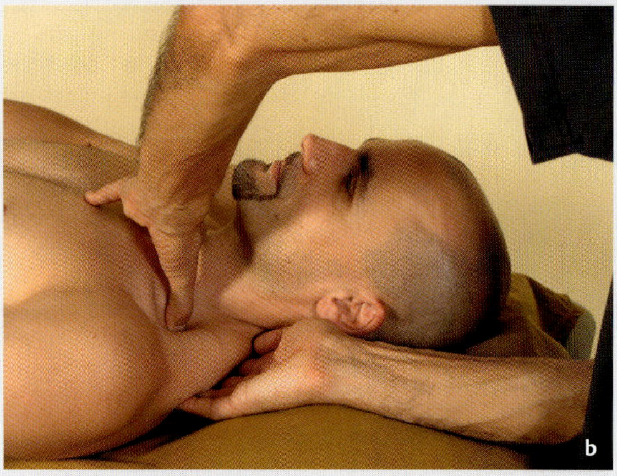

**Abb. 7.95** Manuelle Kompression (Technik I) bzw. Aufdehnen der TrP-Region (Technik II).

**a** Behandlung aus Bauchlage.
**b** Behandlung aus Rückenlage.

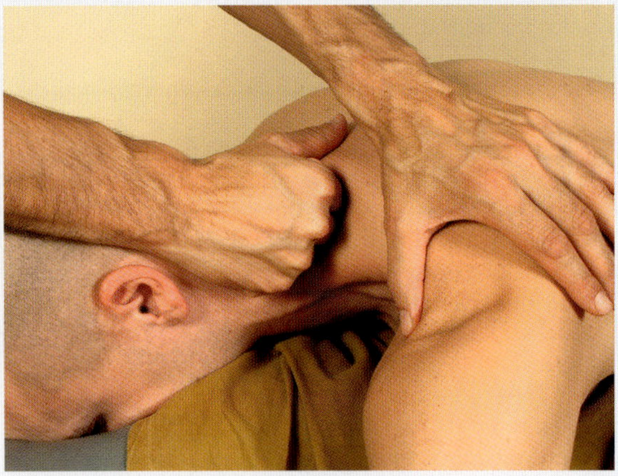

**Abb. 7.96** Fasziendehnung (Technik III).

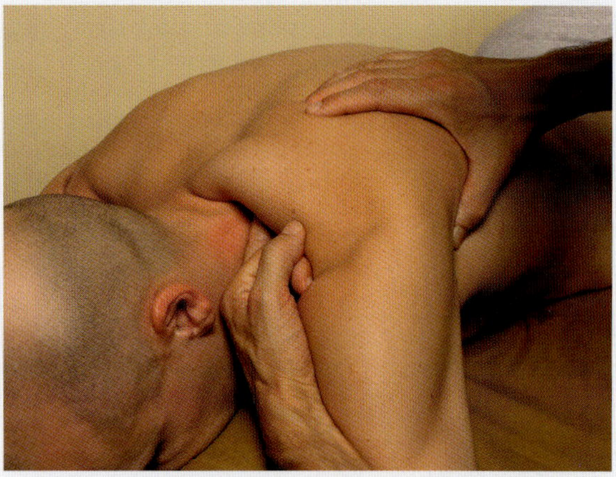

**Abb. 7.97** Faszientrennung (Technik IV) zwischen M. trapezius descendens und M. levator scapulae sowie Aufdehnen der TrP-Region (Technik II) im Muskel-Sehnen-Übergang in unmittelbarer Nähe des Angulus superior scapulae.

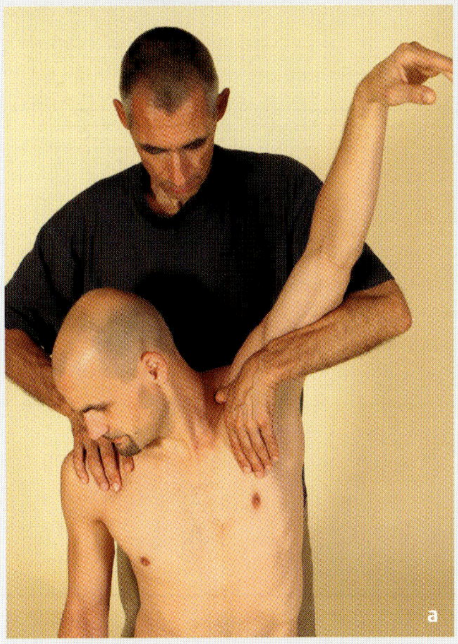


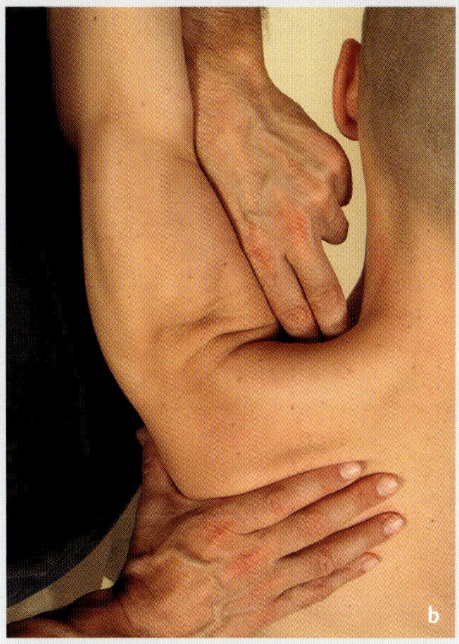


**Abb. 7.98** Faszientrennung (Technik IV) zwischen M. levator scapulae, M. trapezius descendens und Mm. scaleni.

**a** Faszien-Trenntechnik mit dem Daumen; Ansicht von ventral.
**b** Faszien-Trenntechnik mit dem Zeige- und Mittelfinger; Detailansicht von dorsal.

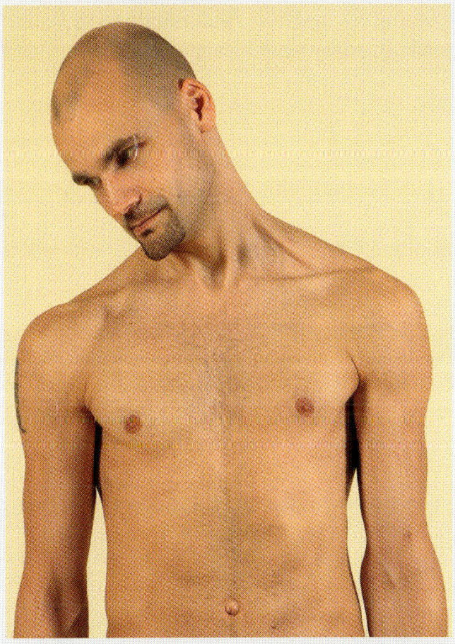

**Abb. 7.99** Selbstdehnung (Technik V) des M. levator scapulae (links) mit Lateralflexion, Rotation zur Gegenseite und Flexion der HWS sowie gleichzeitiger Depression der Skapula (indem die Hand Richtung Boden strebt).

### 7.2.3 M. sternocleidomastoideus

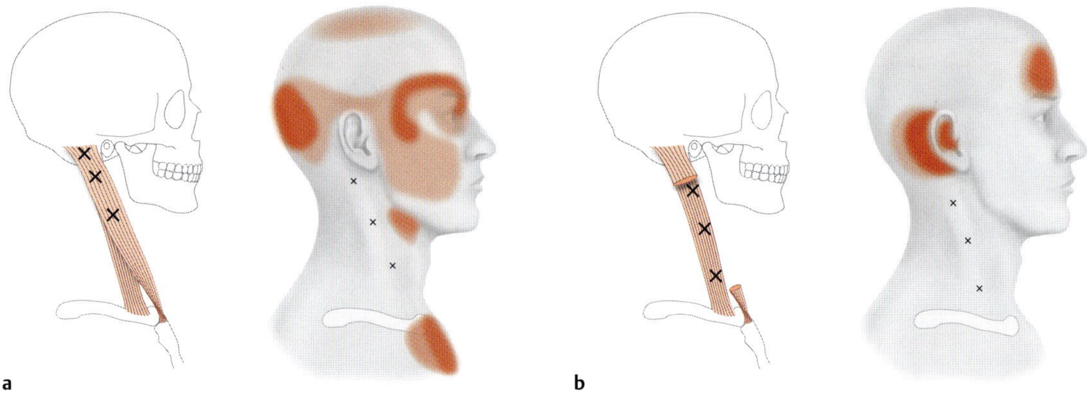


**Abb. 7.100** M. sternocleidomastoideus
**a** Oberflächlicher Kopf (sternaler Anteil).
**b** Tiefer Kopf (klavikulärer Anteil).

| | | |
|---|---|---|
| **Anatomie** | Ursprung (zweiköpfig) | ▪ oberflächlicher Kopf: am Sternum (Manubrium sterni)<br>▪ tiefer Kopf: an der Klavikula (mediales Drittel) |
| | Ansatz | ▪ Processus mastoideus und Linea nuchalis superior (laterale Hälfte bis Zweidrittel) |
| | **Innervation** | ▪ N. accessorius (XI. Hirnnerv) und direkte Äste aus dem Plexus cervicalis (C 1 – C 2), Verbindung zum N. vagus, zum Tractus pyramidalis und dem Fasciculus longitudinalis medialis, durch den die Kopf- und Augenbewegungen koordiniert werden |
| **Funktion** | HWS und Kopf | ▪ dynamisch<br>– einseitige Aktivierung<br>• Rotation: dreht Kopf und HWS zur Gegenseite<br>• Lateralflexion: neigt Kopf und HWS zur gleichen Seite<br>– beidseitige Aktivierung<br>• Extension (obere HWS): beugt Kopf/obere HWS nach hinten<br>• Flexion (untere HWS): beugt Kopf/untere HWS nach vorn<br>• Translation nach ventral: zieht den Kopf nach vorn<br>▪ stabilisierend: bei Mandibulabewegungen: Reden, Kauen (**Abb. 9.30**, S. 521) |
| | Zusatzfunktionen | ▪ Atemhilfsmuskel: wird bei forcierter Inspiration aktiviert (Sportler), obwohl dies zur Steigerung der Atmung ineffizient ist<br>▪ beteiligt sich bei der Orientierung im Raum, Gleichgewichtswahrnehmung und motorischen Koordination<br>Die experimentelle Unterbrechung des sensorischen Inputs bei C 1, C 2 und C 3 führt bei kleineren Affen zu räumlicher Orientierungsstörung, Gleichgewichtsstörung und motorischer Fehlkoordination (Travell u. Simons 2002). |
| **Referred Pain** | ▪ vorwiegend Kopf: Stirn, Schläfe, Schädeldecke, tief hinter dem und um das Auge, im und hinter dem Ohr, Hinterkopf, Wange | |
| **Symptome** | Schmerzen | ▪ Kopfschmerzen (s. Referred-Pain-Gebiet) → im Bereich des V. Hirnnervs: „atypische Trigeminusneuralgie“ |
| | Funktionsstörungen | ▪ Augensymptome: Tränenfluss, Rötung der Konjunktiva, Ptosis, Sehstörungen (verschwommene, unklare Sicht)<br>▪ Schwindel, Gleichgewichts- und Koordinationsstörungen (s. Funktion)<br>▪ Übelkeit, Kloßgefühle<br>▪ einseitige Taubheit |

| | | |
|---|---|---|
| **auslösende Faktoren** | Überlastung | ▪ akut: z. B. HWS-Distorsionstrauma bei Autokollisionen, Sturz auf Kellertreppe, beim Skifahren, Snowboarden, Reiten<br>▪ chronisch<br>– Über-Kopf-Arbeiten wie Streichen der Zimmerdecke, Tapezieren, Schreiben an der Wandtafel, Aufhängen der Vorhänge<br>– bei Translation des Kopfs nach ventral: Fahrradfahren mit tiefem Lenker; Brustschwimmen ohne Eintauchen des Kopfs; Sitzen im Kino, Theater oder Konzert in der vordersten Reihe bei erhöhter Bühne, bifokale Brille bei Computerarbeit etc.<br>– Krafttraining der Bauchmuskulatur mit Sit-ups (bei ungenügender ventraler, segmentaler Stabilisation)<br>– lang andauernde Rotationshaltung des Kopfes: PC-Bildschirm seitlich, Lesen im Bett bei seitlich angebrachtem Licht etc.<br>– andauerndes Hin- und Herdrehen des Kopfs (Zugfahrt, Crawlen) |
| | Aktivierungsmechanismus | ▪ Durchzug |
| | TrP-Aktivität in anderen Muskeln | ▪ Können die lokalen Stabilisatoren der HWS (tiefe ventrale und dorsale Halsmuskulatur) ihre stabilisierende Aufgabe infolge von TrP-Aktivität nicht wahrnehmen, versuchen globale Stabilisatoren und Mobilisatoren wie der M. sternocleidomastoideus, die Stabilisationsaufgabe kompensatorisch zu übernehmen. Sie werden dabei überlastet, sodass TrPs entstehen bzw. nicht abklingen können. |
| **Hinweise für den Therapeuten** | ▪ zählt zu den Muskeln, die sehr häufig TrPs aufweisen<br>▪ TrPs im M. sternocleidomastoideus gehören zu den häufigsten Ursachen für Kopfschmerzen (Dejung 2009).<br>▪ Translation des Kopfs nach ventral weist auf eine Verkürzung des M. sternocleidomastoideus hin und ist häufig verbunden mit dem Vorhandensein aktiver mTrPs.<br>▪ Schlüsselmuskel bei Schleudertrauma-Patienten<br>▪ Geeignete Ausgangsstellungen zur manuellen Therapie der TrPs: Da bei kräftigem Druck auf die TrPs kurzfristig Schwindel, Augenflimmern oder vegetative Symtome (Übelkeit) auftreten können, liegt der Patient bei der Behandlung am besten auf dem Rücken (**Abb. 7.101** – **Abb. 7.104**) oder auf der Seite.<br>▪ Behandlung der TrPs im M. sternocleidomastoideus bei HWS-Distorsionstraumen (aber auch bei allen anderen Nacken- und Kopfschmerzpatienten) immer in Kombination mit der Behandlung der tiefen ventralen Nackenmuskulatur und dem Training der segmentalen Stabilisation<br>▪ Selbstbehandlung instruieren (**Abb. 7.105**)<br>▪ Entwicklungsgeschichtlich sind der M. sternocleidomastoideus und der M. trapezius miteinander verwandt. Beide entstammen (zusammen mit der Muskulatur des Gesichts, des Kehlkopfs und des Rachens) dem Mesenchym der Kiemen- und Viszeralbögen (viszerale Muskulatur); dies im Unterschied zur übrigen Rumpf- und Extremitätenmuskulatur, die sich aus den Myotomen der Ursegmente (Somiten → somatische Muskulatur) entwickeln. Wenn der M. sternocleidomastoideus mTrPs hat, ist sehr häufig auch der M. trapezius descendens betroffen (und umgekehrt). | |
| **Empfehlungen für den Patienten** | ▪ Meiden perpetuierender und auslösender Faktoren<br>– gewohnheitsmäßige Translation des Kopfs nach ventral reduzieren: → Wahrnehmungsschulung; Beckenstellung ist Basis für eine ausgewogene Kopfposition („Klötzlispiel")<br>– Ergonomiecheck am Arbeitsplatz<br>– Durchzug meiden<br>▪ Selbstbehandlung der TrPs mit der Hand der Gegenseite (**Abb. 7.105**)<br>▪ Dehnen: Dehnung erfolgt<br>– durch Translation des Kopfs nach dorsal, Extension in der unteren HWS mit gleichzeitig angezogenem Kinn (obere HWS in Flexion/Inklination), Seitneigung zur Gegenseite und Rotation zur selben Seite (was nicht ganz einfach zu realisieren ist) oder<br>– indem der Patient den M. sternocleidomastoideus mit einem Pinzettengriff umfasst und verwringt, wodurch der Muskel in eine Vordehnung gebracht wird; anschließend erfolgt zusätzlich eine ipsilaterale Rotation von Kopf und HWS, wodurch der Muskel gedehnt wird (diese Dehnvariante ist für die meisten Patienten einfacher zu praktizieren; **Abb. 7.105**). | |

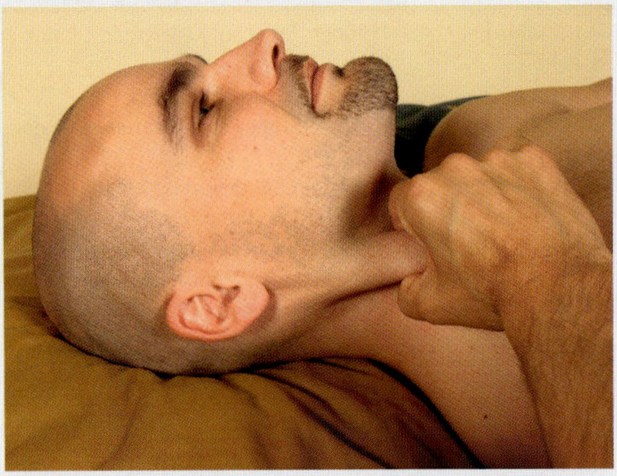

**Abb. 7.101** Manuelle Kompression (Technik I) mit Pinzettengriff.

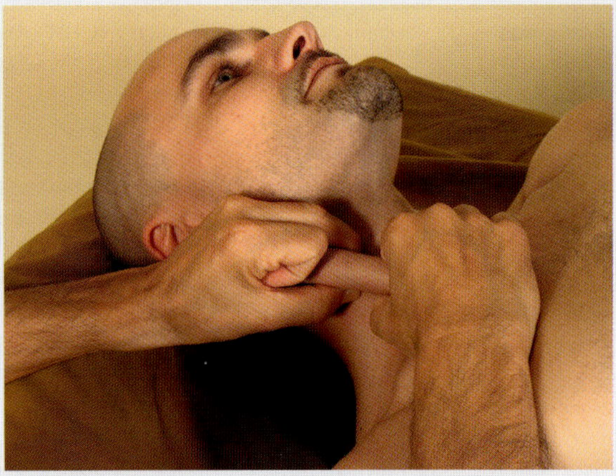

**Abb. 7.102** Aufdehnen der TrP-Region (Technik II): Mit der linken Hand zieht der Therapeut den M. sternocleidomastoideus weg von den Mm. scaleni (Technik IV) und bringt den M. sternocleidomastoideus damit unter Vordehnung. Die Hartspannstränge sind dadurch deutlicher zu tasten, und während der Behandlungsphase mit Pinzettengriff kann der Muskelstrang weniger entgleiten. Eine leichte Rotation des Kopfs wechselweise zur einen und zur anderen Seite bewirkt, dass sich der TrP unter den Fingern des Therapeuten etwas hin und her bewegt (Technik IIb).

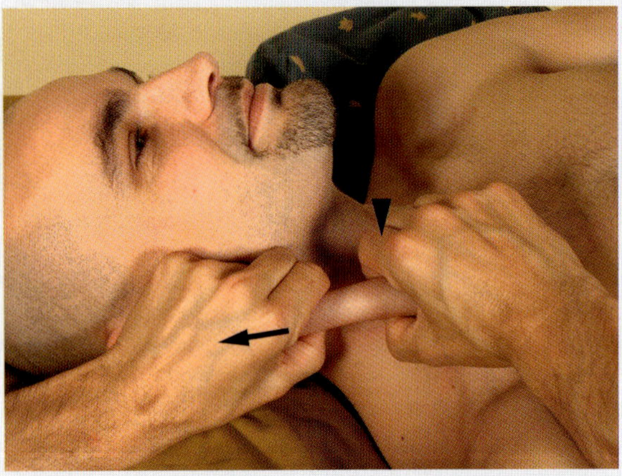

**Abb. 7.103** Fasziendehnung (Technik III): Mit der einen Hand (rechte Hand) fixiert der Therapeut den M. sternocleidomastoideus, während er gleichzeitig mit den Fingern der anderen Hand (linke Hand) mit sattem Druck weg von der Fixationshand zieht. Damit kann die Faszie des M. sternocleidomastoideus etappenweise minutiös aufgedehnt werden; bildhafte Vorstellung: Ausdrücken einer Zahnpastatube.

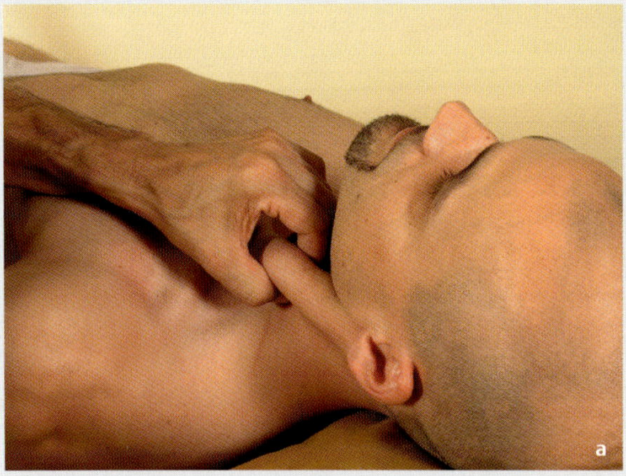

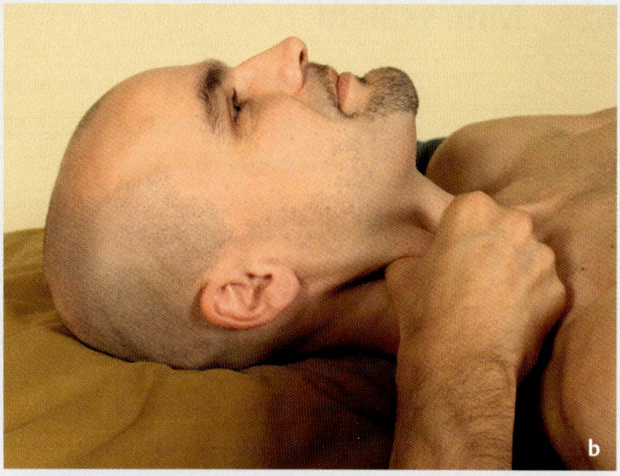

**Abb. 7.104** Faszientrennung (Technik IV) zwischen M. sternocleidomastoideus und Mm. scaleni.

**a** „Piercinggriff".

**b** „Zündschlüsselgriff": Mit einem Pinzettengriff wird der M. sternocleidomastoideus weg von den darunterliegenden Mm. scaleni gezogen und gleichzeitig (in der Abb. im Uhrzeigersinn) verdreht; bildhafte Vorstellung: Drehen eines Autozündschlüssels.

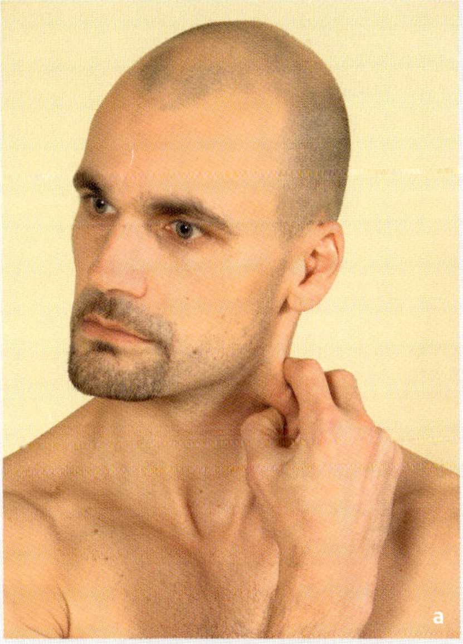

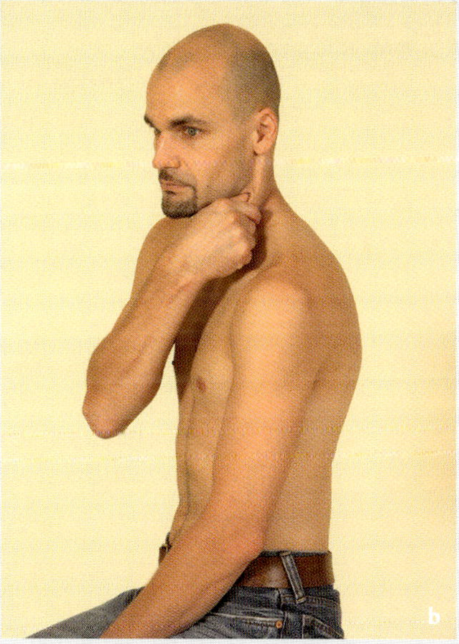

**Abb. 7.105** Selbstbehandlung und -dehnung.

**a** Selbstbehandlung: Der Patient umfasst den M. sternocleidomastoideus und zieht ihn mit einem Pinzettengriff weg von den darunter liegenden Mm. scaleni (Technik IV). TrP lassen sich dabei einfach behandeln (Technik I und II).

**b** Selbstdehnung: Verwringt der Patient den Muskel über eine Drehbewegung, wie wenn er mit einem Zündschlüssel ein Auto starten wollte, wird der M. sternocleidomastoideus unter Vordehnung gebracht, und eine ipsilaterale Rotation des Kopfes bewirkt eine Dehnung des M. sternocleidomastoideus.

## 7.2.4 Mm. scaleni

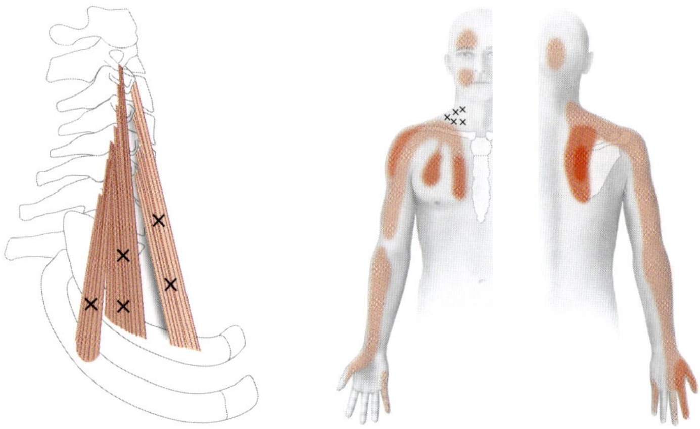

**Abb. 7.106** Mm. scaleni.

| | | |
|---|---|---|
| **Anatomie** | ▪ **M. scalenus anterior** | |
| | Ursprung | ▪ Querfortsätze (Processus transversi) C 3 – C 6 (vordere Querfortsatzhöcker) |
| | Ansatz | ▪ 1. Rippe |
| | ▪ **M. scalenus medius** | |
| | Ursprung | ▪ Querfortsätze (Processus transversi) C 2 – C 7 (dorsale Querfortsatzhöcker) |
| | Ansatz | ▪ 1. Rippe |
| | ▪ **M. scalenus posterior** | |
| | Ursprung | ▪ Querfortsätze (Processus transversi) C 5 – C 7 (dorsale Querfortsatzhöcker) |
| | Ansatz | ▪ 2. Rippe (manchmal auch zur 3. Rippe) |
| | „Fortsetzung" der Interkostalmuskulatur nach kranial<br>Zwischen dem M. scalenus anterior und dem M. scalenus medius befindet sich die Skalenuslücke (= hintere Skalenuslücke), durch die der Plexus brachialis und die A. subclavia ziehen (**Abb. 7.86 b**; s. auch **Abb. 8.3**, S. 421). | |
| | **Innervation** | ▪ Rami ventrales der Spinalnerven C 2 – C 7, direkt aus dem Plexus brachialis |
| **Funktion** | Punctum fixum Rippen | ▪ Lateralflexion der HWS (v. a. M. scalenus medius: Hauptmuskel für Lateralflexion)<br>▪ Rotation der HWS<br>– kontralateral: M. scalenus anterior<br>– ipsilataeral: M. scalenus posterior<br>▪ Flexion der HWS (bei beidseitiger Aktivierung des M. scalenus anterior) |
| | Punctum fixum HWS | ▪ Heben der 1. und 2. Rippe (bei forcierter Einatmung) |
| **Referred Pain** | ▪ nach vorn: zum Brustkorb (links: wie Angina pectoris)<br>▪ seitwärts: zum Arm (Oberarm – Ellbogen – Unterarm – Finger)<br>▪ nach hinten: zum medialen Skapularand/interskapulär (häufig)<br>▪ nach kranial: Kopfschmerzen (Gesicht, Stirn) | |
| **Symptome** | Schmerzen | ▪ medialer Skapularand, sub- und interskapulär, Thorax<br>▪ Schulter, ganzer Arm mit Ausstrahlung in die Finger radial und/oder ulnar<br>▪ gelegentlich Gesichts-/Stirnkopfschmerz<br>▪ Angina-pectoris-ähnlicher Schmerz (falls linksseitig) |
| | Funktionsstörungen | ▪ Bewegungseinschränkung der HWS betreffend<br>– Lateralflexion<br>– Rotation<br>– Extension |

| | | |
|---|---|---|
| | | ▪ Skalenussyndrom<br>– durch neuromuskuläres Entrapment (Thoracic-outlet-Syndrom) verursacht: Kompression des Gefäß-Nerven-Strangs in der Skalenuslücke zwischen M. scalenus anterior und medius sowie im Bereich der kosto-klavikulären Schere (Entrapment des Plexus brachialis sowie der A. subclavia, Venen- und Lymphgefässe) (s. Kap. 8.2.1; **Abb. 8.3**, S. 421)<br>– myofaszial durch TrPs verursacht (Referred Pain, trophische Störungen)<br>– Symptome: sensomotorische und vasomotorische Störungen in Form von Taubheit, Parästhesien, Schmerzen, Schwächegefühl in Arm und Hand, Handödeme<br>▪ rezidivierende „Blockierungen" der 1. Rippe |
| **Entrapment** | Plexus brachialis | ▪ Skalenussyndrom (Thoracic-outlet-Syndrom): neurovaskuläre Einengung in der Skalenuslücke und im Bereich der kosto-klavikulären Schere (Entrapment des Plexus brachialis, der A. suclavia sowie von Venen- und Lymphgefäßen, s. Kap. 8.2.1; **Abb. 8.3**, S. 421) |
| **auslösende Faktoren** | Überlastung | ▪ akut: traumatische Überlastung, z. B. HWS-Distorsionstrauma mit Krafteinwirkung von lateral<br>▪ chronisch<br>– Ziehen, Heben und Zerren mit dem Arm (Hund, Pferd, Segeln etc.)<br>– Telefonhörer zwischen Schulter und Ohr einklemmen<br>– schiefe Kopfhaltung (habituell oder z. B. auch als Folge einer Beinlängendifferenz)<br>– Bauchmuskeltraining mit Sit-ups bei ungenügender ventraler segmentaler Stabilisation<br>– Verliegen in der Nacht (Kissen)<br>– Diskushernie zervikal<br>– Atemfehlformen (paradoxe Atmung, chronischer Husten, Asthma bronchiale; Sport: Schnelllauf, Schwimmen etc.) |
| **Hinweise für den Therapeuten** | ▪ Mediale Schulterblattschmerzen/subskapuläre Schmerzen sind in über 80 % aller Fälle durch Provokation von mTrPs in den Mm. scaleni reproduzierbar; bei medialen Schulterblattschmerzen sind somit die Mm. scaleni immer palpatorisch zu untersuchen.<br>▪ Führt die Triggerpunkt-Behandlung von Muskeln der Interskapularregion (thorakaler M. erector trunci, M. serratus posterior superior, Mm. rhomboidei, M. trapezius transversus) nicht zum gewünschten Erfolg, liegen möglicherweise Satelliten-Triggerpunkte vor → palpatorische Prüfung der Mm. scaleni.<br>▪ Thoracic-outlet-Syndrom durch<br>– Entrapment des Plexus brachialis in der Skalenuslücke<br>– Schließen der kosto-klavikulären Schere: verspannte und verkürzte Mm. scaleni heben die erste Rippe an → Einengung der Nerven des Plexus brachialis, der A. subclavia, V. subclavia und der Lymphgefäße<br>▪ Bei unklaren, diffusen Schulter-/Armbeschwerden sind die Mm. scaleni zu behandeln.<br>▪ geeignete Ausgangsstellungen zur manuellen Therapie: Rückenlage (**Abb. 7.107** – **Abb. 7.111**), Seitenlage oder Sitz<br>▪ Der M. scalenus anterior liegt medial der meist gut palpablen Skalenuslücke (kann das Pulsieren der A. subclavia getastet werden, bestätigt dies die Lokalisation der Skalenuslücke) und ist vom M. sternocleidomastoideus weitgehend überdeckt. Der M. scalenus anterior kann vom lateralen Rand des M. sternocleidomastoideus her (**Abb. 7.107** und **Abb. 7.108 a**), zwischen der Pars sternalis und calvicularis oder vom medialen Rand des M. sternocleidomastoideus aus (**Abb. 7.108 b**) erreicht werden.<br>▪ Der M. scalenus medius liegt lateral der Skalenuslücke (**Abb. 7.109**). Bei thorakaler Inspiration werden seine Faserstränge deutlich tastbar.<br>▪ Der M. scalenus posterior (**Abb. 7.110**) schließt nach dorsal an und ist vom M. scalenus medius meist nicht eindeutig abzugrenzen. Er bildet die dorsalste Portion der Mm. scaleni und liegt ventral des M. levator scapulae.<br>▪ Faszientrennung (Technik IV) zwischen Mm. scaleni und M. sternocleidomastoideus (**Abb. 7.104**, **Abb. 7.105**) wichtig; bei HWS-Rotationseinschränkungen auch zwischen M. scalenus posterior und M. levator scapulae bzw. M. trapezius descendens (**Abb. 7.98**) | |
| **Empfehlungen für den Patienten** | ▪ Meiden perpetuierender und auslösender Faktoren<br>– Haltungsschulung<br>– Atemschulung<br>– ggf. Korrektur einer Beinlängendifferenz<br>▪ Selbstbehandlung der TrPs<br>▪ Dehnen (**Abb. 7.112**)<br>▪ Training: Segmentale Stabilisation der HWS üben | |

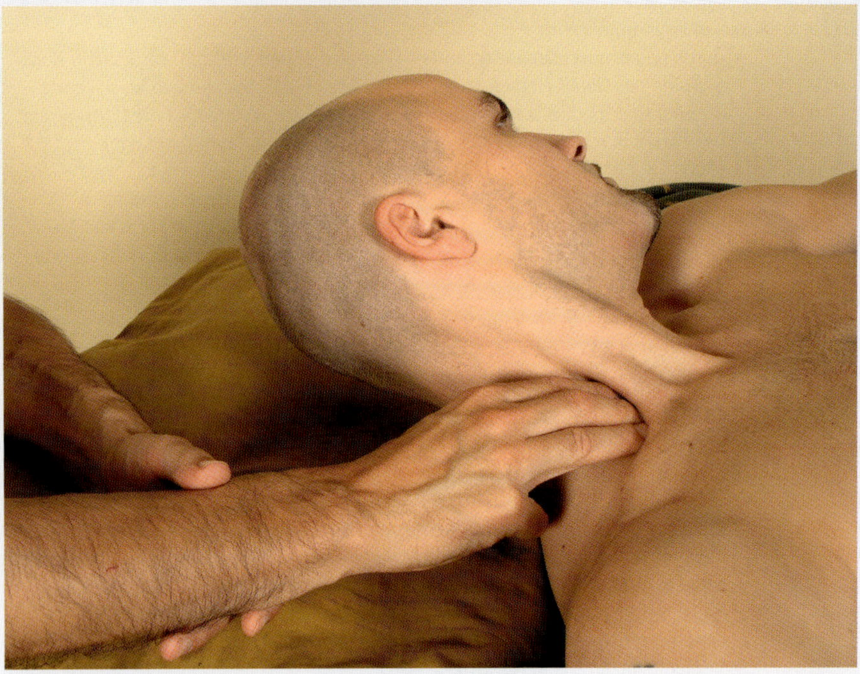

**Abb. 7.107** Palpation des M. scalenus anterior und Faszientrennung (Technik IV): Am dorsalen Rand des M. sternocleidomastoideus, der durch Anheben des Kopfs plastisch hervortritt, liegt der M. scalenus anterior in der Tiefe. Ein Teil des M. scalenus anterior ist vom M. sternocleidomastoideus überdeckt. In diesen Bereichen ist er nur einer Behandlung zugängig, wenn man mit einer Faszien-Trenntechnik unter den M. sternocleidomastoideus gelangt oder den M. sternocleidomastoideus zur Seite schiebt (**Abb. 7.108**).

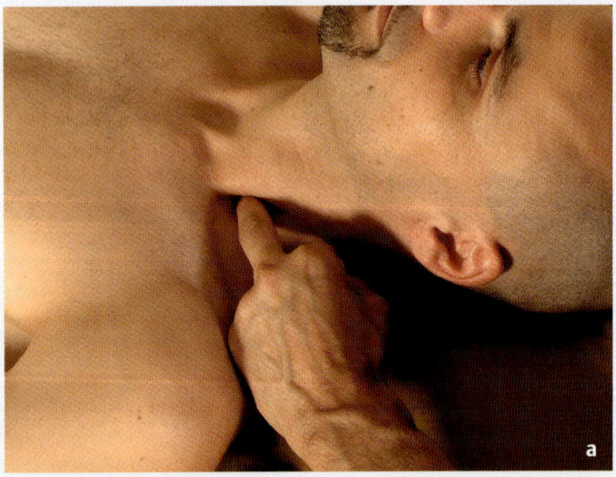

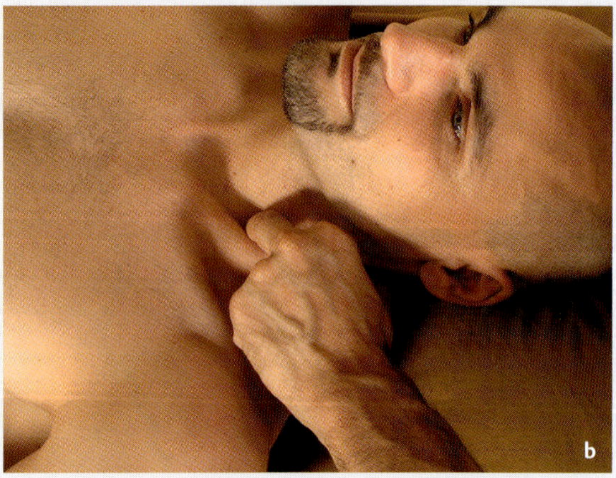

**Abb. 7.108** M. scalenus anterior: Manuelle Kompression (Technik I) bzw. Aufdehnen der TrP-Region (Technik II) des M. scalenus anterior. Der M. scalenus anterior ist teilweise vom M. sternocleidomastoideus überdeckt und wird an diesen Stellen unter dem M. sternocleidomastoideus direkt behandelt. Wenn der Patient tief einatmet, ist die Spannungsveränderung in den Mm. scaleni meistens gut tastbar.

**a** Behandlung vom lateralen Rand des M. sternocleidomastoideus her.

**b** Behandlung vom medialen Rand des M. sternocleidomastoideus her. Der M. sternocleidomastoideus wird nach lateral verschoben, um auf den darunterliegenden M. scalenus anterior zu gelangen.

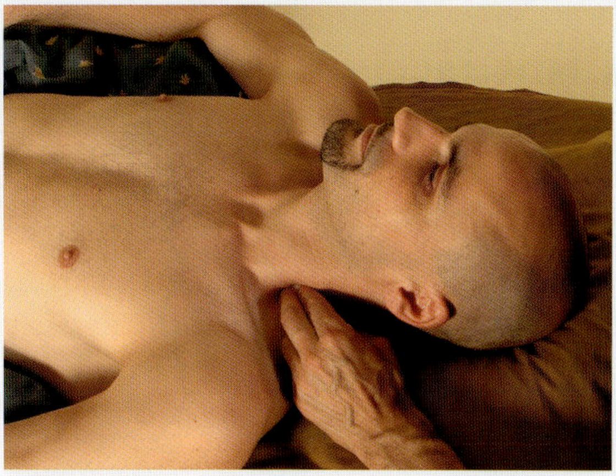

**Abb. 7.109** M. scalenus medius: Manuelle Kompression (Technik I). Leichte Rotation von Kopf und HWS wechselweise auf die eine und andere Seite führt zum Aufdehnen der TrP-Region (Technik II).

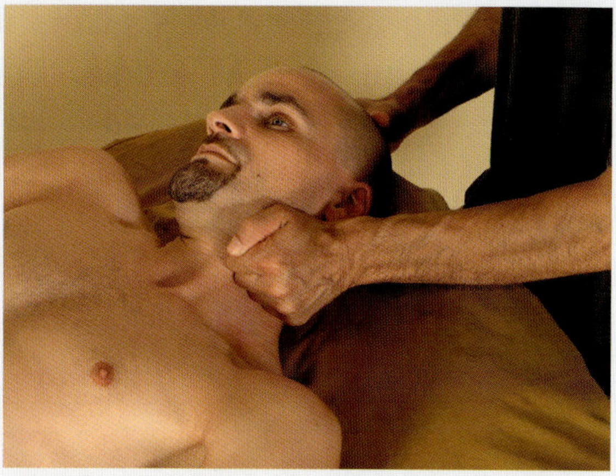

**Abb. 7.111** Fasziendehnung (Technik III): Der Therapeut gleitet mit den Fingerknöcheln äußerst langsam von kranial nach kaudal, während der Patient gleichzeitig den Kopf langsam zur Gegenseite dreht.

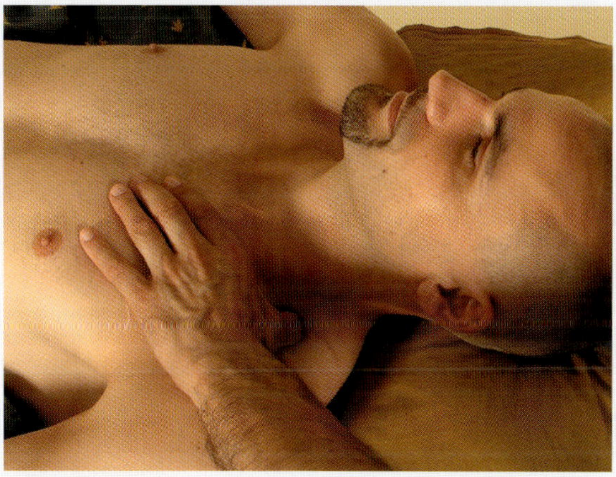

**Abb. 7.110** M. scalenus posterior: Manuelle Kompression (Technik I) bzw. Aufdehnen der TrP-Region (Technik II). Die Grenze zwischen M. scalenus medius und M. scalenus posterior ist palpatorisch nicht exakt zu identifizieren. Dorsal an den M. scalenus posterior schließt der M. levator scapulae an.

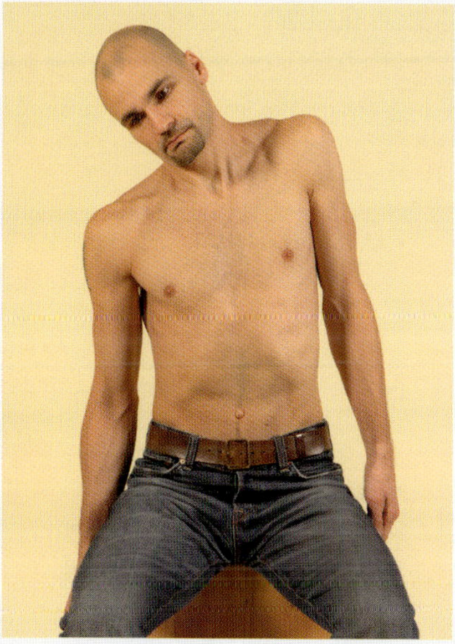

**Abb. 7.112** Selbstdehnung (Technik V): Durch das Anheben der linken Schulter wird der M. trapezius descendens links angenähert und gerät somit nicht unter Zug. Dadurch wird die nächste darunterliegende Schicht – die Skalenusmuskulatur – durch die HWS-Lateralflexion gedehnt.

## 7.2.5 Tiefe prävertebrale Muskulatur: M. longus colli, M. longus capitis, M. rectus capitis anterior, M. rectus capitis lateralis

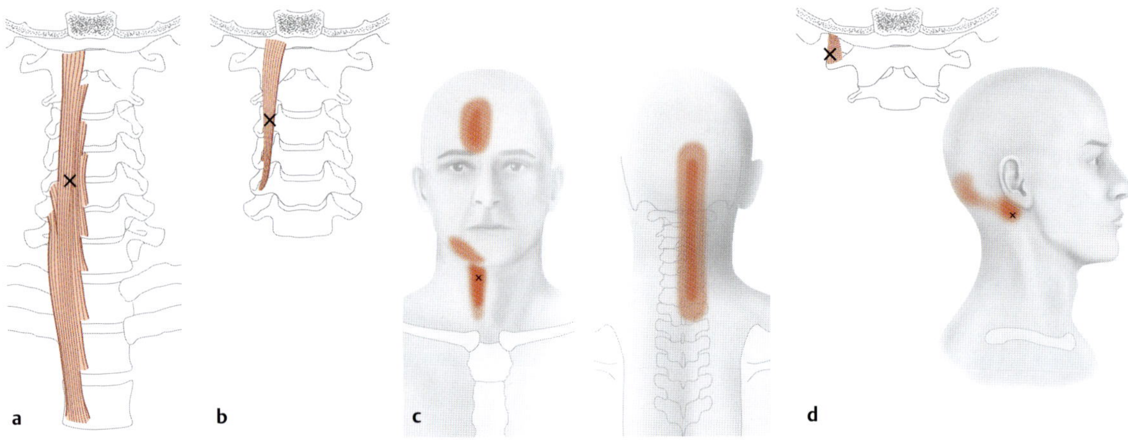


**Abb. 7.113** Prävertebrale Muskulatur – tiefe Schicht.
**a** M. longus colli.
**b** M. longus capitis.
**c** Schmerzaustrahlungsgebiet der Mm. longus colli und capitis.
**d** M. rectus capitis lateralis.

| | | |
|---|---|---|
| **Anatomie** | ▪ **M. longus colli** | |
| | Ursprung | ▪ Pars recta: Vorderseite der Wirbelkörper des 5. – 7. Hals- und 1. – 3. Brustwirbels<br>▪ Pars obliqua superior: Querfortsätze (Tubercula anteriora) des 3. – 5. Halswirbels<br>▪ Pars obliqua inferior: Vorderseite der Wirbelkörper des 1. – 3. Brustwirbels |
| | Ansatz | ▪ Pars recta: Vorderseite des 2. – 4. Halswirbels<br>▪ Pars obliqua superior: Atlas (Tuberculum anterius)<br>▪ Pars obliqua inferior: Querfortsätze (Tubercula anteriora) des 5. – 6. Halswirbels |
| | ▪ **M. longus capitis** | |
| | Ursprung | ▪ Querfortsätze (Tubercula anteriora) des 3. – 6. Halswirbels |
| | Ansatz | ▪ Os occipitale (Pars basilaris) |
| | ▪ **M. rectus capitis anterior** | |
| | Ursprung | ▪ Atlas-Querfortsatz (Processus transversus, massa lateralis) |
| | Ansatz | ▪ Schädelbasis (Pars basilaris des Os occipitale, ventral des Foramen magnum) |
| | ▪ **M. rectus capitis lateralis** | |
| | Ursprung | ▪ Atlas-Querfortsatz (Processus transversus, lateral) |
| | Ansatz | ▪ Pars basilaris des Os occipitale (lateral der Condyli occipitales) |
| | **Innervation** | ▪ Mm. longus colli/cervicis: direkte Äste aus dem Plexus cervicalis (C 1 – C 6)<br>▪ Mm. rectus capitis anterior/lateralis: Rami ventrales des 1. Zervikalnervs |
| **Funktion** | HWS stabilisierend | ▪ primäre Funktion ist die Bewegungsverhinderung: lokale Stabilisation |
| | HWS bewegend | ▪ Flexion von HWS und Kopf (beidseitige Aktivierung)<br>▪ Lateralflexion von HWS und Kopf (einseitige Aktivierung) |
| **Referred Pain** | ▪ ventrale Halsschmerzen (tief)<br>▪ Nackenschmerzen<br>▪ Kopfschmerzen | |

| | | |
|---|---|---|
| **Symptome** | Schmerzen | ▪ Schmerzen in Ruhe und bei Bewegung im Referred-Pain-Gebiet<br>▪ Missempfindungen (Einschlafen, Kribbeln) im ganzen Arm möglich |
| | Funktionsstörungen | ▪ mangelnde Fähigkeit zur Stabilisierung der HWS durch die tiefen Stabilisatoren<br>– Gefühl, den Kopf nicht stabil halten zu könen<br>– Mm. scaleni und M. sternocleidomastoideus übernehmen kompensatorisch Stabilisationsaufgaben und werden dabei überlastet → Perpetuierung mTrPs im M. sternocleidomastoideus und den Mm. scaleni.<br>▪ Bewegungseinschränkung betr. Extension der HWS<br>▪ Schwindel (s. u.) |
| **auslösende Faktoren** | Überlastung | ▪ akut: HWS-Beschleunigungstrauma<br>▪ chronisch: ungünstige Kopfposition bzw. (Arbeits-)Haltung, z. B. langes Arbeiten über Kopf (Maler, Elektriker etc.) |
| | Überdehnung | ▪ akut: HWS-Distorsionstrauma |
| **Hinweise für den Therapeuten** | | ▪ Die tiefen Nackenflexoren haben primär stabilisierende Funktion.<br>– TrPs in der ventralen Halsmuskulatur können die Fähigkeit, die HWS zu stabilisieren beeinträchtigen → kompensatorische Überlastung der Mm. scaleni und des M. sternocleidomastoideus.<br>– Behandlung latenter TrPs: Oft sind die TrPs in den tiefen ventralen Nackenmuskeln bezogen auf Schmerz asymptomatisch, bezüglich Dysfunktion jedoch relevant, d. h., sie verursachen eine mangelnde lokale Stabilisierung der HWS → Behandlung der (bezüglich Schmerz) latenten TrPs aufgrund funktioneller Überlegungen und Zusammenhänge notwendig (s. S. 134 ff).<br>▪ Propriozeptive Funktion: Die tiefen Nackenmuskeln (dorsal und ventral) haben eine wichtige propriozeptive Funktion; ist diese irritiert, kann Schwindel auftreten.<br>▪ geeignete Ausgangsstellung zur manuellen Therapie: Rückenlage (**Abb. 7.114**), Seitenlage<br>▪ Zugang zu den Mm. longus colli und capitis erfolgt<br>– von ventral im Bereich der mittleren HWS: Zunächst wird medial des M. sternocleidomastoideus die A. carotis palpiert und der gesamte Schlundtrakt tangential zur gegenüberliegenden Seite geschoben (**Abb. 7.114 a**). Der leichte Druck zur A. carotis, mit dem diese palpiert wurde, schwächt dadurch ab. Anschließend werden die Finger steil gestellt und gelangen zwischen A. carotis und Schlundtrakt (**Abb. 7.88**) mühelos in die Tiefe, bis ein fester Untergrund erreicht ist (**Abb. 7.114 b**): Durch leichtes kraniokaudales Verschieben der Finger sind die Wirbelkörper und die dazwischenliegenden Bandscheiben gut zu tasten (wie ein Bambus mit seinen Knoten). Die tiefe Schicht der prävertebralen Muskeln liegt nicht in der Mitte, sondern leicht lateral davon (**Abb. 7.114 c**). Presst der Patient seinen Nacken nach unten ins Kissen oder führt er leichte Nickbewegungen aus, ist die Spannungsveränderung in der tiefsten Schicht der ventralen Halsmuskeln spürbar.<br>– von lateral: Am dorsalen Rand des M. sternocleidomastoideus wird – lateral der A. carotis – Kontakt zu den Querfortsätzen der Halswirbel aufgenommen (**Abb. 7.88 b**). Von dort ausgehend wird die etwas weiter ventral-medial gelegene tiefe Schicht der prävertebalen Halsmuskeln palpiert (kleine Nickbewegungen ermöglichen die Identifizierung der Muskulatur) und behandelt.<br>▪ Der M. longus colli, M. longus capitis und der M. rectus capitis anterior sind palpatorisch und funktionell nicht zu differenzieren.<br>▪ Die manuelle Behandlung der Mm. longus colli und capitis sowie des M. rectus capitis anterior beschränkt sich auf Technik I, verbunden mit leichter aktiver Nackenflexion/Inklination und -extension/Reklination, und vorsichtig Technik II (**Abb. 7.114 c**). Kehlkopf und A. carotis dürfen nicht komprimiert werden.<br>▪ Zugang zum M. rechtus capitis lateralis: Palpation des Proc. mastoideus und ventral davon des Atlasquerfortsatzes, der palpierende Finger tastet in die Tiefe richtung Proc. styloideus und weiter nach leicht dorsal und bleibt dabei immer ventral des M. sternocleidomastoideus, aktive Lateralflexion (ipsilateral) der HWS führt zur Kontraktion des Muskels in der Tiefe und macht ihn identifizierbar. Bei der Behandlung ist Vorsicht geboten und die oft ausgeprägte Irritierbarkeit ist absolut zu berücksichtigen (Schwindel, Übelkeit, Schmerz). Die Nähe zu 3 Hirnneven (N. accessorius, N. glossopharyngeus, N. vagus) und zur A. vertebralis kann für diese vegetativen Symptome mitverursachend sein. Als wichtiger tiefer Stabilisator darf er nicht übersehen werden, da eine Triggerpunkt induzierte Dysfunktion sonst aufrechterhaltender Faktor für Überlastungsprobleme (muskulär und artikulär) der HWS sein kann.<br>▪ Wichtig ist, die tiefen Nackenstabilisatoren gleichzeitig funktionell zu kräftigen (**Abb. 7.116**). |
| **Empfehlungen für den Patienten** | | ▪ Meiden perpetuierender und auslösender Faktoren<br>– Wahrnehmungs- und Haltungsschulung (Gewohnheitskopfhaltung überprüfen)<br>– Ergonomiecheck am Arbeitsplatz<br>▪ sanftes Dehnen (**Abb. 7.115**)<br>▪ Training der lokalen Stabilisatoren (**Abb. 7.116**) |

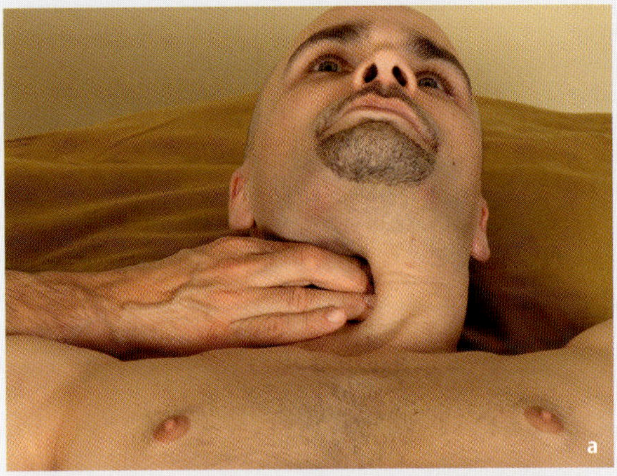


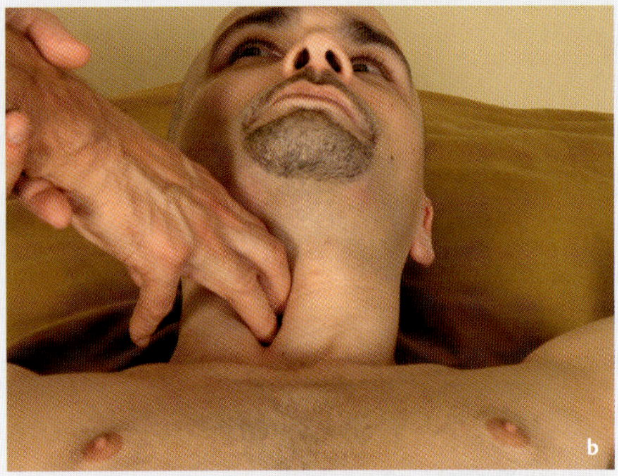


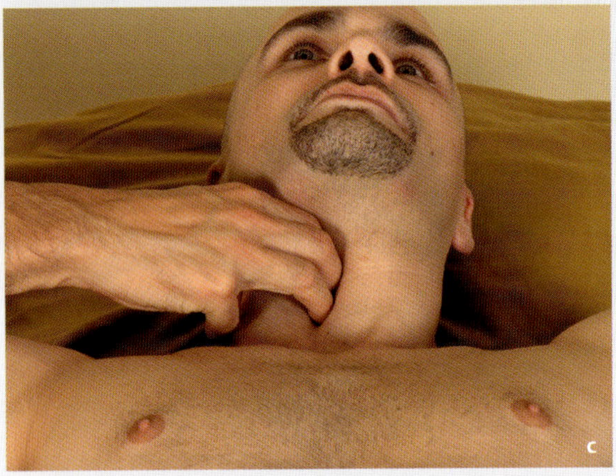


**Abb. 7.114** Zugang zur tiefen Schicht der prävertebralen Muskulatur.

**a** Palpation der A. carotis und tangentiale Lateralverschiebung des gesamten Schlundtrakts. Der Palpationsdruck zur A. carotis nimmt dabei ab.

**b** Anschließend Finger steil stellen und in die Tiefe gleiten, bis fester Untergrund erreicht wird (**Abb. 7.88b**). „Bambusgefühl" durch das Palpieren der Wirbelkörper und Disci beim Verschieben der Finger in kraniokaudaler Richtung.

**c** Manuelle Kompression (Technik I) und Aufdehnen der TrP-Region (Technik II) der tiefen ventralen Stabilisatoren der HWS: Die Finger orientieren sich nach leicht lateral. Presst der Patient den Nacken ins Kissen oder macht er leichte Nickbewegungen, ist die Spannungsveränderung in den Mm. longus colli und capitis spürbar.

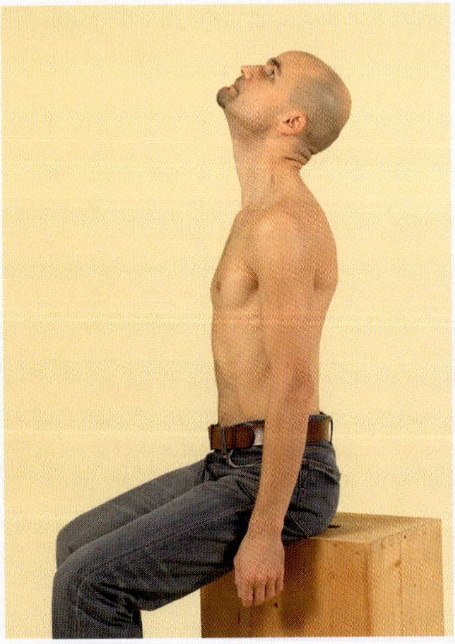

**Abb. 7.115** Selbstdehnung (Technik V).

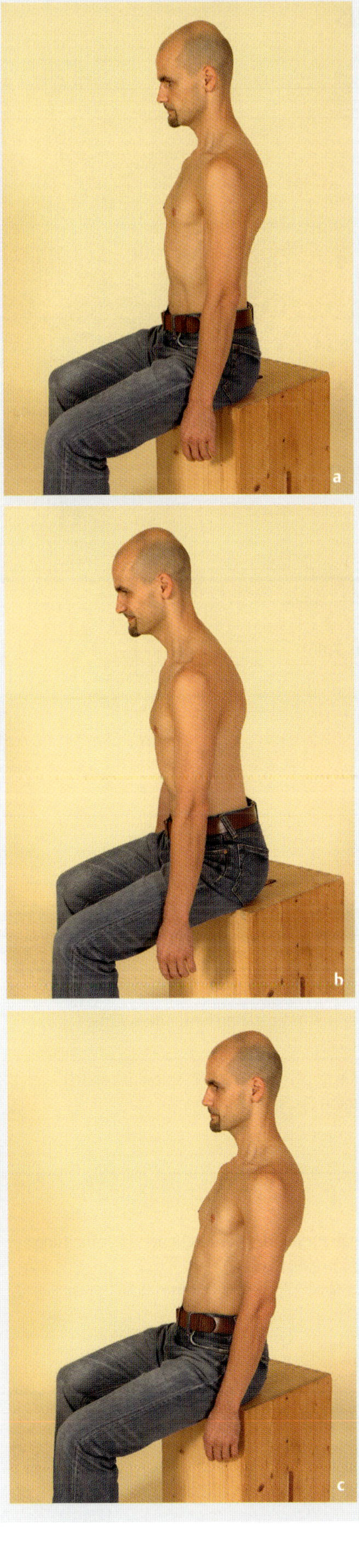


**Abb. 7.116** Funktionelles Training (Technik VI) der tiefen Nacken- und Rumpfstabilisatoren.

**a** Ausgangsstellung ist das aufrechte Sitzen, wie es im „Klötzlispiel" erarbeitet wird.

**b** Durch Auslenken der Körperlängsachse nach hinten werden die ventral gelegenen Muskeln der HWS und des Rumpfes aktiviert. Die Auslenkung nach hinten soll nur so klein erfolgen, dass die oberflächlich gelegenen globalen Muskeln (M. sternocleidomastoideus, supra- und infrahyoidale Muskeln, M. scalenus anterior) nicht aktiviert werden. Die Stabilisierung wird damit durch die in der Tiefe gelegenen Muskeln gewährleistet, die als „Low load"-Muskeln bereits bei geringer Belastung aktiviert werden.

**c** Durch Auslenkung der Körperachse nach vorne werden alle dorsal gelegenen Muskeln der HWS und des Rumpfes aktiviert. Je kleiner Auslenkung nach ventral, desto ausgeprägter werden die in der Tiefe liegenden lokalen Stabilisatoren zur Aktivierung angeregt.

## 7.2.6 M. splenius capitis und M. splenius cervicis

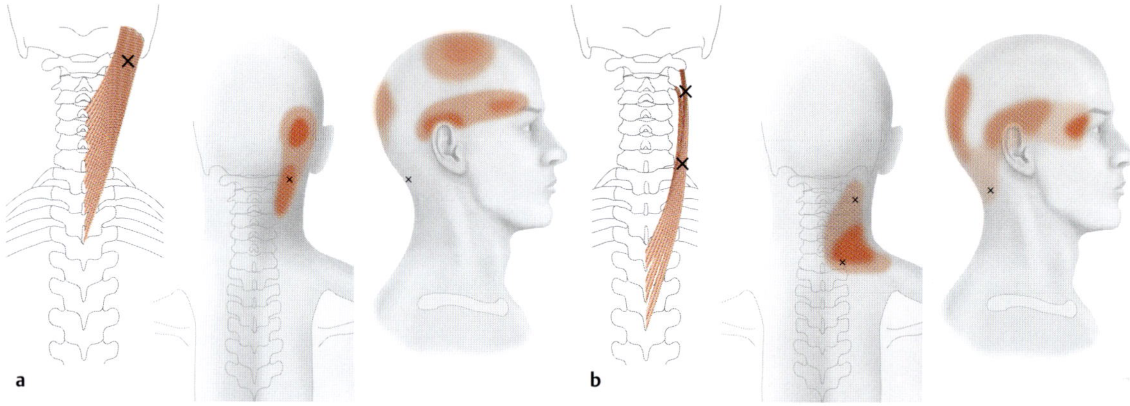

**Abb. 7.117** Mm. splenii
**a** M. splenius capitis.
**b** M. splenius cervicis.

| | | |
|---|---|---|
| **Anatomie** | ▪ **M. splenius capitis** | |
| | Ursprung | ▪ Dornfortsätze C 4 –Th 3 |
| | Ansatz | ▪ Bereich des Processus mastoideus (**Abb. 7.86**) |
| | ▪ **M. splenius cervicis** | |
| | Ursprung | ▪ Dornfortsätze Th 3 –Th 6 |
| | Ansatz | ▪ Querfortsätze C 1 – C 2 |
| | **Innervation** | ▪ Rami dorsales der Spinalnerven C 1 – C 6 |
| **Funktion** | ▪ dynamisch | |
| | – unilaterale Aktivität | ▪ Rotation ipsilateral von Kopf und HWS<br>▪ Lateralflexion (im EMG nicht bestätigt) |
| | – bilaterale Aktivität | ▪ Extension des Kopfs und der HWS |
| | ▪ statisch | ▪ stabilisierend (d. h. Verhindern von Flexion/Rotation des Kopfs und der HWS) |
| **Referred Pain** | M. splenius capitis | ▪ Scheitelgegend, occipitale und temporale Kopfschmerzen |
| | M. splenius cervicis | ▪ diffuse Schmerzen im Kopf mit besonderer Konzentration hinter dem Auge<br>▪ Nackenschmerzen (wie M. levator scapulae) |
| **Symptome** | Schmerzen | ▪ Scheitelgegend, occipitale und temporale Kopfschmerzen (M. splenius capitis)<br>▪ Schmerz in Nacken-, Schädel-, Augenregion (M. splenius cervicis) |
| | Funktionsstörungen | ▪ „steifer Hals“, „Tortikollis“ (HWS-Rotation zur Gegenseite eingeschränkt)<br>▪ verschwommenes Sehen im Nahbereich |
| **auslösende Faktoren** | Überlastung | ▪ akut: HWS-Distorsionstrauma<br>▪ v. a. chronisch<br>– durch längere Zeit beibehaltene vorgebeugte oder vorgeschobene Kopfhaltung (Arbeit am PC, bifokale Brille, Akkordeonspielen etc.)<br>– andauerndes Hin- und Herdrehen des Kopfs (Zugfahrt, Tennismatch, Crawlen etc.) |
| | Überdehnung | ▪ Einschlafen vor dem Fernseher |
| | Aktivierungsmechanismus | ▪ Zugluft |

| | |
|---|---|
| **Hinweise für den Therapeuten** | ▪ Der **M. splenius capitis** ist ein dünner, flächiger Muskel.<br>– Direkt der Palpation und Behandlung zugänglich ist der M. splenius capitis nur in seinem mittleren Bereich (zwischen dem ventralen Rand des M. trapezius descendens und dem dorsalen Rand des M. sternocleidomastoideus; **Abb. 7.86**).<br>– Behandlung der kaudalen Muskelpartie durch den M. trapezius descendens hindurch<br>– Behandlung der kranialen Muskelpartie unter bzw. hinter dem M. sternocleidomastoideus (**Abb. 7.118**)<br>▪ Behandlung der kaudalen Muskelpartie des **M. splenius cervicis** nur indirekt durch den M. trapezius transversus und descendens hindurch möglich; die kraniale Partie ist direkt erreichbar.<br>▪ geeignete Ausgangsstellungen für die manuelle Behandlung: Bauchlage (**Abb. 7.118**, **Abb. 7.120**), Seitenlage oder Sitz (**Abb. 7.119**)<br>▪ Faszientrennung (Technik IV) wichtig bei HWS-Rotationseinschränkungen zwischen<br>– M. trapezius descendens und M. splenius capitis/cervicis (**Abb. 7.120**)<br>– M. trapezius descendens und M. levator scapulae (**Abb. 7.98**)<br>▪ Tortikollis<br>– TrPs im M. splenius cervicis und M. levator scapulae behandeln<br>– Faszientrennung (Technik IV) wichtig (**Abb. 7.120**, **Abb. 7.98**) |
| **Empfehlungen für den Patienten** | ▪ Meiden perpetuierender und auslösender Faktoren<br>– Wahrnehmungs- und Haltungsschulung (Gewohnheitskopfhaltung überprüfen)<br>– Ergonomiecheck am Arbeitsplatz<br>– Durchzug meiden, Schal tragen (nachts: Foulard)<br>– evtl. Linsen tragen anstelle bifokaler Brillen<br>▪ Selbstbehandlung der TrPs<br>▪ Dehnen (ggf. unter warmer Nackendusche, **Abb. 7.121**) |

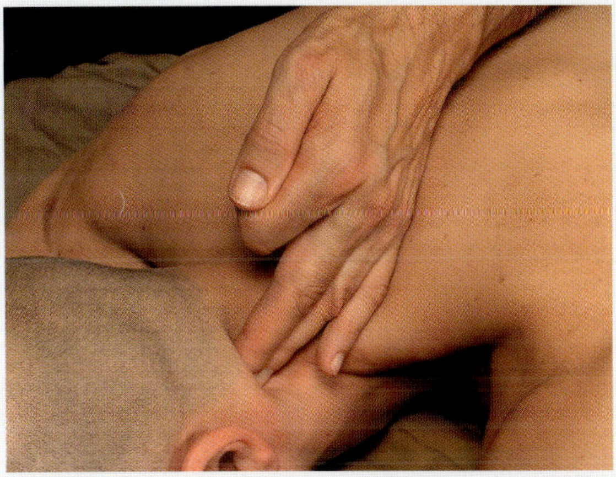

**Abb. 7.118** Zugang für Technik I (manuelle Kompression) bzw. Technik II (Aufdehnen der TrP-Region) im kranialen Anteil des M. splenius capitis.

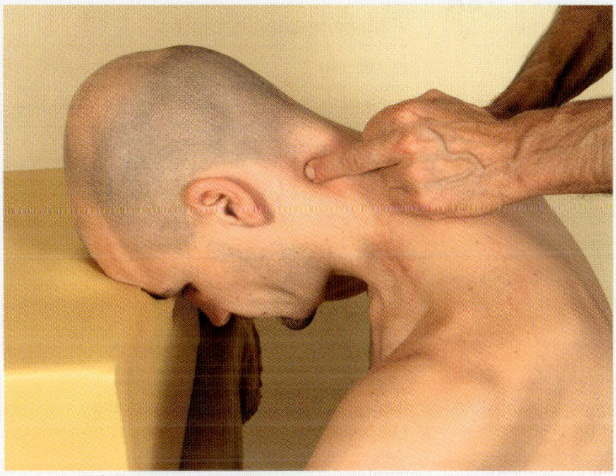

**Abb. 7.119** Fasziendehnung (Technik III).

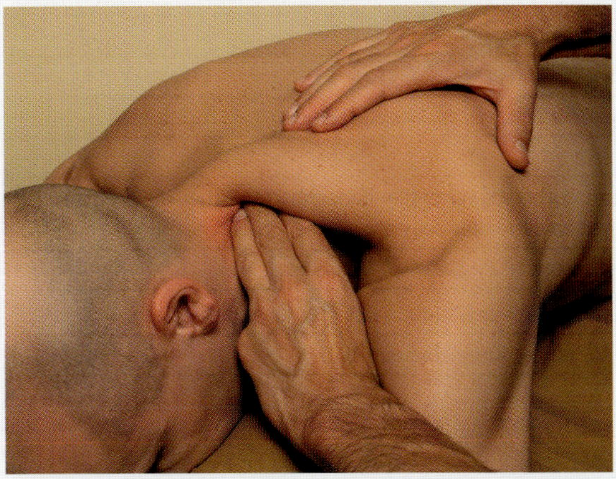

**Abb. 7.120** Faszientrennung (Technik IV) zwischen M. splenius cervicis, M. trapezius descendens und M. levator scapulae.

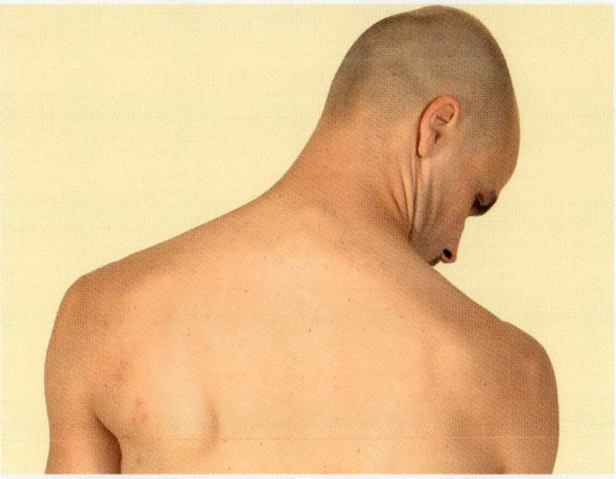

**Abb. 7.121** Selbstdehnung (Technik V) der Mm. splenii (links) mit Rotation, Flexion und Lateralflexion der HWS.

## 7.2.7 Zervikaler M. erector spinae: Mm. semispinalis capitis und cervicis, Mm. longissimus capitis und cervicis, Mm. multifidi und Mm. rotatores

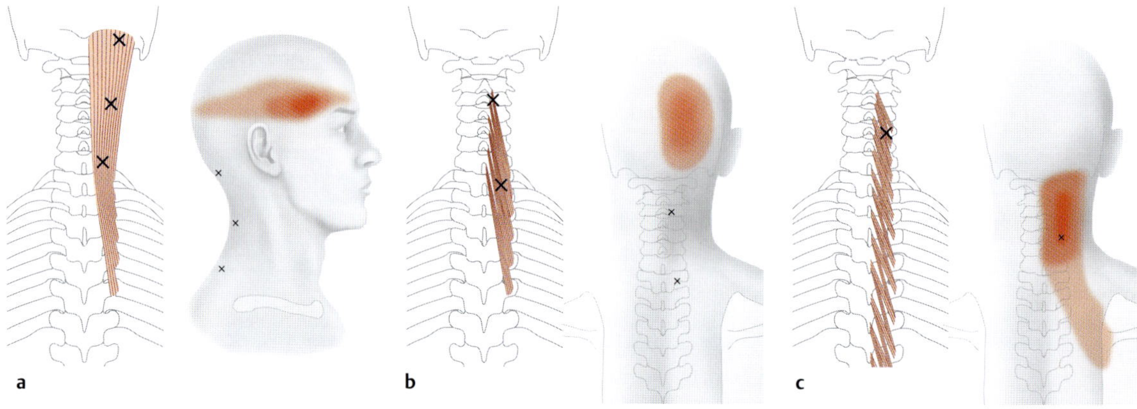

**Abb. 7.122** Zervikaler M. erector spinae
**a** M. semispinalis capitis. **b** M. semispinalis cervicis. **c** Mm. multifidi und rotatores cervicis.

| | | |
|---|---|---|
| **Anatomie** | ▪ **M. semispinalis capitis** | |
| | Ursprung | ▪ Querfortsätze Th 1 – 6 und C 3 – 6 |
| | Ansatz | ▪ Okziput zwischen der Linea nuchalis superior und der Linea nuchalis inferior |
| | ▪ **M. semispinalis cervicis** | |
| | Ursprung | ▪ Querfortsätze Th 1 – 6 |
| | Ansatz | ▪ Dornfortsätze C 2 – C 5 |
| | ▪ **M. longissimus capitis** | |
| | Ursprung | ▪ Querfortsätze Th 1 – 5 und C 5 – 7 |
| | Ansatz | ▪ Processus mastoideus |
| | ▪ **M. longissimus cervicis** | |
| | Ursprung | ▪ Querfortsätze Th 1 – 6 |
| | Ansatz | ▪ Querfortsätze C 2 – 5 |
| | ▪ **Mm. multifidi cervicis** | |
| | Ursprung | ▪ Gelenkfortsätze (Processus articulares inferiores) C 4 – 7 |
| | Ansatz | ▪ Dornfortsätze C 2 – 5 |
| | | ▪ Die Fasern der Mm. multfidi überspringen 2 – 4 Wirbel. |
| | ▪ **Mm. rotatores cervicis** | |
| | Ursprung | ▪ Gelenkfortsätze (Processus articulares inferiores) C 3 – 7 |
| | Ansatz | ▪ Dornfortsätze C 2 – 6 |
| | | ▪ Die Fasern der Mm. rotatores breves verbinden benachbarte Wirbel, die der Mm. rotatores longes gelangen zu den übernächsten. |
| | **Innervation** | ▪ Rami dorsales der Spinalnerven (C 1 – C 8) |
| **Funktion** | ▪ statisch | ▪ stabilisierend: verhindern von Flexion/Rotation des Kopfs und der HWS |
| | ▪ dynamisch | ▪ bilaterale Aktivität: Extension des Kopfs und der HWS |
| | | ▪ unilaterale Aktivität:<br>– Rotation (kontralateral) der HWS<br>– Lateralflexion (M. semispinalis capitis/cervicis) |

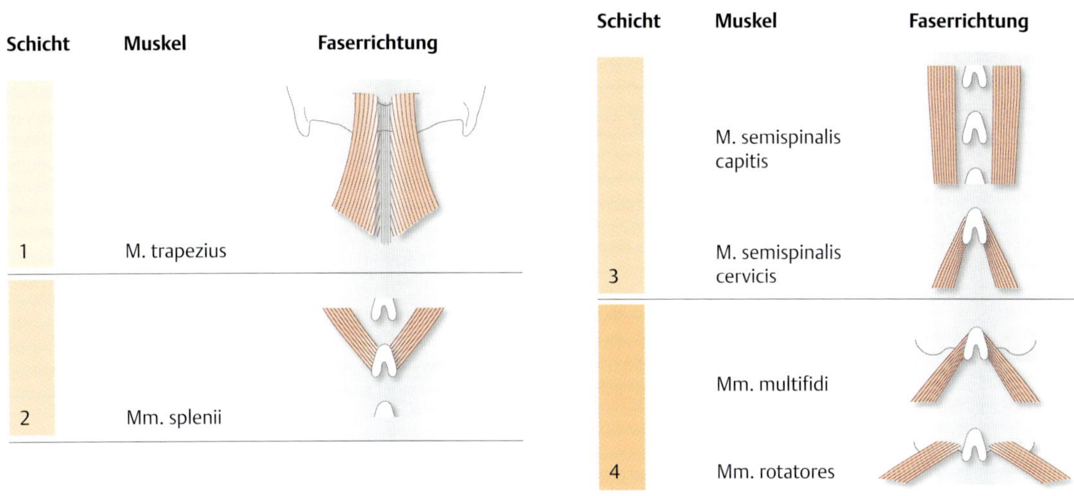


**Abb. 7.122 d** Faserrichtung und Schichttiefe der Nackenmuskulatur. Unterschiedliche Verlaufsrichtungen der Muskelfasern in den 4 Schichten der Nackenmuskulatur. Schicht 1 liegt am oberflächlichsten, Schicht 4 am tiefsten.

| | | |
|---|---|---|
| **Referred Pain** | ▪ Schläfengegend, Stirn<br>▪ Hinterkopf<br>▪ Hals und Nacken<br>▪ medialer Schulterblattrand | |
| **Symptome** | Schmerzen | ▪ Kopfschmerz temporal, frontal, okzipital<br>▪ Nacken |
| | Funktions-störungen | ▪ „steifer Nacken" (v. a. HWS-Flex ist eingeschränkt, HWS-Rot weniger stark)<br>▪ Schwindel (Nackenrezeptorfeld, s. S. 511)<br>▪ Dysästhesien und Hypästhesie der Kopfhaut über der gleichseitigen Okzipitalregion (Okzipitalneuralgie) als Folge des Entrapments des N. occipitalis major beim Durchtritt durch den M. semispinalis capitis (und M. trapezius descendens) |
| **Entrapment** | ▪ N. occipitalis major (vorwiegend sensorische Fasern) beim Durchtritt durch den M. semispinalis capitis<br>→ Okzipitalneuralgie mit Taubheit, prikelnden und brennenden Schmerzen der Kopfhaut am Hinterkopf | |
| **auslösende Faktoren** | Überlastung | ▪ akut: HWS-Distorsionstrauma<br>▪ v. a. chronisch, z. B.<br>– längere Zeit beibehaltene vorgebeugte oder vorgeschobene Kopfhaltung, z. B. Arbeit am PC, Fernglasbeobachtungen von Vögeln o. Ä. in sitzender Haltung, Fahrradfahren (Rennfahrrad), Gitarrespielen<br>– häufig mitverursachend: schlechte Brille; verkürzte Mm. pectoralis minor und major (verstärkte Thoraxkyphose) |
| | Überdehnung | ▪ Einschlafen vor dem Fernseher → Problem „ist über Nacht aufgetaucht" |
| **Hinweise für den Therapeuten** | ▪ Zur differenzierten Palpation der Nackenmuskulatur sind 2 Informationen notwendig: Schichttiefe und Verlaufsrichtungen der Muskelfasern (**Abb. 7.122 d**).<br>▪ Palpatorisch sind bei der Nackenmuskulatur vier Schichten zu unterscheiden:<br>– Von oberflächlich bis tief sind zu differenzieren (**Abb. 7.122 d**):<br>1. M. trapezius descendens (Kap. 7.2.1)<br>2. Mm. splenius capitis/cervicis (Kap. 7.2.6)<br>3. Mm. semispinalis capitis/cervicis und Mm. longissimus capitis/cervicis<br>4. Mm. multifidi cervicis und Mm. rotatores longes/breves<br>– Die in diesem Kapitel besprochenen Mm. semispinalis capitis und cervicis, Mm. longissimus capitis und cervicis liegen in der 3. Schicht, die Mm. multifidi und Mm. rotatores in der 4. Schicht.<br>– Die kurzen subokzipitalen Muskeln (Mm. suboccipitales), die das Okziput mit den ersten beiden Halswirbeln verbinden (skull-movers), gehören zur 4. Schicht (Kap. 7.2.8).<br>▪ Je näher sich ein Muskel am Drehpunkt befindet, desto stärker ist seine stabilisierende, d. h. bewegungsverhindernde Funktion. Je weiter entfernt er vom Drehpunkt liegt, desto stärker ist seine bewegende Funktion.<br>→ Je tiefer ein Muskel an der HWS liegt, umso ausgeprägter ist die stabilisierende Wirkung; je oberflächlicher ein Muskel liegt, umso ausgeprägter ist die dynamische Aufgabe.<br>→ Die Mm. multifidi und Mm. rotatores dienen primär der lokalen Stabilisation. | |

**Hinweise für den Therapeuten**

- TrPs in den Mm. multifidi und Mm. rotatores werden von gelenkfokussierten Manualtherapeuten in der Schweiz als „Irritationszonen" der Gelenke bezeichnet (Dejung 2009).
- TrPs im zervikalen Erector spinae sind eine häufige Ursache für Kopf- und Nackenschmerzen (Kap. 9.3.1).
- geeignete Ausgangsstellungen zur manuellen Therapie der TrPs: Bauchlage (**Abb. 7.123** – **Abb. 7.126**), Seitenlage, Sitz (**Abb. 7.119**) oder Rückenlage (**Abb. 7.129**)
- Muskulatur der HWS, die mit einem „Packegriff" in der Tiefe – dorsal der Quer- und medial der Dornfortsätze – abgehoben werden kann, zählt zur 3. Schicht: Mm. semispianalis capitis und cervicis (**Abb. 7.123**).
- Zugang zum M. longissimus capitis erfolgt am zuverlässigsten von lateral: Zunächst wird der M. levator scapulae identifiziert. Vom dorsalen Rand des M. levator scapulae ausgehend palpiert man weiter nach dorsal und verfolgt tastbare Faserstränge konsequent nach kranial zur Insertionsstelle. Hartspannstränge, die zu den Querfortsätzen der kranialen HWS führen, zählen zum M. splenius cervicis, solche, die ans Okziput führen, zum M. longissimus capitis (**Abb. 7.124**).
- Mm. mulifidi (**Abb. 7.125**) und Mm. rotatores (**Abb. 7.126**) zählen zur 4. und damit zur tiefsten Schicht.
  - Zugang zu den Mm. multifidi kann von lateral (**Abb. 7.125 a**) oder dorsal (**Abb. 7.125 b**) her erfolgen.
  - Die Mm. rotatores können nur indirekt – durch die darüberliegenden Muskelschichten hindurch – erreicht werden (**Abb. 7.126**).

**Empfehlungen für den Patienten**

- Meiden perpetuierender und auslösender Faktoren
  - Wahrnehmungs- und Haltungsschulung; ausbalancierte Kopfposition (Basis: Beckenposition)
  - Ergonomiecheck am Arbeitsplatz
  - Fahrradfahren n.M. aufgerichtet (zumindest beim Hometrainer)
  - Nackenkissen in der Nacht, das die physiologische Nackenkrümmung unterstützt
  - Durchzug meiden (Schlafen bei offenem Fenster; Aircondition in Auto, Büro etc.)
  - evtl. Linsen tragen anstelle bifokaler Brillen
- Selbstbehandlung der TrPs
- Dehnen (**Abb. 7.127**, **Abb. 7.131**)

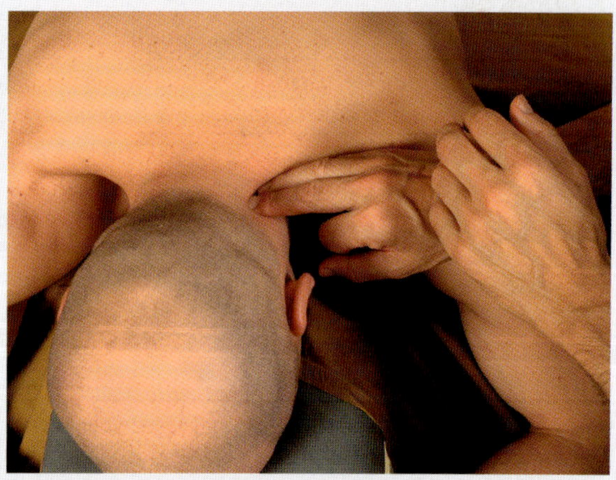

**Abb. 7.124** M. longissimus capitis. Manuelle Kompression (Technik I) bzw. Aufdehnen der TrP-Region (Technik II).

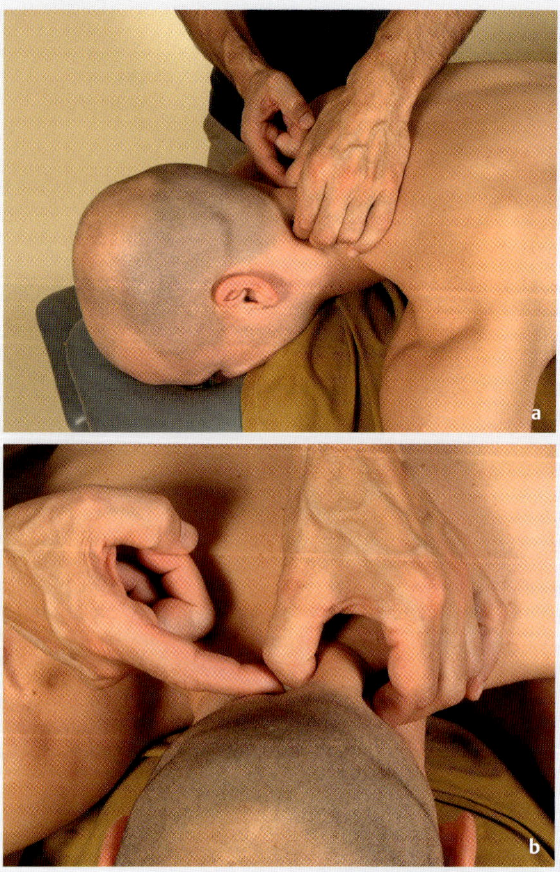

**Abb. 7.123** M. semispinalis capitis und cervicis. Die Schicht der Nackenmuskulatur, die zwischen den Dorn- und Querfortsätzen liegt und unter dem Mm. trapezius descendens und den Mm. splenii mit einem „Packegriff" abgehoben werden kann (ein- oder beidseitig), ist Semispinalis-Muskulatur.
**a** Manuelle Kompression (Technik I).
**b** Aufdehnen der TrP-Region (Technik II).

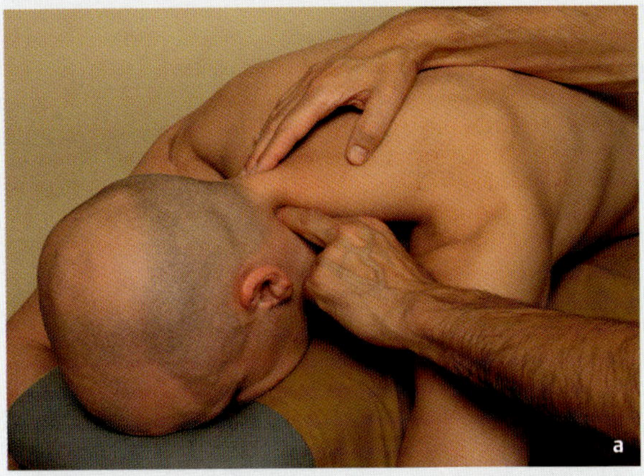

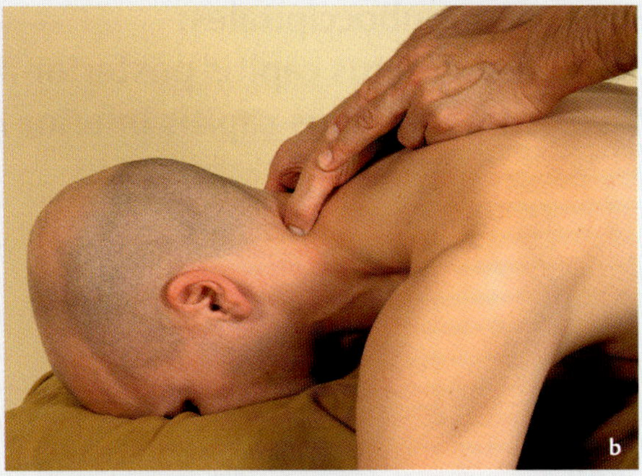

**Abb. 7.125** Mm. multifidi cervicis.
**a** Zugang von lateral: zunächst Faszientrennung (Technik IV) zwischen M. semispinalis cervicis und Mm. multifidi cervicis (Zielrichtung des linken Mittelfingers der Therapeutenhand: ventral des M. semispinalis cervicis und dorsal der HWS-Querfortsätze), dann manuelle Kompression (Technik I) und Aufdehnen der TrP-Region (Technik II).
**b** Zugang von dorsal: manuelle Kompression (Technik I) und Aufdehnen der TrP-Region (Technik II) durch die darüberliegenden Muskelschichten hindurch.

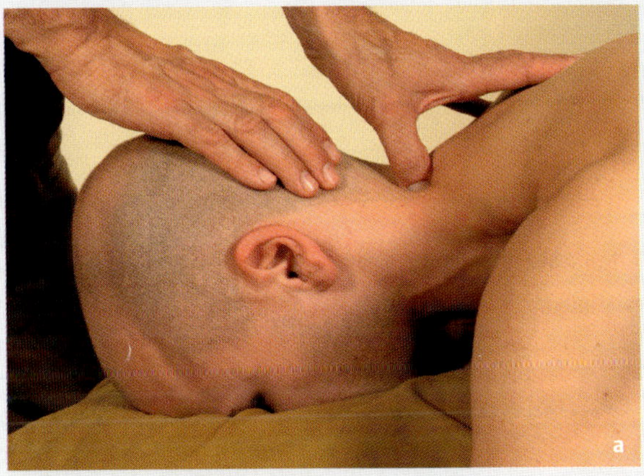

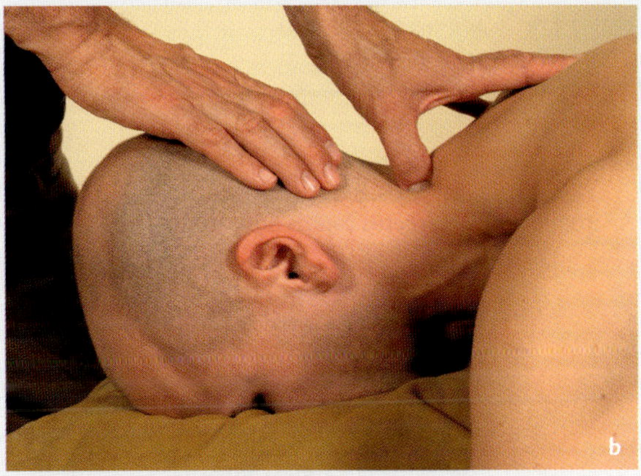

**Abb. 7.126** Gesamter zervikaler M. erector spinae.
**a** Manuelle Kompression (Technik I) und Aufdehnen der TrP-Region (Technik II) aller Schichten, die den zervikalen M. erector spinae bilden und ihn überdecken (M. trapezius descendens, M. splenius capitis, Mm. semispinalis capitis und cervicis, Mm. multifidi cervicis, Mm. rotatores cervicis breves und longi).
**b** Fasziendehnung (Technik III) aller Schichten, die den zervikalen M. erector spinae bilden und ihn überdecken.

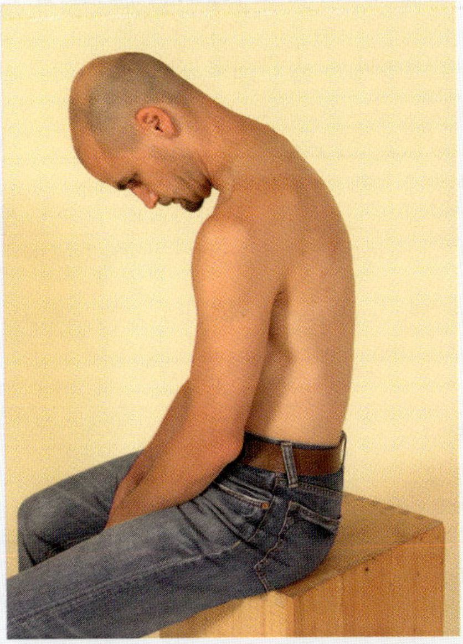

**Abb. 7.127** Selbstdehnung (Technik V) des zervikalen M. erector spinae.

## 7.2.8 Mm. suboccipitales: Mm. rectus capitis posterior major und minor, Mm. obliquus capitis inferior und superior

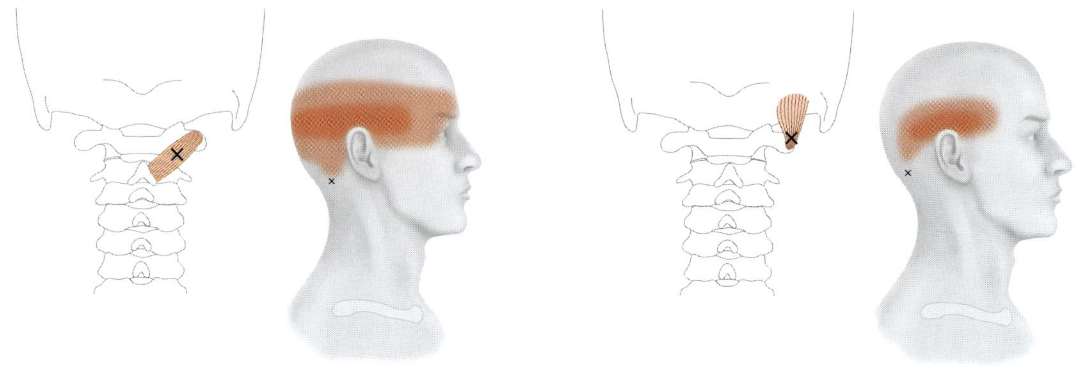

a b

**Abb. 7.128** Subokzipitale Muskeln
**a** M. obliquus capitis inferior.
**b** M. obliquus capitis superior.

| | | |
|---|---|---|
| **Anatomie** | ▪ **M. rectus capitis posterior minor** | |
| | Ursprung | ▪ Tuberculum posterius atlantis (1. Halswirbel) |
| | Ansatz | ▪ medialer Bereich der Linea nuchalis inferior |
| | ▪ **M. rectus capitis posterior major** | |
| | Ursprung | ▪ Dornfortsatz des 2. Halswirbels |
| | Ansatz | ▪ Linea nuchalis inferior (lateral des Rectus capitis posterior minor) |
| | ▪ **M. obliquus capitis superior** | |
| | Ursprung | ▪ Querfortsatz des 1. Halswirbels |
| | Ansatz | ▪ Os occipitale, etwas kranial und lateral des M. rectus capitis posterior major |
| | ▪ **M. obliquus capitis inferior** | |
| | Ursprung | ▪ Dornfortsatz des 2. Halswirbels |
| | Ansatz | ▪ Querfortsatz des 1. Halswirbels |
| | Die kurzen subokzipitalen Muskeln (Mm. suboccipitales) verbinden das Okziput mit den ersten beiden Halswirbeln (skull-movers); sie gehören zur 4. (tiefsten) Schicht der Nackenmuskultur. | |
| | **Innervation** | ▪ Ramus dorsalis von C 1 (N. suboccipitalis) |
| **Funktion** | stabilisierend | ▪ Hauptfunktion: Bewegungsverhinderung betr. Flexion, Lateralflexion, Rotation (aktive Widerlagerung auch beim Sprechen und Kauen notwendig) |
| | bewegend | ▪ Niveau C 0– C 1 Extension/Reklination (10 – 25°) (Muskeln des Geradesystems: beidseits aktiv)<br>▪ Niveau C 0– C 2 Lateralflexion (einseitige Aktivierung)<br>▪ Niveau C 1– C 2 Rotation (ipsilateral bei einseitiger Aktivierung des M. obliquus capitis inferior) |
| | ▪ Funktionell zählen alle Mm. suboccipitales zum Geradesystem, mit Ausnahme des M. obliquus capitis inferior, der zum spinotransversalen System gehört. | |
| **Referred Pain** | ▪ nicht klar lokalisierbare, tiefe, dumpfe („geisterhafte“) Kopfschmerzen | |
| **Symptome** | Schmerzen | ▪ Kopfschmerzen, die tief in den Schädel eindringen; v. a. nachts, wenn das Gewicht des Hinterkopfs den Nacken gegen das Kopfkissen drückt |
| | Funktionsstörungen | ▪ Bewegungseinschränkung betr. Flexion und Rotation der oberen HWS<br>▪ Schwindelgefühl, Gangunsicherheit |

| | | |
|---|---|---|
| **auslösende Faktoren** | Überlastung | ▪ akut: HWS-Distorsionstrauma<br>▪ chronisch: Haltungsstress. Die Zügelfunktion der subokzipitalen Extensoren wird bei anhaltendem Vorbeugen und/oder Ventralisieren des Kopfs überfordert, z. B. infolge von Sehschwierigkeiten, Gewohnheitshaltung bei einseitiger (Arbeits-)Position: Bildschirm seitlich oder zu hoch/zu tief, Manuskript/Buch flach auf dem Tisch liegend, Klienten/Kundenkontakt immer links oder rechts etc. |
| | Überdehnung | ▪ akut: HWS-Distorsionstrauma |
| | primäre TrPs | ▪ M. trapezius transversus, M. trapezius ascendens (**Abb. 5.41**) und andere Hals-/Nackenmuskeln |
| **Hinweise für den Therapeuten** | ▪ Die tiefen, kurzen Nackenmuskeln weisen eine hohe Rezeptordichte mit einer Vielzahl von Propriozeptoren und nervalen Verbindungen zu trigeminalen Kernen auf. Durch dieses Nackenrezeptorfeld ist die tiefe Nackenmuskulatur ein Sinnesorgan, das für Raumorientierung und Gleichgewicht mitverantwortlich ist → TrPs in den tiefen Nackenextensoren können zu Schwindel und Gangunsicherheit führen.<br>▪ TrPs in der subokzipitalen Muskulatur sind eine häufige Ursache für posttraumatische Kopfschmerzen.<br>▪ TrPs in den subokzipitalen Muskeln treten häufig gemeinsam mit segmentalen Funktionsstörungen der oberen HWS auf.<br>▪ Die subokzipitalen Muskeln neigen zur Bildung von Satelliten-Triggerpunkten, die v. a. vom M. trapezius ascendens sowie von anderen Nacken-/Halsmuskeln her verursacht sind.<br>▪ geeignete Ausgangsstellungen: Rückenlage (**Abb. 7.129**), Seiten- oder Bauchlage (**Abb. 7.130**) oder Sitz<br>▪ Der M. obliquus capitis inferior kann in der Regel palpatorisch gut differenziert werden. Er zählt zum spinotransversalen System (zusammen mit den Mm. splenii). Palpation von Dornfortsatz C 2 und Querfortsatz des Atlas dienen als Referenzpunkte (**Abb. 7.130**). Wenn TrPs vorliegen, sind Hartspannstränge im M. obliquus capitis inferior gut zu tasten.<br>▪ Der M. rectus capitis posterior minor kann manchmal palpiert werden: Seitenlage, mit leichter HWS-Extension (Annäherung der oberlächlichen Schichten der HWS-Extensoren). | |
| **Empfehlungen für den Patienten** | ▪ Meiden perpetuierender und auslösender Faktoren<br>– Wahrnehmungs- und Haltungsschulung: Gewohnheitskopfhaltung überprüfen; Basis: Beckenposition<br>– evtl. Linsen tragen anstelle bifokaler Brillen<br>– Ergonomiecheck am Arbeitsplatz<br>▪ Selbstbehandlung der TrPs<br>▪ Dehnen (zusammen mit den anderen tiefen Nackenextensoren; **Abb. 7.127, Abb. 7.131**) | |

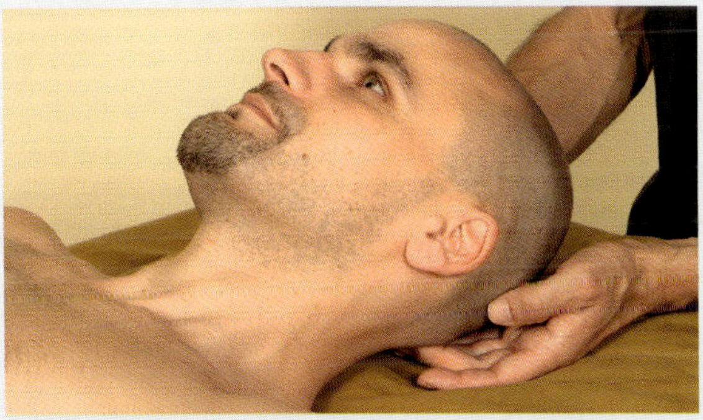

**Abb. 7.129** Manuelle Kompression (Technik I) bzw. Aufdehnen der TrP-Region (Technik II).

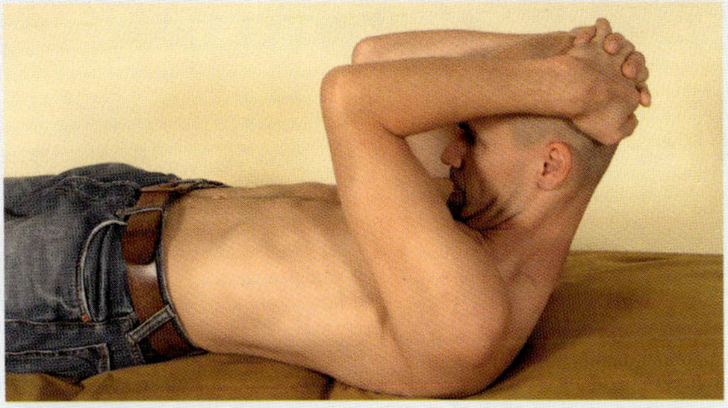

**Abb. 7.131** Selbstdehnung (Technik V) der Subokzipitalmuskulatur und des zervikalen M. erector spinae.

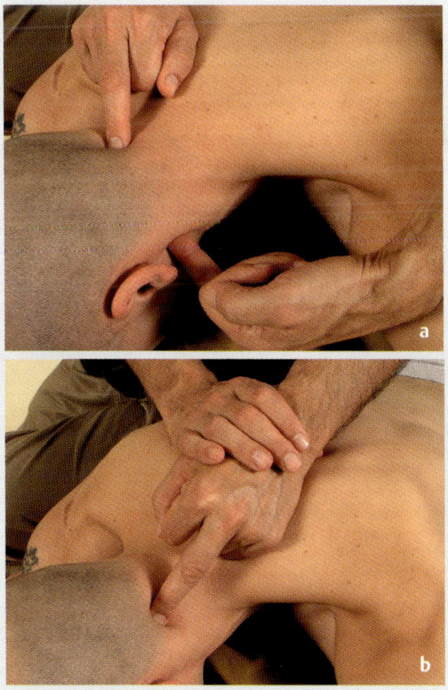


**Abb. 7.130** M. obliquus capitis inferior.
**a** Palpation der Referenzpunkte Dornfortsatz C 2 und Querfortsatz C 1 (Atlas).
**b** Manuelle Kompression (Technik I) und Aufdehnen der TrP-Region (Technik II).

# 7.3 Kiefer und Kopf

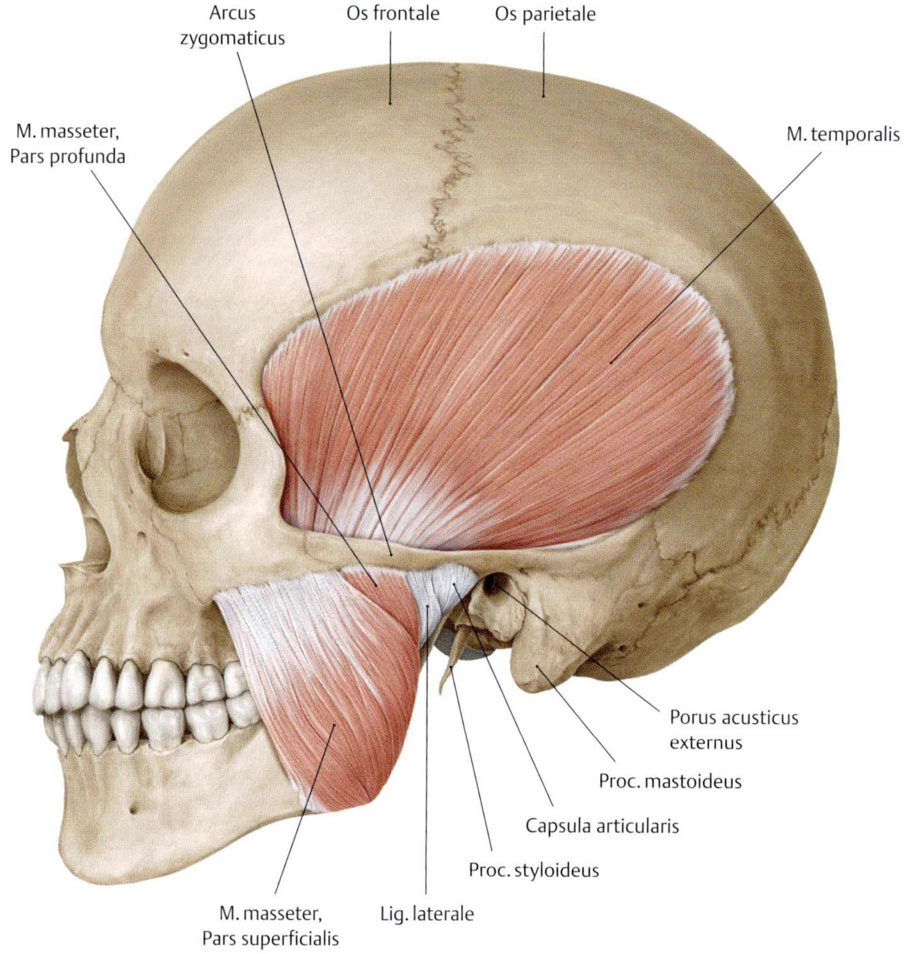


**Abb. 7.132** Kaumuskulatur, oberflächliche Muskeln: Mm. temporalis und masseter. Ansicht vom lateral.
**a** Oberflächliche Schicht. **b** Tiefe Schicht.

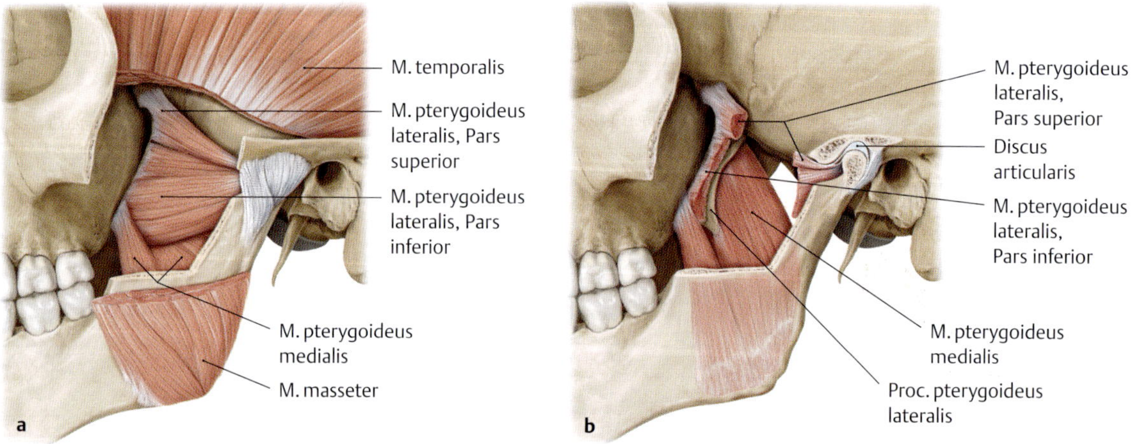


**Abb. 7.133** Kaumuskulatur, tiefe Muskeln: Mm. pterygoidei.
**a** M. pterygoideus lateralis. Ansicht von lateral.
**b** M. pterygoideus medialis. Ansicht von lateral.
**c** Kaumuskelschlinge. Ansicht von dorsal.

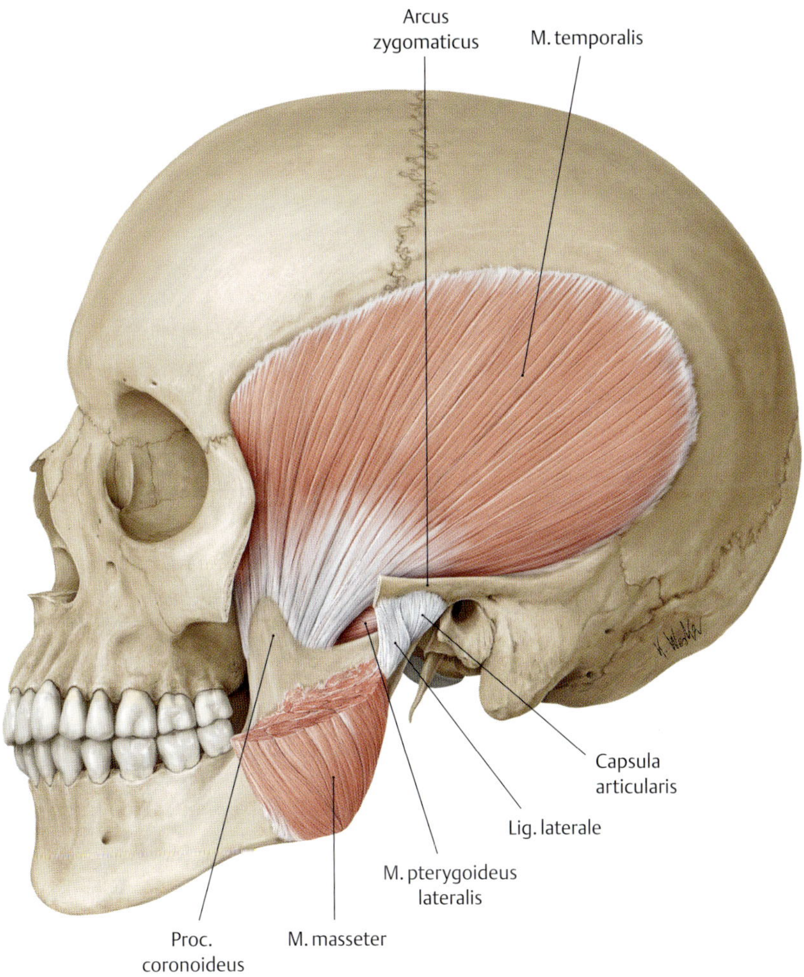
Arcus zygomaticus
M. temporalis
Capsula articularis
Lig. laterale
M. pterygoideus lateralis
M. masseter
Proc. coronoideus

b

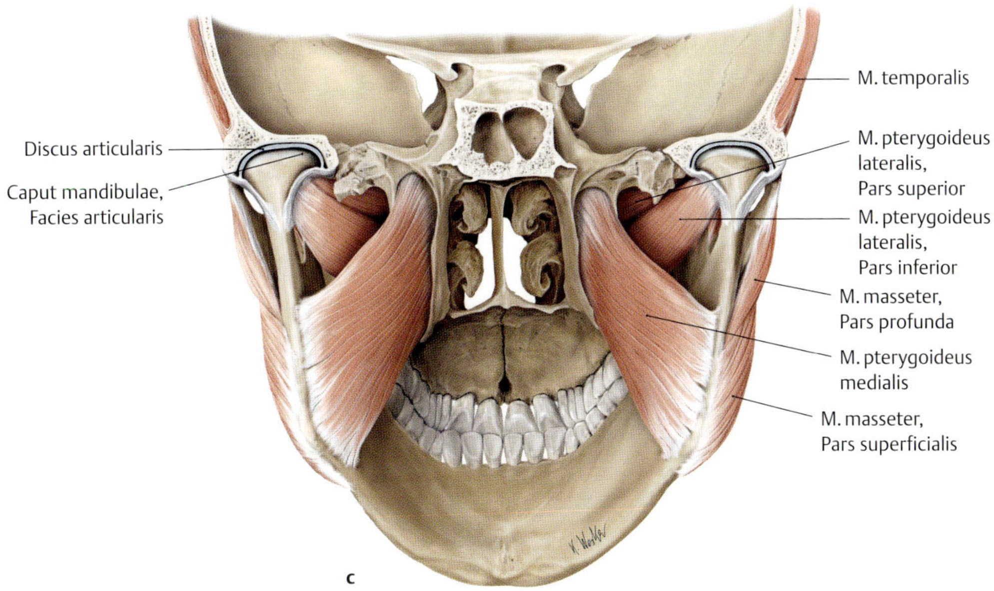
M. temporalis
Discus articularis
Caput mandibulae, Facies articularis
M. pterygoideus lateralis, Pars superior
M. pterygoideus lateralis, Pars inferior
M. masseter, Pars profunda
M. pterygoideus medialis
M. masseter, Pars superficialis

c

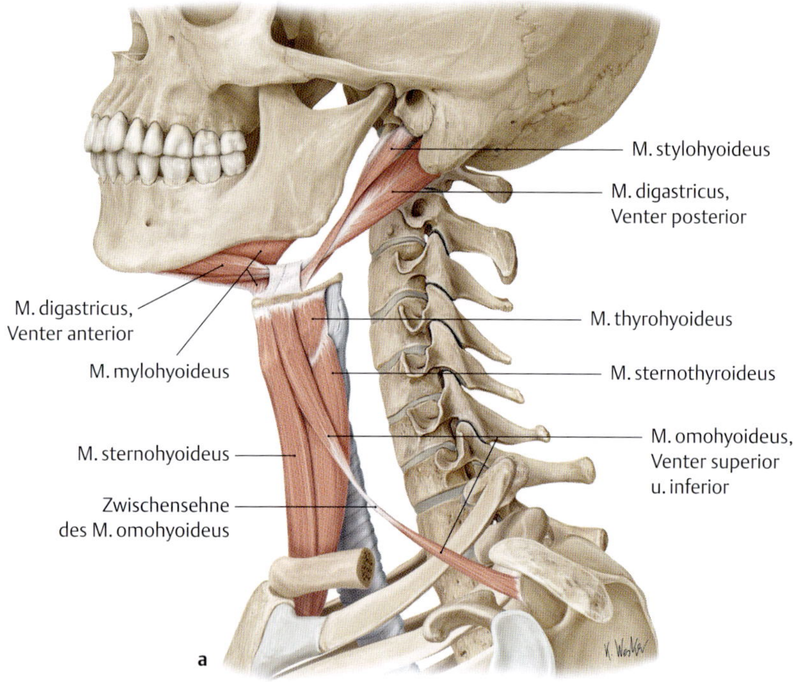


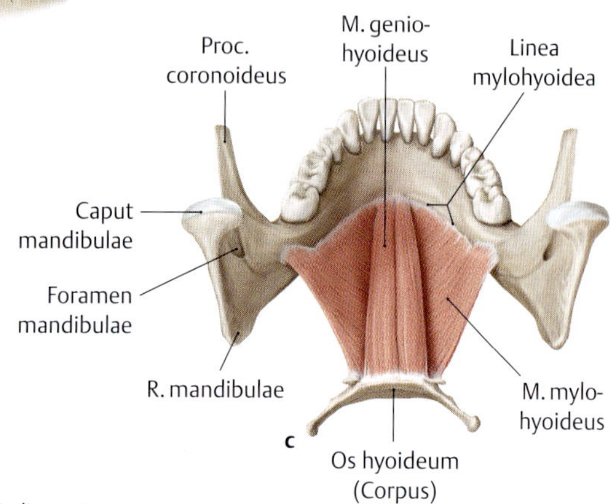


**Abb. 7.134** Supra- und infrahyoidale Muskulatur.
**a** Ansicht von lateral.
**b** Ansicht von ventral.
**c** Mm. mylohyoideus und geniohyoideus. Ansicht von dorsokranial.

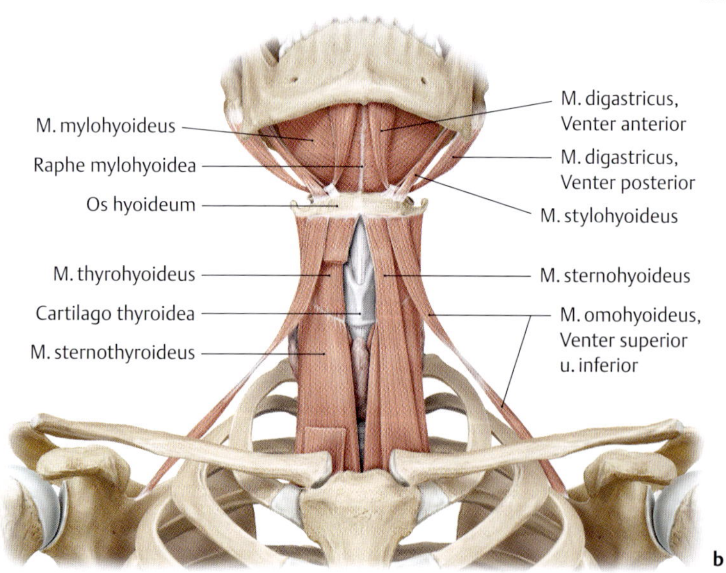

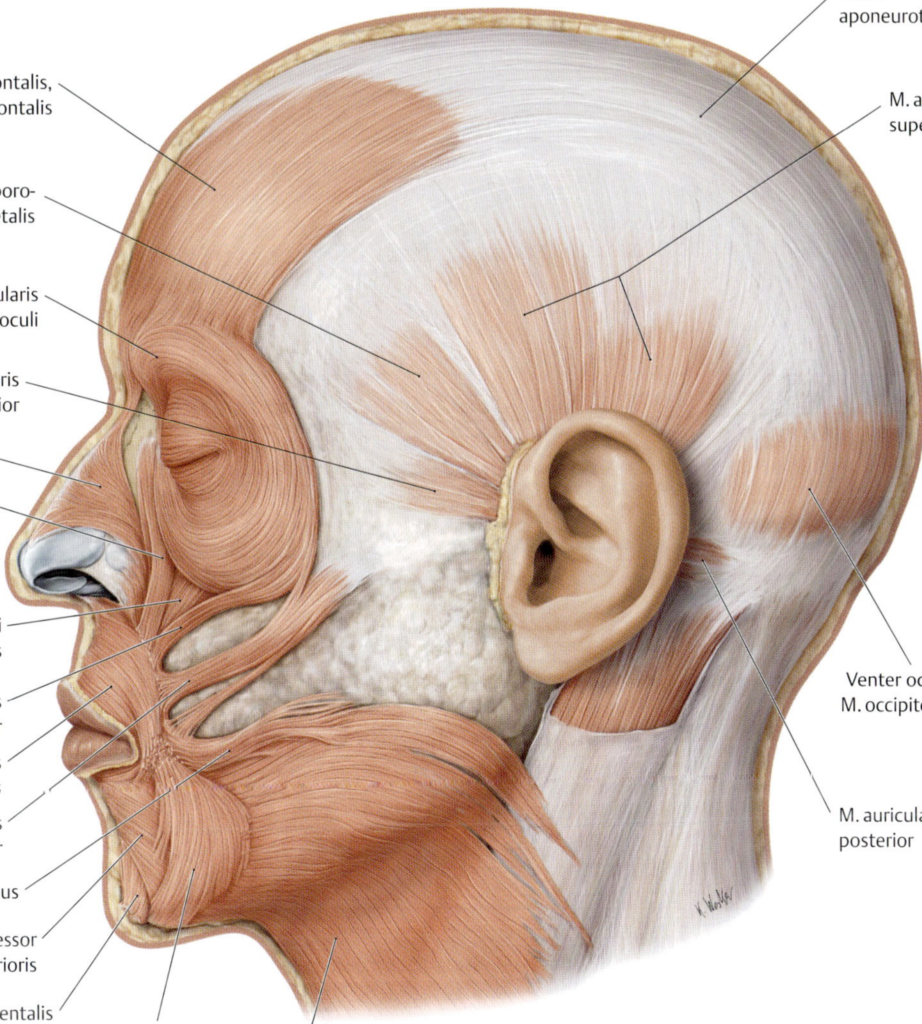


**Abb. 7.135** Mimische Muskulatur. Ansicht von lateral.

## 7.3.1 M. masseter

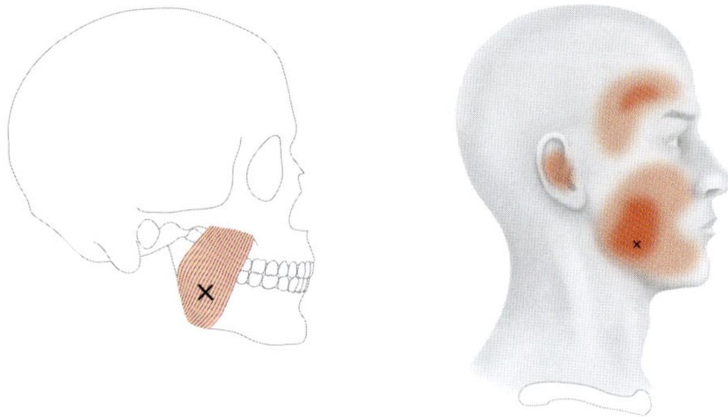

**Abb. 7.136** M. masseter.

| | | |
|---|---|---|
| **Anatomie** | ▪ **Pars superficialis** | |
| | Ursprung | ▪ Arcus zygomaticus (vordere zwei Drittel, Unterrand) |
| | Ansatz | ▪ Kieferwinkel (Außenfläche der Mandibula und untere Hälfte des Ramus mandibulae) |
| | ▪ **Pars profunda** | |
| | Ursprung | ▪ Arcus zygomaticus (hinteres Drittel, Innenfläche) |
| | Ansatz | ▪ Ramus mandibulae (Außenfläche) und Processus condylaris (laterale Fläche) |
| | **Innervation** | ▪ N. massetericus (der aus dem vorderen Ast des N. mandibularis, des 3. Astes des N. trigeminus [V. Hirnnerv] entstammt) |
| **Funktion** | Kiefergelenke | ▪ Beißen, Schließen des Munds; v. a. bei Kraftentwicklung/Beißen aktiv (nicht primär beim Bewegen)<br>▪ Vorschieben des Unterkiefers (Protrusion) |
| **Referred Pain** | ▪ Wange, Unterkiefer, Oberkiefer<br>▪ Zahnfleisch und Backenzähne (2 Prämolaren und 3 Molaren, molaris = zum Malen geeignet)<br>▪ Kieferhöhlen<br>▪ Augenbraue, Stirn<br>▪ tief im Ohr | |
| **Symptome** | Schmerzen | ▪ lokal im Bereich des M. masseter<br>▪ Stirnkopfschmerz (v. a. pars superficialis)<br>▪ Zahn- und Zahnfleischschmerzen, Sinusitis-Schmerzen<br>▪ übertragene, erhöhte Empfindlichkeit der Zähne betr. Druck, Wärme, Kälte, Klopfen<br>▪ Ohrenschmerzen (nicht Taubheit, v. a. pars profunda)<br>▪ einseitiger Tinnitus (v. a. pars profunda) |
| | Funktionsstörungen | ▪ Bewegungseinschränkung: Einschränkung der Kieferöffnung (Trismus) → Zwei-Knöchel-Test (**Abb. 9.25 b**, S. 508).<br>▪ Funktionsstörungen des Kiefergelenks: Erhöhte, einseitige Muskelspannung führt zu Fehlsteuerung. |
| **auslösende Faktoren** | Überlastung | ▪ akut: bei Unfällen (Sturz aufs Gesicht), bei HWS-Beschleunigungstraumen<br>▪ chronisch<br>– Funktionsüberlastungen durch Parafunktionen → nächtliches Zähneknirschen (Bruxismus), habituelles Kaugummikauen, Festklemmen einer Pfeife, wiederholtes scharfes Zubeißen (z. B. Nüsseknacken, Fingernägelkauen), Sprechen, ohne den Mund zu bewegen, etc.<br>– Okklusionstörungen durch Fehlstellungen der Zähne, Zahnverlust, gestörte Kontaktbeziehungen (z. B. durch Zahnersatz, Kronen oder Füllungen)<br>– Immobilisierung (z. B. nach Kiefer-OP)<br>– Angst, emotionaler Distress, „verbissene“ Lebenseinstellung |
| | Überdehnung | ▪ längeres Aufsperren des Munds während einer Zahnarztbehandlung |
| | primäre TrPs | ▪ M. sternocleidomastoideus, M. trapezius descendens (Satelliten-TrPs im M. masseter) |

| | |
|---|---|
| **Hinweise für den Therapeuten** | ▪ Der M. masseter ist einer der ersten Muskeln, deren Tonus bei emotionalem Stress ansteigt (zusammen mit M. trapezius descendens und M. occipitofrontalis).<br>▪ bei Inspektion einseitige Masseter-Hypertrophie beachten<br>▪ „In vielen Fällen stehen Symptome des ‚Kiefergelenks' eher mit schlechter Koordination und vermehrter Verspannung der Kaumuskulatur im Zusammenhang als mit einer Gelenkstörung im engeren Sinne" (Travell u. Simons 2002, S. 354).<br>▪ Behandlung extraoral (**Abb. 7.137**) und intraoral (**Abb. 7.138**) möglich<br>▪ geeignete Ausgangsstellungen zur manuellen Therapie: Rückenlage (**Abb. 7.137**, **Abb. 7.138**), Seitenlage |
| **Empfehlungen für den Patienten** | ▪ Meiden perpetuierender und auslösender Faktoren<br>– Bewusstmachen einer allfälligen Dauerspannung der Kiefermuskulatur: farbige Punkte im Büro/in der Küche/im Auto etc. als Reminder anbringen → Spannung loslassen, Heimprogramm (**Tab. 7.1** und **Abb. 7.151a–i**)<br>– Kaugummi kauen nur solange er gut schmeckt<br>– Vermeiden von einseitigem Kauen<br>– Okklusionsstörungen müssen zahnärztlich behandelt werden, ggf. Aufbiss-Schiene.<br>▪ Selbstbehandlung der TrPs<br>▪ Heimprogramm „Kieferturnen": Lösungs- und Koordinationsübungen zur Dehnung und Detonisierung sowie zum funktionellen Training (**Tab. 7.1** und **Abb. 7.151a–i**)<br>▪ Wärmebehandlung mit Waschlappen<br>▪ Stressbewältigung: Wege zur Entwicklung einer positiven Gemütseinstellung finden |



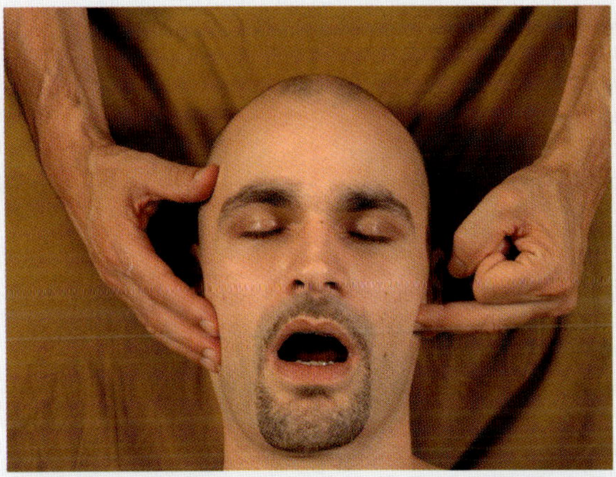

**Abb. 7.137** Manuelle Kompression (Technik I), Aufdehnen derTrP-Region (Technik II) und Fasziendehnung (Technik III): Leichte Mundöffnung (im schmerzfreien Bereich) bringt die Hartspannstränge im M. masseter unter Vordehnung; die Therapeutenhand neutralisiert auf der Gegenseite die durch den therapeutischen Druck ausgelöste rotatorische Komponente der HWS.

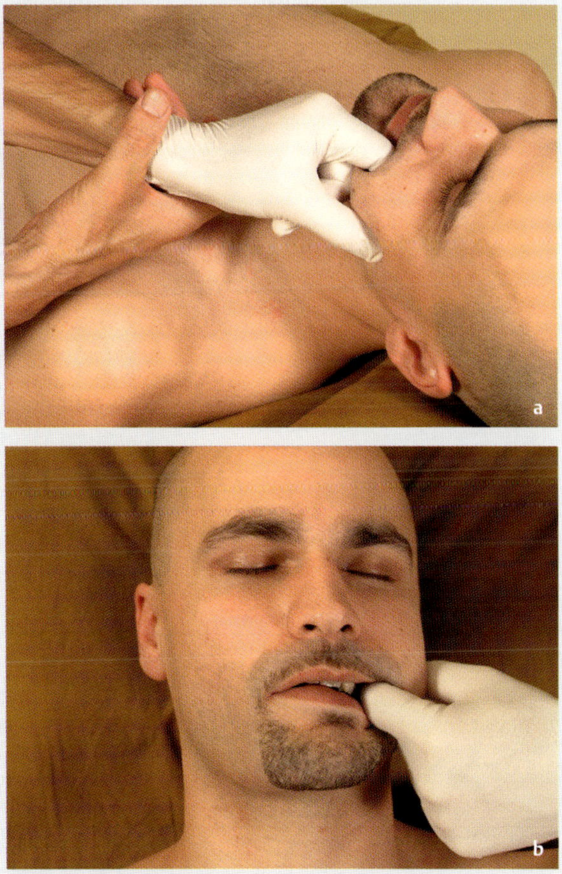

**Abb. 7.138** Enorale Behandlung: Zangengriff zur ischämischen Kompression (Technik I), Aufdehnen der TrP-Region (Technik II) bzw. Fasziendehnung (Technik III).
**a** Ansicht von kraniolateral.
**b** Ansicht von ventral.

## 7.3.2 M. temporalis

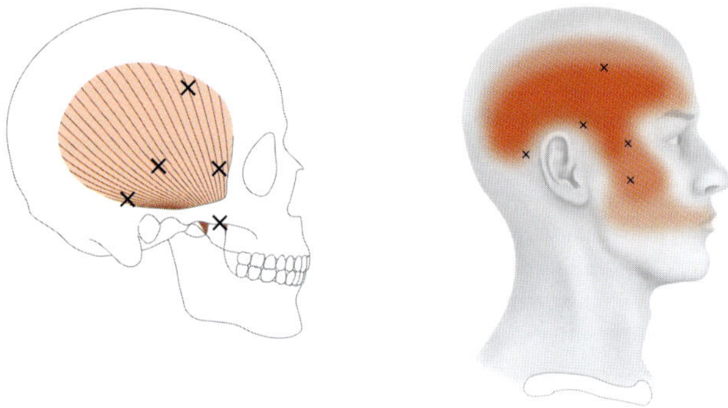

**Abb. 7.139** M. temporalis.

| | | |
|---|---|---|
| **Anatomie** | Ursprung | ▪ Schläfengrube: Fossa temporalis (bestehend aus Os temporale, Os parietale, Os frontale, Os zygomaticum und Os sphenoidale) und Fascia temporalis |
| | Ansatz | ▪ Processus coronoideus mandibulae (Spitze und medialer Bereich) sowie mediale Kante des angrenzenden Ramus mandibulae fast bis zum hintersten Molaren |
| | **Innervation** | ▪ Nn. temporales profundus anterior und posterior (aus dem vorderen Anteil des N. mandibularis, dem 3. Ast des N. trigeminus, V. Hirnnerv) |
| **Funktion** | Kiefergelenke | ▪ Anheben der Mandibula, Beißen (v. a. ventrale Fasern, die annähernd senkrecht verlaufen)<br>▪ Rückführung (Retrusion) der Mandibula (v. a. dorsale Fasern, die nahezu transversal verlaufen) |
| | | ▪ Charakteristika<br>– Der Faserverlauf ist fächerartig, wobei alle Fasern beinahe die gleiche Länge haben.<br>• Ventrale Fasern verlaufen annähernd senkrecht.<br>• Mittlere Fasern verlaufen schräg diagonal.<br>• Dorsale Fasern verlaufen nahezu transversal.<br>→ Die Fasern bilden funktionell drei unterschiedliche Gruppen.<br>– Die Sehnenplatte am Processus coronoideus überträgt die Kraft der einzelnen Fasern optimal.<br>– bereits aktiv beim Bewegen bzw. Anheben der Mandibula ohne große Kraftentwicklung (d. h. bei Artikulationsbewegungen des Sprechens aktiv)<br>– Je nach Autor werden dem M. temporalis 45 % der Schließkraft zugesprochen, manchmal wird er als stärkster Heber der Mandibula bezeichnet. |
| **Referred Pain** | ▪ Schläfenregion (vorn bis in die Augenbraue und hinter das Auge; dorsal nach oben ziehend)<br>▪ alle Zähne der oberen Zahnreihe<br>▪ Oberkiefer<br>▪ Kiefergelenk | |
| **Symptome** | Schmerzen | ▪ Kopfschmerzen: ausstrahlend in Stirn, Schläfe und hinter die Augen<br>▪ Zahnschmerzen obere Reihe evtl. mit Hyperalgesie |
| | Funktions-störungen | ▪ Bewegungseinschränkung: Einschränkung der Mundöffnung (Trismus), wobei die Patienten sich oft kaum der Einschränkung der Kieferöffnung bewusst sind<br>▪ Funktionsstörungen des Kiefergelenks (Patienten äußern beispielsweise: „Meine Zähne passen nicht richtig zusammen“) |

| | | |
|---|---|---|
| **auslösende Faktoren** | Überlastung | ▪ akut<br>– bei Unfällen: Sturz, Autounfall etc.<br>– Im Zusammenhang mit HWS-Beschleunigungstraumen wird der Unterkiefer nach ventral geschleudert → v. a. transversale Fasern werden akut überlastet (und überdehnt).<br>▪ chronisch (häufiger als traumatisch bedingt)<br>– Funktionsüberlastungen durch Parafunktionen<br>• (nächtliches) Zähneknirschen (Bruxismus)<br>• habituelles Kaugummi Kauen<br>• Festklemmen der Pfeife<br>• wiederholtes scharfes Zubeißen (z. B. Nüsseknacken, Fingernägelkauen)<br>– Sprechen, ohne den Mund zu bewegen<br>– Okklusionstörungen durch<br>• Fehlstellungen der Zähne<br>• Zahnverlust<br>• gestörte Kontaktbeziehungen (z. B. durch Zahnersatz, Kronen oder Füllungen)<br>– Immobilisierung (z. B. nach Kiefer-OP)<br>– Angst, emotionaler Distress, „verbissene“ Lebenseinstellung<br>– Luftzug durch Ventilator, Klimaanlage, offenes Autofenster |
| | Überdehnung | ▪ während einer langen Zahnarztbehandlung, bei HWS-Beschleunigungstraumen (s. o.) |
| | Trauma | ▪ Gelegentlich entstehen TrPs durch Aufpralltraumen des seitlichen Kopfs. |
| | primäre TrPs | ▪ M. trapezius descendens, M. sternocleidomastoideus |
| | Aktivierungs-mechanismus | ▪ Kälte (Fahrtwind beim Fahrradfahren, Skifahren, Fahren im Cabriolet etc.)<br>▪ Druck auf latente TrPs durch Helm (Bauarbeiter, Fahrrad- oder Skifahren, Reiten) |
| **Hinweise für den Therapeuten** | ▪ häufig bei der Entstehung von Spannungskopfschmerzen beteiligt<br>▪ in der Palpation die vorderen, mittleren und hinteren Anteile des Muskelbauchs differenzieren<br>▪ vorgängig den M. masseter behandeln, damit ein allfällig entstehendes Hämatom über die regionalen Venen, die durch den M. masseter ziehen, abfließen kann (Travell u. Simons 2002)<br>▪ Behandlung sowohl der Ursprungsregion (**Abb. 7.140**) als auch der distalen Faseranteile und der Ansatzstelle am Processus coronoideus (**Abb. 7.141**)<br>▪ manuelle Behandlung der distalen Faseranteile und der Ansatzstelle am Processus coronoideus auch intraoral (**Abb. 7.142**, **Abb. 7.143**) möglich<br>▪ ggf. primäre TrPs im M. trapezius descendens und/oder im M. sternocleidomastoideus behandeln<br>▪ „In vielen Fällen stehen Symptome des ‚Kiefergelenks‘ eher mit schlechter Koordination und vermehrter Verspannung der Kaumuskulatur im Zusammenhang als mit einer Gelenkstörung im engeren Sinne“ (Travell u. Simons 2002, S. 354).<br>▪ geeignete Ausgangsstellungen zur manuellen Therapie: Rückenlage (**Abb. 7.140** – **Abb. 7.142**), Seitenlage | |
| **Empfehlungen für den Patienten** | ▪ Meiden perpetuierender und auslösender Faktoren<br>– Bewusstmachen einer allfälligen Dauerspannung der Kiefermuskulatur: farbige Punkte im Büro/In der Küche/im Auto etc. als Reminder anbringen → Spannung loslassen, Heimprogramm (**Tab. 7.1** und **Abb. 7.151a–i**)<br>– Kaugummi kauen nur solange er gut schmeckt<br>– Vermeiden von einseitigem Kauen<br>– Okklusionsstörungen müssen zahnärztlich behandelt werden, ggf. Aufbiss-Schiene.<br>▪ Selbstbehandlung der TrPs<br>▪ Heimprogramm „Kieferturnen“: Lösungs- und Koordinationsübungen zur Dehnung und Detonisierung sowie zum funktionellen Training (**Tab. 7.1** und **Abb. 7.151a–i**)<br>▪ Wärmebehandlung mit Waschlappen<br>▪ Stressbewältigung: Wege zur Entwicklung einer positiven Gemütseinstellung finden | |

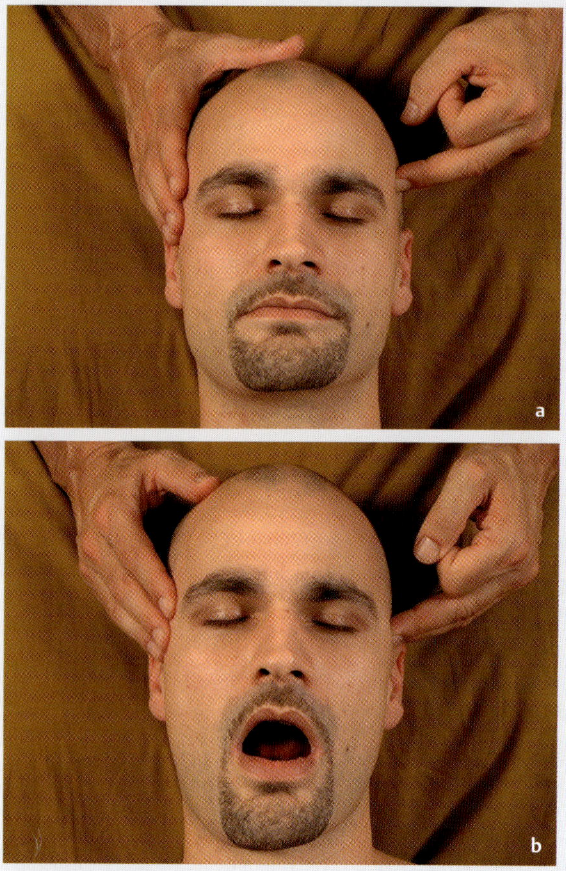

**Abb. 7.140** Manuelle Kompression (Technik I), Aufdehnen der TrP-Region (Technik II) bzw. Fasziendehnung (Technik III).
**a** Behandlung der ventralen Fasern des M. temporalis.
**b** Behandlung der dorsalen, transversal verlaufenden Fasern des M. temporalis: Durch Öffnen des Munds und Schieben nach ventral der Mandibula werden die dorsalen Fasern des M. temporalis unter Vordehnung gebracht.

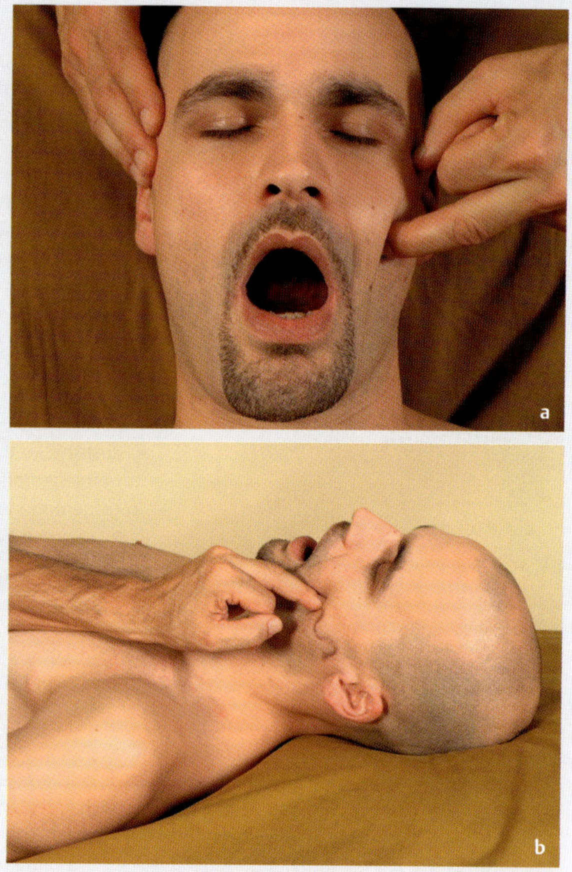

**Abb. 7.141** Behandlung der distalsten Faseranteile des M. temporalis (sie werden durch das Öffnen des Munds zugänglich) sowie der sehr häufig druckdolenten Insertionsstelle am Processus coronoideus mandibulae.
**a** Ansicht von ventral.
**b** Ansicht von lateral.

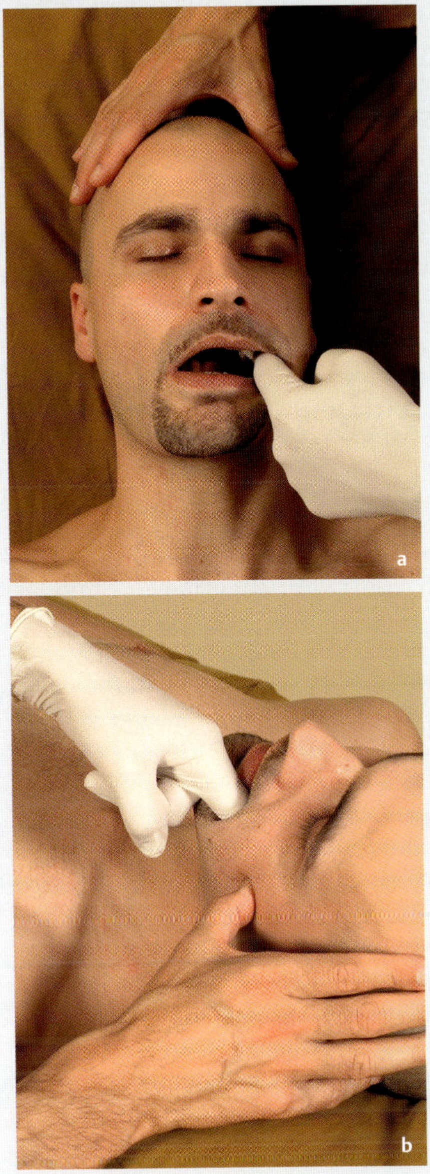

Abb. 7.142 Enorale Behandlung der distalsten Faseranteile des M. temporalis und der häufig druckdolenten Insertionsstelle am Processus coronoideus mandibulae. Seitliches Verschieben (Laterotrusion) der Mandibula ermöglicht, auf der Innenseite der Mandibula Insertionszonen zu behandeln, die sonst nicht zugänglich sind.

**a** Ansicht von ventral.

**b** Ansicht von kraniolateral.

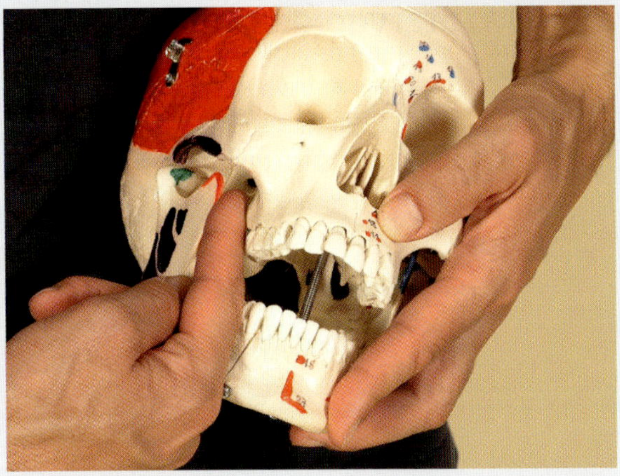

**Abb. 7.143** M. temporalis (rot): Zugang zur Insertionsstelle (Processus coronoideus) und zum distalen Bereich des M. temporalis am Modell. Kieferöffnung und Laterotrusion erleichtern den Zugang.

### 7.3.3 M. pterygoideus medialis

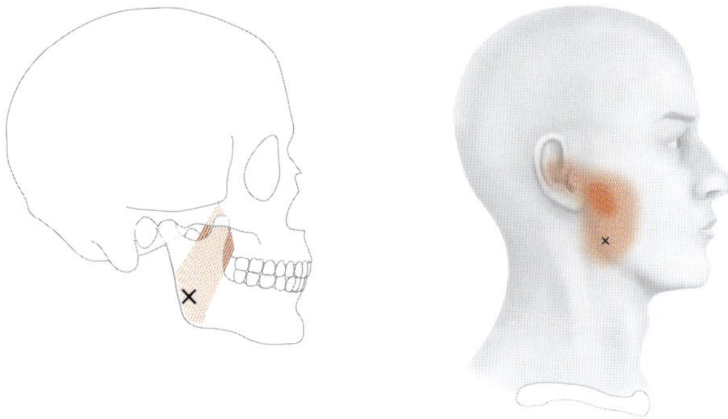

**Abb. 7.144** M. pterygoideus medialis.

| | | |
|---|---|---|
| **Anatomie** | Ursprung | ▪ Fossa pterygoidea (Os sphenoidale)<br>▪ Processus pterygoideus: Lamina lateralis, an der Innenfläche (größter Anteil) und Außenseite der Lamina lateralis (kleiner Anteil) bis zum Os palatinum<br>▪ Tuber maxillae (wenige Fasern) |
| | Ansatz | ▪ Mandibula (Innenfläche des Angulus und des Ramus mandibulae) |
| | Fasern verlaufen parallel zu den Fasern des M. masseter | |
| | **Innervation** | ▪ N. pterygoideus medialis (vom N. mandibularis, dem 3. Ast des N. trigeminus, V. Hirnnerv) |
| **Funktion** | Kiefergelenke | ▪ Anheben der Mandibula, Beißen<br>▪ Protrusion (da die Muskelfasern vom Kieferwinkel aus von dorsal nach ventral verlaufen)<br>▪ Mediotrusion bzw. Laterotrusion auf der Gegenseite (da die Muskelfasern vom Kieferwinkel aus von lateral nach medial verlaufen) |
| **Referred Pain** | ▪ Mund-/Rachenraum: Zunge, Rachen, Gaumen unter und hinter das Kiefergelenk, tief ins Ohr | |
| **Symptome** | Schmerzen | ▪ schlecht abgrenzbare Schmerzen im Mund-/Rachenraum<br>▪ Schmerzzunahme beim Kauen, Zähnezusammenbeißen, Schlucken<br>▪ erhöhte Empfindlichkeit im Rachen |
| | Funktionsstörungen | ▪ Trismus (verminderte Mundöffnung)<br>▪ Gehörverminderung |
| **auslösende Faktoren** | Überlastung (wie M. masseter) | ▪ akut: bei Unfällen<br>▪ chronisch<br>– Funktionsüberlastungen durch Parafunktionen: nächtliches Zähneknirschen (Bruxismus), habituelles Kaugummikauen, Festklemmen der Pfeife, wiederholtes scharfes Zubeißen (z. B. Nüsseknacken, Fingernägelkauen), Sprechen, ohne den Mund zu bewegen etc.<br>– Okklusionstörungen durch Fehlstellungen der Zähne, Zahnverlust, gestörte Kontaktbeziehungen (z. B. durch Zahnersatz, Kronen oder Füllungen)<br>– Immobilisierung (z. B. nach Kiefer-OP)<br>– Angst, emotionaler Distress, „verbissene“ Lebenseinstellung |
| | Überdehnung | ▪ längeres Aufsperren des Munds während einer Behandlung beim Zahnarzt; Sturz auf das Gesicht etc. |
| | primäre TrPs | ▪ M. pterygoideus lateralis |

| | |
|---|---|
| **Hinweise für den Therapeuten** | ▪ Der M. pterygoideus medialis und der M. masseter tragen den Angulus mandibulae gemeinsam wie in einer Schlinge.<br>▪ Aufgrund der anatomischen Gegebenheiten kann der Muskel nur im Ansatzbereich manuell erreicht werden.<br>▪ Behandlung<br>– extraoral vom Kieferwinkel aus auf der Innenseite der Mandibula (**Abb. 7.145**)<br>– intraoral: Zeigefinger palpiert intraoral auf der Innenseite des Corpus mandibulae soweit wie möglich nach kaudal und anschließend langsam nach dorsal Richtung Angulus mandibulae (**Abb. 7.146**)<br>▪ geeignete Ausgangsstellungen: Rückenlage (**Abb. 7.145**, **Abb. 7.146**), Seitenlage |
| **Empfehlungen für den Patienten** | ▪ Meiden perpetuierender und auslösender Faktoren<br>– Bewusstmachen einer allfälligen Dauerspannung der Kiefermuskulatur: farbige Punkte im Büro/in der Küche/im Auto etc. als Reminder anbringen → Spannung loslassen, Heimprogramm (**Tab. 7.1** und **Abb. 7.151a–i**)<br>– Kaugummi kauen nur solange er gut schmeckt<br>– Vermeiden von einseitigem Kauen<br>– Okklusionsstörungen müssen zahnärztlich behandelt werden, ggf. Aufbiss-Schiene.<br>▪ Selbstbehandlung der TrPs<br>▪ Heimprogramm „Kieferturnen“: Lösungs- und Koordinationsübungen zur Dehnung und Detonisierung sowie zum funktionellen Training (**Tab. 7.1** und **Abb. 7.151a–i**)<br>▪ Stressbewältigung: Wege zur Entwicklung einer positiven Gemütseinstellung finden |

KIEFER UND KOPF

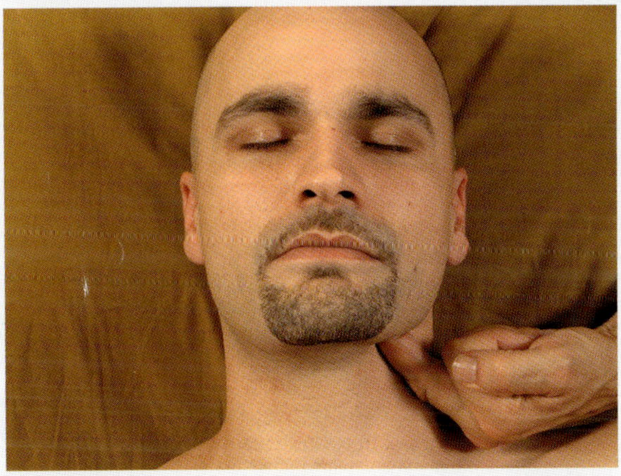

**Abb. 7.145** Manuelle Kompression (Technik I) bzw. Aufdehnen der TrP-Region (Technik II).

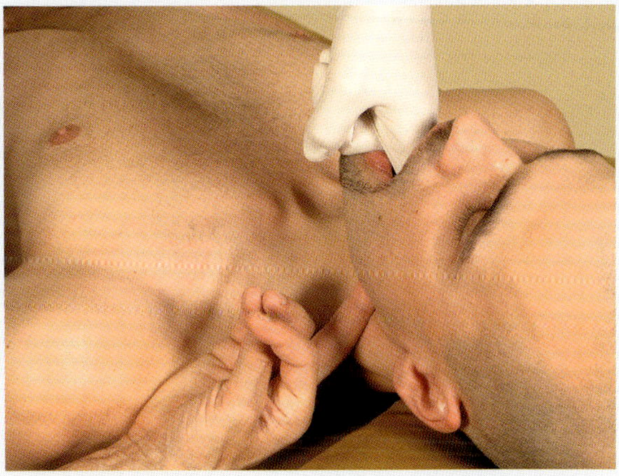

**Abb. 7.146** Enorale Behandlung des M. pterygoideus medialis.

## 7.3.4 M. pterygoideus lateralis

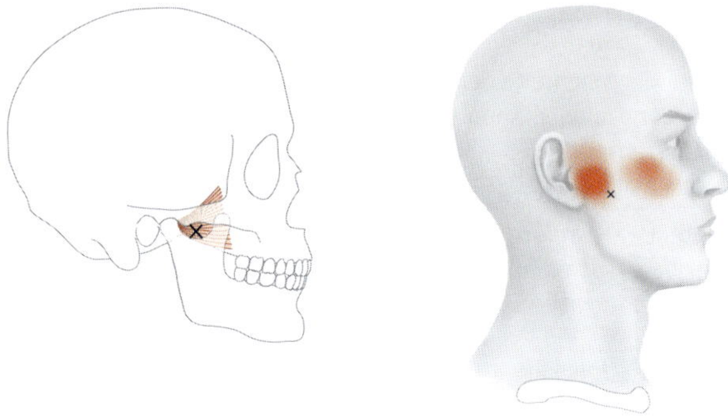

**Abb. 7.147** M. pterygoideus lateralis.

| | | |
|---|---|---|
| **Anatomie** | ▪ **Pars superior** | |
| | Ursprung | ▪ Os temporale (Facies und Crista infratemporalis)<br>▪ Os sphenoidale (Ala major ossis sphenoidalis) |
| | Ansatz | ▪ Discus articularis bzw. bilaminäre Zone (dorsale Fixierung des Discus articularis an der Schädelbasis und an der Mandibula)<br>▪ Gelenkkapsel (anteromedialer Abschnitt)<br>▪ Oberrand der Fovea pterygoidea |
| | Faserverlauf: schräg aufwärts und diagonal auf die Nasenwurzel zu | |
| | ▪ **Pars inferior** | |
| | Ursprung | ▪ Os sphenoidale, Processus pterygoideus (Außenfläche der Lamina lateralis) |
| | Ansatz | ▪ Mandibula, Processus condylaris mandibulae (Fovea pterygoidea mandibulae, an Collum und Ramus des Processus condylaris) |
| | Faserverlauf: schräg abwärts und diagonal auf die oberen Schneidezähne zu | |
| | **Innervation** | ▪ N. pterygoideus lateralis (aus dem vorderen Ast des N. mandibularis, dem 3. Ast des N. trigeminus, V. Hirnnerv) |
| **Funktion** | ▪ Die Pars superior und Pars inferior des M. pterygoideus lateralis müssen funktionell und anatomisch als eigenständige, miteinander in Wechselbeziehung stehende Muskeln betrachtet werden. | |
| | Pars superior | ▪ Verlagerung des Discus articularis nach ventral |
| | Pars inferior | ▪ Öffnen des Munds<br>▪ Protrusion: Vorschieben der Mandibula bei beidseitigem Zusammenwirken<br>▪ Mediotrusion: Seitverschiebung des Unterkiefers zur Gegenseite bei einseitiger Aktivierung |
| **Referred Pain** | ▪ tief ins Kiefergelenk<br>▪ Kieferhöhlen (Sinus maxillaris)<br>▪ keine Schmerzausstrahlung in die Zähne | |
| **Symptome** | Schmerzen | ▪ in der Kiefergelenkregion<br>▪ Schmerzzunahme beim Kauen<br>▪ Schmerzen wie bei einer Kieferhöhlenentzündung |
| | Funktionsstörungen | ▪ anteriore Diskusposition: Übermäßige Aktivität bzw. die durch TrPs hervorgerufenen Muskelverkürzungen im M. pterygoideus lateralis pars superior verlagern den Diskus nach vorn und behindern sein Zurückgleiten in die Normalstellung beim Schließen.<br>▪ Fehlsteuerung des Kiefergelenks → sekundäres Gelenkproblem<br>▪ Krepitus (knackende und knirschende Geräusche)<br>▪ kaum Bewegungseinschränkungen |
| **Entrapment** | N. buccalis | ▪ Der N. buccalis kann durch die Pars superior des M. pterygoideus lateralis verlaufen (normalerweise liegt er zwischen der Pars superior und Pars inferior).<br>▪ Symptome: „sonderbares Kribbeln in der Wangenregion", d. h. Parästhesien in der Wangenschleimhaut, Mundschleimhaut und in Teilen des Zahnfleischs |

**auslösende Faktoren**

Überlastung
- akut: bei Unfällen mit Sturz aufs Gesicht
- chronisch
  - Funktionsüberlastungen (z. B. zu langes Spielen eines Blasinstruments mit vorgeschobenem Unterkiefer, Bruxismus; Sprechen, ohne den Mund zu bewegen)
  - Okklusionstörungen durch Fehlstellungen der Zähne, Zahnverlust, gestörte Kontaktbeziehungen (z. B. durch Zahnersatz, Kronen oder Füllungen)
  - Immobilisierung (z. B. nach Kiefer-OP)
  - Angst, emotionaler Disstress, „verbissene" Lebenseinstellung

Überdehnung
- Kopf in Seitenlage beim Schlafen → Druck des Kissens auf Unterkiefer kann zu lateraler Deviation der Mandibula führen.

primäre TrPs
- M. sternocleidomastoideus (Satelliten-TrPs im M. pterygoideus lateralis)

**Hinweise für den Therapeuten**

- wichtigste myofasziale Ursache für Übertragungsschmerz ins Kiefergelenk
- Führungsmuskel des Kiefergelenks → Behandlung dysfunktionsrelevanter TrPs notwendig
- Schmerzen und Dysfunktionen im Kiefergelenk ohne Einschränkung der Mundöffnung sind zumeist auf TrPs im M. pterygoideus lateralis zurückzuführen.
- Behandlung
  - extraoral bei leicht geöffnetem Mund
    - Palpation der Incisura mandibulae (zwischen Processus coronoideus und Processus conylaris der Mandibula; **Abb. 7.148 b**, **Abb. 7.149 b**); manuelle Behandlung (Pars superior und inferior) erfolgt durch den M. masseter hindurch (**Abb. 7.148 b**, **Abb. 7.149 a**).
    - Ansatzregion der Pars superior retroartikulär dorsal des Diskus (**Abb. 7.149 c**)
  - intraorale Behandlung aufgrund der knappen Platzverhältnisse mit dem dünnsten Finger (Kleinfinger) bei maximaler Laterotrusion (**Abb. 7.148 c**, **Abb. 7.150**)
- Primäre Kiefergelenkstörungen sind selten, nur 4,1 % aller Patienten mit dysfunktionsbedingten Erkrankungen haben primär Gelenkaffektionen (Jäger et al. 1987).
- geeignete Ausgangsstellung zur manuellen Therapie: Rückenlage (**Abb. 7.149**, **Abb. 7.150**), Seitenlage

**Empfehlungen für den Patienten**

- Meiden perpetuierender und auslösender Faktoren
  - Bewusstmachen einer allfälligen Dauerspannung der Kiefermuskulatur: farbige Punkte im Büro/in der Küche/im Auto etc. als Reminder anbringen → Spannung loslassen, Heimprogramm (**Tab. 7.1** und **Abb. 7.151a–i**)
  - Kaugummi kauen nur solange er gut schmeckt
  - Vermeiden von einseitigem Kauen
  - Okklusionsstörungen müssen zahnärztlich behandelt werden, ggf. Aufbiss-Schiene.
- Selbstbehandlung der TrPs
- Heimprogramm „Kieferturnen": Lösungs- und Koordinationsübungen zur Dehnung und Detonisierung sowie zum funktionellen Training (**Tab. 7.1** und **Abb. 7.151a–i**)
- Stressbewältigung: Wege zur Entwicklung einer positiven Gemütseinstellung finden

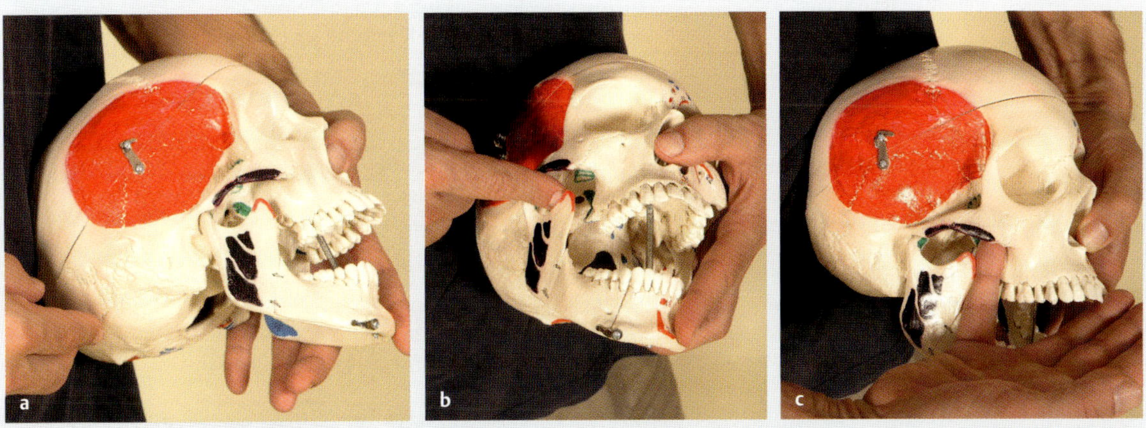


**Abb. 7.148** Kaumuskulatur am Modell.
**a** Übersicht: M. masseter (schwarz), M. temporalis (rot), M. pterygoideus medialis (blau) und M. pterygoideus lateralis (grün).
**b** Extraoraler Zugang zum M. pterygoideus lateralis (grün) erfolgt zwischen Jochbein und Incisura mandibulae durch den M. masseter (schwarz) hindurch.
**c** Intraoraler Zugang zum M. pteryoideus lateralis (grün).

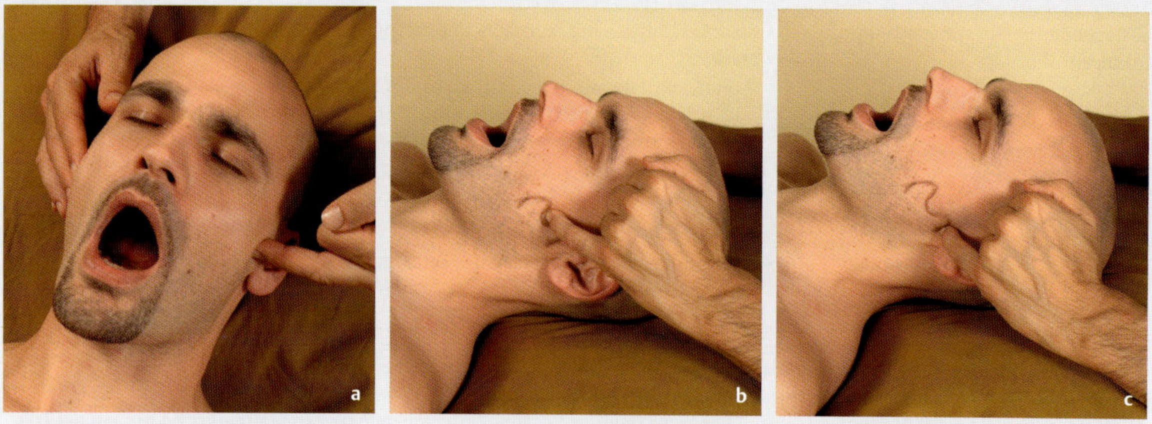

Abb. 7.149 M. pterygoideus lateralis.
**a** Manuelle Kompression (Technik I) bzw. Aufdehnen der TrP-Region (Technik II) der Pars inferior und von Anteilen der Pars superior.
**b** Zugang zur Pars inferior und zu Anteilen der Pars superior erfolgt dorsal des gut palpablen Processus coronoideus und ventral des Processus conylaris mandibulae. Die Behandlung findet durch den M. masseter hindurch statt. Durch das Öffnen des Munds wird das „Zugangsfenster" zwischen Jochbeinbogen (Arcus zygomaticus) und Incisura mandibulae größer. Bei zu kräftiger Mundöffnung kann der gedehnte M. masseter jedoch die Behandlung der in der Tiefe gelegenen Mm. pterygoidei behindern.
**c** Behandlung der retroartikulären Insertionszone der Pars superior: Durch Öffnen des Munds gleitet die Mandibula nach ventral, sodass der retroartikuläre Raum für die manuelle Behandlung zugänglich wird. Aus Platzgründen erfolgt die Therapie häufig mit dem kleinen Finger.

**Tab. 7.1** „Kieferturnen": Lösungs- und Koordinationsübungen zur Dehnung und Detonisierung sowie zum funktionellen Training der Kiefermuskulatur.

| Sitzung | Übung | Ausführung |
|---|---|---|
| A | I<br>II<br>III | Mund öffnen – schließen (**Abb. 7.151a**)<br>Laterotrusion - Mediotrusion (**Abb. 7.151b** und **c**)<br>Protrusion – Retrusion (**Abb. 7.151d**) |
| B | Repetition A<br>+ Variation | Übung II und III mit unterschiedlich weit geöffnetem Mund (**Abb. 7.151e**) |
| C | Repetition B<br>+ Variation | Übungen I, II und III gegen Führungswiderstand (**Abb. 7.151f** und **g**) |
| D | Repetition C<br>+ Variation | Übungen I und II mit Bewegungsumkehr<br>(Die Mandibula bleibt dabei Punctum fixum – die Kinnspitze bewegt sich nicht–, und die Bewegung erfolgt vom Cranium her → Primärbewegung ist HWS-Extension und -Flexion [betr. Übung I; **Abb. 7.151h** und **i**] respektive HWS-Rotation [betr. Übung II].) |
| E | Repetition D<br>+ Variation | Übung III mit Bewegungsumkehr<br>(Die Mandibula bleibt Punctum fixum; die Bewegung erfolgt vom Cranium her → Primärbewegung ist Translation des Kopfs nach dorsal/ventral, während die Kinnspitze unverändert am Ort bleibt.) |
| F | + Zunge | Kombination aller Übungen mit Zungenbewegungen<br>(z. B. Zunge an den unteren/oberen Schneidezähnen, zwischen Oberlippe und Zahnreihe, Zungenkreisen) |
| Hinweis | Die Ausführung aller Übungen erfolgt langsam sowie gewalt- und schmerzfrei. Hauptziele sind:<br>▪ sensomotorisches Training der neuromuskuloskelettalen Einheit des Kiefer-/Kausystems zusammen mit der HWS<br>▪ Schulung der Körperwahrnehmung:<br>– Ist spürbar, ob die Bewegung gleichmäßig oder ruckartig abläuft?<br>– Wo und wann liegen habituelle Verspannungen vor?<br>▪ Lösen habitueller Spannungsmuster der Kiefer-, Nacken-/Hals- und Zungenmuskulatur<br>▪ sanftes Dehnen und Detonisieren der Muskulatur von Kiefer, Nacken/Hals und Zunge<br>▪ Durchbrechen der gewohnheitsmäßig meist stereotyp ablaufenden Bewegungsmuster (die zu einseitiger Be- und Überlastung von Muskel und Gelenk führen)<br>▪ Bewegungsdifferenzierung: Anbahnen neuer, schmerzfreier Bewegungsmuster | |

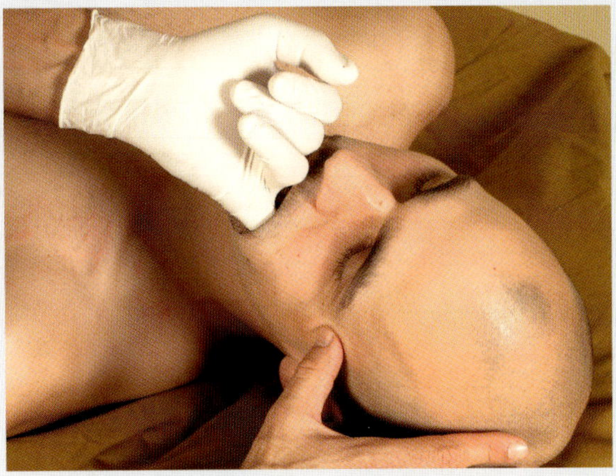

**Abb. 7.150** Intraorale Behandlung der Pars inferior und superior des M. pterygoideus lateralis. Maximale Laterotrusion erleichtert den Zugang. Die Behandlung erfolgt aus Platzgründen mit dem kleinen Finger.



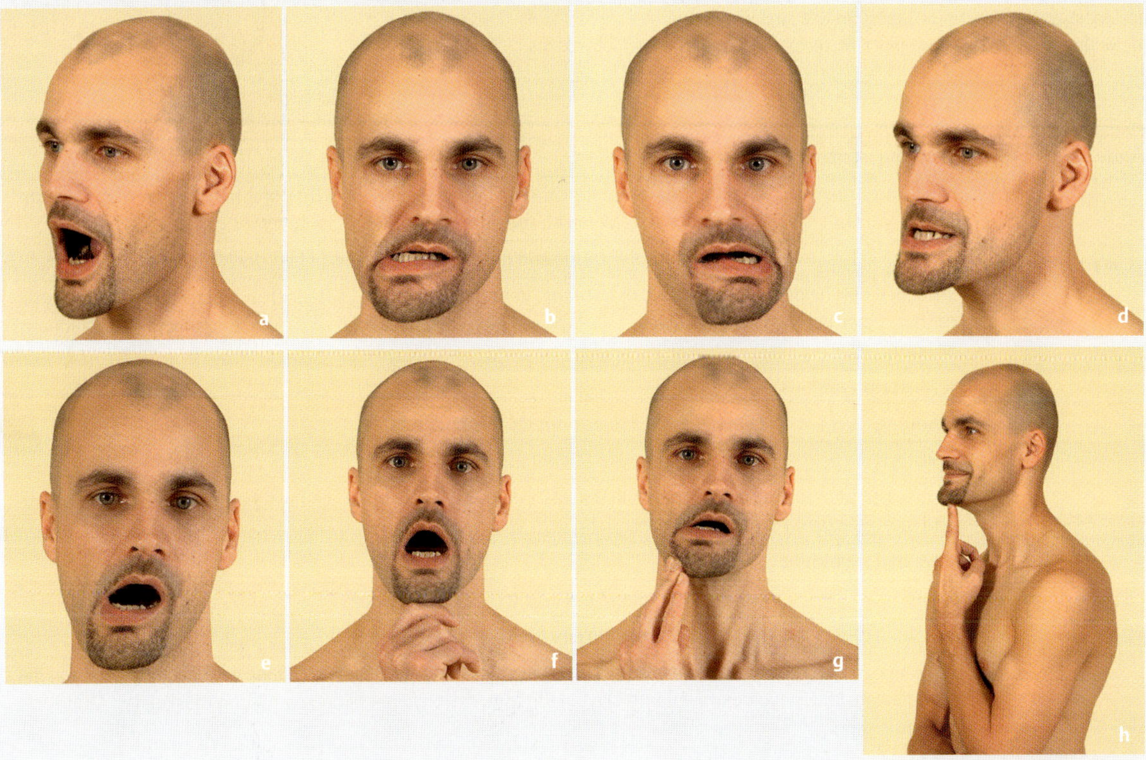

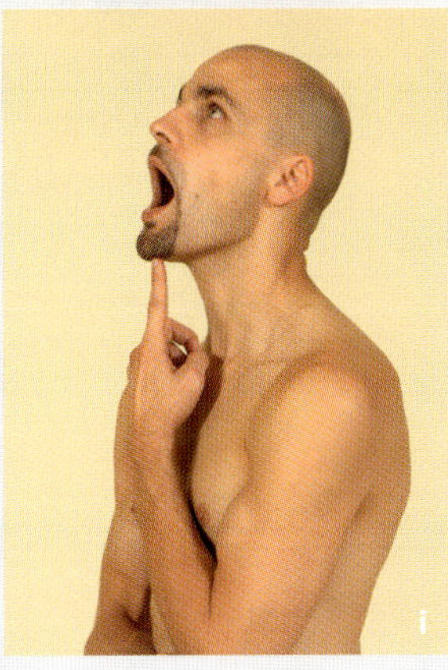

**Abb. 7.151** Heimprogramm „Kieferturnen": Lösungs- und Koordinationsübungen zur Dehnung und Detonisierung sowie zum funktionellen Training der Kiefermuskulatur.
**a** Mund öffnen – schließen.
**b** Laterotrusion (rechtes Kiefergelenk).
**c** Mediotrusion (rechtes Kiefergelenk).
**d** Protrusion – Retrusion.
**e** Laterotrusion mit leicht geöffnetem Mund (rechtes Kiedergelenk).
**f** Führungswiderstand: Schließen des Munds unter Kontrolle der Mundöffner.
**g** Führungswiderstand: Mediotrusion unter Führung der laterotrusorisch arbeitenden Muskulatur (rechtes Kiefergelenk).
**h** und **i** Öffnen und Schließen des Mundes mit Bewegungsumkehr: Kieferbewegung (Öffnen – Schließen) von proximal über HWS-Extension und -Flexion. Die Bewegungsdifferenzierung von Kiefergelenk und HWS erfolgt gleichzeitig und aufeinander abgestimmt.

## 7.3.5 Suprahyoidale Muskulatur: M. digastricus, M. stylohyoideus, M. mylohyoideus, M. geniohyoideus

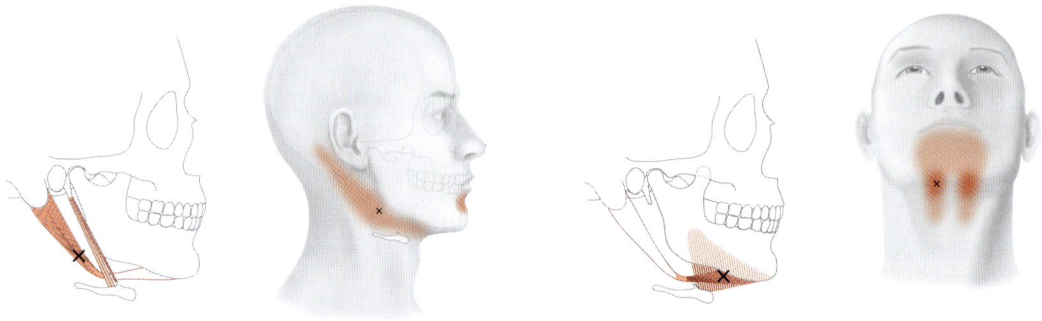

a b

**Abb. 7.152** Suprahyoidale Muskulatur.
**a** M. digastricus (Venter posterior) und M. stylohyoideus.
**b** M. digastricus (Venter anterior), M. mylohyoideus und M. geniohyoideus.

| | | |
|---|---|---|
| **Anatomie** | ▪ **M. digastricus** | |
| | Ursprung | ▪ Venter posterior: Processus mastoideus, in der Tiefe unter den Ansätzen des M. sternocleidomastoideus, M. splenius capitis und M. longissimus capitis |
| | Ansatz | ▪ Venter anterior: Unterrand der Mandibula, dicht neben der Mittellinie |
| | Zwischen den beiden Köpfen des M. digastricus (Venter posterior und anterior) liegt eine Zwischensehne, die mithilfe einer fibrösen Schlinge (welche vom M. stylohyoideus gebildet wird) am Zungenbein (Os hyoideum) ansetzt. | |
| | ▪ **M. stylohyoideus** | |
| | Ursprung | ▪ Processus styloideus des Os temporale |
| | Ansatz | ▪ Os hyoideum, am Seitenrand |
| | Kurz vor seinem Ansatz am Zungenbein umgreift der M. stylohyoideus die Zwischensehne des M. digastricus und fixiert sie damit am Os hyoideum. | |
| | ▪ **M. mylohyoideus** | |
| | Ursprung | ▪ Innenfäche der Mandibula (Linea mylohyoidea) |
| | Ansatz | ▪ Os hyoideum, kranialer Rand |
| | Die Muskeln beider Seiten verflechten sich in einer medianen Ansatzsehne (Raphe mylohyoidea), die von der Mandibula zum Os hyoideum verläuft. Die beiden Mm. mylohyoidei bilden damit den muskulären Mundboden. | |
| | ▪ **M. geniohyoideus** | |
| | Ursprung | ▪ Spina mentalis |
| | Ansatz | ▪ Os hyoideum, Vorderfläche |
| | **Innervation** | ▪ N. facialis (Hirnnerv VII)<br>– M. digastricus, venter posterior<br>– M. stylohyoideus |
| | | ▪ N. trigeminus (Hirnnerv V)<br>– M. digastricus, venter anterior (N. mandibularis)<br>– M. mylohyoideus (N. mandibularis) |
| | | ▪ Rr. ventrales, C 1 – C 2<br>– M. geniohyoideus, über N. hypoglossus (Hirnnerv XII) |

| | | |
|---|---|---|
| **Funktion** | ▪ **Mundöffnung:** Senken der Mandibula bei festgestelltem Zungenbein<br>– M. digastricus<br>– M. mylohyoideus<br>– M. geniohyoideus<br>▪ **Retrusion:** Zurückziehen der Mandibula bei festgestelltem Zungenbein<br>– M. digastricus<br>▪ **Laterotrusion:** Unterstützung der ipsilateralen Deviation des Unterkiefers<br>– M. digastricus<br>▪ **Anheben des Zungenbeins** beim Schlucken, Husten und Sprechen, wenn die Mandibula durch die Kaumuskulatur fixiert ist<br>– M. digastricus<br>– M. stylohyoideus<br>– M. mylohyoideus<br>– M. geniohyoideus<br>▪ Verlagerung des Zungenbeins nach dorsal<br>– M. digastricus (Venter posterior)<br>– M. stylohyoideus<br>▪ Verlagerung des Zungenbeins nach ventral (bei fixierter Mandibula)<br>– M. mylohyoideus<br>– M. geniohyoideus<br>▪ Fixieren des Zungenbeins<br>– M. digastricus<br>– M. stylohyoideus<br>– M. mylohyoideus<br>– M. geniohyoideus<br>▪ Anheben und Straffen des Mundbodens<br>– M. mylohyoideus | |
| **Referred Pain** | ▪ seitlicher Halsbereich, gelegentlich ausstrahlend Richtung Hinterkopf, Kehle und Kinn (Venter posterior des M. digastricus und M. stylohyoideus)<br>▪ im ventralen Halsbereich, ausstrahlend Richtung Mundboden, Kinn, untere Schneidezähne (Venter anterior des M. digastricus, M. mylohyoideus und M. geniohyoideus) | |
| **Symptome** | Schmerzen | ▪ im Bereich von ventrolateralem Hals, Kinn und unteren Schneidezähnen<br>▪ im oberen Abschnitt des M. sternocleidomastoideus, der nach Deaktivierung von TrPs im M. sternocleidomastoideus überdauert |
| | Funktionsstörungen | ▪ Schluckschwierigkeiten und -beschwerden, Kloßgefühle<br>▪ Einschränkung der aktiven Mundöffnung |
| **auslösende Faktoren** | Überlastung | ▪ akut: HWS-Beschleunigungstrauma<br>▪ chronisch: Überlastung durch langes aktives Mundöffnen (z. B. bei habitueller Mundatmung oder nach Zahnarztbehandlung) |
| | Überdehnung | ▪ bei HWS-Distorsionstrauma<br>▪ durch ungünstige Lagerung bei Narkosen<br>▪ im Zusammenhang mit Operationen im HWS-Bereich |
| | primäre TrPs | ▪ M. sternocleidomastoideus und Kaumuskulatur (v. a. M. masseter) |

| | |
|---|---|
| **Hinweise für den Therapeuten** | ▪ Die suprahyoidale Muskulatur bildet – zusammen mit der infrahyoidalen Muskulatur – eine funktionelle Einheit und ist häufig gemeinsam betroffen.<br>▪ Behandlung von Venter posterior des M. digastricus und M. stylohyoideus (die palpatorisch in der Regel nicht zu unterscheiden sind) erfolgt direkt unter bzw. medial des Kieferwinkels Richtung Processus mastoideus und Processus styloideus (**Abb. 7.153**).<br>▪ Behandlung des Venter anterior des M. digastricus, des M. mylohyoideus und M. geniohyoideus ist sowohl von außen (**Abb. 7.154**) als auch enoral mit Pinzettengriff (**Abb. 7.155**) gut möglich.<br>▪ Deaktivieren primärer TrPs in der Kaumuskulatur und im M. sternocleidomastoideus<br>▪ geeignete Ausgangsstellungen zur manuellen Therapie: Rückenlage (**Abb. 7.153–Abb. 7.154**) oder Seitenlage |
| **Empfehlungen für den Patienten** | ▪ Meiden perpetuierender und auslösender Faktoren<br>– Nasenatmung einüben<br>– Selbstbeobachtung betreffend Zungenpressen<br>▪ Selbstbehandlung der TrPs durch flächige Massage<br>▪ Dehnen durch seitliches Verschieben des Zungenbeins und „Kieferturnen“ (**Tab. 7.1** und **Abb. 7.151a–i**)<br>▪ funktionelles Training (**Tab. 7.1** und **Abb. 7.151a–i**) |

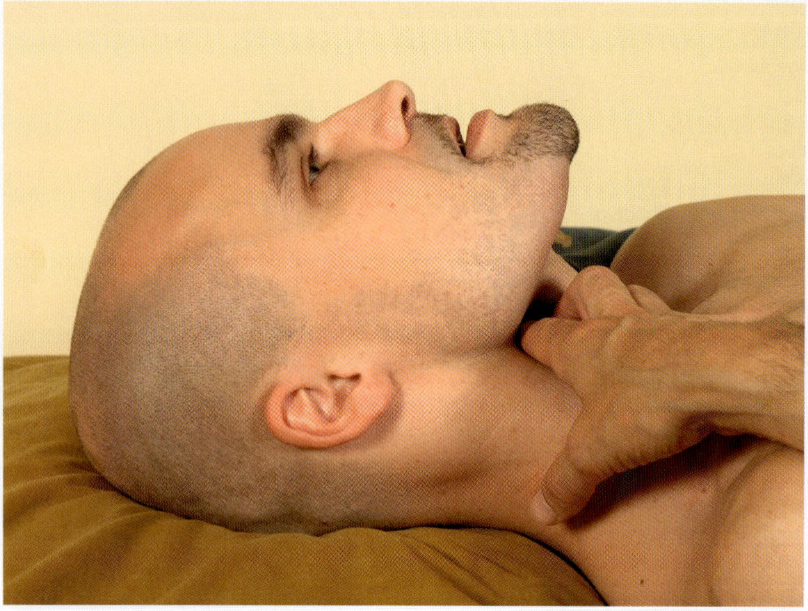

**Abb. 7.153** M. digastricus (Venter posterior) und M. stylohyoideus: Manuelle Kompression (Technik I) bzw. Aufdehnen der TrP-Region (Technik II). Durch Schieben des Unterkiefers nach ventral kann der M. digastricus in Vordehnung gebracht werden.

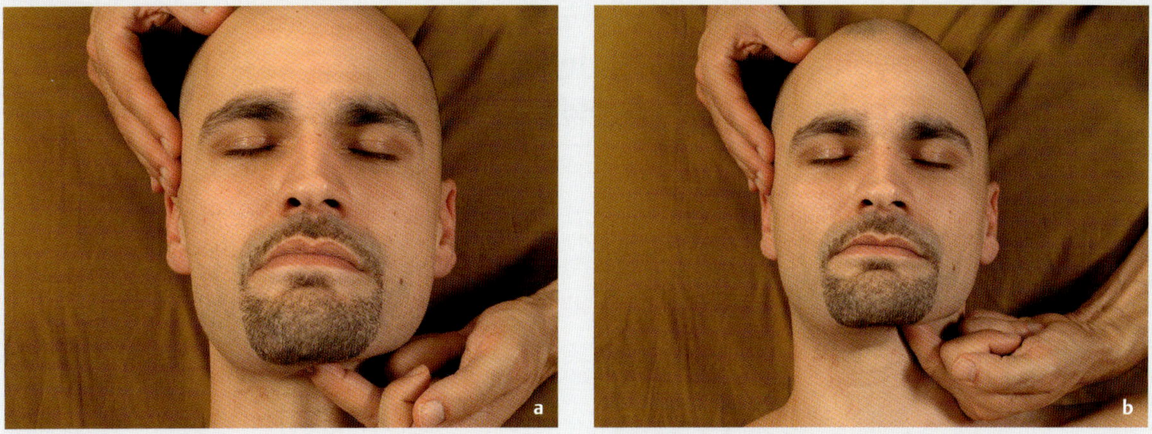

**Abb. 7.154** Exorale Behandlung der suprahyoidalen Muskulatur: Ausgangsstellung für manuelle Kompression (Technik I), Aufdehnen der TrP-Region (Technik II) bzw. Fasziendehnung (Technik III).

**a** M. digastricus (Venter anterior) und M. geniohyoideus. Wird der Unterkiefer nach ventral geschoben (Protrusion), gerät der Venter anterior des M. digastricus in Vordehnung.
**b** M. mylohyoideus.

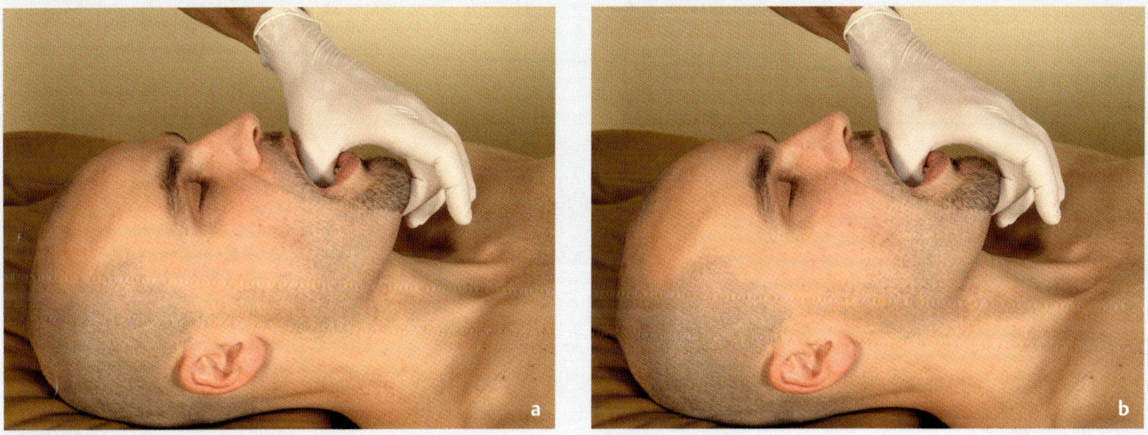

**Abb. 7.155** Enorale Behandlung der suprahyoidalen Muskulatur: Manuelle Kompression (Technik I) bzw. Aufdehnen der TrP-Region (Technik II).

**a** M. digastricus (Venter anterior) und M. geniohyoideus.
**b** M. mylohyoideus.

## 7.3.6 Infrahyoidale Muskulatur: M. sternohyoideus, M. sternothyroideus, M. thyrohyoideus, M. omohyoideus

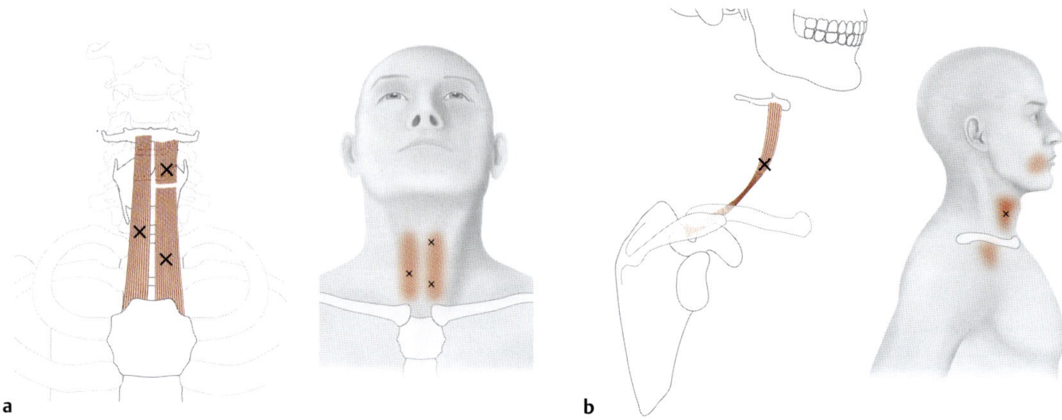


**Abb. 7.156** Infrahyoidale Muskulatur
**a** M. sternohyoideus, M. sternothyroideus und M. thyrohyoideus.
**b** M. omohyoideus.

| | | |
|---|---|---|
| **Anatomie** | ▪ **M. sternohyoideus** | |
| | Ursprung | ▪ Clavicula (medialer Anteil), Ligamentum sternoclaviculare posterius<br>▪ Manubrium sterni (Dorsalfläche) |
| | Ansatz | ▪ Os hyoideum |
| | ▪ **M. sternothyroideus** | |
| | Ursprung | ▪ Manubrium sterni (Dorsalfläche)<br>▪ 1. Rippenknorpel (Dorsalfläche) |
| | Ansatz | ▪ Schildknorpel (Cartilago thyroidea, Linea obliqua) |
| | ▪ **M. thyrohyoideus** | |
| | Ursprung | ▪ Schildknorpel |
| | Ansatz | ▪ Os hyoideum (Cornu majus) |
| | ▪ **M. omohyoideus** | |
| | Ursprung | ▪ Skapula (Margo superior, Incisura scapulae) |
| | Ansatz | ▪ Os hyoideum |
| | Der M. omohyoideus besitzt eine Zwischensehne, die den Venter inferior (von der Skapula kommend) und den Venter superior (zum Zungenbein ziehend) verbindet. | |
| | **Innervation** | ▪ Ansa cervicalis, C 1 – C 4 |

| | | |
|---|---|---|
| **Funktion** | ▪ Senken des Zungenbeins: M. sternohyoideus, M. thyrohyoideus, M. omohyoideus | |
| | ▪ Verlagern des Zungenbeins nach dorsal: M. omohyoideus | |
| | ▪ Fixieren des Zungenbeins (kann sich damit indirekt an der Mundöffnung beteiligen): M. sternohyoideus, M. thyrohyoideus | |
| | ▪ Senken des Kehlkopfs (Larynx): M. sternothyroideus | |
| | ▪ Anheben des Kehlkopfs (bei fixiertem Zungenbein): M. thyrohyoideus | |
| | ▪ Der M. omohyoideus hält die Vena jugularis interna gegen einen Unterdruck offen (v. a. in aufrechter Köperhaltung), indem er mit seiner Zwischensehne die mit ihr verwachsene Halsfaszie (Fascia praetrachealis) anspannt. | |
| **Referred Pain** | ▪ lokal im ventralen Halsbereich (M. sternohyoideus, M. sternothyroideus und M. thyrohyoideus)<br>▪ im ventrolateralen Hals (M. omohyoideus)<br>▪ gelegentlich Schulterschmerzen im Bereich des Proessus coracoideus sowie im Gesicht in der Gegend der Wange (M. omohyoideus) | |
| **Symptome** | Schmerzen | ▪ im Referred-Pain-Gebiet |
| | Funktions-störungen | ▪ Kloßgefühl, Schluckschwierigkeiten und -beschwerden<br>▪ „belegte“ Stimme<br>▪ Hartspannstränge im M. omohyoideus können die volle Dehnung der Mm. trapezius descendens und scaleni behindern und auf den Plexus brachialis drücken. |
| **auslösende Faktoren** | Überlastung | ▪ akut: HWS-Beschleunigungstrauma<br>▪ chronisch: Überlastung durch langes aktives Mundöffnen (z. B. bei habitueller Mundatmung oder nach Zahnarztbehandlung) |
| | Überdehnung | ▪ bei HWS-Distorsionstrauma<br>▪ durch ungünstige Lagerung in Narkose<br>▪ im Zusammenhang mit Operationen im HWS Bereich |
| | primäre TrPs | ▪ M. sternocleidomastoideus und Kaumuskulatur |
| **Hinweise für den Therapeuten** | ▪ Die infrahyoidale Muskulatur bildet – zusammen mit der suprahyoidalen Muskulatur – eine funktionelle Einheit und ist häufig gemeinsam betroffen.<br>▪ Zugang zur infrahyoidalen Muskulatur (M. sternohyoideus, M. sternothyroideus und M. thyrohyoideus) medial der gut palpablen A. carotis (**Abb. 7.157**)<br>▪ Palpation und Behandlung des M. omohyoideus erfogt zwischen dem Vorderrand des M. trapezius descendens und dem Hinterrand des M. sternocleidomastoideus (**Abb. 7.158 a** und **b**) sowie unter dem M. sternocleidomastoideus Richtung Os hyoideum.<br>▪ Dehnung des M. omohyoideus durch den Therapeuten: Mittels Depression der Skapula und manuellem Verschieben des Zungenbeins nach lateral werden Ursprung und Ansatz des Muskels gleichzeitig voneinander entfernt (**Abb. 7.158 c**).<br>▪ Deaktivieren primärer TrPs in der Kaumuskulatur und im M. sternocleidomastoideus<br>▪ geeignete Ausgangsstellungen zur manuellen Therapie: Rückenlage (**Abb. 7.157**, **Abb. 7.158**) oder Seitenlage | |
| **Empfehlungen für den Patienten** | ▪ Meiden perpetuierender und auslösender Faktoren<br>– Nasenatmung einüben<br>– Selbstbeobachtung betreffend Zungenpressen<br>▪ Selbstbehandlung der TrPs<br>▪ Dehnen durch flächiges Verschieben des Kehlkopfs zur Seite<br>▪ funktionelles Training (**Tab. 7.1** und **Abb. 7.151 a–i**) | |

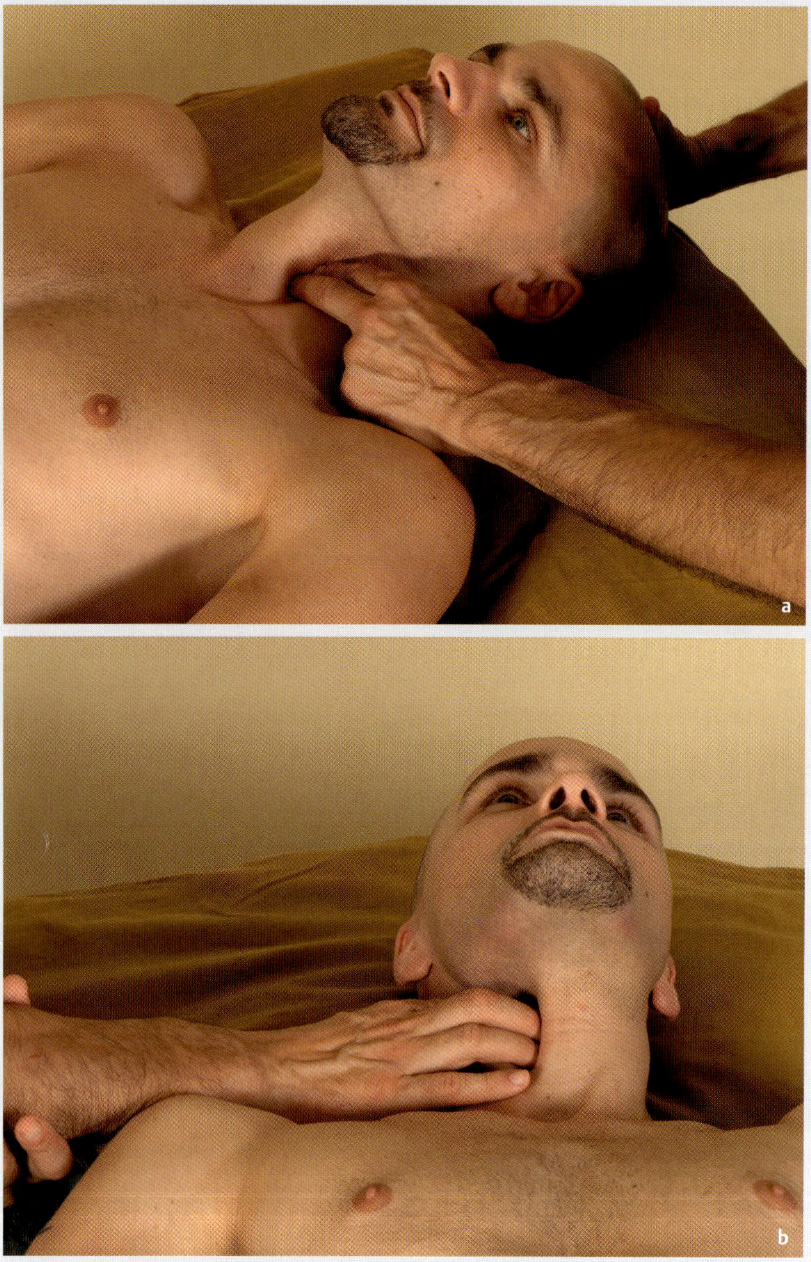

**Abb. 7.157** Infrahyoidale Muskulatur: Manuelle Kompression (Technik I) bzw. Aufdehnen der TrP-Region (Technik II) erfolgt gemeinsam für den M. sternohyoideus, M. sternothyroideus und M. thyrohyoideus. Zugang medial der gut zu tastenden Halsschlagader.
**a** Ansicht von lateral.
**b** Ansicht von ventral.

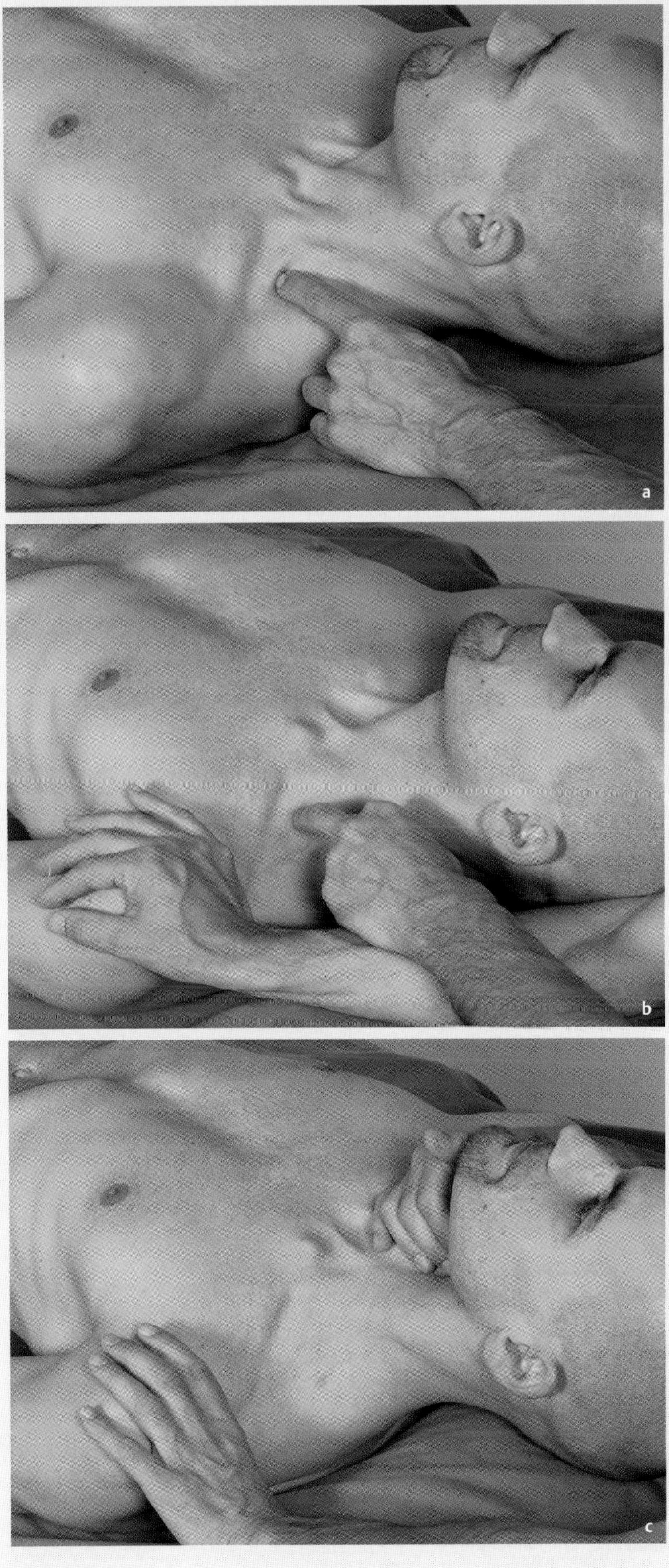

**Abb. 7.158** M. omohyoideus.

- **a** Palpation quer zum Faserverlauf.
- **b** Manuelle Kompression (Technik I), Aufdehnen der TrP-Region (Technik II) bzw. Fasziendehnung (Technik III) entlang des Faserverlaufs mit Vordehnung des M. omohyoideus über Depression der Schulter.
- **c** Dehnung durch den Therapeuten: gleichzeitiges voneinander Entfernen von Ursprung (Depression der Skapula) und Ansatz des M. omohyoideus (lateral Verschieben des Os hyoideum).

## 7.3.7 Gesichtsmuskulatur: M. orbicularis oculi, M. zygomaticus, Platysma

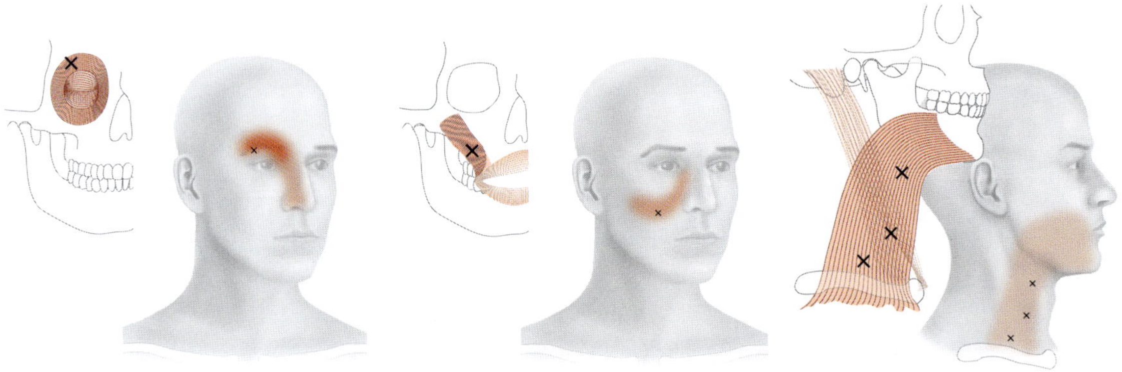

a b c

**Abb. 7.159** Gesichtsmuskulatur.
**a** M. orbicularis oculi.
**b** M. zygomaticus.
**c** Platysma.

| | | |
|---|---|---|
| **Anatomie** | ▪ **M. orbicularis oculi** | |
| | Pars orbitalis | ▪ Lig. palpebrae, nasaler Anteil des Processus frontalis maxillae, Crista lacrimalis anterior<br>▪ Faserverlauf und Funktion: Ringförmig rund um die Orbita liegend, sorgt er für einen kräftigen Lidschluss. |
| | Pars palpebralis | ▪ Haut des oberen und unteren Augenlids, Septum orbiculare, Lig. palpebrae<br>▪ Faserverlauf und Funktion: Liegt unmittelbar den Augenliedern auf und dient primär dem Lidreflex, Blinzeln |
| | Pars lacrimalis | ▪ vom medialen Teil des Lig. palpebrae zur Crista lacrimalis posterior<br>▪ Funktion: Zusammenpressen des Tränensacks |
| | ▪ **M. zygomaticus** | |
| | Ursprung | ▪ M. zygomaticus major: zentrale Anteile des Os zygomaticum<br>▪ M. zygomaticus minor: mediale Anteile des Os zygomaticum |
| | Ansatz | ▪ Fasern des M. orbicularis oris |
| | ▪ **Platysma** | |
| | Ursprung | ▪ Basis der Mandibula<br>▪ subkutane Faszie des unteren Gesichts und des Halses<br>▪ Viele seiner Fasern sind mit dem M. orbicularis oris verflochten, während andere Fasern mit dem M. risoris, dem M. depressor anguli oris und dem M. depressor labii inferioris zusammenhängen. |
| | Ansatz | ▪ Subkutane Faszie des oberen Thorax, Fascia pectoralis |
| | **Innervation** | ▪ N. facialis (VII Hirnnerv) über<br>– Rami temporales und zigomatici → M. orbicularis oculi<br>– Rami zygomatici → M. zygomaticus<br>– Ramus colli → Platysma |
| **Funktion** | M. orbicularis oculi | ▪ Lidschluss (Pars orbitalis), Lidreflex (Pars palpebralis)<br>▪ Gesichtsausdruck des Besorgtseins und Zukunftsdenkens (Platzer 2005) |
| | M. zygomaticus | ▪ Anheben des Mundwinkels (M. zygomaticus major) und der Oberlippe (M. zygomaticus minor), wie wenn man „wie“ sagt<br>▪ Lachen, Lächeln, Gesichtsausdruck des Vergnügens (Platzer 2005) |
| | Platysma | ▪ zieht die Unterlippe und den Mundwinkel nach unten und die Thoraxhaut nach oben, v. a. beim weiteren Öffnen des bereits offenen Munds, z. B. Gähnen<br>▪ Ausdruck der Wut, von Aggression (Platzer 2005) |

| | | |
|---|---|---|
| **Referred Pain** | ▪ Nase, Augenbraue und angrenzende Stirnregion (M. orbicularis oculi)<br>▪ Nasenwurzel, Wange (M. zygomaticus)<br>▪ prickelnder, seltsamer Schmerz in der Haut, an Seitenfläche und Unterrand der Mandibula, auch Vorderseite Brustkorb möglich (Platysma) | |
| **Symptome** | Schmerzen | ▪ oberflächliche Schmerzen im Gesichtsbereich (alle Gesichtsmuskeln)<br>▪ oberflächliche, nadelstichartige Schmerzen (Platysma) |
| | Funktionsstörungen | ▪ „tanzende Buchstaben“ beim Lesen (M. orbicularis oculi) |
| **auslösende Faktoren** | Überlastung | ▪ v. a. chronisch, z. B.<br>– „eingefrorene“, maskenartige Gesichtszüge; regungslose, erstarrte Mimik<br>– Ticks der mimischen Muskulatur<br>– übermäßiges Spielen eines Blasinstruments (bei mangelnder Übung)<br>– gewohnheitsmäßiges Blinzeln (Lichtempfindlichkeit)<br>– Zusammenkneifen der Augenlider bei Altersweitsichtigkeit |
| | direktes Trauma | ▪ Schnittwunden bei Unfällen, Gesichtsoperationen |
| | primäre TrPs | ▪ M. sternocleidomastoieus, Mm. scaleni, M. trapezius descendens und Kaumuskulatur (v. a. M. masseter) |
| **Hinweise für den Therapeuten** | ▪ Eine Vielzahl weiterer Gesichtsmuskeln ermöglicht ein differenziertes Minenspiel. Zur Anatomie weiterer mimischer Muskeln (M. corrugator supercilii, M. procerus, M. levator palpeprae superioris, M. nasalis, M. levator labii superioris alaeque nasi, M. levator labii superioris, M. risorius, M. levator anguli oris, M. buccinator, M. orbicularis oris, M. depressor anguli oris, M. depressor labii inferioris, M. mentalis) vgl. die gängigen Lehrbücher (Netter 2000, Prometheus 2005, Platzer 2005, Valerius et al. 2007).<br>▪ Das diagnostische Vorgehen bei Gesichtsschmerzen besteht in der minutiösen (und zeitaufwendigen) flächigen Palpation der Gesichtsmuskeln (**Abb. 7.162**).<br>▪ Die Behandlung der Gesichtsmuskeln erfolgt zumeist mit den manuellen Techniken II und III (**Abb. 7.160**, **Abb. 7.161**).<br>▪ Bei einigen Muskeln (M. zygomaticus, M. orbicularis oris, M. buccinator u. a.m.) bietet sich die enorale Behandlung mit Zangengriff an.<br>▪ Das Platysma wird bei der Behandlung der Mm. scaleni und des M. sternocleidomastoideus mitbehandelt.<br>▪ Deaktivieren der primären TrPs in der Kaumuskulatur, im M. sternocleidomastoideus, Mm. scaleni und M. trapezius descendens<br>▪ geeignete Ausgangsstellungen zur manuellen Therapie der TrPs: Rückenlage (**Abb. 7.160** – **Abb. 7.162**), Seitenlage | |
| **Empfehlungen für den Patienten** | ▪ Meiden perpetuierender und auslösender Faktoren<br>– Gewohnheitsmimik modulieren<br>– ggf. Anpassung des Visus (Brille)<br>▪ Selbstbehandlung mit „Gesichtsmassage“<br>▪ Dehnen (Verschiebemassagen)<br>▪ funktionelles Training (z. B. Spielen eines Blasmusikinstruments, Theaterspielen, Grimassenschneiden) | |

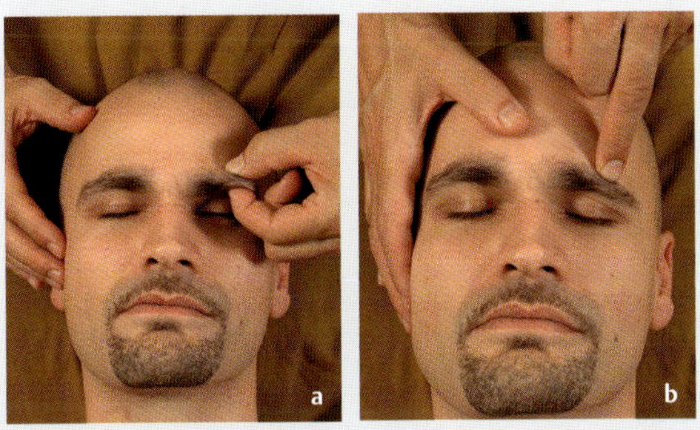

**Abb. 7.160** M. orbicularis oculi.
**a** Manuelle Kompression (Technik I) bzw. Aufdehnen der TrP-Region (Technik II) mit Pinzettengriff.
**b** Fasziendehnung (Technik III).

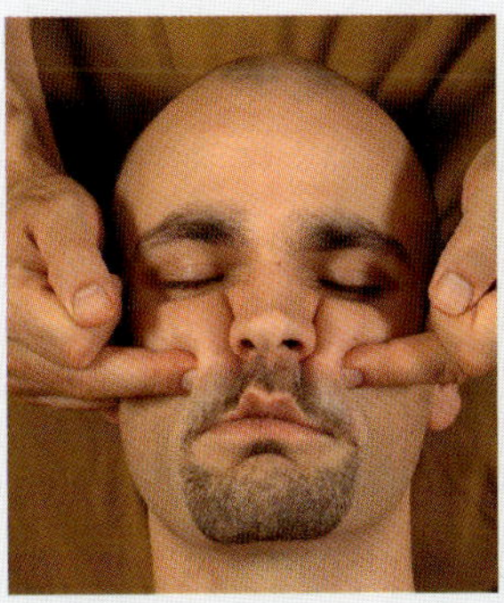

**Abb. 7.161** M. zygomaticus: Aufdehnen der TrP-Region (Technik II).

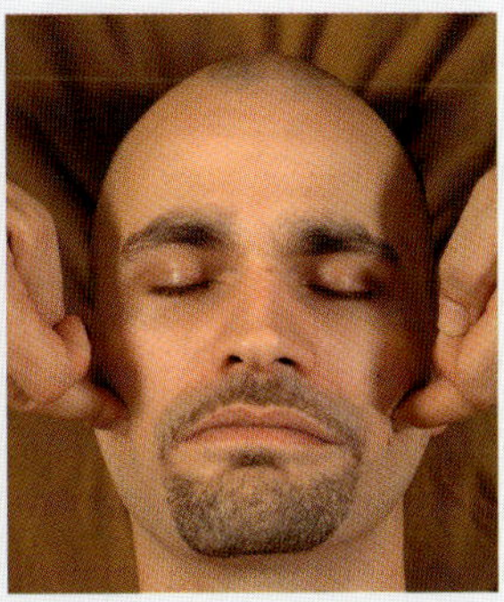

**Abb. 7.162** Flächige Palpation zur Identifikation von TrPs in den verschiedenen Gesichtsmuskeln.

## 7.3.8 M. occipitofrontalis (M. epicranius)

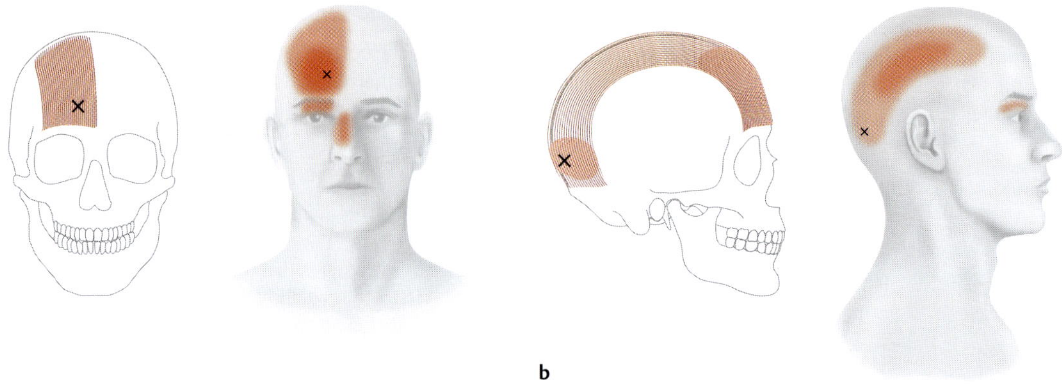

a b

**Abb. 7.163** M. occipitofrontalis.
**a** M. frontalis.
**b** M. occipitalis.

| | | |
|---|---|---|
| **Anatomie** | Ursprung | ▪ Venter frontalis: Haut der Augenbraue und Stirn; eng verflochten mit dem M. orbicularis oculi<br>▪ Venter occipitalis: Linea nuchalis superior (laterale zwei Drittel) am Os occipitale |
| | Ansatz | ▪ Galea aponeurotica (straffes Sehnenblatt) verbindet die zwei Anteile. |
| | Der ganze Muskel ist sehr fest mit der Kopfhaut verbunden, aber nur ganz locker mit dem Periost des Schädeldachs, auf dem er leicht gleitet. | |
| | **Innervation** | ▪ N. facialis (VII Hirnnerv) über<br>– Rami temporales zum M. frontalis<br>– Ramus auricularis posterior zum M. occipitalis |
| **Funktion** | M. frontalis | ▪ Stirnrunzeln, hebt die Augenbraue<br>▪ Gesichtsaudruck der Verwunderung, der Überraschung, aber auch der Aufmerksamkeit (Platzer 2005) |
| | M. occipitalis | ▪ zieht die Galea nach hinten und verankert sie, sodass der M. frontalis wirkungsvoller an ihr ziehen kann |
| | Wirken beide Bäuche zusammen, ziehen sie die Stirnhaut weit zurück und öffnen die Augen weit, sodass der Ausdruck von Schrecken und Angst entsteht. Damit wird die Kopfhaut nach hinten Richtung Okziput verschoben, sodass sich die Haare aufstellen. Im Biofeedback-Monitoring wird der erhöhte Tonus bei Angst im M. frontalis genutzt. | |
| **Referred Pain** | ▪ Stirn, relativ lokal (M. frontalis)<br>▪ seitlich diffus in den Hinterkopf, durch den Kopf hindurch (M. occipitalis)<br>▪ tief im und hinter dem Auge (M. occipitalis) | |
| **Symptome** | Schmerzen | ▪ Kopfschmerzen<br>▪ Schmerzzunahme<br>– bei Angst und Stress (M. frontalis)<br>– durch nächtlichen Druck auf dem Hinterkopf (M. occipitalis) |
| **auslösende Faktoren** | Überlastung | ▪ chronisch<br>– Überarbeitung, Stress, Angst<br>– gewohnheitsmäßiges Stirnrunzeln, stets in Aufmerksamkeit angehobene Augenbrauen, ständig besorgter oder missbilligender Ausdruck<br>– Anstrengung bei verringerter Sehschärfe |
| | Trauma | ▪ direkte Verletzungen bei Unfällen |
| | primäre TrPs | ▪ M. sternocleidomastoideus (→ M. frontalis)<br>▪ Muskeln, die in den Hinterkopf (M. occipitalis) ausstrahlen (M. trapezius descendens, transversus, ascendens; M. splenius, M. semispinalis, Mm. suboccipitales) |

| | | |
|---|---|---|
| | Aktivierungsmechanismus | ▪ Zug auf die Kopfhaut durch das Gewicht langer Haare<br>▪ Trocknen nasser Haare, ohne sie mit einem Föhn zu trocknen (der Kopfhaut wird dadurch Wärme entzogen, was zu einer Tonussteigerung der Muskulatur führt)<br>▪ Tragen eines Helms → Druck auf latente TrPs (Bauarbeiter, Fahrrad- oder Skifahren, Reiten) |
| **Hinweise für den Therapeuten** | | ▪ Behandlung vorwiegend mit manuellen Techniken I, II und III (**Abb. 7.164**, **Abb. 7.165**)<br>▪ Differenzialdiagnose: Schmerzen, die durch Druck auf den Hinterkopf in Rückenlage verstärkt auftreten und durch lokale Wärmebehandlung positiv beeinflusst werden, sind mit großer Wahrscheinlichkeit auf mTrPs im M. occipitalis zurückzuführen. Neurogene Symptome infolge eines Entrapments des N. occipitalis major beim Durchtritt durch die hinteren Nackenmuskeln (M. semispinalis capitis und M. trapezius descendens) zeigen sich als oberflächliches Kribbeln; Wärme verschlechtert die Symptome und Kälte bringt Linderung.<br>▪ geeignete Ausgangsstellungen: Rückenlage (**Abb. 7.164**, **Abb. 7.165**), Bauchlage (Venter occipitalis) |
| **Empfehlungen für den Patienten** | | ▪ Meiden perpetuierender und auslösender Faktoren<br>– ggf. gewohnheitsmäßigen, maskenhaften Gesichtsausdruck modulieren<br>– ggf. zum Optiker gehen: Brillenschärfe anpassen<br>▪ Selbstbehandlung der TrPs, Kopfhautmassage<br>▪ Dehnen (Verschieben der Kopfhaut)<br>▪ Stressmanagement; Wege zur Entwicklung einer positiven Gemütseinstellung finden |



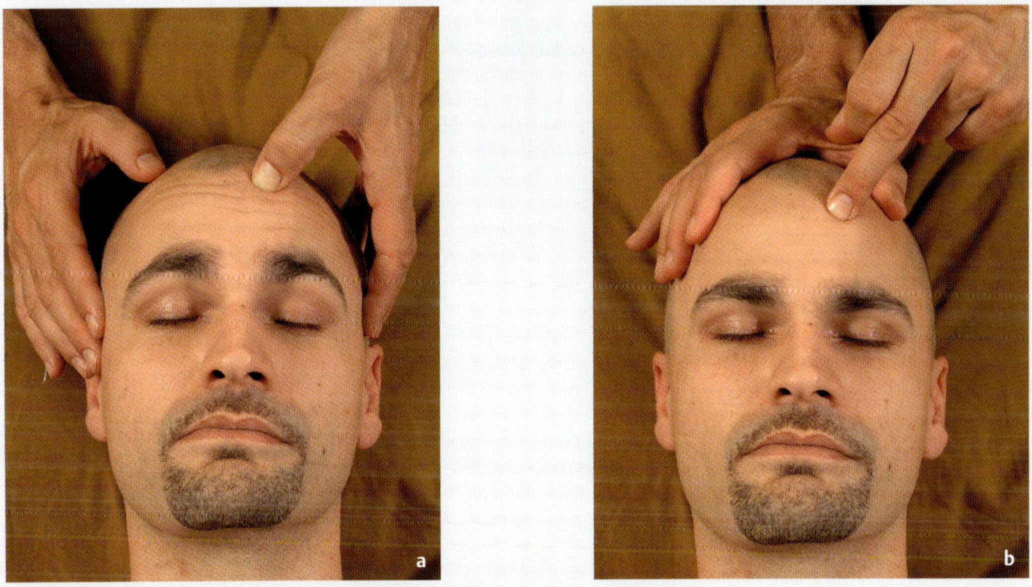


**Abb. 7.164** M. frontalis.
**a** Manuelle Kompression (Technik I) bzw. Aufdehnen der TrP-Region (Technik II).
**b** Fasziendehnung (Technik III).

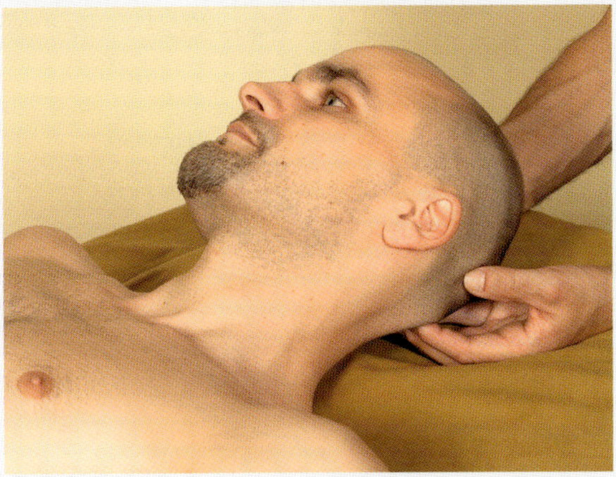

**Abb. 7.165** M. occipitalis: Manuelle Kompression (Technik I) bzw. Aufdehnen der TrP-Region (Technik II).

# 7.4 Rumpf

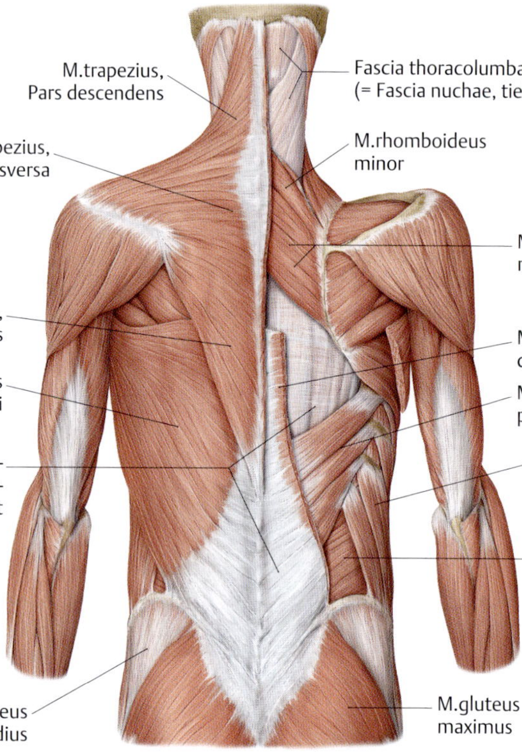


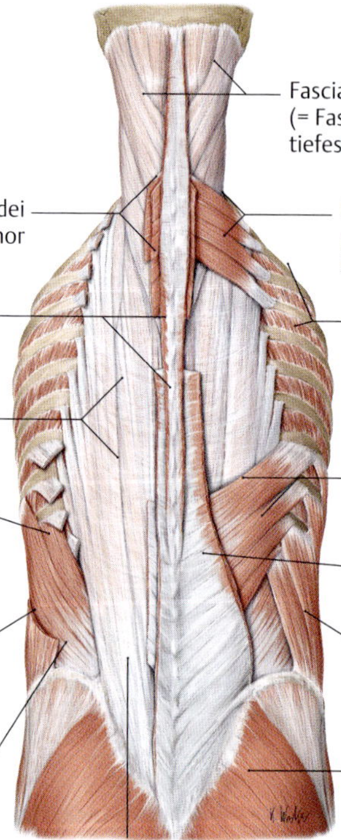


**Abb. 7.166** Rumpf dorsal: Rückenmuskulatur.
**a** Oberflächliche Schicht.
**b** Mittlere Schicht.
**c** Tiefe Schicht, lateraler Trakt.
**d** Tiefe Schicht, medialer Trakt.

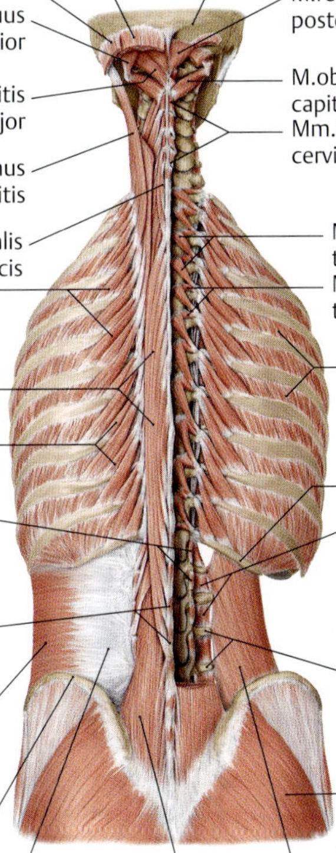
M.semispinalis capitis
Linea nuchalis superior
M.splenius capitis
M.obliquus capitis superior
M.rectus capitis posterior minor
M.rectus capitis posterior major
M.obliquus capitis inferior
Mm.interspinales cervicis
M.longissimus capitis
M.spinalis cervicis
Mm.rotatores thoracis longi
Mm. levatores costarum longi
Mm.rotatores thoracis breves
Mm.inter-costales externi
M.spinalis thoracis
Mm.leva-tores costa-rum breves
12.Rippe
Mm.inter-transversarii mediales lumborum
Mm.inter-transversarii laterales lumborum
Mm.inter-spinales lumborum
Procc. costales
M.trans-versus abdominis
M.gluteus maximus
Crista iliaca
c
Fascia thoraco-lumbalis, tiefes Blatt
M.multi-fidus
M.quadratus lumborum

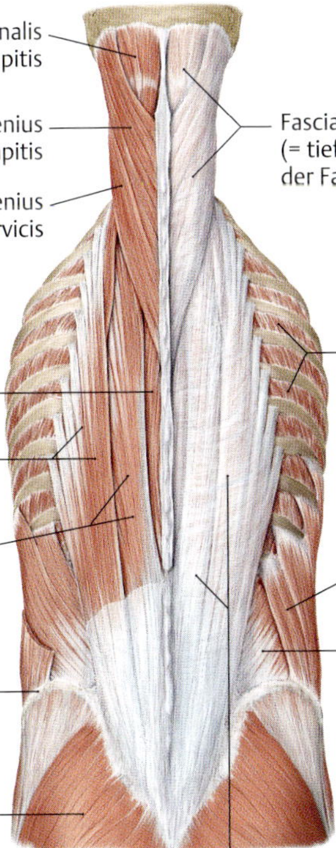
M.semispinalis capitis
M.splenius capitis
Fascia thoracolumbalis (= tiefes Blatt der Fascia nuchae)
M.splenius cervicis
Mm.inter-costales externi
M.spinalis
M.ilio-costalis
M.lon-gissimus
M.obliquus externus abdominis
M.obliquus internus abdominis
Crista iliaca
M.gluteus maximus
d
Fascia thoracolumbalis, oberflächliches Blatt

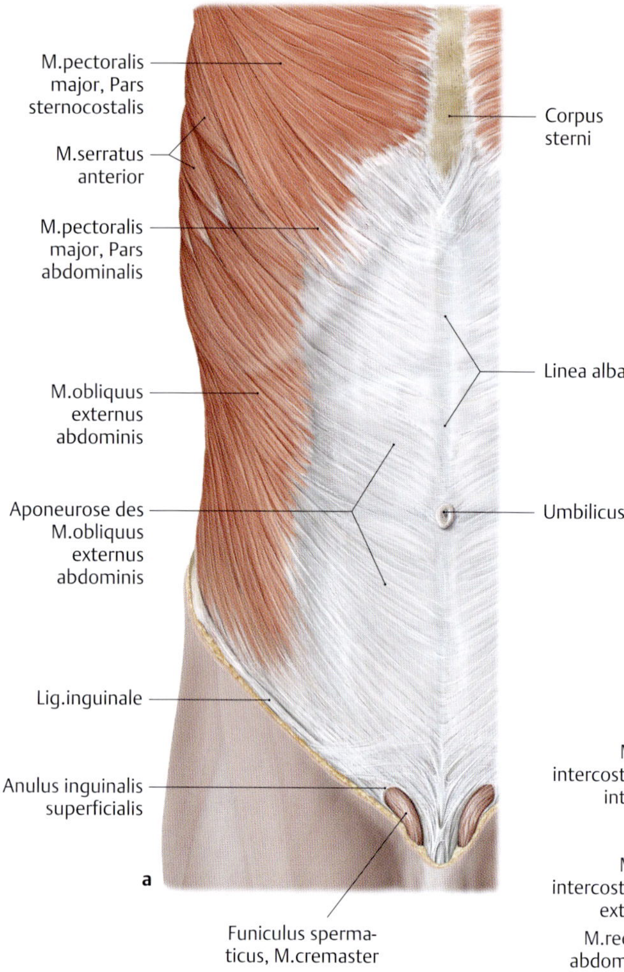


a

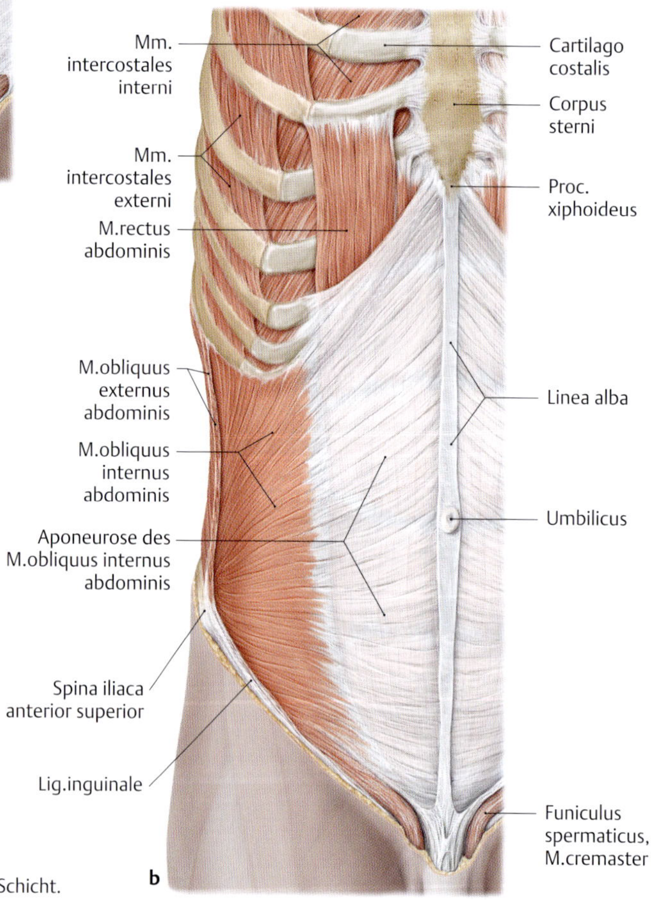


b

**Abb. 7.167** Seitliche und vordere Bauchwandmuskulatur. Ansicht von ventral.
**a** Schräge Bauchwandmuskulatur, oberflächliche Schicht.
**b** Schräge Bauchwandmuskulatur, mittlere Schicht.
**c** Bauchwandmuskulatur, tiefe Schicht.
**d** Vordere (gerade) Bauchwandmuskulatur, oberflächliche Schicht.

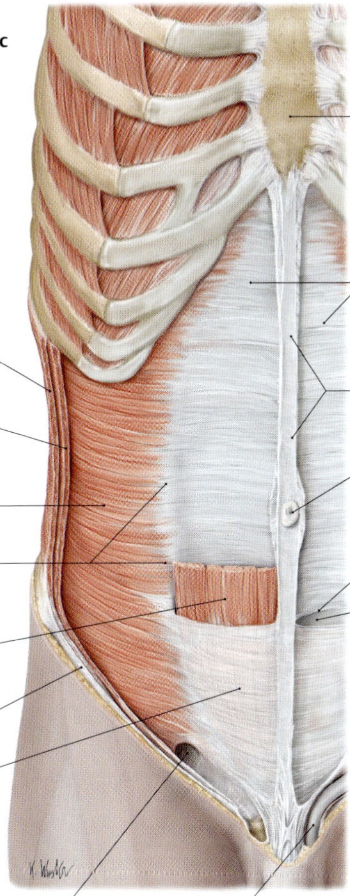
c
Sternum
Aponeurose des M.transversus abdominis
Linea alba
Umbilicus
Linea arcuata
Fascia transversalis
M.obliquus externus abdominis
M.obliquus internus abdominis
M.transversus abdominis
Linea semilunaris
M.rectus abdominis
Lig.inguinale
Aponeurose des M.transversus abdominis (verläuft unterhalb der Linea arcuata vor dem M.rectus abdominis)
Anulus inguinalis profundus
Funiculus spermaticus

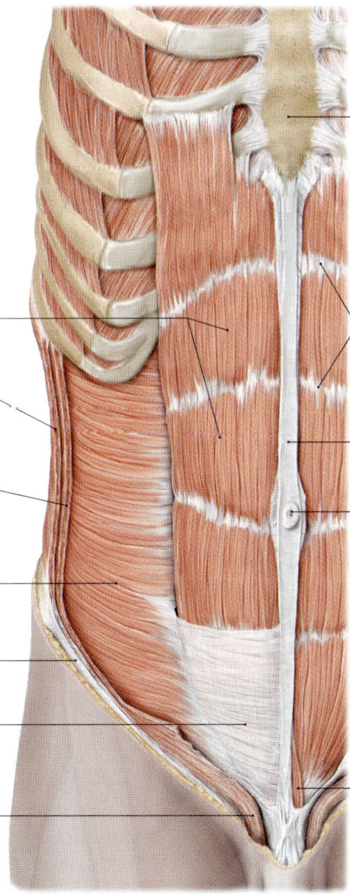
Sternum
M.rectus abdominis
Intersectiones tendineae
M.obliquus externus abdominis
Linea alba
M.obliquus internus abdominis
Umbilicus
M.transversus abdominis
Lig.inguinale
Aponeurose des M.transversus abdominis
M.pyramidalis
Funiculus spermaticus, M.cremaster
d

## 7.4.1 M. erector spinae

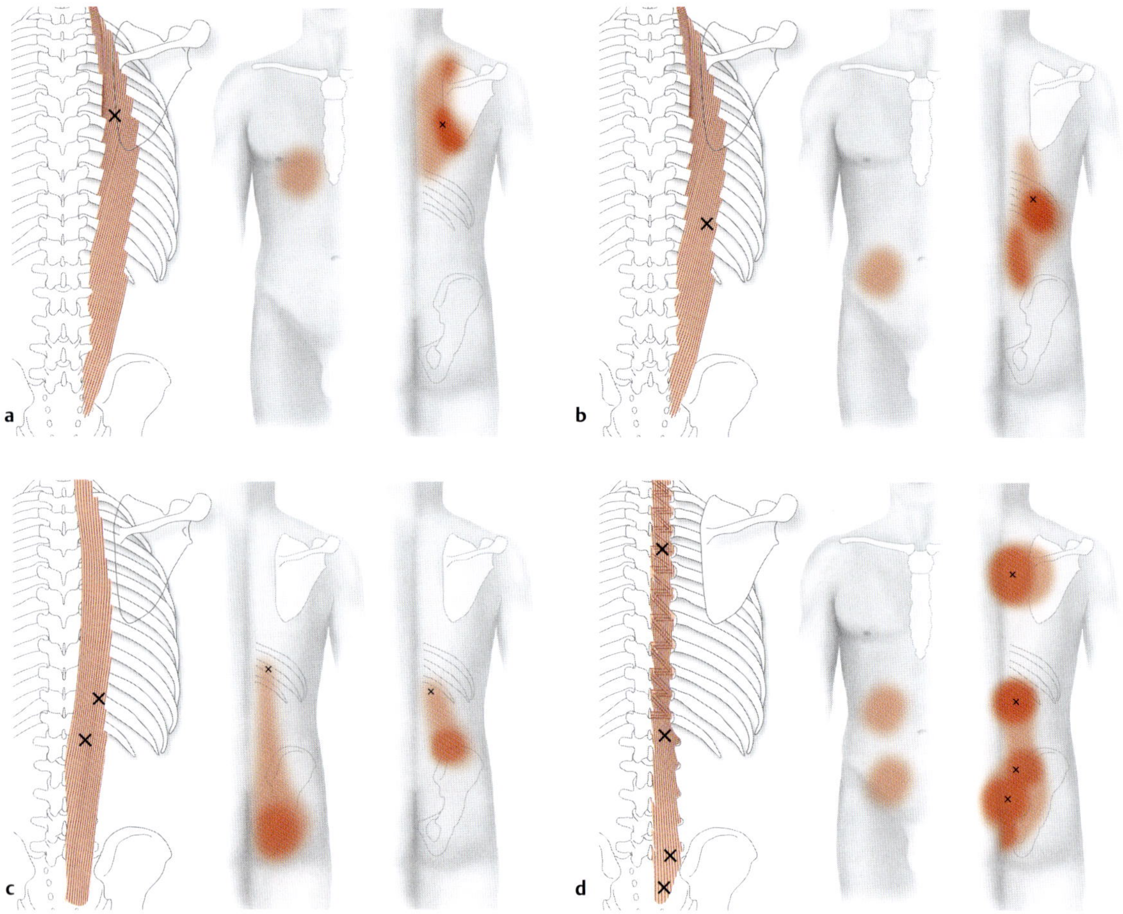

**Abb. 7.168** M. erector spinae.
**a** M. iliocostalis (thorakal).
**b** M. iliocostalis (thorako-lumbal).
**c** M. longissimus.
**d** Mm. multifidi und rotatores.

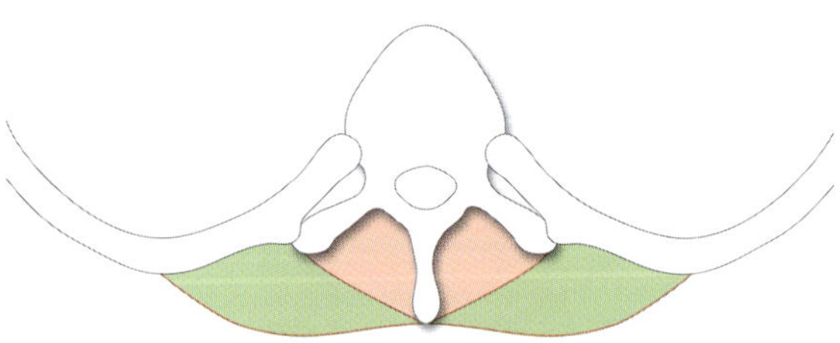

**Abb. 7.169** Medialer und lateraler Trakt des Erector trunci. Schematische Darstellung im LWS-Bereich: Die Muskeln des medialen Trakts (Mm. semispinalis, multifidi und rotatores) erstrecken sich zwischen Quer- und Dornfortsätzen und liegen in der Tiefe (braun). Sie werden von den Muskeln des lateralen Trakts (Mm. longissimus und iliocostalis) überdeckt, die zwischen Dornfortsätzen und Angulus costae situiert liegen (grün). Die Behandlung der Muskeln des medialen Trakts erfolgt somit durch Anteile des lateralen Trakts hindurch; direkt neben den Dornfortsätzen sind die M. multifidi und rotatores am besten aufzuspüren (**Abb. 7.171a**).

| | | | |
|---|---|---|---|
| **Anatomie** | Erector spinae = autochthone Rückenmuskulatur (d. h. alle Muskeln, die direkt über Rami dorsales der Spinalnerven innerviert werden) | | |
| | A | lateraler Trakt | oberflächlich liegend: lange Extensoren |
| | A 1 | Geradsystem *(intertransversale Muskeln)* | |
| | A 1.1 | ▪ **M. iliocostalis** | |
| | | – M. iliocostalis lumborum | |
| | | Ursprung: | Sacrum, Fascia thoracolumbalis |
| | | Ansatz: | Processus costales der kranialen Lendenwirbel und der Rippen 6 – 12 |
| | | – M. iliocostalis thoracis | |
| | | Ursprung: | Rippen 6 – 12 |
| | | Ansatz: | Rippen 1 – 6, Querfortsatz (QF) C 7 |
| | | – M. iliocostalis cervicis | |
| | | Ursprung: | Rippen 3 – 6 |
| | | Ansatz: | QF C 4 – C 6 |
| | A 1.2 | ▪ **M. longissimus** | |
| | | – M. longissimus thoracis | |
| | | Ursprung: | Sakrum, Dornfortsätze (DF) der Lendenwirbel, QF der kaudalen Brustwirbel |
| | | Ansatz: | QF der Brustwirbel, Rippen 1 – 10 |
| | | – M. longissimus cervicis | |
| | | Ursprung: | QF Brustwirbel 1 – 6 |
| | | Ansatz: | QF Halswirbel 2 – 5 |
| | | – M. longissimus capitis | |
| | | Ursprung: | QF Brustwirbel 1 – 5 und QF Halswirbel 5 – 7 |
| | | Ansatz: | Processus mastoideus (in der Tiefe) |
| | | M. longissimus thoracis und M. iliocostalis thoracis/lumborum vereinigen sich lumbal und sind von der Aponeurose der Fascia thoracolumbalis umhüllt (**Abb. 7.205 a**). | |
| | A 2 | Schrägsystem *(spinotransversal, V-System)* | |
| | A 2.1 | ▪ **M. splenius cervicis** | |
| | | Ursprung: | DF Brustwirbel 3 – 6 |
| | | Ansatz: | QF Halswirbel 1 und 2 |
| | A 2.2 | ▪ **M. splenius capitis** | |
| | | Ursprung: DF Brustwirbel 1 – 3 und DF Halswirbel 4 – 7 | |
| | | Ansatz: Bereich des Processus mastoideus (medial, in der Tiefe) | |
| | B | medialer Trakt | tief liegend: kurze Extensoren (Stabilisatoren) |
| | B 1 | Geradsystem *(interspinale bzw. intertransversale Muskeln)* | |
| | B 1.1 | ▪ **Mm. interspinales** | verbinden benachbarte DF |
| | B 1.2 | ▪ **Mm. intertransversarii** | verbinden benachbarte QF |
| | B 2 | Schrägsystem *(transversospinal, A-System)* | |
| | B 2.1 | ▪ **M. rotatores breves** | vom QF zum direkt darüber (kranial) liegenden DF |
| | B 2.2 | ▪ **M. rotatores longes** | vom QF zum übernächsten kranial liegenden DF |
| | B 2.3 | ▪ **Mm. multifidi** | Muskelbündel überspringen 2 – 4 Etagen |
| | B 2.4 | ▪ **Mm. semispinales** | Muskelfasern überspringen 5 und mehr Wirbel |
| | **Innervation** | | ▪ Rami dorsales der Spinalnerven (C 2 – L 4) |

| | | |
|---|---|---|
| **Funktion** | Muskel des Geradsystems (intertransversal, -spinal) | ▪ Extension – wenn beidseitig aktiv<br>▪ Lateralflexion – wenn nicht ganz median gelegen und einseitig aktiv |
| | Muskeln der Schrägsysteme (spinotransversal und transversospinal) | ▪ Extension – wenn beidseitig aktiv<br>▪ Rotation zur selben Seite – Mm. des spinotransversalen Systems<br>▪ Rotation zur Gegenseite – Mm. des transversospinalen Systems |
| | Hauptaufgabe: | ▪ Stabilisation, d. h. „Bewegungsverhinderung" – „Nichtbewegen"<br>(die wichtigsten Rumpfrotatoren sind die schrägen Bauchmuskeln; der wichtigste Rumpfseitneiger ist der M. quadratus lumborum)<br>▪ Grundsätzlich gilt:<br>– Je näher beim Drehpunkt sich ein Muskel befindet (d. h. je tiefer ein Muskel liegt), desto ausgeprägter ist seine stabilisierende, bewegungsverhindernde Funktion.<br>– Je weiter entfernt vom Drehpunkt ein Muskel liegt, desto ausgeprägter ist seine dynamische, bewegende Funktion.<br>→ Die tiefen Schichten des Erector spinae (Mm. multifidi und rotatores) dienen primär der lokalen, segmentalen Stabilisation. |
| **Referred Pain** | | ▪ Rückenregion (**Abb. 7.168**)<br>▪ Grundsätzlich gilt: Je tiefer die Schicht der Rückenmuskulatur liegt, in welcher die TrPs situiert sind, desto weniger weit reicht das Ausstrahlungsgebiet.<br>▪ TrPs im M. iliocostalis thoracis strahlen typischerweise nach lumbal aus (**Abb. 7.168 b**) |
| **Symptome** | Schmerzen | ▪ Rückenschmerzen (meist unilateral)<br>▪ Schmerzzunahme bei Aktivitäten, die eine Stabilisierung des Rumpfs erfordern (z. B. beim Aufstehen, etwas Tragen, Gewichtanheben) |
| | Funktionsstörungen | ▪ schmerzbedingte Bewegungseinschränkungen (v. a. eingeschränkte Flexion von HWS, BWS und LWS) und Schonhaltungen<br>▪ mangelnde, nicht rechtzeitige Stabilisierung der Wirbelsäule durch den tiefen Erector spinae (Mm. multifidi und rotatores)<br>→ Fehlbelastung der Fazettengelenke und Bandscheiben<br>→ Überlastung der globalen Rumpfmuskulatur (z. B. Mm. longissimus und iliocostalis, Bauchmuskulatur): Diese versuchen, die stabilisierende Funktion zu übernehmen, wozu sie aber – aufgrund ihrer Lage – nicht geeignet sind.<br>▪ Haut über betroffener Muskulatur zeigt oft eine erhöhte Druckempfindlichkeit und erhöhten Rollwiderstand (Panniculose). |
| **auslösende Faktoren** | Überlastung | ▪ akut<br>– „Verhebetrauma": Bücken + Lateralflexion + Rotation<br>– Sturz<br>– reaktiv bei Dysfunktion der kleinen Wirbelbogengelenke (Schutzfunktion)<br>▪ chronisch<br>– unökonomische Haltung und Bewegung<br>– fehlende Bewegung: stundenlanges Sitzen (Auto, Flugzeug, PC etc.)<br>Eine elektromyographische Studie am M. erector spinae im thorakalen und lumbalen Bereich zeigte, dass es nicht möglich ist, länger als 30 min ökonomisch zu sitzen. Nach anfänglicher Ruhe im EMG (d. h. initial keine Aktivität im EMG und damit auch nicht im Muskel) zeigte sich innerhalb einer halben Stunde oder früher EMG-/Muskelaktivität, wenn Probanden beim Maschinenschreiben unbewegt eine optimal entspannte Haltung beibehielten. „Es ist bemerkenswert, dass Unbeweglichkeit bei allen untersuchten Personen früher oder später Muskelspannung aufbaute" (Travell u. Simons 2002, S. 980) |
| | primäre TrPs | ▪ M. iliopsoas, M. quadratus lumborum, Mm. obliquus externus und internus abdominis |
| | Aktivierungsmechanismen | ▪ Aktivierung latenter mTrPs wird begünstigt durch Ermüdung, Abkühlung, Durchzug, schlechte Kondition. |

| | |
|---|---|
| **Hinweise für den Therapeuten** | ▪ Viele sog. „unspezifische" Rückenschmerzen sind durch mTrPs verursacht.<br>▪ Im Sitzen sind die thorakalen Anteile des lateralen Trakts (M. iliocostalis und M. longissimus) aktiver als die lumbalen → gezielte TrP-Suche bei spezifischen Sitzproblemen thorakal (nicht nur lumbal) im M. iliocostalis und M. longissimus (**Abb. 7.168b** und **c**).<br>▪ TrPs in den Muskeln des medialen Trakts haben ihre Schmerzprojektion meist in ihrer eigenen Umgebung, d. h. die TrPs liegen oft „eingebettet in ihr Projektionsgebiet" (**Abb. 7.168d**).<br>▪ Reagiert die Knochenhaut eines Dornfortsatzes empfindlich auf Druckprovokation von der Seite her, ist dies ein Indiz für TrPs in der Tiefe im medialen Trakt des entsprechenden Segments (da die Mm. multifidi und rotatores seitlich an den Dornfortsätzen inserieren).<br>▪ Muskeln, die von einem längere Zeit komprimierten Nerv (z. B. Diskushernie) versorgt werden, bilden praktisch immer TrPs aus. Diese TrPs persistieren oft auch nach der (chirurgischen) Dekompression („Post-[Hemi-] Laminektomie-Syndrom") und erfordern – falls sie nicht spontan zurückgehen – eine adäquate Therapie.<br>▪ Entrapments: Die sensorische Versorgung der Haut des Rückens erfolgt über Rami dorsales der Spinalnerven. Bei ihrem Durchtritt durch die paravertebrale Muskulatur sind Entrapments möglich (**Abb. 8.53**, S. 467) → Dysästhesien der Haut („Wattegefühl").<br>▪ Der M. multifidus reicht mit seinen Fasern bis auf das Sakrum, d. h., direkt auf dem Sakrum können mTrPs liegen (**Abb. 7.171c**).<br>▪ Die Behandlung der tiefen Anteile des Erector spinae ist anstrengend → Hilfsmittel (Triggerpunkt-Hölzchen) zur Entlastung der Finger verwenden (**Abb. 7.171b**).<br>▪ Dysfunktion der lokalen Stabilisatoren (verzögerte Aktivierung und rasche Ermüdbarkeit) können durch TrPs in den Mm. multifidi und rotatores verursacht sein, die möglicherweise (noch) schmerzlatent sind. Bei chronischen Rückenschmerzen sind auch solche schmerzlatent-dyfunktionsrelevanten TrPs (s. S. 134 und „Klinik" S. 136) in den tiefen Schichten des Erector spinae zu behandeln, um die lokalen Stabilisatoren wieder voll einsatzfähig zu machen.<br>▪ Nach suffizienter Behandlung der mTrPs in den Mm. rotatores und multifidi gelingt die Mobilisation/Manipulation der involvieren Wirbelgelenke besser und wirkt nachhaltiger.<br>▪ Die Rückenmuskeln sind schwer voneinander abzugrenzen. Zur Identifikation sind zwei Informationen hilfreich:<br>– Faserrichtung der Muskulatur bzw. des Hartspannstrangs<br>– Schichttiefe: Muskel der oberflächlichen, mittleren oder tiefen Schicht zugehörig<br>▪ assoziierte TrPs<br>– kontralaterale Muskulatur des M. erector spinae<br>– ipsilateral: M. quadratus lumborum, M. Iliopsoas, Mm. obliquus externus und internus abdominis, M. latissimus dorsi, M. serratus posterior inferior<br>▪ Mobilisation der Fascia thoracolumbalis (**Abb. 7.206 – Abb. 7.208**)<br>▪ geeignete Ausgangsstellungen zur manuellen Therapie: Bauchlage (**Abb. 7.170**, **Abb. 7.171**), Seitenlage oder Sitz (**Abb. 7.172**) |
| **Empfehlungen für den Patienten** | ▪ Meiden perpetuierender und auslösender Faktoren: ganze Palette von Ergonomie/ADL<br>– richtiges Sitzen, Bücken etc.<br>– Übergänge Liegen – Sitzen, Sitzen – Stehen<br>– Entlastungsstellungen beim Sitzen/bei langen Autofahrten<br>– Rhythmisierung des Alltags (lange Sitzphasen unterbrechen)<br>– Arbeitsplatz: Einrichtung, Masse des Mobiliars<br>– Hausarbeiten, Hebetechniken, Arbeitsabläufe, Arbeitshaltung<br>– Sportberatung<br>– orthopädische Korrektur von Körperasymmetrien (z. B. Einlagen, Absatzerhöhungen bei Beinlängendifferenz > 1 cm)<br>▪ Selbstbehandlung: manuelle Kompression der TrPs mit dem Tennisball aus Rückenlage (**Abb. 7.173**) oder mit einem Therapiebügel (**Abb. 5.31c**, S. 123)<br>▪ Dehnen (**Abb. 7.174**)<br>▪ Lösen der tiefen Schichten der Rückenmuskulatur; z. B. in Rückenlage auf einer Wolldecke mit angestellten Füßen liegend, wechselweise Druckverstärkung bzw. -verminderung unter dem einen, dann unter dem anderen Fuß → zarte rotatorische Bewegung der Wirbelsäule löst die Muskulatur<br>▪ angemessenes, funktionelles Training (d. h. vorwiegend stabilisierend) |

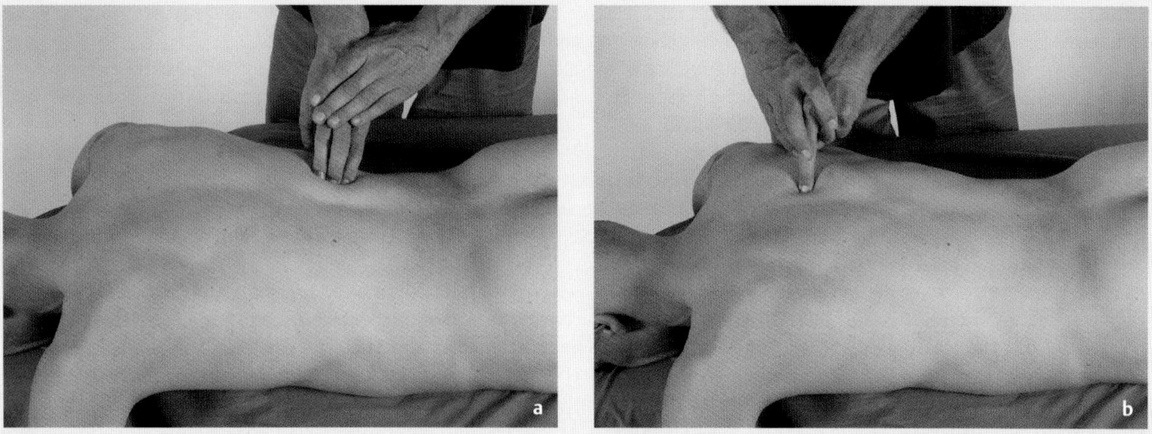

**Abb. 7.170** Lateraler Trakt des Erector spinae: Manuelle Kompression (Technik I) bzw. Aufdehnen der TrP-Region (Technik II).
**a** Technik I und II im M. iliocostalis thoracis.
**b** Technik I und II im M. longissimus thoracis.

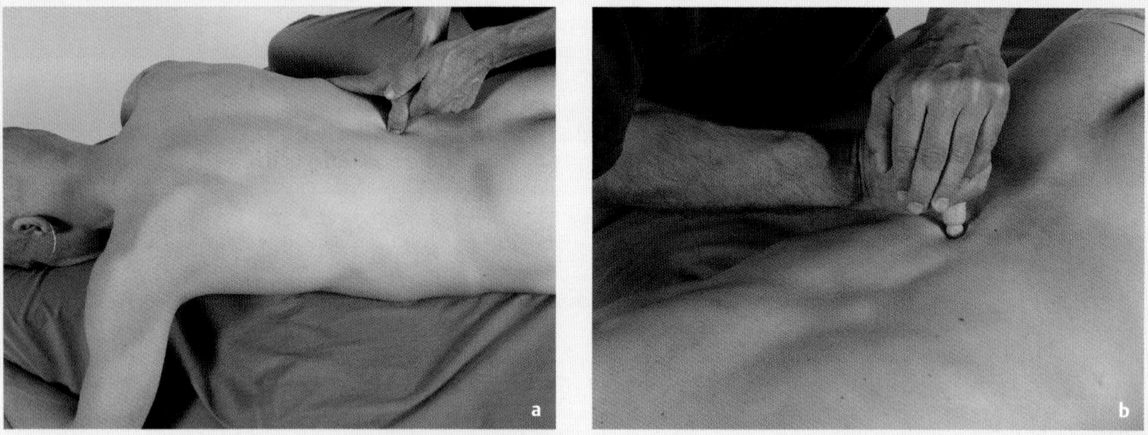

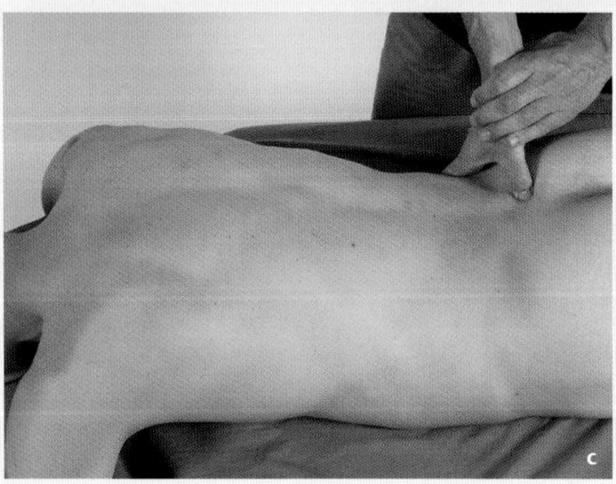

**Abb. 7.171** Medialer Trakt des Erector spinae: Manuelle Kompression (Technik I) bzw. Aufdehnen der TrP-Region (Technik II) der Mm. multifidi und rotatores.
**a** Unmittelbar lateral der Dornfortsätze sind die Mm. multifidi und rotatores – die lokalen Stabilisatoren – am besten zu erreichen (**Abb. 7.169**).
**b** Ein Triggerpunkt-Hölzchen entlastet die Finger des Therapeuten.
**c** Im lumbosakralen Übergang und auch auf dem Sakrum ist die Multifidus-Muskulatur kräftig ausgebildet; oft liegen hier aktive mTrPs.

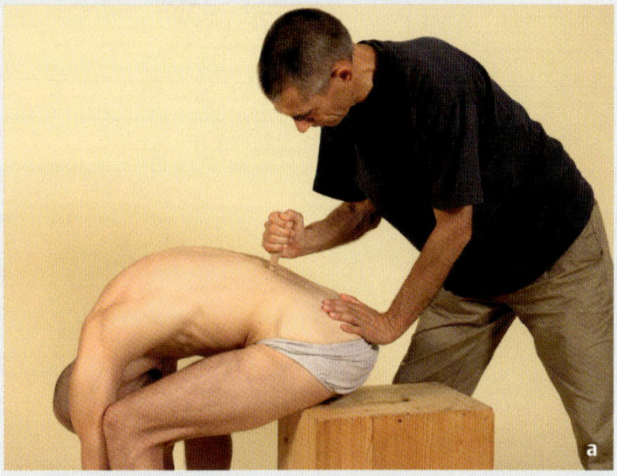

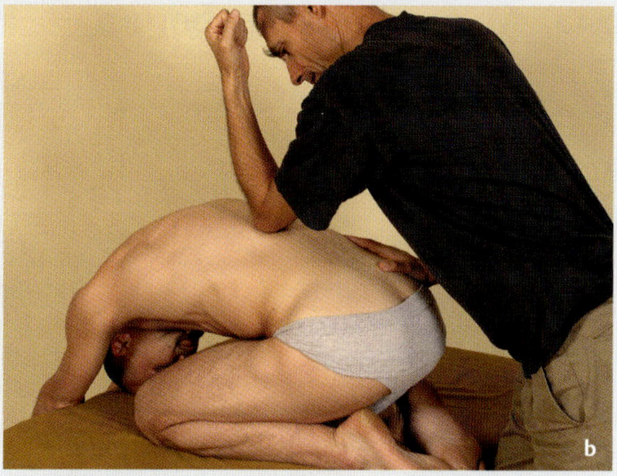

**Abb. 7.172** Fasziendehnung (Technik III) mit Vordehnung des Erector spinae.

**a** Faszien-Dehntechnik tiefgreifend mit dem Triggerpunkt-Hölzchen.

**b** Faszien-Dehntechnik breitflächig mit dem Ellbogen.



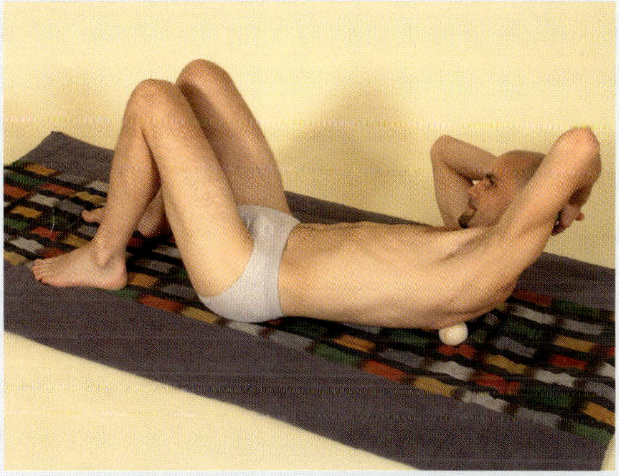

**Abb. 7.173** Selbstbehandlung des thorakalen Erector trunci (sowie der gesamten interskapulären Muskulatur) mit einem Tennisball.

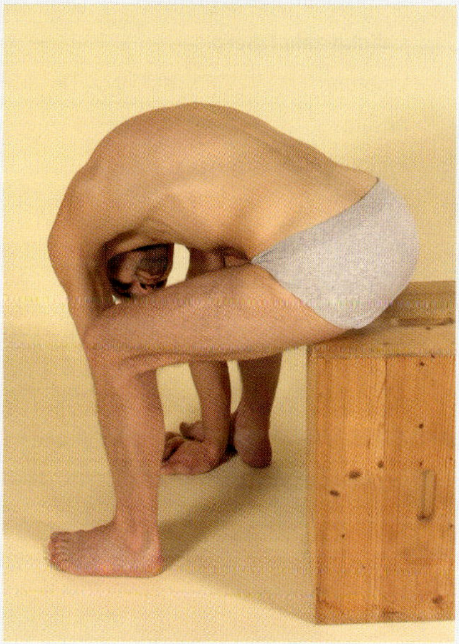

**Abb. 7.174** Selbstdehnung (Technik V).

## 7.4.2 M. quadratus lumborum

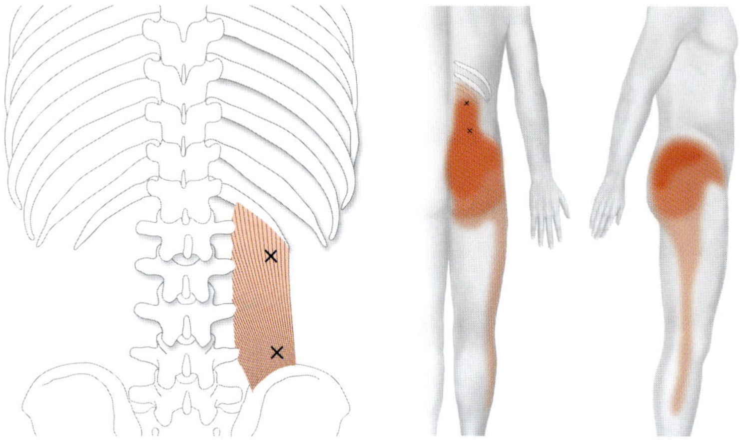

**Abb. 7.175** M. quadratus lumborum.

| | | |
|---|---|---|
| **Anatomie** | flächiger, dreiteiliger Muskel | |
| | ▪ **iliokostale Fasern** | |
| | Ursprung | Crista iliaca, Lig. iliolumbale |
| | Ansatz | 12. Rippe |
| | ▪ **iliolumbale Fasern** | |
| | Ursprung | Crista iliaca |
| | Ansatz | Querfortsätze (Processus costales) L 1 – L 4 |
| | ▪ **lumbokostale Fasern** | |
| | Ursprung | Querfortsätze (Processus costales) L 1 – L 4 |
| | Ansatz | 12. Rippe |
| | **Innervation** | ▪ N. subcostalis (Th 12), Nn. intercostales (Th 12 – L 1)<br>▪ wird als „Rückenmuskel“ von Rami ventrales her innerviert |
| **Funktion** | ▪ unilaterale Aktivität | |
| | dynamisch | ▪ Lateralflexion LWS<br>– punctum fixum = Becken: der Seitneiger der LWS zur ipsilateralen Seite<br>– punctum fixum = LWS:<br>• dynamisch konzentrisch: Hochziehen der ipsilateralen Seite<br>• dynamisch exzentrisch: Bremsen des Absinkens der ipsilateralen Hüfte, Bremsen der Seitneigung zur Gegenseite im Stehen und Sitzen |
| | stabilisierend | ▪ Stabilisation der LWS/des thorakolumbalen Übergangs betr. Lateralflexion<br>▪ Stabilisation der 12. Rippe bei Inspiration |
| | ▪ bilaterale Aktivität | ▪ Unterstützung der LWS-Extension<br>▪ Stabilisation der LWS und des thorakolumbalen Übergangs betr. Extension |
| **Referred Pain** | ▪ thorakolumbal, lumbal, iliosakraler Übergang<br>▪ Gesäß, Trochanter major, Leiste<br>▪ gelegentlich ausstrahlend entlang lateralem Oberschenkel bis zum Knie | |

| | | |
|---|---|---|
| **Symptome** | Schmerzen | ▪ thorakolumbal, lumbal, iliosakraler Übergang, Leiste, Gesäß, lateraler Oberschenkel<br>▪ akute Rückenschmerzen mit den Diagnosen: Hexenschuss/Lumbago/ISG-Syndrom/Sakralgie<br>▪ Hüftschmerzen mit den Diagnosen: Periarthropatia coxae/Bursitis trochanterica<br>▪ Schmerzzunahme<br>– beim Bewegen: Vorwärtsneigen, LWS Rotation und Lateralflexion, Positionswechsel aus Rückenlage, Aufstehen aus dem Sitzen etc. = jede Bewegung tut weh<br>– bei allen Tätigkeiten, die Stabilisierung lumbal erfordern<br>▪ oft Ruheschmerz<br>▪ Patienten können nicht ausschlafen; empfindlich auf harter und/oder weicher Matratze<br>▪ Husten- und/oder Niesschmerz (ohne Diskushernie)<br>▪ lumbaler Rückenschmerz mit hoher Schmerzintensität und den Schmerzqualitäten: tief, persistierend, deprimierend, zermürbend<br>→ beim Aufs-WC-Gehen am Morgen: Kriechen auf allen Vieren<br>→ Sitzen und Aufrechtstehen werden zum Problem |
| | Funktionsstörungen | ▪ LWS-Seitneigung zur Gegenseite vermindert (mit Endphasenschmerz)<br>▪ LWS-Flexion eingeschränkt<br>▪ gelegentlich Endphasenschmerz bei Lateralflexion zur betroffenen Seite (durch Komprimierung von Quadratus lumborum-Fasern) |
| **auslösende Faktoren** | Überlastung | ▪ akut<br>– Heben von Gewichten mit ungenügender lumbaler Verankerung<br>– bei Unfällen<br>▪ chronisch<br>– alle Arbeiten und Positionen, die lumbale Verankerung erfordern<br>– einseitiges Tragen (z. B. eines Kinds seitlich auf der Hüfte)<br>– Hinkmechanismen, Beinlängendifferenz, Skoliose |
| **Hinweise für den Therapeuten** | ▪ Einer der Schlüsselmuskeln bei Low-Back-Pain-Problemen. Es ist wichtig, sich Zeit zu nehmen und sehr gründlich zu untersuchen und zu behandeln.<br>▪ Häufig übersehener Muskel bei unspezifischen Rückenschmerzen. Bei Nichtbehandlung oder Verschleppung des Problems infolge stark perpetuierender Faktoren kann ein chronisches myofasziales Syndrom mit „wuchernden" (assoziierten) TrPs (und evtl. sekundären artikulären Dysfunktionen) entstehen → „Fass ohne Boden".<br>▪ TrPs im M. quadratus lumborum sind oft für starke und immobilisierende Schmerzen verantwortlich.<br>▪ Im M. quadratus lumborum liegen häufig primäre TrPs (→ Triggerpunkt-Ketten, S. 132 und **Abb. 7.38**; „Klinik", S. 58).<br>▪ TrPs im M. quadratus lumborum sind häufig vergesellschaftet mit TrPs im M. iliopsoas und den schrägen Bauchmuskeln (Dejung 2009).<br>▪ Bei der Behandlung des M. quadratus lumborum werden gleichzeitig Anteile der schrägen Bauchmuskulatur, des M. longissimus, des M. latissimus dorsi und/oder des M. serratus posterior inferior mitbehandelt (**Abb. 7.176** – **Abb. 7.181**).<br>▪ Manuelle Therapie des M. quadratus lumborum mit Techniken I (**Abb. 7.176**), Technik II (**Abb. 7.177**, **Abb. 7.178**) und Technik III (**Abb. 7.179**) erfolgt mit leichter Vordehnung des Muskels (z. B. durch Lagerungsrolle).<br>▪ geeignete Ausgangsstellungen zur manuellen Therapie: Seitenlage (**Abb. 7.176**–**Abb. 7.179**), Bauchlage (**Abb. 7.176 b**) oder Sitz (**Abb. 7.180**) | |
| **Empfehlungen für den Patienten** | ▪ Meiden perpetuierender und auslösender Faktoren<br>– Ergonomie/ADL mit Bück- und Hebetraining<br>– ggf. Korrektur einer ausgeprägten Beinlängendifferenz<br>▪ Selbstbehandlung der TrPs in Seitenlage (am Boden) mit dem Tennisball oder im Sitzen (**Abb. 7.181**)<br>▪ Dehnen (**Abb. 7.182**)<br>▪ funktionelles Training im Zusammenhang mit ADL | |

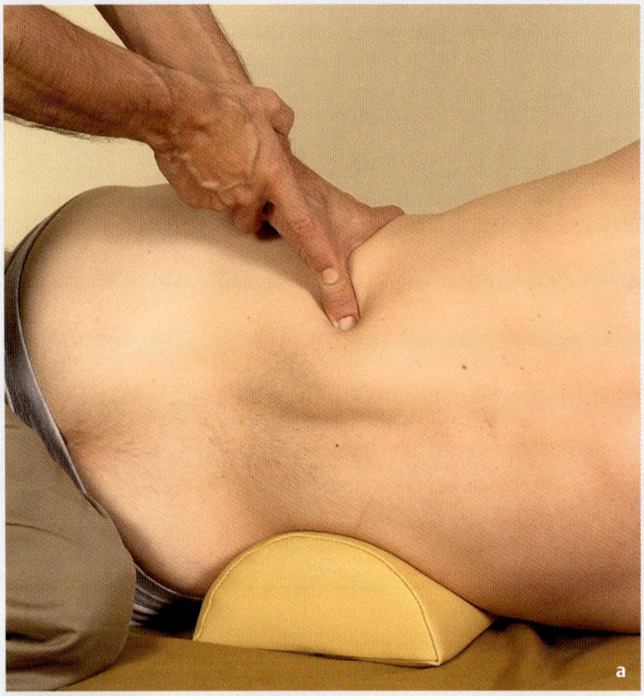

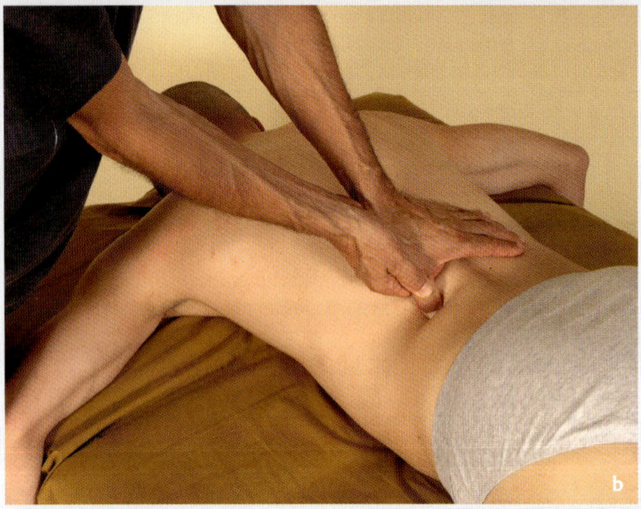

**Abb. 7.176** Manuelle Kompression (Technik I).
**a** Behandlung in Seitenlage.
**b** Behandlung in Bauchlage.

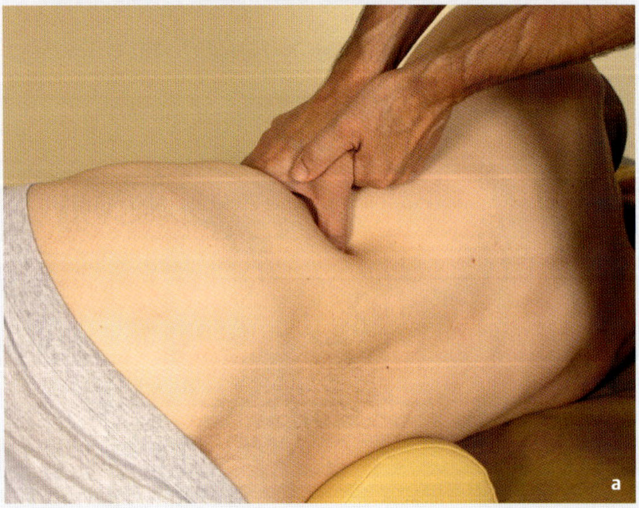

**Abb. 7.177a** Aufdehnen der TrP-Region (Technik IIa). Fingerdrucktechnik (mit dem Daumen).

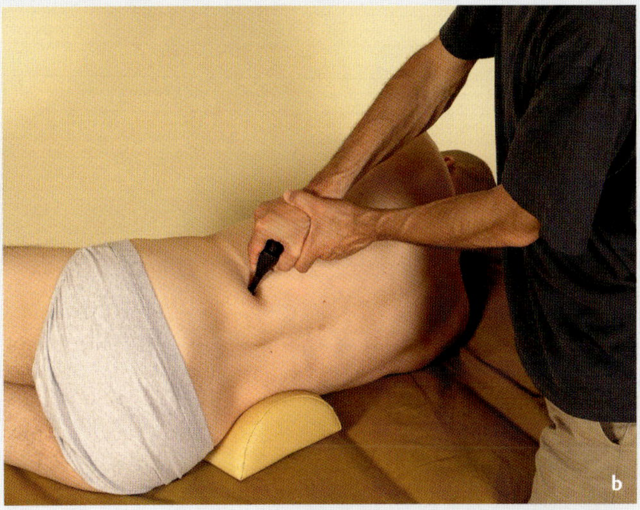

**Abb. 7.177 b** Triggerpunkt-Hölzchen zur Entlastung der Finger.



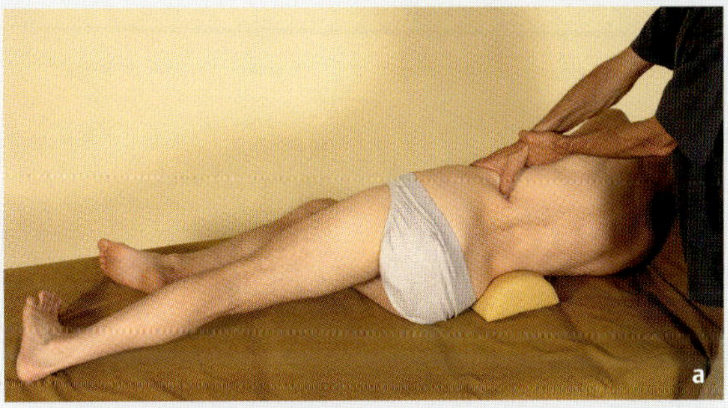

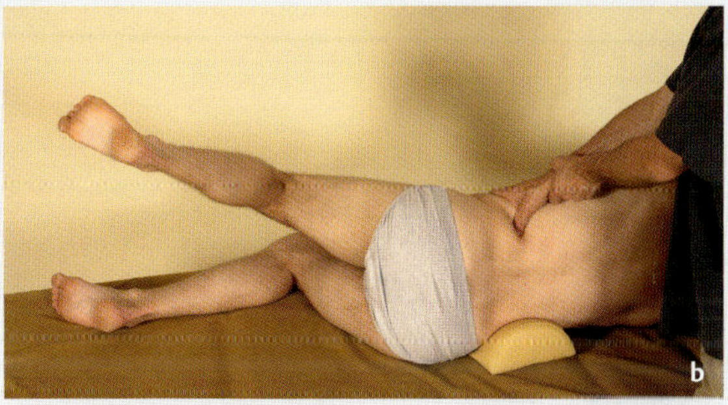

**Abb. 7.178** Aufdehnen der TrP-Region (Technik IIb). Der Patient führt aktiv den Wechsel zwischen Dehnung und Verkürzung des Muskels aus und wiederholt diesen Vorgang mehrmals.

**a** Der Patient schiebt mit dem Fuß des obenliegenden Beins in die Weite Richtung Fußkante der Behandlungsliege. Der Abstand zwischen Beckenkamm und 12. Rippe weitet sich durch die dabei entstehende rechtskonkave Lateralflexion in der LWS, und der M. quadratus lumborum wird gedehnt.

**b** Der Patient bewegt das obere Bein dergestalt, dass das Knie ca. handbreit über dem Knie des unteren Beins positioniert wird (die beiden Knie berühren sich dabei nicht) und der laterale Fußrand so weit wie möglich Richtung Decke gedreht wird. Die dadurch entstehende Innenrotation im Hüftgelenk bewirkt gleichsinnig weiterlaufend eine linkskonkave Lateralflexionskomponente in der LWS, und der M. quadratus lumborum kontrahiert sich (Verankerung des Beingewichts und Lateralflexion der LWS).

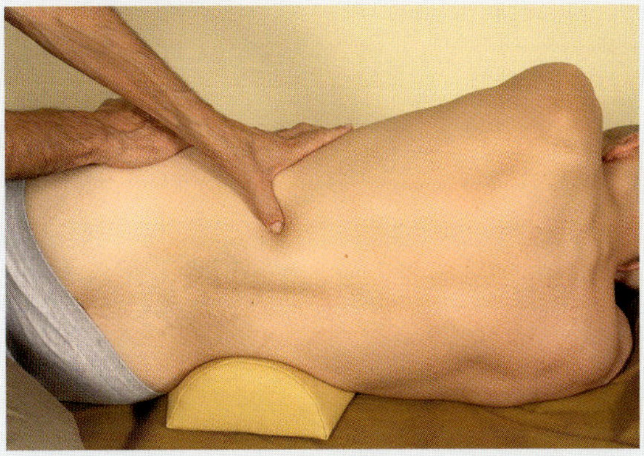

**Abb. 7.179** Fasziendehnung (Technik III).

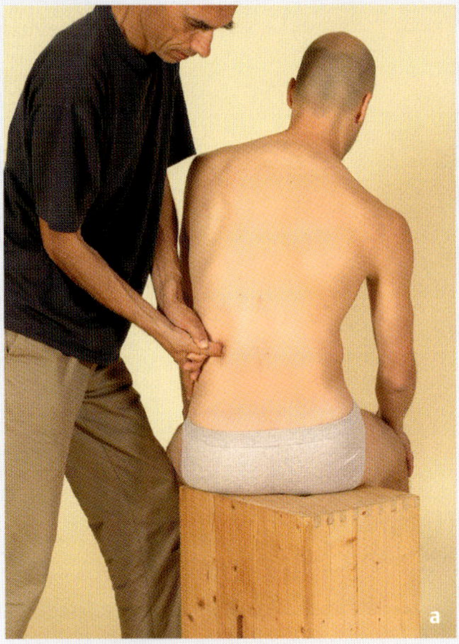

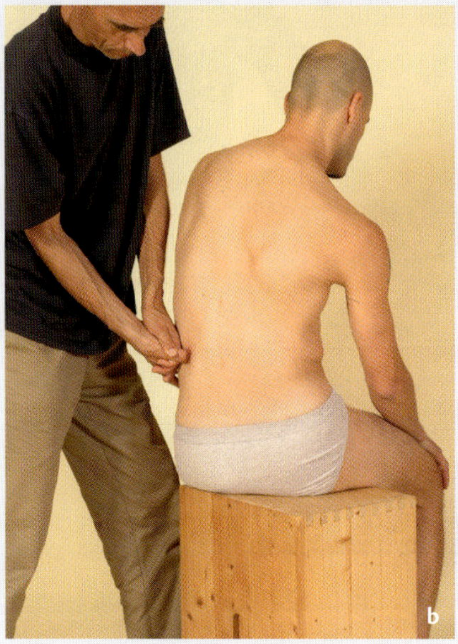

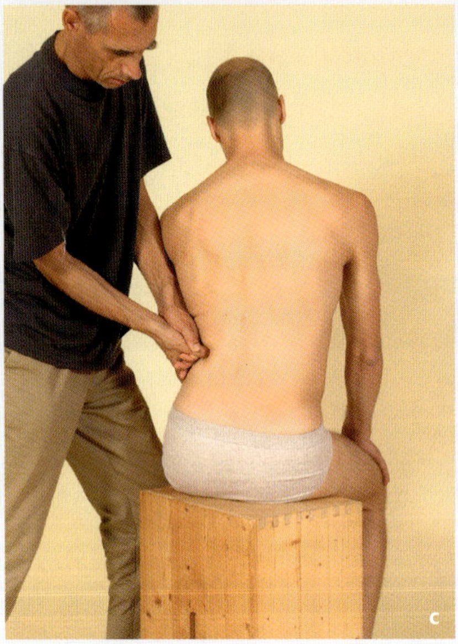

**Abb. 7.180** Behandlung im Sitzen (Technik I und II).
**a** Ausgangsstellung zur Behandlung des linken M. quadratus lumborum.
**b** Gewichtsverlagerung nach links kombiniert mit Lateralflexion nach rechts bewirkt eine leichte Dehnung des M. quadratus lumborum links.
**c** Gewichtsverlagerung nach rechts kombiniert mit Lateralflexion nach links bewirkt eine Verkürzung des M. quadratus lumborum links.

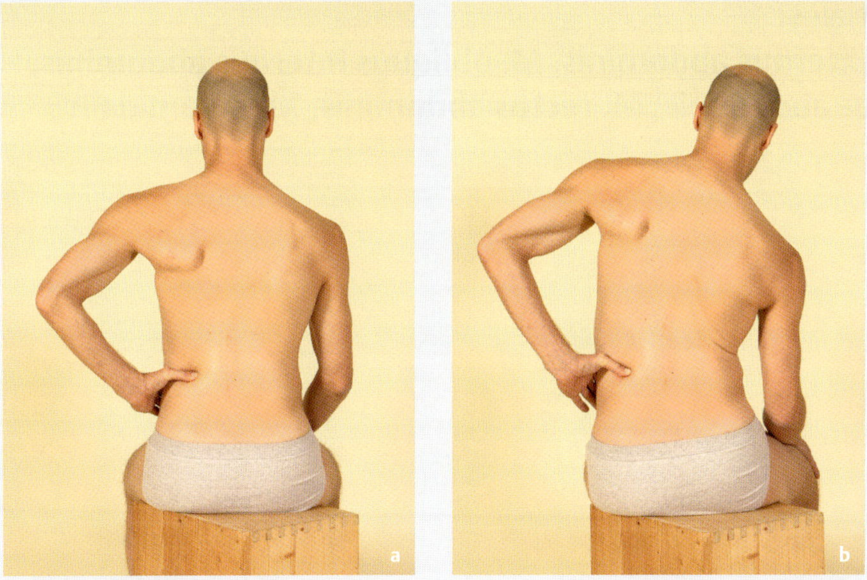

**Abb. 7.181** Selbstbehandlung.
**a** Ausgangsstellung.
**b** Gewichtsverlagerung nach links verbunden mit Lateralfelxion nach rechts öffnet auf der linken Seite den Raum zwischen Beckenkamm und unterster Rippe, wodurch der Zugang zum M. quadratus lumborum besser möglich wird. Gleichzeitig wird dadurch der M. quadratus lumborum in leichte Dehnung gebracht, was die Effizienz der Selbstbehandlung verstärkt.



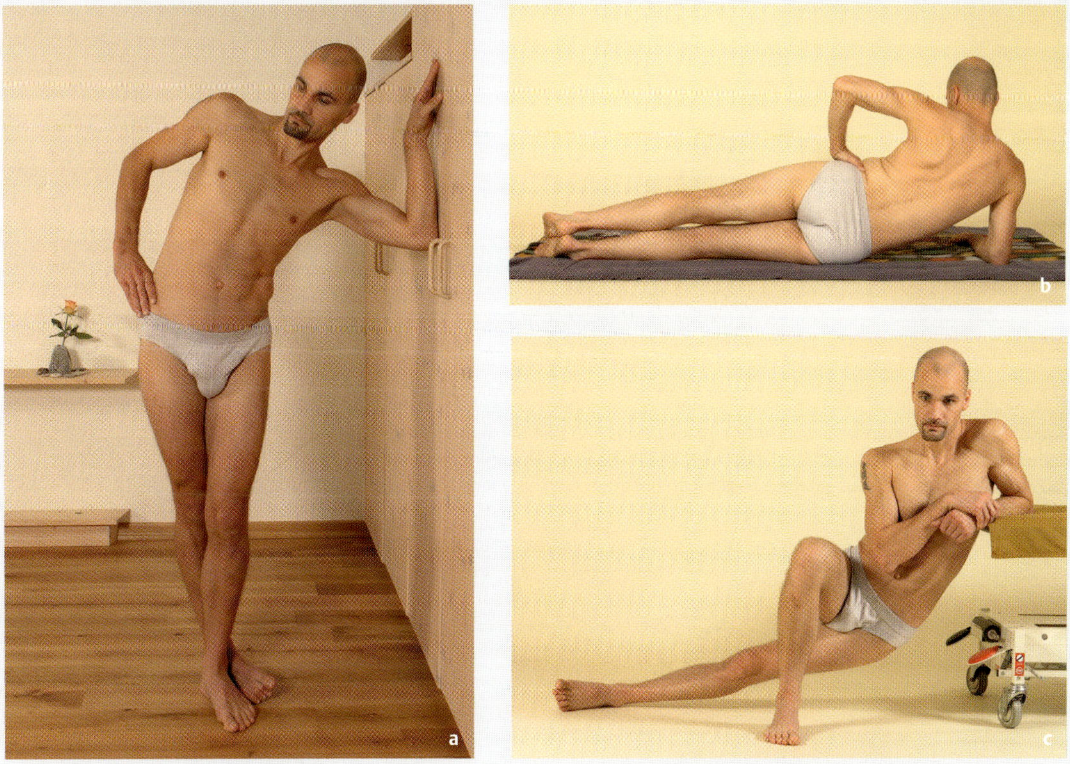

**Abb. 7.182** Selbstdehnung (Technik V).
**a** Autostretching für jedermann im Stehen.
**b** Autostretching für jedermann im Liegen.
**c** Autostretching für Sportliche.

## 7.4.3 Mm. abdominales: M. obliquus externus abdominis, M. obliquus internus abdominis, M. transversus abdominis; M. rectus abdominis, M. pyramidalis

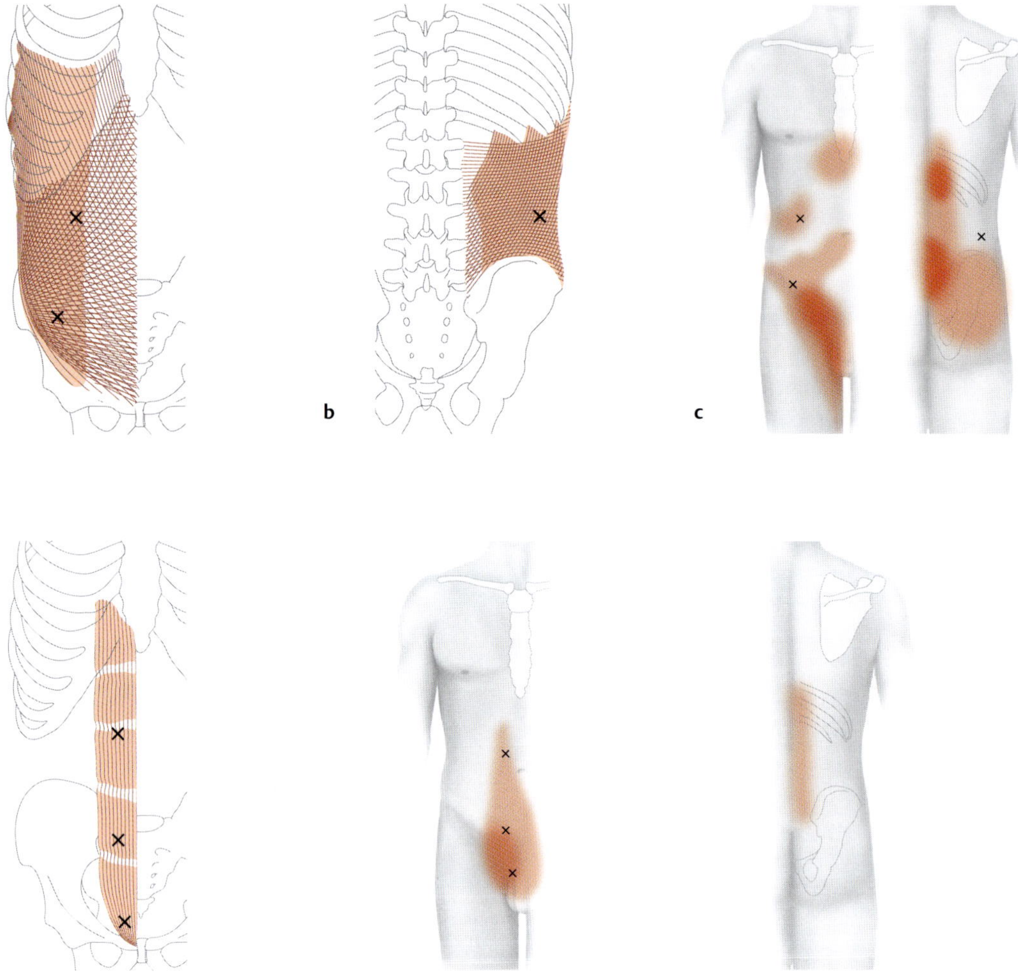

a b c d

**Abb. 7.183** Mm. abdominales.

**a** Mm. obliquus externus abdominis, obliquus internus abdominis und transversus abdominis (von ventral).

**b** Mm. obliquus externus abdominis, internus abdominis und transversus abdominis (von dorsal).

**c** Schmerzausstrahlung Mm. obliquus externus abdominis, obliquus internus abdominis und transversus abdominis.

**d** M. rectus abdominis.

**Anatomie**

**Laterale Gruppe: Schrägsystem**

- **M. obliquus externus abdominis**

| | |
|---|---|
| Ursprung | ▪ Außenflächen der 5.– 12. Rippe |
| Ansatz | ▪ Crista iliaca (Labium externum)<br>▪ flächig einstrahlend in die Abdominal-Aponeurose (vorderes Blatt der Rektusscheide) |

Faserverlauf: von hinten oben nach vorn unten (schräg abwärts)

- **M. obliquus internus abdominis**

| | |
|---|---|
| Ursprung | ▪ Fascia thoracolumbalis (tiefes Blatt)<br>▪ Crista iliaca (Linea intermedia), Spina iliaca anterior superior<br>▪ Ligamentum inguinale (laterale Hälfte) |
| Ansatz | ▪ kranialer Anteil: Unterrand der 10.– 12. Rippe<br>▪ mittlerer Anteil: Abdominal-Aponeurose (kranial der Linea arcuata in das vordere und hintere Blatt der Rektusscheide einstrahlend, kaudal davon nur ins vordere Blatt)<br>▪ kaudaler Anteil: setzt sich beim Mann als M. cremaster auf den Samenstrang fort |

Faserverlauf: von hinten unten nach vorn oben (schräg aufwärts)

- **M. transversus abdominis**

| | |
|---|---|
| Ursprung | ▪ Innenfläche der Knorpel der 7.– 12. Rippe<br>▪ Fascia thoracolumbalis (tiefes Blatt)<br>▪ Crista iliaca (Labium internum), Spina iliaca anterior superior<br>▪ Ligamentum inguinale |
| Ansatz | ▪ Abdominal-Aponeurose (hinteres Blatt der Rektusscheide) |

Faserverlauf: transversal

**Mediale Gruppe: Geradesystem**

- **M. rectus abdominis**

| | |
|---|---|
| Ursprung | ▪ mit 3 Zacken von der Außenfläche der 5.– 7. Rippe<br>▪ Processus xiphoideus |
| Ansatz | ▪ Os pubis (Crista) |

3 – 4 transversal verlaufende Zwischensehnen (Intersectiones tendineae) unterteilen den M. rectus abdominis („Waschbrettbauch", „Sixpack" bei Bodybildern).

- **M. pyramidalis**

| | |
|---|---|
| Ursprung | ▪ Os pubis |
| Ansatz | ▪ strahlt in die Linea alba ein |

liegt innerhalb des vorderen Blatts der Rektusscheide und strafft die Linea alba; fehlt bei ca. 20 %

**Innervation**

- Nn. intercostales (Th 5 – L 1), N. iliohypogastricus, N. ilioinguinalis
  - M. obliquus externus abdominis: Nn. intercostales (Th 5 – Th 12)
  - M. obliquus internus abdominis: Nn. intercostales (Th 10 – L 1), N. iliohypogastricus, N. ilioinguinalis
  - M. transversus abdominis: Nn. intercostales (Th 7 – L 1), N. iliohypogastricus, N. ilioinguinalis, N. genitofemoralis
  - M. rectus abdominis: Nn. intercostales (Th 5 – Th 12)
  - M. pyramidalis: Nn. intercostales (Th 12 – L 1)

| | | |
|---|---|---|
| **Funktion** | ▪ Verspannungssystem der Bauchwand<br>– horizontal verlaufende Fasern: M. transversus abdominis<br>– schräg/diagonal verlaufende Fasern: Mm. obliquus externus und internus der Gegenseite<br>– vertikal verlaufende Fasern: M. rectus abdominis,<br>▪ Mit kleinstmöglichem materiellem Aufwand wird die größtmögliche Stabilität erreicht (dasselbe Konstruktionsprinzip findet sich bei Autopneus mit 3 „Gewebeschichten“ oder bei Sperrholz mit 3 Schichten). | |
| | ▪ Erhöhung des intraabdominalen Drucks<br>– Entlastung der Wirbelsäule (Rumpf als „blähbare Struktur“) → stabilisierende Funktion<br>– Unterstützung der Funktion innerer Organe (Dauermassage) | |
| | ▪ Atemmuskulatur<br>– dynamisch-exzentrisch: Gegenspieler zum Zwerchfell in der Einatemphase<br>– dynamisch-konzentrisch: bei forcierter Ausatmung (Lachen, Husten)<br>– bewegungsverhindernd: Bauchpresse, Atemstütze | |
| | ▪ Stabilisation der Wirbelsäule/des Rumpfs<br>– aktive Widerlagerung der Bewegungen von Kopf, Armen und Beinen (v. a. durch die schräge Bauchmuskulatur bei körperlicher Arbeit und Sport; z. B. Diskuswerfer → hypertrophe Rumpfmuskulatur) | |
| | ▪ dynamisch: Rumpfbewegungen, je nach Richtung des Faserverlaufs und der Aktivität der einzelnen Muskeln:<br>– Flexion der Wirbelsäule<br>– Lateralflexion der Wirbelsäule<br>– Rotation der Wirbelsäule | |
| **Referred Pain** | ▪ Rückenschmerzen<br>▪ Bauch- und Unterleibsschmerzen<br>▪ Leistenschmerzen (M. obliquus internus abdominis) | |
| **Symptome** | Schmerzen | ▪ Rückenschmerzen, Hexenschuss (M. obliquus abdominis externus)<br>▪ Bauch, Unterleib (Menstruationsbeschwerden) und Leiste |
| | Funktionsstörungen | ▪ Beweglichkeit der Wirbelsäule endgradig schmerzhaft eingeschränkt:<br>– Extension (M. rectus abdominis)<br>– Rotation (Mm. obliqui)<br>– Lateralflexion (Mm. obliqui)<br>▪ Viszerale Symptome: Über muskulo-viszerale Reflexe können viszerale Funktionsstörungen ausgelöst und/oder imitiert werden:<br>– Übelkeit, Erbrechen, Sodbrennen<br>– Verdauungsstörungen, Magenkoliken, Durchfall<br>– Blasenstörungen, Hodenschmerzen<br>– Dysmenorrhoe<br>▪ Nachahmen einer viszeralen Pathologie: Diese viszeralen Symptome (kombiniert mit abdominalen Schmerzen) können akute Erkrankungen innerer Organe vortäuschen. |
| **auslösende Faktoren** | Überlastung | ▪ akut<br>– Verhebetrauma (Lateralflexion kombiniert mit Rotation der Wirbelsäule)<br>– Sturz auf den Rücken<br>– Sport: Fußball, Golf etc.<br>▪ chronisch<br>– berufliche/sportliche Überlastung<br>– nicht funktionelles Bauchmuskeltraining<br>– Anstrengung beim Stuhlgang bei Verstopfung<br>– Überanstrengung bei ständigem Husten<br>– verändertes Gangbild bei Hüftarthrose: anstelle Hüftflexion (Schonung des M. iliacus und M. tensor fasciae latae) wird das Bein über Rumpfrotation nach vorn gebracht → Überlastung der schrägen Bauchmuskulatur → Leistenschmerz<br>– schlechte Haltung („sternosymphysale Belastungshaltung“ nach Brügger mit andauernder Verkürzung der Bauchmuskulatur) |
| | Trauma | ▪ Narben nach Bauchoperation |

**auslösende Faktoren**

viszero-somatische Reflexe

- Sekundär myofasziale Schmerzen über viszero-somatische Reflexe: Bei intraabdominalen Schmerzen verspannt sich die Bauchmuskulatur immer reflektorisch, wodurch TrPs entstehen können.
  Viszerale Erkrankungen beeinflussen die somatische Sensibilität und aktivieren TrPs, die in der Folge Schmerzen und andere Symptome hervorrufen können, auch lange Zeit über die Genesung des Patienten von der auslösenden viszeralen Erkrankung hinaus (Travell u. Simons 2002).

**Hinweise für den Therapeuten**

- Rückenschmerzen (hinten) können von der Bauchmuskulatur (vorn) her verursacht sein.
- Für einen akuten Hexenschuss sind häufig TrPs in der schrägen Bauchmuskulatur verantwortlich; die aktiven TrPs liegen oft in der Nachbarschaft der Spina iliaca anterior superior (**Abb. 7.184 a**).
- Beim Husten auftretende Rückenschmerzen können durch mTrPs in dem Mm. abdominales verursacht sein, die beim Husten aktiviert werden.
- geeignete Ausgangsstellungen zur manuellen Therapie
  - schräge Bauchmuskulatur: manuelle Behandlung in Rücken- oder Seitenlage (**Abb. 7.184**) bzw. im Sitzen
    - Manuelle Kompression (Technik I) des M. obliquus externus abdominis meist mit Pinzettengriff möglich (**Abb. 7.184 a**)
    - Aufdehnen der TrP-Region (Technik II) und Fasziendehnung (Technik III) mit Vordehnung (Drehdehnlagerung; **Abb. 7.184 b** und **c**)
  - M. rectus abdominis: Rückenlage
    - Manuelle Kompression (Technik I): Der Patient hebt Kopf und Schultern repetitiv von der Unterlage ab (**Abb. 7.185 a**).
    - Zum Aufdehnen der TrP-Region (Technik II) und zur Fasziendehnung (Technik III) wird der M. rectus abdominis in leichte Vordehnung gebracht: durch Gegenzug mit der anderen Hand (**Abb. 7.185 b** und **c**) oder durch Lagerung (Kissen in die LWS zur Verstärkung der Lordose).
    - Insertionsstellen (Sternum mit angrenzendem Rippenbogen sowie Os pubis) sind ebenfalls zu behandeln.
- funktionelles Training: zuerst lokal stabilisieren, dann dynamisch kräftigen
- Die tiefe Schicht der Abdominalmuskulatur (M. transversus abdominis) wirkt als lokaler Stabilisator zusammen mit den lokalen Stabilisatoren dorsal (Mm. rotatores und multifidi) und ventrolateral (M. psoas). Solange diese in der Tiefe gelegenen, lokalen Stabilisatoren dysfunktional sind, versuchen die vom Drehpunkt entfernter liegenden globalen Stabilisatoren und Mobilisatoren kompensatorisch die Aufgabe der lokalen Stabilisation zu übernehmen. Dabei dekompensieren sie: TrPs entstehen.
  Therapeutische Konsequenz: Persistieren TrPs in der oberflächliche Schicht der Abdominalmuskulatur (Mm. obliqui und rectus) bzw. in den globalen Muskel des Rückens (M. iliocostalis, M. longissimus), sind in den tiefen Stabilisatoren (M. transversus abdominis, Mm. rotatores und multifidi, M. psoas) auch TrPs zu behandeln, die bezogen auf Schmerz latente TrPs – aber bezogen auf Dysfunktion aktive TrPs – sein können. Das anschließende funktionelle Training der Muskulatur (Technik VI) soll zuerst und vorrangig koordinativ-stabilisierend sein.
- Erkennen und Behandeln allfälliger viszeraler Krankheiten (innere Organe)

**Empfehlungen für den Patienten**

- Melden perpetuierender und auslösender Faktoren
  - adäquates Bauchmuskeltraining
  - Haltungskorrektur, um Verkürzung der Abdominalmuskulatur zu vermeiden
  - Atemvertiefung (Bauchatmung)
  - Sport: Technik verbessern (z. B. Golf)
- Selbstbehandlung der TrPs
- Dehnen (**Abb. 7.186**)
- funktionell Kräftigen: zuerst lokales Stabilisieren (**Abb. 7.116**), dann dynamisches Kräftigen

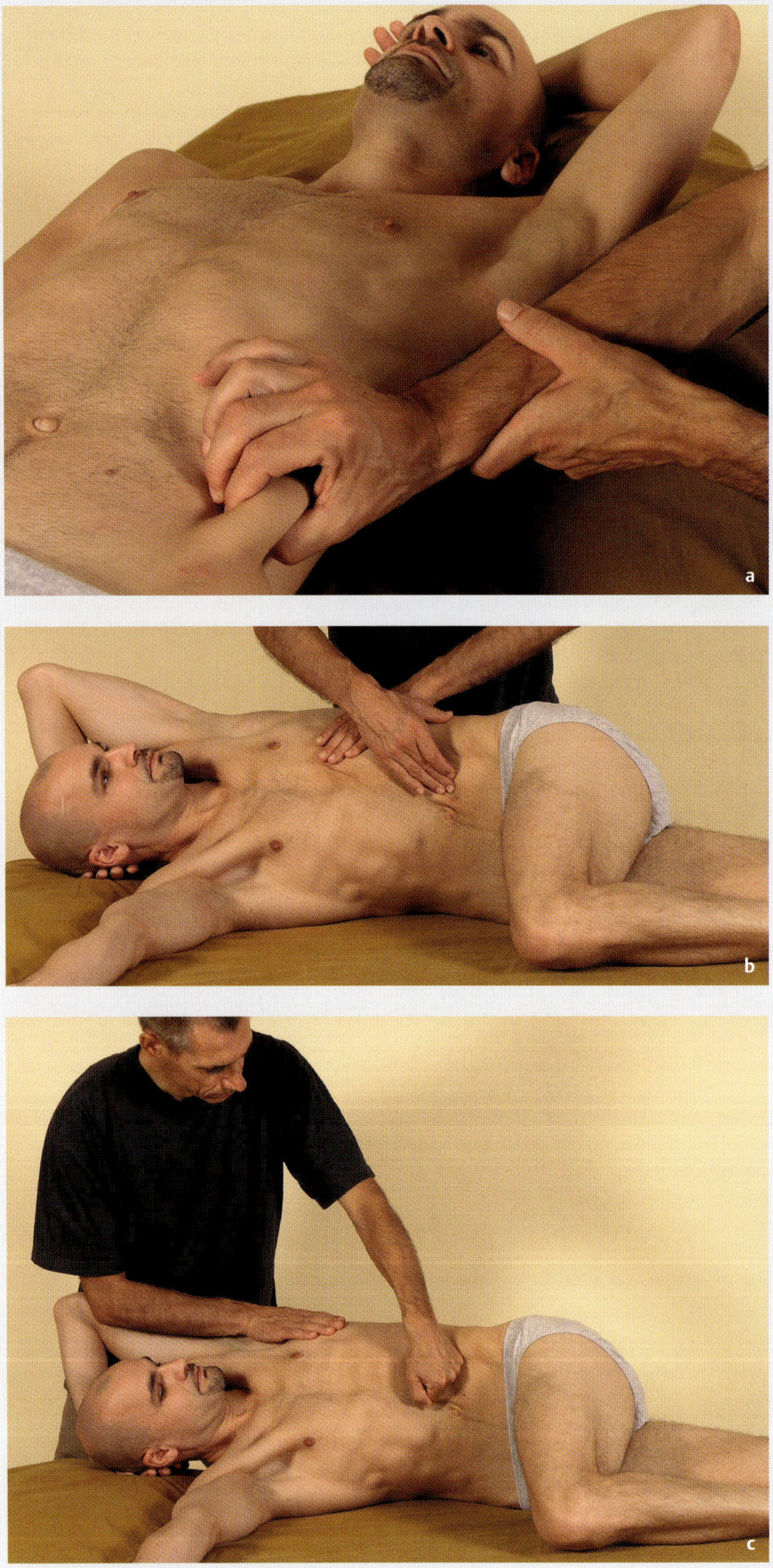

**Abb. 7.184** M. obliquus externus abdominis.
**a** Manuelle Kompression (Technik I).
**b** Aufdehnen der TrP-Region (Technik II).
**c** Fasziendehnung (Technik III).

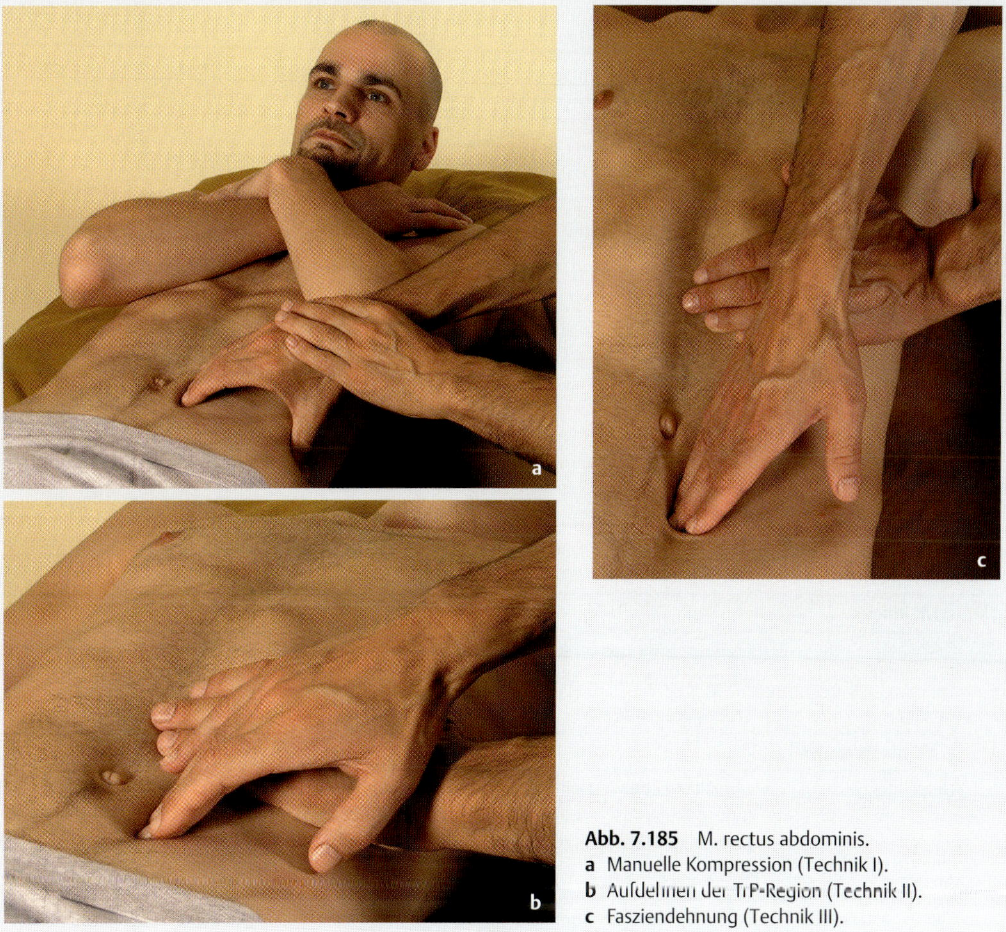

**Abb. 7.185** M. rectus abdominis.
**a** Manuelle Kompression (Technik I).
**b** Aufdehnen der TrP-Region (Technik II).
**c** Fasziendehnung (Technik III).



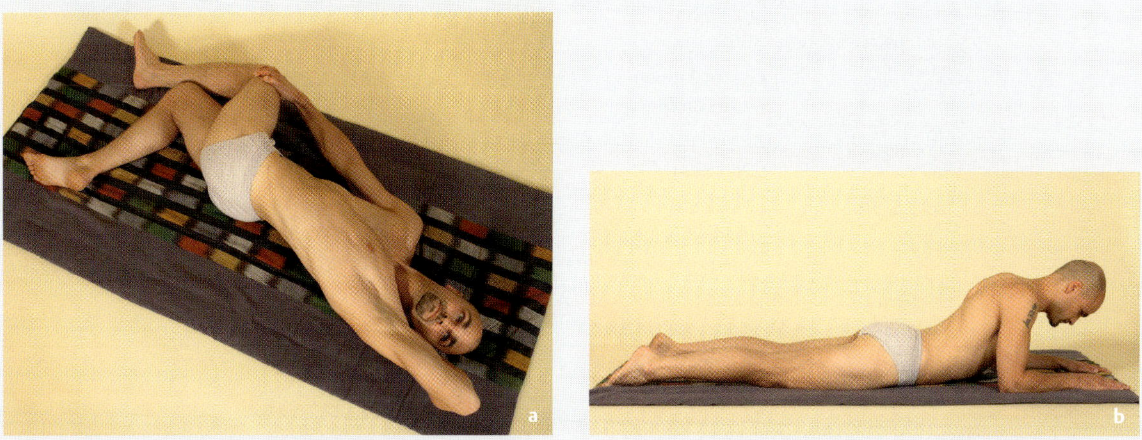

**Abb. 7.186** Selbstdehnung (Technik V).
**a** Drehdehnlagerung zum Stretching des M. obliquus externus abdominis der einen und des M. obliquus internus abdominis der Gegenseite (gleichzeitig Dehnung der Interkostalmuskulatur).
**b** Dehnung des M. rectus abdominis und des M. iliopsoas.

## 7.4.4 M. iliopsoas

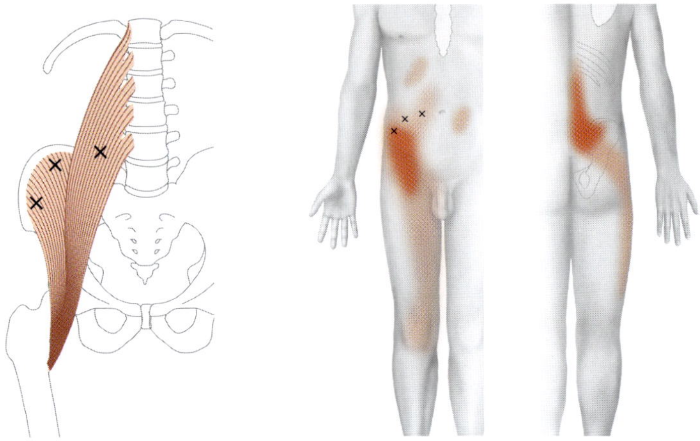

**Abb. 7.187** M. iliopsoas.

| | | |
|---|---|---|
| **Anatomie** | ▪ **M. iliacus** | |
| | Ursprung | ▪ Os ilium (Innenseite, kraniale zwei Drittel der Fossa iliaca, Bereich der Spina iliaca anterior inferior) |
| | Ansatz | ▪ Trochanter minor |
| | ▪ **M. psoas major** | |
| | Ursprung | ▪ oberflächlicher Anteil: Seitenflächen der Wirbelkörper Th 12 und L 1 – L 4/5 und Bandscheiben der entsprechenden Bewegungssegmente<br>▪ tiefer Anteil: Querfortsätze (Processus costales) L 1 –L 5 |
| | Ansatz | ▪ Trochanter minor |
| | Der M. psoas major und der M. iliacus vereinen sich im Beckeninnenraum zum M. iliopsoas. Der M. iliopsoas gelangt unter dem Leistenband in der Lacuna musculorum (lateral der A. femoralis) zum Trochanter minor. | |
| | Der **M. psoas minor** ist inkonstant (bei ca. 50 %) ausgebildet; er ist dem M. psoas major aufgelagert und zieht zur Fascia iliaca sowie zum Arcus iliopectineus. | |
| | **Innervation** | ▪ Plexus lumbalis – über Rami ventrales (L 1 – L 3) zum M. psoas major<br>über N. femoralis (L 2 – L 4) zum M. iliacus |
| **Funktion** | ▪ **M. iliacus** (eingelenkig) | |
| | Hüftgelenk | ▪ Flexion<br>▪ Adduktion<br>▪ Innen-/Außenrotation (je nach Ausgangsstellung) |
| | ▪ **M. psoas** (mehrgelenkig) | |
| | LWS | ▪ Lateralflexion<br>▪ Extension<br>▪ Stabilsation |
| | ISG | ▪ Nutation |
| | Hüftgelenk | ▪ Flexion<br>▪ Adduktion<br>▪ Innen-/Außenrotation (je nach Ausgangsstellung) |
| | Hauptaufgabe des **M. iliacus:** Flexion und Stabilisation im Hüftgelenk<br>Hauptaufgabe des **M. psoas:** Stabilisation LWS | |
| **Referred Pain** | ▪ lumbal<br>▪ Leistengegend<br>▪ Oberschenkel ventromedial (gelegentlich auch bis zum/ins Knie: Anterior Knee Pain)<br>▪ Unterleibsschmerzen | |

| | | |
|---|---|---|
| **Symptome** | Schmerzen | ▪ Lokalisation<br>– lumbal: Rückenschmerzen<br>– Leistengegend, Oberschenkel ventromedial bis Knie<br>– Bauchraum: Menstruationsschmerzen, chronische Blinddarmentzündungen<br>▪ Schmerzzunahme<br>– im Stehen/in Bauchlage/in Rückenlage mit ausgestreckten Beinen → nächtliche Rückenschmerzen<br>– Mühe beim Aufstehen nach langem Sitzen in tiefem Sofa (da der M. iliopsoas lange in verkürzter Position gehalten wurde) → Ausweichmechanismus: vornübergebeugter Gang (Hüftflexion mit LWS-Hyperlordose) |
| | Funktionsstörungen | ▪ Bewegungseinschränkung: Extensionsdefizit im Hüftgelenk<br>▪ mangelnde Stabilisation der LWS (M. psoas)<br>▪ Schnapp-Phänomen der distalen Sehne über der Eminentia iliopectinea bei Verkürzung des Muskels möglich |
| **Entrapment** | Plexus lumbalis | ▪ Der Plexus lumbalis liegt zwischen dem tiefen und dem oberflächlichen Anteil des M. psoas major. Die Nervenfasern des Plexus lumbalis sowie der N. iliohypogastricus, N. ilioinguinalis, N. cutaneus femoris lateralis und N. femoralis können durch Hartspannstränge des M. psoas major irritiert werden. |
| **auslösende Faktoren** | Überlastung | ▪ akut: Fußballspieler (Fußtritt in den Boden statt an den Ball)<br>▪ chronisch<br>– Chauffeure (lang andauernde Aktivierung des M iliopsoas in verkürzter Stellung)<br>– nicht funktionelle Formen von Bauchmuskeltraining (Rumpfbeugen, Sit-up)<br>– Coxarthrose mit Extensionsdefizit im Hüftgelenk: lang andauernde Belastung in verkürzter Position, der M. iliopsoas wird nicht genügend gedehnt. |
| | Überdehnung | ▪ Zerrungen (Fußball, Kunstturnen, Ballett etc.) |
| | primäre TrPs | ▪ M. quadratus lumborum, Dysfunktion der dorsalen Stabilisatoren (Mm. multifidi) |
| **Hinweise für den Therapeuten** | ▪ Schlüsselmuskel bei Low-Back-Pain-Problemen: Bei lumbosakralen Schmerzen sind TrPs im M. iliacus fast immer beteiligt, TrPs im M. psoas etwas weniger häufig (Dejung 2009).<br>▪ oft beteiligt bei Leisten- bzw. Adduktorenproblemen/chronischen Zerrungen (Fußballer)<br>▪ Der M. iliopsoas ist nicht immer sichtbar verkürzt, wenn TrPs vorliegen → palpatorische Untersuchung notwendig, um zu prüfen, ob aktive mTrPs vorhanden sind.<br>▪ TrPs sind in folgenden Regionen zu suchen:<br>– M. iliacus: auf der Innenseite des Iliums (**Abb. 7.189 a**); TrPs im M. iliacus liegen oft sehr weit kranial.<br>– M. psoas: in der Tiefe, zwischen Wirbelkörper und Querfortsätzen Th 12 – L 4/5. Der M. psoas ist in Rückenlage mit entspannter Bauchwand in der Tiefe des Abdomens gut tastbar; wenn das Bein ein wenig von der Behandlungsliege abgehoben wird, kann die Anspannung des M. psoas in der Tiefe mest gut palpiert werden (**Abb. 7.188**, **Abb. 7189 b**).<br>– TrPs entstehen häufig an der Stelle, an der M. psoas und M. ilacus zusammenkommen (**Abb. 7189 c**).<br>– distal, zwischen Leistenband und Insertionsstelle am Trochanter minor (**Abb. 7189 d**).<br>▪ Die manuelle Therapie des M. iliacus und des M. psoas erfolgt ausschließlich durch Technik I und Technik IIb: Die Finger des Therapeuten bleiben dabei im Abdomen immer an derselben Stelle liegen, während der Patient repetitiv aktiv Hüftflexionse-/extensionsbewegungen ausführt. Anspannen und Lösen der Muskelfasern des M. iliacus bzw. M. psoas sind dabei gut zu palpieren.<br>▪ Weder die Aa. inguinales noch die Aorta dürfen komprimiert werden. Wenn auch nur der geringste Verdacht auf ein Aorten-Aneurysma besteht, muss eine Sonografie zur Klärung der Situation gemacht werden. Eine Verletzung der Niere, deren Gefäße und des Urethers wird vermieden, indem die behandelnden Finger stets in Kontakt mit den sich repetierend kontrahierenden Muskelfasern bleiben (Dejung 2009).<br>▪ TrPs im M. iliopsoas sind häufig vergesellschaftet mit TrPs im M. quadratus lumborum und den schrägen Bauchmuskeln (Dejung 2009).<br>▪ Mit der Therapie des M. iliopsoas wird immer auch die Bauchmuskulatur (Mm. obliqui und M. transversus abdominis) mitbehandelt.<br>▪ Der M. psoas ist v. a. ein Stabilisator der LWS.<br>▪ geeignete Ausgangsstellung zur manuellen Therapie: Rückenlage (**Abb. 7.189**), Sitz (M. iliacus) | |
| **Empfehlungen für den Patienten** | ▪ Meiden perpetuierender und auslösender Faktoren<br>– Instruktion eines funktionellen Bauchmuskeltrainings<br>– lumbosakrale Verankerung und Stabilisation der LWS üben<br>– lange Autofahrten: Pausen einschalten und Dehnen, Tempomat<br>▪ Selbstbehandlung der TrPs in Rückenlage oder im Sitzen (**Abb. 7.190**)<br>▪ Dehnen (**Abb. 7.191**, **Abb. 7.186 b**; **Abb. 5.17a–e**, S. 98 f.) | |

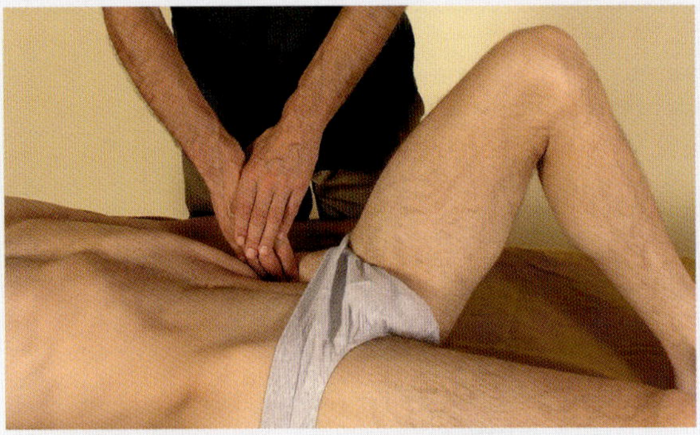

**Abb. 7.188a** M. iliopsoas: Ausgangsstellung zur manuellen Behandlung.

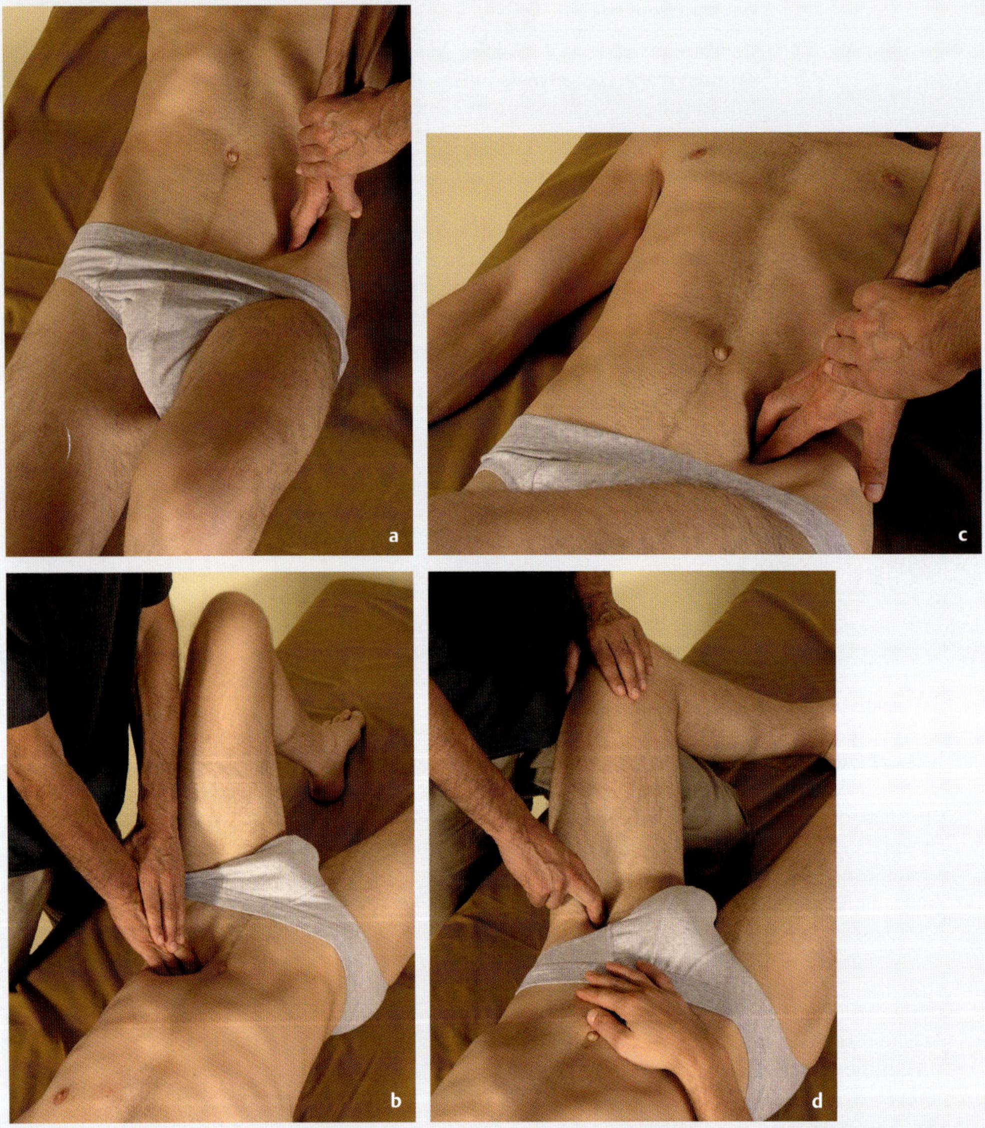


**Abb. 7.189** Manuelle Kompression (Technik I) bzw. Aufdehnen der TrP-Region (Technik IIb).

- **a** M. iliacus: auf der Innenseite des Os ilium.
- **b** M. psoas: Am Rand des M. rectus abdominis palpieren die Finger langsam und achtsam in die Tiefe. Tasten die Finger des Therapeuten die hintere Bauchwand, hebt der Patient das angewinkelte Bein von der Unterlage. Der M. psoas spannt an und ist dadurch gut zu identifizieren. Behandlung ausschließlich mit Technik I und Technik IIb (mit Bewegen). Am einfachsten erfolgt dies, indem der Patient repetitiv sein Bein anhebt und wieder auf die Unterlage zurück stellt.
- **c** Behandlung der Stelle, an der M. psoas und M. iliacus zusammenkommen.
- **d** Behandlung des M. iliopsoas distal des Leistenbands Richtung Trochanter minor: Durch Flexion, etwas Abduktion und Außenrotation im Hüftgelenk wird der Trochanter minor nach ventral gedreht, und der M. iliopsoas ist damit einfacher zu tasten und zu behandeln.

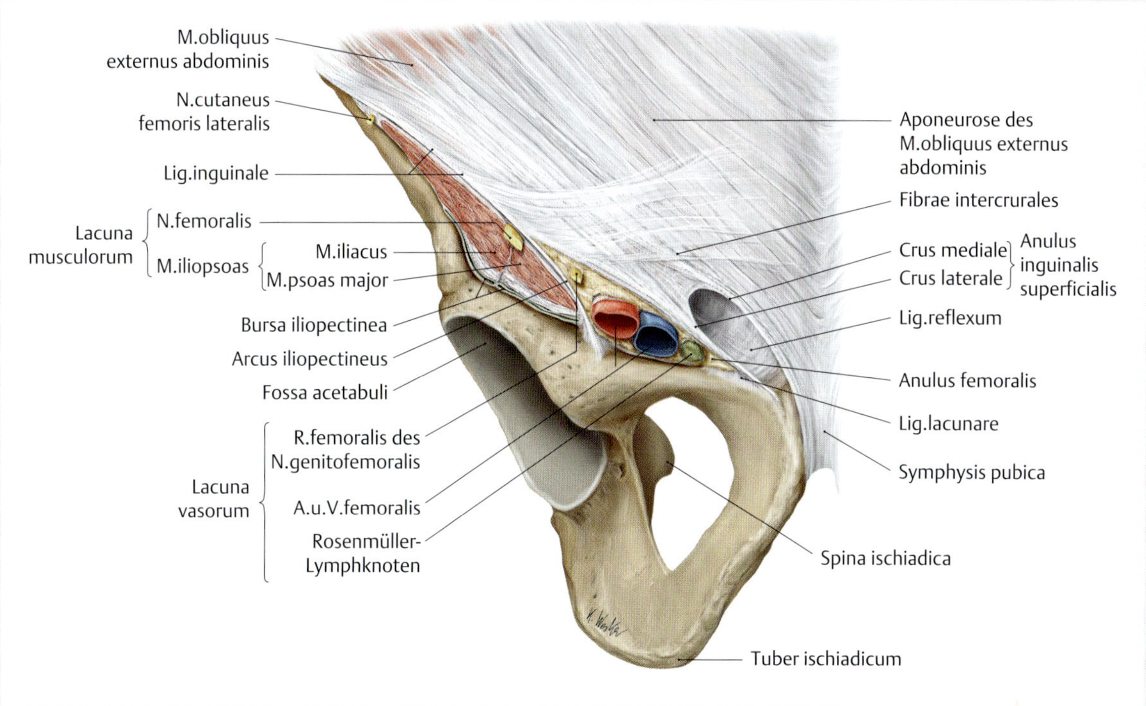


**Abb. 7.188 b** Topographie der Leistenregion.

- Lacuna musculorum (lateral) mit M. iliopsoas, N. femoralis und N. cutaneus femoris lateralis.
- Lacuna vasorum (medial) mit R. femoralis des N. genitofemoralis, A. femoralis und V. femoralis sowie Lymphgefäßen. Zur Palpation des M. iliopsoas in der Leistenregion identifiziert man zunächst die A. femoralis und die Spina iliaca anterior superior. Zwischen diesen beiden Landmarken verläuft der M. iliopsoas in der Lacuna musculorum, die er (zusammen mit dem N. femoralis) vollständig ausfüllt. (Prometheus)

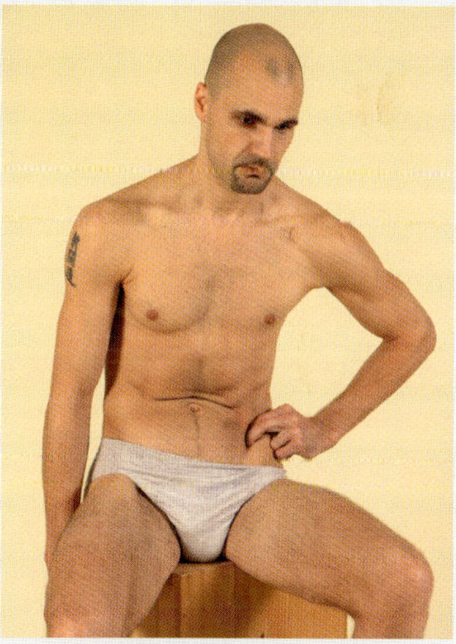

**Abb. 7.190** Selbstbehandlung.

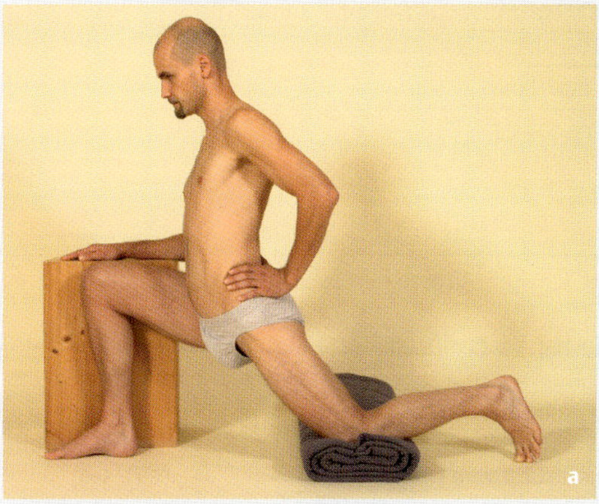

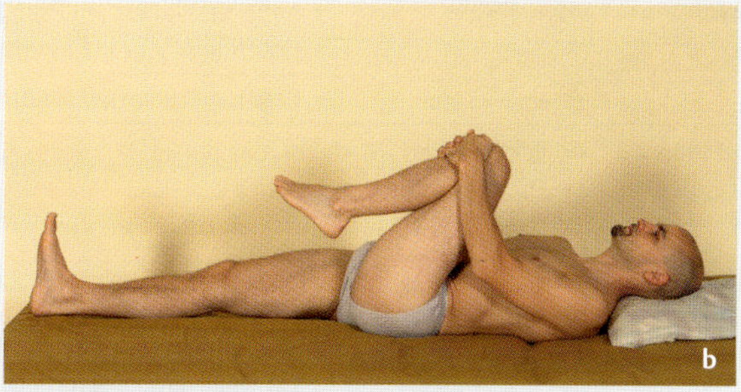

**Abb. 7.191** Selbstdehnung (Technik V).

**a** Autostretching, Standardposition (Dehnung des linken M. iliopsoas).

**b** Autostretching in Rückenlage bei starker Verkürzung des M. iliopsoas (Dehnung des M. iliopsoas auf der rechten Seite).

## 7.4.5 M. serratus posterior superior

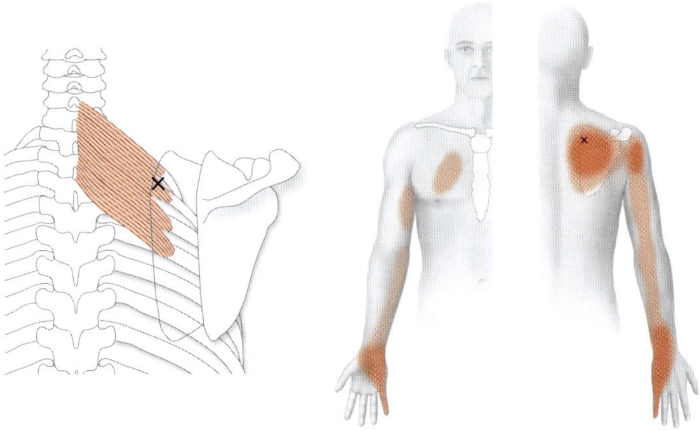

**Abb. 7.192** M. seratus posterior superior.

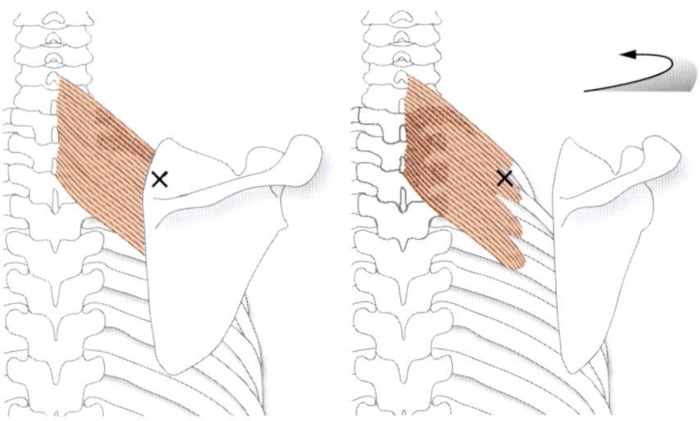

**Abb. 7.193** M. serratus posterior superior.
**a** TrPs im M. serratus posterior superior liegen häufig in dem Bereich des Muskels, der normalerweise von der Skapula überdeckt ist.
**b** Durch Ventralisieren der Skapula werden diese TrPs der Palpation und manuellen Therapie zugänglich.

| | | |
|---|---|---|
| **Anatomie** | Ursprung | ▪ Processus spinosi (Mittellinienfaszie) von C 6/7 – Th 2/3 |
| | Ansatz | ▪ 4 Zacken an 2. – 5. Rippe (die Anzahl der Zacken ist variabel) |
| | Die Fasern des M. serratus posterior superior<br>– verlaufen diagonal (45° geneigt) und zählen funktionell zum A-System (s. S. 259);<br>– sind überdeckt von den Fasern der Mm. rhomboidei, die nahezu parallel verlaufen, und den Fasern des M. trapezius transversus, die annähernd transversal verlaufen.<br>Unter dem M. serratus posterior superior liegen die Mm. longissimus thoracis und iliocostales; dazwischen erstreckt sich die Fascia thoracolumbalis, die die gesamte autochthone Rückenmuskulatur umschließt. | |
| | **Innervation** | ▪ Nn. intercostales (Rami anteriores) der Spinalnerven Th 1 – Th 4 |
| **Funktion** | dynamisch | ▪ hebt die Rippen → unterstützt die Inspiration (Atemhilfsmuskel)<br>▪ Rotation BWS zur Gegenseite |
| | stabilisierend | ▪ Positionierung und Haltung des Thorax |
| **Referred Pain** | ▪ Schulterblatt, M. deltoideus dorsal, M. triceps bis Olekranon<br>▪ Ellbogen lateral und medial<br>▪ Unterarm, vorwiegend ulnar bis Kleinfinger<br>▪ ventral: Mm.-pectorales-Region | |
| **Symptome** | Schmerzen | ▪ andauernder, tiefer, dumpfer Schulter-/Armschmerz (dorsal)<br>▪ Ruheschmerzen (oft)<br>▪ Schmerzzunahme bei Tätigkeiten, die den Druck der Skapula gegen den Thorax und damit auf die TrPs im M. serratus posterior superior verstärken (z. B. Gewicht mit vorgestrecktem Arm anheben und vorn halten)<br>▪ Taubheits- und Schweregefühl sowie Kribbelempfindungen im Bereich des Arms und der Hand, der von C 8 – Th 1 versorgt wird (oft) |

| | | |
|---|---|---|
| **auslösende Faktoren** | Überlastung | ▪ habituelle Thorakalatmung, Husten, Asthma, paradoxe Atmung<br>▪ angespannt-aufrechte Haltung (Brustkorbpositionierung)<br>▪ Druck der Skapula gegen den M. serratus posterior superior, z. B.<br>– langes Schreiben in schlechter Haltung<br>– repetitives weites Nach-vorn-Greifen (Arbeiten im Labor)<br>– Rippenbuckel bei Skoliose<br>▪ aktive Widerlagerung der M. splenii der Gegenseite (Funktionelle Kette) |
| | primäre TrPs | ▪ Mm. scaleni |
| **Hinweise für den Therapeuten** | ▪ Bei Schulter-/Armschmerzen liegen sehr häufig relevante TrPs im M. serratus posterior superior: „Bei 58 Patienten mit insgesamt 76 schmerzenden Schultern war dieser Muskel in 98 % eine der Ursachen, bei 10 % die alleinige Schmerzquelle" (Travell et al. 1942 in Travell u. Simons 2002, S. 957).<br>▪ „Joker" bei interskapulären Schmerzen, bei Armschmerzen sowie bei Dysästhesien in Unterarm-Hand<br>▪ Palpation und Therapie des Muskels anspruchsvoll, da<br>– er durch den M. trapezius und die Mm. rhomboidei hindurch getastet werden muss;<br>– die aktiven TrPs am häufigsten in dem Bereich des Muskels liegen, der von der Skapula normalerweise überdeckt ist (**Abb. 7.193 a**);<br>– Skapula in Protraktion lagern, sodass der mediale Skapularand möglichst weit lateral liegt und der M. serratus posterior superior bis zu seinen Ansatzstellen der Palpation und Therapie zugänglich ist (**Abb. 7.193 b**).<br>▪ Wenn der M. serratus posterior superior nicht beachtet wird, führt die Nichtbehandlung zur Verschleppung des Problems → Entstehung eines chronischen myofaszialen Schmerzsyndroms mit „wuchernden" (assoziierten) TrPs im ganzen Schulter-Ellbogen-Hand-Bereich und evtl. sekundären artikulären Dysfunktionen.<br>▪ TrPs in den Mm. scaleni (v. a. M. scalenus medius und M. scalenus posterior) strahlen sehr oft interskapulär aus → bei TrPs im M. serratus posterior superior immer die Mm. scaleni überprüfen (primäre TrPs in den Mm. scaleni → Satelliten-TrPs im M. serratus posteror superior).<br>▪ Der M. serratus posterior superior wird oft übersehen → NICHT vergessen!<br>▪ geeignete Ausgangsstellungen zur manuellen Therapie: Bauchlage (**Abb. 7.194**, **Abb. 7.195**) oder Seitenlage | |
| **Empfehlungen für den Patienten** | ▪ Meiden perpetuierender und auslösender Faktoren<br>– ggf. Atmungsschulung, Haltungskorrektur<br>– Skapulastabilisation auf dem Thorax in günstiger Positionierung üben (**Abb. 7.62**, S. 185)<br>▪ Selbstbehandlung der TrPs mit Tennisball (**Abb. 7.173**) oder Therapiebügel (**Abb. 5.31c**, S. 123) | |

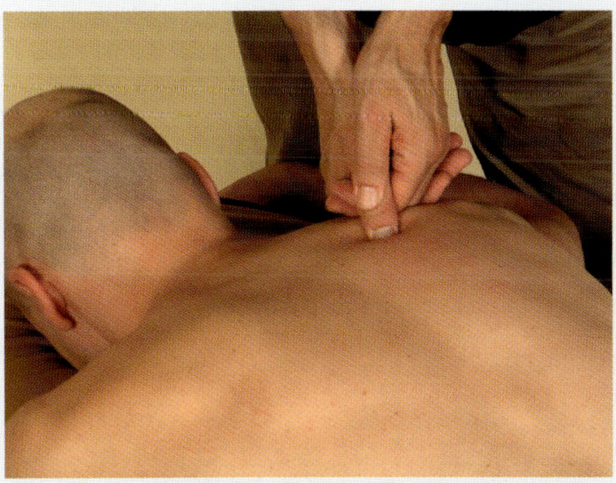

**Abb. 7.194** Manuelle Kompression (Technik I) bzw. Aufdehnen der TrP-Region (Technik II): Der mediale Skapularand wird durch die Lagerung so weit wie möglich nach lateral gebracht.

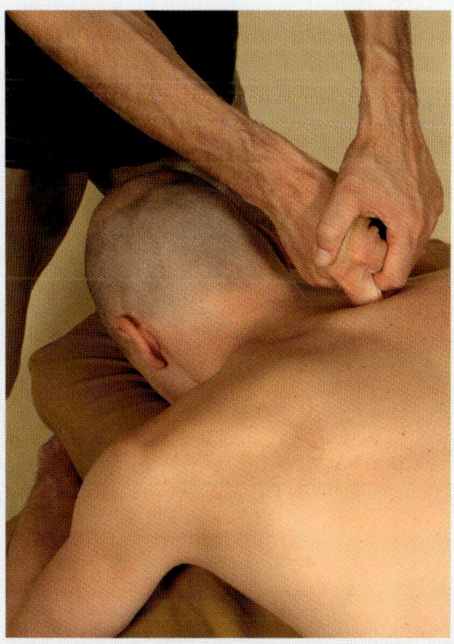

**Abb. 7.195** Fasziendehnung (Technik III) entlang des Faserverlaufs.

## 7.4.6 M. serratus posterior inferior

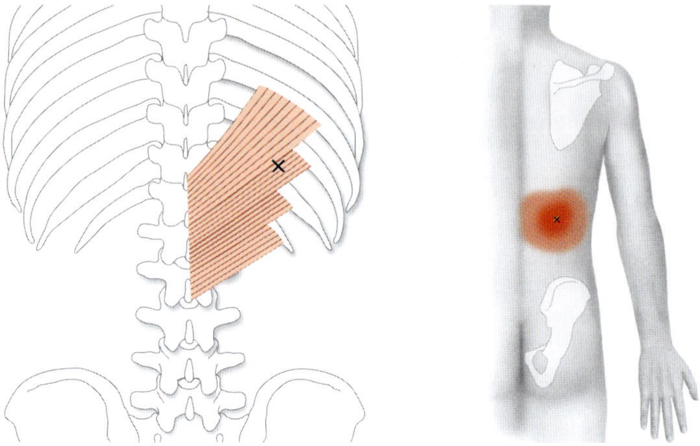

**Abb. 7.196** M. serratus posterior inferior.

| | | |
|---|---|---|
| **Anatomie** | Ursprung | ▪ Fascia thoracolumbalis<br>▪ über eine dünne Aponeurose von den Processus spinosi Th 11/12 – L 2/3 |
| | Ansatz | ▪ 9.– 12. Rippe: mit 4 Zacken an den kaudalen Rippenrand (die Zacken zu einer oder zu mehreren Rippen können manchmal fehlen, besonders zur 9. und 12. Rippe) |
| | Die Fasern des M. serratus posterior inferior<br>– verlaufen diagonal ansteigend und zählen funktionell zum V-System;<br>– liegen direkt unter den Fasern des M. latissimus dorsi.<br>Unter dem M. serratus posterior inferior liegen die Mm. longissimus thoracis und iliocostales. | |
| | **Innervation** | ▪ Nn. intercostales (Rami anteriores) der Spinalnerven Th 9 –Th 12 |
| **Funktion** | dynamisch | ▪ Senken der Rippen unterstützt die Exspiration (Atemhilfsmuskel)<br>▪ Wirbelsäule<br>– Rotation (bei einseitiger Aktivität)<br>– Extension (wenn beidseitig aktiv) |
| | stabilisierend | ▪ Stabilisierung<br>– der unteren Rippen gegen den Aufwärtszug des Diaphragmas (hypothetisch – im EMG bisher nicht bestätigt)<br>– des thorakolumbalen Übergangs (zusammen mit M. quadratus lumborum, Mm. longissimus und iliocostalis, Mm. multifidi) |
| **Referred Pain** | ▪ thorakolumbaler Übergang (lokal) | |
| **Symptome** | Schmerzen | ▪ lästiger, dumpfer, irritierender Dauerschmerz, der aber nicht als ernsthaft bedrohlich erlebt wird und der bestehen bleibt, nachdem die größeren synergistischen Muskeln (M. quadratus lumborum, Mm. longissimus und iliocostalis) behandelt wurden. |
| **auslösende Faktoren** | Überlastung | ▪ akut: Hexenschuss (Überanstrengung durch die Kombination von Heben, Drehen und Aufrichten)<br>▪ chronisch<br>– paradoxe Atmung<br>– Beinlängendifferenz, Skoliose |
| | primäre TrPs | ▪ M. longissimus, M. iliocostalis, M. quadratus lumborum, Mm. multifidi |

| | |
|---|---|
| **Hinweise für den Therapeuten** | ▪ erst behandeln, wenn Beschwerden bestehen bleiben, nachdem vorgängig TrPs im M. longissimus, M. iliocostalis und M. quadratus lumborum behandelt worden sind<br>▪ Der kaudale (nahe der Wirbelsäule gelegene) Anteil des M. serratus posterior inferior wird bei der manuellen Therapie des M. quadratus lumborum (kraniale Anteile) bzw. des Erector trunci (im thorakolumbalen Übergangsbereich) oft mitbehandelt (**Abb. 7.197 a**). Differenzierung der Muskelzugehörigkeit ist aufgrund der Faserrichtung der Hartspannstränge meist problemlos möglich.<br>▪ TrPs in den kranialen (lateral gelegenen) Anteile des M. serratus posterior inferior sind am einfachsten zu behandeln, indem man die Hartspannstränge mit den TrPs gegen das Widerlager der Rippen drückt (**Abb. 7.197 b**).<br>▪ geeignete Ausgangsstellung zur manuellen Therapie: Bauchlage (**Abb. 7.197 b**), Seitenlage (**Abb. 7.197 a**) oder Sitz |
| **Empfehlungen für den Patienten** | ▪ Meiden perpetuierender und auslösender Faktoren<br>– ggf. Atmungsschulung, Haltungskorrektur<br>– lumbale Stütze beim Sitzen<br>▪ Selbstbehandlung der TrPs mit Tennisball<br>▪ Dehnung (**Abb. 7.198** bzw. zusammen mit dem M. latissimus dorsi [**Abb. 7.39**] oder gemeinsam mit dem lumbalen/thorakolumbalen Erector trunci [**Abb. 7.174**]) |

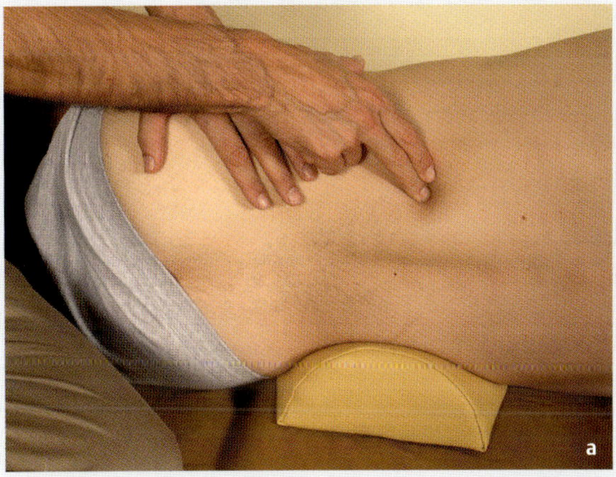

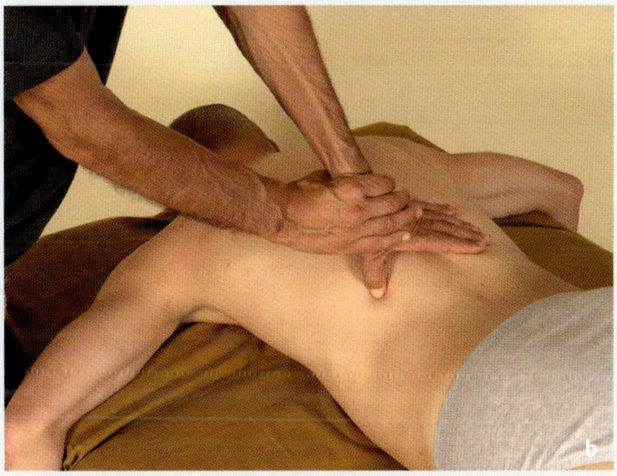

**Abb. 7.197** Manuelle Kompression (Technik I) bzw. Aufdehnen der TrP-Region (Technik II).
**a** Die manuelle Therapie der kaudalen Anteile des M. serratus posterior inferior erfolgt oft zusammen mit der Behandlung des M. quadratus lumborum (kraniale Anteile) und des Erector trunci (im thorakolumbalen Übergangsbereich); Behandlung in Seitenlage.
**b** Manuelle Therapie der kranialen (lateralen) Anteile des M. serratus posetrior inferior; Behandlung in Bauchlage.

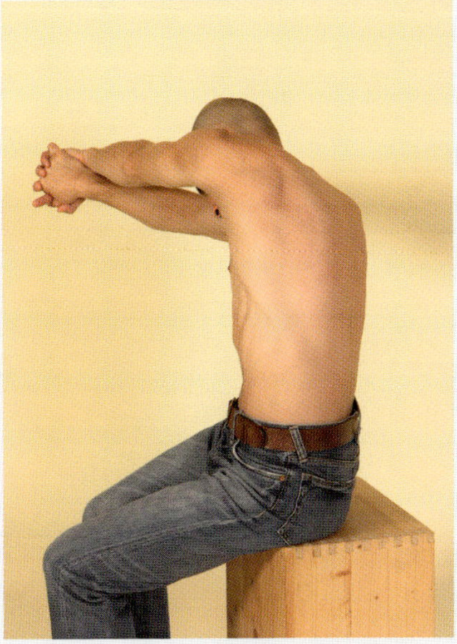

**Abb. 7.198** Selbstdehnung (Technik V).

RUMPF

## 7.4.7 Mm. intercostales

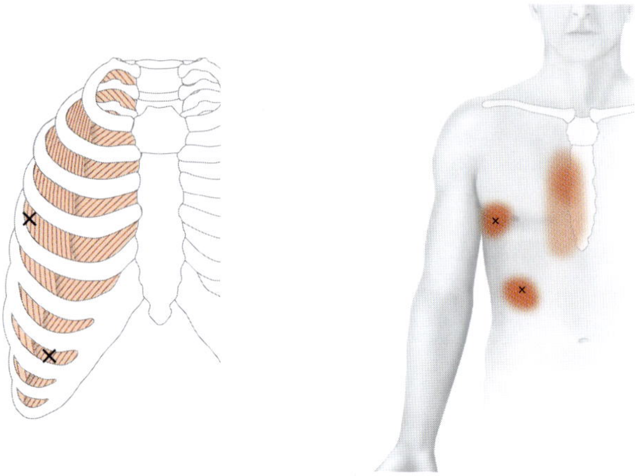

**Abb. 7.199** Mm. intercostales.

| | | |
|---|---|---|
| **Anatomie** | ▪ **Mm. intercostales externi** | |
| | Ursprung | ▪ Unterrand einer Rippe |
| | Ansatz | ▪ Oberrand der kaudal benachbarten Rippe |
| | Verlauf der Muskelfasern von hinten-oben nach vorn-unten in jedem Zwischenrippenraum | |
| | ▪ **Mm. intercostales interni** | |
| | Ursprung | ▪ Oberrand einer Rippe (Innenfläche) |
| | Ansatz | ▪ Unterrand der kranial benachbarten Rippe, Bereich des Sulcus costae |
| | Verlauf der Muskelfasern von hinten-unten nach vorn-oben in jedem Zwischenrippenraum | |
| | **Innervation** | ▪ Nn. intercostales (Th 1 –Th 11) |
| **Funktion** | Thorax, BWS | ▪ Atemmuskulatur (v. a. bei forcierter Ein- und Ausatmung)<br>▪ Körperhaltung (Thoraxposition)<br>▪ BWS-Rotation (EMG-bestätigt) |
| **Referred Pain** | ▪ lokal: im Thoraxbereich<br>▪ Ausstrahlung: interskapulär, Schulter, Arm | |
| **Symptome** | Schmerzen | ▪ Lokalisation<br>– lokal im Thoraxbereich<br>– „blockierte Rippe“, stechender Schmerz<br>– ausstrahlend: interskapulär, Schulter, Arm<br>▪ Zunahme der Schmerzen bei<br>– Inspiration/Exspiration<br>– BWS-Rotationsbewegungen<br>– BWS-Lateralflexion |
| | Funktions-störungen | ▪ Bewegungseinschränkungder BWS-Rotation<br>▪ „blockierte Rippe“ |
| | viszerale Symptome | ▪ Herz: Beklemmungsempfindung |
| **auslösende Faktoren** | Überlastung | ▪ v. a. chronisch, z. B.<br>– Atemwegserkrankungen, Husten (COLD)<br>– Ausdauersportler (Schwimmen, Joggen, Alpinisten etc.)<br>– schlechte Haltung |
| | direktes Trauma | ▪ Operationen |

| | |
|---|---|
| **Hinweise für den Therapeuten** | • Die Symtome einer „blockierten Rippe“ sind oft durch TrPs in den Mm. intercostales verursacht.<br>• TrPs in den Mm. intercostales können außerordentlich schmerzhaft sein („stechender Schmerz“; Schmerz beim Atmen, Atemnot).<br>• Mm. intercostales interni und externi können palpatorisch nicht differenziert werden.<br>• geeignete Ausgangsstellungen zur manuellen Therapie der TrPs: Rückenlage, Seitenlage (**Abb. 7.200**), Drehdehnlagerung (**Abb. 7.201**), Bauchlage, Sitz<br>• Lateralflexion der BWS öffnet die Interkostalräume und ermöglicht, die Interkostalmuskulatur besser zu erreichen (v. a. bei der Behandlung in Rückenlage oder im Sitzen geeignet).<br>• Mittels Rotation der BWS können die Mm. intercostales externi gedehnt (und damit gleichzeitig die Mm. intercostales interni angenähert) werden (**Abb. 7.201**). Die Behandlung erreicht so gezielt die Mm. intercostales externi. Bei Rotation zur Gegenseite werden die Mm. intercosatels interni gedehnt und die Mm. intercostales externi angenähert, sodass die therapeutische Wirkung in diesem Fall vorwiegend die Mm. imtercostales interni erreicht.<br>• Bei Behandlung der TrPs mit ischämischer Kompression (Technik I) bewirkt eine Vertiefung der Atmung eine Intensivierung der Therapie (Technik Ib). |
| **Empfehlungen für den Patienten** | • Meiden perpetuierender und auslösender Faktoren<br>– Atemkorrektur<br>– Haltungsänderung<br>• Selbstbehandlung der TrPs (mit Fingerdruck)<br>• Dehnen (Drehdehnlagerung, **Abb. 7.186 a**) |



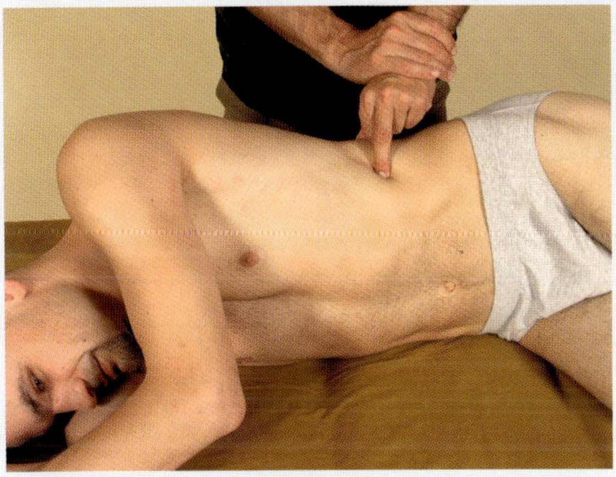

**Abb. 7.200** Manuelle Kompression (Technik I) bzw. Aufdehnen der TrP-Region (Technik II) der Mm. intercostales externi und interni.

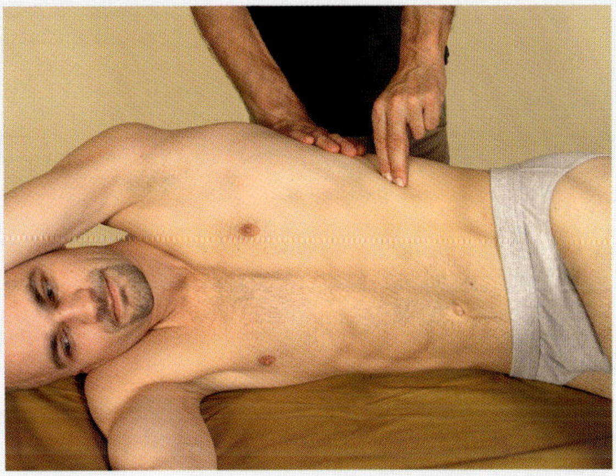

**Abb. 7.201** Aufdehnen der TrP-Region (Technik II) bzw. Faszien-dehnung (Technik III) mit Betonung der Mm. intercostales externi: Durch die Rumpfrotation werden die Mm. intercostales externi gedehnt, sodass die therapeutische Wirkung vorwiegend die Mm. intercostales externi erreicht.

## 7.4.8 Diaphragma

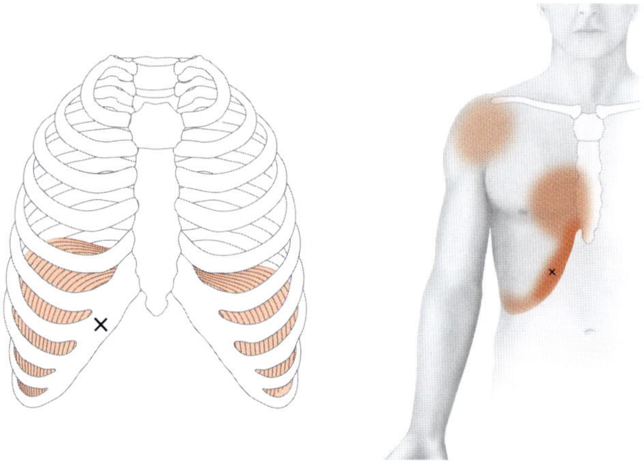

**Abb. 7.202** Diaphragma.

| | | |
|---|---|---|
| **Anatomie** | ▪ **Pars sternalis** | |
| | Ursprung | ▪ Processus xiphoideus (Innenfläche)<br>▪ Rektusscheide (tiefes Blatt) |
| | Ansatz | ▪ Centrum tendineum (Zentralsehne) des Diaphragma |
| | ▪ **Pars costalis** | |
| | Ursprung | ▪ 7. – 12. Rippe (Innenfläche der Rippenknorpel) |
| | Ansatz | ▪ Centrum tendineum (Zentralsehne) des Diaphragma |
| | ▪ **Pars lumbalis** | |
| | Ursprung | ▪ Wirbelkörper des 1.– 4. Lendenwirbels |
| | Ansatz | ▪ Centrum tendineum (Zentralsehne) des Diaphragma |
| | **Innervation** | ▪ rechter und linker N. phrenicus aus dem Plexus cervicalis (C 3 – C 5) |
| **Funktion** | Atmung | ▪ wichtigster Atemmuskel |
| **Referred Pain** | ▪ unterer Brustkorbrand<br>▪ retrosternal<br>▪ Schulter | |
| **Symptome** | Schmerzen | ▪ im Thoraxbereich, vorwiegend am unteren Brustkorbrand, retrosternal<br>▪ Schmerzzunahme bei maximaler Exspiration |
| | Funktionsstörungen | ▪ Atemprobleme<br>– Dyspnoe, Atemnot<br>– „Schluckauf"<br>– Seitenstechen<br>– Unfähigkeit, tief durchatmen zu können |
| **auslösende Faktoren** | Überlastung | ▪ chronische Überlastung durch<br>– schnelles Gehen oder Laufen<br>– Ausdauersport (Schwimmen, Joggen, Alpinisten etc.)<br>– Husten (Atemwegserkrankungen, COLD)<br>– Atemfehlformen<br>– psychische Faktoren: Angst, Unterdrückung von Gefühlen (Zwerchfellsperre) |

| | |
|---|---|
| **Hinweise für den Therapeuten** | ▪ Wichtiger Lachmuskel<br>▪ Zwerchfellatmung ist wichtig zur Massage der inneren Organe durch die Atemdruckwelle; Gegenspieler sind dabei die Bauchdecke und das Diaphragma urogenitale.<br>▪ Zwerchfellstarre bei psychischen Problemen<br>▪ Die kranialen Partien der Bauchmuskulatur werden bei der Therapie des Zwerchfells gleichzeitig mitbehandelt.<br>▪ geeignete Ausgangsstellungen zur manuellen Therapie: Rückenlage (**Abb. 7.203**), Seitenlage („Embryostellung" zur Entspannung der Bauchmuskulatur) oder Sitz |
| **Empfehlungen für den Patienten** | ▪ Meiden perpetuierender und auslösender Faktoren<br>– Atmungsschulung<br>– Bewusstwerden und Lösung von Gefühlsblockaden (Körperpsychotherapie)<br>▪ Selbstbehandlung (**Abb. 7.204**)<br>▪ Herzhaftes Lachen löst Verspannungen des Diaphragmas.<br>▪ Dehnung des Diaphragmas durch maximale Ausatmung (unterstützt durch Kontraktion der Bauchmuskulatur und/oder Kopfstand/umgekehrte Lage)<br>▪ funktionelles Training: Atemschulung (Singen, Spielen eines Blasinstruments etc.) |

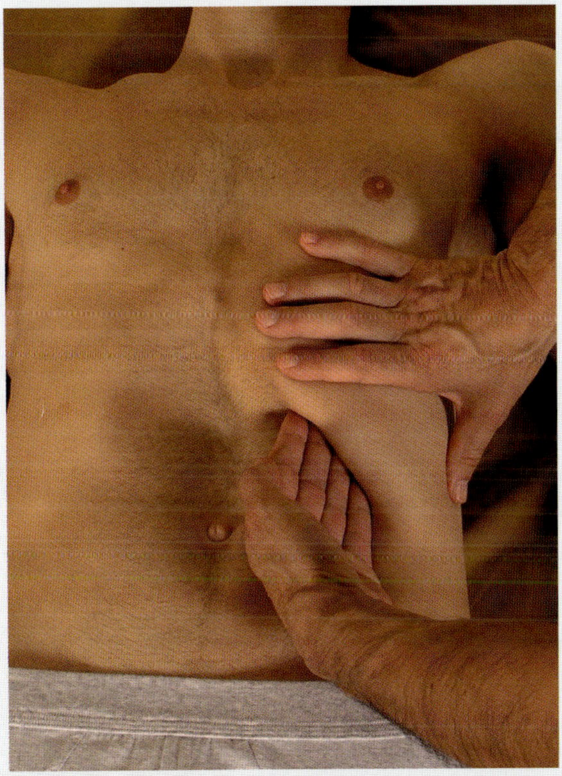

**Abb. 7.203** Manuelle Kompression (Technik I) bzw. Aufdehnen der TrP-Region (Technik II). Gleichzeitig werden die Mm. abdominalis gedehnt und behandelt.

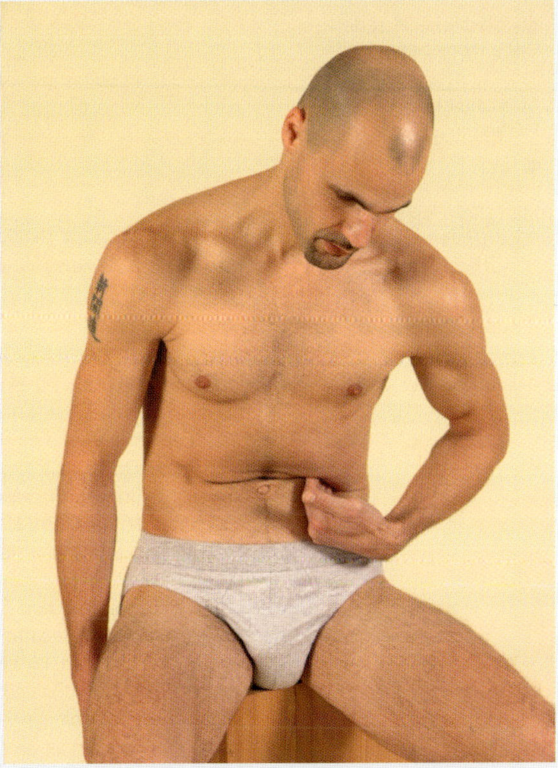

**Abb. 7.204** Selbstbehandlung des Diaphragmas.

## 7.4.9 Fascia thoracolumbalis

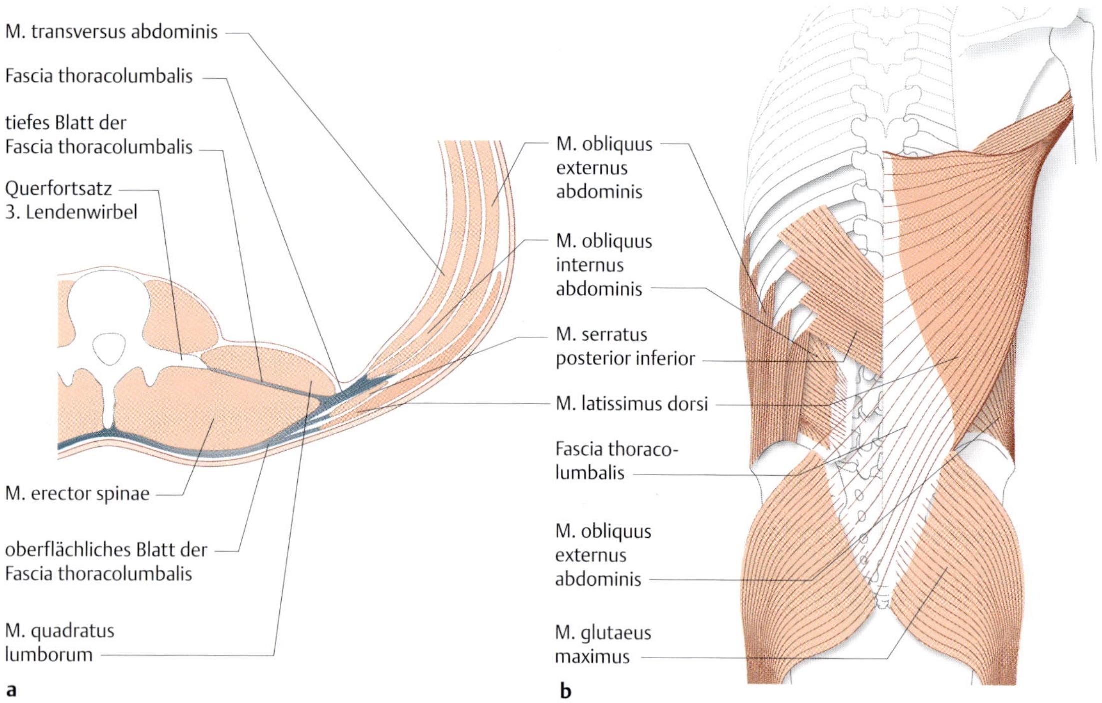


**Abb. 7.205** Fascia thoracolumbalis.
**a** Querschnitt durch die dorsale Rumpfwand in Höhe des 3. Lendenwirbels, Ansicht von kranial.
**b** Oberflächliches Blatt der Fascia thoracolumbalis und einstrahlende Muskeln, Ansicht von dorsal.

**Anatomie**

- Die Fascia thoracolumbalis (**Abb. 7.205 a**) umschließt die autochthone Rückenmuskulatur. Sie besteht aus zwei Blättern: einem oberflächlichen und einem tiefen Blatt.
  - Das tiefe Blatt der Fascia thoracolumbalis
    - entspringt an den Querfortsätzen;
    - trennt die autochthone Rückenmuskulatur (M. erector spinae) von der ventrolateralen Rumpfwandmuskulatur (M. quadratus lumborum);
    - dient dem M. obliquus internus abdominis und M. transversus abdominis als Ursprung.
  - Das oberflächliche Blatt der Fascia thoracolumbalis (**Abb. 7.205 b**)
    - inseriert an den Dornfortsätzen;
    - trennt die tief gelegene autochthone Rückenmuskulatur (M. erector spinae) von den oberflächlich gelegenen Muskelschichten, die eingewanderte Schulter- und Armmuskeln sind (M. trapezius, M. latissimus dorsi, Mm. rhomboidei);
    - ist im Sakralbereich fest mit dem sehnigen Anteil des M. erector spinae verbunden;
    - wird im kaudalen Bereich von der Ursprungsaponeurose des M. latissimus dorsi verstärkt;
    - dient dem M. serratus posterior inferior als Ursprung;
    - trennt im Halsbereich die Mm. splenius capitis und cervicis vom M. trapezius und den Mm. rhomboidei und geht im Nackenbereich in die Fascia nuchae (tiefes Blatt) über.
- Die kollagenen Fasern sind differenziert in mehreren Schichten angeordnet, sodass Zugkräfte in verschiedenen Richtungen (Wirbelsäule–Becken, Arm–Bein) optimal übertragen werden können.
- In der Fascia thoracolumbalis sind kontraktile Elemente (Myofibroblasten) nachgewiesen (Schleip et al. 2005, 2006). Sie ermöglichen, die Festigkeit der Fascia thoracolumbalis je nach Erfordernissen zu modulieren, und sie sind mitbeteiligt, eine optimale Rumpfstabilität zu gewährleisten.

**Funktion**

- Faszienköcher für die autochthone Rückenmuskulatur (M. erector spinae)
- Ursprung-/Ansatzstelle für M. latissimus dorsi, M. serratus posterior inferior sowie M. obliquus internus abdominis und M. transversus abdominis
- Kraftübertragungszone zwischen Wirbelsäule–Becken, Arm–Bein
- Festigkeit der Fascia thoracolumbalis ist mitbestimmend für die Rumpfstabilität.
- Fasziale Mechano- und Nozizeptoren beeinflussen die (Senso-)Motorik der Rumpfmuskulatur.

| | | |
|---|---|---|
| **Referred Pain** | ▪ lokal | |
| **Symptome** | Schmerzen | ▪ lokal im Bereich der Fascia thoracolumbalis |
| | Funktionsstörungen | ▪ verminderte Elastizität und reduzierte Verschieblichkeit bis zu panzerartiger Verdickung und Verhärtung der Fascia thoracolumbalis → Abheben einer Hautfalte („Kiblerfalte“) lumbal und thorakolumbal unmöglich<br>▪ mechanische Dysfunktion<br>▪ Veränderung des sensorischen Impulseinstroms führt zu veränderter Propriozeption und Sensomotorik |
| **auslösende Faktoren** | Überlastung | ▪ chronisch: über längere Zeit wirkende Fehlkräfte führen zu Umformungen des Bindegewebes |
| | Trauma | ▪ direkte Verletzungen (z. B. nach Rückenoperationen) |
| | Aktivität mTrPs | ▪ TrP-Aktivität in der Muskulatur, die direkten Kontakt zur Fascia thoracolumbalis haben (M. erector spinae, M. quadratus lumborum, M. obliquus internus abdominis und M. transversus abdominis, M. latissimus dorsi, M. serratus posterior inferior) induzieren durch lang andauernde Fehlspannungen Bindegewebsveränderungen. |
| **Hinweise für den Therapeuten** | ▪ Dysfunktionen der Fascia thoracolumbalis können auslösender und/oder aufrechterhaltender Faktor für chronische Rückenschmerzen sein (Schleip et al. 2004, Tesarz et al. 2008).<br>– Viele der für Low Back Pain verantwortlichen Muskeln (M. erector spinae, M. quadratus lumborum, M. obliquus internus abdominis und M. transversus abdominis, M. latissimus dorsi, M. serratus posterior inferior) stehen in direktem Kontakt mit der Fascia thoracolumbalis. Da mTrPs sehr oft zu Bindegewebsveränderungen führen, können mTrPs in den vorerwähnten Muskeln Umstrukturierung und Dysfunktion der Fascia thoracolumbalis zur Folge haben.<br>– Eine dysfunktionale Fascia thoracolumbalis kann umgekehrt Anlass zu Irritationen und Fehlbelastung der Muskulatur und zur Entstehung mTrPs sein.<br>– Veränderungen der Fascia thoracolumbalis führen zu einer Veränderung des sensorischen Impulseinstroms von Seiten der faszialen Mechanorezeptoren (und ggf. Nozizeptoren) → Irritation der Propriozeption und (Senso-)Motorik.<br>▪ Die Therapie einer dysfunktionalen Fascia thoracolumbalis erfolgt<br>– indirekt durch die Behandlung aller mit der Fascia thoracolumbalis unmittelbar in Beziehung stehenden Muskeln, sofern sie aktive und/oder latente mTrPs enthalten (M. erector spinae, S. 258; M. quadratus lumborum, S. 264; M. obliquus internus abdominis und M. transversus abdominis, S. 270; M. latissimus dorsi, S. 170; M. serratus posterior inferior, S. 282);<br>– direkt durch das Mobilisieren der Fascia thoracolumbalis (**Abb. 7.206** – **Abb. 7.208**).<br>– geeignete Ausgangsstellungen: Bauchlage (**Abb. 7.206** und **Abb. 7.207**), Seitenlage oder Sitz (**Abb. 7.208**)<br>▪ Es ist wichtig, Dysfunktionen der Fascia thoracolumbalis zu erkennen und zu behandeln. | |
| **Empfehlungen für den Patienten** | ▪ Meiden perpetuierender und auslösender Faktoren<br>– Fehlbelastungen meiden<br>– Fehlhaltungen korrigieren<br>▪ Selbstbehandlung mit einem Tennisball<br>– der Fascia thoracolumbalis<br>– der mTrPs in den Muskeln, die Anteil and er Fascia thoracolumbalis haben<br>▪ Dehnen (der Fascia thoracolumbalis selbst und der in sie einstrahlenden Muskeln) | |

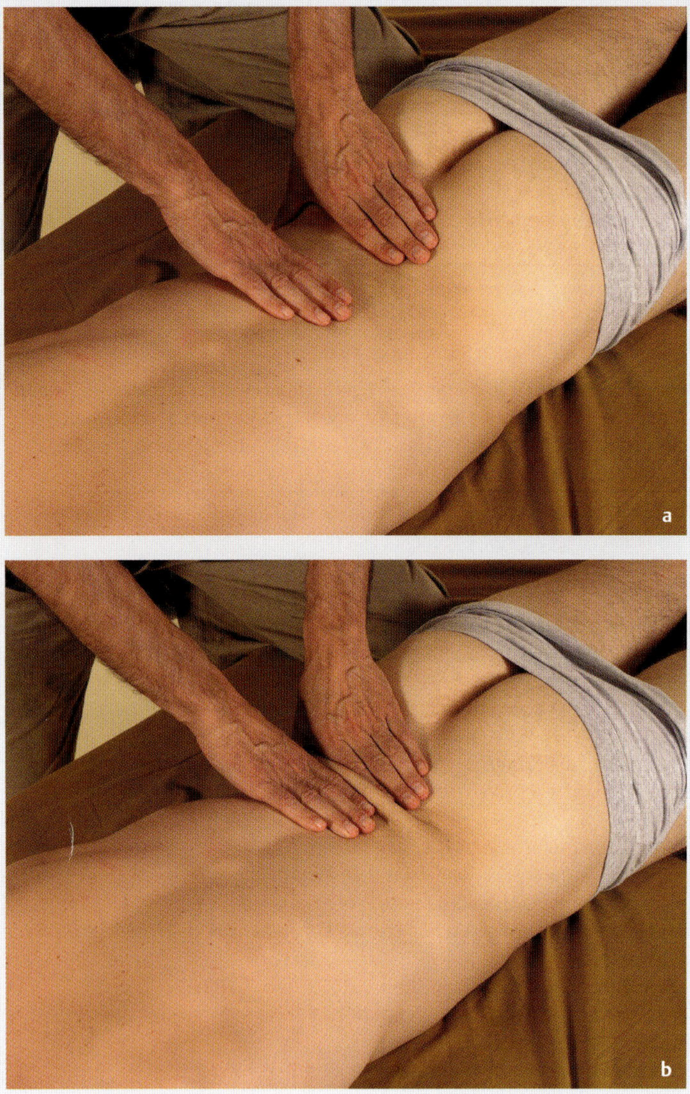

Abb. 7.206 Mobilisation der Fascia thoracolumbalis: Verschiebetechnik.
**a** Ausgangsposition für die Verschiebetechnik.
**b** Aufwerfen einer Haut- und Faszienfalte.

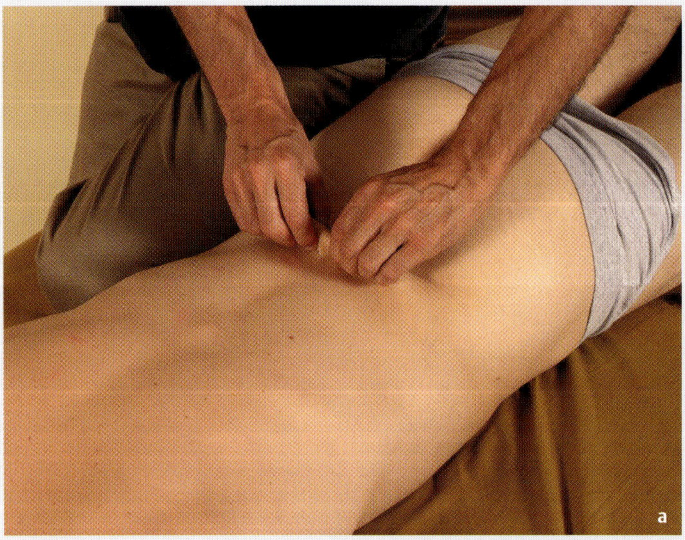

Abb. 7.207 Mobilisation der Fascia thoracolumbalis: Abheben des oberflächlichen Blatts der Fascia thoracolumbalis.
**a** Abheben („Lüften") mit Packegriffen.

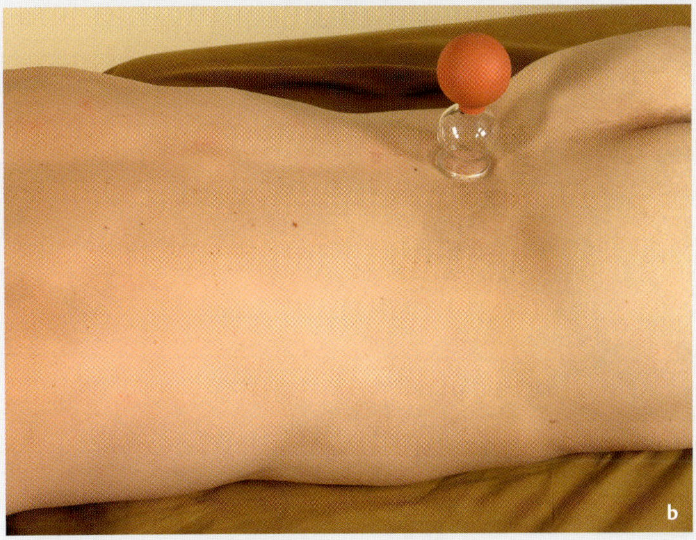

**Abb. 7.207b** Abheben („Lüften") mit Schröpfglocke.



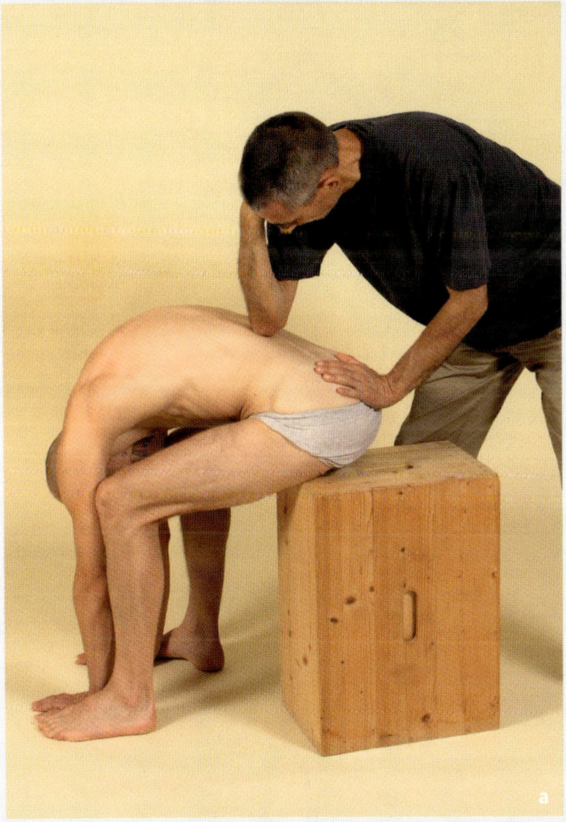

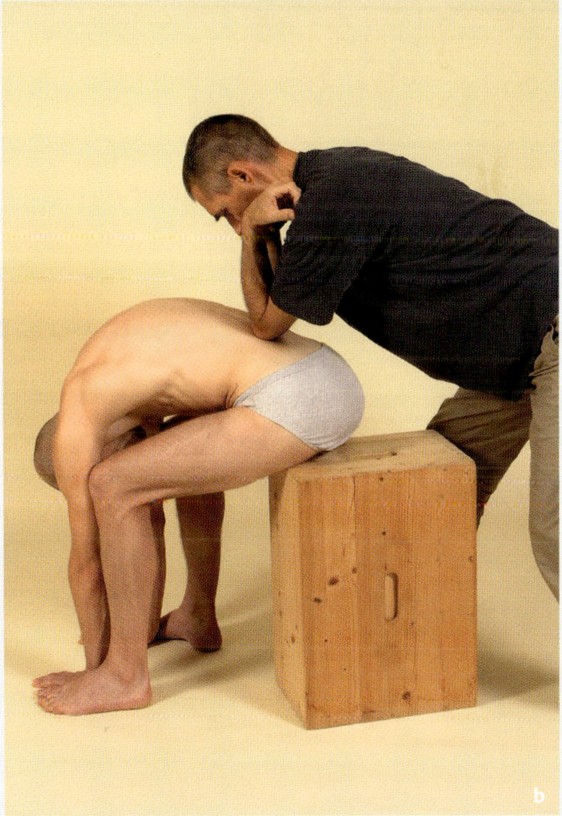

**Abb. 7.208** Faszien-Dehntechnik (Technik III) der Fascia thoracolumbalis aus Vordehnung.

**a** Beidseitige Behandlung.
**b** Einseitige Behandlung.

# 7.5 Gesäß

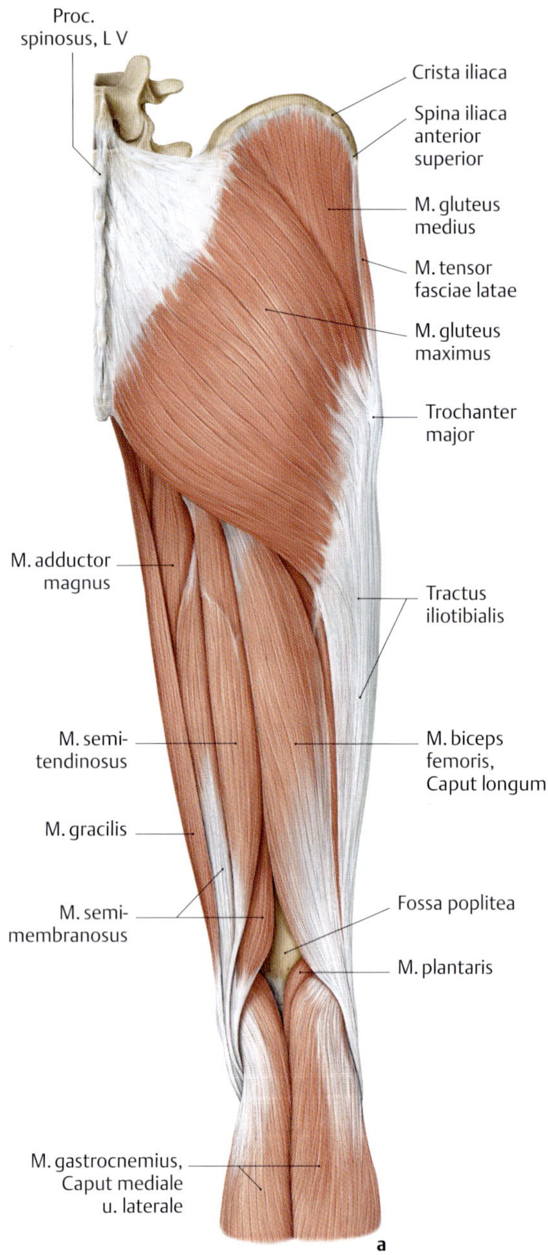


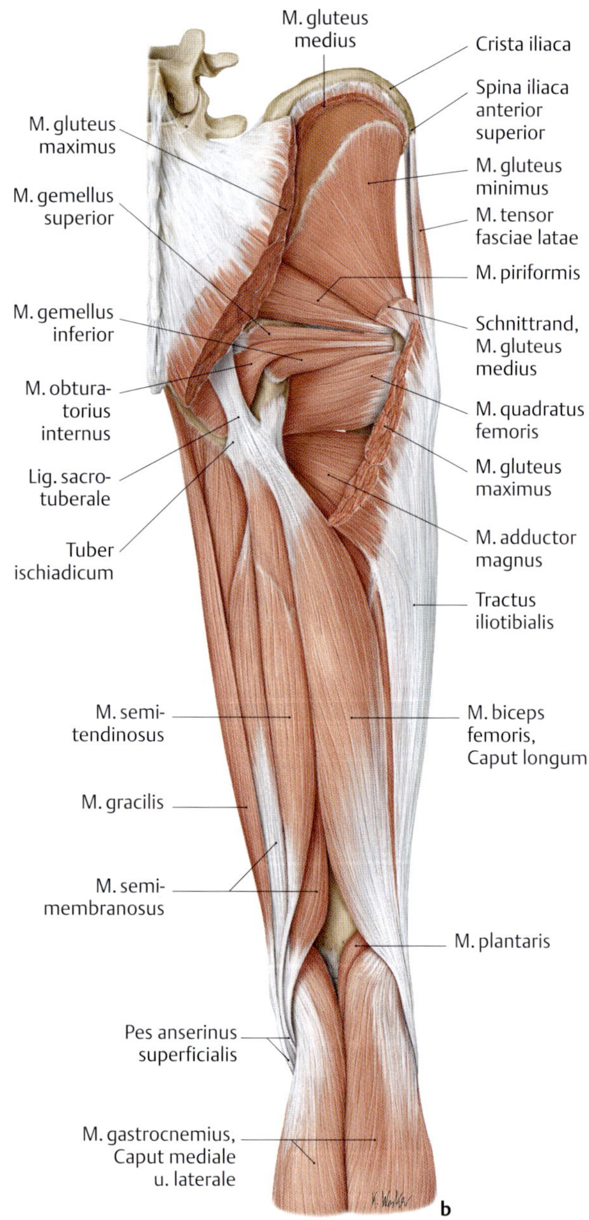


**Abb. 7.209** Gesäßmuskulatur. Ansicht von dorsal.
**a** Oberflächliche Schicht.
**b** Tiefe Schicht.
**c** Tiefe Schicht mit Gefäßen und Nerven.

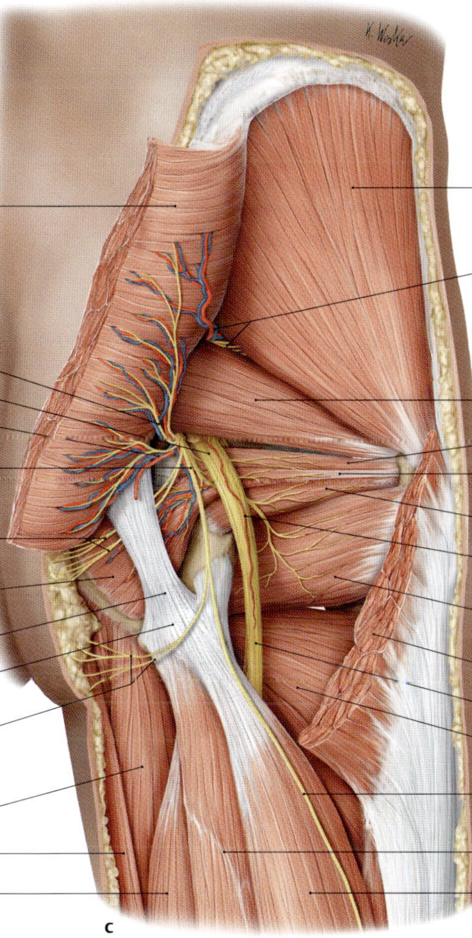

M. gluteus maximus
Foramen ischiadicum majus, Pars infrapiriformis (Foramen infrapiriforme)
N. gluteus inferior
N. ischiadicus
A. u. V. glutea inferior
N. cutaneus femoris posterior
N. pudendus, Rr. perineales
M. obturatorius internus
Lig. sacrotuberale
Tuber ischiadicum
N. cutaneus femoris posterior, Rr. perineales
M. adductor magnus
M. gracilis
M. semimembranosus
M. gluteus medius
A., V. glutea u. N. gluteus superior im Foramen ischiadicum majus, Pars suprapiriformis (Foramen suprapiriforme)
M. piriformis
M. gemellus superior
M. obturatorius internus
M. gemellus inferior
A. comitans n. ischiadici
M. quadratus femoris
M. gluteus maximus
N. ischiadicus
M. adductor magnus
N. cutaneus femoris posterior
M. semitendinosus
M. biceps femoris, Caput longum


c

GESÄSS

## 7.5.1 M. gluteus maximus

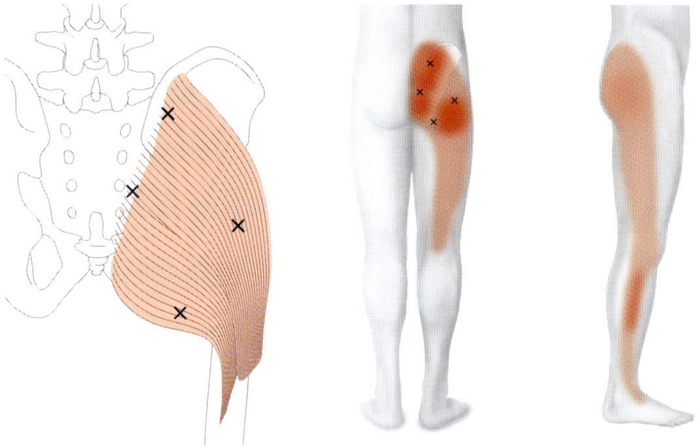

**Abb. 7.210** M. gluteus maximus.

| | | |
|---|---|---|
| **Anatomie** | Ursprung | ▪ oberflächlicher Anteil<br>– Crista iliaca (dorsales Drittel), dorso-lateraler Teil des Os ilium<br>– Spina iliaca posterior superior, lateraler Sakrumrand und dorsal Fläche des Sakrums, Faszie des M. gluteus medius<br>– Fascia thoracolumbalis<br>▪ tiefer Anteil<br>– dorsale Fläche des Sakrums, Os coccygis, Lig. sacrotuberale |
| | Ansatz | ▪ Tractus iliotibialis: ca. ¾ aller Fasern strahlen in den Tractus iliotibialis ein (zusammen mit dem M. tensor fasciae latae) und inserieren an der Tibia distal des Condylus lateralis tibiae; die Bursa trochanterica bildet das Gleitlager zum Trochanter major.<br>▪ Femur: Die restlichen Fasern setzen dorsal am Femur an (Tuberositas glutea, distal des M. quadratus femoris). |
| | | ▪ Der M. gluteus maximus ist dem Volumen nach der größte Muskel des menschlichen Körpers; seine Muskelmasse wiegt rund doppelt so viel wie die der Mm. gluteus medius und minimus zusammen. |
| | **Innervation** | ▪ N. gluteus inferior (L 4 – S 2) |
| **Funktion** | Hüftgelenk | ▪ Extension (kräftiger Extensor im Hüftgelenk: Treppensteigen, Sitz-Stand-Übergang; beim normalen Gehen nicht aktiv)<br>▪ AR<br>▪ ABD (Faseranteile, die den Tractus iliotibialis spannen)<br>▪ ADD (Faseranteile, die am Femur ansetzen) |
| | Kniegelenk | ▪ Stabilisation des extendierten Kniegelenks über die Spannung des Tractus iliotibialis |
| **Referred Pain** | ▪ lokal und ausstrahlend ins ganze Bein (dorsolateral)<br>▪ Steißbeinregion | |
| **Symptome** | Schmerzen | ▪ bei langem Sitzen (v. a. vornüber gebeugt)<br>▪ beim Aufstehen aus tiefer Sitzhaltung (Sofa); beim Bergaufgehen<br>▪ beim Schlafen in Seitenlage mit stark angewinkelten Beinen: Aktivierung der TrPs durch Dehnung möglich |
| | Funktions-<br>störungen | ▪ TrPs im M. gluteus maximus können zur Fasziendysfunktion des Tractus iliotibialis bzw. der gesamten Fascia lata führen. |
| **auslösende Faktoren** | Überlastung | ▪ akut: Sturz oder Beinahe-Sturz<br>▪ chronisch (häufiger)<br>– langes Bergaufgehen mit vornüber gebeugtem Oberkörper (z. B. beim Tragen eines Rucksacks)<br>– sportliche Aktivitäten mit Sprints, Crawlen<br>– begleitend bei Coxarthrose |
| | direktes Trauma | ▪ Sturz auf das Gesäß; Injektionen in den M. gluteus maximus |
| | primäre TrPs | ▪ M. quadratus lumborum |

| | |
|---|---|
| **Hinweise für den Therapeuten** | ▪ häufig aktive mTrPs<br>▪ Erhöhte Spannung der Fascia lata als Folge von TrP-Aktivität im M. gluteus maximus kann Ursache oder unterhaltender Faktor sein für<br>– Dysfunktionen des M. quadriceps (v. a. M. vastus medialis und M. vastus lateralis), der Adduktoren- und der Ischiokruralmuskulatur;<br>– Knieprobleme durch Irritation der Oberschenkelfaszie im distalen Bereich.<br>▪ geeignete Ausgangsstellungen zur Behandlung der TrPs: Seitenlage (**Abb. 7.211**) oder Bauchlage (**Abb. 7.212**, **Abb. 7.213**)<br>▪ Faszien-Trenntechnik zum M. quadratus femoris und zur ischiokruralen Muskulatur wichtig (**Abb. 7.213**)<br>▪ Tractus iliotibialis mitbehandeln (**Abb. 7.272 b**) |
| **Empfehlungen für den Patienten** | ▪ Meiden perpetuierender und auslösender Faktoren: z. B. Schrittlänge beim Bergaufgehen reduzieren<br>▪ Selbstbehandlung der TrPs mit Tennisball<br>▪ Dehnen (Heimprogramm; **Abb. 7.214**)<br>▪ funktionell Kräftigen (Treppensteigen) |

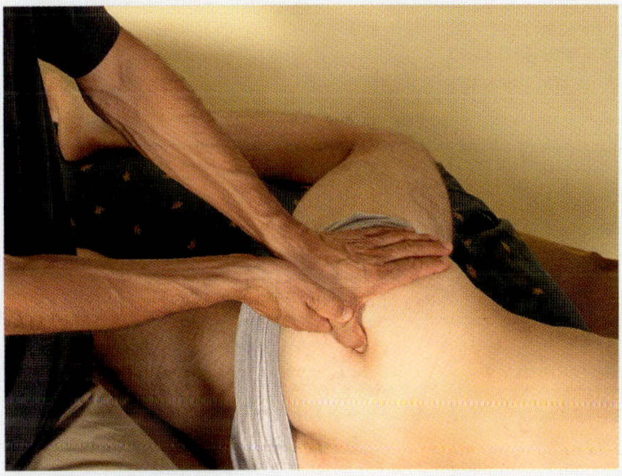

**Abb. 7.211** Manuelle Kompression (Technik I) bzw. Aufdehnen der TrP-Region (Technik II).

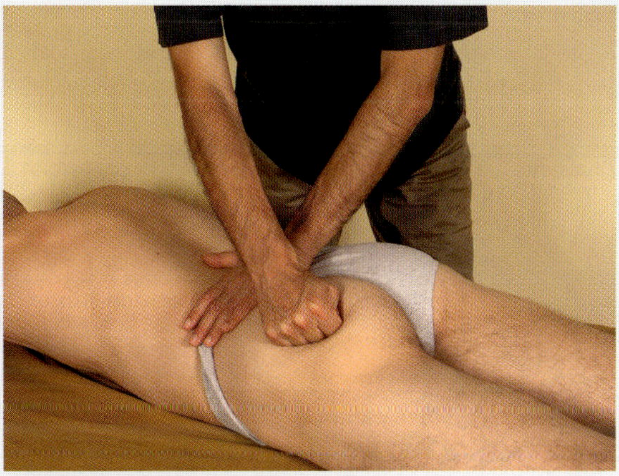

**Abb. 7.212** Fasziendehnung (Technik III).

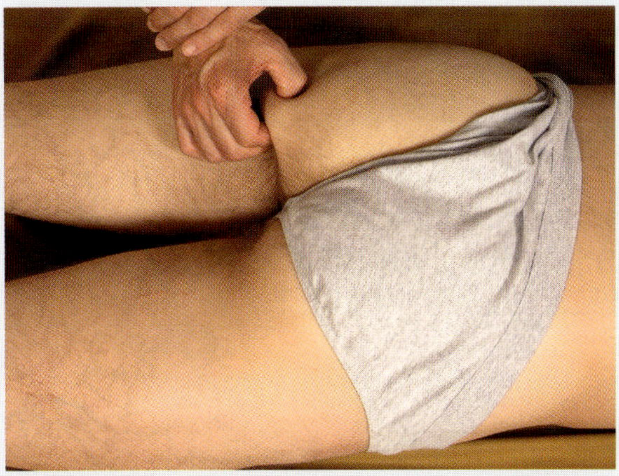

**Abb. 7.213** Selektives Behandeln des M. gluteus maximus mit Pinzettengriff: manuelle Kompression (Technik I) bzw. regionales Aufdehnen der TrP-Region (Technik II) bei gleichzeitiger Faszientrennung (Technik IV) zur ischiokruralen Muskuatur und zum M. quadratus femoris.

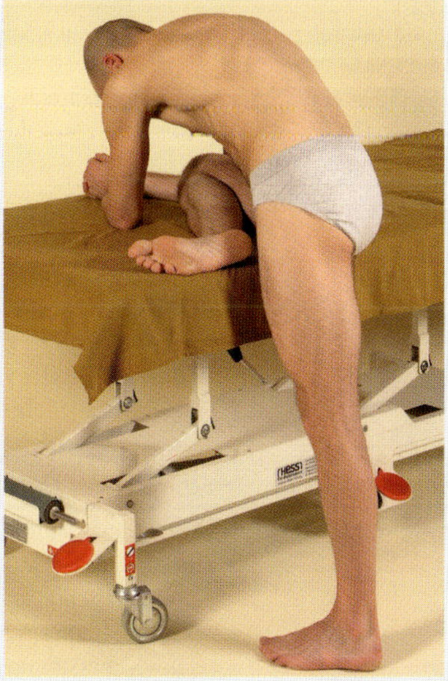

**Abb. 7.214** Selbstdehnung (Technik V) des M. gluteus maximus rechts.

GESÄSS

## 7.5.2 M. gluteus medius und M. gluteus minimus

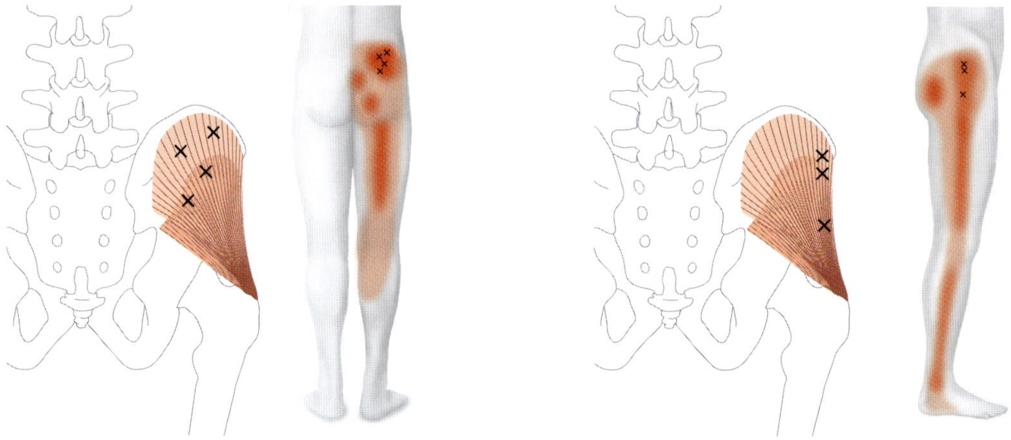

**Abb. 7.215** Mm. gluteus medius und minimus.
**a** Ausstrahlungsmuster aus den dorsalen Anteilen von Mm. gluteus medius und minimus.
**b** Ausstrahlungsmuster aus den ventralen Anteilen von Mm. gluteus medius und minimus.

| | | |
|---|---|---|
| **Anatomie** | Ursprung | ▪ M. gluteus medius: Linea glutea anterior (ca. 1 Querfinger kaudal der Crista iliaca, von kaudolateral der Spina iliaca posterior superior bis zur Spina iliaca anterior superior)<br>▪ M. gluteus minimus: Linea glutea inferior (ca. 1 Querfinger kaudal der Ansatzlinie des M. gluteus medius) |
| | Ansatz | ▪ Trochanter major |
| | **Innervation** | ▪ M. gluteus medius: inferiorer Ast des N. gluteus superior (L 4 – S 1)<br>▪ M. gluteus minimus: inferiorer und superiorer Ast des N. gluteus superior (L 4 – S 1) |
| **Funktion** | beide Muskeln insgesamt | ▪ Stabilisation des Hüftgelenks in der Frontalebene (Einbeinstand: Verhindern des Absinkens des Beckens in der Frontalebene)<br>▪ ABD im Hüftgelenk |
| | ventrale Anteile | ▪ zusätzlich zur ABD: Flexion und IR |
| | dorsale Anteile | ▪ zusätzlich zur ABD: Extension und AR |
| **Referred Pain** | ▪ lumbosakraler Übergang: tief lumbal + Sakrum (Lumbago-Gebiet)<br>▪ iliosakraler Übergang<br>▪ Gesäß lateral, Oberschenkel dorsolateral<br>▪ Ausstrahlung über den dorsolateralen Oberschenkel zum Knie und weiter dorsolateral (also nicht radikulär) über den Unterschenkel zum Malleolus lateralis, manchmal bis zum lateralen Fußrücken | |
| **Symptome** | Schmerzen | ▪ Schmerzen lokal und im Referred-Pain-Gebiet mit den Diagnosen Lumbago, Ischialgie, Pseudo-Ischialgie, pseudoradikuläres Syndrom, ISG-Blockade, Hüftschmerz, Periarthripathia coxae, chronische Bursitis trochanterica etc.<br>▪ Schmerzzunahme beim<br>– Stehen<br>– Gehen, Wandern, Laufen<br>– Liegen auf der betroffenen Seite (Aktivierung der TrPs durch Druck) und auf der nicht betroffenen Seite (Aktivierung der TrPs durch Zug) |
| | Funktionsstörungen | ▪ Schwäche der Abduktoren, unsicherer Einbeinstand, Hinken |
| **auslösende Faktoren** | Überlastung | ▪ akut: Sturz oder Beinahe-Sturz<br>▪ chronisch (häufiger)<br>– grundlegend: langes Stehen (berufsbedingt: Verkäuferinnen; Museumsbesuch etc.)<br>– Sport: Tennis, Aerobic, Marathonlauf etc.<br>– prädisponierende/unterhaltende Faktoren: lumboradikuläres Syndrom, Coxarthrose; Beinlängendifferenz; vom Fuß ausgehende Irritationen (Statik, Morton-Metatarsalgie-Syndrom etc.) |
| | direktes Trauma | ▪ Sturz auf den Hintern, Injektionen in den Muskel, St.n. Hüftoperationen |
| | primäre TrPs | ▪ M. quadratus lumborum (**Abb. 5.40**, S. 133) |

| | |
|---|---|
| **Hinweise für den Therapeuten** | ▪ zählt zu den Muskeln, die sehr häufig TrPs aufweisen. Eine sog. „pseudoradikuläre" Symptomatik oder Pseudo-Ischialgie ist in den meisten Fällen ein myofasziales Schmerzsyndrom mit aktiven mTrPs im Mm. gluteus medius und minimus, aber auch im M. gluteus maximus und M. tensor fascia latae.<br>▪ Der M. gluteus medius ist im ventralen Drittel vom M. tensor fascia latae und im dorsalen Drittel vom M. gluteus maximus überdeckt und kann somit nur im mittleren Drittel direkt palpiert und behandelt werden (**Abb. 7.216**); die ventralen und dorsalen Anteile des Muskels werden durch den M. tensor fascia latae bzw. durch den M. gluteus maximus hindurch untersucht und behandelt (**Abb. 7.209**).<br>▪ Der M. gluteus minimus ist an keiner Stelle direkt zu palpieren, da er praktisch vollständig vom M. gluteus medius überdeckt ist (dorsale Teile zusätzlich vom M. gluteus maximus, ventrale Anteile zusätzlich vom M. tensor fasciae latae; **Abb. 7.209**). Seine Behandlung erfolgt somit durch die vorerwähnten Muskeln hindurch und ist anstrengend. Daher Triggerpunkt-Hölzchen zur Entlastung der Finger verwenden (**Abb. 7.217**).<br>▪ eindeutige Unterscheidung zwischen M. gluteus medius und minimus palpatorisch oft nicht möglich<br>▪ geeignete Ausgangsstellungen zur manuellen Therapie: Seitenlage (**Abb. 7.216**–**Abb. 7.218**), Bauchlage oder Sitz |
| **Empfehlungen für den Patienten** | ▪ Meiden perpetuierender und auslösender Faktoren<br>▪ Selbstbehandlung der TrPs mit Tennisball<br>▪ Dehnen, z. B. in Rückenlage (Knie zur diagonal gegenüberliegenden Seite ziehen; **Abb. 7.219**)<br>▪ funktionelles Training (in geschlossener Kette) |

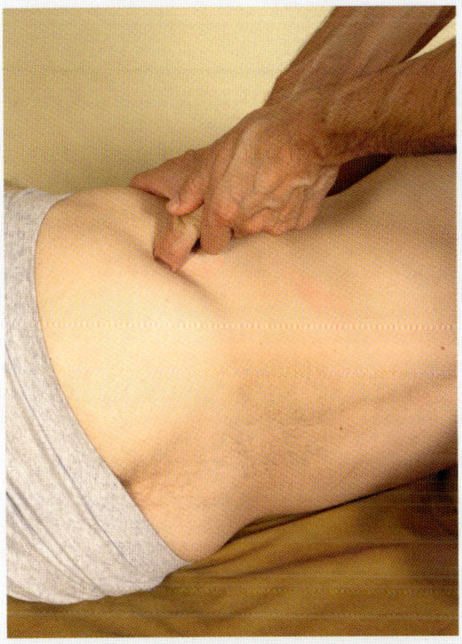

**Abb. 7.216** Manuelle Kompression (Technik I) bzw. Aufdehnen der TrP-Region (Technik II) des M. gluteus medius.

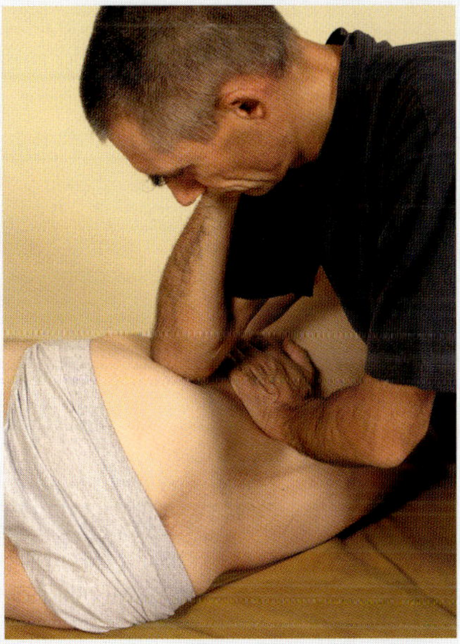

**Abb. 7.218** Fasziendehnung (Technik III) der Mm. gluteus medius und minimus.

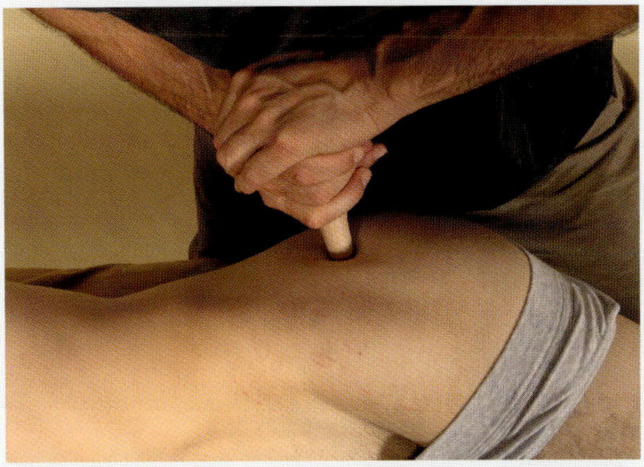

**Abb. 7.217** Manuelle Kompression (Technik I) bzw. Aufdehnen der TrP-Region (Technik II) der Mm. gluteus medius und minimus mit Triggerpunkt-Hölzchen zur Entlastung der Finger des Therapeuten.

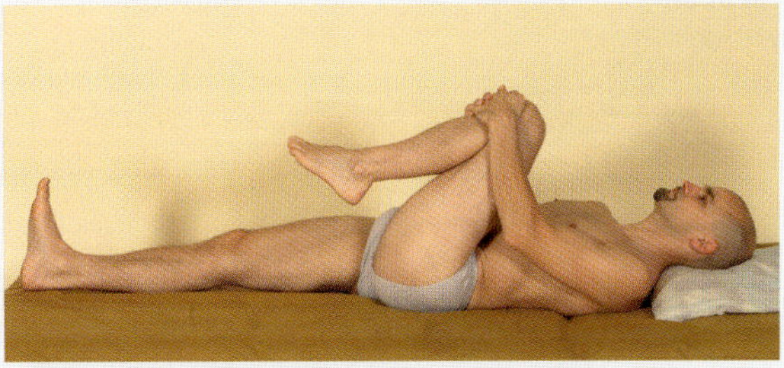

**Abb. 7.219** Selbstdehnung (Technik V). Bewegungsauftrag: linkes Knie in Richtung der diagonal gegenüberliegenden Schulter ziehen.

## 7.5.3 M. piriformis

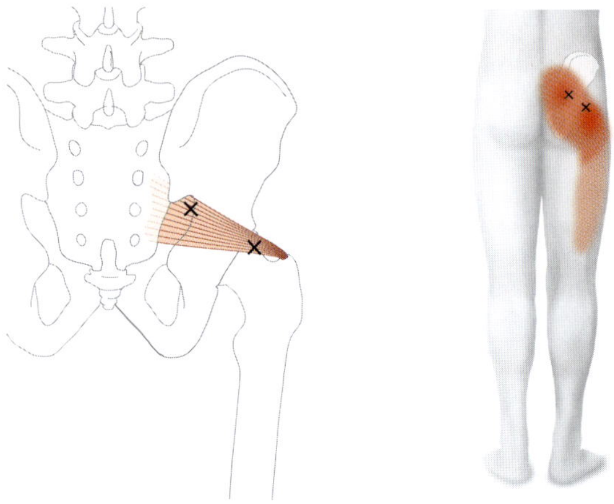

**Abb. 7.220** M. piriformis.

| | | |
|---|---|---|
| **Anatomie** | Ursprung | ▪ Sakrum: ventrale Seite, mit mehreren Zacken lateral der Foramina sacralia pelvina und vom Rand der Incisura ischiadica major |
| | Ansatz | ▪ Trochanter major: „on the top" (an der Innenseite der Spitze des Trochanter major) |
| | **Innervation** | ▪ Plexus sacralis (L 5 – S 2) |
| **Funktion** | Hüftgelenk | ▪ AR bei extendiertem Hüftgelenk (z. B. im Stand)<br>▪ ABD v. a. bei flektiertem Hüftgelenk (z. B. im Sitzen)<br>▪ Extension/ IR bei > 60° Hüftflexion<br>▪ Stabilisierung |
| | Iliosakralgelenk | ▪ Gegennutation<br>▪ Stabilisation |
| **Referred Pain** | ▪ relativ lokal<br>– im Bereich des iliosakralen Übergangs<br>– Gesäß dorsal und lateral<br>▪ Ausstrahlung: in den dorsalen Oberschenkel | |
| **Symptome** | Schmerzen | ▪ Low back Pain, lumbo-ischialgiforme Schmerzen<br>▪ Piriformis-Syndrom mit<br>– muskulärer Komponente (s. Referred Pain)<br>– neurovaskulärer Komponente (s. Entrapment) |
| | Funktionsstörungen | ▪ ISG-Dysfunktion<br>▪ Bewegungseinschränkung der IR im Hüftgelenk (im Stehen) |
| **Entrapment** | N. ischiadicus | ▪ Kompression des N. ischiadicus gegen den harten Rand des Foramen ischiadicum majus bei verspanntem M. piriformis<br>▪ Normvariantenverlauf des N. ischiadicus (durch den M. piriformis hindurch; **Abb. 8.40**, S. 456) → neurovaskuläre Störungen im ganzen Versorgungsgebiet des N. ischiadicus |
| **auslösende Faktoren** | Überlastung | ▪ akut: Ausrutschen, Sturz<br>▪ chronisch<br>– Autofahren (Gaspedal: lang andauernde Stabilisierung im Hüftgelenk betr. IR/AR)<br>– ISG-Dysfunktion<br>– Holz stapeln, Schwangerschaft |
| | direktes Trauma | ▪ Sturz auf den Hintern |
| | Aktivierungs-mechanismus | ▪ Portemonnaiedruck mit lang andauernder ischämischer Kompression |

**Hinweise für den Therapeuten**

- Mitspieler bei jeder ISG-Dysfunktion
- Piriformis-Syndrom: Kombination von myofaszialen Schmerzen (Referred Pain) und Nervenkompressionssyndrom (N. ischiadicus)
- Die Häufigkeit des Piriformis-Syndroms bzw. von TrPs im M. piriformis wird überschätzt. Häufiger sind TrPs im M. gluteus maximus und in den Mm. gluteus medius und minimus ursächlich.
- Der M. piriformis kann ganz oder teilweise fehlen.
- Palpation: Dritteln der Verbindungslinie zwischen Spina iliaca posterior superior und Trochanter major; beim ersten Drittelungspunkt (von proximal her) tritt der M. piriformis in der Tiefe durch das Foramen ischiadicum majus → Palpation.
- Palpation und Therapie durch den entspannten M. gluteus maximus hindurch (**Abb. 7.221**, **Abb. 7.222**).
- rektale/vaginale Behandlung der Ursprungszone des M. piriformis möglich (**Abb. 7.233**).
- geeignete Ausgangsstellungen zur Behandlung der TrPs: Bauchlage oder Seitenlage (**Abb. 7.221**, **Abb. 7.222**)

**Empfehlungen für den Patienten**

- Meiden perpetuierender und auslösender Faktoren
  - Portemonnaie gehört nicht in die hintere Hosentasche
  - Pausen mit Dehnung des Muskels bei längeren Autofahrten, Tempomat
- Selbstbehandlung der TrPs mit Tennisball
- Dehnen (Heimprogramm; **Abb. 7.223**)

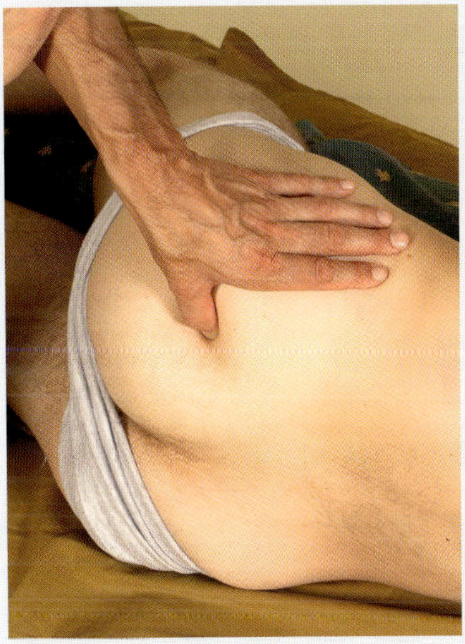

**Abb. 7.221** Manuelle Kompression (Technik I) bzw. Aufdehnen der TrP-Region (Technik II) erfolgt durch den M. gluteus maximus hindurch. Behandlung mit Fingerdruck.

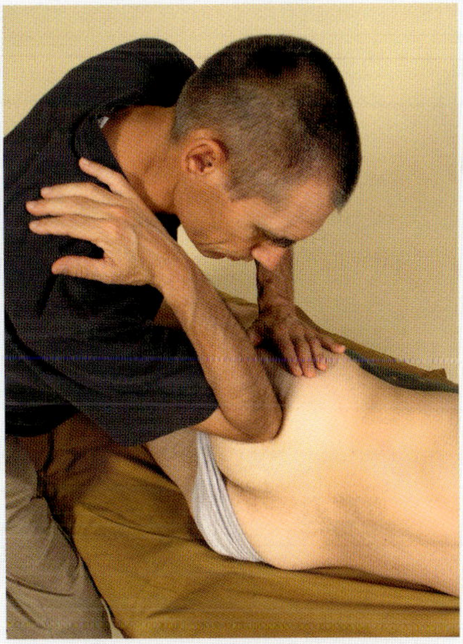

**Abb. 7.222** Fasziendehnung (Technik III).

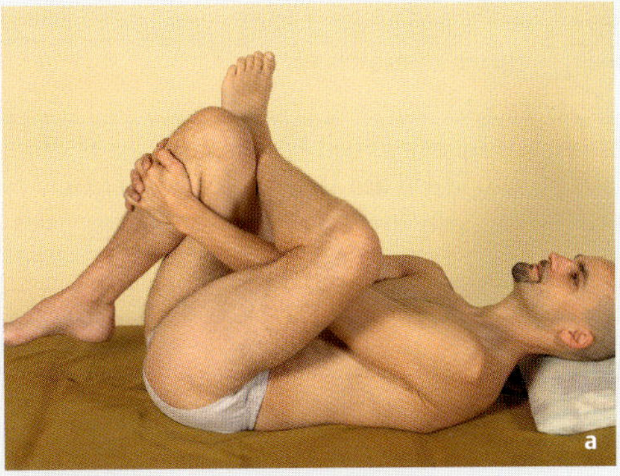

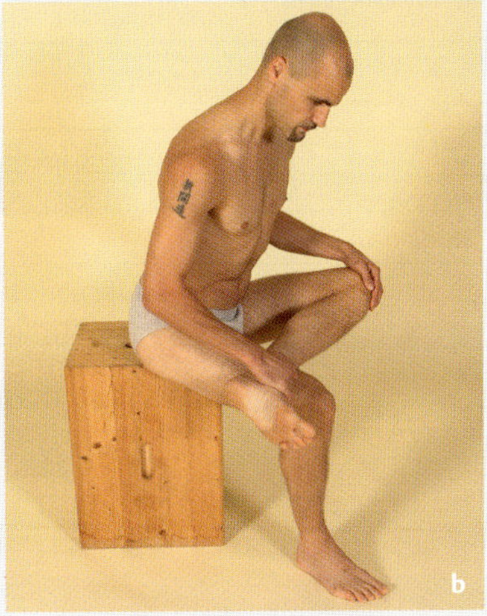

**Abb. 7.223** Selbstdehnung (Technik V).
**a** Autostretching in Rückenlage.
**b** Autostretching im Sitzen.

## 7.5.4 M. obturatorius internus und Mm. gemelli

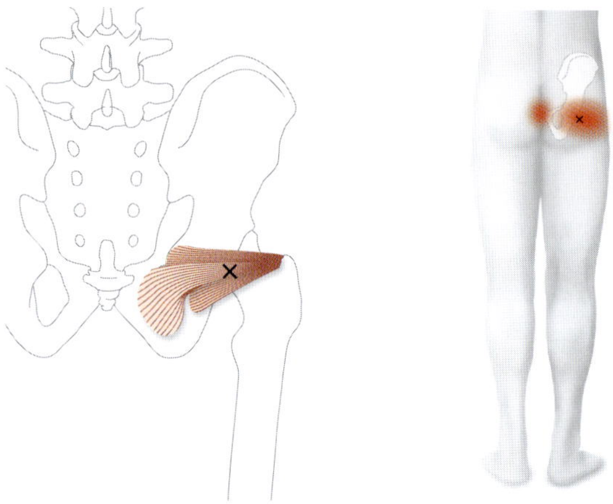

**Abb. 7.224** M. obturatiorius.

| | | |
|---|---|---|
| **Anatomie** | ▪ **M. obturatorius internus** | |
| | Ursprung | ▪ Innenfläche der Membrana obturatoria und am Rand des Foramen obturatum |
| | Ansatz | ▪ Fossa trochanterica am Femur |
| | ▪ **M. gemellus superior** | |
| | Ursprung | ▪ Spina ischiadica des Os ischii |
| | Ansatz | ▪ Fossa trochanterica am Femur |
| | ▪ **M. gemellus inferior** | |
| | Ursprung | ▪ Tuber ischiadicum des Os ischii |
| | Ansatz | ▪ Fossa trochanterica am Femur |
| | Der M. obturatorius internus zieht durch das Foramen ischiadicum minus, das er fast vollständig ausfüllt. Die beiden Mm. gemelli stellen sozusagen „Randpartien“ des M. obturatorius internus dar. Zusammen werden diese 3 Muskeln auch als Triceps coxae bezeichnet. | |
| | **Innervation** | ▪ direkte Äste aus dem Plexus sacralis (L 5 – S 2) |
| **Funktion** | Hüftgelenk | ▪ AR bei extendiertem Hüftgelenk (z. B. im Stand)<br>▪ ADD bei extendiertem Hüftgelenk (vernachlässigbar geringe Wirkung)<br>▪ ABD v. a. bei flektiertem Hüftgelenk (z. B. im Sitzen)<br>▪ Stabilisierung |
| | | Die Muskeln des Triceps coxae bilden zusammen mit dem M. piriformis die „kurzen Außenrotatoren“ und arbeiten immer synergistisch. |
| **Referred Pain** | ▪ Schmerzen bleiben v. a. lokal<br>▪ Steißbein | |
| **Symptome** | Schmerzen | ▪ vorwiegend lokale Schmerzen |
| | Funktionsstörungen | ▪ Bewegungseinschränkung der IR im Hüftgelenk (im Stehen) |
| **Entrapment** | N. obturatorius | ▪ Im Canalis obturatorius durchdringen N. obturatorius und A. obturatoria den M. obturatorius internus, die Membrana obturatoria und den M. obturatorius externus → Entrapment des N. obturatorius möglich → Abschwächung der Adduktoren und des M. obturatorius externus |

| | | |
|---|---|---|
| **auslösende Faktoren** | Überlastung | ▪ akut: Ausrutschen<br>▪ chronisch<br>– Autofahren (Betätigung des Gaspedals mit dem rechten Fuss erfordert im Hüftgelenk lang andauerndes Stabilisieren betr. IR/AR)<br>– Coxarthrose → sekundär myofasziale Schmerzen |
| **Hinweise für den Therapeuten** | ▪ kurze Außenrotatoren bei Coxarthrose betroffen<br>▪ Hartspannstränge des M. obturatorius internus können die Durchblutung der A. obturatoria, die über das Lig. capitis femoris (als A. lig. capitis femoris) den Femurkopf versorgt, reduzieren (**Abb. 8.37 b**, S. 452) → begünstigt Coxarthrose.<br>▪ Palpatorisch sind die kurzen Außenrotatoren kaum je eindeutig zu differenzieren.<br>▪ Behandlung erfolgt durch den M. gluteus maximus hindurch, der entspannt sein sollte (**Abb. 7.225**).<br>▪ geeignete Ausgangsstellungen zur manuellen Therapie: Bauchlage (**Abb. 7.225 a**) oder Seitenlage (**Abb. 7.225 b**) | |
| **Empfehlungen für den Patienten** | ▪ Meiden perpetuierender und auslösender Faktoren<br>– Bei längeren Autofahrten: Pause und Dehnen, Tempomat<br>– für Seitschläfer: nachts ein Kissen zwischen die Beine<br>▪ Selbstbehandlung der TrPs mit Tennisball<br>▪ Dehnen (zusammen mit dem M. piriformis, **Abb. 7.223**) | |

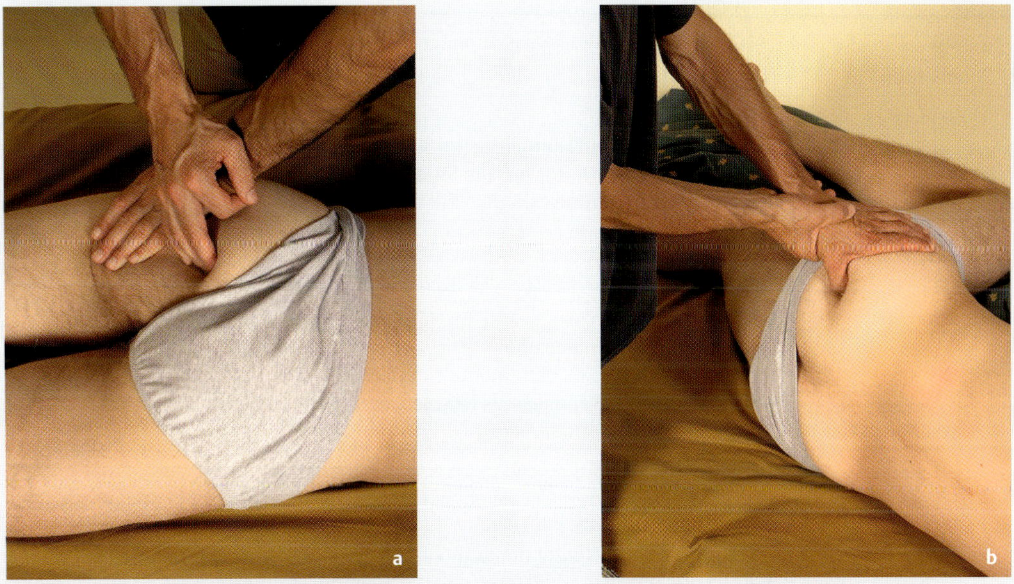

**Abb. 7.225** Triceps coxae (M. obturatorius internus und Mm. gemellus superior und inferior): Manuelle Kompression (Technik I) bzw. Aufdehnen der TrP-Region (Technik II) erfolgt durch den entspannten M. gluteus maximus hindurch.

**a** Behandlung in Bauchlage.
**b** Behandlung in Seitenlage.

## 7.5.5 M. obturatorius externus

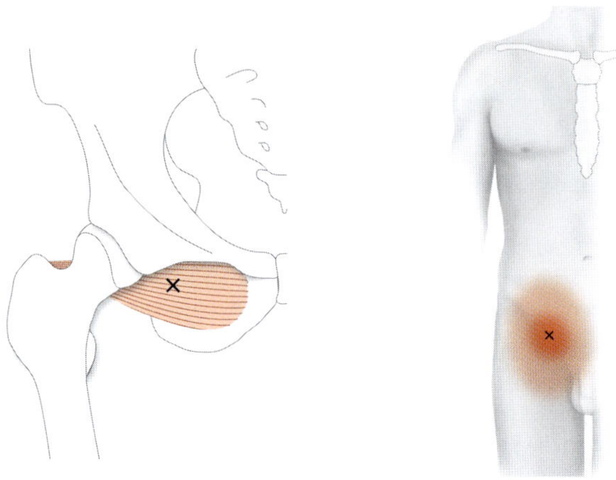

**Abb. 7.226** M. obturatorius externus.

| | | |
|---|---|---|
| **Anatomie** | Ursprung | ▪ Membrana obturatoria (Aussenseite) und angrenzende Knochenregion (Foramen obturatus) |
| | Ansatz | ▪ Fossa trochanterica des Femur, strahlt manchmal in die Gelenkkapsel ein |
| | **Innervation** | ▪ N. obturatorius, Ramus anterior (L 2 – L 4) |
| **Funktion** | Hüftgelenk | ▪ AR<br>▪ ADD bei extendiertem Hüftgelenk (im Stehen)<br>▪ ABD bei flektiertem Hüftgelenk (im Sitzen)<br>▪ Stabilisierung des Hüftgelenks |
| **Referred Pain** | ▪ vorwiegend lokale Schmerzen | |
| **Symptome** | Schmerzen | ▪ vorwiegend lokal in der Leisten-/Hüftregion |
| | Funktionsstörungen | ▪ Bewegungseinschränkung betr. IR im Hüftgelenk<br>▪ Verminderung der Durchblutung der A. obturatoria im Canalis obturatorius durch Hartspannstränge im M. obturatorius externus möglich<br>– Durchblutung des Femurkopfs reduziert<br>– Coxarthrose begünstigt |
| **Entrapment** | N. obturatorius | ▪ Im Canalis obturatorius durchdringen N. obturatorius und A. obturatoria den M. obturatorius internus, die Membrana obturatoria und den M. obturatorius externus (**Abb. 8.37 b**, S. 452)<br>→ Entrapment des N. obturatorius möglich<br>→ Abschwächung der Adduktoren und des M. obturatorius externus<br>→ Schmerz tief im Bereich der Adduktoren |
| **auslösende Faktoren** | Überlastung | ▪ akut: Ausrutschen<br>▪ chronisch<br>– Autofahren (Betätigung des Gaspedals mit dem rechten Fuß erfordert im Hüftgelenk lang andauerndes Stabilisieren betr. IR/AR)<br>– Coxarthrose → sekundär myofasziale Schmerzen |
| | Überdehnung | ▪ akut: Hüftluxation |

| | |
|---|---|
| **Hinweise für den Therapeuten** | ▪ bei Coxarthrose oft betroffen<br>▪ Entrapment im Canalis obturatorius betrifft nicht nur den Nerven (N. obturatorius), sondern auch das Blutgefäß (A. obturatoria) → Hartspannstränge können die Durchblutung der A. obturatoria, die über das Lig. capitis femoris (als A. lig. capitis femoris) den Femurkopf versorgt, reduzieren → begünstigt Coxarthrose.<br>▪ Dehnprovikation erfolgt mittels Flexion – Transversaladduktion – IR im Hüftgelenk (**Abb. 7.227**); diese Testbewegung ist wenig spezifisch und provoziert nicht nur mTrPs im M. obturatorius externus (Endphasenschmerz), sondern kann auch auf ein femuroacetabuläres Impingement (Phasenschmerz) hinweisen (S. 560)<br>▪ Palpation und Therapie: Zugang 1: vom Ramus superior ossis pubis her wird nach dorsal, Richtung Foramen obturatus getastet a) durch den M. pectineus hindurch (**Abb. 7.228, Abb. 7.235 b**); b) zwischen M. adductor longus und M. pectineus, c) zwischen M. pectineus und M. illiopsoas. Zugang 2: vom unteren Rand des Ramus inferior her wird Richtung Foramen obturatus getastet, a) durch/zwischen M. adductor magnus und M. adducotor brevis, b) durch/zwischen M. adductor brevis und M. adductor longus.<br>▪ geeignete Ausgangsstellung zur manuellen Therapie: Rückenlage mit flektierter Hüfte (**Abb. 7.228**) oder Seitenlage (zu behandelnde Seite unten, analog **Abb. 7.258**) |
| **Empfehlungen für den Patienten** | ▪ Meiden perpetuierender und auslösender Faktoren:<br>– bei längeren Autofahrten: Pause und Dehnen<br>– Tempomat<br>▪ Selbstbehandlung der TrPs<br>▪ Dehnen (in Rückenlage mit Flexion, Transversaladduktion und IR im Hüftgelenk) |

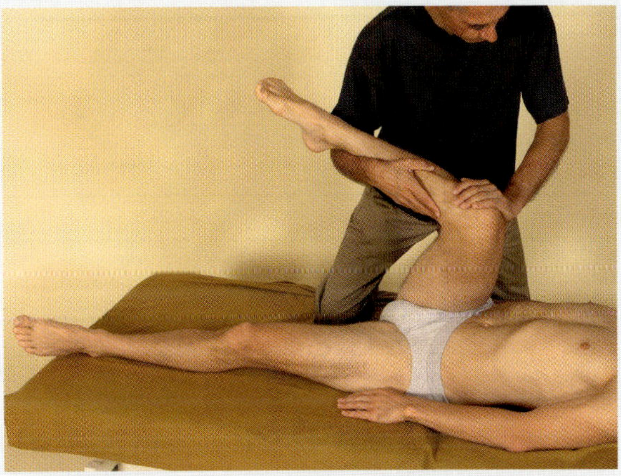

**Abb. 7.227** Dehnprovokation des M. obturatotius externus mit Flexion-Adduktion-Innenrotation im Hüftgelenk.

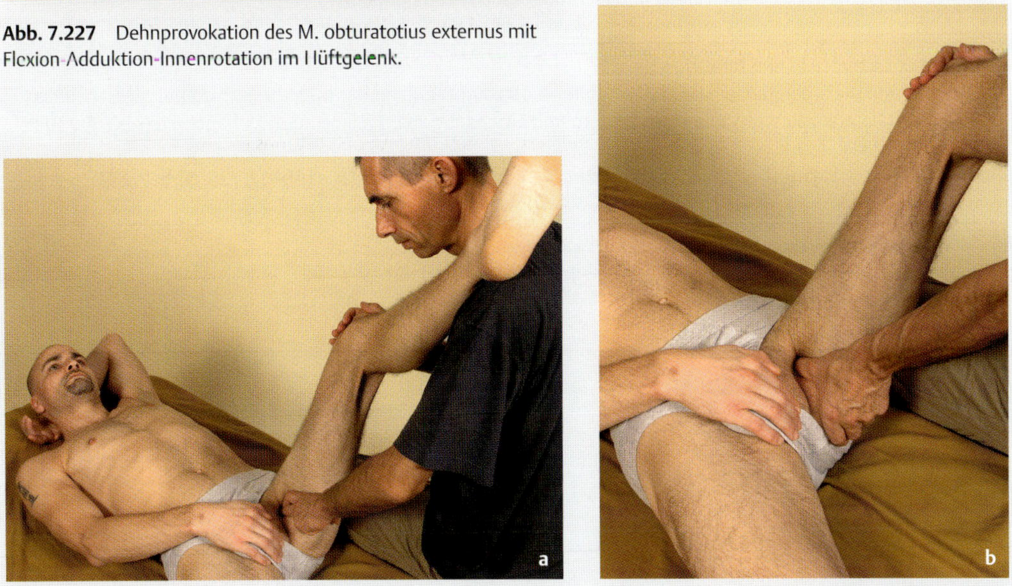


**Abb. 7.228** M. obturatorius externus: Palpation sowie manuelle Kompression (Technik I) bzw. Aufdehnen der TrP-Region (Technik II) erfolgt durch den M. pectineus hindurch.

**a** Übersicht: Palpation und Behandlung mit dem Mittelfinger.
**b** Detail: Behandlung mit dem Daumen.

## 7.5.6 M. quadratus femoris

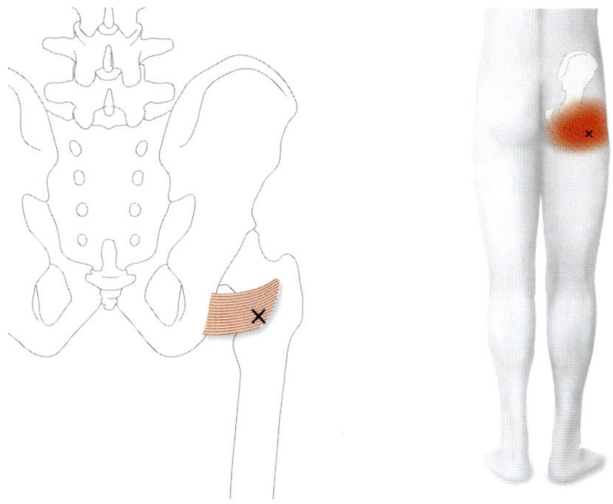

**Abb. 7.229** M. quadratus femoris

| | | |
|---|---|---|
| **Anatomie** | Ursprung | ▪ Tuber ischiadicum (lateraler Rand) |
| | Ansatz | ▪ Crista intertrochanterica des Femur |
| | **Innervation** | ▪ direkte Äste aus dem Plexus sacralis (L 5 – S 2) |
| **Funktion** | Hüftgelenk | ▪ AR (kräftig)<br>▪ ADD bei extendiertem Hüftgelenk (im Stehen)<br>▪ ABD bei flektiertem Hüftgelenk (im Sitzen)<br>▪ Stabilisierung des Hüftgelenks |
| **Referred Pain** | ▪ v. a. lokale Schmerzen | |
| **Symptome** | Schmerzen | ▪ vorwiegend lokale Gesäß- und Hüftschmerzen |
| | Funktions-störungen | ▪ Einschränkung der IR des Hüftgelenks beim Stehen/Gehen |
| **auslösende Faktoren** | Überlastung | ▪ akut: Ausrutschen<br>▪ chronisch<br>– Autofahren (Betätigung des Gaspedals mit dem rechten Fuß erfordert im Hüftgelenk lang andauerndes Stabilisieren betr. IR/AR)<br>– Coxarthrose → sekundär myofasziale Schmerzen |
| **Hinweise für den Therapeuten** | ▪ bei Coxarthrose häufig betroffen<br>▪ Palpation und Therapie von kaudal her, unter dem kaudalen Rand des M. gluteus maximus, zwischen den beiden Referenzpunkten Tuber ischiadicum und Trochanter major/Linea intertrochanterica (**Abb. 7.230**, **Abb. 7.231**)<br>▪ geeignete Ausgangsstellungen für die manuelle Behandlung: Bauchlage (**Abb. 7.230**, **Abb. 7.231**), Seitenlage | |
| **Empfehlungen für den Patienten** | ▪ Meiden perpetuierender und auslösender Faktoren<br>– bei längeren Autofahrten: Pausen einlegen/Dehnen, Tempomat<br>▪ Selbstbehandlung der TrPs<br>▪ Dehnen | |

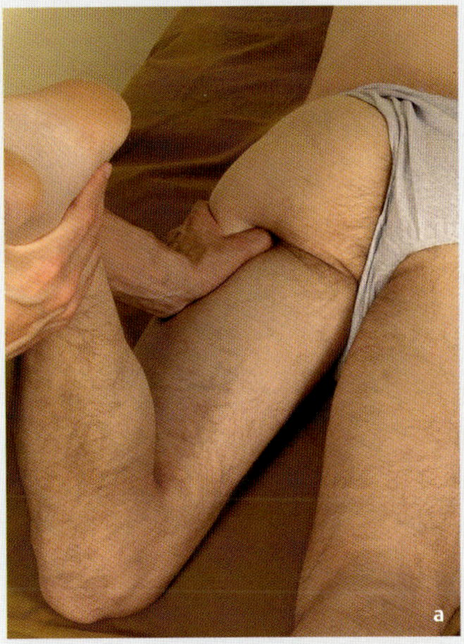

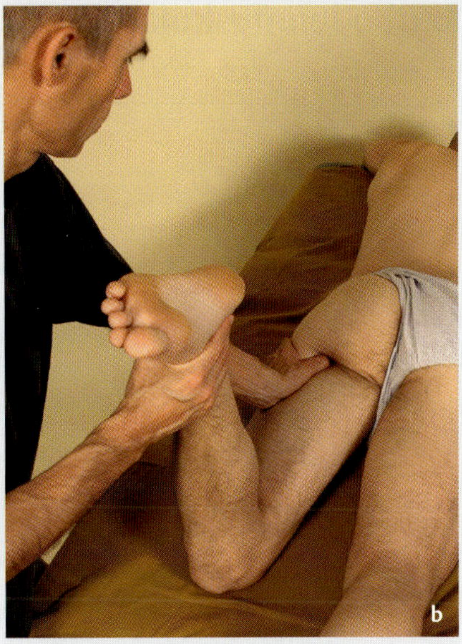

**Abb. 7.230** Manuelle Kompression (Technik I) bzw. Aufdehnen der TrP-Region (Technik II) im lateralen Bereich des M. quadratus femoris.

**a** Detail.
**b** Übersicht.

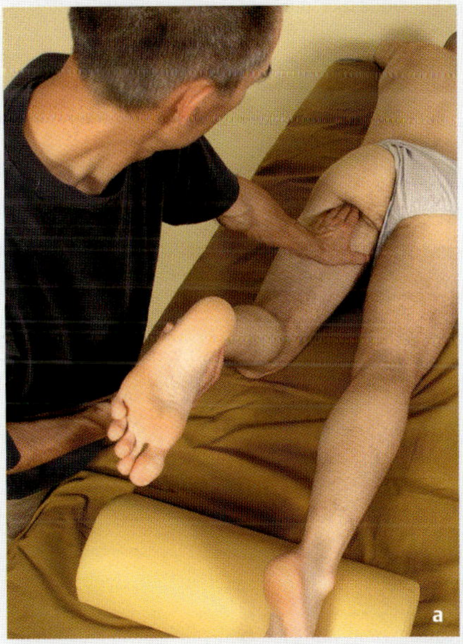

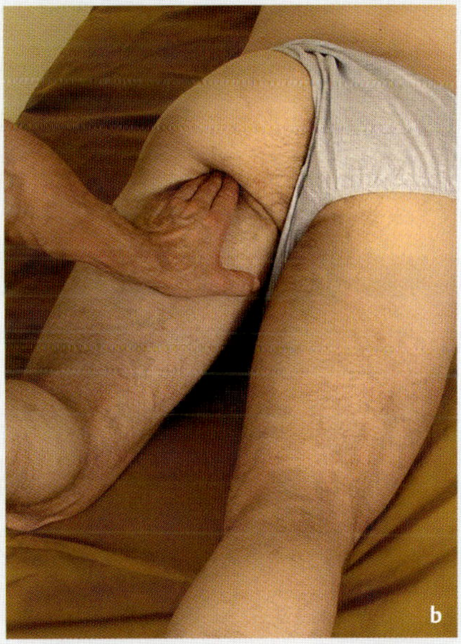

**Abb. 7.231** Faszientrennung (Technik III) zum M. gluteus maximus sowie manuelle Kompression (Technik I) bzw. Aufdehnen der TrP-Region (Technik II) im medialen (dem Tuber ischiadicum nahe gelegenen) Anteil des M. quadratus femoris.

**a** Übersicht.
**b** Detail.

## 7.5.7 Beckenbodenmuskulatur

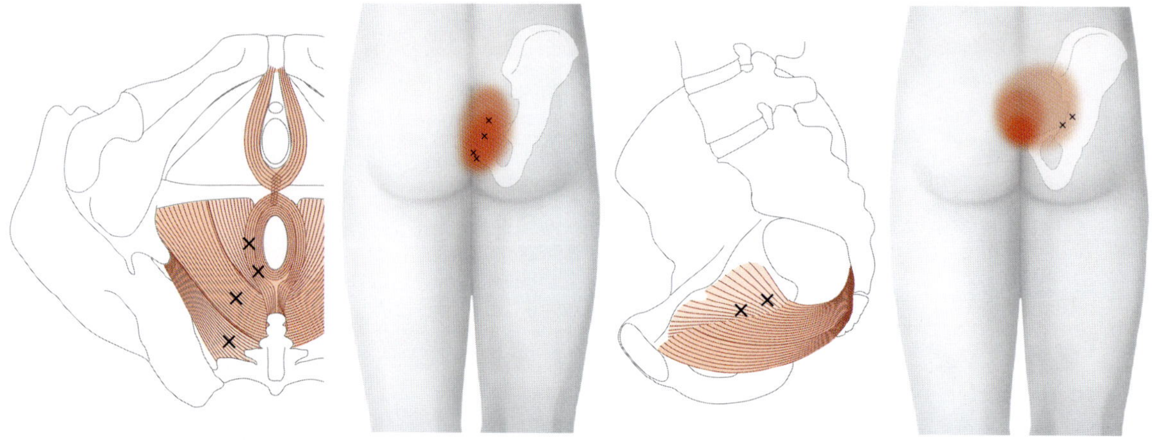

**Abb. 7.232** Beckenboden.

| | | |
|---|---|---|
| **Anatomie** | ▪ **M. levator ani** (M. pubococcygeus, M. puborectalis, M. iliococcygeus, M. levator prostatae, M. pubovaginalis) | |
| | Ursprung | ▪ Arcus tendineus musculi levatoris ani (von der Symphyse über den oberen Schambeinast bis zur Spina ischiadica = bogenförmige Verstärkung der Fascia obturatoria) |
| | Ansatz | ▪ strahlt in den M. sphincter ani externus ein (Lig. anococcygeum), zieht zum Os sacrum und Os coccygis |
| | Funktion | ▪ Das Diaphragma pelvis spannt den Beckenboden und sichert die Lage der Beckenorgane.<br>▪ elastischer Gegenspieler zum Diaphragma; ermöglicht die Erhöhung des intraabdominellen Drucks (Husten, Lachen etc.) |
| | **Innervation** | ▪ direkte Äste aus dem Plexus sacralis (S 2 – S 4) |
| | ▪ **M. sphincter ani externus** | |
| | Lage | ▪ verläuft vom Centrum tendineum nach dorsal zum Lig. anococcygeum (umschließt den Anus) |
| | Funktion | ▪ Schließmuskel des Anus (willkürlich aktivierbar) |
| | **Innervation** | ▪ N. pudendus (S 2 – S 4) |
| | ▪ **M. bulbospongiosus** | |
| | Lage | ▪ verläuft vom Centrum tendineum nach ventral zur Klitoris (bei der Frau) bzw. zur Raphe penis (beim Mann) |
| | Funktion | ▪ mitbeteiligt bei der Erektion: verengt den Scheidengang bei der Frau; umhüllt das Corpus spongiosum des Penis beim Mann |
| | **Innervation** | ▪ N. pudendus (S 2 –S 4) |
| | ▪ **M. ischicavernosus** | |
| | Lage | ▪ verläuft vom R. ossis ischii zur Crus clitoridis bzw. zur Crus penis |
| | Funktion | ▪ mitbeteiligt bei der Errektion: presst Blut in das Corpus cavernosum clitoridis/penis |
| | **Innervation** | ▪ N. pudendus (S 2 – S 4) |
| | ▪ **Mm. transversus perinei profundus/superficialis** | |
| | Lage | ▪ Der M. transversus perinei profundus verläuft vom R. inferior ossis pubis und vom R. ossis ischii zur Wand der Vagina bzw. Prostata und zum Centrum tendineum.<br>▪ Der M. transversus perinei superficialis verläuft vom R. ossis ischii zum Centrum tendineum (der Muskel fehlt manchmal). |
| | Funktion | ▪ Das Diaphragma urogenitale sichert die Lage der Beckenorgane und unterstützt den Verschlussmechanismus der Urethra. |
| | **Innervation** | ▪ N. pudendus (S 2 – S 4) |

| | | |
|---|---|---|
| **Funktion** | Muskulatur des Beckenbodens insgesamt | ▪ Verschluss des Becken- und Bauchraums nach kaudal<br>▪ Tragen eines großen Teils der Eingeweidelast<br>▪ Sicherung der Lage von Bauch- und Beckenorganen<br>▪ Kontrolle der Öffnungen von Rektum, Harn- und Genitalwegen durch den Beckenboden<br>▪ beteiligt am Verspannungssystem der lokalen Stabilisatoren, notwendig zur Erhöhung des intraabdominellen Drucks (Entlastung der LWS)<br>▪ mitbeteiligt bei der Erektion/Sexualfunktion |
| **Referred Pain** | ▪ Steißbeingegend<br>▪ Anus (in der Tiefe, quälend) | |
| **Symptome** | Schmerzen | ▪ Coccygodynie mit Schmerzen im Steißbein, Sakrum, Rektum<br>▪ starke Schmerzen, v. a. beim Sitzen, bei Defäkation |
| | Funktionsstörungen | ▪ Stressinkontinenz<br>▪ Störungen der Sexualfunktion |
| **auslösende Faktoren** | Überlastung | ▪ akut: z. B. Sturz aufs Steißbein<br>▪ chronisch<br>– langes Sitzen (auf einem Stuhl oder beim Fahrradfahren)<br>– unwillkürliche Anspannung des Beckenbodens (psychodynamisch bedingt) |
| | traumatisch | ▪ Dammriss (bei Dammriss 2. und 3. Grads ist die Muskulatur mitbetroffen) |
| **Hinweise für den Therapeuten** | ▪ Palpation und manuelle Therapie von außen (kaudal) oder von rektal/vaginal her möglich<br>▪ geeignete Ausgangsstellung für die manuelle Behandlung: Seitenlage<br>▪ rektale Behandlung (nach Dejung 2009):<br>– Ausgangsstellung: Die Patientin/der Patient liegt auf der Seite mit Flexion in Hüft- und Kniegelenken (Embryostellung).<br>– Palpation: Der Therapeut sitzt hinter dem Patienten und führt seinen mit einem Handschuh geschützten und mit Gleitmittel bestrichenen Zeigefinger in den Anus des Patienten ein. Nach dorsal tastet er das Steißbein und die Innenfläche des distalen Kreuzbeins. Radial in diese Strukturen einstrahlend sind die Fasern des M. levator ani und seine Hartspannstränge gut tastbar. Kranial ist bei schlanken Patienten der M. piriformis zu tasten. Der nach ventral gewandte Finger kann Kontakt aufnehmen mit dem M. bulbospongiosus, der die Vagina bzw. den Penisschaft umfasst. Lateral davon lässt sich der M. obturatorius internus palpieren; Rotationsbewegungen des gleichseitigen Hüftgelenks führen zur richtigen Stelle.<br>– Therapie der TrPs ausschließlich mit Technik I und Technik II<br>Alle Strukturen sind äußerst empfindlich; die einzelne Therapiesitzung ist daher kurz und muss öfters wiederholt werden.<br>– Die rektale/vaginale Behandlung erfordert das schriftliche Einverständnis der Patientin/des Patienten. | |
| **Empfehlungen für den Patienten** | ▪ Meiden perpetuierender und auslösender Faktoren: z. B. zu langes Sitzen<br>▪ Selbstbehandlung der TrPs (manuell bzw. mit Tennisball)<br>▪ funktionelles Training (Beckenbodengymnastik, Vaginalkugeln) | |

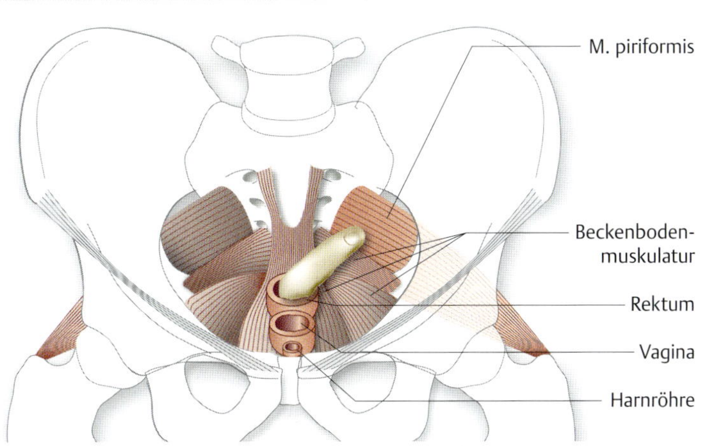


**Abb. 7.233** Transrektale Palpation und Behandlung der Beckenbodenmuskulatur und des M. piriformis.

# 7.6 Oberschenkel und Knie

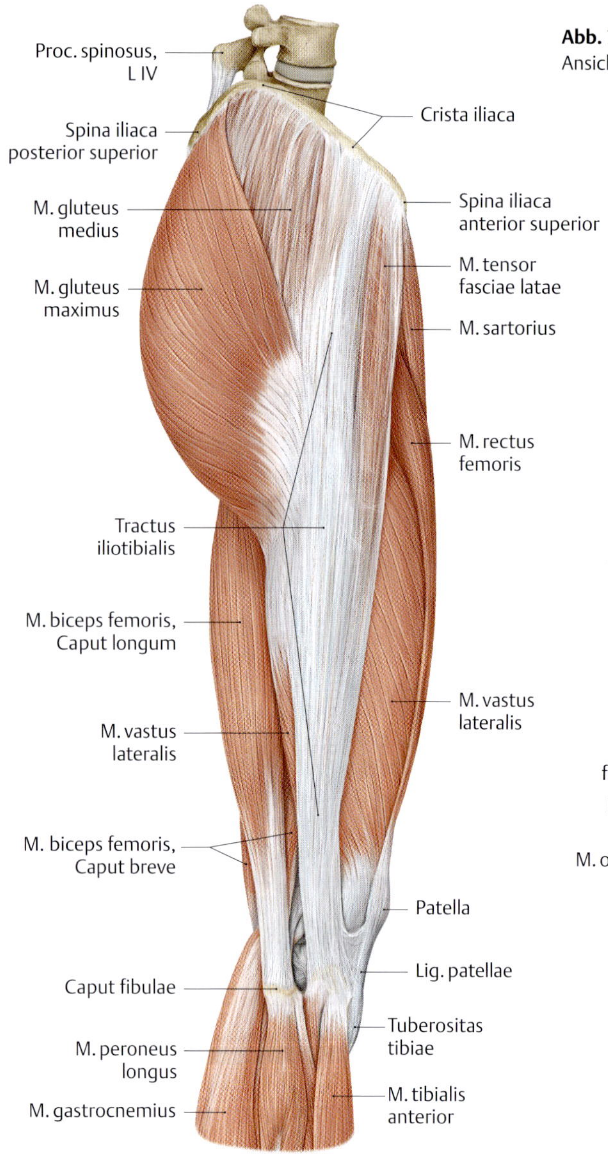


**Abb. 7.234** Hüft-, Oberschenkel- und Kniemuskulatur. Ansicht von lateral.

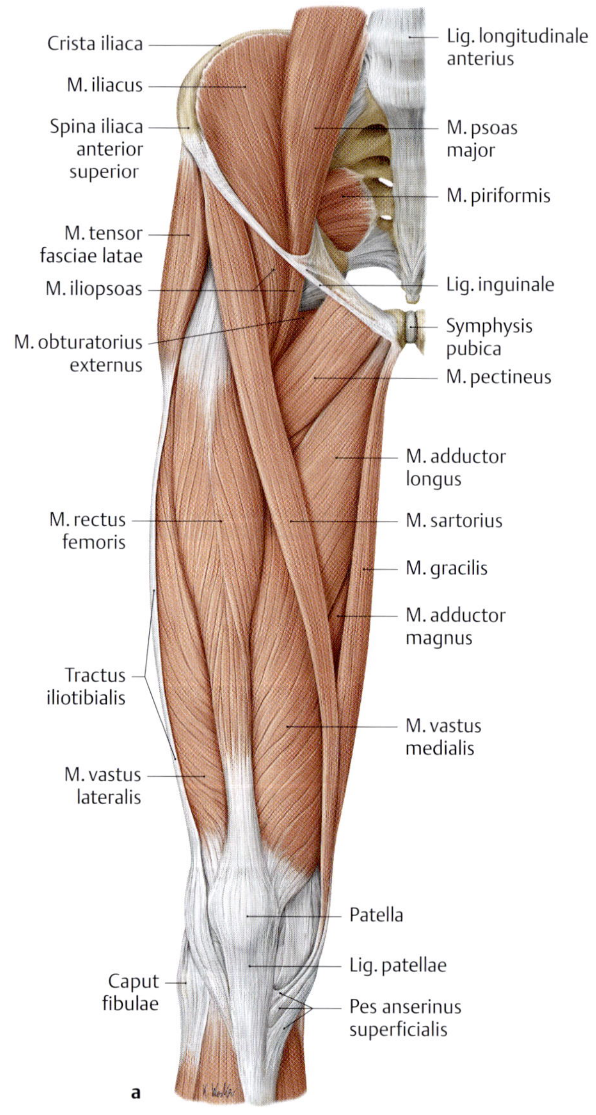


a

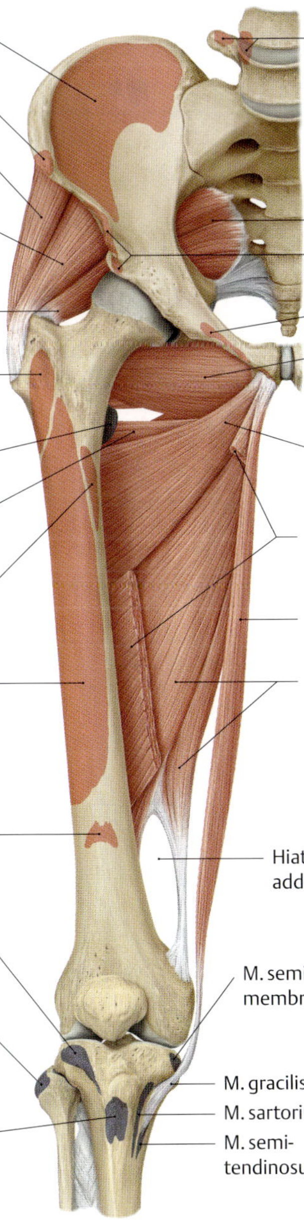


**Abb. 7.235** Hüft-, Oberschenkel- und Kniemuskulatur. Ansicht von ventral.
**a** Oberflächliche Schicht.
**b** Tiefe Schicht.

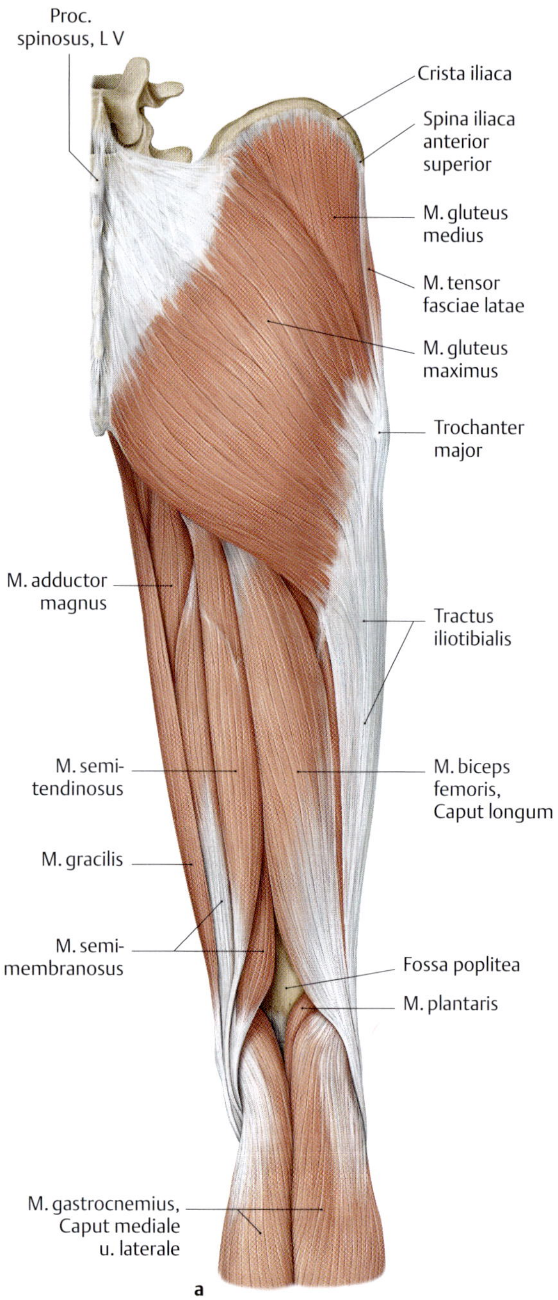


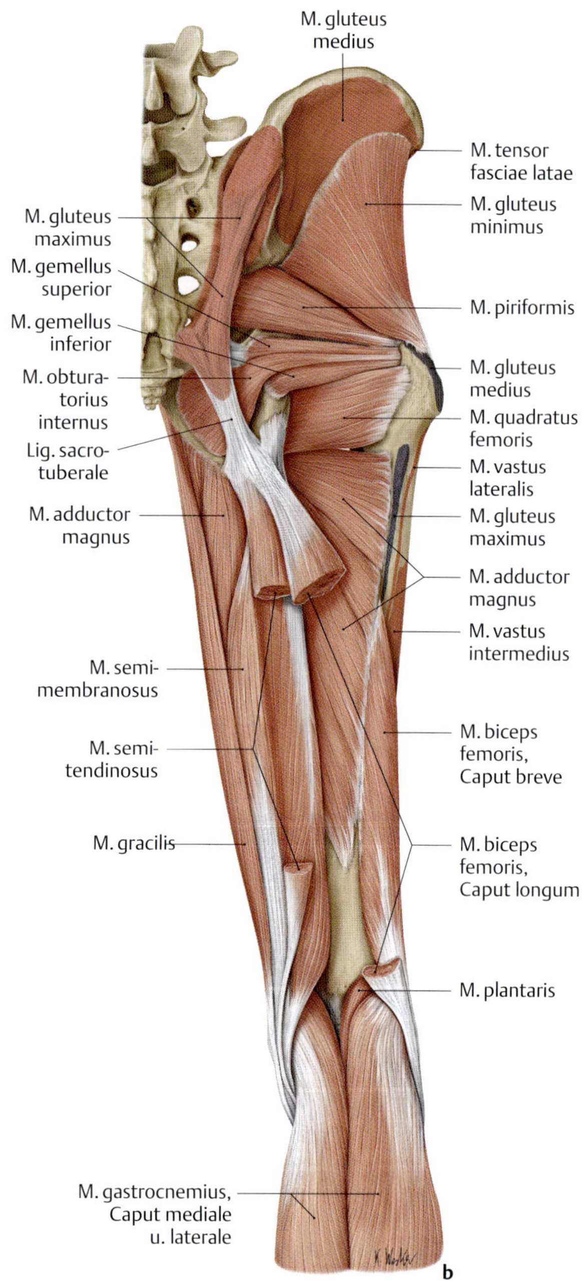


**Abb. 7.236** Hüft-, Oberschenkel- und Kniemuskulatur. Ansicht von dorsal.
**a** Oberflächliche Schicht.
**b** Tiefe Schicht.

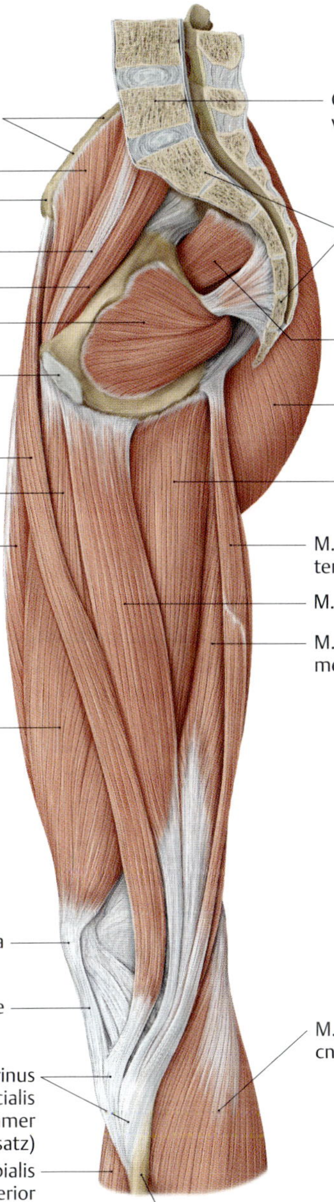


**Abb. 7.237** Hüft-, Oberschenkel- und Kniemuskulatur. Ansicht von medial.



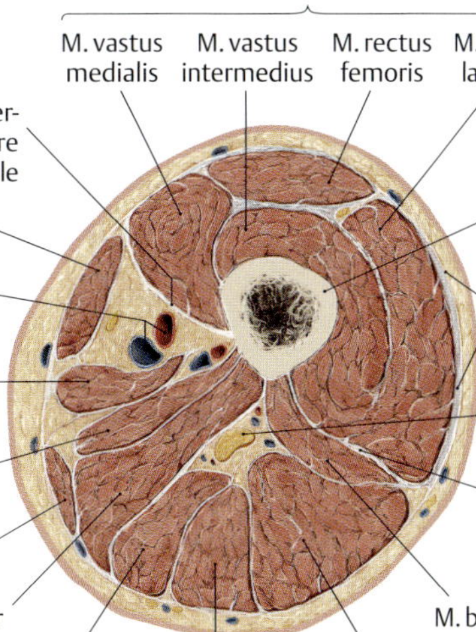


**Abb. 7.238** Querschnitt rechter Oberschenkel. Ansicht von proximal.

## 7.6.1 M. tensor fasciae latae

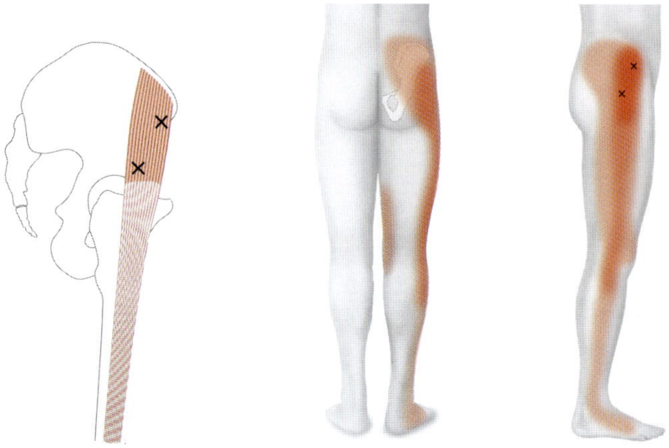

Abb. 7.239 M. tensor fasciae latae.

| | | |
|---|---|---|
| **Anatomie** | Ursprung | ▪ Crista iliaca (Außenseite, ventrales Drittel)<br>▪ Spina iliaca anterior superior |
| | Ansatz | ▪ geht in den Tractus iliotibialis (Fascia lata) über<br>▪ Anteromediale Fasern verflechten sich mit den Retinacula patellae lat.<br>▪ Posterolaterale Fasern ziehen zum Condylus lateralis tibiae. |
| | **Innervation** | ▪ N. gluteus superior (L 4 – S 1) |
| **Funktion** | Hüftgelenk | ▪ ABD (v. a. posterolaterale Fasern)<br>▪ Flexion (v. a. anteromediale Fasern)<br>▪ IR (Hauptinnenrotator im Hüftgelenk)<br>▪ Stabilisation des Hüftgelenks (in der Sagittal- und Frontalebene) |
| | Kniegelenk | ▪ Stabilisation des extendierten Kniegelenks über die Spannung des Tractus iliotibialis |
| | posterolaterale Fasern | ▪ Stabilisation im Hüft- und Kniegelenk in Standbeinphase |
| | anteromediale Fasern | ▪ Flexion im Hüftgelenk in der Spielbeinphase |
| **Referred Pain** | ▪ relativ lokale Schmerzen: Hüftgelenkregion, Trochanter major<br>▪ ausstrahlend entlang der Fascia lata bis zum Knie, lateralen Unterschenkel, manchmal bis zum Fuß | |
| **Symptome** | Schmerzen | ▪ Hüftgelenkregion, Trochanter major<br>▪ Ausstrahlungen über den lateralen Oberschenkel bis zum Unterschenkel („pseudoradikulär")<br>▪ Schmerzzunahme beim<br>– langen Sitzen (v. a. im Schneidersitz)<br>– schnellen, zügigen Gehen<br>– Liegen auf der betroffenen Seite (Druck auf TrPs)<br>▪ wird oft fälschlicherweise als Bursitis trochanterica (fehl-)diagnostiziert<br>▪ beitragend zu chronischen lumbosakralen Schmerzen<br>▪ chronische Knieprobleme (durch Irritation der Oberschenkelfaszie im Kniebereich) |
| | Funktionsstörungen | ▪ TrPs im M. tensor fasciae latae können zur Fasziendysfunktion der gesamten Fascia lata führen (→ Knieprobleme möglich) |
| **auslösende Faktoren** | Überlastung | ▪ akut: z. B. unsanfte Landung im Sport (Kunstturnen, Volleyball), Sturz<br>▪ chronisch (häufiger)<br>– Laufsportarten (Sprint, Hürden- und Langstreckenlauf)<br>– langes Gehen auf seitlich abfallendem Weg (Wanderer, Alpinisten)<br>– langes Sitzen (v. a. im Schneidersitz)<br>– lange Autofahrten: Chauffeure (lang andauernde Aktivierung des Muskels in verkürzter Stellung)<br>– begleitend bei Coxarthrose, nach Hüftoperation |
| | primäre TrPs | ▪ M. quadratus lumborum |

| | |
|---|---|
| **Hinweise für den Therapeuten** | ▪ häufig relevante TrPs<br>▪ Der ventrale Rand des Muskels ist gut tastbar (**Abb. 7.240**), die dorsale Begrenzung zum M. gluteus medius ist oft nicht einfach abzugrenzen.<br>▪ geeignete Ausgangsstellungen zur Behandlung der TrPs: Seitenlage (**Abb. 7.241** – **Abb. 7.243**), Rückenlage (anteromediale Fasern; **Abb. 7.240**) oder Bauchlage (posterolaterale Fasern)<br>▪ Erstaunlich dicker Muskel; die in der Tiefe liegenden TrPs sind nur tast- und behandelbar, wenn der Muskel entspannt ist (Lagerung des Patienten in Seiten- oder Rückenlage mit Flexion im Hüftgelenk; **Abb. 7.240** – **Abb. 7.242**).<br>▪ Faszien-Trenntechnik zum M. sartorius (proximal; **Abb. 7.240**) und zwischen Tractus iliotibialis und Vastus lateralis wichtig (**Abb. 7.273 b**)<br>▪ Bei der Faszien-Dehntechnik (Technik III) soll der gesamte Tractus iliotibialis bis zur Tibia mitbehandelt werden (**Abb. 7.242**, **Abb. 7.272 b**).<br>▪ Erhöhte Spannung der Fascia lata kann Ursache bzw. unterhaltender Faktor sein für<br>– Dysfunktionen des M. quadriceps, der Adduktoren- und der Ischiokruralmuskulatur;<br>– Knieprobleme durch Irritation der Oberschenkelfaszie;<br>– Lateralisation der Patella. |
| **Empfehlungen für den Patienten** | ▪ Meiden perpetuierender und auslösender Faktoren: z. B. ausreichend Pausen bei langen Autofahrten<br>▪ Selbstbehandlung der TrPs mit Daumendruck oder einem Tennisball<br>▪ Dehnen (erfolgt häufig zusammen mit der Dehnung des M. quadratus lumborum, **Abb. 7.182**) |

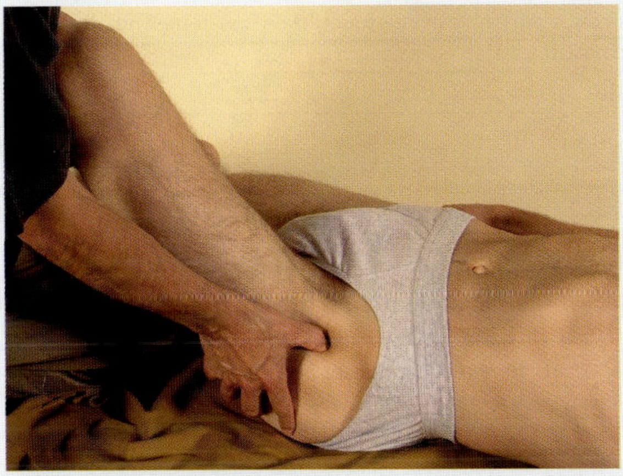

**Abb. 7.240** Faszientrennung (Technik IV) zwischen M. tensor fasciae latae und M. sartorius sowie manuelle Kompression (Technik I) bzw. Aufdehnen der TrP-Region (Technik II) der anteromedialen Fasern des M. tensor fasciae latae.

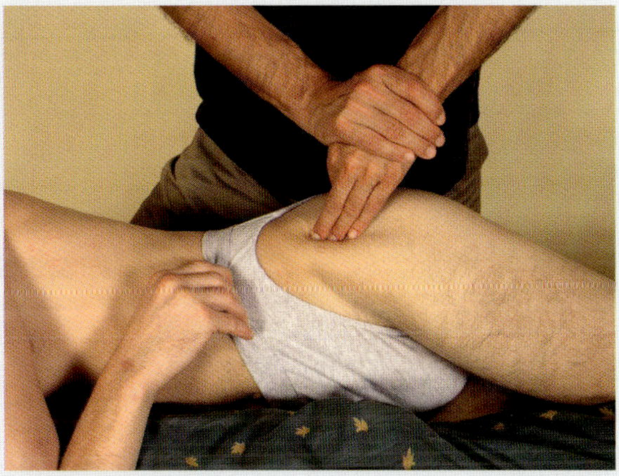

**Abb. 7.241** Manuelle Kompression (Technik IV) bzw. Aufdehnen der TrP-Region (Technik II) der dorsolateralen Fasern des M. tensor fasciae latae.

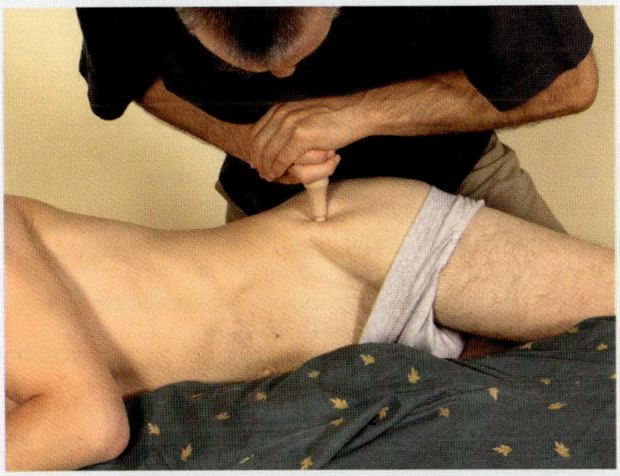

**Abb. 7.242** Manuelle Kompression (Technik I) bzw. Aufdehnen der TrP-Region (Technik II) der in der Tiefe liegenden Faseranteile des M. tensor fasciae latae. Die Verwendung eines Triggerpunkt-Hölzchens entlastet die Finger des Therapeuten.

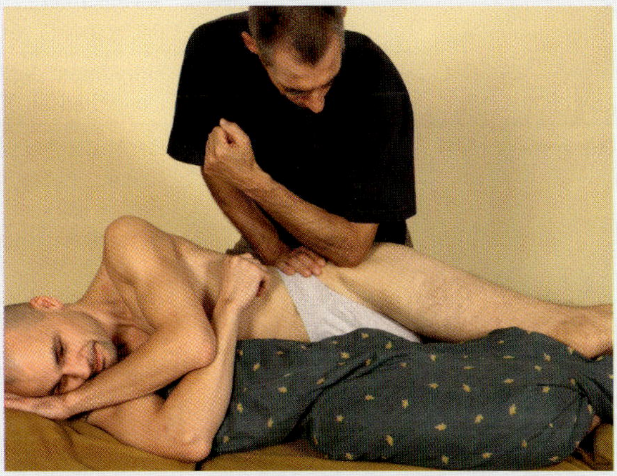

**Abb. 7.243** Fasziendehnung (Technik III) des M. tensor fasciae latae (und anschließend des gesamten Tractus iliotibialis).

## 7.6.2 M. sartorius

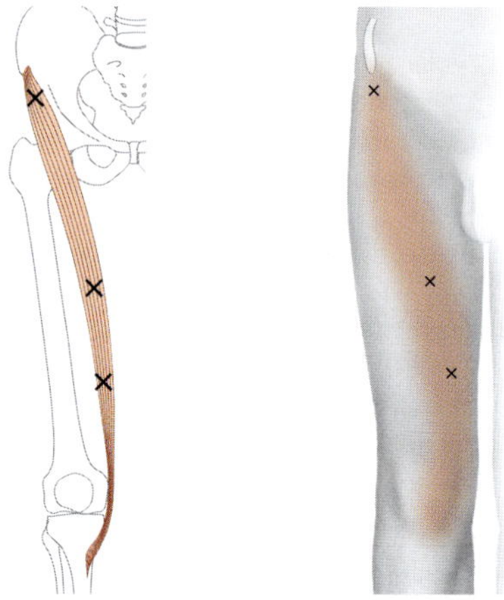

**Abb. 7.244** M. sartorius.

| | | |
|---|---|---|
| **Anatomie** | Ursprung | ▪ Spina iliaca anterior superior |
| | Ansatz | ▪ medial der Tuberositas tibiae am Pes anserinus superficialis (zusammen mit den Mm. gracilis und semitendinosus) |
| | **Innervation** | ▪ N. femoralis (L 2 – L 4) |
| **Funktion** | Hüftgelenk | ▪ Flexion<br>▪ ABD<br>▪ AR |
| | Kniegelenk | ▪ Flexion<br>▪ Stabilisation des Kniegelenks nach medial in der Standbeinphase (zusammen mit dem M. gracilis und M. semitendinosus) |
| | beim Gehen | ▪ Spielbeinphase (v. a. im Mittelteil der Schwungphase)<br>– Flexion im Hüftgelenk (zusammen mit M. tensor fasciae latae und M. iliopsoas)<br>– Flexion im Kniegelenk (zusammen mit den Mm. ischiocrurales)<br>▪ Standbeinphase<br>– Stabilisation des Kniegelenks nach medial (zusammen mit M. semitendinosus und M. gracilis) |
| **Referred Pain** | ▪ Schmerzen im Verlauf des Muskels (Oberschenkel bis Knie) | |
| **Symptome** | Schmerzen | ▪ Oberschenkel und mediale Kniegelenkregion (eher oberflächlich)<br>▪ Meralgia paraesthetica (laterale Oberschenkelschmerzen): Dysästhesie/Taubheit auf der anterolateralen Fläche des Oberschenkels als Folge eines möglichen Entrapments des N. cutaneus femoris lateralis |
| | Funktionsstörungen | ▪ Entrapment des N. cutaneus femoris lateralis, Dysästhesien/Taubheit im lateralen Oberschenkel |
| **Entrapment** | N. cutaneus femoris lateralis | ▪ Der N. cutaneus femoris lateralis verlässt das Becken entweder oberhalb oder unterhalb des Lig. inguinale oder indem er das Leistenband perforiert. Normalerweise zieht er mit dem M. iliopsoas durch die Lacuna musculorum, macht nach dem Leistenband einen Winkel von ca. 80° und verläuft dann über dem M. sartorius zum lateralen Oberschenkel. Manchmal perforiert er jedoch den M. sartorius und kann in diesen Fällen durch Hartspannstränge im M. sartorius komprimiert werden → Dysästhesien/Taubheit im Bereich der anterolateralen Fläche des Oberschenkels |
| **auslösende Faktoren** | Überlastung | ▪ akut: Sturz oder Beinahe-Sturz<br>▪ chronisch<br>– Der M. sartorius wird selten isoliert überlastet oder überdehnt.<br>– TrPs im M. sartorius treten in der Regel nicht als Einzelmuskelsyndrom auf, sondern im Zusammenhang mit TrPs in funktionell verwandten Muskeln. |
| | Triggerpunkt-Aktivität in anderen Muskeln | ▪ TrPs im M. sartorius entstehen meist als sekundäre oder als Satelliten-TrPs. |

| | |
|---|---|
| **Hinweise für den Therapeuten** | ▪ TrPs im M. sartorius sind oft sekundäre TrPs oder Satelliten-TrPs, die in Verbindung mit TrP-Aktivität in funktionell verwandten Muskelgruppen entstanden sind → primäre TrPs suchen und behandeln.<br>▪ Der M. sartorius besitzt die längsten Muskelzellen des menschlichen Körpers.<br>▪ Meralgia paraesthetica (laterale Oberschenkelschmerzen/-dysästhesien) als Folge eines Entrapments des N. cutaneus femoris lateralis möglich<br>▪ In seinem mittleren Drittel überdeckt der M. sartorius den Gefäßnervenstrang (A. femoralis, V. femoralis, N. femoralis).<br>▪ Palpation: Hebt der Patient in Rückenlage in „Vierezeichenstellung" den Fuß leicht von der Unterlage ab, tritt der M. sartorius plastisch hervor und kann leicht identifiziert werden (**Abb. 7.245**).<br>▪ manuelle Therapie der TrPs im proximalen Bereich des M. sartorius mit Pinzettengriff (Technik I und II; **Abb. 7.246**); Faszien-Trenntechnik (Technik IV) zum ventralen Rand des M. tensor fasciae latae (**Abb. 7.247**)<br>▪ geeignete Ausgangsstellungen zur manuellen Therapie: Rückenlage (**Abb. 7.245** – **Abb. 7.247**), Seitenlage |
| **Empfehlungen für den Patienten** | ▪ Meiden perpetuierender und auslösender Faktoren<br>▪ Selbstbehandlung der TrPs |

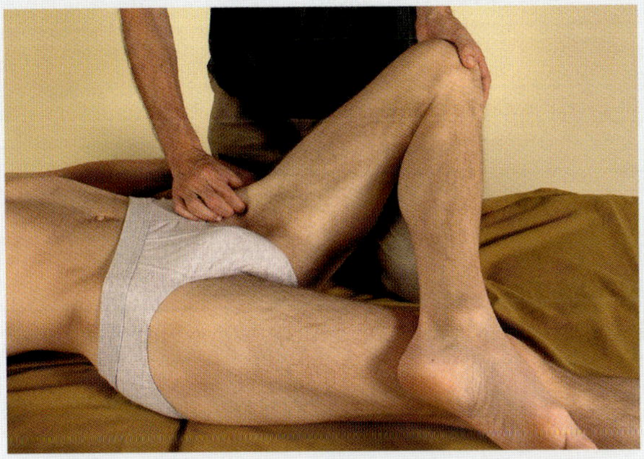

**Abb. 7.245** Identifikation und Palpation: Der M. sartorius tritt plastisch hervor und kann gut identifiziert werden, wenn der Patient in Rückenlage in „Vierezeichenstellung" den Fuß aktiv von der Unterlage abhebt.

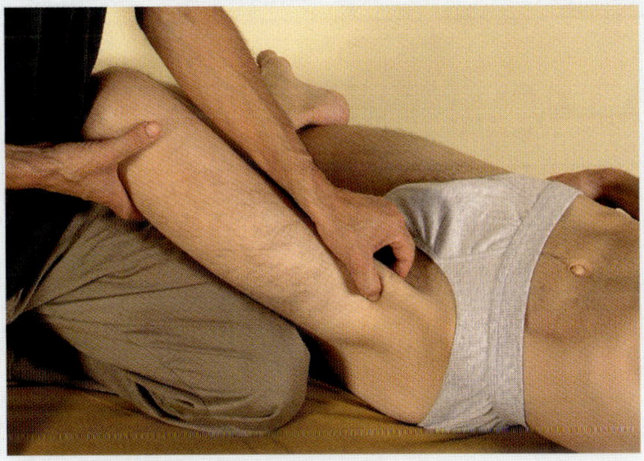

**Abb. 7.246** Manuelle Kompression (Technik I) bzw. Aufdehnen der TrP-Region (Technik II) der proximalen Anteile des M. sartorius mit Pinzettengriff.



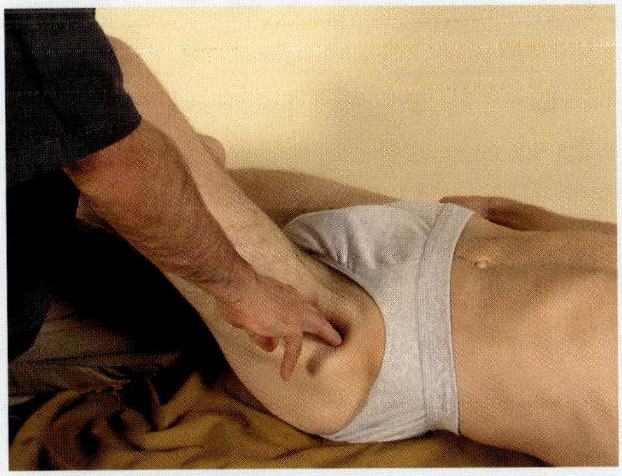

**Abb. 7.247** Faszientrennung (Technik IV) zwischen dem M. sartorius und dem ventralen Anteil des M. tensor fasciae latae.

## 7.6.3 M. pectineus

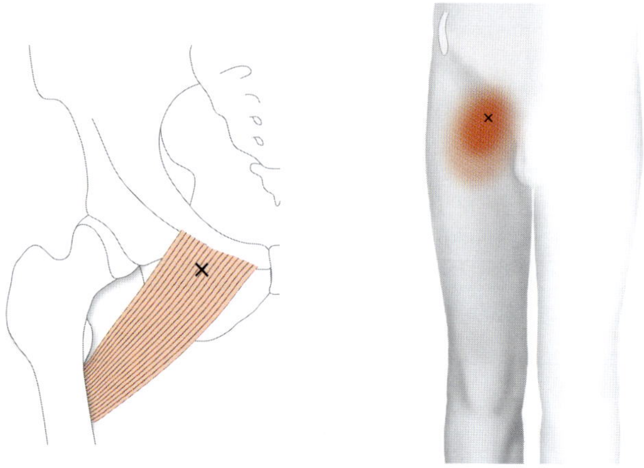

**Abb. 7.248** M. pectineus.

| | | |
|---|---|---|
| **Anatomie** | Ursprung | ▪ vorderer Schambeinast (Pecten [Crista] des Ramus superior ossis pubis, lateral des Tuberculum pubicum) |
| | Ansatz | ▪ am Femur distal des Trochanter minor an der Linea pectinea (d. h. an der medialen, hinteren Femurfläche) |
| | **Innervation** | ▪ N. femoralis (L 2 – L 4)<br>▪ gelegentlich (ca. 30 %) auch über den N. obturatorius, Ramus anterior (L 2 – L 3) |
| **Funktion** | Hüftgelenk | ▪ ADD (adduziert kräftiger bei flektiertem Hüftgelenk, da in dieser Position bessere Hebelverhältnisse)<br>▪ Flexion (wenig)<br>▪ AR/IR (je nach Ausgangsposition)<br>▪ Stabilisator<br>– sichert das Hüftgelenk, wirkt der Luxationstendenz entgegen<br>– kurzer Hebelarm und Zugwinkel von ca. 60° → ausgeprägtere Stabilisations- als Bewegungswirkung |
| **Referred Pain** | relativ lokale Schmerzen | |
| **Symptome** | Schmerzen | ▪ Patienten klagen über Schmerzen „in der Leiste und im Hüftgelenk“ (haben aber nicht unbedingt eine zutreffende Vorstellung von der Lage des Hüftgelenks).<br>– tief liegender, dumpfer Schmerz in der Leistengegend<br>– manchmal in den Oberschenkel (anteromedial) ausstrahlend |
| **auslösende Faktoren** | Überlastung | ▪ akut (eher selten), z. B. im Zusammenhang mit einem Sturz (beim Langlaufen etc.) oder einer Hüftluxation<br>▪ chronisch<br>– langes Sitzen mit übereinandergeschlagenen Beinen<br>– Krafttraining, Reiten (untrainiert, in den Ferien), Fußballspielen<br>– bei lang andauernden Hüftschmerzen wird der M. pectineus fast immer betroffen, da er durch das Schmerz- und Schonmuster des Hüftgelenks (Flexion + ADD) überlastet wird<br>– sekundär myofasziale Schmerzen bei Coxarthrose, Osteoarthritis etc. |
| | primäre TrPs | ▪ in den anderen Adduktoren |

**Hinweise für den Therapeuten**

- Das Schmerz- und Schonungsmuster im Hüftgelenk entspricht mit ADD und Flexion dem Aktivitätsmuster des M. pectineus → bei chronischen Hüftproblemen ist der M. pectineus mit der Zeit fast immer mit betroffen.
- Bewegungseinschränkung in ABD ist selten durch den M. pectineus verursacht; zumeist sind die anderen Adduktoren für Bewegungseinschränkungen maßgeblicher verantwortlich.
- TrPs im M. pectineus treten meist zusammen mit TrPs im M. iliopsoas, M. addductor longus, brevis und magnus auf → zuerst die TrPs in den Synergisten (Mm. addductor longus, brevis und magnus für ADD und M. iliopsoas für Flexion) behandeln und erst in einer späteren Behandlungsphase – falls notwendig – den M. pectineus dazunehmen.
- Bei Restbeschwerden in der Leiste nach Behandlung von TrPs in den Mm. addductor longus, brevis und magnus und im M. iliopsoas jeweils anschließend den M. pectineus untersuchen und ggf. behandeln.
- Femorales Dreieck (Trigonum femorale oder Scarpa-Dreieck): Der M. pectineus bildet den Großteil des Bodens des femoralen Dreiecks. Es wird kranial vom Lig. inguinale, lateral vom M. sartorius und medial vom M. adductor longus begrenzt. Medial des M. pectineus vervollständigt der M. adductor brevis, lateral der M. iliopsoas den Boden des Trigonum (**Abb. 7.249**).
- Palpation erfolgt am einfachsten in der „Viererzeichenstellung“ (**Abb. 7.249**). Die gut palpierbare A. femoralis überquert den M. pectineus, der medial der Arterie (bis zur Insertionsstelle am vorderen Schambeinast) und lateral der Arterie getastet werden kann (**Abb. 7.250**).
- Dehnungsprovokation durch Patrick-Test („Viererzeichenstellung“; **Abb. 9.19 h**, S. 500)
- geeignete Ausgangsstellung zur Behandlung der TrPs: „Viererzeichenstellung“ in Rückenlage (**Abb. 7.251**)
- Unter dem M. pectineus liegen der M. adductor brevis und in der Tiefe der M. obturatorius externus (**Abb. 7.235 b**).

**Empfehlungen für den Patienten**

- Meiden perpetuierender und auslösender Faktoren
- Selbstbehandlung der TrPs
- Dehnen (zusammen mit den anderen Adduktoren; **Abb. 7.261**, **Abb. 7.266**)

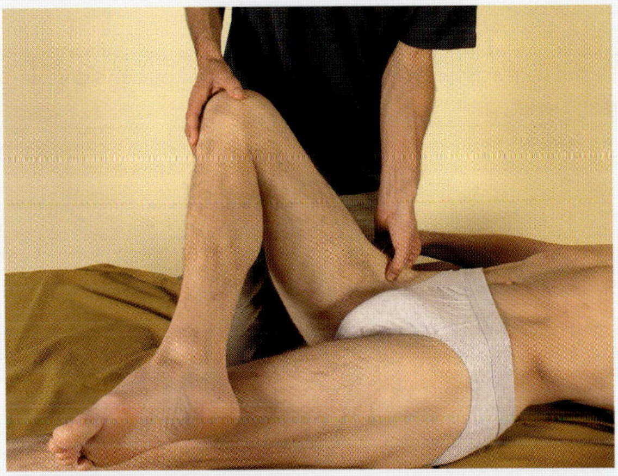

**Abb. 7.249** Femorales Dreieck: Der M. pectineus bildet den Großteil des Bodens des femoralen Dreiecks, das in „Viererzeichenstellung“ sichtbar wird. Es wird kranial vom Lig. inguinale, lateral vom M. sartorius und medial vom M. adductor longus begrenzt.

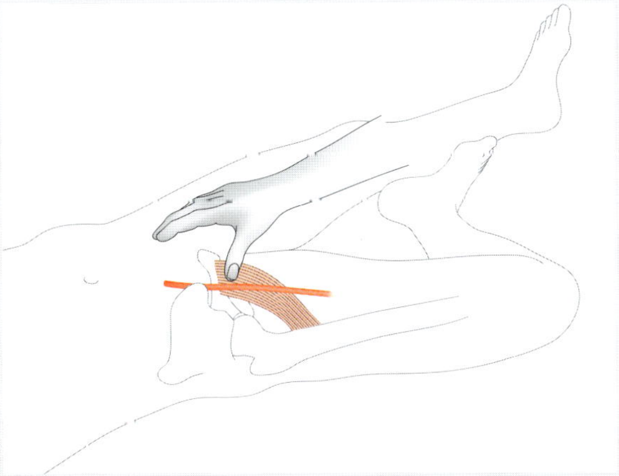

**Abb. 7.250** Palpation und manuelle Therapie des M. pectineus erfolgt in „Viererzeichenstellung“. Die A. femoralis dient als Orientierung: Der proximale Anteil des M. pectineus liegt medial der A. femoralis, der distale Anteil des Muskels lateral der Arterie.

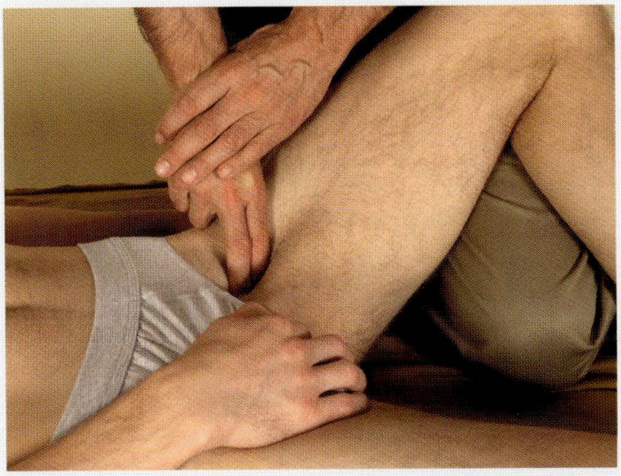

**Abb. 7.251** Manuelle Kompression (Technik I) bzw. Aufdehnen der TrP-Region (Technik II) des M. pectineus.

## 7.6.4 Mm. adductor longus und brevis

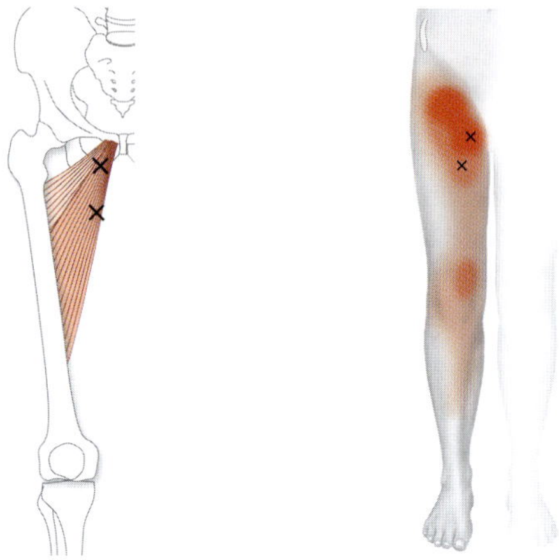

**Abb. 7.252** Mm. adductor longus und brevis.

| | | |
|---|---|---|
| **Anatomie** | ▪ **M. adductor longus** | |
| | Ursprung | ▪ nahe der Symphyse (Ramus superior ossis pubis, zwischen Symphyse und Ansatz des M. pectineus) |
| | Ansatz | ▪ Femur, mittleres Drittel (Linea aspera) |
| | ▪ **M. adductor brevis** | |
| | Ursprung | ▪ Ramus inferior ossis pubis |
| | Ansatz | ▪ Femur im mittleren Drittel (Linea aspera: unmittelbar proximal, lateral und dorsal des M. adductor longus) |
| | Der M. adductor brevis wird praktisch vollständig vom M. pectineus und vom M. adductor longus überdeckt (**Abb. 7.235**). | |
| | **Innervation** | ▪ N. obturatorius, R. anterior (L 2 – L 4) |
| **Funktion** | Hüftgelenk | ▪ ADD<br>▪ Flexion (bis 70° Hüftflexion); Extension (ab 80° Hüftflexion)<br>▪ IR/AR – je nach Faserverlauf und Ausgangsstellung<br>▪ Stabilisation des Hüftgelenks in der Frontal- und Sagittalebene (Einbeinstand) |
| | | „Eine Exstirption der Mm. adductor longus, brevis und magnus führte zum Verlust von 70 % der Adduktionskraft, jedoch nur zu leichter bis mäßiger Beeinträchtigung beim Gehen, Treppensteigen oder Springen“ (Travell u. Simons 2002, S. 324). |
| **Referred Pain** | ▪ tief in der Leiste und proximal davon<br>▪ in den Oberschenkel (anteromedial) ausstrahlend<br>▪ ausstrahlend zum Knie (proximal und medial) sowie zum Unterschenkel (medial) | |
| **Symptome** | Schmerzen | ▪ in der Leiste<br>▪ mediale Knieschmerzen<br>▪ Unterschenkelschmerzen (medial)<br>▪ bei Aktivität und Belastung zunehmend (selten Ruheschmerzen) |
| | Funktionsstörungen | ▪ Bewegungseinschränkung der ABD im Hüftgelenk |
| **auslösende Faktoren** | Überlastung | ▪ akut: Fußballspielen, Ausrutschen auf Glatteis, Skisturz etc.<br>▪ chronisch<br>– langes Sitzen mit übereinandergeschlagenen Beinen, Krafttraining, Reiten<br>– Coxarthrose als prädisponierender/unterhaltender Faktor → sekundär myofasziale Schmerzen |
| **Hinweise für den Therapeuten** | ▪ TrPs in den Mm. adductor longus und brevis sind eine sehr häufige Ursache von Leistenschmerzen.<br>▪ Schmerzprovokation über das Viererzeichen (Patrick-Test; **Abb. 9.19 h**, S. 500)<br>▪ Mediale Knieschmerzen können durch TrPs im M. adductor longus verursacht sein (Schmerzzunahme im vorderen Oberschenkel beim Treppabgehen). | |

- Der M. adductor longus ist im proximalen Drittel meistens gut palpabel (**Abb. 7.253**); die TrPs sind in diesem Bereich in der Regel mit einem Zangengriff einfach zu behandeln (**Abb. 7.254**).
- Der M. adductor brevis wird großteils vom M. pectineus und vom M. adductor longus überdeckt. Seine Behandlung kann zwischen dem medialen Rand des M. pectineus und dem lateralen Rand des M. adductor longus sowie durch die ihn überdeckenden Muskeln hindurch erfolgen (**Abb. 7.235**, **Abb. 7.255**). Seine medialen Anteile sind manchmal aus Seitenlage direkt behandelbar, indem der Therapeut – vom M. adductor magnus her kommend – dem hinteren Schambeinast entlang nach ventral tastet; der M. adductor brevis liegt zwischen dem M. adductor magnus (dorsal liegend) und dem M. adductor longus (ventral liegend; **Abb. 7.237**, **Abb. 7.256**).
- Der M. adductor longus bildet zusammen mit dem M. adductor magnus die Rückwand des Adduktorenkanals. Die Vorderwand wird durch den M. sartorius und den Vastus medialis gebildet. Im Adduktorenkanal verlaufen A. und V. femoralis und der N. saphenus → bei der Behandlung berücksichtigen.
- geeignete Ausgangsstellungen zur manuellen Therapie: Rückenlage (**Abb. 7.253** – **Abb. 7.255**) oder Seitenlage (**Abb. 7.256**).

**Empfehlungen für den Patienten**

- Meiden perpetuierender und auslösender Faktoren
  - Beinposition beim Sitzen prüfen
  - Krafttraining anpassen
- Selbstbehandlung der TrPs
- Dehnen (zusammen mit den anderen Adduktoren; **Abb. 7.261**, **Abb. 7.266**)

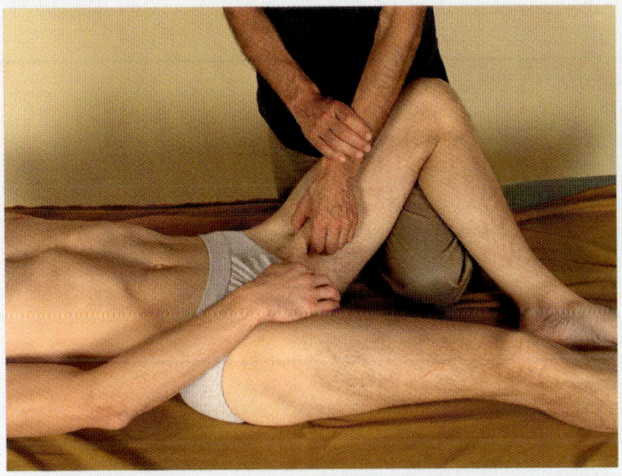

**Abb. 7.253** Palpation und manuelle Therapie: Der M. adductor longus bildet die mediale Grenze des femoralen Dreiecks, das in „Vierzeichenstellung" sichtbar wird. Proximal wird das Trigonum femorale vom Lig. inguinale, lateral vom M. sartorius begrenzt.

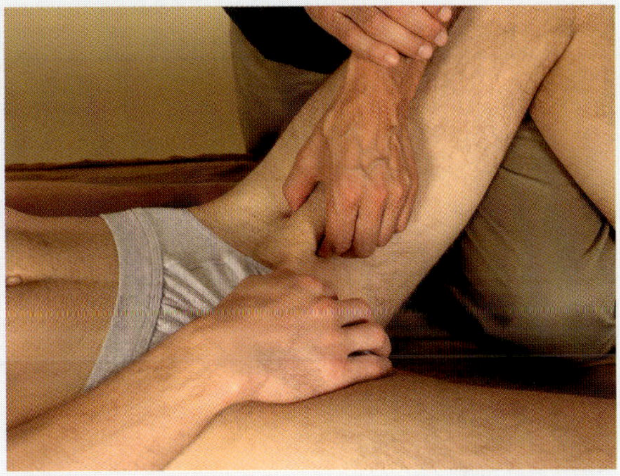

**Abb. 7.254** M. adductor longus. Manuelle Kompression (Technik I) bzw. Aufdehnen der TrP-Region (Technik II) mit Zangengriff.

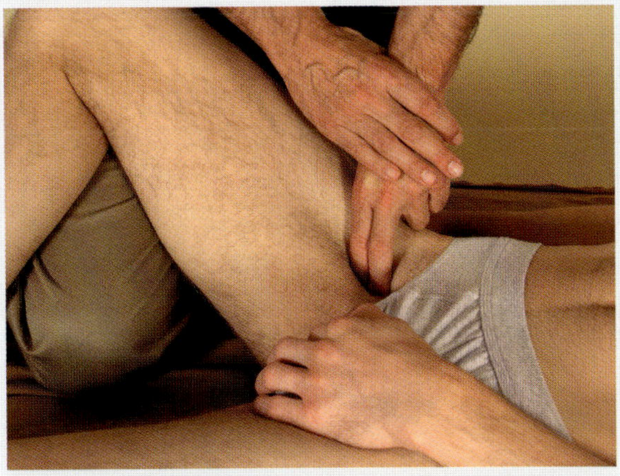

**Abb. 7.255** M. adductor brevis. Manuelle Kompression (Technik I) bzw. Aufdehnen der TrP-Region (Technik II) des M. adductor brevis kann zwischen dem M. adductor longus und M. pectineus oder durch den M. pectineus (bzw. M. adductor longus) hindurch erfolgen.

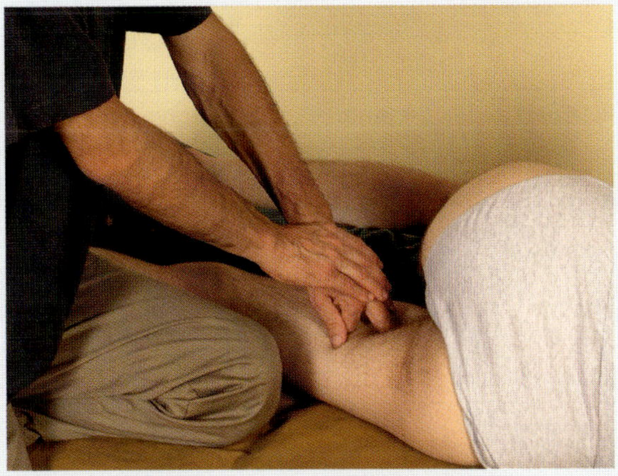

**Abb. 7.256** Mm. adductores. Ausgangsstellung für manuelle Kompression (Technik I), Aufdehnen der TrP-Region (Technik II), Fasziendehnung (Technik III) bzw. Faszientrennung (Technik IV) der Mm. adductor longus, brevis und magnus sowie des M. gracilis aus Seitenlage, wobei das zu behandelnde Bein unten liegt.

## 7.6.5 M. adductor magnus

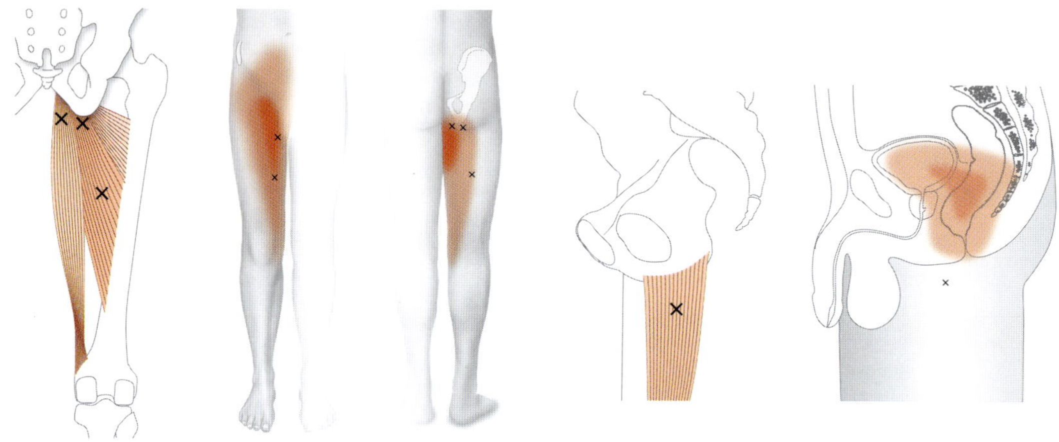

**Abb. 7.257** M. adductor magnus.

| | | |
|---|---|---|
| **Anatomie** | Ursprung | ▪ Ramus inferior ossis pubis (dorsal des Adductor brevis) und<br>▪ Ramus ossis ischii bis zum Tuber ischiadicum |
| | Ansatz | ▪ kurzer Anteil (pars adductoris minima)<br>– mediale Lippe in der kranialen Zone der Linea aspera<br>– Faserverlauf: annähernd horizontal, kurze Fasern<br>▪ mittlerer Anteil (pars medialis)<br>– Linea aspera bis zum Hiatus tendineus adductorius<br>– Faserverlauf: fächerförmig, schräg absteigend<br>▪ langer Anteil (pars ischiocondylaris)<br>– sehnig am medialen Femur-Kondylus (Tuberculum adductorium)<br>– Faserverlauf: steil absteigend, lange Fasern |
| | Der proximalste Teil des M. adductor magnus (transversale Fasern) wird manchmal als M. adductor minimus bezeichnet. | |
| | **Innervation** | ▪ N. obturatorius, R. anterior (L 2 – L 4)<br>▪ N. tibialis (L 3 – L 5) für den ischiokondylären Teil des M. adductor magnus |
| **Funktion** | Hüftgelenk | ▪ ADD<br>▪ Extension<br>▪ IR/AR – je nach Faserverlauf und Ausgangsstellung<br>▪ Stabilisation des Hüftgelenks in der Frontal- und Sagittalebene (Einbeinstand) |
| | | „Eine Exstirption der Mm. adductor longus, brevis und magnus führte zum Verlust von 70 % der Adduktionskraft, jedoch zu nur zu leichter bis mäßiger Beeinträchtigung beim Gehen, Treppensteigen oder Springen" (Travell u. Simons 2002, S. 324). |
| **Referred Pain** | ▪ Ausstrahlung nach proximal bis in die Leistengegend<br>▪ Schmerzen im ganzen anteromedialen Oberschenkel bis gegen das Knie<br>▪ gelegentlich generalisierte, diffuse Schmerzen tief innerhalb des Beckens mit all seinen Organen (Harnblase, Rektum, Vagina etc.) und beim Os pubis | |
| **Symptome** | Schmerzen | ▪ Leiste<br>▪ medialer Oberschenkel<br>▪ Unterleib (Vagina, Mastdarm)<br>▪ verstärkt bei Aktivität und Belastung (selten Ruheschmerzen) |
| | Funktionsstörungen | ▪ Bewegungseinschränkung der ABD im Hüftgelenk |
| **auslösende Faktoren** | Überlastung | ▪ akut: Fußballspielen, Ausrutschen auf Glatteis, Skisturz etc.<br>▪ chronisch<br>– langes Sitzen mit übereinandergeschlagenen Beinen, Krafttraining, Reiten<br>– Coxarthrose als prädisponierender/unterhaltender Faktor → sekundär myofasziale Schmerzen |
| | Überdehnung | ▪ Sturz mit „unfreiwilligem Spagat" |

| | |
|---|---|
| **Hinweise für den Therapeuten** | ▪ riesengroßer Muskel<br>▪ großteils von der ischiokruralen Muskelgruppe und vom M. gracilis überdeckt<br>▪ Palpation der TrPs oft schwierig → mit Technik III den Muskel in der Tiefe „durchpflügen" und so die druckempfindlichsten Stellen, von welchen die dem Patienten bekannten Schmerzen ausgelöst werden, auffinden (**Abb. 7.258**)<br>▪ Verwendung eines Triggerpunkt-Hölzchens zur Entlastung der Finger des Therapeuten (**Abb. 7.259**)<br>▪ Faszientrennung zur ischiokruralen Muskelgruppe (**Abb. 7.260**) wichtig<br>▪ geeignete Ausgangsstellungen zur manuellen Therapie: Seitenlage (**Abb. 7.258**, **Abb. 7.259**) oder Rückenlage (**Abb. 7.260**) |
| **Empfehlungen für den Patienten** | ▪ Meiden perpetuierender und auslösender Faktoren<br>– Beinposition beim Sitzen prüfen<br>– Krafttraining anpassen<br>▪ Selbstbehandlung der TrPs<br>▪ Dehnen (zusammen mit den anderen Adduktoren; **Abb. 7.261**, **Abb. 7.266**) |

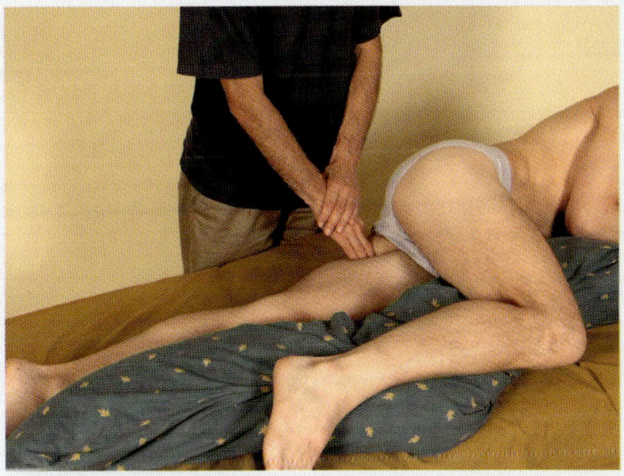

**Abb. 7.258** Palpation, manuelle Kompression (Technik I), Aufdehnen der TrP-Region (Technik II) bzw. Faszienedehnung (Technik III) des M. adductor magnus aus Seitenlage; das zu behandelnde Bein liegt unten. Durch Anheben des unteren Beins spannt sich der M. adductor magnus (sowie die anderen Adduktoren) an und lässt sich gut gegen die ischiokrurale Muskelgruppe (ggf. Widerstand für Knieflexion) abgrenzen.

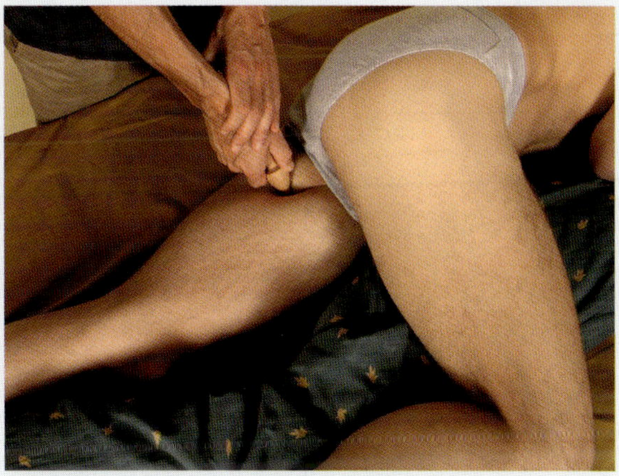

**Abb. 7.259** Manuelle Kompression (Technik I) bzw. Aufdehnen der TrP-Region (Technik II) des M. adductor magnus aus Seitenlage; Verwendung eines Triggerpunkt-Hölzchens zur Entlastung der Finger des Therapeuten.

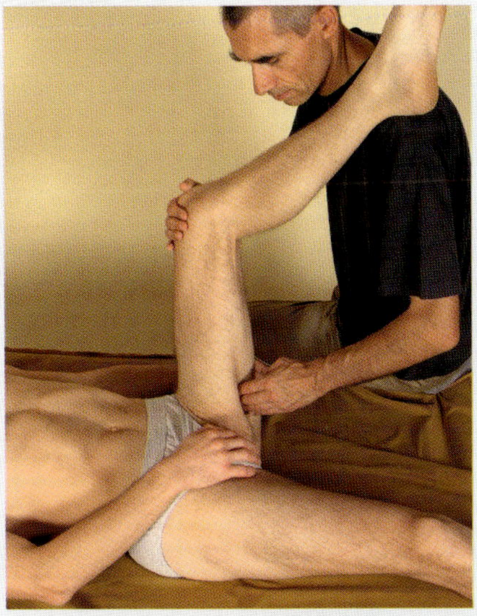

**Abb. 7.260** Faszientrennung (Technik IV) zwischen M. adductor magnus und der ischiokruralen Muskelgruppe.

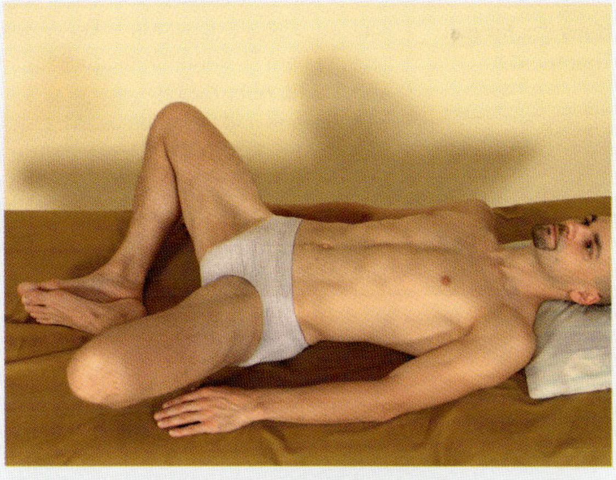

**Abb. 7.261** Selbstdehnung (Technik V) der eingelenkigen Muskulatur der Adduktorengruppe (Mm. adductor magnus, brevis und longus, M. pectineus).

## 7.6.6 M. gracilis

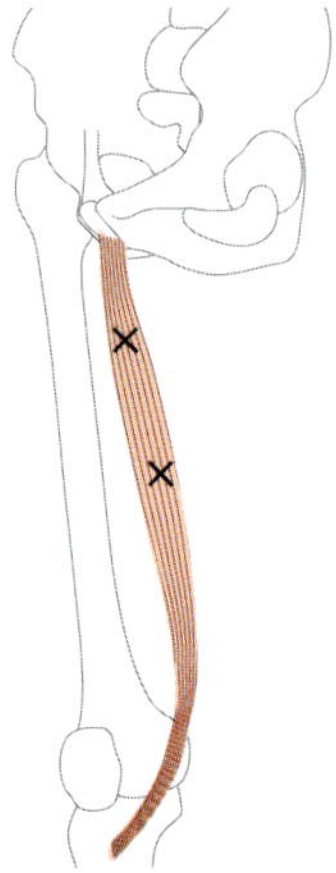

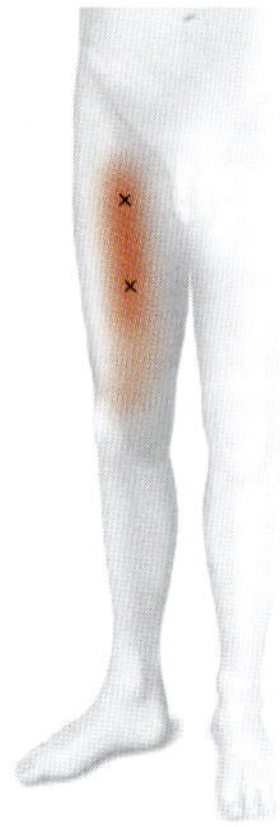

**Abb. 7.262** M. gracilis.

| | | |
|---|---|---|
| **Anatomie** | Ursprung | ▪ nahe der Symphyse (vom Übergang des Ramus superior zum R. inferior des Os pubis) |
| | Ansatz | ▪ über den Pes anserinus superficialis am proximalen Tibiaende, medial der Tuberositas tibiae (zusammen mit den Mm. sartorius und semitendinosus) |
| | **Innervation** | ▪ N. obturatorius, Ramus anterior (L 2 – L 4) |
| **Funktion** | Hüftgelenk | ▪ ADD<br>▪ Flexion<br>▪ Stabilisierung des Hüftgelenks in der Frontalebene (Einbeinstand) |
| | Kniegelenk | ▪ Flexion<br>▪ IR (bei flektiertem Knie)<br>▪ Stabilisation des Kniegelenks nach medial (Standbeinphase) |
| **Referred Pain** | ▪ lokale Schmerzen an der Innenseite des Oberschenkels | |
| **Symptome** | Schmerzen | ▪ lokal an der Innenseite des Oberschenkels, v. a. bei Aktivität, Belastung (selten Ruheschmerzen) |
| | Funktionsstörungen | ▪ verminderte mediale Stabilität des Kniegelenks in der Standbeinphase |
| **auslösende Faktoren** | Überlastung | ▪ akut: Stop-and-go-Sportarten (Tennis, Badminton etc.), Ausrutschen auf Glatteis<br>▪ chronisch<br>– langes Sitzen mit übereinandergeschlagenen Beinen<br>– Krafttraining, Reiten<br>– Coxarthrose → sekundär myofasziale Schmerzen |
| **Hinweise für den Therapeuten** | ▪ einziger zweigelenkiger Muskel der Adduktorengruppe<br>▪ liegt auf dem M. adductor magnus und wird häufig mit diesem zusammen behandelt (**Abb. 7.256**, **Abb. 7.258**, **Abb. 7.259**)<br>▪ Identifikation und Palpation des M. gracilis erfolgen durch kräftige Hüftabduktion bei extendiertem Kniegelenk (**Abb. 7.263**). Der M. gracilis tritt dadurch im proximalen Bereich deutlich in Erscheinung (da er der einzige zweigelenkige Muskel der Adduktorengruppe ist) und kann gegenüber dem benachbarten M. adductor longus und dem darunterliegenden M. adductor magnus differenziert werden.<br>▪ geeignete Ausgangsstellungen zur manuellen Therapie: Rückenlage (**Abb. 7.264**, **Abb. 7.265**) oder Seitenlage (**Abb. 7.256**) | |
| **Empfehlungen für den Patienten** | ▪ Meiden perpetuierender und auslösender Faktoren<br>– Beinposition beim Sitzen prüfen<br>– Krafttraining anpassen<br>▪ Selbstbehandlung der TrPs<br>▪ Dehnen, mit extendiertem Knie (**Abb. 7.266**) | |

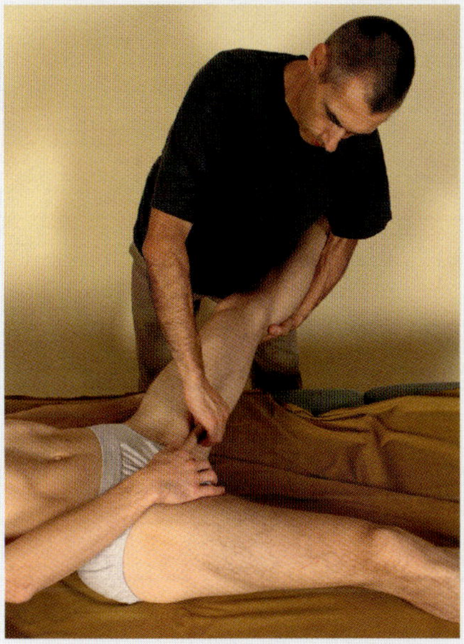

Abb. 7.263 Identifikation/Palpation des M. gracilis erfolgt mit Hüftabduktion bei extendiertem Kniegelenk. Als einziger zweigelenkiger Muskel der Adduktorengruppe tritt dadurch der M. gracilis im proximalen Bereich deutlich hervor und kann gegenüber dem benachbarten M. adductor longus und dem darunterliegenden M. adductor magnus differenziert werden.

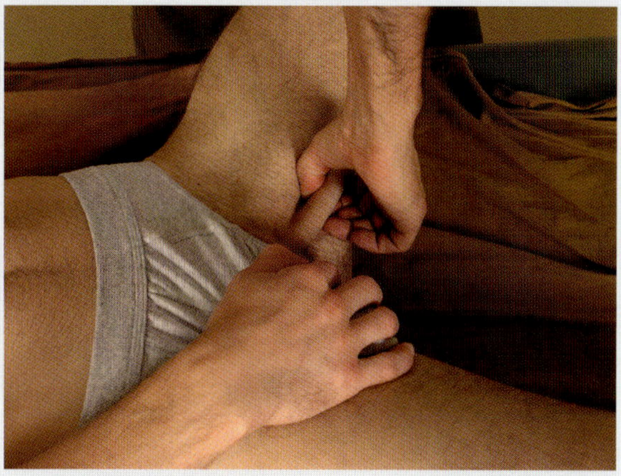

Abb. 7.264 Manuelle Kompression (Technik I) bzw. Aufdehnen der TrP-Region (Technik II) des M. gracilis mit Pinzettengriff.

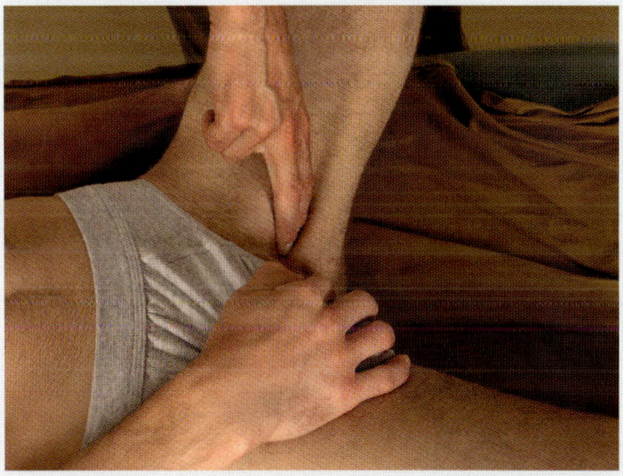

Abb. 7.265 Faszien-Trenntechnik (Technik IV) zwischen M. adductor longus und M. gracilis sowie zwischen M. gracilis und dem darunterliegenden M. adductor magnus.

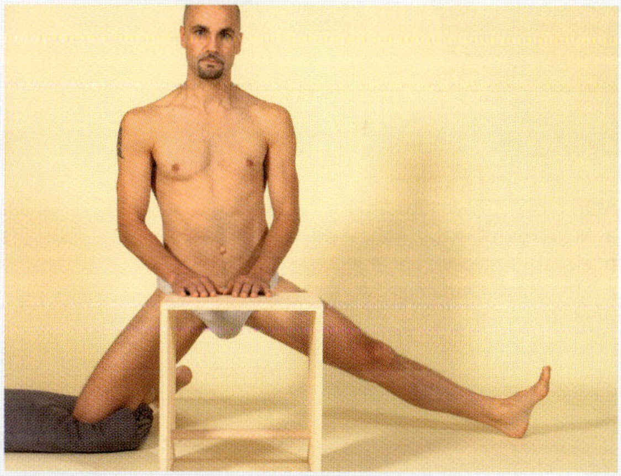

Abb. 7.266 Selbstdehnung (Technik V): Der M. gracilis ist der einzige zweigelenkige Muskel der Adduktorengruppe. Seine Dehnung erfolgt mit Abduktion und Extension im Hüft- und gleichzeitiger Extension im Kniegelenk. In dieser Dehnposition werden die kurzen, eingelenkigen Adduktoren rechts und gleichzeitig der zweigelenkige Adduktor (M. gracilis) der linken Seite gedehnt.

## 7.6.7 M. quadriceps

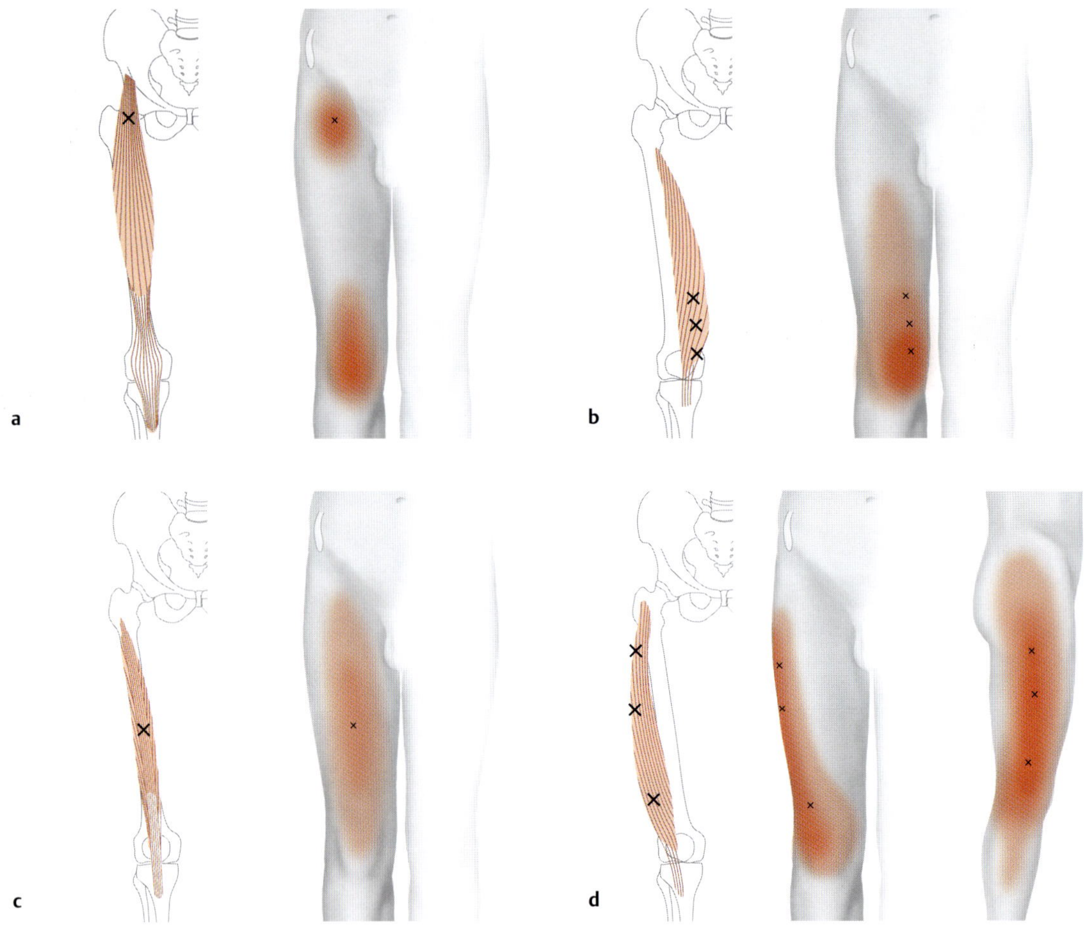


**Abb. 7.267** M. quadriceps.
**a** M. rectus femoris.
**b** M. vastus medialis.
**c** M. vastus intermedius.
**d** M. vastus lateralis.

| | | |
|---|---|---|
| **Anatomie** | ▪ **M. rectus femoris** | |
| | Ursprung | ▪ zweisehnig<br>– Spina iliaca anterior inferior (Caput rectum)<br>– Mulde oberhalb des posterioren Rands des Acetabulum (Caput reflexum) |
| | Ansatz | ▪ über das Lig. patellae an der Tuberositas tibiae |
| | Der M. rectus femoris ist als einziger Teilmuskel des M. quadriceps zweigelenkig. | |
| | ▪ **M. vastus medialis** | |
| | Ursprung | ▪ distale zwei Drittel des Femurschafts (an der medialen Lippe der Linea aspera)<br>▪ Linea intertrochanterica (distale Hälfte)<br>▪ Sehnen der Mm. adductor longus und magnus<br>▪ am Septum intermusculare mediale |
| | Ansatz | ▪ über das Lig. patellae an der Tuberositas tibiae<br>▪ über das Retinaculum patellae mediale seitlich (medial) der Tuberositas und am Condylus medialis tibiae |
| | ▪ **M. vastus lateralis** | |
| | Ursprung | ▪ Linea aspera des Femurs (laterale Lippe)<br>▪ Trochanter major (laterale Fläche)<br>▪ Linea intertrochanterica |
| | Ansatz | ▪ über das Lig. patellae an der Tuberositas tibiae<br>▪ über das Retinaculum patellae laterale seitlich (lateral) der Tuberositas und am Condylus lateralis tibiae |
| | Der M. vastus lateralis ist der größte Einzelmuskel des M. quadriceps. | |
| | ▪ **M. vastus intermedius** | |
| | Ursprung | ▪ Femurschaft (Vorderseite, proximale zwei Drittel) |
| | Ansatz | ▪ über das Lig. patellae an der Tuberositas tibiae |
| | Der M. vastus intermedius wird vollständig von den anderen Teilen des M. quadriceps überdeckt (**Abb. 7.238**). | |
| | ▪ Die 4 Muskelköpfe des M. quadriceps vereinigen sich zu einer gemeinsamen Sehne, die an der Tuberositas tibiae ansetzt. Die Patella ist in diese Sehne als großes Sesambein „eingelagert“. Das Lig. patellae ist Teil der Sehne des Muskels.<br>▪ Fasern des M. vastus medialis und M. vastus lateralis strahlen teilweise auch direkt von der Seite her in die Patella ein (Retinaculum patellae mediale und laterale). | |
| | **Innervation** | ▪ N. femoralis (L 2 –L 4) |
| **Funktion** | Kniegelenk | ▪ Extension<br>▪ Stabilisation: Beugeverhinderung (Stehen, Gehen)<br>▪ Sicherung der Lage der Patella |
| | Hüftgelenk | ▪ Flexion (nur M. rectus femoris) |
| **Referred Pain** | ▪ Oberschenkel- und Kniebereich (für alle 4 Köpfe des M. quadriceps) | |
| **Symptome** | Schmerzen | ▪ Oberschenkel und Knie, vorwiegend bei Aktivität, Belastung (selten Ruheschmerzen)<br>– Anterior Knee Pain (TrPs v. a. im M. vastus medialis und M. rectus femoris)<br>– Patellaspitzensyndrom (TrPs in allen Köpfen des Quadrizeps)<br>– dorsale Knieschmerzen (TrPs v. a. im M. vastus lateralis)<br>– Schmerzen tief im Kniegelenk (TrPs v. a. im M. vastus medialis) |
| | Funktionsstörungen | ▪ Giving away im Knie (TrPs v. a. im M. vastus medialis)<br>▪ blockierte Patella (TrPs v. a. im M. vastus lateralis)<br>▪ fehlende Kraft beim<br>– Treppaufgehen (TrPs v. a. im M. vastus intermedius und M. vastus medialis)<br>– Treppabgehen (TrPs v. a. im M. rectus femoris und M. vastus medialis)<br>▪ Chondropathia patellae<br>– Übertragungsschmerzen aus Quadrizeps-TrPs können zu trophischen Störungen im Patellabereich führen, was eine Chondropathia patellae fördern kann.<br>– Ein verkürzter Quadrizeps begünstigt die Entwicklung einer Chondropathia patellae (Fehlbelastung).<br>▪ Bewegungseinschränkung der Knie-Flexion |

<table>
<tr><td rowspan="3">auslösende Faktoren</td><td>Überlastung</td><td>▪ akut: Stolpern, Ausrutschen auf Glatteis, Fußballspielen<br>▪ chronisch<br>– Fahrradfahren, maßloses Krafttraining mit tiefen Kniebeugen<br>– stundenlanges Bergabgehen bei schlechtem Trainingszustand (exzentrische Belastung)<br>– Veränderungen der Statik (z. B. Plattfüße und Genua valga) führen oft zu einer Überlastung des M. vastus medialis<br>– Coxarthrose/Gonarthrose als prädisponierender/unterhaltender Faktor</td></tr>
<tr><td>direktes Trauma</td><td>▪ Schlag gegen den Oberschenkel bei Sportverletzungen</td></tr>
<tr><td>primäre TrPs</td><td>▪ M. iliopsoas → TrPs im M. rectus femoris<br>▪ M. tensor fasciae latae und Mm. glutei → TrPs. im M. vastus lateralis</td></tr>
<tr><td>Hinweise für den Therapeuten</td><td colspan="2">▪ Lage und Behandlung der mTrPs<br>– M. rectus femoris: TrPs liegen häufig ganz proximal im Bereich des Ursprungs; Zugang zwischen M. sartorius und M. tensor fasciae latae (Abb. 7.268).<br>– M. vastus medialis: Wichtige TrPs liegen manchmal in unmittelbarer Nachbarschaft der Patella (Abb. 7.269). Die quer verlaufenden Fasern (M. vastus medialis obliquus) sind von besonderer Bedeutung. Sie haben kaum extensorische Wirkung; ihre Funktion besteht vielmehr darin, die Patella nach medial zu zentrieren. Die gezielte Rehabilitation dieses Muskelteils (Therapie dysfunktionsrelavanter mTrPs in Kombination mit funktionellem Training) spielt beim patellofemoralen Schmerzsyndrom eine wichtige Rolle,<br>– M. vastus lateralis: TrPs liegen häufig erstaunlich weit dorsal und/oder proximal im M. vastus lateralis (Abb. 7.271, Abb. 7.273 a) oder dicht bei der Patella (Abb. 7.273 b).<br>– M. vastus intermedius: nur indirekt behandelbar, da er vollständig von den anderen Anteilen des Quadrizeps überdeckt ist (Abb. 7.238, Abb. 7.270); TrPs verraten sich über einen diffusen Druckschmerz.<br>– Ligamentäre TrPs: Im lateralen bzw. medialen Seitenband können ligamentäre Triggerpunkte liegen (Abb. 1.4, S. 3).<br>– Triggerpunkt-Hölzchen oder Ellbogen zur Entlastung der Finger verwenden (Abb. 7.271b).<br>▪ Faszien-Dehntehnik ist effektiver mit vorgedehntem Quadrizeps (Abb. 7.272 a).<br>▪ Faszien-Trenntechnik wichtig<br>– zur ischiokruralen Muskulatur (Abb. 7.273 a)<br>– zur Adduktorengruppe<br>– zum Tractus iliotibialis (im distalen Bereich des Vastus lateralis, Abb. 7.273 b)<br>▪ geeignete Ausgangsstellungen zur manuellen Therapie: Rückenlage (Abb. 7.268 – Abb. 7.270, Abb. 7.273 a), Seitenlage (Abb. 7.271, Abb. 7.272 b, Abb. 7.273 b), Sitz oder Fersensitz (Abb. 7.272 a)<br>▪ TrPs im Quadrizeps können sich oft erst bleibend erholen, wenn TrP-induzierte Verspannungen der ischiokruralen Muskulatur behandelt werden. „Der M. quadriceps femoris kann sich nicht erholen, solange die Verspannung der Mm. ischiocrurales nicht behoben ist" (Travell u. Simons, 2002; S. 287).<br>▪ Hauptaufgabe des Quadrizeps ist v. a. Beugeverhinderung, d. h., der Quadrizeps arbeitet vorwiegend in dynamisch-exzentrischer und stabilisierender Funktion → Quadrizepstraining entsprechend wählen (geschlossene Kette).</td></tr>
<tr><td>Empfehlungen für den Patienten</td><td colspan="2">▪ Meiden perpetuierender und auslösender Faktoren<br>– Vermeiden eines exzessiven Quadrizepskrafttrainings; Training anpassen<br>– Behandlung/Dehnen der ischiokruralen Muskulatur<br>▪ Selbstbehandlung der TrPs<br>▪ Dehnen, z. B. Fersensitz (Abb. 7.272 a), im Stehen (Abb. 7.274 a) oder im halbseitigen Kniestand (Abb. 7.274 b)<br>▪ die eingelenkigen Köpfe des Quadriceps (M. vastus medialis, M. vastus lateralis, M. vastus intermedius) werden über maximale Knieflexion (Abb. 7.272 a, Abb. 7.274 a) gedehnt<br>▪ der zweigelenkigen M. rectus femoris wird gezielt gedehnt, indem die Dehnung gleichzeitig über beide Drehpunkte (Hüft- und Kniegelenk) erfolgt (Abb. 7.274 b)<br>▪ funktionelles Training: v. a. dynamisch stabilisierend (z. B. auf Kreisel oder Schaukelbrettchen; Abb. 5.19, S. 101)</td></tr>
</table>

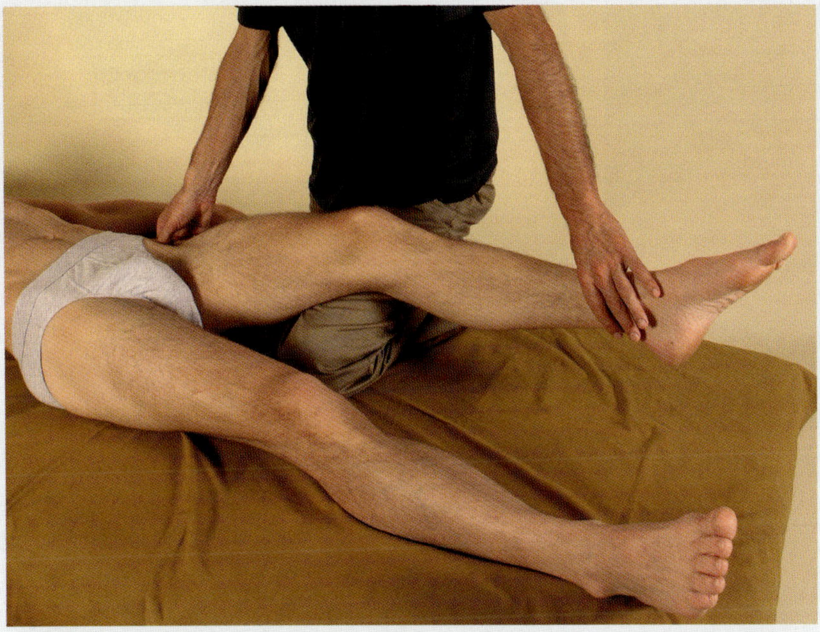

**Abb. 7.268** M. rectus femoris: Palpation und manuelle Therapie (Technik I und II) der TrPs, die sehr häufig im proximalen Bereich liegen (nahe der Ansatzstelle bei der Spina iliaca anterior inferior). Zugang zwischen M. sartorius und M. tensor fasciae latae zum hier unter dem M. sartorius liegenden M. rectus femoris. Identifikation erfolgt über Aktivierung des Quadrizeps gegen Widerstand (linke Hand des Therapeuten), während der Patient gleichzeitig mit dem Knie Druck nach unten ausübt und damit die Hüftflexoren (M. iliopsoas, M. tensor fasciae latae, M. sartorius) ausschaltet. Diese sind somit entspannt, und der M. rectus femoris wird palpabel, wenn der Quadrizeps aktiviert wird.

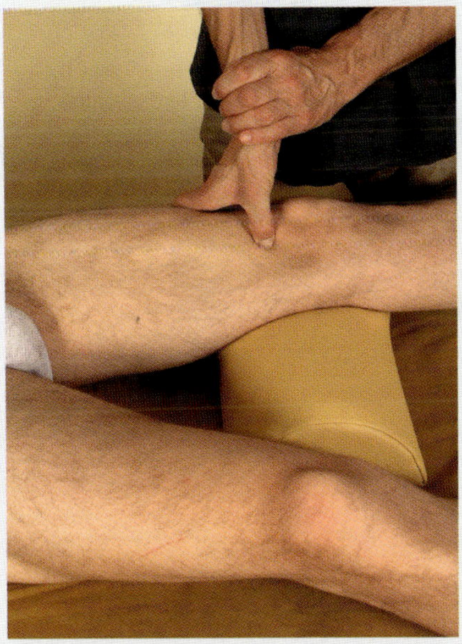

**Abb. 7.269** M. vastus medialis: Manuelle Kompression (Technik I) bzw. Aufdehnen der TrP-Region (Technik II). TrPs im M. vastus medialis liegen häufig in unmittelbarer Nachbarschaft der Patella.

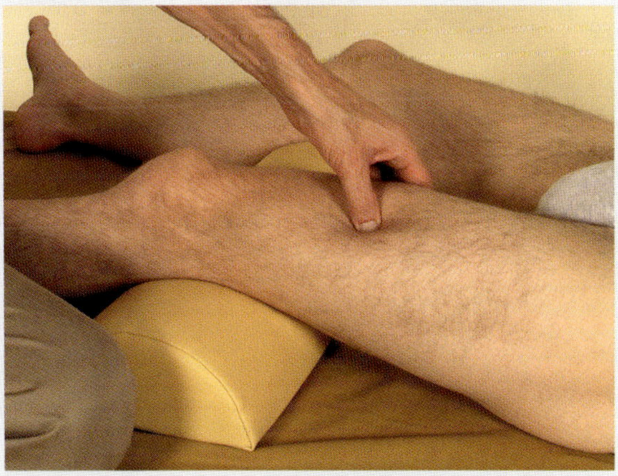

**Abb. 7.270** M. vastus intermedius: Manuelle Kompression (Technik I) bzw. Aufdehnen der TrP-Region (Technik II) erfolgt durch die anderen Anteile des Quadrizeps (im Bild M. rectus femoris), die den M. vastus intermedius überdecken, hindurch.

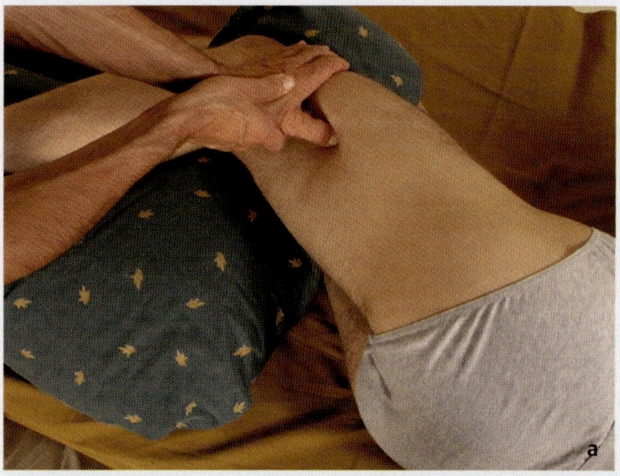


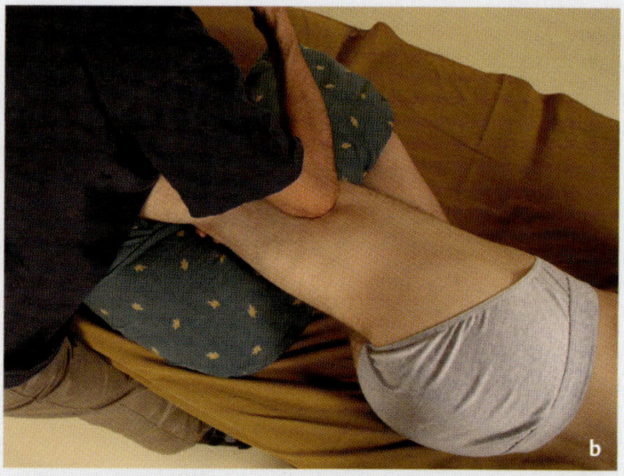


**Abb. 7.271** M. vastus lateralis: Manuelle Kompression (Technik I) bzw. Aufdehnen der TrP-Region (Technik II).
**a** Manuelle Therapie mit Daumendruck.
**b** Manuelle Therapie mit dem Ellbogen.

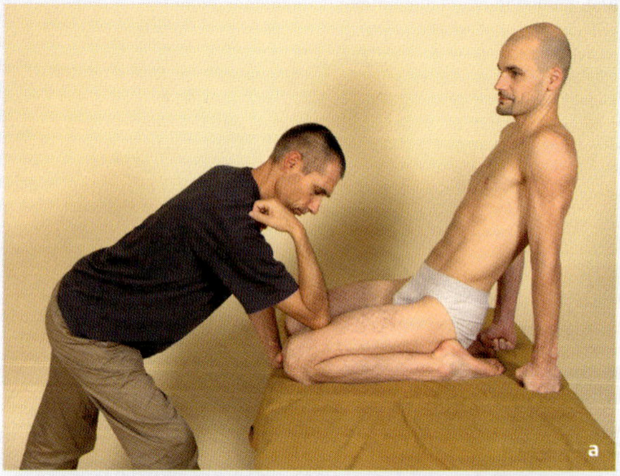


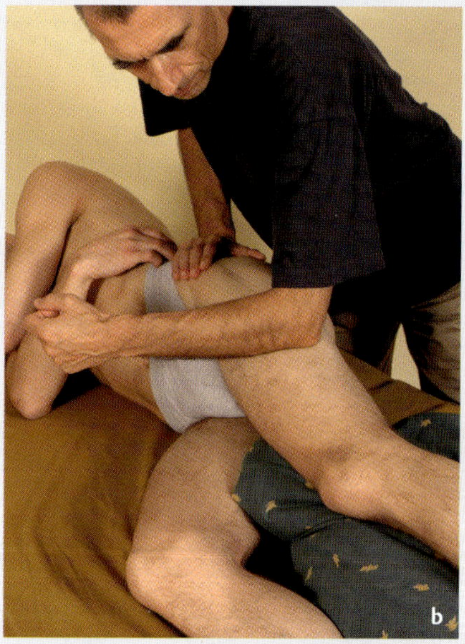


**Abb. 7.272** Faszien-Dehntechnik (Technik III).
**a** M. rectus femoris und M. vastus intermedius.
**b** M. vastus lateralis. Der Tractus iliotibialis wird dabei immer mitbehandelt.

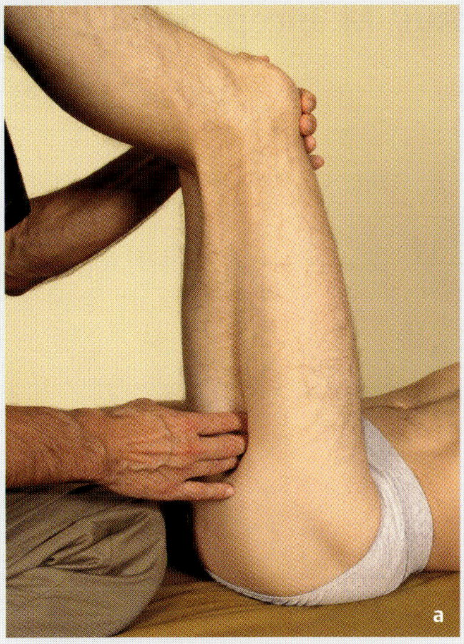


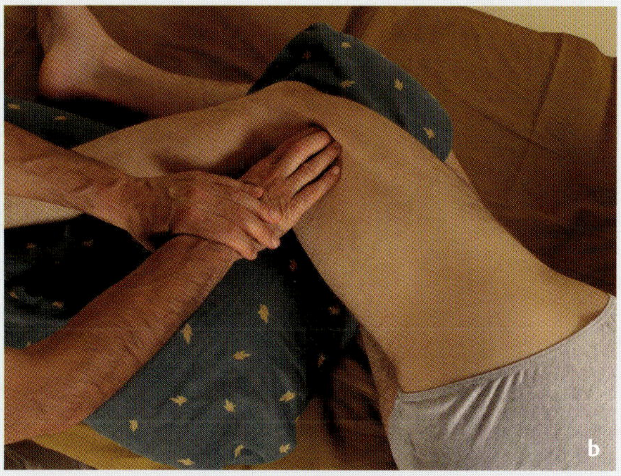


**Abb. 7.273** Faszien-Trenntechnik (Technik IV).
**a** Faszientrennung zwischen M. vastus lateralis und der ischiokruralen Muskulatur (M. biceps femoris, Caput longum); beachtenswert ist, wie weit nach dorsal und proximal der M. vastus lateralis reicht.
**b** Faszientrennung zwischen dem M. vastus lateralis und dem darüberliegenden Tractus iliotibialis (nur im distalen Bereich möglich).

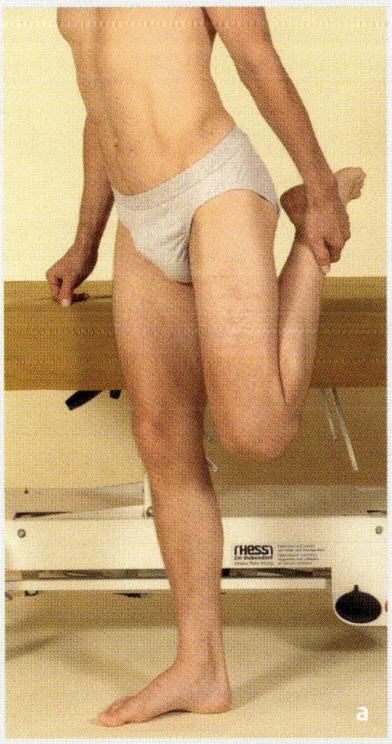


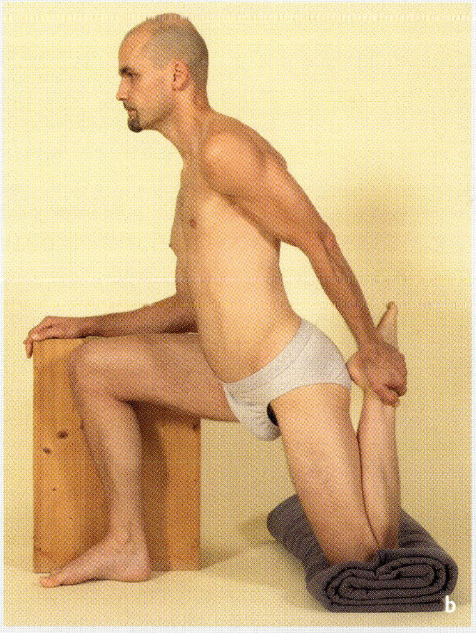


**Abb. 7.274** Selbstdehnung (Technik V).
**a** Autostretching der eingelenkigen Köpfe des Quadrizeps.
**b** Autostretching des zweigelenkigen M. rectus femoris: Dehnung gleichzeitig über beide Drehpunkte (Hüft- und Kniegelenk).

## 7.6.8 Mm. semitendinosus und semimembranosus, M. biceps femoris

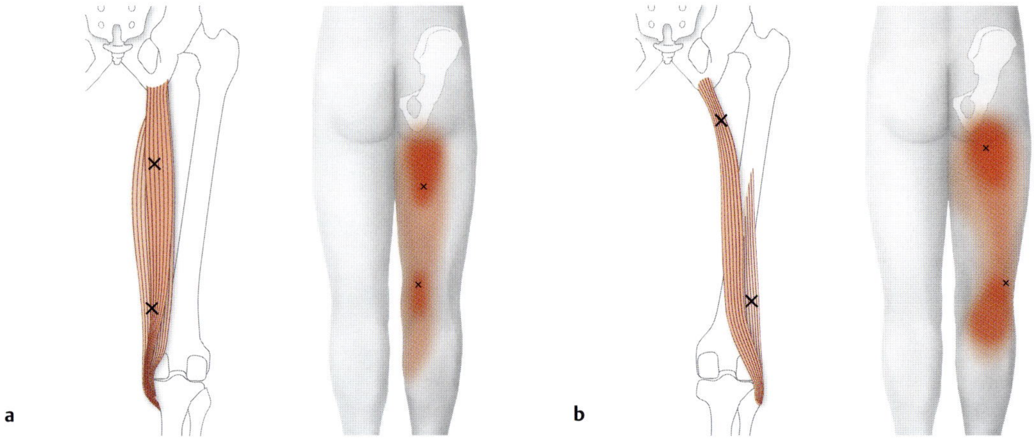

Abb. 7.275 Ischiokrurale Muskelgruppe.
a M. semitendinosus und M. semimembranosus.
b M. biceps femoris (Caput longum und Caput breve).

| | | |
|---|---|---|
| **Anatomie** | ▪ **M. semitendinosus** | |
| | Ursprung | ▪ Tuber ischiadicum und Lig. sacrotuberale (Caput commune mit dem langen Kopf des M. biceps femoris) |
| | Ansatz | ▪ Tibia, medial der Tuberositas tibiae via Pes anserinus superficialis |
| | Die Muskelfasern liegen vorwiegend in der proximalen Hälfte des Oberschenkels. | |
| | ▪ **M. semimembranosus** | |
| | Ursprung | ▪ Tuber ischiadicum (tiefer als die gemeinsamen Sehne des M. semitendinosus und des langen Bizepskopfs) |
| | Ansatz | ▪ Sehne des M. semimembranosus spaltet sich unterhalb des Lig. collaterale mediale in 3 Teile (wird auch als Pes anserinus profundus bezeichnet):<br>(1) zieht zum medialen Tibia-Kondylus.<br>(2) geht in die Faszie des M. popliteus über.<br>(3) strahlt in die Hinterwand der Gelenkkapsel ein. |
| | Die Muskelfasern liegen vorwiegend in der distalen Hälfte des Oberschenkels. | |
| | ▪ **M. biceps femoris** | |
| | Ursprung | ▪ Caput longum: Tuber ischiadicum und Lig. sacrotuberale (Caput commune mit dem M. semitendinosus)<br>▪ Caput breve: Femur (mittleres Drittel der lateralen Lippe der Linea aspera) |
| | Ansatz | ▪ Caput breve und Caput longum vereinen sich zum M. biceps femoris.<br>▪ gemeinsame Sehne zum lateralen Fibulaköpfchen<br>▪ schmale Sehnenzacke zur lateralen Fläche der Tibia und in die Fascia cruris |
| | Die zweigelenkigen, das Hüft- und Kniegelenk überbrückenden Mm. semitendinosus und semimembranosus sowie das Caput longum des M. biceps femoris zählen zur ischiokruralen Muskulatur.<br>Das Caput breve des M. biceps femoris ist eingelenkig. | |
| | **Innervation** | ▪ N. tibialis (L 5 – S 2) für Mm. semitendinosus, semimembranosus und Caput longum des M. biceps femoris<br>▪ N. peroneus communis (L 5 – S 2) für das Caput breve des M. biceps femoris |

| | | |
|---|---|---|
| **Funktion** | Hüftgelenk | ▪ Extension<br>▪ ADD + IR (Semigruppe allein)<br>▪ ABD + AR (Caput longum des Biceps femoris allein)<br>▪ Stabilisation: Verhindern der Hüftflexion im Stehen und Gehen |
| | Kniegelenk | ▪ Flexion (Semigruppe und beide Köpfe des Biceps femoris zusammen)<br>▪ IR (Semigruppe allein)<br>▪ AR (beide Köpfe des M. biceps femoris allein)<br>▪ Stabilisation (das Caput breve des M. biceps femoris wirkt als lokaler Stabilisator) |
| **Referred Pain** | ▪ Semigruppe<br>– strahlt oft nach proximal in den dorsalen Oberschenkel bis zur Gesäßfalte und zum Tuber aus<br>– gelegentlich aber auch nach distal zur Kniekehle und zur medialen Hälfte der Wade<br>▪ M. biceps femoris<br>– Schmerzausstrahlung nach distal bis in die Kniekehle | |
| **Symptome** | Schmerzen | ▪ dorsaler Oberschenkel und Kniekehle<br>– beim Gehen → Hinken<br>– beim Sitzen (Stuhlkante drückt auf TrP)<br>– Aufstehen von einem Stuhl<br>– „chronische Zerrungen" der hinteren Oberschenkelmuskulatur |
| | Funktionsstörungen | ▪ Bewegungskontrolle der Hüfte ist reduziert<br>▪ Extensionsdefizit im Kniegelenk (Caput breve des M. biceps femoris) |
| **auslösende Faktoren** | Überlastung | ▪ akut<br>– Stop-and-go-Sportarten wie Tennis, Squash, Leichtathletik (Sprints), Fußball<br>– Stolpern, Ausrutschen auf Glatteis<br>▪ chronisch: lange Wanderungen, inadäquates Krafttraining |
| | direktes Trauma | ▪ Schlag gegen den Oberschenkel beim Kunstturnen, bei Kampfsportarten |
| | prädisponierende/ unterhaltende Faktoren | ▪ Sitzen (auf Stuhl)<br>→ Verkürzung der ischiokruralen Muskeln<br>→ lang andauernder Druck gegen die Rückseite des Oberschenkels beim Sitzen führt zu lokaler Ischämie |
| **Hinweise für den Therapeuten** | ▪ Beim Lasègue-Test ist zu unterscheiden zwischen muskulär verursachten Schmerzen infolge TrP-Provokation durch Dehnung der ischiokruralen Muskulatur und Schmerzen infolge Provokation einer neuralen Struktur (Hinweis auf ein radikuläres Syndrom); zur Differenzierung s. **Abb. 9.19 e** und **f** (S. 500).<br>▪ M. semitendinosus: Muskelfasern (und damit TrPs) liegen vorwiegend in der proximalen Hälfte des Oberschenkels (**Abb. 7.276**).<br>▪ M. semiembranosus: Muskelfasern (und damit TrPs) liegen vorwiegend in der distalen Hälfte des Oberschenkels.<br>▪ Caput breve des M. biceps femoris: Zugang medial (**Abb. 7.277 a**) und lateral (**Abb. 7.277 b**) der Sehne des Caput longum in die Tiefe auf die Rückseite des Femurs; leichte Knieflexion (passiv) entspannt die Muskulatur und ermöglicht, in der Tiefe die Ursprungsregion des Caput breve auf dem Femur zu erreichen.<br>▪ Ansatztendinosen am Tuber ischiadicum bei chronischer Überlastung<br>▪ geeignete Ausgangsstellungen für die manuelle Behandlung: Bauchlage (**Abb. 7.276**, **Abb. 7.277**, **Abb. 7.278 a**, **Abb. 7.279 c**) und Rückenlage (**Abb. 7.278 b**, **Abb. 7.279 a**, **b** und **d**)<br>▪ Dysfunktion der ischiokruralen Muskulatur kann zur Überlastung des Quadrizeps (→ TrPs) führen: Hinten-vorn-Problem.<br>▪ Symptome, die durch TrPs im M. quadriceps femoris hervorgerufen werden, können ihren Ursprung in der ischiokruralen Muskulatur haben. Die Verkürzung der ischiokruralen Muskulatur durch TrP-induzierte Hartspannstränge überlastet tendenziell die Quadrizepsmuskulatur und führt zu einer Fehlbelastung dieser Muskelgruppe. Die Überlastung kann TrPs im M. quadriceps femoris aktivieren, die jedoch ein anderes Übertragungsschmerzmuster erzeugen. Die Symptome des M. quadriceps femoris lassen sich nicht beheben, bevor nicht ihre Ursache, die Verspannung der ischiokruralen Muskeln, behoben wurde (Travell u. Simons 2002). | |
| **Empfehlungen für den Patienten** | ▪ Meiden perpetuierender und auslösender Faktoren<br>– auf adäquate Stuhlhöhe achten, evtl. Fußschemel<br>– Vorsicht bei Gartenstühlen mit scharfer Vorderkante, ggf. Sitzpolster<br>– Krafttraining anpassen<br>▪ Selbstbehandlung der TrPs (mit Triggerpunkt-Hölzchen bzw. Tennisball, **Abb. 7.299**)<br>▪ regelmäßiges Dehnen aus unterschiedlichen Ausgangsstellungen notwendig (**Abb. 7.280**) | |

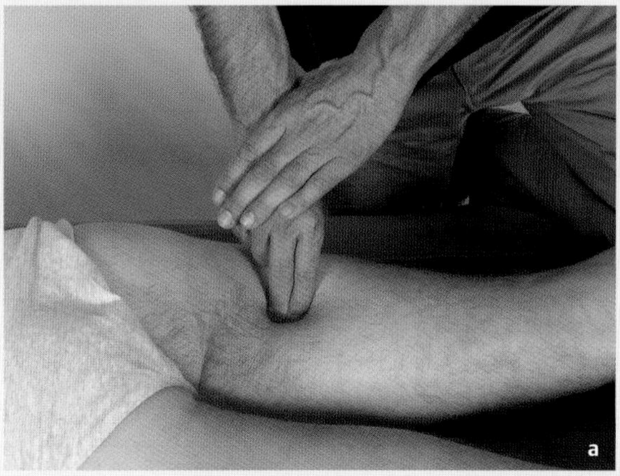

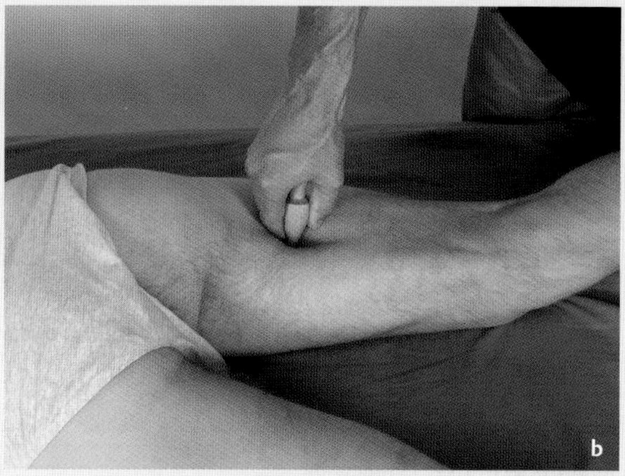

**Abb. 7.276** Mm. semitendinosus und semimembranosus.
**a** Palpation und Identifikation mTrPs in der ischiokruralen Muskulatur.
**b** Manuelle Kompression (Technik I) bzw. Aufdehnen der TrP-Region (Technik II). Ein Triggerpunkt-Hölzchen entlastet die Finger des Therapeuten.

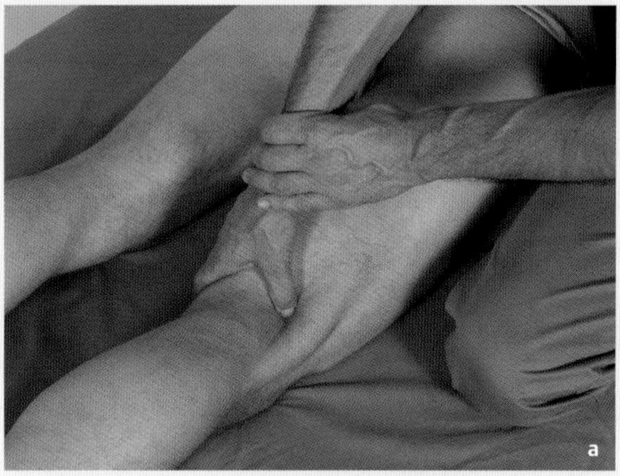

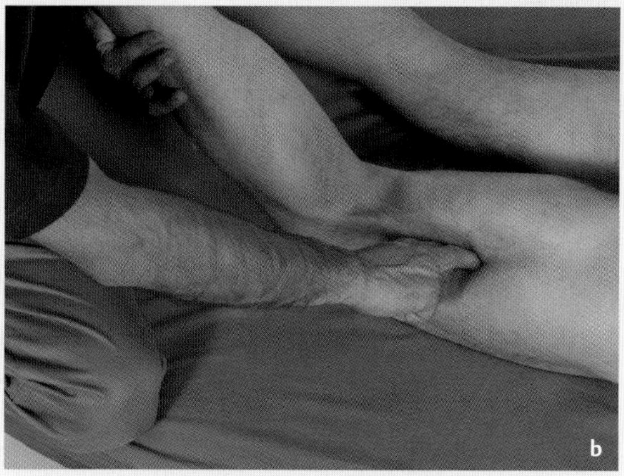

**Abb. 7.277** Caput breve des M. biceps femoris. Manuelle Kompression (Technik I) bzw. Aufdehnen der TrP-Region (Technik II).
**a** Zugang medial des oberflächlich liegenden Caput longum des M. biceps femoris.
**b** Zugang von lateral: Zuerst Faszien-Trenntechnik (Technik IV) zwischen dem Caput longum des M. biceps femoris und dem M. vastus lateralis. Die Finger finden den Weg in die Tiefe, bis auf die Rückseite des Femurschafts und dort zur Ursprungsregion des Caput breve.

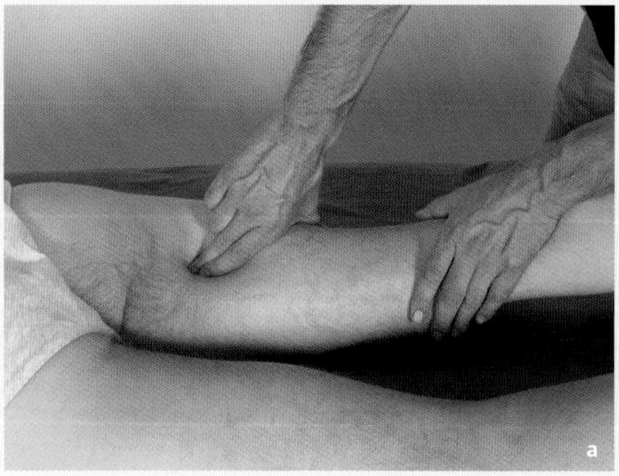

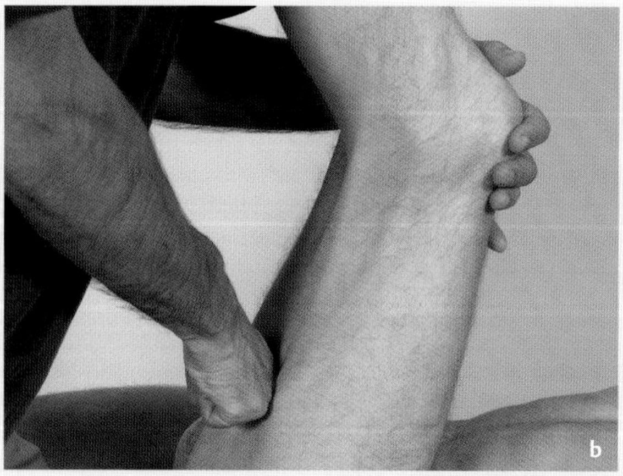

**Abb. 7.278** Faszien-Dehntechnik (Technik III).
**a** Selektive Faszien-Dehntechnik. Der Hartspannstrang, in dem ein aktiver mTrP gefunden wurde, wird fokussiert behandelt.
**b** Summarische Faszien-Dehntechnik. Die gesamte ischiokrurale Muskulatur wird in Vordehnung gebracht und mit breitflächigem Knöcheldruck behandelt. Wichtig: Die Therapeutenhand bewegt sich ganz langsam.

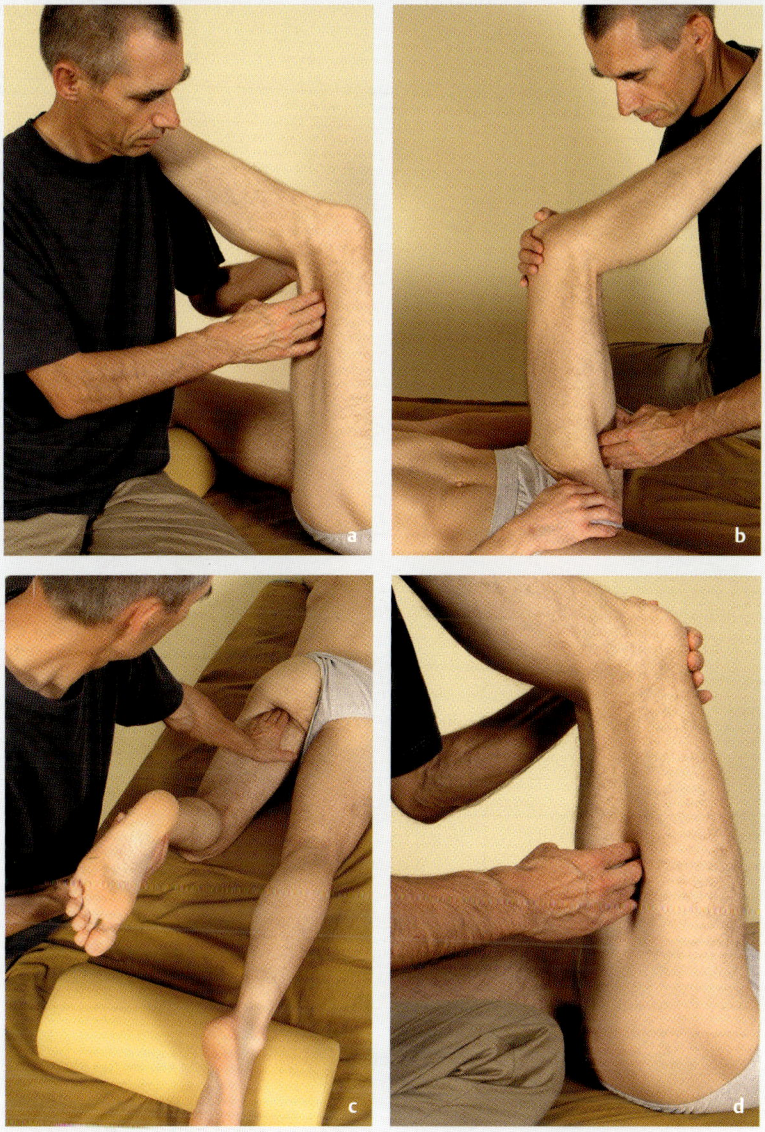

**Abb. 7.279** Faszien-Trenntechnik (Technik IV).

**a** Faszientrennung zwischen M. biceps femoris und M. vastus lateralis.

**b** Faszientrennung zwischen der Semigruppe (Mm. semitendinosus und semimembranosus) und dem M. adductor magnus.

**c** Faszientrennung zwischen der ischiokruralen Muskulatur und dem M. gluteus maximus.

**d** Faszientrennung zwischen M. biceps femoris und M. vastus lateralis (Detail).

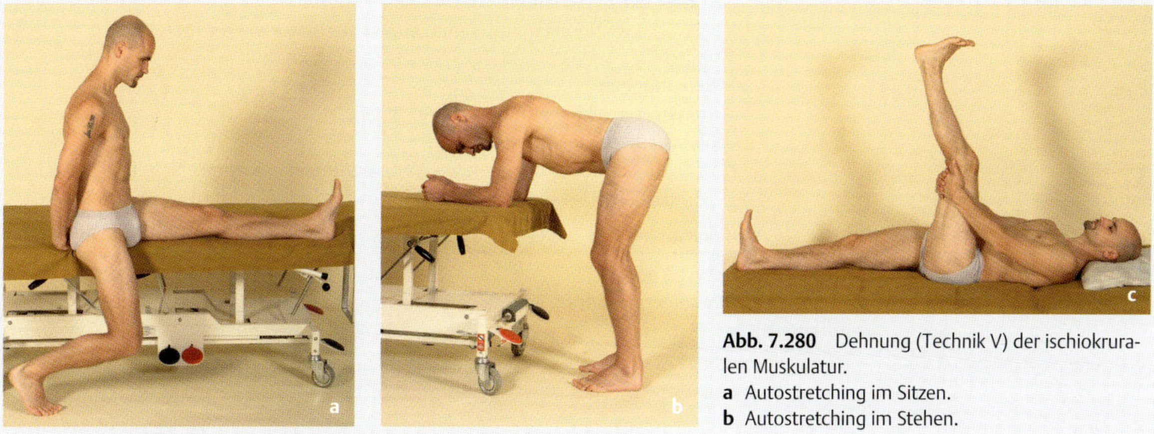

**Abb. 7.280** Dehnung (Technik V) der ischiokruralen Muskulatur.

**a** Autostretching im Sitzen.

**b** Autostretching im Stehen.

**c** Autostretching in Rückenlage.

### 7.6.9 M. popliteus

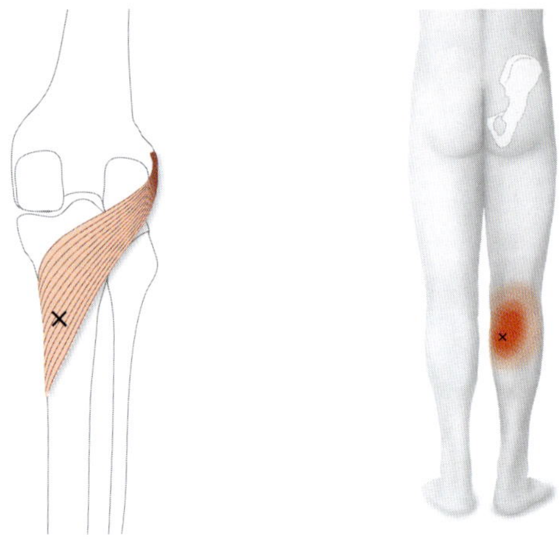

Abb. 7.281 M. popliteus.

| | | |
|---|---|---|
| **Anatomie** | Ursprung | ▪ Condylus lateralis femoris (zieht unter dem Lig. collaterale durch)<br>▪ Fasern<br>– von der Kniegelenkkapsel<br>– vom Hinterhorn des lateralen Meniskus<br>– vom Fibulaköpfchen (Lig. popliteum arcuatum) |
| | Ansatz | ▪ dorsale Tibiafläche (proximales Viertel) |
| | **Innervation** | ▪ N. tibialis (L 5 – S 2) |
| **Funktion** | Kniegelenk | ▪ rotiert den Unterschenkel nach innen (punctum fixum: Oberschenkel)<br>▪ rotiert den Oberschenkel nach außen (punctum fixum: Unterschenkel)<br>▪ Flexion (geringe Wirkung)<br>▪ führt den lateralen Meniskus während der Flexion nach dorsal<br>▪ Stabilisation im Kniegelenk (lokaler Stabilisator) |
| **Referred Pain** | ▪ in der Kniekehle, relativ lokal | |
| **Symptome** | Schmerzen | ▪ in der Kniekehle<br>▪ Schmerzzunahme beim Sitzen, Gehen, schnellen Laufen, Bergabgehen<br>▪ selten Nacht-/Ruheschmerzen |
| | Funktionsstörungen | ▪ lokale Stabilisation beeinträchtigt<br>▪ Extensionsdefizit im Kniegelenk |
| **auslösende Faktoren** | Überlastung | ▪ akut:<br>– Stop-and-go-Sportarten<br>– Knieverletzungen<br>• Stolpern, Ausrutschen<br>• Drehstürze (Skifahren, Fußballspielen etc.)<br>• im Zusammenhang mit Verletzungen des hinteren Kreuzbandes<br>▪ chronisch<br>– Bergabgehen<br>– Tragen von Schuhen mit hohen Absätzen<br>– übermäßiges Quadrizepstraining<br>– statische und/oder degenerative Veränderungen in Kniegelenk → Fehlbelastung → muskuläre Überlastung (sekundär myofasziales Syndrom) |
| | primäre TrPs | ▪ in den anderen Adduktoren |
| **Hinweise für den Therapeuten** | ▪ nach Knieoperationen wichtig zu behandeln<br>▪ bei Einschränkung der endgradigen Extension im Kniegelenk behandeln (zusammen mit dem Caput breve des M. biceps femoris) | |

- Der M. popliteus ist nur in seinem Ansatzbereich an der Rückseite der Tibia direkt zu tasten und zu behandeln. Patient in Bauchlage, zwischen 60° und 90° Knieflexion; Palpation von medial her auf der dorsalen Tibiafläche im proximalen Viertel → Ansatzregion des M. popliteus (**Abb. 7.282 a**); führt der Therapeut im Kniegelenk eine passive AR aus, geraten die Fasern des M. popliteus unter Zug und werden tastbar (**Abb. 7.282 b**). Palpation und Behandlung der weiteren Muskelanteile: dem Faserverlauf folgend Richtung Fibulaköpfchen/lateraler Femurkondylus; der M. popliteus bildet die tiefste Muskelschicht und kann im übrigen Verlauf nur durch die anderen Muskeln hindurch palpiert und behandelt werden (**Abb. 7.283**). Auf den Gefäßnervenstrang achten!
- geeignete Ausgangsstellung zur Behandlung der TrPs: Bauchlage (**Abb. 7.282**, **Abb. 7.283**), Seitenlage, Rückenlage mit angestelltem Bein (analog zu **Abb. 7.307 b**)

**Empfehlungen für den Patienten**

- Meiden perpetuierender und auslösender Faktoren
  - Highheels nur im Ausgang tragen
  - angepasstes Quadrizepstraining
- Selbstbehandlung der TrPs
- Selbstdehnen (nur bedingt möglich)

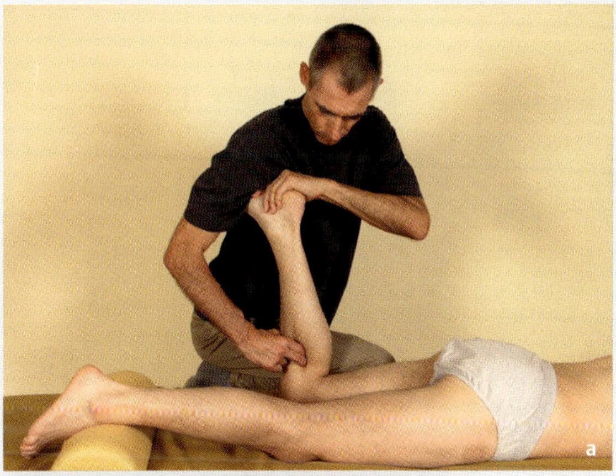


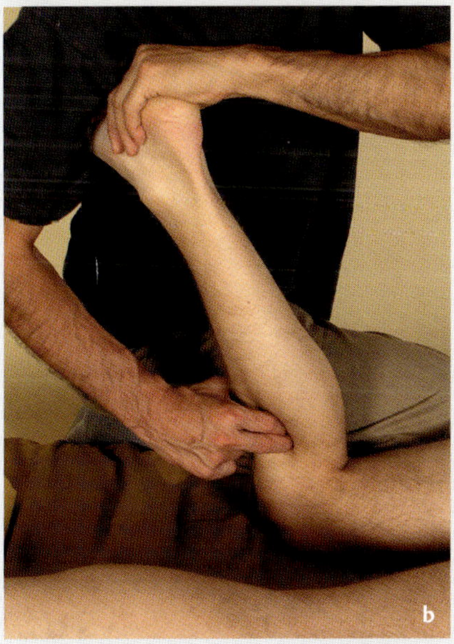


**Abb. 7.282** Palpation und manuelle Therapie des M. popliteus.
**a** Die direkte Palpation und manuelle Therapie des M. popliteus ist nur im Ansatzbereich, auf der Tibiarückseite (im proximalen Viertel), möglich.
**b** Durch passive Außenrotation des Unterschenkels im Kniegelenk durch den Therapeuten wird der M. popliteus unter Zugspannung gebracht. Die Fasern des M. popliteus werden dadurch tastbar und können mit Technik I bzw. II manuell behandelt werden.

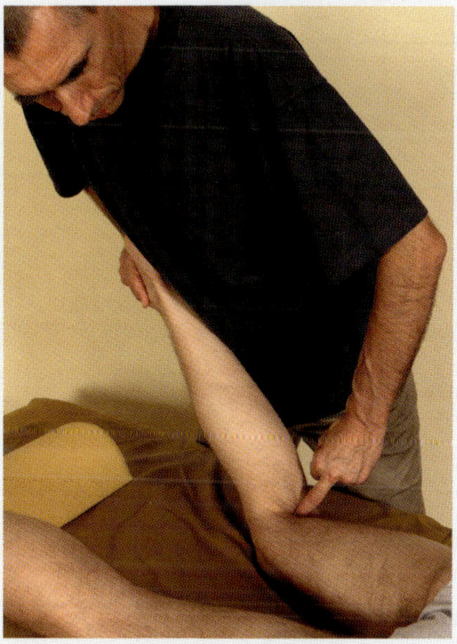

**Abb. 7.283** Manuelle Kompression (Technik I), Aufdehnen der TrP-Region (Technik II) bzw. Fasziendehnung (Technik III) des M. popliteus im Muskelbereich, der nicht der direkten Palpation zugänglich ist, erfolgt durch die darüberliegenden Muskeln hindurch. Bei 60° bis 90° Knieflexion sind der M. gastrocnemius und die Mm. ischiocrurales entspannt, sodass durch passive Außenrotation bzw. aktive Innenrotation des Unterschenkels die Fasern des M. popliteus infolge Spannungsveränderung in der Tiefe spürbar werden.

# 7.7 Unterschenkel und Fuß

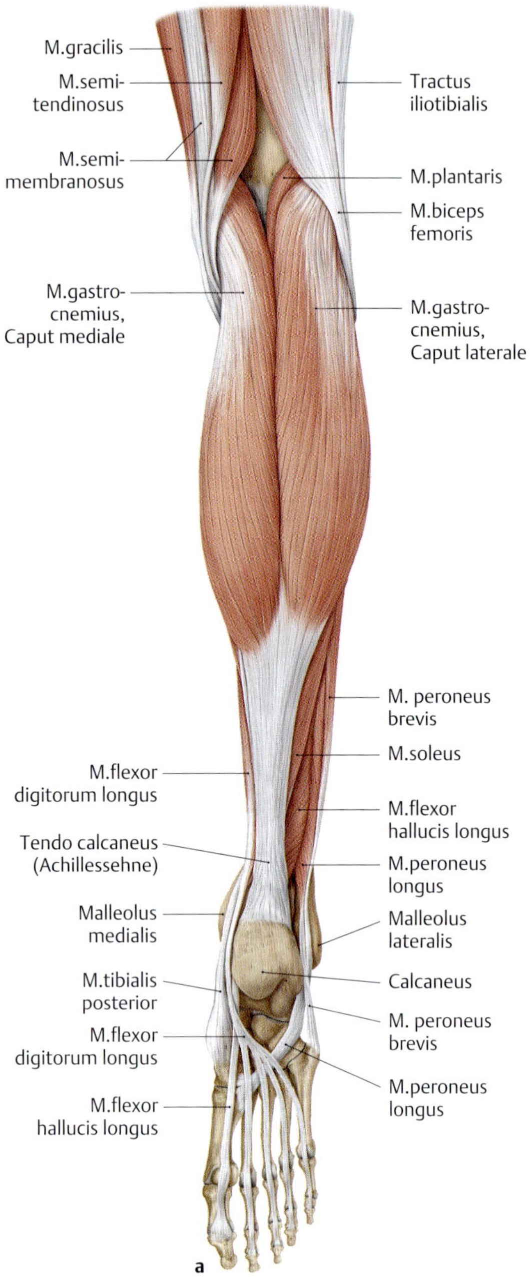


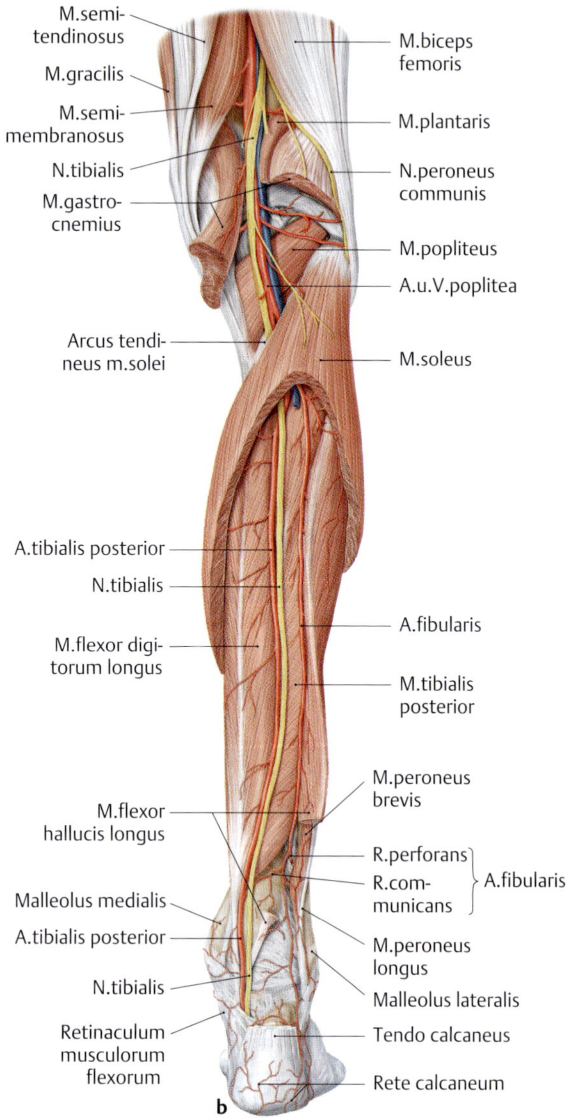


**Abb. 7.284** Unterschenkelmuskulatur in der Ansicht von dorsal.
**a** Oberflächliche Schicht.
**b** Tiefe Schicht.

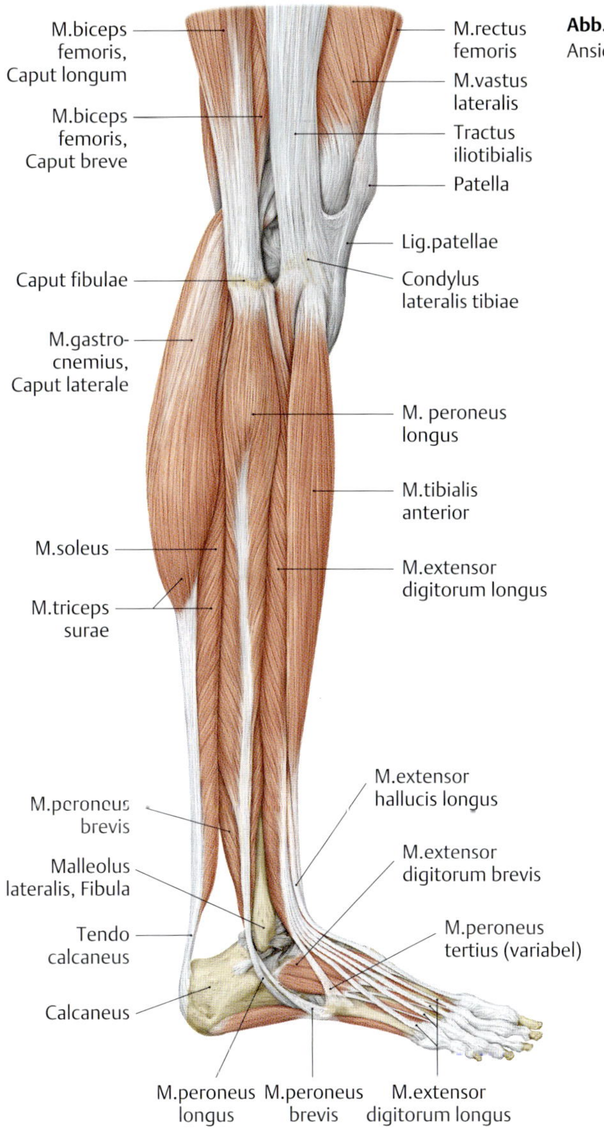


**Abb. 7.285** Unterschenkelmuskulatur. Ansicht von lateral.

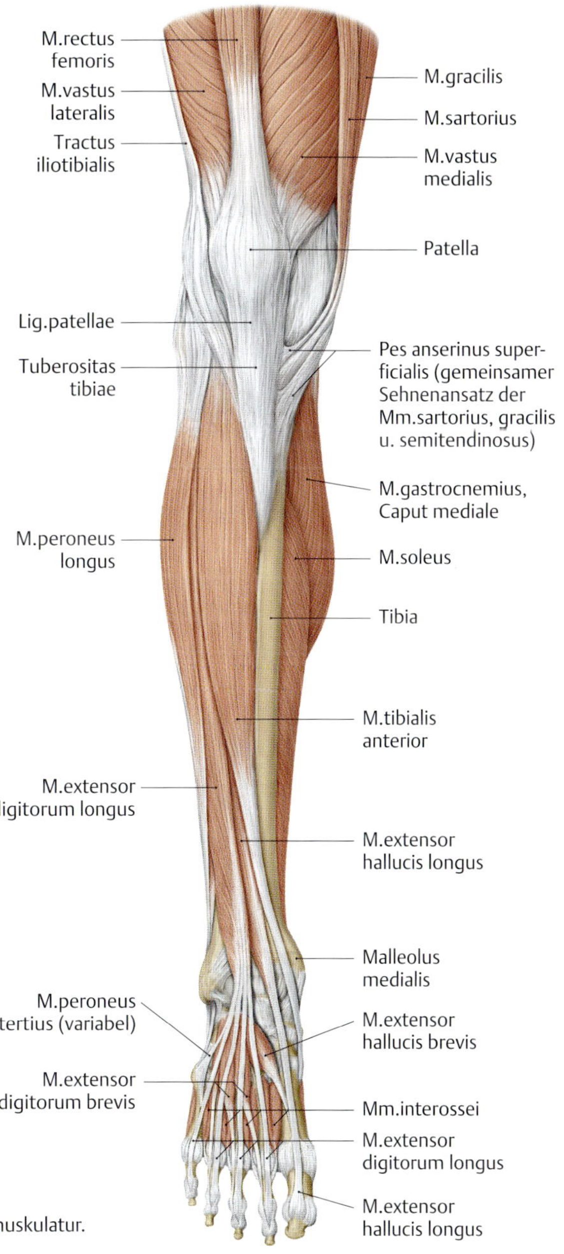


**Abb. 7.286** Unterschenkelmuskulatur. Ansicht von ventral.

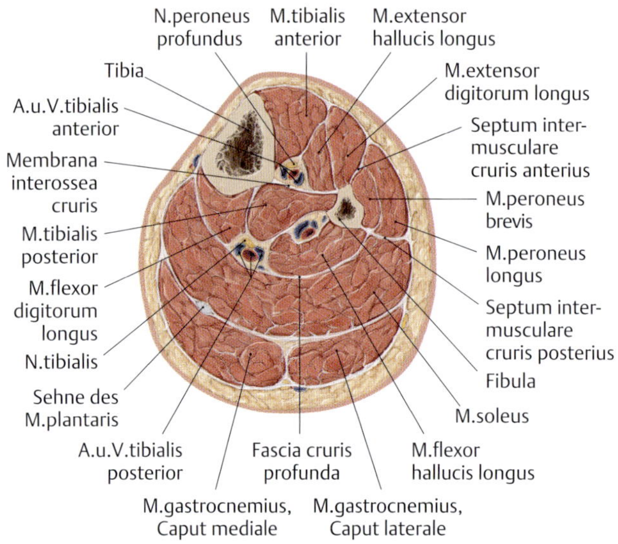


**Abb. 7.287** Querschnitt des rechten Unterschenkels. Ansicht von proximal.

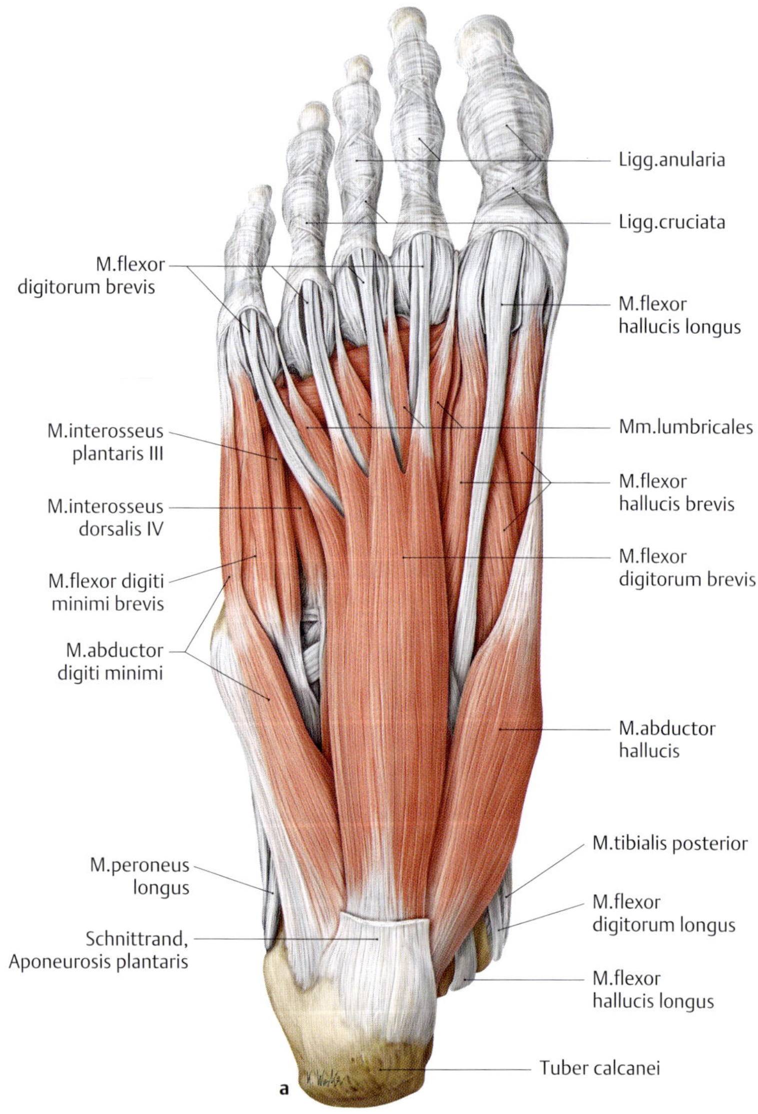

**Abb. 7.288** Rechter Fuß. Ansicht von plantar.
**a** Oberflächliche Muskelschicht.
**b** Mittlere und tiefe Muskelschichten.

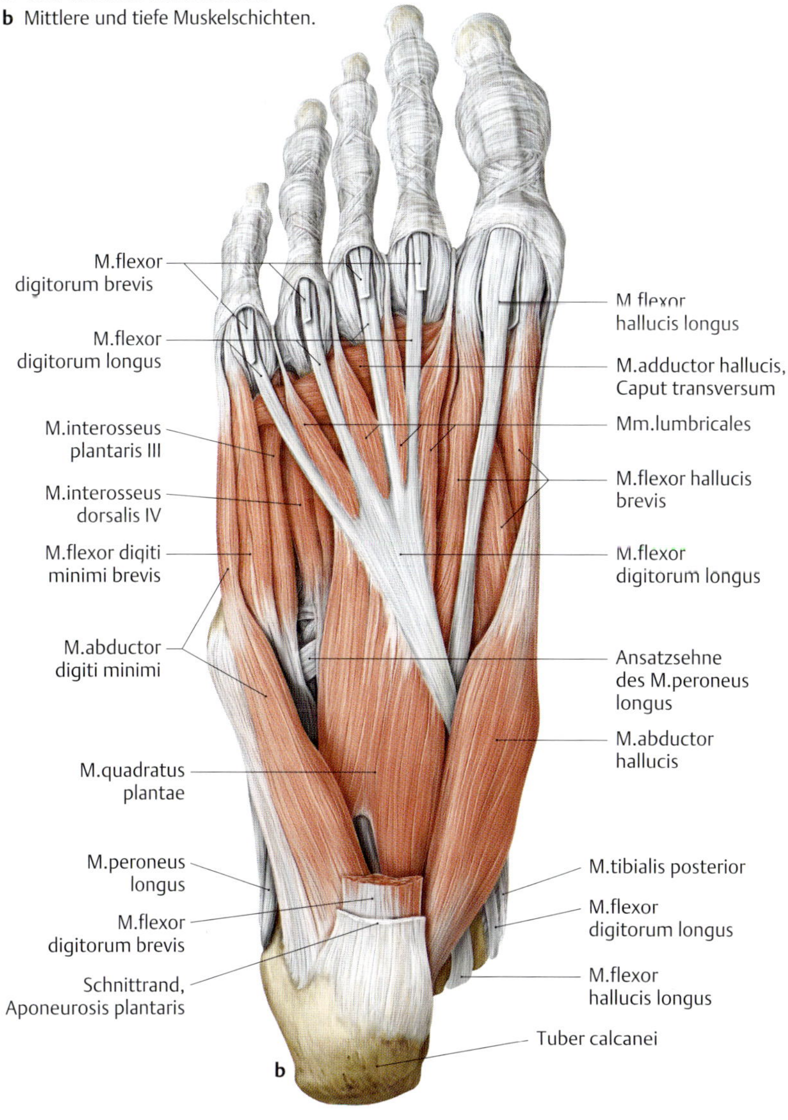

## 7.7.1 M. gastrocnemius und M. plantaris

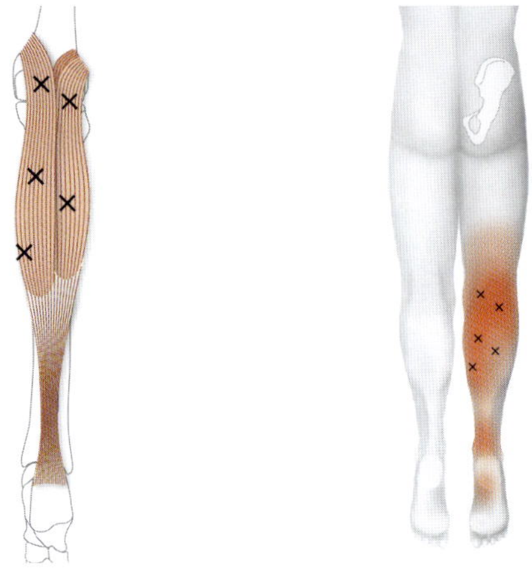

**Abb. 7.289** M. gastrocnemius.

| | | |
|---|---|---|
| **Anatomie** | ▪ **M. gastrocnemius** | |
| | Ursprung | ▪ Femurkondylen<br>– Caput mediale: proximal des medialen Condylus femoris<br>– Caput laterale: proximal des lateralen Condylus femoris<br>▪ Kniegelenkkapsel |
| | Ansatz | ▪ Kalkaneus: Die Sehnen der beiden Köpfe des M. gastrocnemius vereinigen sich distal mit der Sehne des M. soleus. Sie bilden gemeinsam die Achillessehne, die am Tuber calcanei ansetzt.<br>Die Fasern der Achillessehne, die vom M. gastrocnemius stammen,<br>– inserieren an den lateralen Zweidritteln des Kalkaneus (die Fasern des M. soleus setzen am medialen Drittel an);<br>– sind spiralig verdreht: Die am weitesten medial liegenden Gastrocnemius-Fasern setzen am weitesten lateral an. |
| | Der M. gastrocnemius ist mehrgelenkig (Kniegelenk, OSG, USG).<br>Der M. gastrocnemius bildet zusammen mit dem M. plantaris und dem M. soleus den M. triceps surae. | |
| | ▪ **M. plantaris** | |
| | Ursprung | ▪ lateraler Femurkondylus (proximal des Caput laterale des M. gastrocnemius)<br>▪ Kniegelenkkapsel |
| | Ansatz | ▪ Kalkaneus: Die sehr lange Endsehne verläuft zwischen dem M. gastrocnemius und dem M. soleus nach distal. Sie legt sich dem medialen Rand der Achillessehne an und setzt mit ihr zusammen am Kalkaneus an. |
| | Der M. plantaris ist (wie der M. gastrocnemius) mehrgelenkig (Kniegelenk, OSG, USG); seine Funktion ist identisch mit derjenigen des M. gastrocnemius.<br>Die Hauptwirkung des M. plantaris liegt darin, während der Flexion die Vasa tibialia posteriora, mit deren Adventitia er über das Bindegewebe der Kniekehle in Verbindung steht, offen zu halten. | |
| | **Innervation** | ▪ N. tibialis: M. gastrocnemius (S 1 – S 2); M. plantaris (L 4 – S 1) |
| **Funktion** | oberes Sprunggelenk (OSG) | ▪ Plantarflexion<br>– Ist der Vorfuß Punctum fixum, kann der Triceps surae einseitig das Körpergewicht überwinden und die Ferse anheben.<br>– aktiv v. a. beim raschen, zügigen Gehen, beim Fahrradfahren, beim Treppabgehen<br>– wenig aktiv beim Laufen und im Stehen<br>– maximale Kraftentwicklung nur mit extendiertem Knie möglich |
| | unteres Sprunggelenk (USG) | ▪ Inversion |
| | Kniegelenk | ▪ Unterstützung der Flexion |

| | | |
|---|---|---|
| **Referred Pain** | ▪ nach proximal zur Kniekehle und/oder zum dorsalen Oberschenkel ausstrahlend<br>▪ nach distal zur Achillessehne und bis zur Fußsohle<br>▪ häufig lokale Schmerzen (Triggerpunkte liegen eingebettet in ihr Ausstrahlungsgebiet) | |
| **Symptome** | Schmerzen | ▪ Schmerzen im Gebiet von Wade, Kniekehle und dorsalem Oberschenkel<br>▪ chronische Wadenzerrungen<br>▪ Schmerzzunahme bei Belastung (z. B. Schmerzen in der Kniekehle/Wade beim Bergaufgehen oder beim Gehen auf unebenem Untergrund) → Hinken |
| | Funktionsstörungen | ▪ nächtliche Wadenkrämpfe (können auch durch – bezogen auf Schmerz – latente TrPs verursacht werden)<br>▪ TrPs bewirken selten Schwäche oder Bewegungseinschränkung. |
| **auslösende Faktoren** | Überlastung | ▪ akut<br>– Sport: Leichtathletik (Weit-, Hochsprung), Volleyball etc.<br>– Unfälle mit Unterschenkelfrakturen<br>▪ chronisch (häufiger)<br>– lang andauernde Belastung in verkürzter Stellung (z. B. beim Tragen von Schuhen mit hohen Absätzen)<br>– Gewohnheitshaltung mit „Vorlage"<br>– Spülbecken in der Küche zu niedrig<br>– Sport: Aerobic, Fahrradfahren mit zu hohem Sattel, Klettern etc. |
| | direktes Trauma | ▪ z. B. Schlag gegen die Wade beim Fußballspielen |
| | primäre TrPs | ▪ Mm. gluteus medius und minimus |
| | prädisponierende/ unterhaltende Faktoren | ▪ Ruhigstellung im Gehgips nach Unfall<br>▪ Unterkühlung des Muskels (Klimaanlage im Auto oder Büro)<br>▪ Ischämie (z. B. infolge Kompression durch Gummizug bei eng anliegenden langen Socken oder beim Hochlagern der Beine vor dem Fernseher und Druck der Sofalehne gegen den dorsalen Unterschenkel)<br>▪ Verkürzung des M. gastrocnemius (z. B. durch ungünstige Sitzhöhe, die Bodenkontakt nur mit dem Vorfuß ermöglicht) |
| **Hinweise für den Therapeuten** | ▪ „Nächtliche Wadenkrämpfe sind das häufigste Symptom, das eindeutig durch TrPs im M. gastrocnemius ausgelöst wird" (Travell u. Simons 2002, S. 443).<br>▪ Schwäche und/oder Bewegungseinschränkung (der Dorsalextension) sind in der Regel nicht durch den M. gastrocnemius verursacht (sondern durch TrPs bzw. Hartspannstränge im M. soleus).<br>▪ Im proximalen Bereich der Sehnen des M. gastrocnemius ist gelegentlich ein Sesambein (Fabella) eingelagert, etwa doppelt so häufig in der Sehne des lateralen Kopfs wie in der Sehne des medialen Kopfs. Rund ein Drittel dieser Sesambeine sind verknöchert, die übrigen sind knorpelig. Sie sind symptomlos.<br>▪ Auf Varizen achten und schonend behandeln.<br>▪ geeignete Ausgangsstellungen zur Behandlung der TrPs: Bauchlage (**Abb. 7.290**, **Abb. 7.291**, **Abb. 7.292 a**), Seitenlage (Caput mediale bzw. laterale), Stand (**Abb. 7.292 b**)<br>▪ Leichte Vordehnung des M. gastrocnemius erleichtert das Auffinden der Hartspannstränge und TrPs (**Abb. 7.290**, **Abb. 7.291**).<br>▪ Verwendung eines Triggerpunkt-Hölzchens zur Entlastung der Finger empfehlenswert (**Abb. 7.291**).<br>▪ Faszien-Dehntechnik (Technik III)<br>– immer von distal nach proximal arbeiten (Venenklappen)<br>– Muskel in Vordehnung bringen (**Abb. 7.292 b**) | |
| **Empfehlungen für den Patienten** | ▪ Meiden perpetuierender und auslösender Faktoren<br>– Fahrradfahren: bei zu niederem Sattel Sattelhöhe anpassen<br>– Vermindern einer übergroßen Schrittlänge<br>– im Alltag keine Schuhe mit hohen Absätzen tragen<br>– bei ungeeigneter Sitzhöhe: Stuhlhöhe anpassen/Fußschemel<br>▪ Selbstbehandlung der TrPs: im Fersensitz Tennisball zwischen Ober- und Unterschenkel einklemmen und mit kleinen Bewegungen (Gewichtsverlagerung seitlich) die Wadenmuskulatur durcharbeiten (**Abb. 7.299**).<br>▪ Dehnen mit extendiertem Knie (**Abb. 7.293 a**); bei Wadenkrämpfen v. a. abends vor dem Zubettgehen | |

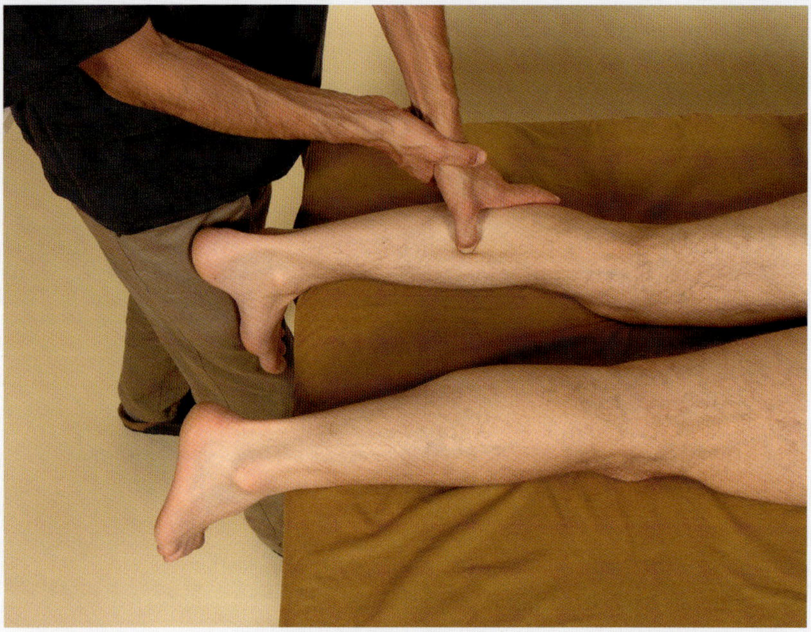

**Abb. 7.290** Manuelle Kompression (Technik I) bzw. Aufdehnen der TrP-Region (Technik II) im M. gastrocnemius (Caput mediale). Leichte Vordehnung (Extension im Knie und Dorsalextension im OSG) erleichtert das Auffinden der Hartspannstränge und TrPs im M. gastrocnemius sowie deren manuelle Behandlung.

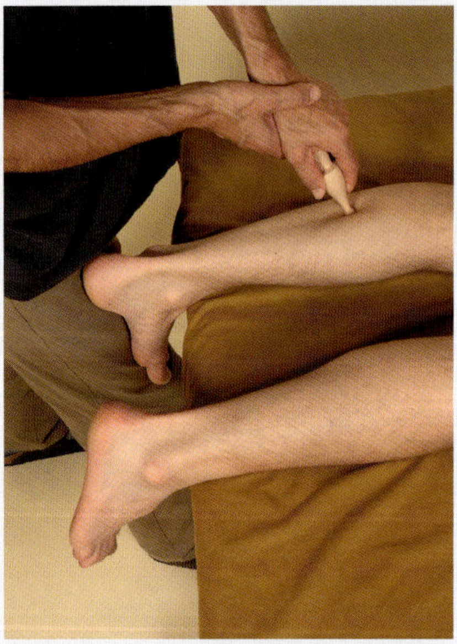

**Abb. 7.291** Manuelle Kompression (Technik I) bzw. Aufdehnen der TrP-Region (Technik II) im M. gastrocnemius (Caput laterale). Triggerpunkt-Hölzchen zur Entlastung der Finger des Therapeuten.

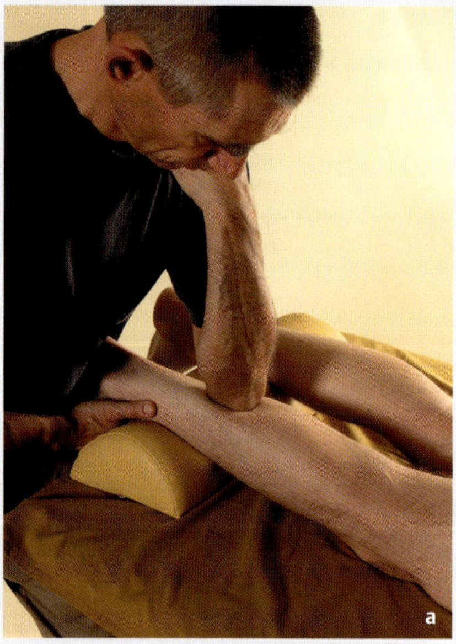


**Abb. 7.292** Fasziendehnung (Technik III).
**a** In Bauchlage: M. gastrocnemius und M. soleus immer herzwärts (Venenklappen) behandeln.

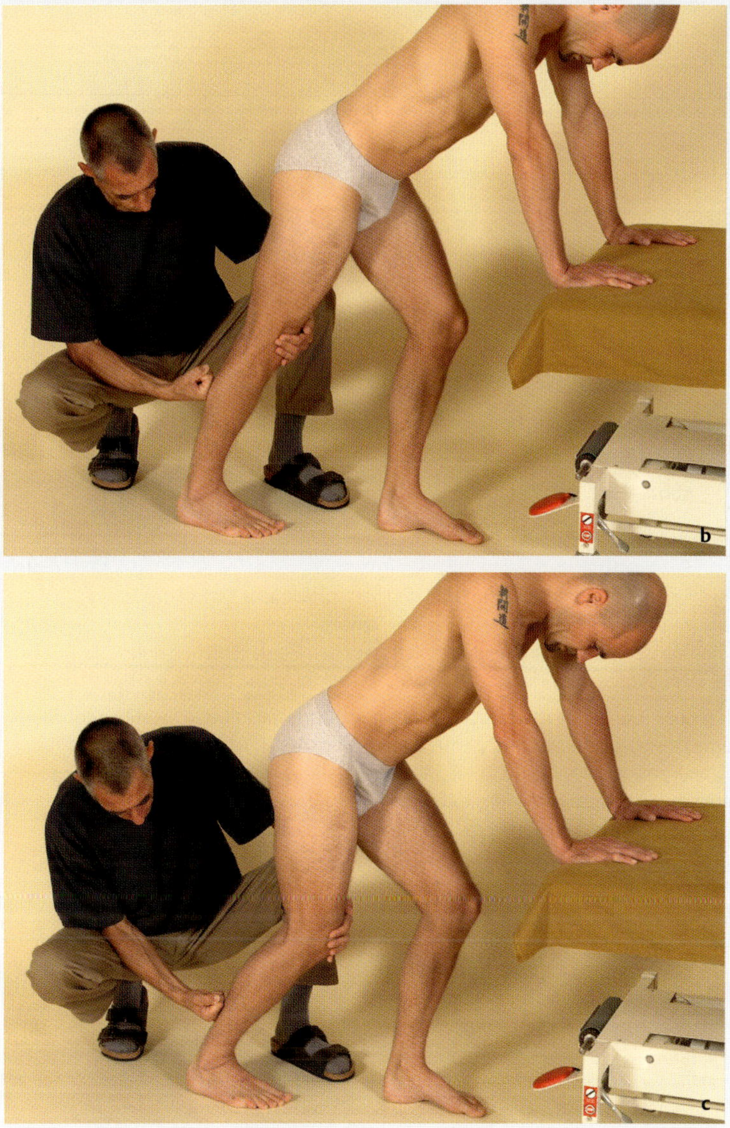

**Abb. 7.292** Fortsetzung
**b** Im Stehen in Schrittstellung: Steigerung der Intensität durch Vordehnung der Wadenmuskulatur. Ist dabei das Knie gestreckt, wird der M. gastrocnemius gedehnt und die Fasziendehnung wirkt v. a. auf den oberflächlich liegenden M. gastrocnemius.
**c** Im Stehen in Schrittstellung: Steigerung der Intensität durch Vordehnung der Wadenmuskulatur. Ist dabei das Knie etwas flektiert, erreicht die Fasziendehnung den M. soleus (durch den oberflächlich liegenden M. gastrocnemius hindurch).

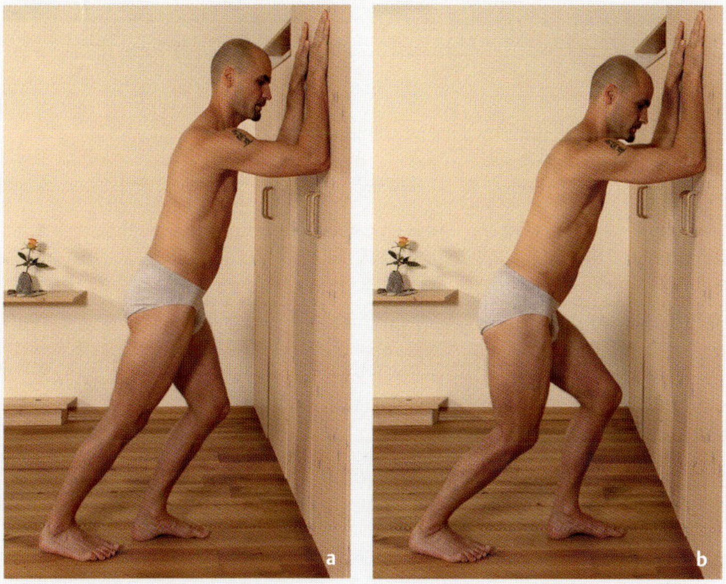

**Abb. 7.293** Selbstdehnung (Technik V) der Wadenmuskulatur.
**a** M. gastrocnemius: Schrittstellung, Ferse des hinteren Beins bleibt im Kontakt zum Boden, während das Becken nach vorn verlagert wird. Das Knie des hinteren Beins bleibt extendiert, sodass der M. gastrocnemius über zwei Drehpunkte (OSG und Kniegelenk) gleichzeitig gedehnt wird.
**b** M. soleus: Schrittstellung, Ferse des hinteren Beins bleibt im Kontakt zum Boden, während das Knie nach vorn bewegt wird. Durch die Knieflexion wird der M. gastrocnemius an diesem Drehpunkt entlastet, sodass die Dehnspannung gezielt den darunterliegenden M. soleus erreicht.

## 7.7.2 M. soleus

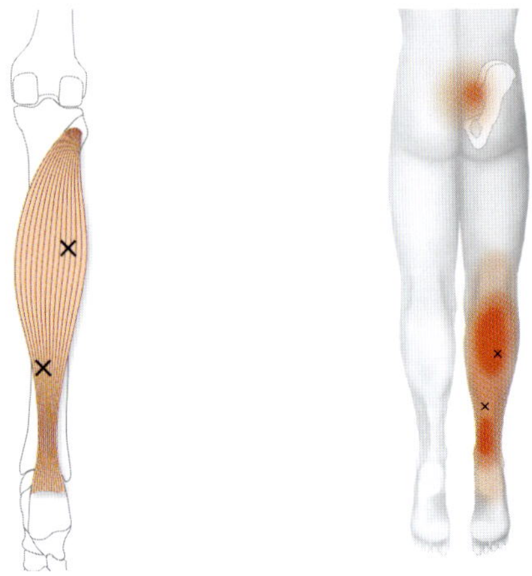

**Abb. 7.294** M. soleus.

| | | |
|---|---|---|
| **Anatomie** | Ursprung | ▪ Fibulaköpfchen (dorsale Fläche) und dorsales, proximales Drittel der Fibula<br>▪ Tibia (mittleres Drittel der medialen Tibiakante)<br>▪ Sehnenbogen (Arcus tendineus m. solei) zwischen Fibulaköpfchen und Tibia, distal des M. popliteus |
| | Ansatz | ▪ Kalkaneus: Die Sehne des M. soleus vereinigt sich distal mit den Sehnen der beiden Köpfe des M. gastrocnemius. Gemeinsam bilden sie die Achillessehne, die am Tuber calcanei ansetzt. Die Fasern der Achillessehne, die vom M. soleus stammen, inserieren am medialen Drittel des Kalkaneus. |
| | Der M. soleus ist zweigelenkig (OSG, USG).<br>Der M. soleus wird zusammen mit dem M. gastrocnemius und dem M. plantaris als M. triceps surae bezeichnet. | |
| | **Innervation** | ▪ N. tibialis (S 1 – S 2) |
| **Funktion** | oberes Sprunggelenk (OSG) | ▪ Plantarflexion<br>– Ist der Vorfuß Punctum fixum, kann der Triceps surae einseitig das Körpergewicht überwinden und die Ferse anheben.<br>– aktiv v. a. beim raschen, zügigen Gehen, beim Fahrradfahren, beim Treppabgehen<br>– aktiv auch im Stehen<br>– maximale Kraftentwicklung auch mit flektiertem Knie möglich |
| | unteres Sprunggelenk (USG) | ▪ Inversion |
| | Unterschenkel | ▪ Venenpumpe |
| **Referred Pain** | ▪ Achillessehne<br>▪ Fersenschmerzen (dorsal und plantar)<br>▪ lokale Schmerzen (Triggerpunkte liegen eingebettet in ihr Ausstrahlungsgebiet)<br>▪ nach proximal zum Iliosakralgelenk (ausnahmsweise) | |
| **Symptome** | Schmerzen | ▪ Achillessehne<br>▪ Fersenschmerzen bei Belastung und auch nachts (Fersenschmerzen gehören zu den häufigsten Beschwerden von [Freizeit-]Läufern)<br>▪ Wade: lokale Schmerzen |
| | Funktionsstörungen | ▪ Bewegungseinschränkung der Dorsalextension<br>▪ eingeschränkte Funktion der Muskelpumpe infolge von TrP-induzierten Hartspannsträngen → fehlender Antrieb des venösen Rückflusses → Ödeme im Fuß- und OSG-Bereich, diffuse Schmerzen in Wade und Fuß<br>▪ keine nächtlichen Wadenkrämpfe |
| **Entrapment** | N. tibialis | ▪ Der N. tibialis kann durch Hartspannstränge des M. soleus eingeengt werden (**Abb. 8.48**, S. 463). Folgen sind<br>– Schwäche der Waden- und Fußmuskulatur;<br>– diffuse Dysästhesien im Bereich vom dorsalen Unterschenkel und Fußsohle. |

| | | |
|---|---|---|
| **auslösende Faktoren** | Überlastung | ▪ akut<br>– Sport: Leichtathletik (Weit-, Hochsprung), Volleyball etc.<br>– Unfälle mit Unterschenkelfrakturen<br>▪ chronisch (häufiger)<br>– stehende Berufe (z. B. Servicepersonal, Krankenschwestern, Verkäuferinnen)<br>– lang andauernde Belastung in verkürzter Stellung (z. B. beim Tragen von Schuhen mit hohen Absätzen)<br>– Gewohnheitshaltung: „Vorlage", d. h. mit dem Kopf eine Nasenlänge voraus<br>– Spülbecken in der Küche zu niedrig<br>– Sport: Aerobic, Fahrradfahren mit zu niederem Sattel etc. |
| | direktes Trauma | ▪ z. B. Schlag gegen die Wade beim Fußballspielen |
| | primäre TrPs | ▪ Mm. gluteus medius und minimus |
| | prädisponierende/ unterhaltende Faktoren | ▪ Ruhigstellung im Gehgips nach Unfall<br>▪ Unterkühlung des Muskels (Klimaanlage im Auto oder Büro)<br>▪ Ischämie (z. B. beim Hochlagern der Beine vor dem Fernseher und Druck der Sofalehne gegen den dorsalen Unterschenkel)<br>▪ Verkürzung des M. soleus (z. B. durch ungünstige Sitzhöhe, die Bodenkontakt nur mit dem Vorfuß ermöglicht) |
| **Hinweise für den Therapeuten** | ▪ Auch – bezogen auf Schmerz – latente TrPs führen zu Hartspannsträngen und können<br>– die Funktion der Muskelpunmpe beeinträchtigen → Ödeme,<br>– zu Schwäche (Zehengang) und/oder Bewegungseinschränkung (der Dorsalextension) führen,<br>– ein Entrapment des N. tibialis verursachen.<br>▪ Fersenschmerzen gehören zu den häufigsten Beschwerden von (Freizeit-)Läufern.<br>▪ Wichtig für die Therapie der Achillodynie: „TrPs im Soleus sind zusammen mit denjenigen des Gastrocnemius und des Tibialis posterior die wichtigste Ursache für Rückfußschmerzen und Achillodynie" (Dejung 2009, S. 178).<br>▪ Wadenschmerzen: Differenzialdiagnose zu einer tiefen Venenthrombose<br>– Schmerz aufgrund einer tiefen Venenthrombose ist typischerweise diffus, nicht punktförmig klar begrenzt und verbunden mit Überwärmung und Schwellung der betroffenen Region; Schmerzausstrahlung fehlt.<br>– Myofasziale Wadenschmerzen: Der mTrP liegt in einem palpablen Hartspannstrang, und der TrP-spezifische Schmerz ist am Ort der Druckprovokation punktförmig und klar begrenzt; häufig zeigen sich zudem ausstrahlende Schmerzen.<br>▪ oft Zusammenhang mit Tibialis-anterior-Syndrom<br>▪ geeignete Ausgangsstellungen zur manuellen Therapie: Bauchlage (**Abb. 7.295** – **Abb. 7.298**), Seitenlage oder im Stehen (**Abb. 7.292 c**).<br>▪ Hartspannstränge im M. soleus werden zur Identifikation und Therapie der TrPs unter Zugspannung gebracht durch Dorsalextension im OSG bei gleichzeitiger Knieflexion (**Abb. 7.295**).<br>▪ Behandlung der TrPs im M. soleus<br>– direkt im distalen Bereich (d. h. distal des M. gastrocnemius; **Abb. 7.296**, **Abb. 7.298 b**) sowie der lateralen (bzw. medialen) Partie von lateral (medial) unter dem darüberliegenden M. gastrocnemius (**Abb. 7.295**)<br>– indirekt durch den entspannten M. gastrocnemius (→ Knieflexion) hindurch (**Abb. 7.292 a**, **Abb. 7.292 c**)<br>– mit Pinzettengriff (**Abb. 7.298**)<br>▪ Hilfsmittel (Triggerpunkt-Hölzchen) zur Entlastung der Finger verwenden (**Abb. 7.297**)<br>▪ Faszien-Dehntechnik<br>– zum Schutz der Venenklappen: immer von distal nach proximal arbeiten (**Abb. 7.292**)<br>– den M. soleus durch den entspannten M. gastrocnemius hindurch behandeln (**Abb. 7.292 a**, **Abb. 7.292 c**, **Abb. 7.297**) | |
| **Empfehlungen für den Patienten** | ▪ Meiden perpetuierender und auslösender Faktoren<br>– Arbeitssituation prüfen und z. B. Höhe der Arbeitsfläche in der Küche anpassen<br>– im Alltag keine Schuhe mit hohen Absätzen tragen<br>– bei ungeeigneter Sitzhöhe: Stuhlhöhe anpassen/Fußschemel<br>▪ Selbstbehandlung der TrPs (im Fersensitz Tennisball zwischen Ober- und Unterschenkel einklemmen und mit kleinen Bewegungen (Gewichtsverlagerung seitlich) die Wadenmuskulatur durcharbeiten; **Abb. 7.299**)<br>▪ Dehnen mit flektiertem Knie (**Abb. 7.293 b**)<br>▪ funktionelles Training: Gehen auf unebenem Untergrund, Balancieren (**Abb. 7.324**, **Abb. 5.19**, S. 101) | |

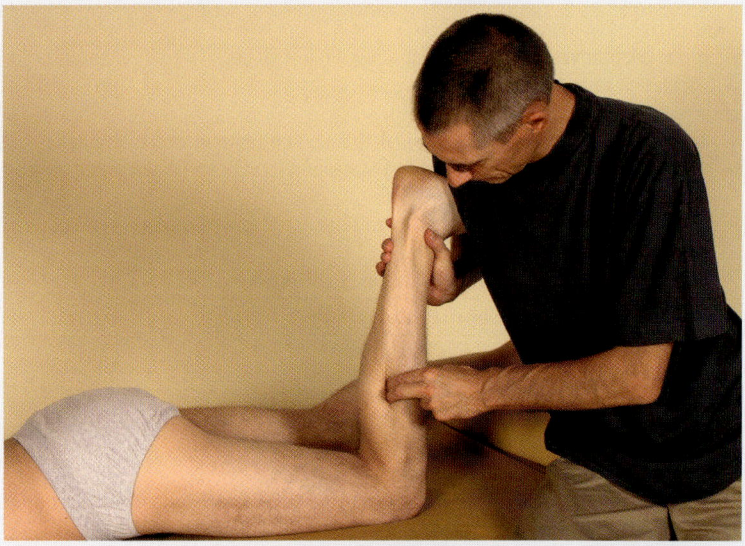

**Abb. 7.295** Manuelle Kompression (Technik I) bzw. Aufdehnen der TrP-Region (Technik II) im M. soleus im Bereich seiner Ursprungsregion (Rückseite des proximalen Drittels der Fibula). Knieflexion entlastet den oberflächlich liegenden M. gastrocnemius. Mittels Dorsalextension im OSG wird der M. soleus unter Zugspannung gebracht und damit tast- und behandelbar.

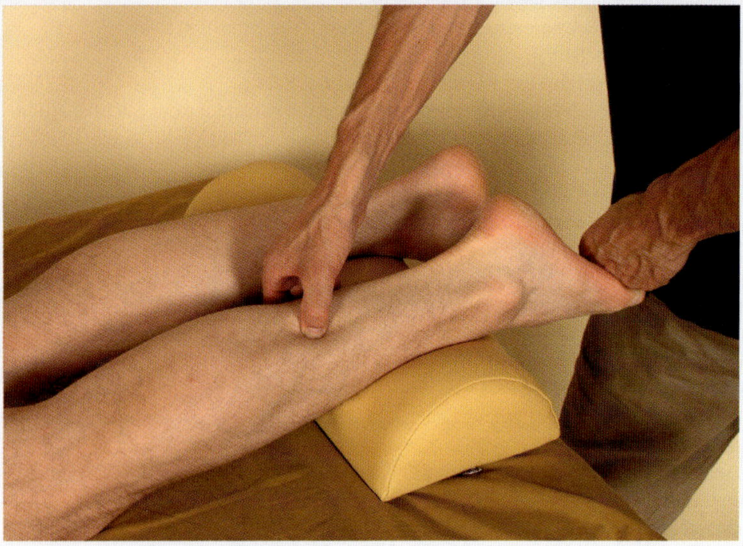

**Abb. 7.296** Manuelle Kompression (Technik I), Aufdehnen der TrP-Region (Technik II) bzw. selektive Fasziendehnung (Technik III) des M. soleus im direkt zugänglichen, distal des M. gastrocnemius liegenden Bereich. Bei Bewegungen mit dem Fuß ist spürbar, wie der TrP unter dem Finger hin- und zurückbewegt wird (Technik IIb).

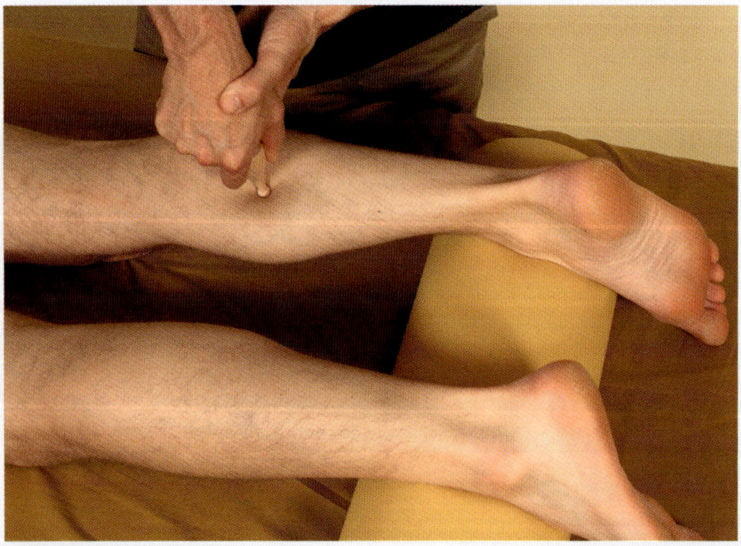

**Abb. 7.297** Manuelle Kompression (Technik I) bzw. Aufdehnen der TrP-Region (Technik II) des M. soleus im nicht direkt zugänglichen Bereich: Behandlung erfolgt durch den entspannten M. gastrocnemius (Fußrolle → leichte Knieflexion) hindurch. Zur Entlastung der Finger kann ein Triggerpunkt-Hölzchen eingesetzt werden.

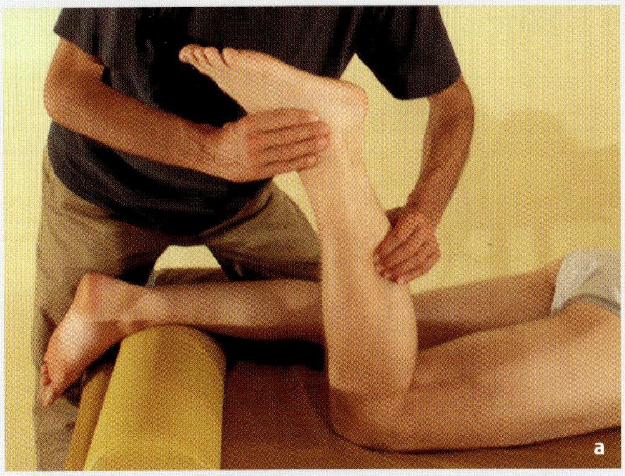

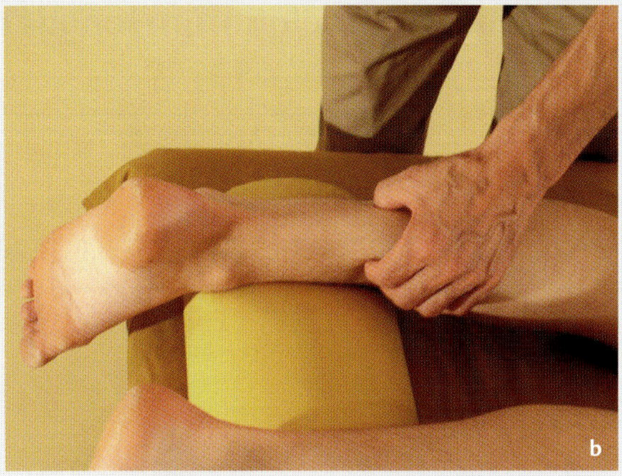

**Abb. 7.298** Behandlung mit Pinzettengriff.
**a** Manuelle Kompression (Technik I) bzw. Aufdehnen der TrP-Region (Technik II) der oberflächlichen Wadenmuskulatur (M. gastrocnemius und M. soleus) mit Pinzettengriff.
**b** Manuelle Kompression (Technik I) bzw. Aufdehnen der TrP-Region (Technik II) des M. soleus mit Pinzettengriff.

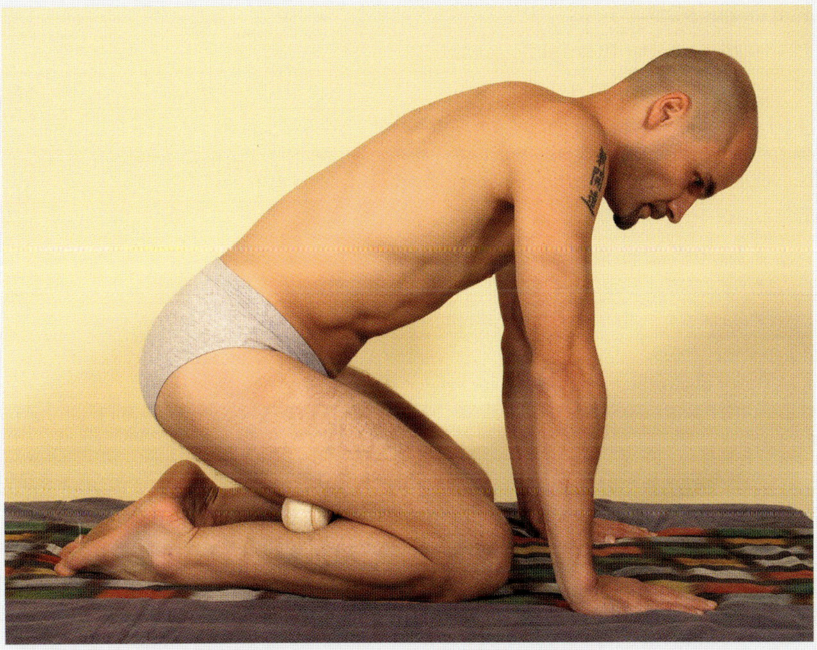

**Abb. 7.299** Selbstbehandlung mTrPs in der dorsalen Wadenmuskulatur (M. gastrocnemius, M. soleus und M. tibialis posterior) und in der Ischiokruralmuskulatur mit Tennisball im Fersensitz.

## 7.7.3 Mm. flexor digitorum longus und hallucis longus

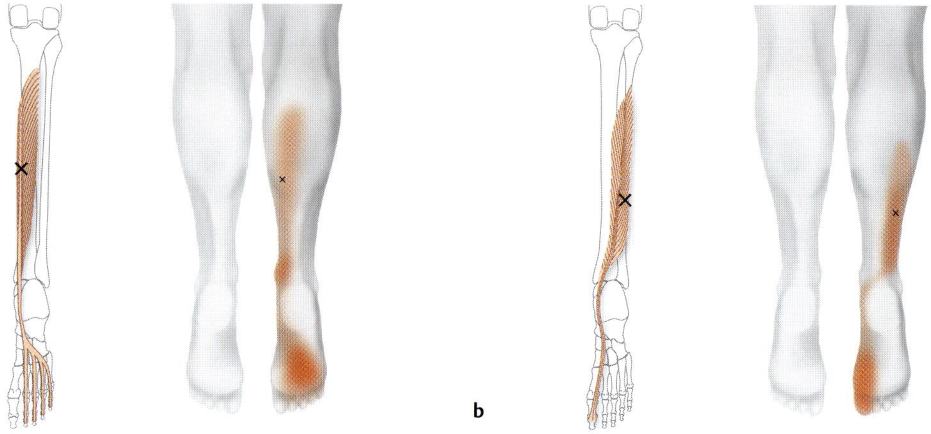

**Abb. 7.300** M. flexor digitorum longus und M. flexor hallucis longus.
**a** M. flexor digitorum longus.
**b** M. flexor hallucis longus.

| | | |
|---|---|---|
| **Anatomie** | ▪ **M. flexor digitorum longus (FDL)** | |
| | Ursprung | ▪ Rückseite der Tibia (mittleres Drittel) |
| | Ansatz | ▪ Endphalangen der Zehen II – V |
| | Die Sehne des M. flexor digitorum longus überkreuzt am Unterschenkel den M. tibialis posterior (Chiasma crurale) und zieht hinter dem Malleolus medialis, eingebettet in eine Sehnenscheide, nach distal.<br>Im Bereich der Fußsohle überkreuzt er den M. flexor hallucis longus (Chiasma plantare). | |
| | ▪ **M. flexor hallucis longus** (FHL) | |
| | Ursprung | ▪ Rückseite der Fibula (distale zwei Drittel)<br>▪ Membrana interossea (an den der Fibula angrenzenden Bereichen) |
| | Ansatz | ▪ Basis der Endphalanx der Großzehe |
| | Im Bereich des medialen Knöchels verlaufen die Sehnen (von ventral nach dorsal betrachtet) in der Reihenfolge M. tibialis posterior, M. flexor digitorum longus, M. flexor hallucis longus („Tom, Dick and Harry“).<br>Im Bereich der Fußsohle unterkreuzt die Sehne des M. flexor hallucis longus die Sehne des M. flexor digitorum longus (Chiasma plantare). | |
| | **Innervation** | ▪ N. tibialis (L 5 – S 2) |
| **Funktion** | Zehen | ▪ Flexion der Zehen II – V in den Grund-, Mittel- und Endgelenken (FDL)<br>▪ Flexion der Großzehe im Grund- und Endgelenk (FHL) |
| | Fuß, unteres und oberes Sprunggelenk | ▪ Unterstützung der<br>– Fußwölbung (FDL und FHL wirken einem Knickplattfuß entgegen)<br>– Supination (Vorfuß: Chopart- und Lisfranc-Gelenke)<br>– Inversion (unteres Sprunggelenk)<br>– Plantarflexion (oberes Sprunggelenk)<br>▪ Stabilisierung von Fuß, unterem und oberem Sprunggelenk in der Standbeinphase |
| **Referred Pain** | ▪ Fußschmerzen, v. a. Längsgewölbe, Vorfuß (FDL)<br>▪ Großzehenschmerzen, Os metatarsale I (FHL) | |
| **Symptome** | Schmerzen | ▪ Fuß- und Zehenschmerzen<br>▪ Schmerzzunahme beim Gehen, v. a. auf unebenem Untergrund (zusätzliche Stabilisierung notwendig) |
| | Funktionsstörungen | ▪ Zehenkrämpfe |
| **auslösende Faktoren** | Überlastung | ▪ akut: Sport, z. B. Leichtathletik (Weit-, Hochsprung), Volleyball etc.<br>▪ chronisch<br>– Barfußgehen in weichem Sand bei mangelndem Training<br>– Ballett, Laufsportarten (v. a. in unebenem Gelände)<br>– Schwäche des Triceps surae → kompensatorische Überlastung von FDL und FHL |

| | |
|---|---|
| **Hinweise für den Therapeuten** | ▪ eher selten aktive TrPs<br>▪ M. flexor digitorum longus: Palpation und Behandlung von medial her an der Rückseite der Tibia (mittleres Drittel); Druck gegen die Tibiahinterfläche (**Abb. 7.301**)<br>▪ M. flexor hallucis longus: Palpation und Behandlung von lateral an der Rückseite der Fibula (distale Hälfte); die oberflächlich liegende Schicht des Triceps surae sollte entspannt sein (passive Plantarflexion), um möglichst tief auf die Rückseite der Fibula gelangen zu können (**Abb. 7.302**).<br>▪ geeignete Ausgangsstellungen zur Behandlung der TrPs: Bauchlage (**Abb. 7.301**, **Abb. 7.302**), Seitenlage, Rückenlage (Fußsohle in Kontakt mit Unterlage → Wade frei und entspannt, **Abb. 7.307 b**) |
| **Empfehlungen für den Patienten** | ▪ Meiden perpetuierender und auslösender Faktoren<br>– polysportiv werden<br>– Schuhe mit optimalem Fußbett tragen<br>▪ Selbstbehandlung der TrPs<br>▪ Dehnen mit Vordehnung der Zehen (**Abb. 7.303**, **Abb. 7.304**)<br>▪ funktionelles Training: Gehen auf unebenem Untergrund, Barfußgehen, Balancieren (**Abb. 7.324**, **Abb. 5.19**, S. 101) |

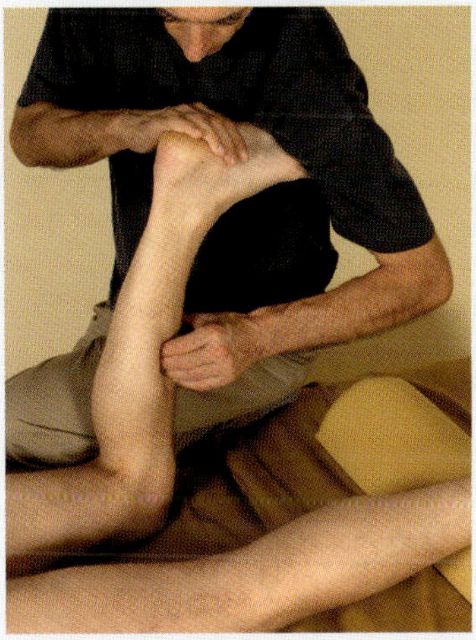

**Abb. 7.301** M. flexor digitorum longus. Manuelle Kompression (Technik I) bzw. Aufdehnen der TrP-Region (Technik II). Zugang von medial – im mittleren Drittel des Unterschenkels – zwischen dem darüberliegenden M. soleus (identifizierbar mittels Dorsalextension des Fußes, sodass Zugspannung tastbar wird) und der Tibia, Druck zur Rückseite der Tibia.

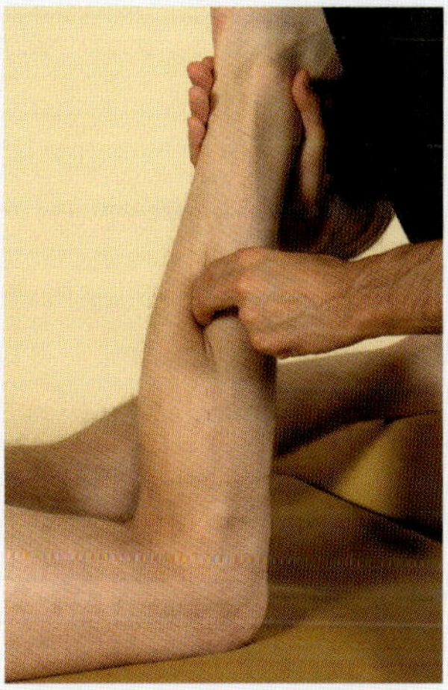

**Abb. 7.302** M. flexor hallucis longus: Manuelle Kompression (Technik I) bzw. Aufdehnen der TrP-Region (Technik II). Zugang von lateral, auf der Hinterfläche der Fibula (distale Hälfte).

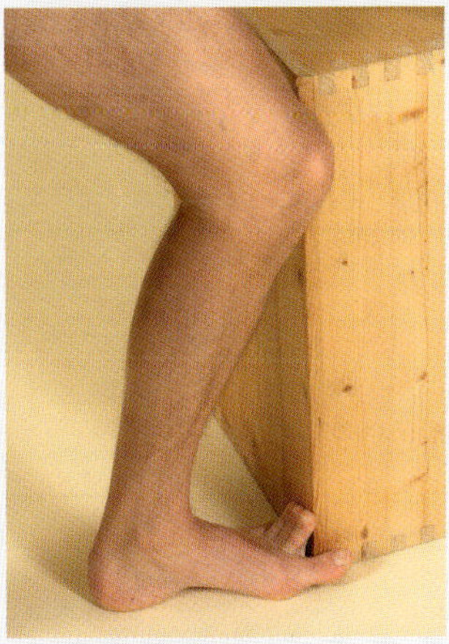

**Abb. 7.303** Selbstdehnung (Technik V) des M. flexor digitorum longus. Initial erfolgt eine passive Extension der Zehen II–V (an Kiste, Türrahmen etc.). Die anschließende Verschiebung des Knies nach vorn bewirkt über die Dorsalextension im OSG eine selektive Dehnung der damit über mehrere Drehpunkte gleichzeitig gedehnten langen Zehenbeuger.

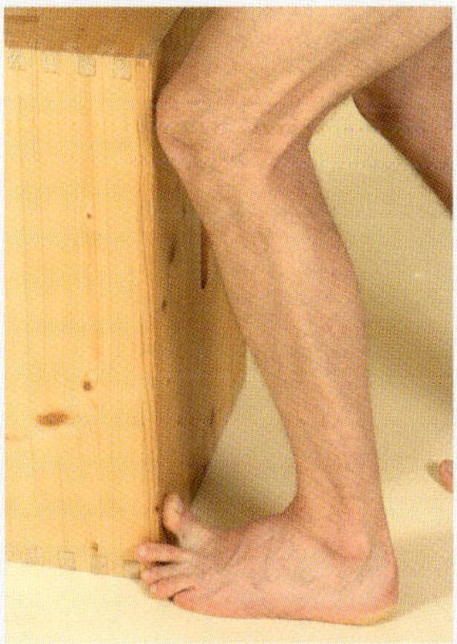

**Abb. 7.304** Selbstdehnung (Technik V) des M. flexor hallucis longus. Initial erfolgt eine passive Extension der Großzehe (an Kiste, Türrahmen etc.). Die anschließende Verschiebung des Knies nach vorn bewirkt über die Dorsalextension im OSG eine selektive Dehnung des damit über mehrere Drehpunkte gleichzeitig gedehnten langen Großzehenbeugers.

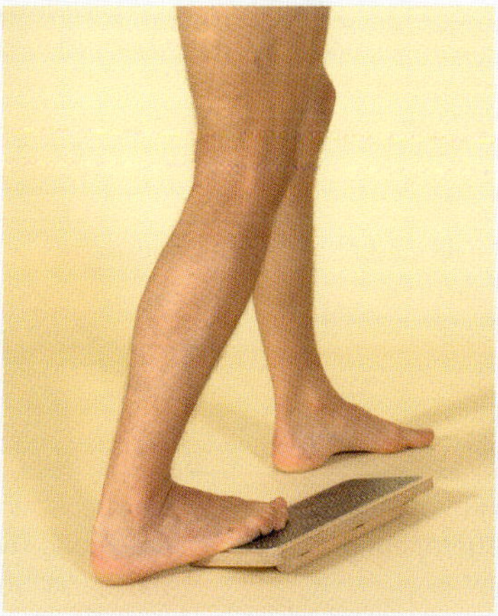

**Abb. 7.305** Selbstdehnung (Technik V) des M. tibialis posterior erfolgt mit Dorsalextension und gleichzeitiger Eversion (Unterlegung des lateralen Fußrands).

## 7.7.4 M. tibialis posterior

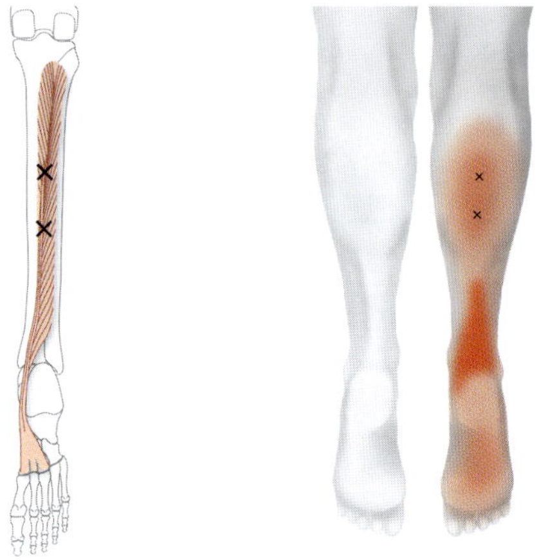

**Abb. 7.306** M. tibialis posterior.

| | | |
|---|---|---|
| **Anatomie** | Ursprung | ▪ Membrana interossea und angrenzende Flächen der Tibia- und Fibularückseite (proximale zwei Drittel) |
| | Ansatz | ▪ Os naviculare, Ossa cuneiformia I – III, Os cuboideum, Basis der Ossa mettatarsi II – IV |
| | | Die Sehne zieht hinter dem Malleolus medialis im Sulcus malleoli, eingebettet in eine Sehnenscheide, nach distal. |
| | **Innervation** | ▪ N. tibialis (L 5 – S 1) |
| **Funktion** | oberes Sprunggelenk (OSG) | ▪ Plantarflexion |
| | unteres Sprunggelenk (USG) | ▪ Inversion |
| | Fuß | ▪ Supination (Vorfuß: Chopart- und Lisfranc-Gelenke)<br>▪ Verspannung des Längsgewölbes des Fußes |
| | Mitbeteiligt bei der Stabilisierung von Fuß, USG und OSG im Stehen bzw. in der Standbeinphase | |
| **Referred Pain** | ▪ Achillessehne<br>▪ Rückfuß, Längsgewölbe, Vorfuß<br>▪ lokale Schmerzen (Wade, in der Tiefe) | |
| **Symptome** | Schmerzen | ▪ Achillodynie<br>▪ Unterschenkel- und Fußschmerzen<br>▪ Schmerzzunahme unter Belastung (z. B. beim Gehen auf unebenem Untergrund) |
| **auslösende Faktoren** | Überlastung | ▪ akut: z. B. im Zusammenhang mit Sturz oder Unterschenkelfraktur<br>▪ chronisch<br>– bei schnellem Laufen und ausdauerndem Joggen<br>– beim Gehen und Laufen auf unebenem Untergrund (z. B. auf Kopfsteinpflaster oder Schotter) → zusätzliche Stabilisierung des Fußes notwendig<br>– statische Fehlbelastungen (Knicksenkfuß, Plattfuß) |
| **Hinweise für den Therapeuten** | ▪ wichtig bei Achillodynie<br>▪ Palpation und Therapie ist nur indirekt durch die ihn überdeckende Muskulatur möglich. Zugang<br>– von medial: so weit wie möglich zwischen dem entspannten M. soleus und M. flexor digitorum longus in die Tiefe vordringen (**Abb. 7.307**);<br>– von dorsal: durch die möglichst detonisierten Schichten des M. gastronemius und M. soleus hindurch (**Abb. 7.308**, **Abb. 7.309**).<br>▪ Triggerpunkt-Hölzchen verwenden zur Entlastung der Finger des Therapeuten (**Abb. 7.308**)<br>▪ Fasziendehnung (Technik III):<br>– durch den entspannten M. gastrocnemius und M. soleus hindurch ganz in die Tiefe tasten und von distal nach proximal (Venenklappen) „pflügen" (**Abb. 7.309**).<br>– Behandlungsrichtung zur Schonung der Venenklappen immer von peripher nach zentral (gilt für den ganzen dorasalen Unterschenkel)<br>▪ Tiefe Varizen sind nicht sichbar – Vorsicht geboten. | |

**Hinweise für den Therapeuten**

- geeignete Ausgangsstellungen zur Behandlung der TrPs: Bauchlage (**Abb. 7.307 a**, **Abb. 7.308**, **Abb. 7.309**), Rückenlage mit angestelltem Bein (**Abb. 7.307 b**), Seitenlage
- Dysfunktion der Membrana interossea (Ursprungsregion des M. tibialis posterior) tritt oft im Zusammenhang mit TrPs im M. tibialis posterior auf → Mobilisieren der Membrana interossea über Mobilisation des Fibulaköpfchens.

**Empfehlungen für den Patienten**

- Meiden perpetuierender und auslösender Faktoren
  - polysportiv werden
  - Schuhe mit gutem Fußbett tragen
- Selbstbehandlung der TrPs (von Hand oder im Fersensitz; **Abb. 7.299**)
- Dehnen mit Dorsalextension bei gleichzeitiger Eversion (indem zusätzlich am lateralen Fußrand ein Keil unterlegt wird; **Abb. 7.305**)
- funktionelles Training: Training des Längs- und Quergewölbes, Fuß- und Beinachsentrainig, Gehen auf unebenem Untergrund, Barfußgehen, Balancieren (**Abb. 7.324**, **Abb. 5.19**, S. 101)

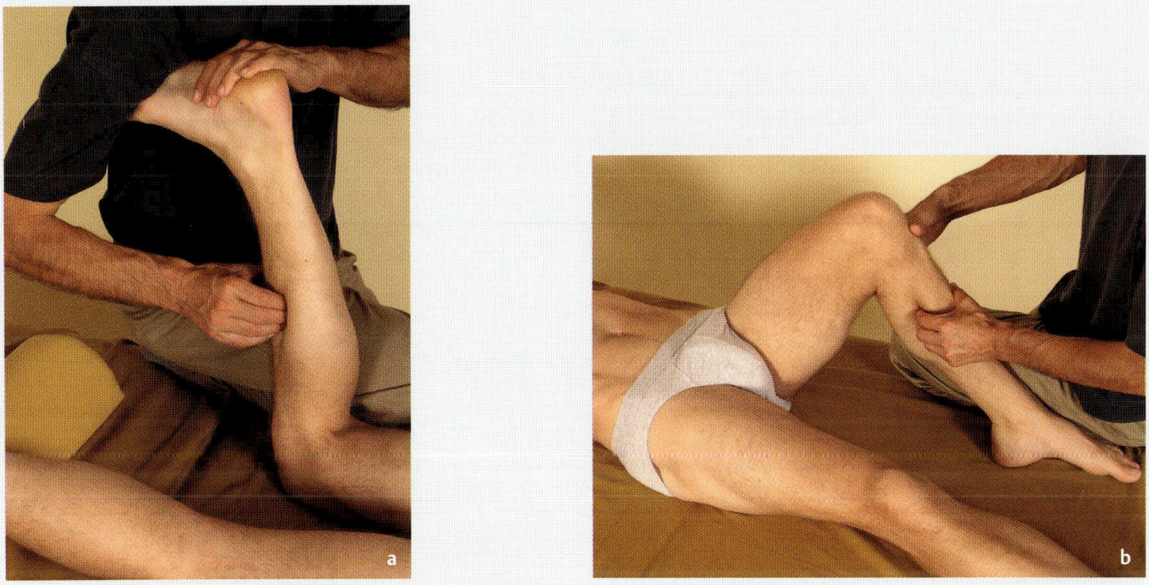

**Abb. 7.307** Zugang von medial, in den proximalen zwei Dritteln des Unterschenkels: Man gelangt zwischen dem M. soleus und M. flexor digitorum longus so tief wie möglich auf die Rückseite der Tibia; Behandlung mit Fingerdruck Richtung Rückseite der Tibia; manuelle Kompression (Technik I) bzw. Aufdehnen der TrP-Region (Technik II).
**a** Manuelle Therapie in Bauchlage.
**b** Manuelle Therapie in Rückenlage mit angestelltem Bein.



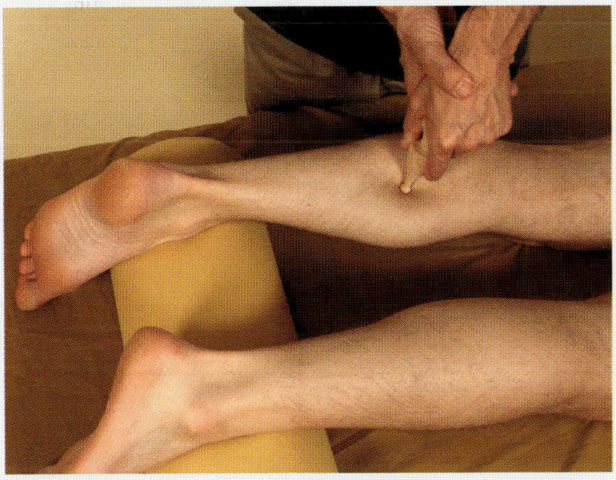

**Abb. 7.308** Zugang von dorsal: Druck in die Tiefe (M. gastrocnemius und M. soleus sollten möglichst entspannt sein) Richtung Membrana interossea → manuelle Kompression (Technik I) bzw. Aufdehnen der TrP-Region (Technik II); ggf. Verwendung eines Triggerpunkt-Hölzchens zur Entlastung der Finger des Therapeuten.

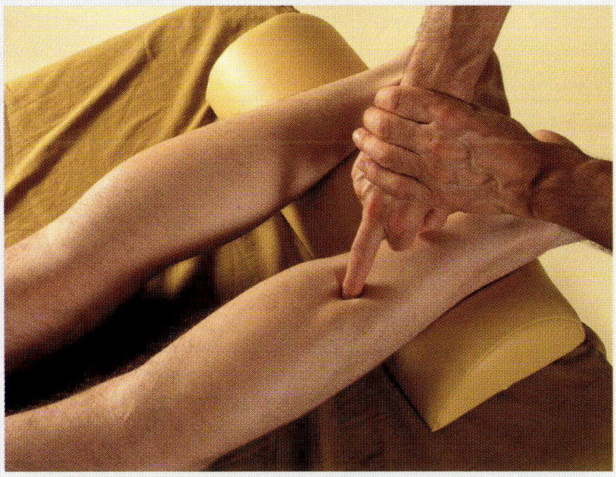

**Abb. 7.309** Fasziendehnung (Technik III): Durch den entspannten M. gastrocnemius und M. soleus hindurch in der Tiefe von distal nach proximal „pflügen".

## 7.7.5 M. tibialis anterior

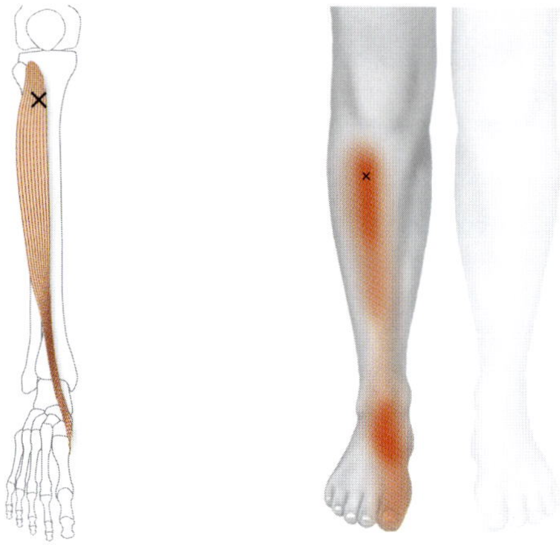

**Abb. 7.310** M. tibialis anterior.

| | | |
|---|---|---|
| **Anatomie** | Ursprung | ▪ Tibia (lateraler Tibiakondylus und proximale Hälfte der lateralen Tibiafläche)<br>▪ Membrana interossea (Vorderseite) |
| | Ansatz | ▪ plantare Fläche des Os cuneiforme I (mediale) und Os metatarsale I |
| | **Innervation** | ▪ N. peroneus profundus (L 4 – L 5) |
| **Funktion** | oberes Sprunggelenk (OSG) | ▪ Dorasalextension<br>→ Verhindern eines Fallfußes in der Spielbeinphase<br>→ dynamisch exzentrische Aktivität direkt nach dem Aufsetzen der Ferse (höchste Aktivität im EMG) |
| | unteres Sprunggelenk (USG) und Fuß | ▪ Inversion (USG)<br>▪ Supination (Chopard- und Lisfranc-Gelenke) |
| | Insgesamt mitbeteiligt bei der Stabilisierung von Fuß, unterem und oberem Sprunggelenk beim Stehen bzw. in der Standbeinphase | |
| **Referred Pain** | ▪ Fußgelenk (anteromedial)<br>▪ Fußrücken<br>▪ Großzehe (medial und dorsal)<br>▪ lokale Schmerzen prätibial | |
| **Symptome** | Schmerzen | ▪ anteriore Fläche des Innenknöchels, am Fußrücken und an der Großzehe<br>▪ prätibiale Schmerzen<br>▪ kein Nachtschmerz |
| | Funktionsstörungen | ▪ Schwäche der Dorsalextension<br>→ Gleichgewichtsunsicherheit infolge Schwäche des OSG<br>→ Stolpern, erhöhte Sturzneigung |
| **auslösende Faktoren** | Überlastung | ▪ akut: Distorsionstraumen nach medial und lateral<br>▪ chronisch<br>– lange Autofahrten: Betätigung des Gaspedals erfordert lang andauernde Aktivierung in verkürzter Position<br>– langes Bergabgehen, Skifahren mit Rücklage, Crawlen etc.<br>– Schuhe mit hohen bzw. mit harten Absätzen<br>– Überbeanspruchung infolge verspannter und verkürzter Wadenmuskulatur |
| | direktes Trauma | ▪ im Sport oder bei Unfall |

| | |
|---|---|
| **Hinweise für den Therapeuten** | ▪ Bei Schwäche der Dorsalextensoren und Gangunsicherheit sind auch – bezogen auf Schmerz – latente TrPs zu behandeln, um so die Dysfunktionskomponente zu beheben.<br>▪ Vorsicht Logensyndrom: Techniken I, II und III nicht zu stark applizieren (**Abb. 7.311** – **Abb. 7.313**); bei zu starker Behandlungsintensität besteht die Gefahr der Hämatombildung, was im ungünstigsten Fall zu einem Logensyndrom führen könnte.<br>▪ häufig Hinten-vorn-Problem: ggf. auch TrPs in der verspannten und verkürzten Wadenmuskulatur behandeln sowie Dehnen der Wadenmuskulatur<br>▪ Faszientrennung (Technik IV) zwischen Oberflächenfaszie des M. tibialis anterior und dem Periost der Tibia (**Abb. 7.313**)<br>▪ geeignete Ausgangsstellungen zur Behandlung der TrPs: Rückenlage (**Abb. 7.311** – **Abb. 7.313**), Seitenlage<br>▪ Der M. tibialis anterior hat oft eine straffe Faszie, was die manuelle Behandlung erschweren kann. |
| **Empfehlungen für den Patienten** | ▪ Meiden perpetuierender und auslösender Faktoren<br>– Gaspedal: Tempomat beim Autofahren<br>– Bergschuhe mit „Schockabsorber"<br>– Wadenmuskulatur behandeln und dehnen (**Abb. 7.293**)<br>▪ Selbstbehandlung der TrPs<br>▪ Dehnen (Fersensitz; **Abb. 7.314**)<br>▪ funktionelles Training: Fersengang, Balancieren auf einem Bein, auf Kreisel etc. (**Abb. 7.324**) |

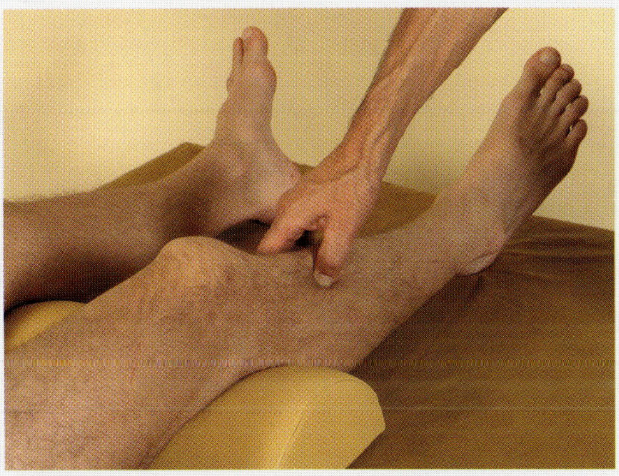

**Abb. 7.311** Manuelle Kompression (Technik I) bzw. Aufdehnen der TrP-Region (Technik II): Intensität so dosieren, dass es zu keiner Hämatombildung kommt (Gefahr eines Logensyndroms).

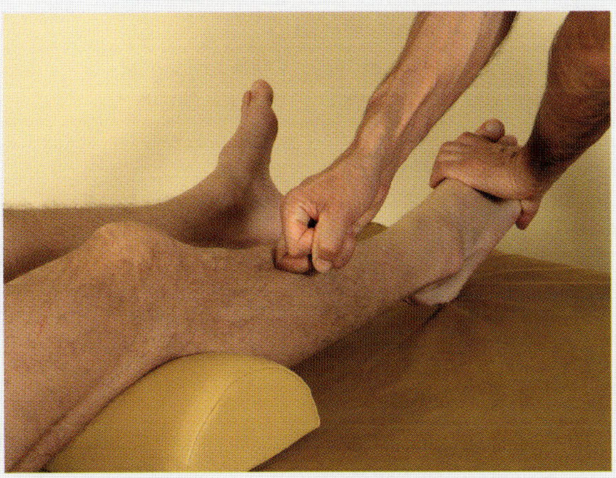

**Abb. 7.312** Fasziendehnung (Technik III): Die Faszien-Trenntechnik wirkt effizienter, wenn der M. tibialis anterior vorgedehnt ist (passive Plantarflexion).

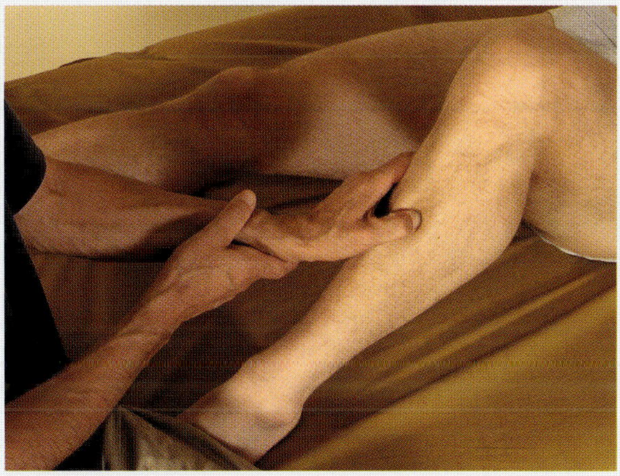

**Abb. 7.313** Faszientrennung (Technik IV) zwischen M. tibialis anterior und dem Periost der Tibia.

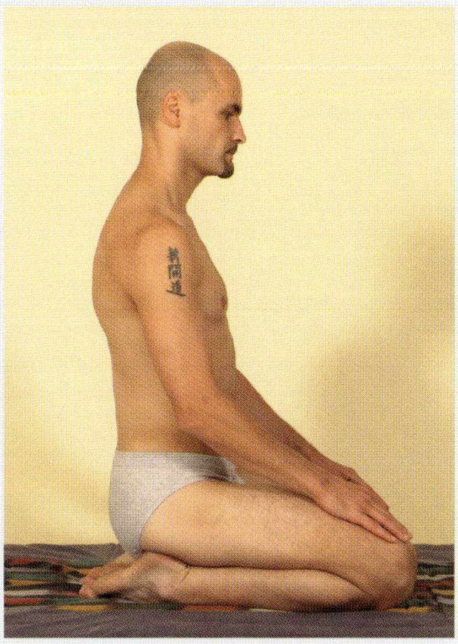

**Abb. 7.314** Selbstdehnung (Technik V) der prätibialen Muskulatur (Mm. tibialis anterior, extensor digitorum longus und extensor hallucis longus) im Fersensitz.

## 7.7.6 M. extensor digitorum longus, M. extensor hallucis longus

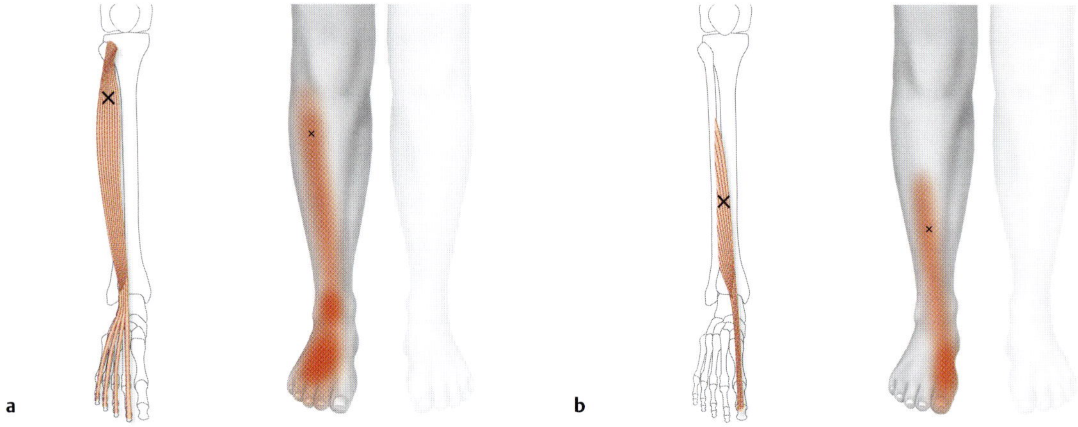


**Abb. 7.315** M. extensor digitorum longus und M. extensor hallucis longus.
**a** M. extensor digitorum longus.
**b** M. extensor hallucis longus.

| | | |
|---|---|---|
| **Anatomie** | ▪ **M. extensor digitorum longus** (EDL) | |
| | Ursprung | ▪ lateraler Tibiakondylus<br>▪ Membrana interossea (Vorderseite)<br>▪ Fibula (Fibulaköpfchen und die proximalen 3/4 der Vorderfläche der Fibula) |
| | Ansatz | ▪ Mittel- und Endphalangen der Zehen II–V |
| | Der Muskelbauch des EDL liegt lateral des M. tibialis anterior. Die aus dem Muskel entstehende Sehne spaltet sich im Bereich der Knöchelgegend in 4 Teilsehnen für die Zehen II–V auf. Diese Sehnen liegen in einer Vagina synovialis und ziehen unter den Retinacula mm. extensorum superius et inferius seitlich vom M. tibialis anterior über den Fußrücken nach distal. Sie bilden die Dorsalaponeurose der Zehen und setzen an den Mittel- und Endphalangen der Zehen II–V an. | |
| | ▪ **M. extensor hallucis longus** (EHL) | |
| | Ursprung | ▪ medialer Fibulaschaft (entlang der zwei mittleren Viertel)<br>▪ Membrana interossea |
| | Ansatz | ▪ Dorsalaponeurose der Großzehe sowie Basis der Endphalanx der Großzehe |
| | Der M. extensor hallucis longus liegt zwischen dem M. tibialis anterior und dem M. extensor digitorum longus und wird von diesen beiden weitgehend überdeckt. | |
| | **Innervation** | ▪ N. peroneus profundus (L 5 – S 1) |
| **Funktion** | Zehen | ▪ Extension der Zehen II–V in den Grund-, Mittel- und Endgelenken (EDL)<br>▪ Extension der Großzehe im Grund- und Endgelenk (EHL) |
| | unteres Sprunggelenk (USG) und Fuß | ▪ Eversion (USG) und Pronation (Vorfuß) – M. extensor digitorum longus<br>▪ Inversion (USG) und Supination (Vorfuß) – M. extensor hallucis longus |
| | oberes Sprunggelenk (OSG) | ▪ Dorasalextension<br>→ Verhindern eines Fallfußes in der Spielbeinphase<br>→ dynamisch exzentrische Aktivität direkt nach dem Aufsetzen der Ferse (höchste Aktivität im EMG) |
| | | ▪ dynamische Stabilisation im Stehen/Standbeinphase |
| | Der M. extensor digitorum longus wirkt somit z. T. synergistisch (Dorsalextension) und z. T. antagonistisch (Eversion/Pronation) zum M. tibialis anterior und M. extensor hallucis longus. | |
| **Referred Pain** | ▪ Fußrücken, Zehen II–IV; oberes Sprunggelenk; prätibial (EDL)<br>▪ Großzehe, Fußrücken, Os metatarsale I (EHL) | |

| | | |
|---|---|---|
| **Symptome** | Schmerzen | ▪ persistierende Schmerzen prätibial, über dem Fußrücken und -knöchel<br>▪ Schmerzzunahme beim Gehen, v. a. auf unebenem Untergrund (zusätzliche Stabilisierung notwendig) |
| | Funktionsstörungen | ▪ Schwäche der Dorsalextensoren → „Aufklatschen" des Fußes beim Gehen<br>▪ Nachtkrämpfe der prätibialen Muskulatur<br>▪ Hammer-/Krallenzehen |
| **Entrapment** | N. peroneus profundus | ▪ Der N. peroneus profundus kann durch verspannte Faserbündel im M. extensor digitorum longus gegen die Fibula komprimiert werden (**Abb. 8.46**, S. 461) → neurapraxiebedingte Abschwächung aller Dorsalextensoren/Spitzfußstellung |
| **auslösende Faktoren** | Überlastung | ▪ akut: Stolpern, Sturz, Zehen anschlagen<br>▪ chronisch<br>– lange Autofahrten: Gaspedal (s. M. tibialis anterior)<br>– Schuhe mit hohen bzw. mit harten Absätzen<br>– Laufsportarten (v. a. in unebenem Gelände), langes Bergabgehen etc.<br>– Überbeanspruchung infolge verspannter und verkürzter Wadenmuskulatur |
| | prädisponierende/ unterhaltende Faktoren | ▪ Kälte<br>▪ Radikulopathie auf Höhe L 4 – L 5 |
| **Hinweise für den Therapeuten** | ▪ Schwäche der Dorsalxtensoren kann auch durch – bezogen auf Schmerz – latente TrPs verursacht sein.<br>▪ M. extensor digitorum longus:<br>– Der Muskelbauch des EDL liegt lateral des M. tibialis anterior und ventral des M. peroneus longus.<br>– Palpatorische Identifikation über den Auftrag, aktiv Plantarflexion (→ Deaktivierung des M. tibialis anterior) und gleichzeitig Zehenextension (→ Anspannung des EDL) auszuführen;<br>– Behandlung mit Technik I und II ist einfach (**Abb. 7.316**); Fasziendehnung (Technik III) erfolgt mit Vordehnung des EDL (**Abb. 7.317**).<br>▪ M. extensor hallucis longus: Behandlung erfolgt durch den M. extensor digitorum longus bzw. M. tibialis anterior hindurch, da der EHL von diesen Muskeln praktisch vollständig überdeckt ist.<br>▪ geeignete Ausgangsstellungen zur Behandlung der TrPs: Rückenlage (**Abb. 7.316**, **Abb. 7.317**) oder Seitenlage<br>▪ Behandlungsintensität so dosieren, dass es zu keiner Hämatombildung kommt (Gefahr eines Logensyndroms) | |
| **Empfehlungen für den Patienten** | ▪ Meiden perpetuierender und auslösender Faktoren<br>– Auto: Tempomat nutzen<br>– Schuhe: keine hohen Absätze, Schuhe mit Fersenpolster<br>– ggf. dorsale Unterschenkelmuskulatur behandeln und dehnen<br>▪ Selbstbehandlung der TrPs<br>▪ Dehnen (**Abb. 7.314**)<br>▪ funktionelles Training: Fersengang, Balancieren auf einem Bein, auf Kreisel etc. (**Abb. 7.324**) | |



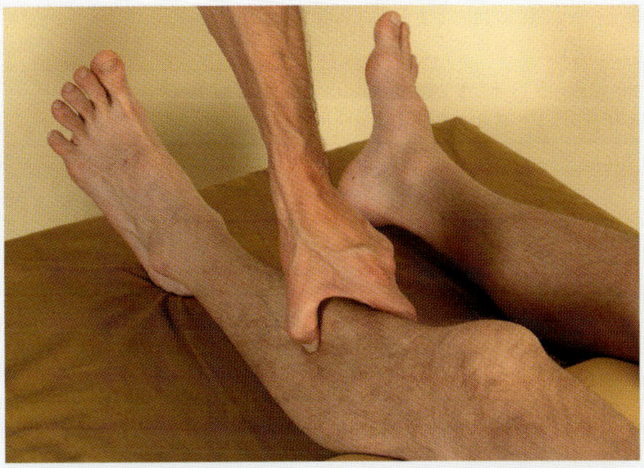

**Abb. 7.316** Manuelle Kompression (Technik I) von TrPs bzw. Aufdehnen der TrP-Region (Technik II) im M. extensor digitorum und im darunterliegenden M. extensor hallucis longus. Intensität so dosieren, dass es zu keiner Hämatombildung kommt (Gefahr eines Logensyndroms).

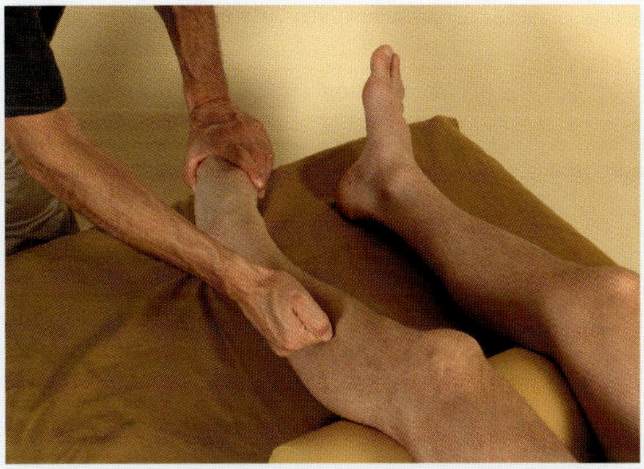

**Abb. 7.317** Fasziendehnung (Technik III). Die Faszien-Dehntechnik wirkt effizienter, wenn die langen Zehenextensoren vorgedehnt sind (passive Plantar- und Zehenflexion). Summarische Fasziendehnung der gesamten Oberflächenfaszie des M. extensor digitorum longus.

## 7.7.7 Mm. peroneus longus, brevis und tertius

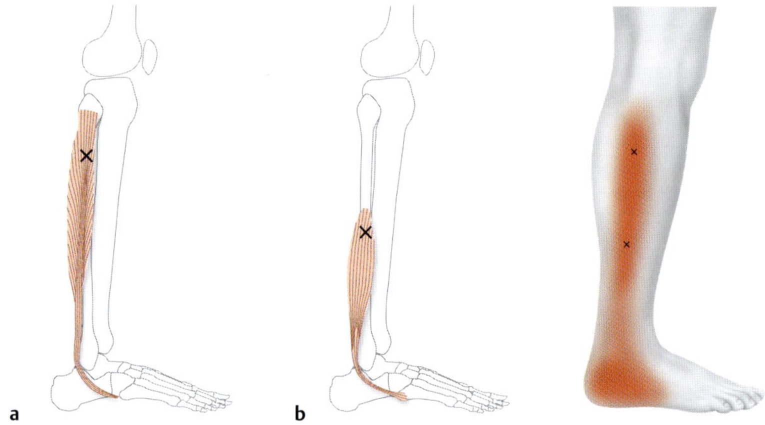


**Abb. 7.318** M. peroneus longus und M. peroneus brevis.
**a** M. peroneus longus.
**b** M. peroneus brevis.

| | | |
|---|---|---|
| **Anatomie** | ▪ **M. peroneus longus** | |
| | Ursprung | ▪ Fibula (Fibulaköpfchen und die proximalen zwei Drittel der lateralen Fibulafläche) |
| | Ansatz | ▪ Os metatarsale I und Os cuneiforme I |
| | Die Sehne des M. peroneus longus unterkreuzt das Fußgewölbe und setzt gegenüber der Sehne des M. tibialis anterior an (Steigbügel). | |
| | ▪ **M. peroneus brevis** | |
| | Ursprung | ▪ Fibula (distale zwei Drittel der lateralen Fibulafläche) |
| | Ansatz | ▪ Os metatarsale V |
| | Die Mm. peroneus longus und brevis liegen gemeinsam mit dem N. peroneus superficialis in der lateralen Faszienloge des Unterschenkels. | |
| | ▪ **M. peroneus tertius** | |
| | Ursprung | ▪ Fibula (distale Hälfte des vorderen Fibularands und am Septum intermusculare crurale anterior) |
| | Ansatz | ▪ Os metatarsale IV und V |
| | Der M. peroneus tertius befindet sich zusammen mit dem M. tibialis anterior und dem N. peroneus profundus in der anterioren Faszienloge des Unterschenkels.<br>Der M. peroneus tertius ist eine Abspaltung aus dem M. extensor digitorum longus (EDL) und verläuft annähernd parallel zum EDL. Funktionell betrachtet gehört er zur ventralen Unterschenkelmuskulatur und damit zu den Dorsalextensoren. Der M. peroneus tertius ist weitgehend vom M. peroneus longus überdeckt. TrPs im M. peroneus tertius machen vor allem anterolaterale Gelenk- und laterale Fersenschmerzen.<br>Bei ca. 8 % fehlt der M. peroneus tertius. | |
| | **Innervation** | ▪ N. peroneus superficialis (L 5 – S 1): Mm. peroneus longus und brevis<br>▪ N. peroneus profundus (L 5 – S 1): M. peroneus tertius |
| **Funktion** | oberes Sprunggelenk (OSG) | ▪ Plantarflexion (unterstützende Wirkung) |
| | unteres Sprunggelenk (USG) | ▪ Eversion (starke Wirkung) |
| | Fuß | ▪ Pronation (Chopard- und Lisfranc-Gelenke)<br>▪ Querwölbung des Fußes wird durch die Sehne des M. peroneus longus (zusammen mit dem M. tibialis anterior) „verspannt". |
| | Mitbeteiligt bei der dynamischen Stabilisierung von Fuß, unterem und oberem Sprunggelenk im Stehen bzw. in der Standbeinphase | |
| **Referred Pain** | ▪ lateraler Unterschenkel<br>▪ Außenknöchel und angrenzende Region | |

| | | |
|---|---|---|
| **Symptome** | Schmerzen | ▪ hinter und proximal des Außenknöchels,<br>▪ Schmerzen und Druckempfindlichkeit im Bereich des lateralen Unterschenkels und des oberen Sprunggelenks<br>▪ Schmerzzunahme beim Gehen, v. a. auf unebenem Untergrund |
| | Funktionsstörungen | ▪ Schwäche → „instabiles Fußgelenk"<br>▪ Reaktionsfähigkeit verlangsamt → wiederholte Inversionsdistorsionen<br>▪ Parästhesien bei Entrapment des N. peroneus communis |
| **Entrapment** | N. peroneus communis und/oder Nn. peroneus superficialis und profundus | ▪ Eine Öffnung an der proximalen Ansatzstelle des M. peroneus longus gewährt dem N. peroneus communis Durchtritt (etwas distal des Fibulaköpfchens) → Engpass für den N. peroneus communis möglich (**Abb. 8.46**, S. 461). Unmittelbar distal von dieser Stelle können Hartspannstränge im M. peroneus longus Engpässe für der N. peroneus superficialis und/oder N. peroneus profundus verursachen.<br>→ neuropraxiebedingte Abschwächung der Muskeln sowohl in der anterioren als auch in der lateralen Faszienloge: Dorsalextensoren und Peronei sind betroffen<br>→ Verminderung der Sensibilität auf dem distalen Fußrücken zwischen 1. und 2. Zehe. |
| **auslösende Faktoren** | Überlastung | ▪ akut<br>– Stolpern, Sturz<br>– Inversionsdistorsionen (Supinationstrauma)<br>– nach Ruhigstellung in Gips<br>▪ chronisch<br>– Gehen/Laufen in unebenem Gelände<br>– Tragen von Schuhen mit hohen Absätzen im Alltag |
| | primäre TrPs | ▪ im M. tensor fasciae latae oder in den Mm. gluteus medius und minimus |
| | prädisponierende/ unterhaltende Faktoren | ▪ Kälte<br>▪ Ischämie als Folge von langen Kniestrümpfen mit engem Gummizug<br>▪ Radikulopathie auf Höhe L 4 – L 5 |
| **Hinweise für den Therapeuten** | ▪ oft aktive TrPs<br>▪ Zugang und Behandlung (**Abb. 7.319**, **Abb. 7.320**) einfach und dankbar<br>▪ geeignete Ausgangsstellungen zur Behandlung der TrPs: Seitenlage (**Abb. 7.319**, **Abb. 7.320**), Rückenlage<br>▪ Hartspannstränge im M. peroneus longus können den N. peroneus communis (sowie den N. peroneus superficialis und/oder den N. peroneus profundus) distal des Fibulaköpfchens komprimieren (**Abb. 8.46**, S. 461).<br>▪ Wenn im lateralen Malleolus-Gebiet nach einer Sprunggelenksdistorsion Schmerzen persistieren, „lasse man sich nicht zu einer nachträglichen Operation hinreißen, sondern man suche nach TrPs in den Peronei" (Dejung 2009, S. 186). | |
| **Empfehlungen für den Patienten** | ▪ Meiden perpetuierender und auslösender Faktoren: z. B. im Alltag keine Schuhe mit hohen Absätze tragen<br>▪ Selbstbehandlung manuell<br>▪ Dehnen<br>▪ Training der Geschicklichkeitsleistung der Mm. peronei (dynamische Stabilisation): z. B. Balancieren auf Schaukelbrettchen (**Abb. 7.324**), Gehen auf unebenem Untergrund, Barfußgehen<br>▪ in Belastungsphasen (Wettkampf) Schuhe mit gutem Fußbett und stabilisierenden Außenseiten tragen | |

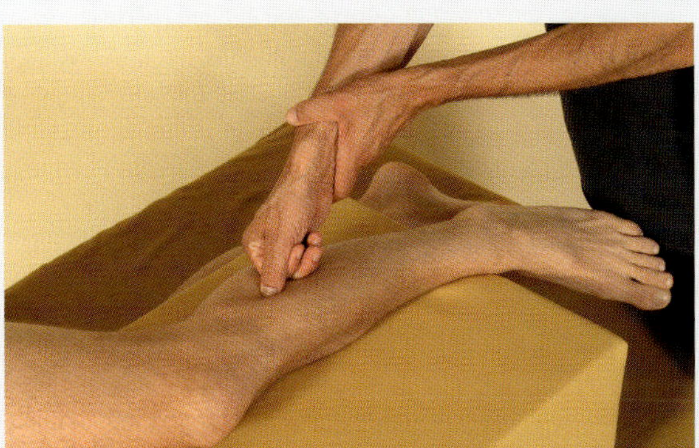

**Abb. 7.319** M. peroneus longus: Manuelle Kompression (Technik I) bzw. Aufdehnen der TrP-Region (Technik II) mit Daumendruck.

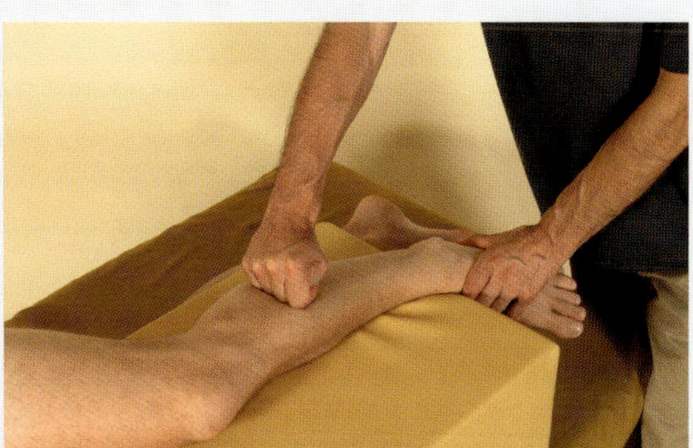

**Abb. 7.320** Mm. peroneus longus und brevis: Fasziendehnung (Technik III) erfolgt mit vorgedehnter Peronealmuskulatur (Inversion/Supination).

## 7.7.8 M. extensor digitorum brevis, M. extensor hallucis brevis

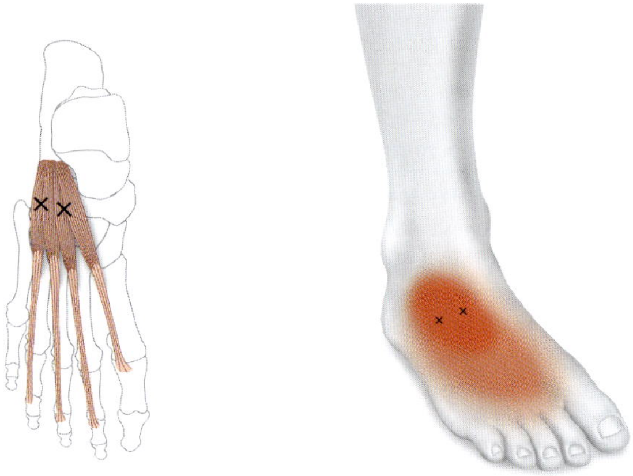

**Abb. 7.321** Kurze Zehenextensoren (M. extensor digitorum brevis und M. extensor hallucis brevis)

| | | |
|---|---|---|
| **Anatomie** | ▪ **M. extensor digitorum brevis** (EDB) | |
| | Ursprung | ▪ Kalkaneus (Dorsalfläche) |
| | Ansatz | ▪ strahlt mit drei Sehnen in die Dorsalaponeurose der Zehen ein und setzen an den Mittel- und Endphalangen der Zehen II, III und IV an |
| | ▪ **M. extensor hallucis brevis** (EHB) | |
| | Ursprung | ▪ Kalkaneus (medial des M. extensor digitorum brevis) |
| | Ansatz | ▪ strahlt in die Dorsalaponeurose der Großzehe ein und inseriert an der Basis der Grundphalanx der Großzehe |
| | **Innervation** | ▪ N. peroneus profundus (L 5 – S 1) |
| **Funktion** | M. extensor digitorum brevis | ▪ Extension in den Metatarso-Phalangeal-Gelenken (MTP) sowie den proximalen und distalen Interphalangeal-Gelenken der Zehen II–IV |
| | M. extensor hallucis brevis | ▪ Extension im MTP-Gelenk der Großzehe |
| | Da sowohl die kurzen als auch die langen Zehenextensoren in die Dorsalaponeurose der Zehen einstrahlen, ist ihre Funktion für die Zehen identisch. | |
| **Referred Pain** | ▪ Fußschmerzen lokal (mittlerer Fußrücken) | |
| **Symptome** | Schmerzen | ▪ über dem Fußrücken<br>▪ dumpfer Ruheschmerz<br>▪ Schmerzzunahme beim Gehen |
| **auslösende Faktoren** | Überlastung | ▪ akut: z. B. Anschlagen der Zehen<br>▪ chronisch: z. B. Skifahren mit „Rücklage", Schwäche der langen Zehenextensoren |
| | direktes Trauma | ▪ z. B. bei Arbeitsunfälllen, bei denen ein schwerer Gegenstand auf den Fuß fällt |
| | primäre TrPs | ▪ M. tibialis anterior, M. extensor digitorum longus, Mm. peronei, Mm. gluteus medius und minimus, M. tensor fasciae latae |
| | prädisponierende/ unterhaltende Faktoren | ▪ enge Schuhe → Zehenbewegungen behindert<br>▪ Schuhe zu straff schnüren → ischämische Kompression |
| **Hinweise für den Therapeuten** | ▪ Behandlung einfach<br>▪ geeignete Ausgangsstellungen zur Behandlung der TrPs: Rückenlage (**Abb. 7.322**), Seitenlage<br>▪ falls die Fußwurzelknochen hypomobil sind: Mobilisieren der Fußwurzelknochen | |
| **Empfehlungen für den Patienten** | ▪ Meiden perpetuierender und auslösender Faktoren:<br>– gutes Schuhwerk mit genügend Platz für freie Zehenbeweglichkeit; Schuhe weniger eng schnüren<br>– geschlossene Schuhe tragen an Arbeitsplätzen, wo das Risiko besteht, dass etwas auf den Fuß fällt<br>▪ Selbstbehandlung der TrPs<br>▪ Dehnen<br>▪ funktionelles Training (**Abb. 7.324**) | |

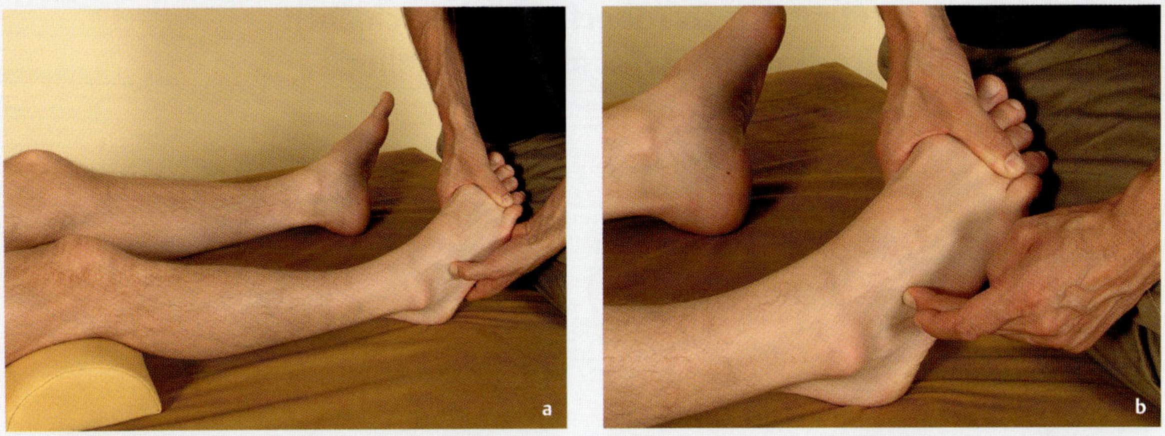


**Abb. 7.322** Manuelle Kompression (Technik I) bzw. Aufdehnen der TrP-Region (Technik II) der kurzen Zehenextensoren mit unterschiedlichen Grifffassungen.

**a** Daumendruck.
**b** Druck mit dem Mittelfinger, der vom Zeigefinger stabilisiert wird.

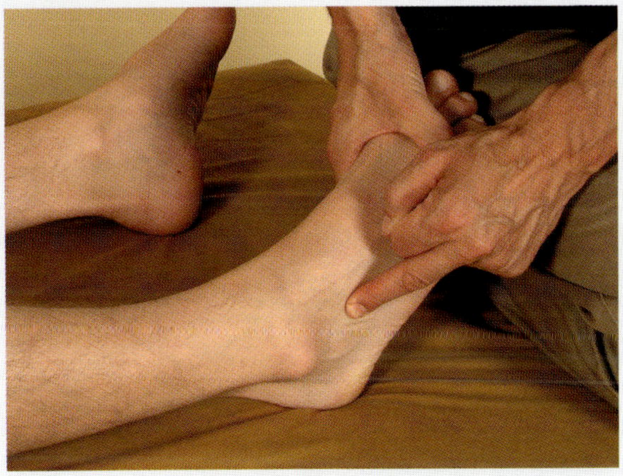

**Abb. 7.323** Fasziendehnung (Technik III) der kurzen Zehenextensoren.

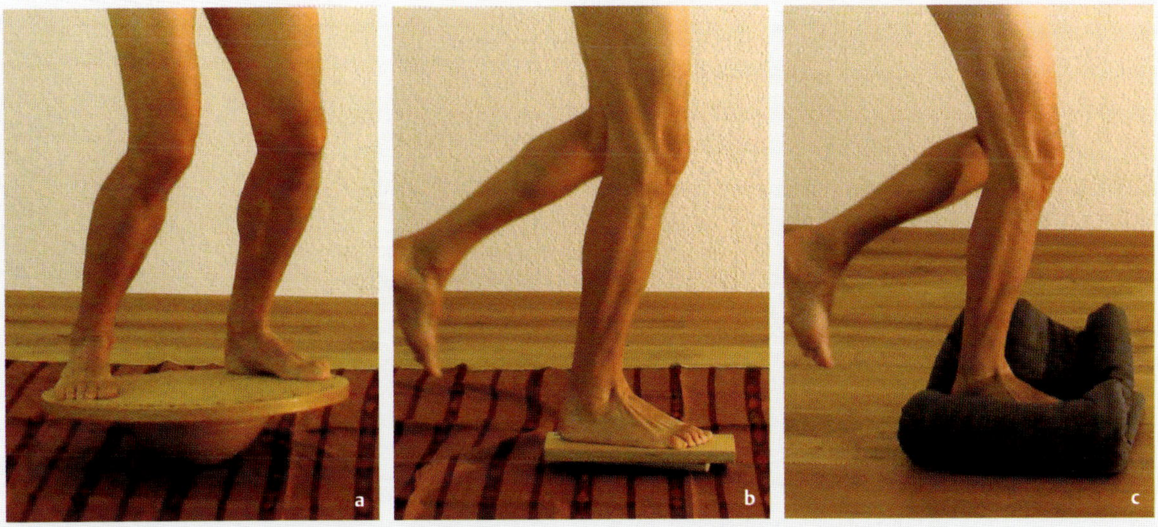


**Abb. 7.324** Funktionelles Training (Technik VI) der gesamten langen und kurzen Zehen-, Fuß- und Unterschenkelmuskulatur auf labiler Unterlage.

**a** Auf einem Kreisel.
**b** Auf einem Schaukelbrettchen.
**c** Auf einer Wolldecke.

## 7.7.9 Muskeln der Planta pedis (oberflächliche Schicht): M. flexor digitorum brevis, M. abductor hallucis, M. abductor digiti minimi

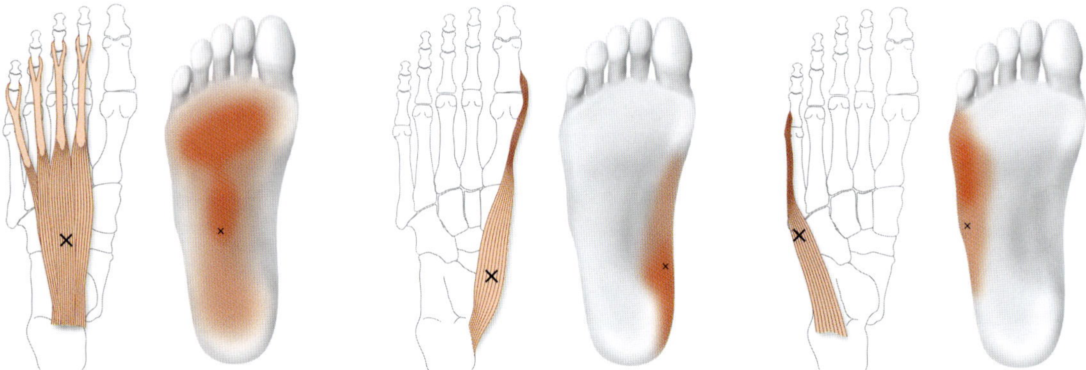

a b c

**Abb. 7.325** Mm. planta pedis. Fußmuskulatur – oberflächliche Schicht.
**a** M. flexor digitorum brevis.
**b** M. abductor hallucis.
**c** M. abductor digiti minimi.

| | | |
|---|---|---|
| **Anatomie** | ▪ **M. flexor digitorum brevis** (FDB) | |
| | Ursprung | ▪ Kalkaneus (Tuber calcanei, Unterfläche)<br>▪ Plantaraponeurose (proximaler Abschnittt) |
| | Ansatz | ▪ Mittelphalangen der Zehen II–V |
| | Die Sehnen des M. flexor digitorum brevis sind gespalten: Zwischen den gespaltenen Sehnen ziehen die Sehnen des M. flexor digitorum longus hindurch, die an den Endphalangen inserieren. | |
| | ▪ **M. abductor hallucis** (AbdH) | |
| | Ursprung | ▪ Kalkaneus (Tuber calcanei, am Processus medialis)<br>▪ Retinaculum mm. flexorum<br>▪ Plantaraponeurose |
| | Ansatz | ▪ Basis der Grundphalanx der Großzehe<br>▪ mediales Sesambein |
| | Der M. abductor hallucis liegt subkutan entlang der posterioren Hälfte der Fußinnenkante. | |
| | ▪ **M. abductor digiti minimi** (AbdDM) | |
| | Ursprung | ▪ Kalkaneus (Tuber calcanei, am Processus lateralis) |
| | Ansatz | ▪ Grundphalanx der Kleinzehe |
| | Der M. abductor digiti minimi liegt am lateralen Fußrand, direkt unter der Haut. | |
| | **Innervation** | ▪ N. tibialis<br>– N. plantaris medialis (L 5 – S 2) für FDB und AbdH<br>– N. plantaris lateralis (S 2 – S 3) für AbdDM |

| | | |
|---|---|---|
| **Funktion** | M. flexor digitorum brevis | ▪ Flexion der Zehen II–IV in den Grund-, Mittel- und Endgelenken |
| | M. abductor hallucis | ▪ ABD der Großzehe<br>▪ Unterstützung der<br>– Flexion der Großzehe<br>– Längswölbung des Fußes |
| | M. abductor digiti minimi | ▪ ABD der Kleinzehe<br>▪ unterstützt<br>– Flexion der Kleinzehe<br>– Längswölbung des Fußes |
| **Referred Pain** | ▪ Fußsohle im distalen Bereich der Mittelfußknochen (FDB)<br>▪ Ferse (Innenseite), mediale Fußkante (AbdH)<br>▪ lateraler Fußrand, v. a. distal (AbdDM) | |
| **Symptome** | Schmerzen | ▪ im Bereich der Fußsohle, der medialen Ferse und des lateralen Fußrands<br>▪ dumpfer Ruheschmerz<br>▪ Schmerzzunahme bei Belastung |
| | Funktionsstörungen | ▪ Hinken, um Schmerzen auszuweichen<br>▪ Zehendeformitäten (Hallux valgus) |
| **auslösende Faktoren** | Überlastung | ▪ akut: Belastungsspitzen bei Trainingsmangel (Sport: Leichtathletik, Volleyball etc.)<br>▪ chronisch<br>– Übergewicht<br>– Ballett, Laufsportarten<br>– ungeeignete Schuhe<br>• Holzschuhe/Pantoffeln → in der Spielbeinphase müssen die Schuhe mittels Zehenflexion gehalten werden<br>• enge Schuhe → Zehenbewegungen behindert<br>• starre Sohlen → Abrollvorgang behindert |
| | direktes Trauma | ▪ bei Arbeitsunfällen: z. B. Nagel, der die Fußsohle durchbohrt |

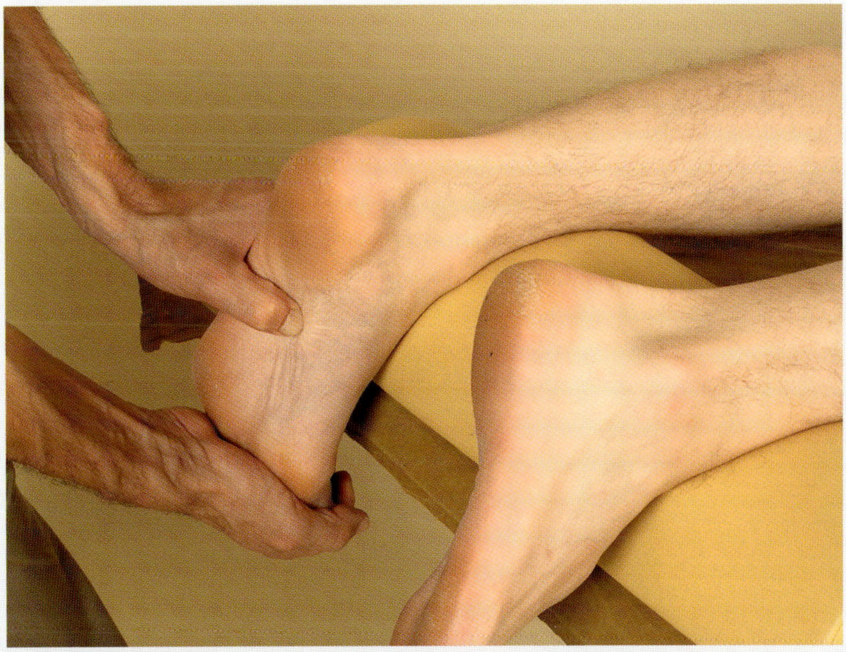

**Abb. 7.326** Manuelle Kompression (Technik I) bzw. Aufdehnen der TrP-Region (Technik II) des M. flexor digitorum brevis. Durch (passive) Zehenextension wird der oberflächlich (direkt unter der Haut) gelegene FDB unter Zugspannung gebracht und kann gezielt palpiert und behandelt werden.

| | |
|---|---|
| **Hinweise für den Therapeuten** | ▪ M. flexor digitorum brevis:<br>– Der FDB verläuft in der Mitte der Fußsohle und ist lediglich von Haut und dem zentralen Teil der Plantaraponeurose bedeckt. Er ist somit gut der Palpation und Behandlung zugänglich. Durch (passive) Zehenextension wird der FDB (oberflächliche Schicht der Fußsohlenmuskulatur) unter Zugspannung gebracht und ist gezielt tast- und behandelbar (**Abb. 7.326**).<br>– Fasziendehnung (Technik III) kann selektiv für einen bestimmten Hartspannstrang (**Abb. 7.327a**) oder summarisch für den gesamten FDB (**Abb. 7.327 b**) erfolgen. Vordehnung über (passive) Zehenextension.<br>▪ M. abductor hallucis: Liegt an der medialen Fußkante ebenfalls direkt unter der Haut, wo er gut zu tasten und zu behandeln ist (**Abb. 7.328**).<br>▪ Der M. abductor digiti minimi liegt am lateralen Fußrand, direkt unter der Haut. Er hat selten TrPs.<br>▪ geeignete Ausgangsstellungen zur Behandlung der TrPs: Bauchlage (**Abb. 7.325**, **Abb. 7.326**), Seitenlage oder Rückenlage (**Abb. 7.328**)<br>▪ Falls die Fußwurzelknochen hypomobil sind: Mobilisieren der Fußwurzelknochen |
| **Empfehlungen für den Patienten** | ▪ Meiden perpetuierender und auslösender Faktoren:<br>– Schuhe mit genügend Platz, mit optimalem Fußbett, n.M. keine starren Sohlen<br>▪ Selbstbehandlung der TrPs (manuell, mit Triggerpunkt-Hölzchen oder mit Tennisball; **Abb. 7.335**)<br>▪ Dehnen<br>▪ Training: Geschicklichkeitstraining (Balancieren; **Abb. 7.324 a–c**, **Abb. 7.337**), Barfußgehen |

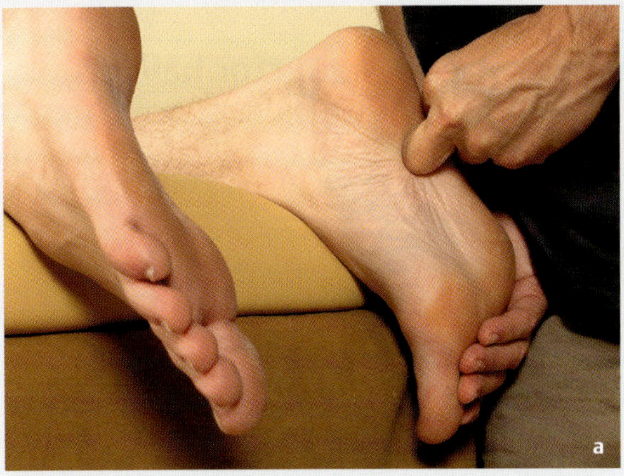


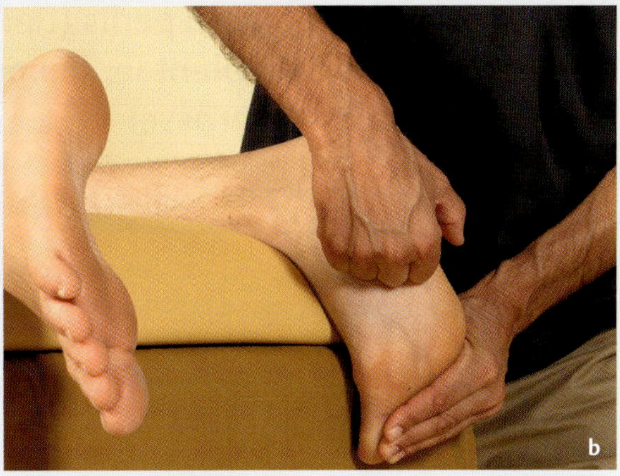


**Abb. 7.327** Fasziendehnung (Technik III) des M. flexor digitorum brevis aus vorgedehnter Position.

**a** Selektive Fasziendehnung eines Hartspannstrangs mit dem PIP-Gelenk des Mittelfingers.

**b** Summarische Fasziendehnung der oberflächlichen Schicht der Fußsohlenmuskulatur mit den Fingerknöcheln.

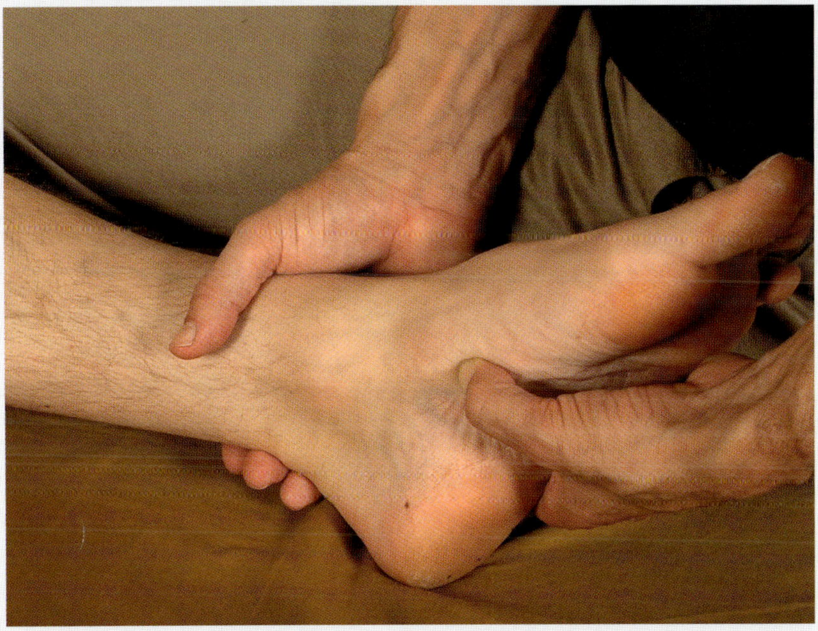

**Abb. 7.328** Manuelle Kompression (Technik I) bzw. Aufdehnen der TrP-Region (Technik II) des M. abductor hallucis.

## 7.7.10 Muskeln der Planta pedis (tiefe Schicht): Mm. quadratus plantae, flexor hallucis brevis, adductor hallucis, lumbricales, interossei

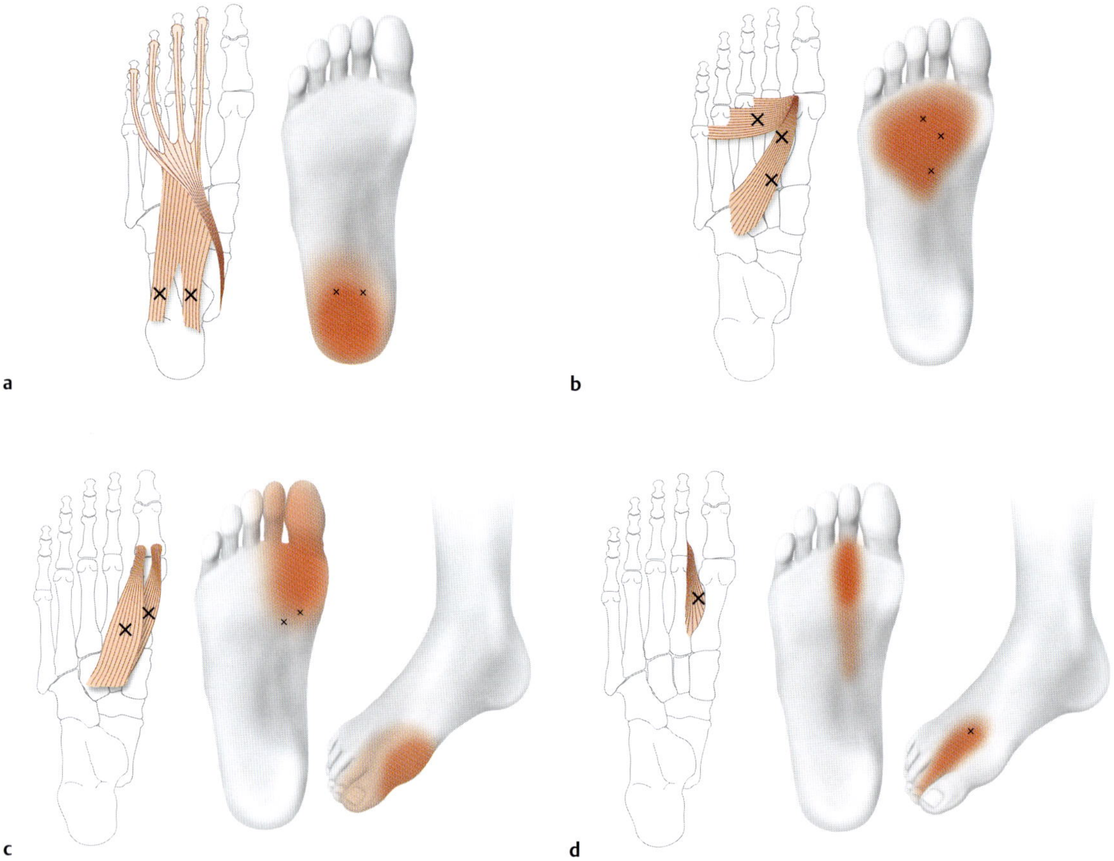


**Abb. 7.329** Mm. planta pedis tief. Fußmuskulatur – tiefe Schicht.
**a** M. quadratus plantae.
**b** M. adductor hallucis.
**c** M. flexor hallucis brevis.
**d** M. interosseus dorsalis I.

| | | |
|---|---|---|
| **Anatomie** | ▪ **M. quadratus plantae** | |
| | Ursprung | ▪ Kalkaneus (plantarseits, zweizipfelig vom medialen und lateralen Rand)<br>▪ Lig. plantare longum |
| | Ansatz | ▪ strahlt in den lateralen Rand der Sehne des langen Zehenbeugers ein und gelangt mit diesem zu den Endphalangen der 2. – 5. Zehe |
| | Der M. quadratus plantae wir auch als plantarer Kopf des langen Zehenbeugers bezeichnet. | |
| | Funktion | ▪ Zehenflexion, Verstärkung der Wirkung des M. flexor digitorum longus |
| | ▪ **M. flexor hallucis brevis** | |
| | Ursprung | ▪ Os cuneiforme I, Lig. plantare longum, Sehne des M. tibialis posterior |
| | Ansatz | ▪ medialer Kopf (verwachsen mit dem M. abductor hallucis)<br>– mediales Sesambein<br>– Basis der Grundphalanx der Großzehe (medial)<br>▪ lateraler Kopf (verwachsen mit dem M. adductor hallucis)<br>– laterales Sesambein<br>– Basis der Grundphalanx der Großzehe (lateral) |
| | Funktion | ▪ Flexion im Großzehengrundgelenk<br>▪ Verspannung des Fußgewölbes |
| | ▪ **M. adductor hallucis** | |
| | Ursprung | ▪ Caput obliquum: Os cuboideum, Os cuneiforme III, Basis der Ossa metatarsalia II u. III<br>▪ Caput transversum: Kapselbänder der Grundgelenke der 3. – 5. Zehe, Lig. metatarseum transversum profundum |
| | Ansatz | ▪ beide Köpfe: laterales Sesambein und Basis der Grundphalanx der Großzehe (lateral) |
| | Funktion | ▪ Adduktion der Großzehe<br>▪ unterstützt Flexion der Großzehe<br>▪ verspannt das Quergewölbe des Fußes |
| | ▪ **Mm. lumbricales** | |
| | Ursprung | ▪ mediale Seite der Einzelsehnen des M. flexor digitorum longus |
| | Ansatz | ▪ medialer Rand der Grundphalangen der 2. – 5. Zehe<br>▪ Dorsalaponeurose (d. h. an den Endsehnen des M. extensor digitorum longus) |
| | Funktion | ▪ Flexion im Grundgelenk (2. – 5. Zehe)<br>▪ Extension im proximalen und distalen Interphalangealgelenk<br>▪ Adduktion der 4 lateralen Zehen zur Großzehe<br>▪ unterstützen die Verspannung des Quergewölbes |
| | ▪ **Mm. interossei** | |
| | Ursprung | ▪ Mm. interossei plantares: einköpfig an der Medialseite des 3. – 5. Os metatarsale<br>▪ Mm. interossei dorsales: zweiföpfig von den einander zugekehrten Flächen aller Metatarsalia und vom Lig. plantare longum |
| | Ansatz | ▪ Mm. interossei plantares: Basis der Grundphalanx (medialseits) der 3. – 5. Zehe, Dorsalaponeurosen der 3. – 5. Zehe<br>▪ Mm. interossei dorsales: Basis der Grundphalanx (lateralseits) der 2. – 4. Zehe, Dorsalaponeurosen der 2. – 4. Zehe |
| | Funktion | ▪ Mm. interossei plantares: Adduktion der 3., 4. und 5. Zehe zur 2. Zehe hin<br>▪ Mm. interossei dorsales: Abduktion der 2., 3. und 4. Zehe |
| | **Innervation** | ▪ N. tibialis<br>– N. plantaris medialis (L 5 – S 1): M. flexor hallucis brevis, Mm. lumbricales I–III<br>– N. plantaris lateralis (S 1 – S 2): M. quadratus plantae, M. adductor hallucis, M. lumbricalis IV, Mm. interossei |

| | | |
|---|---|---|
| **Funktion** | alle Fußbinnenmuskeln zusammen | ▪ Die kurzen Fußmuskeln wirken als Einheit:<br>– Verstrebung der Fußstatik (Quer- bzw. Längsgewölbe<br>– dynamische Stabilisierung des Fußes in der Standbeinphase |
| **Referred Pain** | ▪ M. quadratus plantae: Ferse (Plantarfläche) → „Fersensporn"-Schmerz<br>▪ M. flexor hallucis brevis: Köpfchen des 1. Metatarsale (medial und platar)<br>▪ M. adductor hallucis: distale Fußsohle<br>▪ Mm. lumbricales: lokal<br>▪ Mm. interossei: lokal | |
| **Symptome** | Schmerzen | ▪ im Bereich der Fußsohle („Fersensporn"-Schmerz) und zwischen den Zehen<br>▪ dumpfe Ruheschmerzen<br>▪ Verstärkung der Schmerzen bei Belastung bzw. Bewegung<br>– Stehen, Gehen, Laufen<br>– Schuheinlagen (diese üben möglicherweise Druck auf TrPs aus)<br>– Schmerzqualität „dumpf" oder „stechend"<br>▪ Hinken, um Schmerzen auszuweichen<br>▪ Einschränkung der Gehstrecke infolge Schmerzen |
| | Funktionsstörungen | ▪ Taubheits-, Schwellungsgefühl im Fuß, Morton'sche Metatarsalgie<br>▪ Fußdeformitäten (Hammerzehen, Hallux valgus) |
| **auslösende Faktoren** | Überlastung | ▪ akut: z. B. langes Gehen im Sand bei Trainingsmangel<br>▪ chronisch<br>– Ballett<br>– ungeeignete Schuhe<br>• Holzschuhe/Pantoffeln → in der Spielbeinphase müssen die Schuhe mittels Zehenflexion gehalten werden<br>• enge Schuhe → Zehenbewegungen behindert<br>• starre Sohlen → Abrollvorgang behindert |
| | direktes Trauma | ▪ bei Arbeitsunfälllen: z. B. Nagel, der die Fußsohle durchbohrt |
| | prädisponierende/ unterhaltende Faktoren | ▪ Fußdeformitäten mit veränderten Belastungsbedingungen (Spreizfuß, Senkfuß, Hohlfuß; Hammerzehen, Hallux valgus) führen oft zur Entwicklung von TrPs. |
| **Hinweise für den Therapeuten** | ▪ Die plantaren Fußmuskeln der tiefen Schicht lassen sich palpatorisch nicht einzeln differenzieren, sodass TrP-induzierte Schmerzen hier meist nicht einer bestimmten myofaszialen Struktur zuzuordnen sind.<br>▪ Behandlung der tiefen Schicht erfolgt durch die Plantarfaszie und die oberflächlich liegende Schicht der kurzen Fußmuskeln hindurch, die dabei entspannt sein sollte (**Abb. 7.330** – **Abb. 7.333**).<br>▪ Triggerpunkt-Hölzchen zur Entlastung der Finger einsetzen (**Abb. 7.331**)<br>▪ Fasziendehnung (Technik III) der gesamten plantaren Fußmuskeln ist wichtig (**Abb. 7.333**). „Nicht selten lässt sich so eine Deformität mildern und lassen sich Fußschmerzen zum Verschwinden bringen. Diese Art der Therapie wirkt entspannend auf die ganze untere Extremität und manchmal auf den ganzen Menschen" (Dejung 2009, S. 191).<br>▪ geeignete Ausgangsstellungen zur manuellen Therapie: Bauchlage (**Abb. 7.330**, **Abb. 7.331**, **Abb. 7.333**), Rückenlage (**Abb. 7.332**, **Abb. 7.334**) oder Seitenlage<br>▪ Mobilisieren der Fußwurzelknochen → reflektorische Beeinflussung der Muskulatur | |
| **Empfehlungen für den Patienten** | ▪ Meiden perpetuierender und auslösender Faktoren<br>– Schuhe mit genügend Platz<br>– Schuhe mit starren Sohlen/Holzschuhe bzw. High Heels nicht den ganzen Tag tragen<br>▪ Selbstbehandlung der TrPs (mit Tennisball [**Abb. 7.335**] von Hand bzw. mit einem Triggerpunkt-Hölzchen)<br>▪ Dehnen (**Abb. 7.336**); s. auch **Abb. 7.303**, **Abb. 7.304**)<br>▪ koordinatives Training (Barfußgehen, Balancieren etc.; **Abb. 7.324**, **Abb. 7.337**) | |

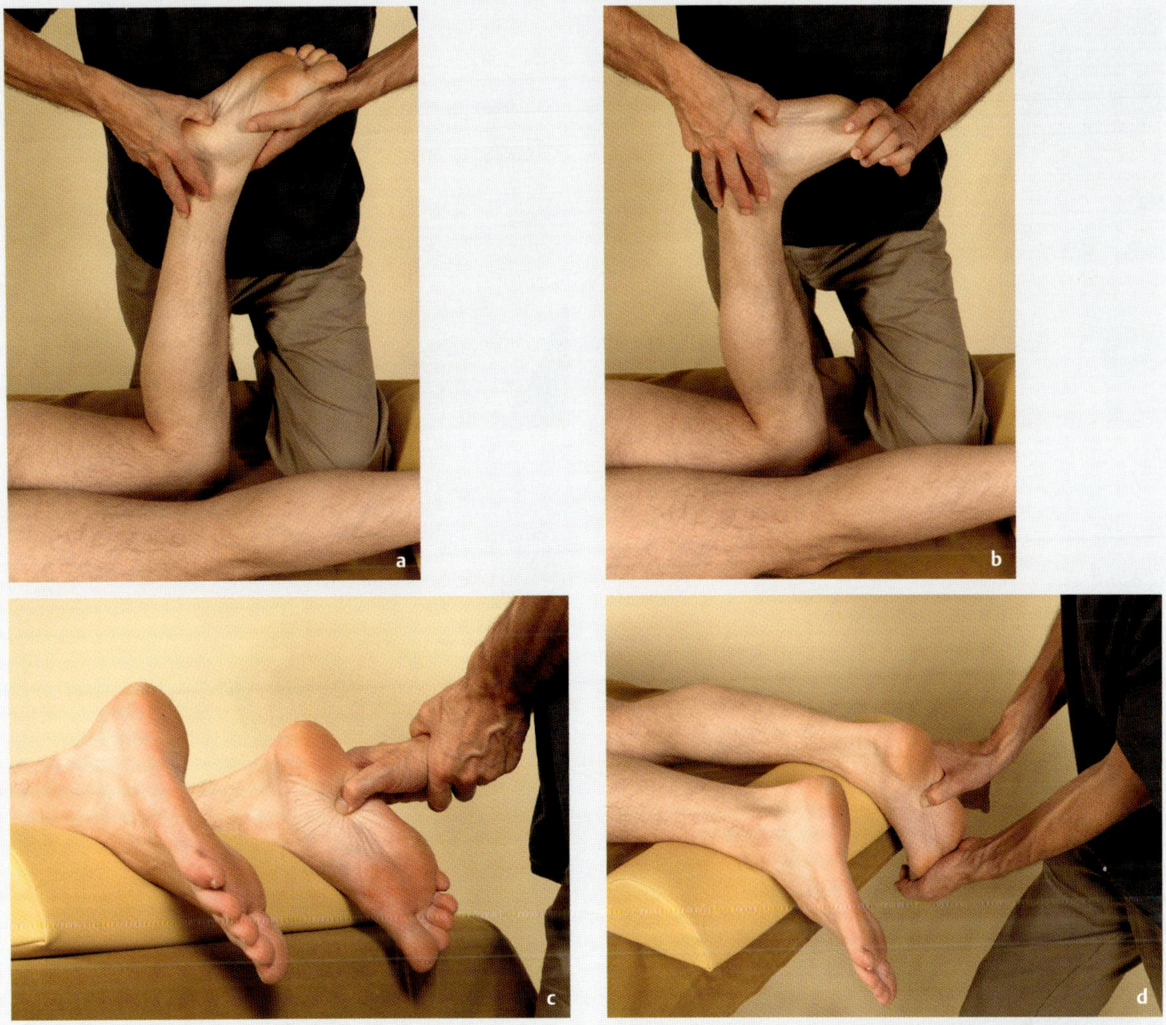


**Abb. 7.330** M. quadratus plantae. Manuelle Kompression (Technik I) bzw. Aufdehnen der TrP-Region (Technik II).

**a** Manuelle Therapie des M. quadratus plantae durch den entspannten oberflächlich liegenden M. flexor digitorum brevis hindurch, der gleichzeitig mitbehandelt wird.

**b** Durch (passive) Extension der Zehen geraten der M. extensor digitorum brevis und der M. quadratus plantae unter Dehnung. Der therapeutische Reiz erreicht primär den oberflächlich gelegenen EDB und weniger den darunterliegenden M. quadratus plantae.

**c** Variation der Ausgangsstellung, sonst wie Teilabbildung a.

**d** Variation der Ausgangsstellung, sonst wie Teilabbildung b.



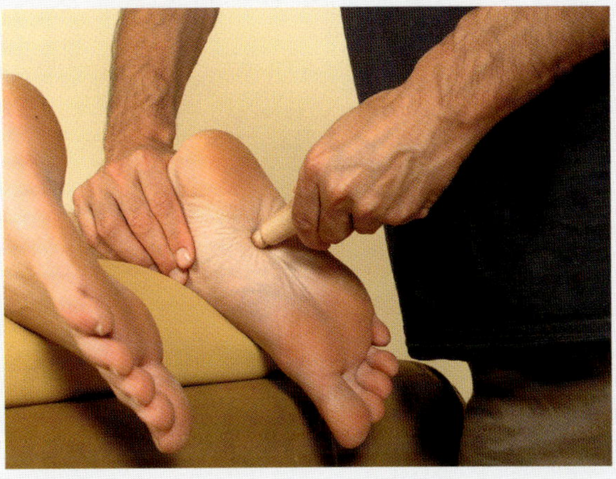

**Abb. 7.331** Triggerpunkt-Hölzchen zur Entlastung der Finger des Therapeuten. Der M. quadratus plantae wird durch den M. flexor digitorum brevis hindurch behandelt (Technik I, II bzw. III).

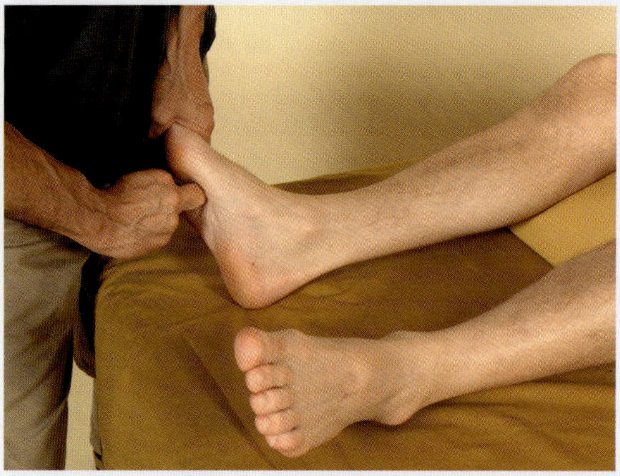

**Abb. 7.332** Vorfußmuskulatur, manuelle Kompression (Technik I) bzw. Aufdehnen der TrP-Region (Technik II). Oberflächliche Schicht (M. flexor digitorum brevis) und tiefe Schicht (M. adductor hallucis, M. flexor hallucis brevis, Mm. lumbricales, Mm. interossei plantares und dorsales) werden gemeinsam manuell behandelt, ohne dass die einzelnen Muskeln palpatorisch differenziert werden

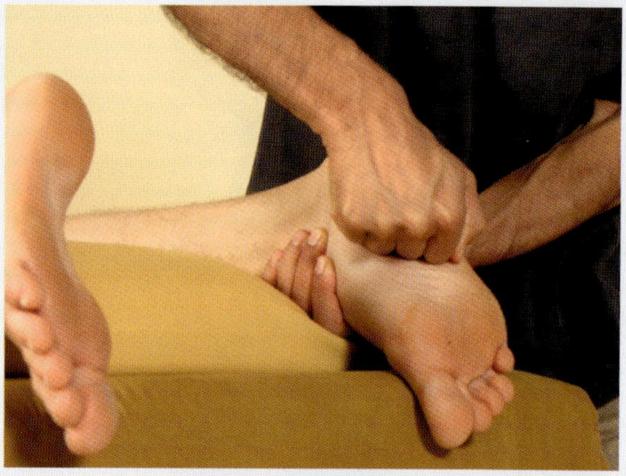

**Abb. 7.333** Fasziendehnung (Technik III) des M. quadratus plantae (und des M. flexor digitorum brevis). Sind die oberflächlich liegenden Zehenflexoren entspannt (nicht vorgedehnt wie in **Abb. 7.327**), ist es möglich, auch die tieferen Schichten der Fußmuskeln zu erreichen.

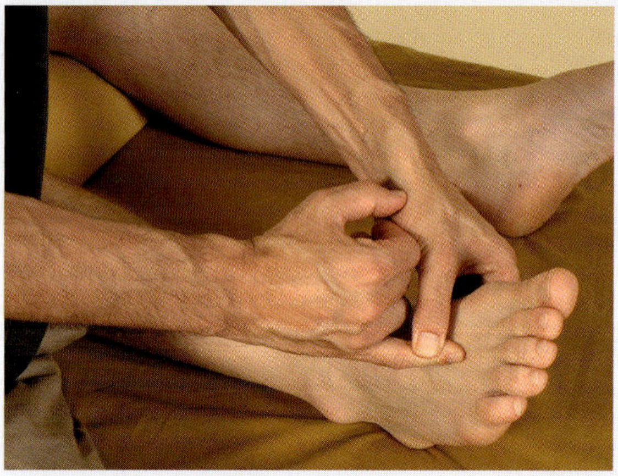

**Abb. 7.334** Mm. interossei, manuelle Kompression (Technik I) bzw. Aufdehnen der TrP-Region (Technik II). Mit dem Kleinfinger wird versucht, vom Fußrücken her so weit wie möglich in den Raum zwischen den Mittelfußknochen vorzudringen; die Mm. interossei sind dort – zumindest teilweise – direkt behandelbar.

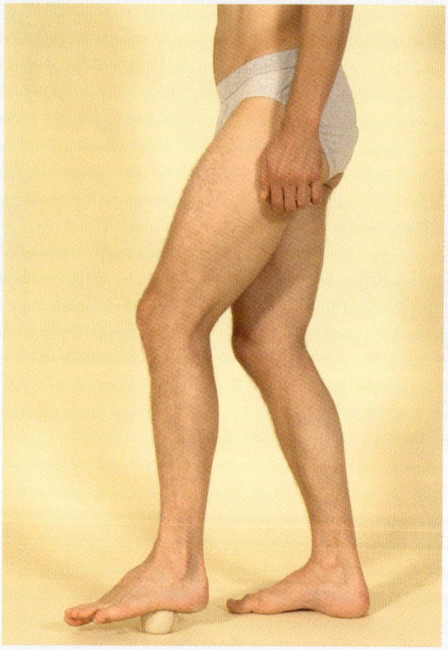

**Abb. 7.335** Selbstbehandlung der TrPs in der Muskulatur der Planta pedis mit einem Tennisball.

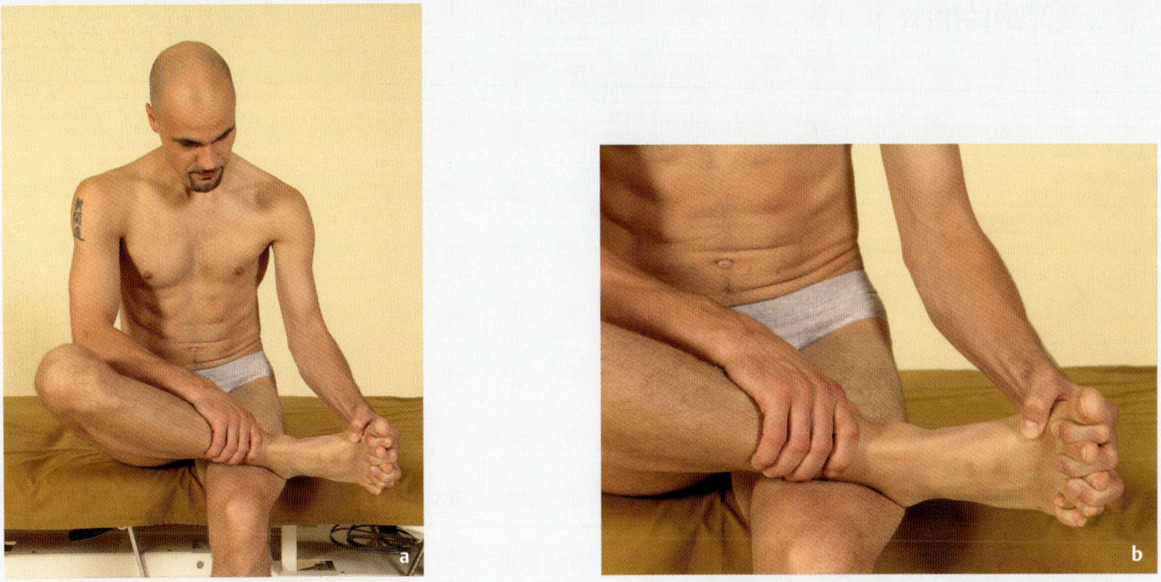

**Abb. 7.336** Selbstdehnung (Technik V) der kurzen Fußmuskulatur (M. adductor hallucis, Mm. interossei und lumbricales).

**a** Autostretching der kurzen Fußmuskulatur – Übersicht.
**b** Autostretching der kurzen Fußmuskulatur – Detail.

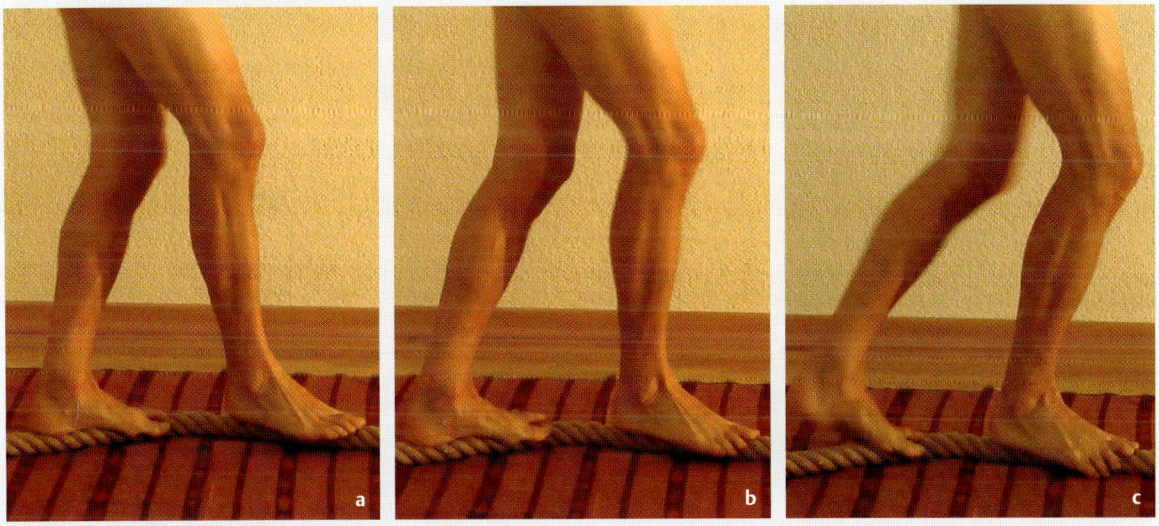

**Abb. 7.337** Funktionelles Training (Technik VI): Gehen bzw. Balancieren auf einem Tau fordert und fördert die Geschicklichkeitsleistung der Fußmuskulatur.

**a** Bewegungsablauf – Phase 1.
**b** Bewegungsablauf – Phase 2.
**c** Bewegungsablauf – Phase 3.

# 7.8 Oberarm

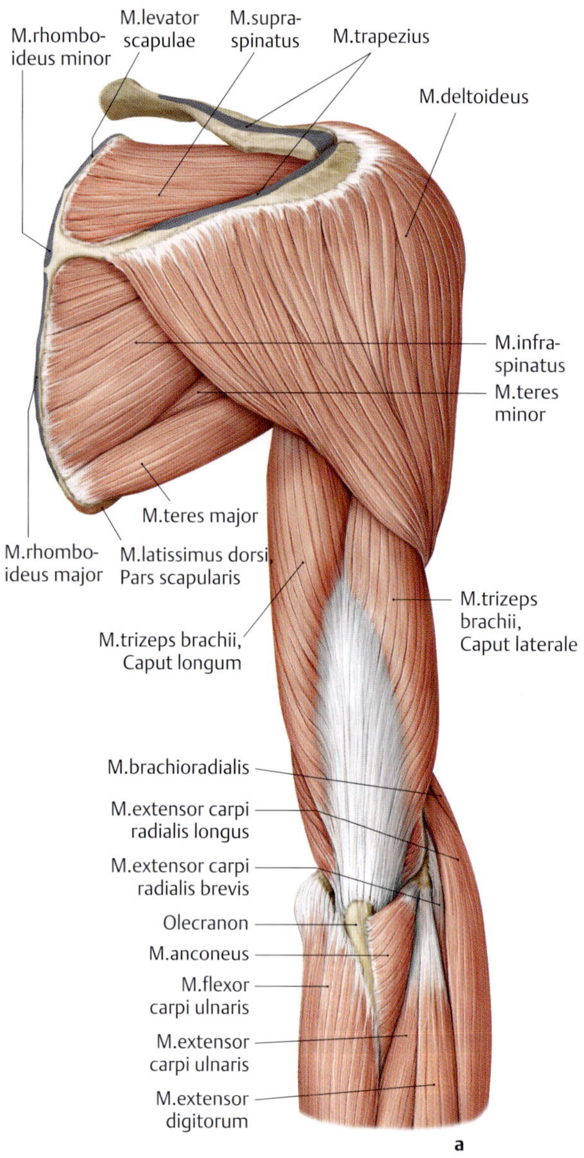


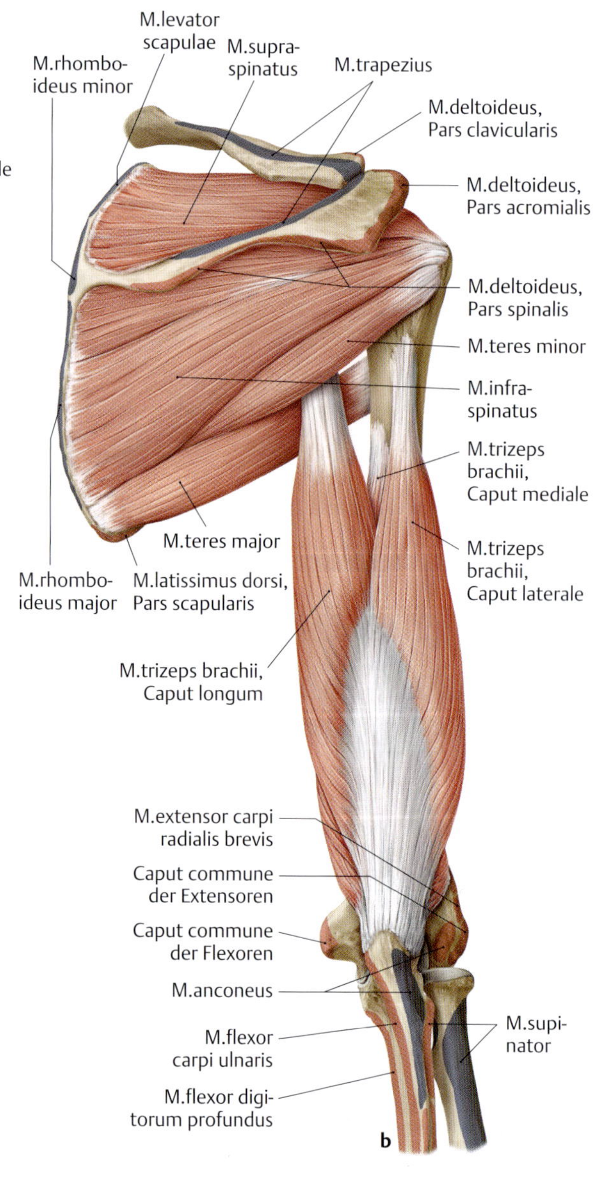


**Abb. 7.338** Oberarmmuskulatur. Ansicht von dorsal.
**a** Oberflächliche Muskelschicht.
**b** Tiefe Muskelschicht.

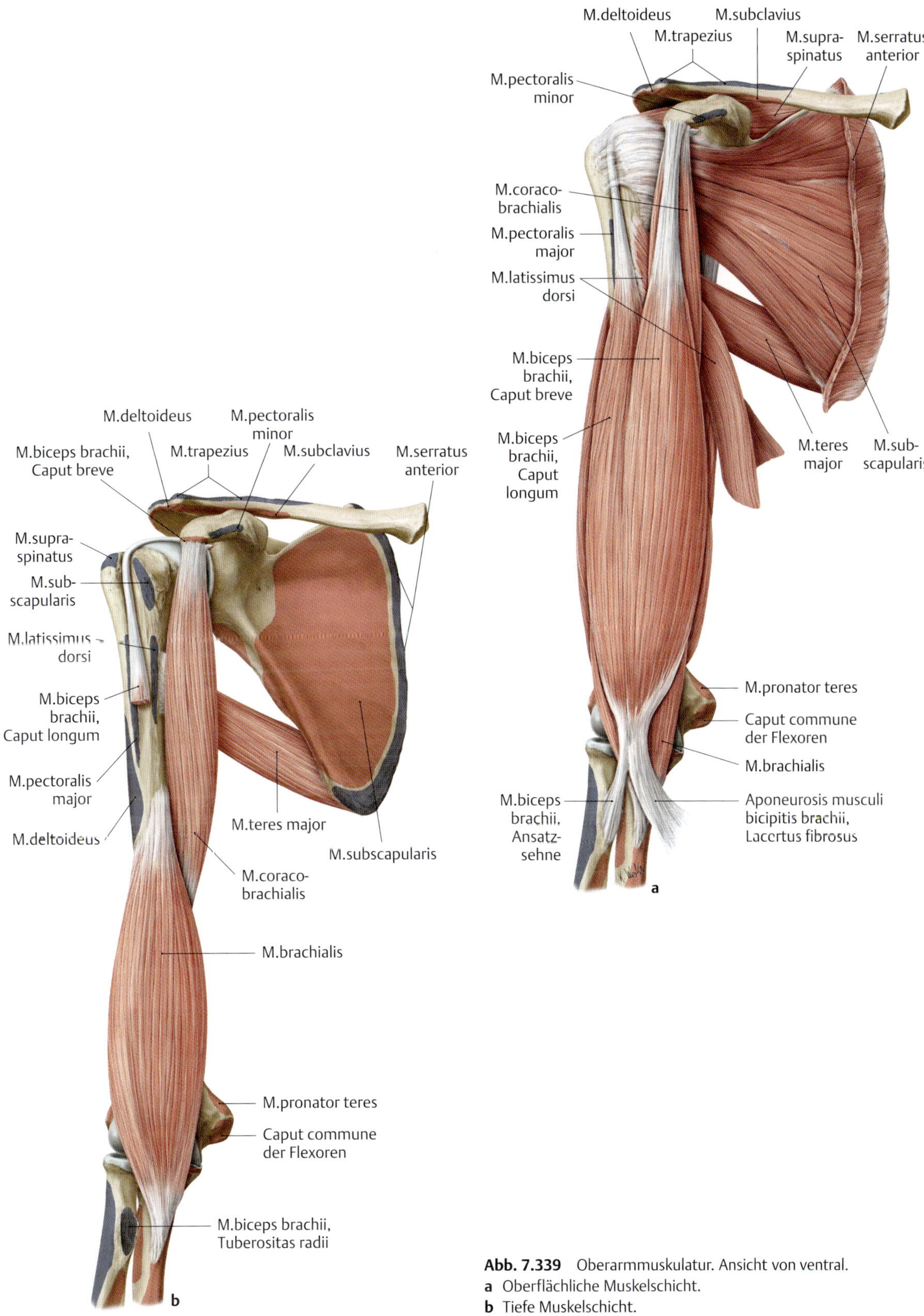


**Abb. 7.339** Oberarmmuskulatur. Ansicht von ventral.
**a** Oberflächliche Muskelschicht.
**b** Tiefe Muskelschicht.

OBERARM

## 7.8.1 M. triceps brachii, M. anconeus

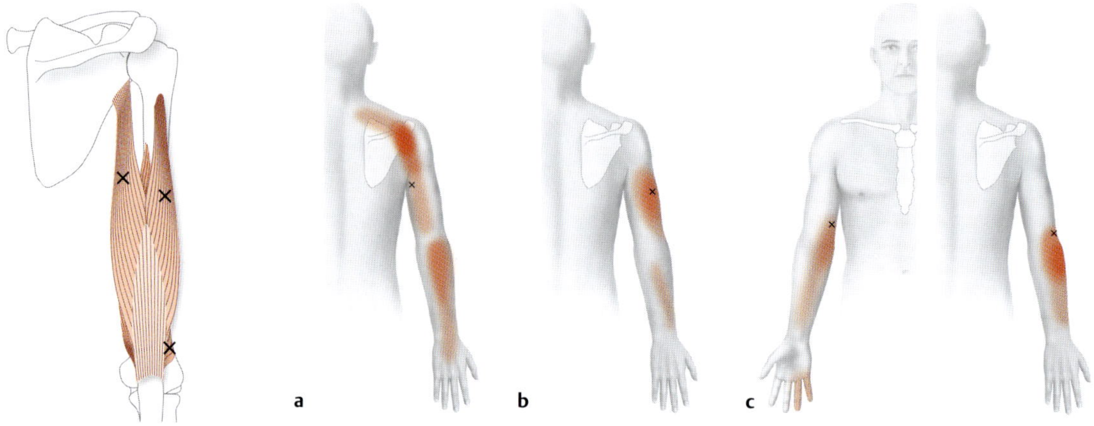


**Abb. 7.340** M. triceps brachii.
**a** Caput longum des M. triceps brachii.
**b** Caput laterale des M. triceps brachii.
**c** Caput mediale des M. triceps brachii.

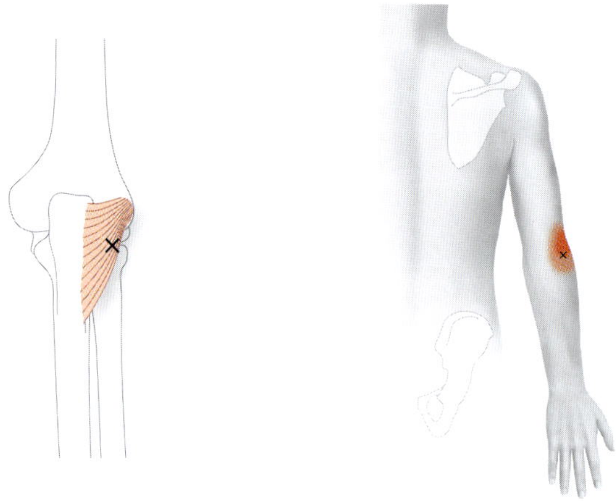

**Abb. 7.341** M. anconeus

| | | |
|---|---|---|
| **Anatomie** | ▪ **M. triceps brachii** | |
| | Ursprung | ▪ Caput longum: Tuberculum infraglenoidale der Skapula (zweigelenkig)<br>▪ Caput laterale: dorsolaterale Humerusfläche, proximal und lateral des Sulcus n. radialis, den es überdeckt; Septum intermusculare laterale<br>▪ Caput mediale: dorsale Humerusfläche, großflächig (distale zwei Drittel des Humerus) distal des Sulcus n. radialis; Septum intermusculare mediale<br>Das Caput mediale<br>– entspringt am Humerus distal und medial des N. radialis;<br>– wird vom Caput longum und vom Caput laterale (beide liegen oberflächlich) zum größten Teil bedeckt;<br>– bildet die tiefe Schicht des M. triceps brachii und ist unmittelbar proximal des Ellbogens sowohl medial als auch lateral der beiden oberflächlichen Trizepsköpfe direkt zu palpieren. |
| | Ansatz | ▪ Olecranon ulnae: Alle 3 Köpfe verschmelzen zu einer Sehnenplatte und inserieren mittels einer gemeinsamen Endsehne.<br>▪ Hinterwand der Gelenkkapsel |
| | ▪ **M. anconeus** | |
| | Ursprung | ▪ Epicondylus lateralis humeri<br>▪ Lig. collaterale radiale |

| | | |
|---|---|---|
| | Ansatz | ▪ Olecranon ulnae (lateral) und dorsale Fläche der Ulna<br>▪ Gelenkkapsel (dorsale Anteile) |
| | **Innervation** | ▪ N. radialis (C 6 – C 8) |
| **Funktion** | ▪ Extension im Ellbogengelenk (alle 3 Köpfe des M. triceps brachii und M. anconeus)<br>▪ ADD und Extension im Schultergelenk (Caput longum)<br>▪ Kapselspanner Ellbogengelenk (M. anconeus) | |
| **Referred Pain** | ▪ Caput longum: dorsale Schulter, Unterarm<br>▪ Caput laterale: Oberarm lokal, Unterarm bis Finger IV und V<br>▪ Caput mediale: Epicondylus lateralis (häufig) und medialis, Olekranon<br>▪ M. anconeus: Epicondylus lateralis | |
| **Symptome** | Schmerzen | ▪ dorsaler, nicht präzise lokalisierbarer Schulter-/Oberarmschmerz<br>▪ Epikondylodynie (chronische Epicondylitis lateralis und medialis) |
| | Funktionsstörungen | ▪ Schonhaltung im Ellbogen (endgradige Flexion und Extension werden gemieden)<br>▪ Bewegungseinschränkung der Schulterabduktion bei TrPs im Caput longum (Arm-Ohr-Kontakt nicht möglich; **Abb. 9.11**, S. 488) |
| **Entrapment** | N. radialis | ▪ Hartspannstränge im Caput laterale können sensible Fasern des N. radialis komprimieren → Dysästhesie auf der Rückseite des distalen Unterarms, des Handgelenks und der Hand bis zur Basis des Mittelfingers (Referred Pain-Muster jedoch zu Finger IV und V) |
| **auslösende Faktoren** | Überlastung | ▪ akut: „Fehlschlag“ bei Tennisrückhand<br>▪ chronisch<br>– übertriebenes Training (Liegestütze, Golf, Skitour, Langlauf etc.)<br>– zu lange Spazierstöcke<br>– TrPs im Caput longum können aktiviert werden, wenn die Ellbogen lange Zeit vor dem Körper gehalten werden, ohne die Ellbogen oder Unterarme abzustützen (z. B. langes Autofahren, freihändiges Schreiben von Notizen, Nähen, Schreibmaschineschreiben). |
| | Traumen | ▪ Unfälle |
| **Hinweise für den Therapeuten** | ▪ Bei der lateralen Epikondylodynien liegen die relevanten mTrPs sehr häufig im Caput mediale (weit distal-lateral (!) situiert; **Abb. 7.344 b**) und im M. anconeus (**Abb. 7.346**).<br>▪ geeignete Ausgangsstellungen zur Behandlung: Bauchlage (**Abb. 7.342** – **Abb. 7.346**) oder Seitenlage<br>▪ Caput longum:<br>– Der lange Trizepskopf verläuft zwischen M. teres minor und M. teres major (die über Rotationswiderstand für Außen- bzw. Innenrotation gut zu identifizieren sind) und gelangt infraglenoidal an die Skapula. Aktive Ellbogenextension gegen Widerstand aktiviert den M. triceps brachii, und das Caput longum wird deutlich tastbar (**Abb. 7.342 a**).<br>– Behandlung mit Pinzettengriff (**Abb. 7.342 b**); bei endgradig eingeschränkter Abduktion im Schultergelenk (**Abb. 9.11**, S. 488) ist die Faszien-Trenntechnik (Technik IV) zum M. teres minor und M. teres major hin wichtig (**Abb. 7.342 c**).<br>▪ Caput laterale: Behandlung mit Pinzettengriff (**Abb. 7.343**)<br>▪ Caput mediale: Behandlung von medial (**Abb. 7.344 a**) und lateral her (**Abb. 7.344 b**) möglich<br>▪ Cave: Der N. radialis soll beim Behandeln (manuell und Dry Needling) des Caput laterale und des proximalen Caput mediale nicht provoziert/geschädigt werden! Der N. radialis ist palpatorisch gut zu differnzieren: Der Nerv umwindet spiralig den Humerus. Die Verlaufsrichtung des Nervs entspricht somit nicht der Verlaufsrichtung der Hartspannstränge im M. triceps, die parallel zum Humerus verlaufen. | |
| **Empfehlungen für den Patienten** | ▪ Meiden perpetuierender und auslösender Faktoren<br>– Tennis: leichteres Racket, kürzerer Griff, bessere Technik<br>– beim Maschinenschreiben, Schreiben, Lesen, Stricken etc. Ellbogen/Unterarme abstützen<br>▪ Dehnung des Muskels (**Abb. 7.347**)<br>▪ Selbstbehandlung (Caput longum und laterale mit Pinzettengriff, Caput mediale mit Fingerdrucktechnik) | |

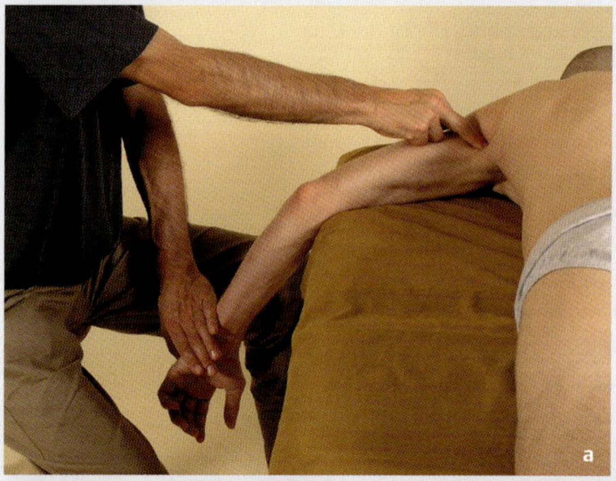


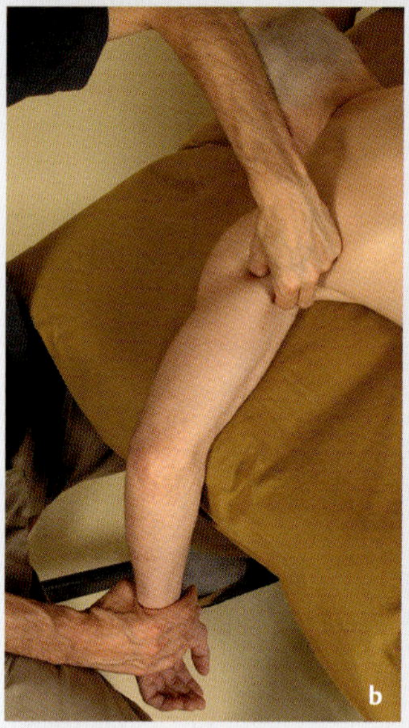


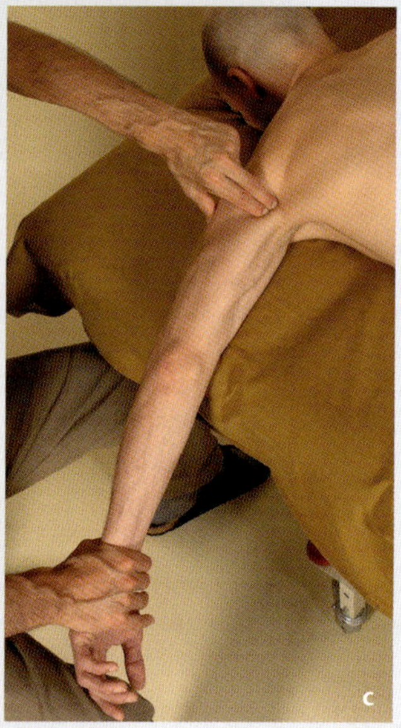


**Abb. 7.342** Caput longum.

**a** Palpation des Caput longum des M. triceps brachii: Die Sehne des Caput longum verläuft zwischen dem M. teres minor und M. teres major (Identifizierung durch Widerstand für Innenrotation → M. teres major und Außenrotation → M. teres minor) und zieht zum Tuberculum infraglenoidale scapulae. Bei Widerstand für Ellbogenextension wird das Caput longum deutlich spürbar.

**b** Manuelle Kompression (Technik I) bzw. Aufdehnen der TrP-Region (Technik II) des Caput longum mit Pinzettengriff.

**c** Faszien-Trenntechnik (Technik VI) zwischen Caput longum und M. teres minor/M. teres major.

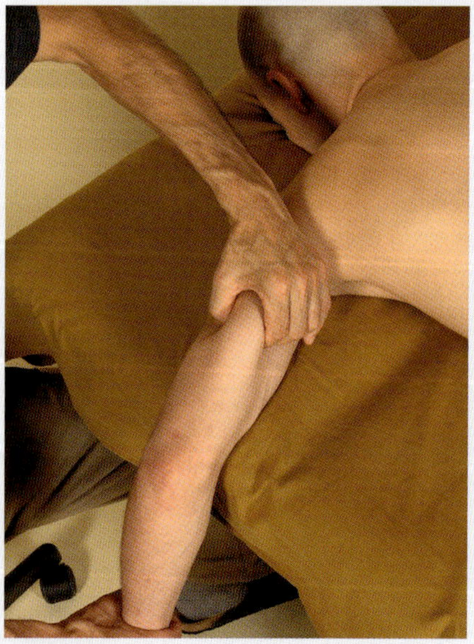

**Abb. 7.343** Caput laterale: Manuelle Kompression (Technik I) bzw. Aufdehnen der TrP-Region (Technik II) des Caput laterale mit Pinzettengriff.

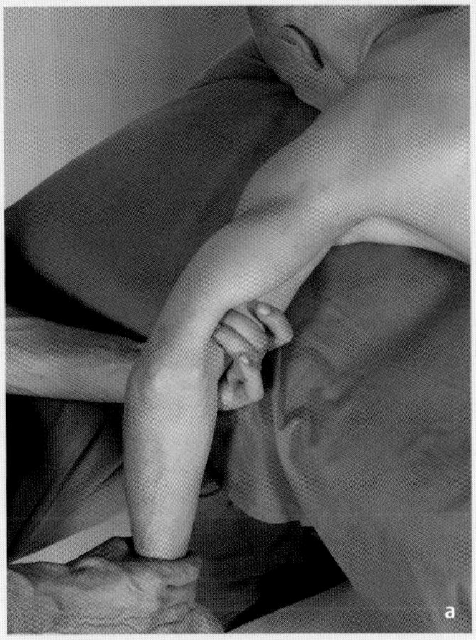

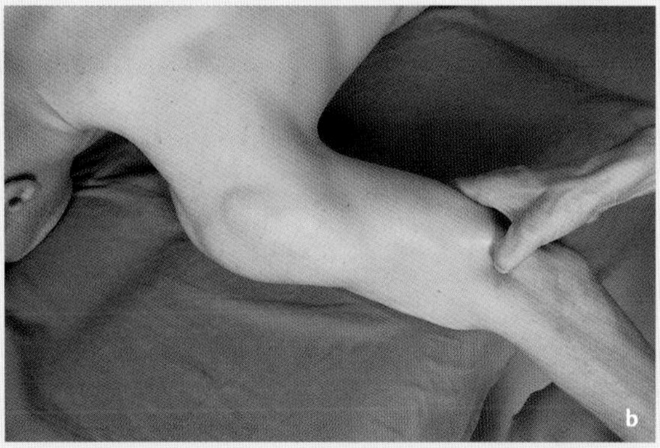

**Abb. 7.344** Caput mediale.
**a** Manuelle Kompression (Technik I) bzw. Aufdehnen der TrP-Region (Technik II) des Caput mediale von medial.
**b** Manuelle Kompression (Technik I) bzw. Aufdehnen der TrP-Region (Technik II) des Caput mediale im distal-lateralen Bereich. TrPs in diesem Bereich sind sehr häufig für laterale Ellbogenschmerzen verantwortlich.

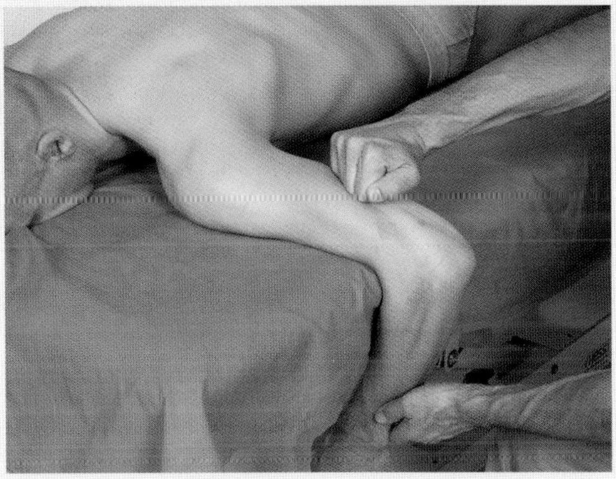

**Abb. 7.345** M. triceps brachii: Fasziendehnung (Technik III).

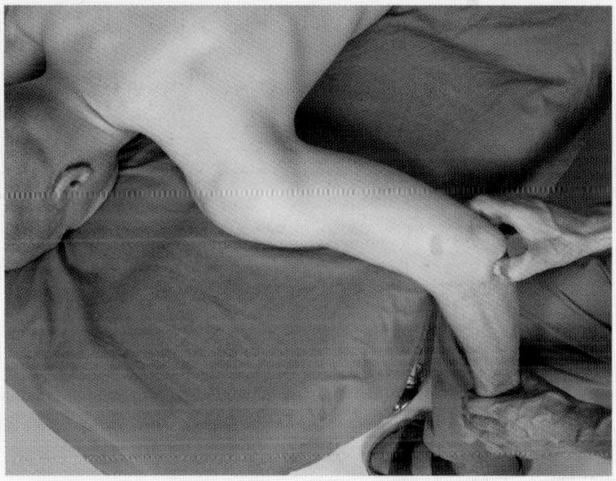

**Abb. 7.346** M. anconeus: Manuelle Kompression (Technik I) bzw. Aufdehnen der TrP-Region (Technik II) von TrPs im M. anconeus (häufig für laterale Ellbogenschmerzen verantwortlich).

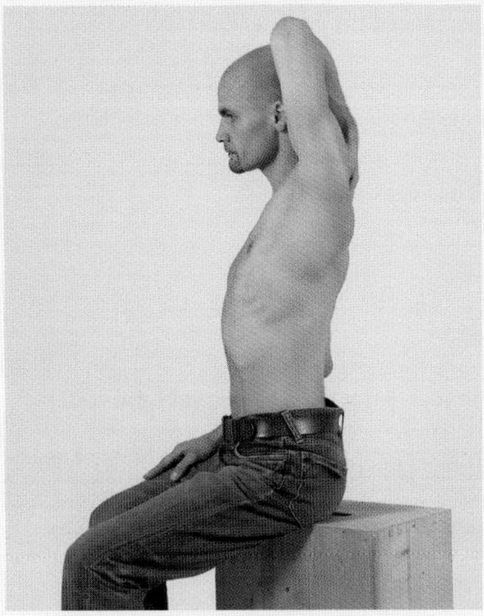

**Abb. 7.347** Selbstdehnung (Technik V) des M. triceps brachii (inkl. Caput longum) und M. anconeus.

## 7.8.2 M. biceps brachii

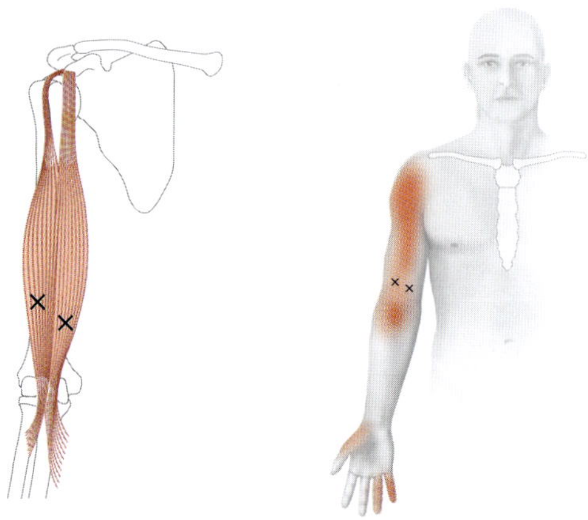

**Abb. 7.348** M. biceps brachii.

| | | |
|---|---|---|
| **Anatomie** | Ursprung | ▪ Caput longum<br>– Tuberculum supraglenoidale der Skapula<br>– Labrum glenoidale<br>– Die Sehne des langen Bizepskopf zieht durch das Schultergelenk.<br>▪ Caput breve<br>– Processus coracoideus der Skapula (gemeinsam mit dem M. coracobrachialis) |
| | Ansatz | ▪ Radius (Tuberositas radii)<br>▪ Über den Lacertus fibrosus (eine breitflächige Sehne [Aponeurosis bicipitalis]) strahlt der M. biceps brachii in die ulnare Seite der Fascia antebrachii ein. |
| | **Innervation** | ▪ N. musculocutaneus (C 5 – C 7) |
| **Funktion** | Ellbogen | ▪ Flexion (v. a. aus Supinationsstellung)<br>▪ Supination (Wirkung als Supinator nimmt mit Ellbogenflexion zu) |
| | Glenohumeral | ▪ Flexion<br>▪ ABD (bei AR des Arms)<br>▪ verhindert das Kaudalgleiten des Humeruskopfs beim Tragen schwerer Gewichte mit hängendem Arm (zusammen mit dem M. supraspinatus, M. deltoideus und M. coracobrachialis)<br>▪ Zentrierung des Humeruskopfs (Caput longum)<br>▪ Transversal-ADD (Caput breve) |
| **Referred Pain** | ▪ vordere Deltoideusregion<br>▪ Ellenbeuge | |
| **Symptome** | Schmerzen | ▪ oberflächlicher vorderer Schulterschmerz (nicht tief im Gelenk), im Bereich der langen Bizepessehne<br>▪ Schürzengriff schmerzfrei<br>▪ im Gegensatz zum M. infraspinatus keine Probleme beim Schlafen auf der betroffenen Seite |
| | Funktionsstörungen | ▪ knackende, reibende Geräusche der Sehne des Caput longum<br>▪ kaum Kraftverlust der Ellbogenflexion |
| **auslösende Faktoren** | Überlastung | ▪ akut<br>– bei unerwarteten Haltereaktionen, z. B. Festhalten an Geländer bei Sturz<br>– harter Aufschlag beim Tennisspielen<br>▪ chronisch<br>– Anheben schwerer Gegenstände mit supinierter Hand oder in voll gestreckter Position (große Gewichte)<br>– Aktivität in angenäherter Position (Geige- oder Gitarrespielen, Halten des Telefonhörers über längere Zeit etc.)<br>– wiederholte Supinationsbewegungen, kombiniert mit Ellbogenflexion (Hobbybastler etc.)<br>– Schlafen mit maximal flektiertem Ellbogen |

| | |
|---|---|
| **Hinweise für den Therapeuten** | ▪ geeignete Ausgangsstellungen zur Behandlung der TrPs: Rückenlage (**Abb. 7.349** – **Abb. 7.351**), Seitenlage oder Sitz<br>▪ Behandlung mit Pinzettengriff gut möglich (**Abb. 7.350**); dabei kann der Muskel leicht vom Gefäßnervenstrang und vom darunterliegenden M. brachialis (Faszien-Trenntechnik) abgehoben werden.<br>▪ Extensionsdefizit im Ellbogengelenk ist meistens nicht auf den M. biceps brachii (zweigelenkig), sondern auf den M. brachialis (eingelenkig) zurückzuführen.<br>▪ Eine Entzündung der proximalen Bizepssehne (Caput longum) ist in der Regel eine Folge von übertragenen Schmerzen aus Bizeps-TrPs (Dejung 2009).<br>▪ Palpation der langen Bizepssehne im Sulcus zwischen Tuberculum majus und Tuberculum minus<br>▪ Ruptur der langen Bizepssehne führt in der Regel funktionell zu keiner Beeinträchtigung.<br>▪ „Il topolino" – die Bedeutung des Muskelreliefs für den Selbstwert des Manns ist nicht zu unterschätzen. |
| **Empfehlungen für den Patienten** | ▪ Meiden perpetuierender und auslösender Faktoren<br>– Lernen, beim Heben und Tragen den Unterarm nicht in voller Supination zu belasten<br>– beim Schlafen vermeiden, den Ellbogen lange in maximaler Flexion zu halten (z. B. Kissen in die Ellenbeuge legen und mit Klettbandverschluss fixieren)<br>▪ Selbstbehandlung der TrPs mit der Hand der Gegenseite<br>▪ Dehnen (Heimprogramm; **Abb. 7.352**) |

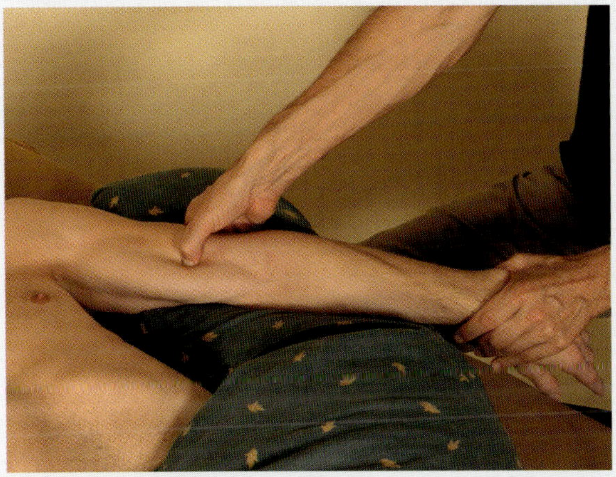

**Abb. 7.349** Palpation der Hartspannstränge und Auffinden der TrPs im M. biceps brachii ist in leicht gedehnter Position des Muskels (Extension und Pronation im Ellbogen) am einfachsten. Geeignet auch zur manuellen Therapie: Manuelle Kompression (Technik I) bzw. Aufdehnen der TrP-Region (Technik II).

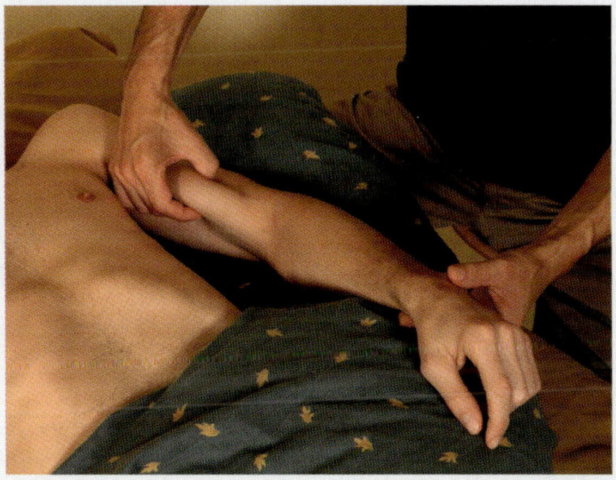

**Abb. 7.350** Manuelle Kompression (Technik I) bzw. Aufdehnen der TrP-Region (Technik II) mit Pinzettengriff.

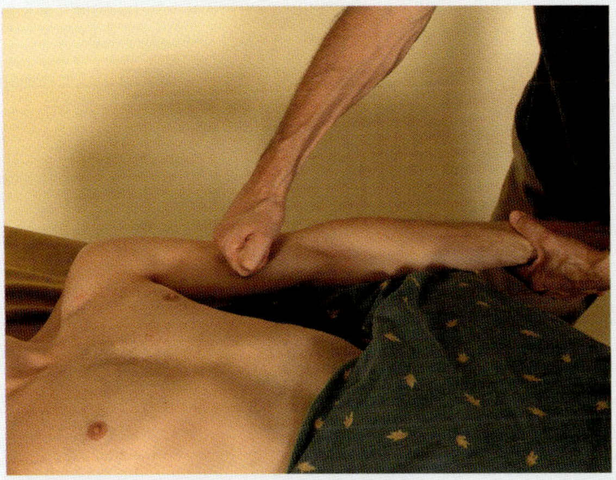

**Abb. 7.351** Fasziendehnung (Technik III) des M. biceps brachii aus leichter Dehnstellung (Extension und Pronation im Ellbogengelenk).

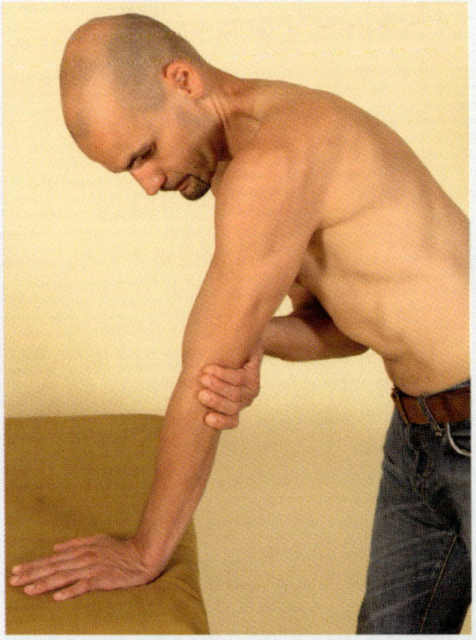

**Abb. 7.352** Selbstdehnung (Technik V) mit Extension und Pronation im Ellbogengelenk.

## 7.8.3 M. brachialis

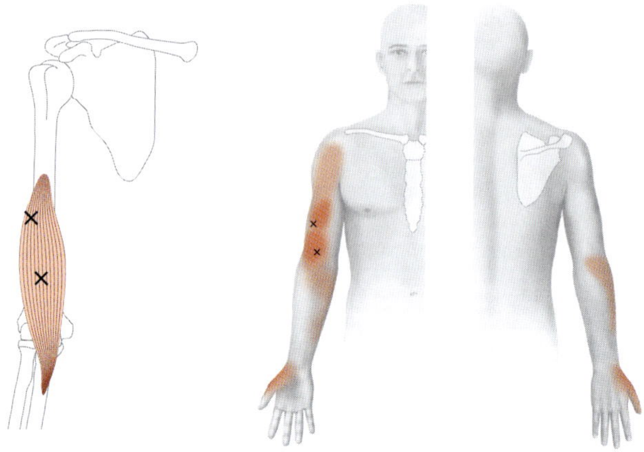

**Abb. 7.353** M. brachialis.

| | | | |
|---|---|---|---|
| **Anatomie** | Ursprung | • Humerus: großflächig an der Vorderfläche des Humerus, distal der Tuberositas deltoidea (d. h. gesamte distale Hälfte des Humerus)<br>• Septum intermusculare brachii mediale und laterale (zwischen M. brachialis und M. triceps brachii) | |
| | Ansatz | • Ulna: Tuberositas ulnae und Processus coronoideus ulnae<br>• strahlt in die Gelenkkapsel des Ellbogengelenks ein (als M. articularis) | |
| | **Innervation** | • N. musculocutaneus (C 5 – C 7)<br>• N. radialis (C 5 – C 6) innerviert den lateralen, distalen Teil des M. brachialis | |
| **Funktion** | Ellbogengelenk | • Flexion (unabhängig von Pro-/Supinationsstellung) | |
| **Referred Pain** | • Ellenbeuge<br>• Daumenbasis (wie „Rhizarthrose“) und „Schwimmhaut“ des Daumens<br>• ventrale Schulterregion | | |
| **Symptome** | Schmerzen | • Ellbogenschmerzen (unabhängig von Pro-/Supinationsstellung)<br>• Ruhe- und Belastungsschmerz des Daumens<br>• ventraler Oberarm-/Schulterschmerz (selten) | |
| | Funktionsstörungen | • Schwäche der Ellbogenflexion | |
| **Entrapment** | N. radialis | • Der M. brachialis bildet zusammen mit dem M. brachioradialis den Radialistunnel, durch den der N. radialis (Ramus superficialis) läuft.<br>→ Entrapment des sensiblen Asts (Ramus superficialis) des N. radialis<br>→ Taubheitsgefühl und Dysästhesien auf der Daumenrückseite | |
| **auslösende Faktoren** | Überlastung | • Heben schwerer Gewichte<br>• repetitive Bewegungen in verkürzter Position: Geige- oder Gitarrespielen, Bügeln etc.<br>• lang andauernde Aktivierung in angenäherter Position: Telefonieren, Schlafen mit maximal flektiertem Ellbogen etc. | |
| **Hinweise für den Therapeuten** | • Wichtigster Flexor im Ellbogengelenk; Kraftminderung der Ellbogenflexion ist in der Regel durch TrPs im M. brachialis verursacht.<br>• Extensionsdefizit im Ellbogengelenk ist vorwiegend auf den M. brachialis (eingelenkig) und nicht auf den M. biceps brachii (zweigelenkig) zurückzuführen.<br>• geeignete Ausgangsstellungen zur Behandlung der TrPs: Rückenlage (**Abb. 7.354** – **Abb. 7.356**), Seitenlage oder Sitz<br>• Der M. brachialis liegt hinter dem M. biceps brachii; Behandlung erfolgt von lateral (**Abb. 7.354**) oder medial (Vorsicht Gefäßnervenstrang) her (**Abb. 7.355**). | | |
| **Empfehlungen für den Patienten** | • Meiden perpetuierender und auslösender Faktoren<br>– Freisprechanlage beim Telefonieren<br>– 2 Taschen zum Einkaufen<br>– Schlafhaltung: Kissen in die Ellenbeuge legen<br>• Selbstbehandlung der TrPs<br>• Dehnen des Muskels (**Abb. 7.357**) | | |

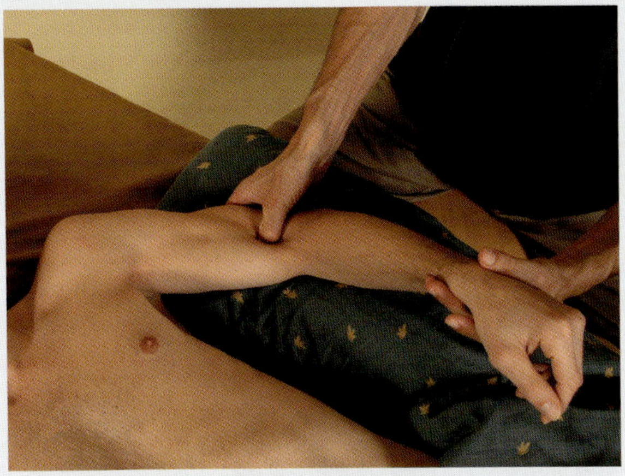

**Abb. 7.354** Manuelle Kompression (Technik I) bzw. Aufdehnen der TrP-Region (Technik II). Zugang von lateral; Ellbogenflexion entspannt den M. biceps brachii und ermöglicht, den darunterliegenden M. brachialis zu behandeln.

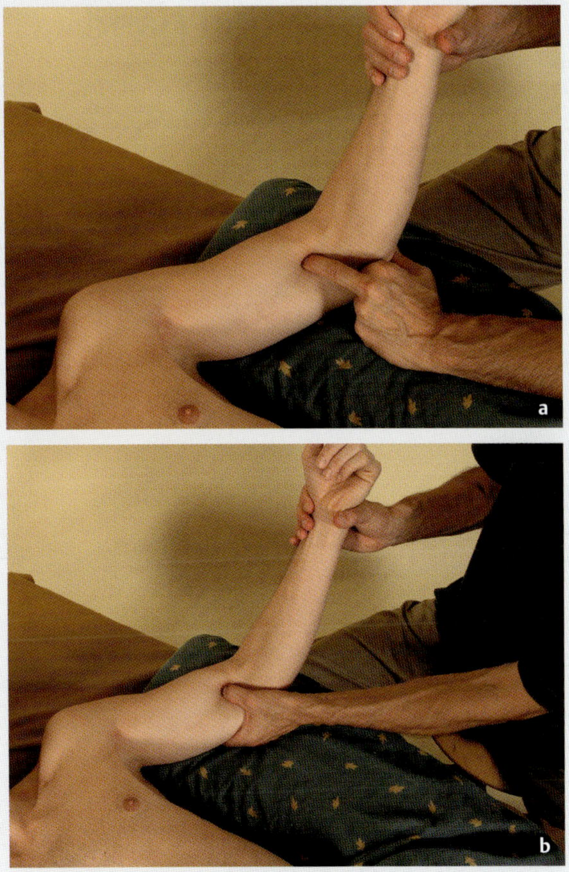

**Abb. 7.355** Manuelle Kompression (Technik I) bzw. Aufdehnen der TrP-Region (Technik II). Zugang von medial; Ellbogenflexion entspannt den M. biceps brachii und ermöglicht, den darunterliegenden M. brachialis zu behandeln.
**a** Palpation des Gefäßnervenstrangs.
**b** Manuelle Therapie (Technik I bzw. Technik II).

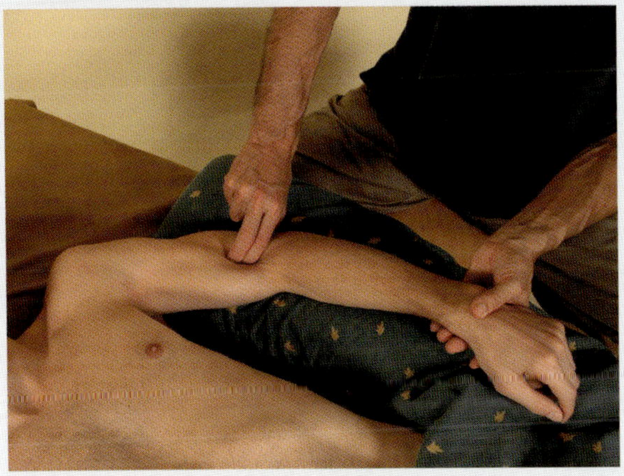

**Abb. 7.356** Faszientrennung (Technik IV) zwischen M. brachialis und M. biceps brachii.

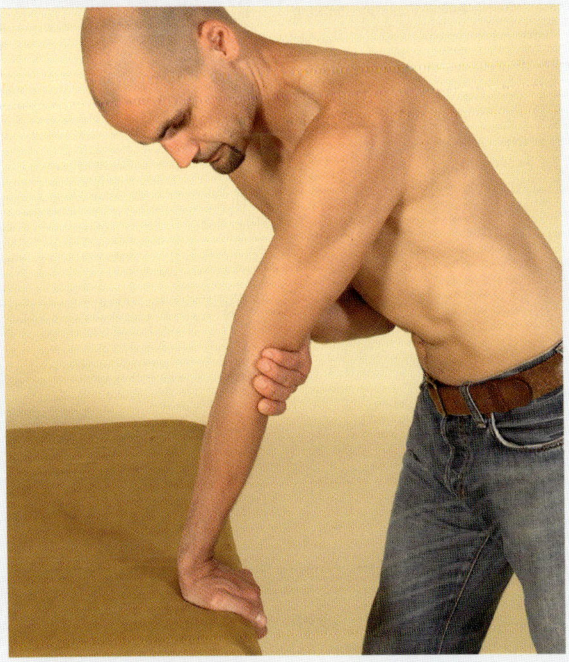

**Abb. 7.357** Selbstdehnung (Technik V) des M. brachialis erfolgt mit Supination im Ellbogengelenk (sodass der M. biceps brachii nicht gedehnt wird).

# 7.9 Unterarm und Hand

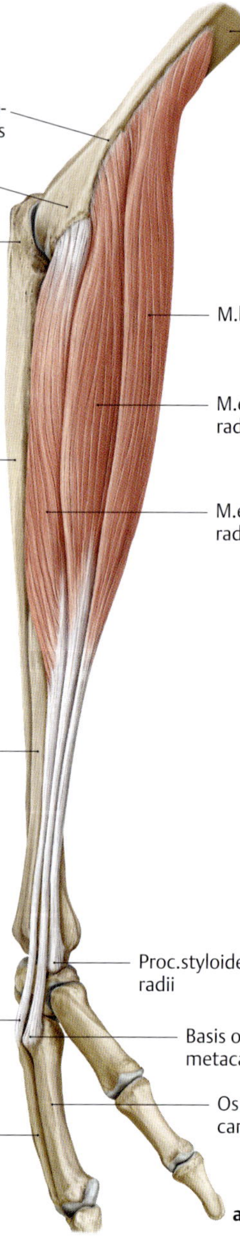


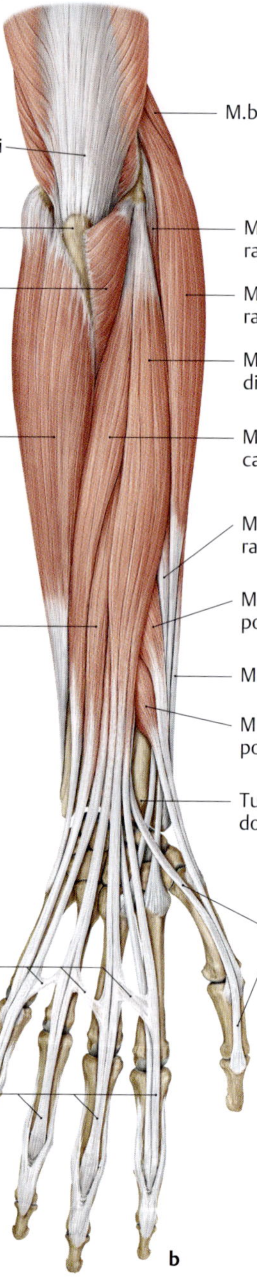


**Abb. 7.358** Unterarmmuskulatur. Extensoren, rechter Unterarm.
**a** Oberflächliche Schicht. Ansicht von lateral.
**b** Oberflächliche Schicht. Ansicht von dorsal.
**c** Tiefe Schicht. Ansicht von dorsal.

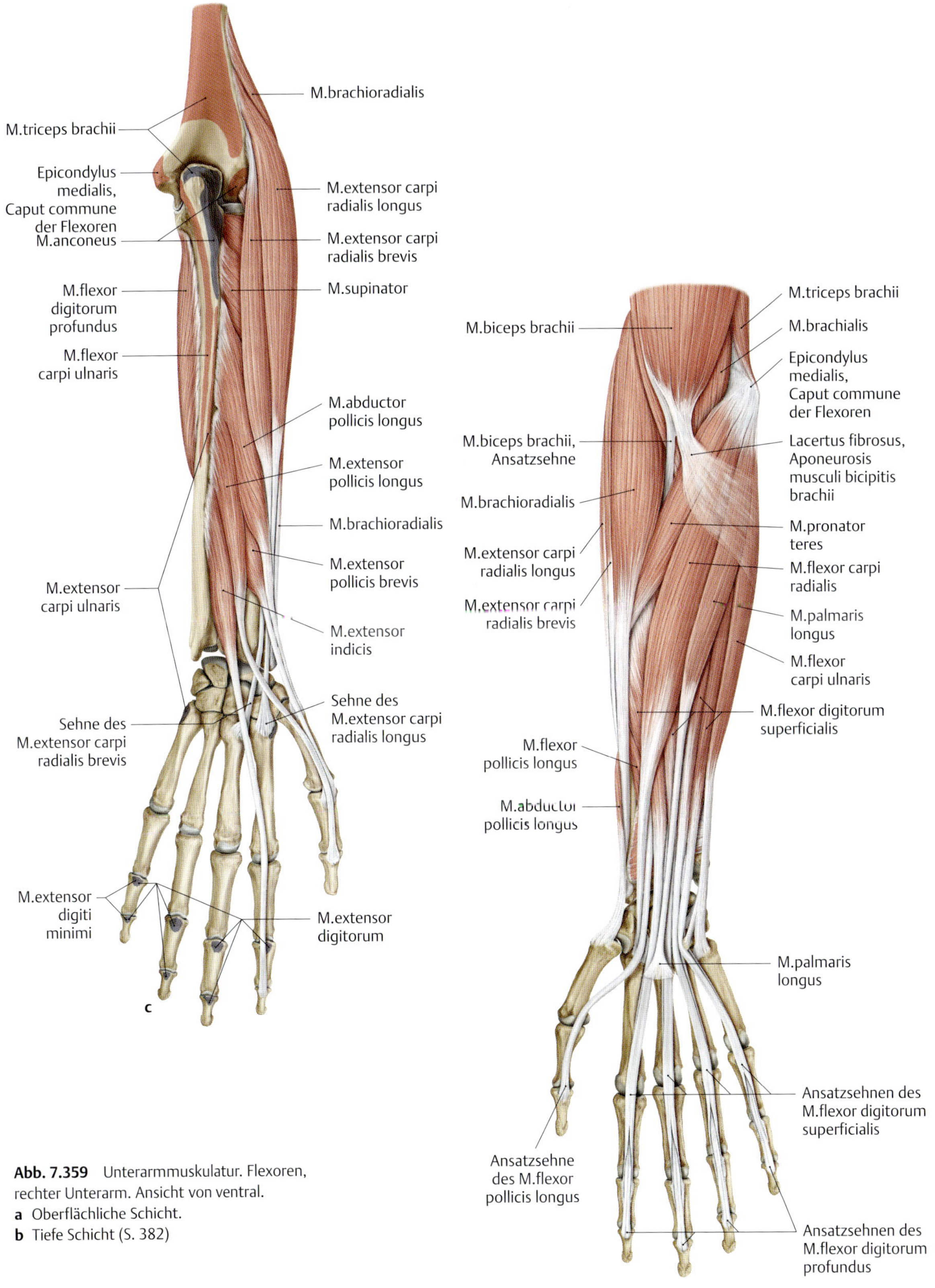


**Abb. 7.359** Unterarmmuskulatur. Flexoren, rechter Unterarm. Ansicht von ventral.
**a** Oberflächliche Schicht.
**b** Tiefe Schicht (S. 382)

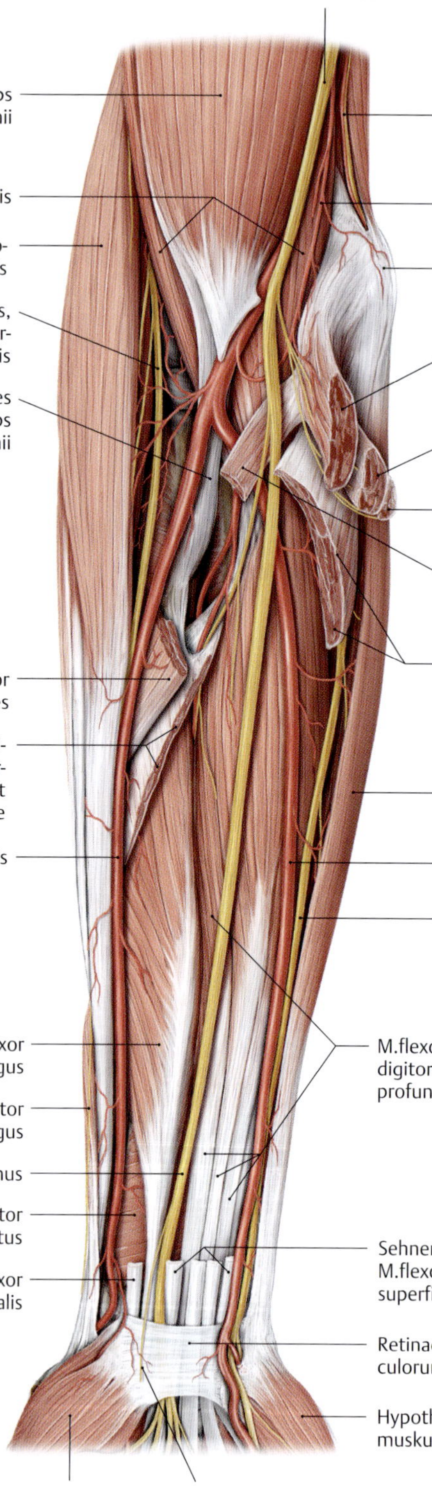


**Abb. 7.359** Unterarmmuskulatur. Flexoren, rechter Unterarm. Ansicht von ventral.
**b** Tiefe Schicht.

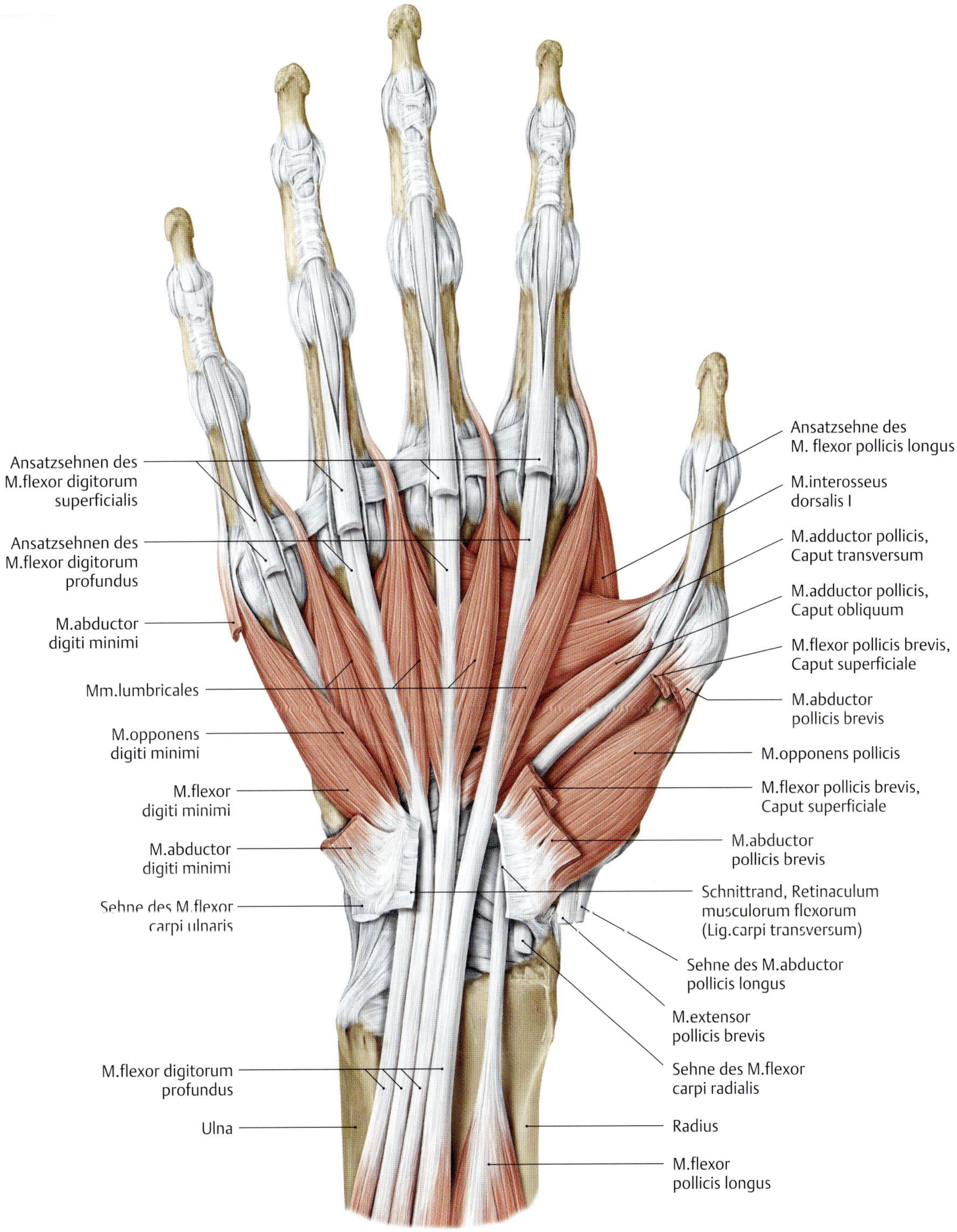


**Abb. 7.360** Muskeln der rechten Hand. Ansicht von palmar.

## 7.9.1 M. brachioradialis

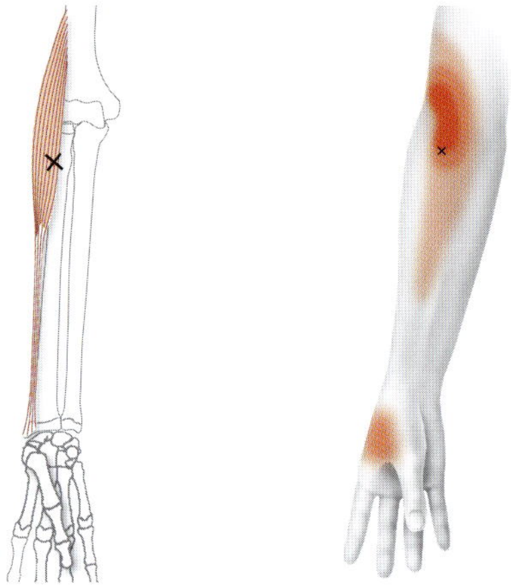

**Abb. 7.361** M. brachioradialis.

| | | |
|---|---|---|
| **Anatomie** | Ursprung | ▪ Humerusschaft (Crista supracondylaris lateralis)<br>▪ Septum intermusculare laterale (distal der Stelle, an welcher der N. radialis in Höhe der Oberarmmitte durch das Septum tritt) |
| | Ansatz | ▪ Radius (Processus styloideus) |
| | **Innervation** | ▪ N. radialis (C 5 – C 6) |
| **Funktion** | Ellbogen | ▪ Flexion<br>▪ Pro-/Supination: aus Supination und Pronation zurück in die Neutralstellung |
| **Referred Pain** | ▪ Epicondylus lateralis<br>▪ „Schwimmhaut“ des Daumens | |
| **Symptome** | Schmerzen | ▪ häufig bei der lateralen Epikondilodynie mitbeteiligt, ist aber kaum je der Hauptverantwortliche für ein Tennisellbogenproblem |
| **auslösende Faktoren** | Überlastung | ▪ lang dauernde Ellbogenflexion (Telefonieren etc.)<br>▪ rascher und andauernder Wechsel Ellbogen-Flexion/-Extension (Gitarre spielen etc.) |
| | primäre TrPs | ▪ M. supinator<br>▪ Caput mediale des M. triceps brachii (ganz distal-lateral) |
| **Hinweise für den Therapeuten** | ▪ Auch wenn bei Ellbogenproblemen sehr häufig TrPs im M. brachioradialis anzutreffen sind, ist er selten hauptverantwortlich für eine Epikondylopathie; TrPs im M. brachioradialis sind häufig sekundäre bzw. Satelliten-TrPs.<br>▪ Für die Ellbogenregion praktisch identisches Schmerzprojektionsgebiet wie der M. supinator, mit dem er sehr häufig zusammen betroffen ist. Die primären Triggerpunkte liegen dann zumeist im M. supinator.<br>▪ Palpation und Abgrenzung zum benachbart liegenden M. extensor carpi radialis longus (ECRL)<br>– Widerstand für die Ellbogenflexoren durch den Therapeuten führt zur Anspannung des M. brachioradialis (und ECRL); der M. brachioradialis ist der am weitesten radial gelegene Muskel der Extensorengruppe (**Abb. 7.362 a**).<br>– Aktiv ausgeführte kreisende Bewegungen mit der Hand sind in der Phase der Dorsalextension und Radialabduktion verbunden mit der Aktivierung des ECRL, während der M. brachioradialis bei Handbewegungen nicht aktiviert wird. Im Vergleich zum benachbarten ECRL (**Abb. 7.362b**) ist der M. brachioradialis meist erstaunlich schlank.<br>▪ Manuelle Behandlung<br>– Technik I bzw. Technik II: Der M. brachioradialis kann mit einem Pinzettengriff gut separiert und vom benachbarten M. extensor carpi radialis longus abgehoben werden (**Abb. 7.363**).<br>– Faszien-Trenntechnik zum M. extensor carpi radialis longus (**Abb. 7.364**)<br>▪ geeignete Ausgangsstellungen zur Behandlung der TrPs: Rückenlage (**Abb. 7.362** – **Abb. 7.364**) Seitenlage oder Sitz | |
| **Empfehlungen für den Patienten** | ▪ Meiden perpetuierender und auslösender Faktoren<br>– Headset beim Telefonieren<br>– regelmäßige Pausen beim Üben eines Instruments<br>▪ Selbstbehandlung der TrPs mit Pinzettengriff<br>▪ Dehnen | |

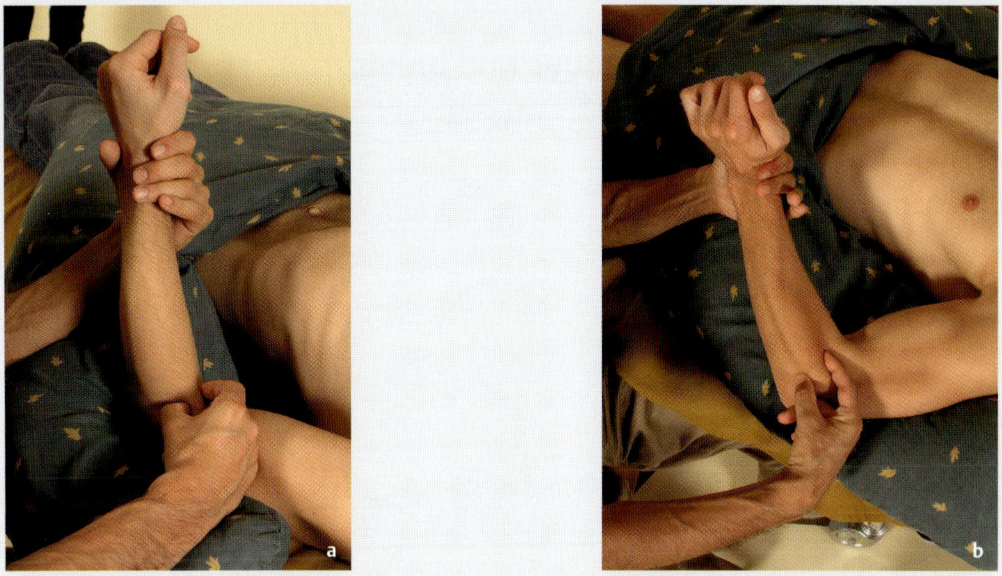


**Abb. 7.362** Palpation des M. brachioradialis.

**a** Der Therapeut setzt einen Widerstand für Ellogenflexion, sodass der M. brachioradialis aktiviert wird und sich anspannt.

**b** Differenzierung zum benachbarten M. extensor carpi radialis longus (der ECRL liegt zwischen Daumen und Zeigefinger der linken Therapeutenhand): Aktiv ausgeführte Kreisbewegungen mit der Hand sind verbunden mit einer Spannungsveränderung des ECRL, während der M. brachioradialis sich an der Handbewegung nicht beteiligt.

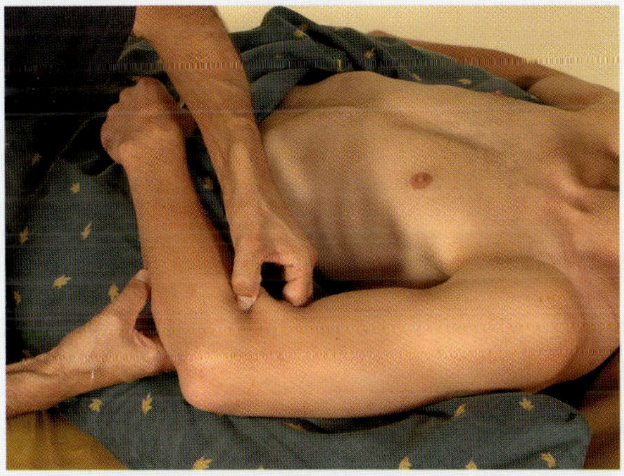

**Abb. 7.363** Manuelle Kompression (Technik I) bzw. Aufdehnen der TrP-Region (Technik II).

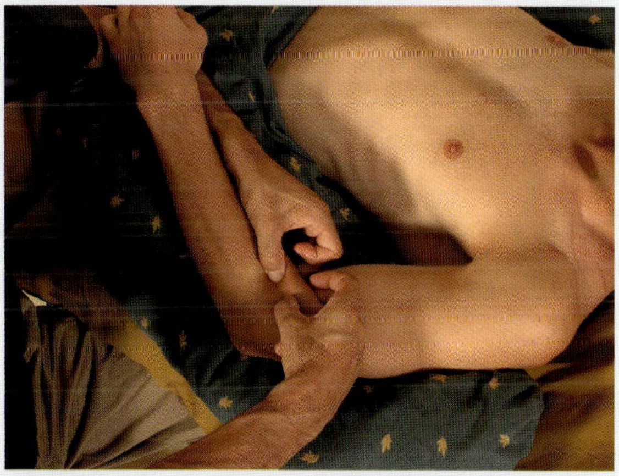

**Abb. 7.364** Faszientrennung (Technik IV) zwischen dem M. brachioradialis und dem M. extensor carpi radialis longus.

## 7.9.2 Handextensoren: Mm. extensor carpi radialis longus und brevis, M. extensor carpi ulnaris

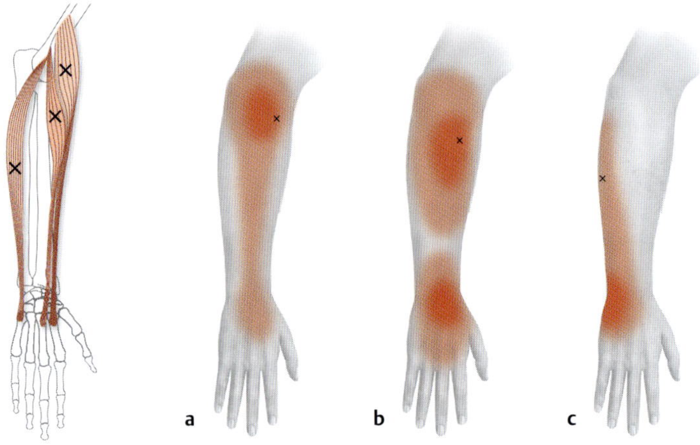


**Abb. 7.365** Handextensoren.
**a** M. extensor carpi radialis longus.
**b** M. extensor carpi radialis brevis.
**c** M. extensor carpi ulnaris.

| | | |
|---|---|---|
| **Anatomie** | ▪ **Mm. extensor carpi radialis longus** (ECRL) | |
| | Ursprung | ▪ Humerusschaft (Crista supracondylaris)<br>▪ Septum intermusculare laterale |
| | Ansatz | ▪ Basis des Os metacarpale II (dorsal) |
| | ▪ **Mm. extensor carpi radialis brevis** (ECRB) | |
| | Ursprung | ▪ Epicondylus lateralis humeri, zusammen mit EDC und ECU<br>▪ Lig. collaterale laterale, Lig. annulare radii<br>▪ Septum intermusculare |
| | Ansatz | ▪ Basis des Os metacarpale III (dorsal) |
| | ▪ **M. extensor carpi ulnaris** (ECU) | |
| | ▪ Ursprung | ▪ Caput humerale: Epicondylus lateralis humeri, zusammen mit ECRB und EDC<br>▪ Caput ulnare: dorsaler Teil der proximalen Ulna |
| | ▪ Ansatz | ▪ Basis des Os metacarpale V (dorsal) |
| | ▪ **Innervation** | ▪ N. radialis (C 6 – C 8) |
| **Funktion** | Handgelenk | ▪ Extension: ECRL, ECRB (stärker als ECRL), ECU<br>▪ Radialabduktion: ECRL (stärker als ECRB), ECRB<br>▪ Ulnarabduktion: ECU<br>▪ Stabilisation: Widerlagerung der Kraft der Flexoren von Hand und Finger<br>▪ Die Handgelenkextensoren helfen beim Faustschluss, da eine leichte Dorsalextension notwendig ist, damit die Fingerflexoren die volle Kraftentfaltung erreichen können. |
| | Ellbogengelenk | ▪ Unterstützung der Flexion |
| **Referred Pain** | ▪ ECRL: Epicondylus lateralis, Daumengegend (Tabatière)<br>▪ ECRB: Epicondylus lateralis, dorsaler Unterarm, Handrücken<br>▪ ECU: Rückseite der Hand, ulnarseitig | |
| **Symptome** | Schmerzen | ▪ laterale Epicondylopathie, „Tennisellbogen“ (ECRL, ECRB)<br>▪ Handwurzelschmerz<br>▪ Schmerzzunahme bei Tätigkeiten, die Aktivitäten der Dorsalextensoren erfordert (d. h. bei Händedruck, Zugreifen etc.) |
| | Funktionsstörungen | ▪ Kraftlosigkeit beim Greifen und Zupacken<br>▪ Verlust der motorischen Kontrolle (sodass beispielsweise beim Einschenken eines Getränks unvermittelt die Tasse oder das Glas entgleitet etc.) |

| | | |
|---|---|---|
| **Entrapment** | N. radialis ramus superficialis | ▪ Der N. radialis ramus superficialis (sensorische Fasern) trennt sich manchmal (Normvariante) erst distal der Unterquerung der Faszienbrücke des ECRB (**Abb. 8.21**, S. 436). Ein muskuläres Entapment des N. radialis superficialis äußert sich als Sensibilitätsminderung und Prickeln an der Rückfläche von Daumen und Hand. |
| | N. radialis ramus profundus | ▪ Engpass für den N. radialis ramus profundus (motorische Fasern) durch den ECRB an der Faszienbrücke am proximalen Ansatz (**Abb. 8.20**, S. 436) → Schwäche der Extensoren |
| **auslösende Faktoren** | Überlastung | ▪ akut: im Zusammenhang mit Handgelenksdistorsionen<br>▪ chronisch<br>– wiederholtes kraftvolles Greifen (verstärkt beim Packen großer Gegenstände), da zur aktiven Widerlagerung der Aktivität der Finger- und Handflexoren die Aktivität der Handextensoren notwendig ist<br>– Hausarbeiten wie Bügeln, Gartenarbeit wie Sträucher schneiden etc.<br>– Sport: Tennis, Kanu, Skilanglauf, Frisbee |
| | primäre TrPs | ▪ M. supraspinatus, M. infraspinatus,<br>▪ M. subscapularis,<br>▪ Mm. scaleni<br>▪ M. triceps brachii |
| **Hinweise für den Therapeuten** | ▪ Die Aktivierung der Handextensoren ist für einen kräftigen Händedruck unabdingbar. Jede Aktivität der Finger- und Handflexoren induziert eine Flexion im Handgelenk. Der physiologische Faustschluss ist verbunden mit einer leichten Extension im Handgelenk, da damit die Fingerflexoren ökonomischer wirken können. Die erforderliche aktive Widerlagerung der Fingerflexoren überlastet sehr häufig die Extensoren von Hand und Finger.<br>▪ Der ECRL ist am einfachsten mit Pinzettengriff zu behandeln; er inseriert nicht am Epikondylus lateralis humeri, sondern proximal davon am distalen Humerus; der ECRL liegt somit radial des Epicondylus lateralis und ist dort als kräftiger Muskelstrang gut zu identifizieren und zu behandeln (**Abb. 7.366**).<br>▪ Der ECRB ist der am weitesten radial liegende Muskel des Caput commune von ECRB, EDC und ECU, das am lateralen Epikondylus ansetzt. Er wird in der Regel mit Fingerdrucktechnik behandelt (**Abb. 7.367 a**). Der ECRB ist proximal großteils vom ECRL überdeckt, meist kann man den ECRL jedoch etwas zur Seite schieben und den darunterliegenden ECRB behandeln (**Abb. 7.367 b**).<br>▪ Der ECU ist der am weitesten ulnar liegende Muskel der Extensorengruppe; seine Behandlung mit Fingerdrucktechnik ist einfach (**Abb. 7.368**).<br>▪ Leichte Vordehnung der Muskulatur erleichtert das Auffinden der Hartspannstränge und TrPs (**Abb. 7.367 a**, **Abb. 7.368**).<br>▪ Fasziendehnung (Technik III) wirkt effizienter, wenn die Muskeln vorgedehnt sind (**Abb. 7.369**).<br>▪ Faszientrennung (Technik IV) zwischen ECRL und M. brachioradialis (**Abb. 7.364**) sowie zwischen ECRL und ECRB (**Abb. 7.370**)<br>▪ geeignete Ausgangsstellungen zur Behandlung der TrPs: Rückenlage (**Abb. 7.366** – **Abb. 7.370**), Seitenlage oder Sitz | |
| **Empfehlungen für den Patienten** | ▪ Meiden perpetuierender und auslösender Faktoren<br>– gewohnheitsmäßig sehr starker Händedruck?<br>– nicht alle Sträucher an einem Tag schneiden<br>▪ Selbstbehandlung der TrPs<br>▪ Dehnen (**Abb. 7.371**)<br>▪ Kräftigen und gleichzeitig Koordination schulen (z. B. mit Qi-Gong-Kugeln [**Abb. 7.414**], Powerball etc.) | |

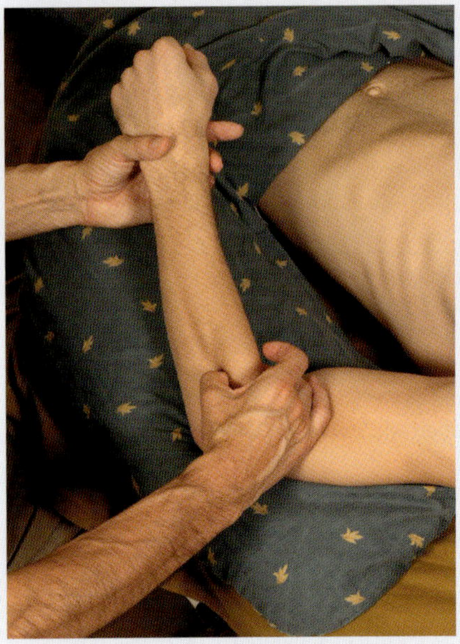

**Abb. 7.366** M. extensor carpi radialis longus (ECRL): Manuelle Kompression (Technik I) bzw. Aufdehnen der TrP-Region (Technik II) mit Pinzettengriff.

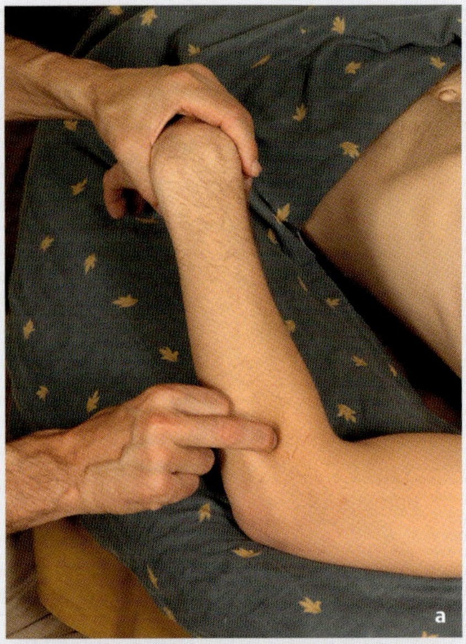

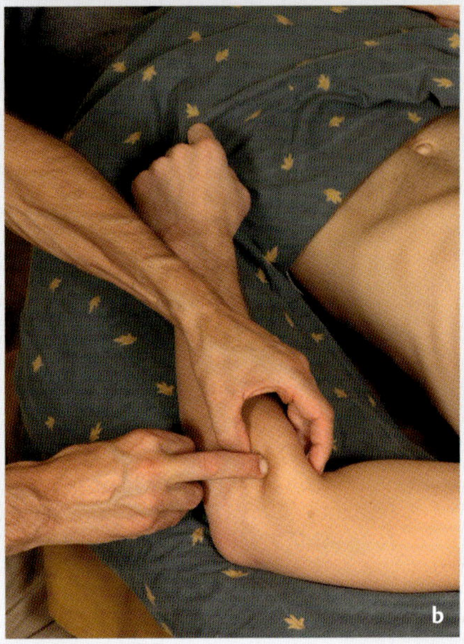

**Abb. 7.367** M. extensor carpi radialis brevis (ECRB).
**a** Manuelle Kompression (Technik I) bzw. Aufdehnen der TrP-Region (Technik II) mit Fingerdrucktechnik.
**b** Der ECRB ist im proximalen Bereich großteils vom ECRL überdeckt. Der ECRL wird zur Seite geschoben, um den darunterliegenden ECRB zu behandeln; dies entspricht gleichzeitig einer Faszientrennung (Technik IV) zwischen ECRL und ECRB.

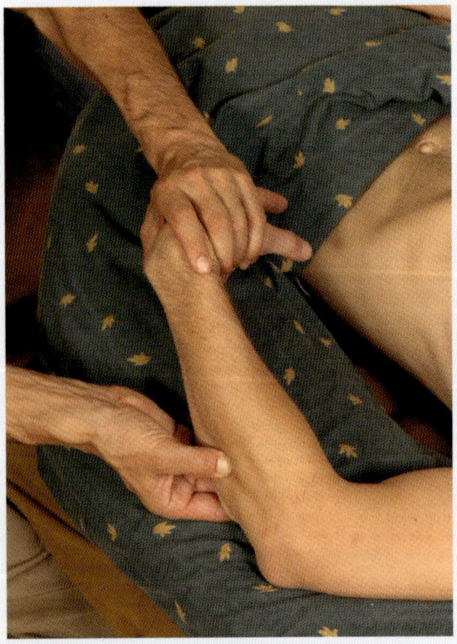

**Abb. 7.368** M. extensor carpi ulnaris (ECU): Manuelle Kompression (Technik I) bzw. Aufdehnen der TrP-Region (Technik II) mit Fingerdrucktechnik.

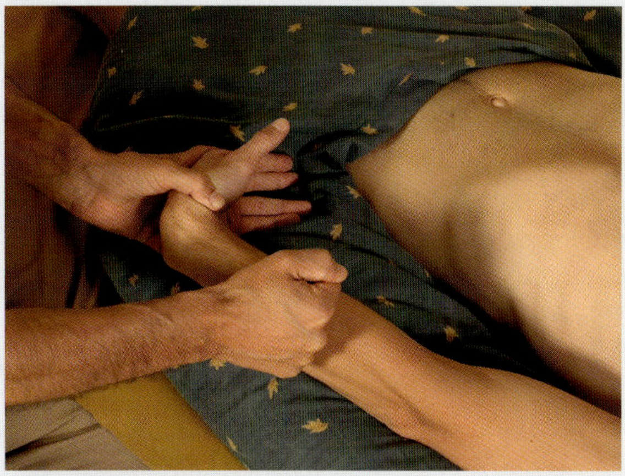

**Abb. 7.369** Fasziendehnung (Technik III) ist effizienter, wenn die Handextensoren durch passive Palmarflexion (ohne Fingerflexion) vorgedehnt sind.

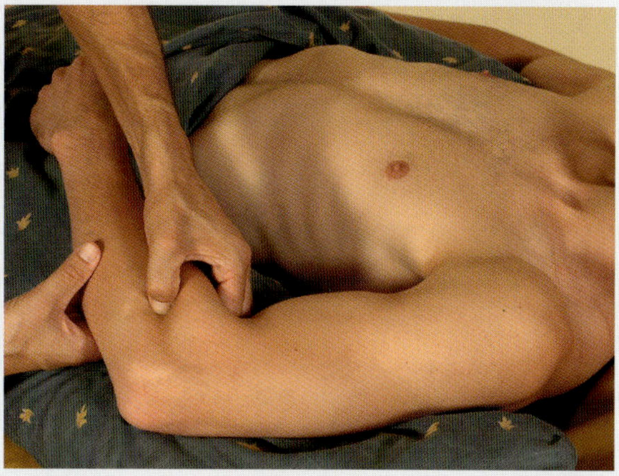

**Abb. 7.370** Faszientrennung (Technik III) zwischen ECRL und ECRB.

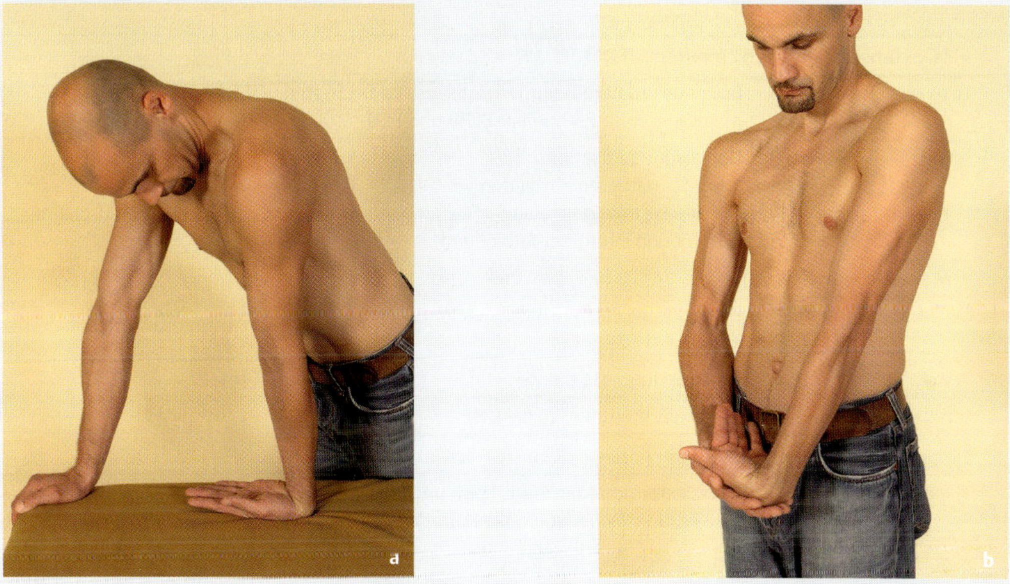


**Abb. 7.371** Selbstdehnung (Technik V) der Handextensoren erfolgt mit Palmarfelxion (ohne Fingerflexion) und Radialduktion (für den ECU) bzw. Ulnarduktion (für den ECRL und ECRB).

**a** Autostretching der Handextensoren – Variante 1.
**b** Autostretching der Handextensoren – Variante 2.

### 7.9.3 Fingerextensoren: M. extensor digitorum communis, M. extensor indicis

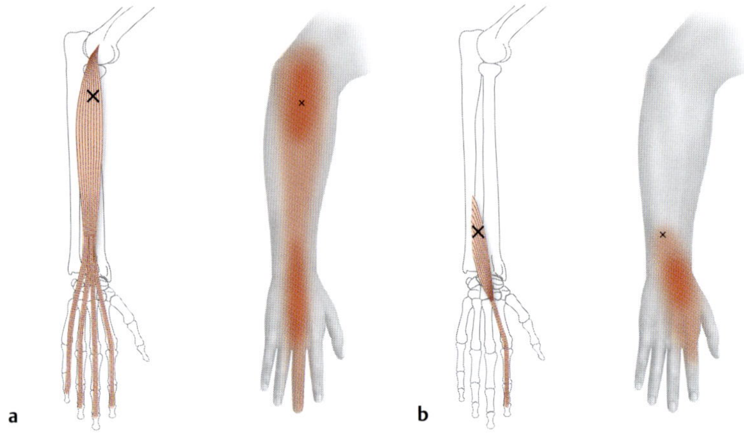


**Abb. 7.372** Fingerextensoren.
**a** M. extensor digitorum communis (am Beispiel des Mittelfingers).
**b** M. extensor indicis.

| | | |
|---|---|---|
| **Anatomie** | ▪ **M. extensor digitorum communis** (EDC) | |
| | Ursprung | ▪ Epicondylus lateralis humeri (intermuskuläre Septen und Fascia antebrachii); gemeinsame Ansatzsehne mit ECRB und ECU |
| | Ansatz | ▪ Dorsalaponeurose<br>▪ Basis der mittleren Phalangen<br>▪ Dorsalseite der Endphalangen der Finger II–V, sich mit den Sehnen der Mm. lumbricales und interossei verbindend |
| | ▪ **M. extensor indicis** (EI) | |
| | Ursprung | ▪ Ulna (dorsale Fläche im distalen Viertel)<br>▪ Membrana interossea |
| | Ansatz | ▪ Dorsalaponeurose des Zeigefingers (zusätzlich zum EDC) |
| | **Innervation** | ▪ N. radialis profundus (C 6 – C 8) |
| **Funktion** | Fingergelenke | ▪ Extension (insbesondere MCP-Gelenke) |
| | Handgelenk | ▪ Dorsalextension (den ECRL, ECRB und ECU unterstützend)<br>▪ Stabilisation: Widerlagern die Kraft der Flexoren im Verhältnis ihrer Aktivität |
| **Referred Pain** | ▪ dorsale Seite von Unterarm, Handrücken, Finger<br>▪ Ellbogenschmerzen | |
| **Symptome** | Schmerzen | ▪ Schmerzen in Unterarm, Handrücken, Finger (dorsalseits)<br>▪ Nachtschmerz<br>▪ „Entzündungsgefühl" bei MCP- und PIP-Gelenken, „Arthritis" in den Fingern<br>▪ Händedruckschmerz<br>▪ Teil des Tennisellbogenproblems |
| | Funktionsstörungen | ▪ Steifigkeit einzelner Finger<br>▪ Kraftlosigkeit beim Greifen und Zupacken<br>▪ Verlust der motorischen Kontrolle (sodass beispielsweise beim Einschenken eines Getränks unvermittelt die Tasse oder das Glas entgleitet etc.) |
| **auslösende Faktoren** | Überlastung | ▪ v. a. chronisch<br>– Maschinenschreiben, langes Arbeiten am Computer mit PC-Maus (v. a. M. extensor indicis), stundenlanges Üben (Pianisten, Gitarrespieler)<br>– überall, wo ein starkes Widerlager zu den Flexoren gebraucht wird<br>• Handwerker, v. a. wenn sie mit gespreizten Fingern etwas hochheben: Maurer (Backsteine), Zimmerleute, Mechaniker etc.<br>• Sport: Kajak, Klettern, Radball etc. |

| | |
|---|---|
| **Hinweise für den Therapeuten** | ▪ ohne Extensoren keine Handgelenkstabilität bei Flexionsbewegungen der Finger<br>▪ bei Händedruckschmerz: Extensoren der Finger IV und V beachten<br>▪ M. extensor digitorum communis (EDC)<br>– Der EDC liegt zwischen ECRB und ECU; ganz proximal sind die einzelnen Muskeln, die das Caput commune bilden, kaum zu differenzieren; etwas weiter distal von der Insertionsstelle am Epikondylus lateralis ist dies jedoch gut möglich (**Abb. 7.373**).<br>– Identifikation der Hartspannstränge und TrPs wird erleichtert, wenn der EDC unter Vordehnung gebracht wird (**Abb. 7.374**).<br>– TrPs liegen meistens im proximalen Drittel.<br>– Die einzelnen Fingerextensoren lassen sich durch isometrischen Widerstand für die einzelnen Finger identifizieren (**Abb. 7.375**).<br>▪ M. extensor indicis: Er liegt unter dem EDC der Finger III, IV und V sowie dem ECU (dorsale Ulna und Membrana interossea) und wird durch diese hindurch behandelt (**Abb. 7.376**).<br>▪ Fasziendehnung (Technik III) erfolgt mit vorgedehnten Fingerextensoren (**Abb. 7.377**).<br>▪ geeignete Ausgangsstellungen zur Behandlung der TrPs: Rückenlage (**Abb. 7.373** – **Abb. 7.377**), Seitenlage oder Sitz<br>▪ Lokale Zuckungsreaktion (Local Twitch Response) ist häufig auslösbar am Mittelfingerextensor. |
| **Empfehlungen für den Patienten** | ▪ Meiden perpetuierender und auslösender Faktoren<br>– nicht zu lange ohne Pause ein Instrument spielen/am PC arbeiten<br>– Hilfskraft, die dem Maurer die Backsteine reicht<br>▪ Selbstbehandlung der TrPs<br>▪ Dehnen: effektiv und oft hilfreich (**Abb. 7.378**)<br>▪ Training der Geschicklichkeit und Kraft (z. B. mit Qi-Gong-Kugeln [**Abb. 7.414**], Powerball etc.) |

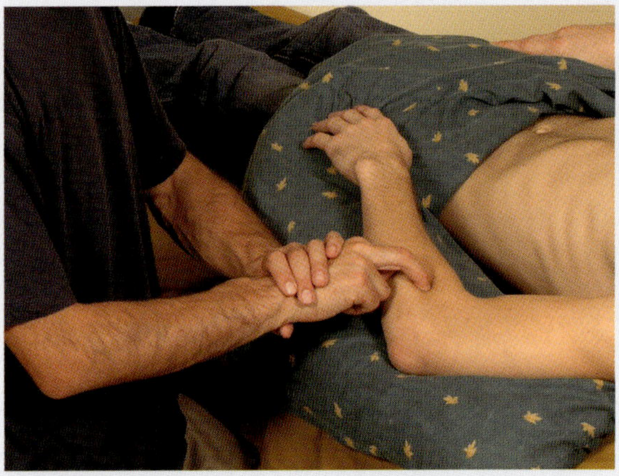

**Abb. 7.373** Manuelle Kompression (Technik I) bzw. Aufdehnen der TrP-Region (Technik II) des M. extensor digitorum communis.

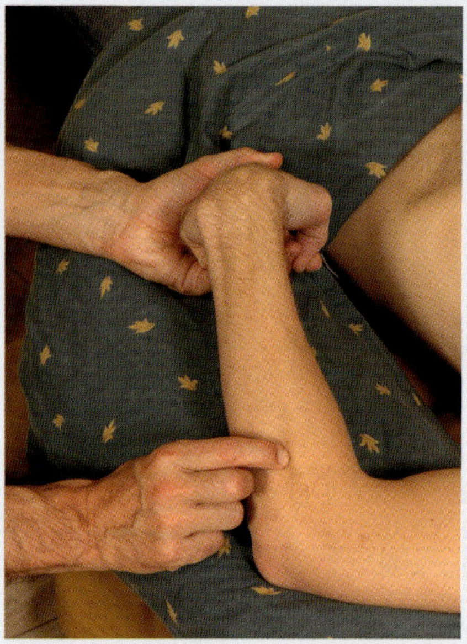

**Abb. 7.374** Palpation: Wird der M. extensor digitorum communis leicht gedehnt, sind die Hartspannstränge besser tastbar.

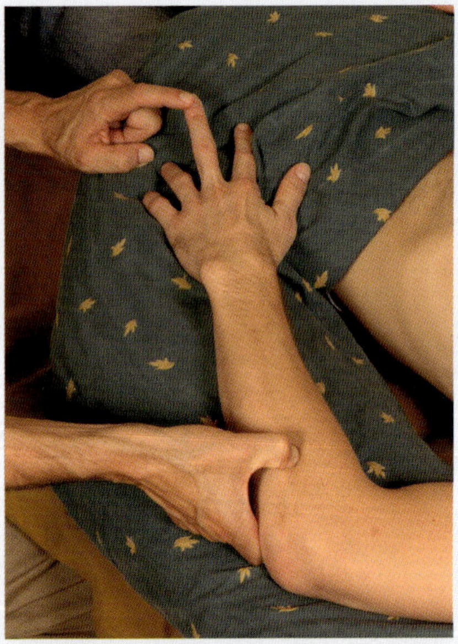

**Abb. 7.375** Widerstandstests ermöglichen die Identifizierung der einzelnen langen Fingermuskeln (im Bild: M. extensor digitorum III).

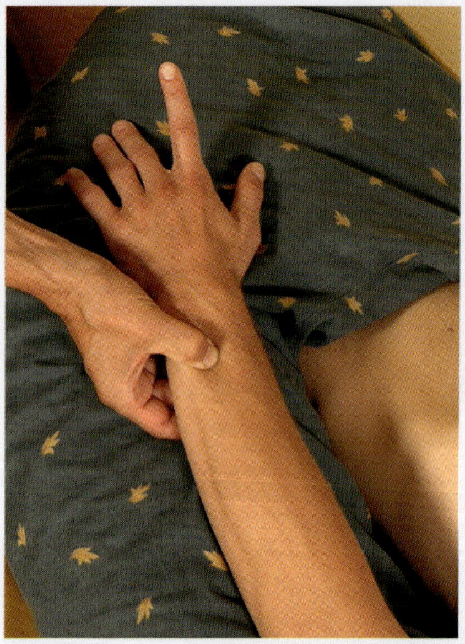

**Abb. 7.376** Der M. extensor indicis ist vom EDC der Finger III, IV und V überdeckt und wird durch diese hindurch behandelt.

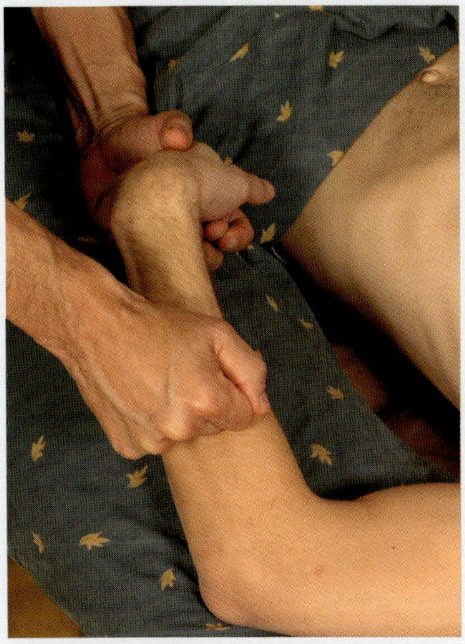

**Abb. 7.377** Fasziendehnung (Technik III) erfolgt bei gleichzeitiger Dehnung des M. extensor digitorum communis.

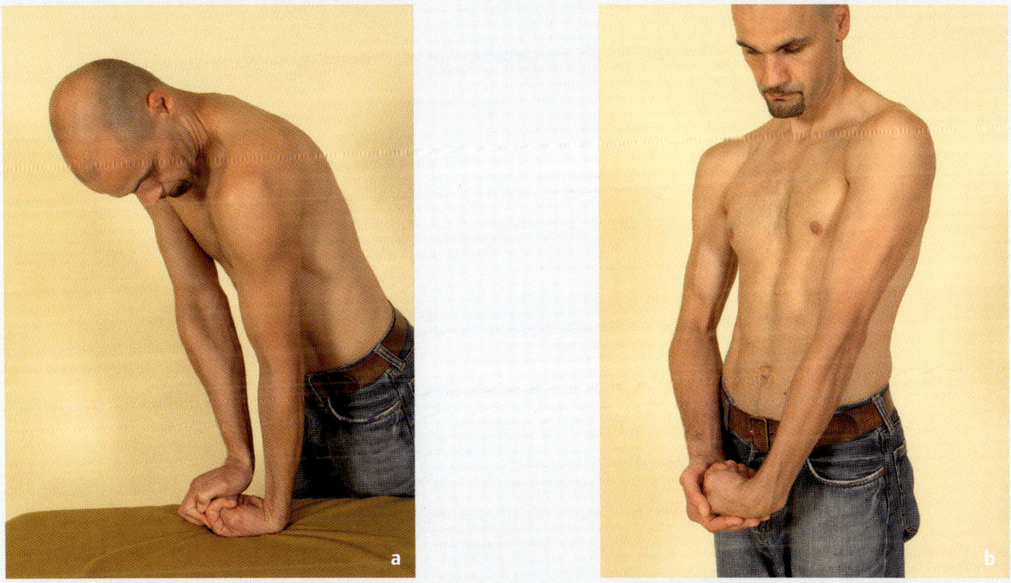

**Abb. 7.378** Selbstdehnung (Technik V) der Hand- und Fingerextensoren: Handgelenk und Fingergelenke sind flektiert, das Ellbogengelenk extendiert.

**a** Autostretching der Fingerextensoren – Variante 1.
**b** Autostretching der Fingerextensoren – Variante 2.

## 7.9.4 M. abductor pollicis longus, Mm. extensor pollicis longus und brevis

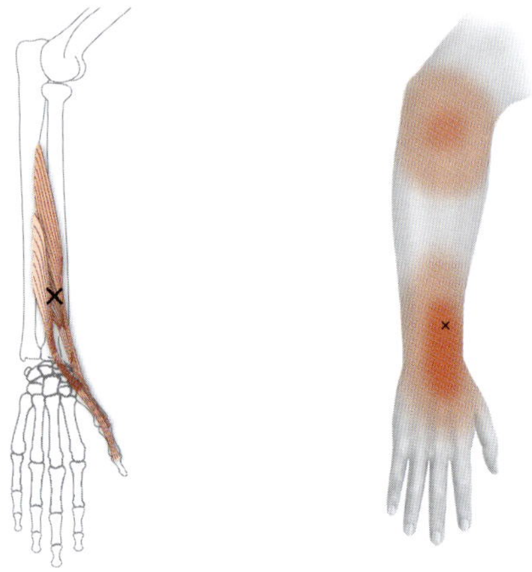

**Abb. 7.379** M. abductor pollicis longus, Mm. extensor pollicis longus und brevis.

| | | |
|---|---|---|
| **Anatomie** | ▪ **M. abductor pollicis longus** (AbdPL) | |
| | Ursprung | ▪ Radius und Ulna (Dorsalfläche im medialen Drittel)<br>▪ Membrana interossea |
| | Ansatz | ▪ Basis des Os metacarpale I (radiale Seite) |
| | ▪ **Mm. extensor pollicis longus** (EPL) | |
| | Ursprung | ▪ Ulna (Dorsalfläche im mittleren Drittel, liegt distal des M. abductor pollicis longus)<br>▪ Membrana interossea |
| | Ansatz | ▪ Basis der Endphalanx des Daumens |
| | ▪ **Mm. extensor pollicis brevis** (EPB) | |
| | Ursprung | ▪ Radius (Dorsalfläche im distalen Drittel)<br>▪ Membrana interossea (distal des M. abductor pollicis longus) |
| | Ansatz | ▪ Basis der Grundphalanx des Daumens |
| | Die Sehnen des AbdPL und EPB verlaufen durch das 1. Sehnenfach.<br>Die Sehne des EPL liegt im 3. Sehnenfach.<br>Die Sehnen des EPL und EPB bilden die Tabatière. | |
| | **Innervation** | ▪ N. radialis, Ramus profundus (C 6 – C 8) |
| **Funktion** | Daumen | ▪ Extension im Grund- und Endgelenk: EPL<br>▪ Extension im Daumensattel- und Grundgelenk: EPB<br>▪ ADDuktion im Daumensattelgelenk: EPL<br>▪ ABDuktion im Daumensattelgelenk: AbdPL |
| | Handgelenk | ▪ Radialabduktion: EPL, EPB, AbdPL<br>▪ Dorsalextension: EPL |
| **Referred Pain** | ▪ Ausstrahlung<br>– nach distal: Handwurzel, Daumenbasis<br>– nach proximal: Unterarm, gelegentlich zum Ellbogen<br>▪ relativ lokal | |
| **Symptome** | Schmerzen | ▪ Handwurzel und Daumenbasis, „Rhizarthrose"<br>▪ Unterarm, gelegentlich Ellbogenschmerz<br>▪ lokal |
| | Funktionsstörungen | ▪ „ungeschickter" Daumen<br>▪ Kraftlosigkeit beim Greifen und Zupacken |

| | | |
|---|---|---|
| **auslösende Faktoren** | Überlastung | akut: Daumendistorsion (Skidaumen)<br>chronisch: Handwerker, Musiker (Pianisten etc.) |
| | prädisponierende/ unterhaltende Faktoren | ▪ nach Frakturen und Operationen → Verklebungen zwischen der oberflächlich und gerade verlaufenden Schicht der Fingerextensoren und der darunterliegenden, schräg-diagonal verlaufenden Schicht der langen Daumenmuskeln<br>▪ nach Ruhigstellung des Handgelenks mit Schiene oder Gips → Verklebungen |
| **Hinweise für den Therapeuten** | ▪ Nach Ruhigstellung des Handgelenks sowie nach Operationen und Frakturen kommt es oft zu Verklebungen → Faszientrennung (Technik IV) zwischen den in der Tiefe liegenden, schräg verlaufenden langen Daumenmuskeln und den darüberliegenden, gerade verlaufenden Finger- und Hangelenksextensoren wichtig.<br>▪ Die Muskelbäuche des AbdPL, EPL und EPB sind großteils vom EDC überdeckt und werden durch diesen hindurch behandelt (**Abb. 7.380**).<br>▪ geeignete Ausgangsstellungen zur Behandlung der TrPs: Rückenlage (**Abb. 7.380**), Seitenlage oder Sitz<br>▪ zusätzlich zur manuellen Therapie der TrPs: Mobilisieren der Membrana interossea | |
| **Empfehlungen für den Patienten** | ▪ Meiden perpetuierender und auslösender Faktoren<br>– nicht zu lange ohne Pause den Daumen belasten (Arbeit, Freizeit)<br>▪ Selbstbehandlung der TrPs<br>▪ Training der Geschicklichkeit und Kraft (z. B. mit Qi-Gong-Kugeln [**Abb. 7.414**], Powerball etc.) | |

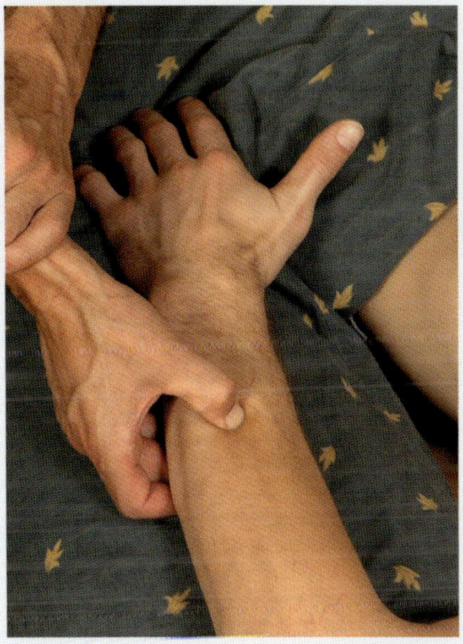

**Abb. 7.380** Manuelle Kompression (Technik I) bzw. Aufdehnen der TrP-Region (Technik II) der Mm. extensor pollicis longus und brevis sowie des M. abductor pollicis longus.

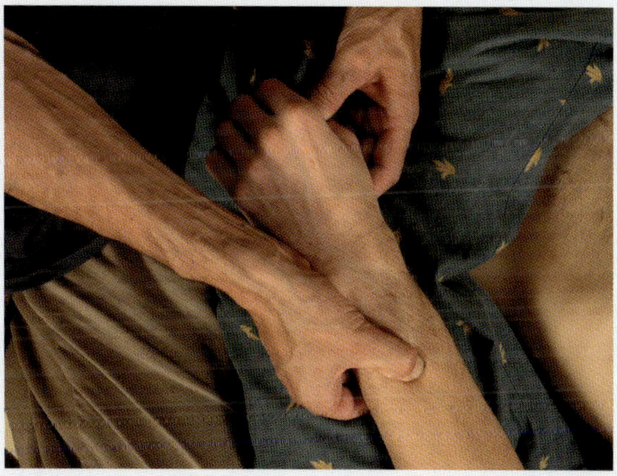

**Abb. 7.381** Faszientrennung (Technik IV) zwischen M. extensor policis longus (schräg-diagonal verlaufend) und dem M. extensor digitorum communis (gerade verlaufend).

UNTERARM UND HAND

## 7.9.5 M. supinator

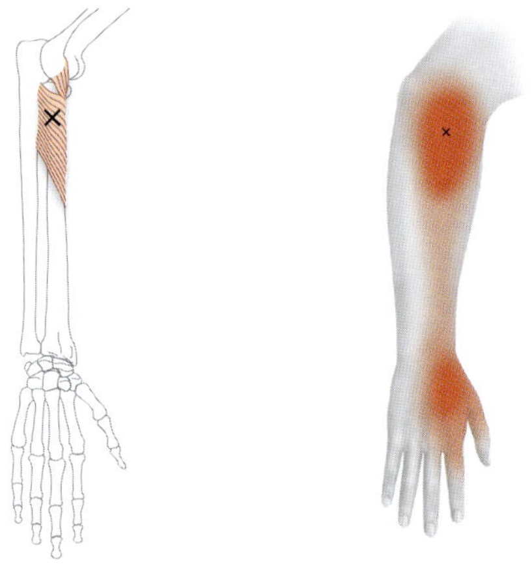

**Abb. 7.382** M. supinator.

| | | |
|---|---|---|
| **Anatomie** | Ursprung | ▪ Epicondylus lateralis humeri<br>▪ Ulna (beim Olekranon)<br>▪ Kapsel des Humeroulnargelenks<br>▪ Lig. anulare radii<br>▪ Lig. collaterale radiale |
| | Ansatz | ▪ Radius, diesen von dorsal/lateral flächig umgreifend (im proximalen Drittel: distal des M. biceps brachii, proximal des M. pronator teres) |
| | **Innervation** | ▪ N. radialis (C 5 – C 6) |
| **Funktion** | Ellbogengelenk (radioulnar) | ▪ Supination (unabhängig von der Ellbogenflexion) |
| **Referred Pain** | ▪ Epicondylus lateralis humeri<br>▪ Dorsalseite des Unterarms<br>▪ „Schwimmhaut" des Daumens | |
| **Symptome** | Schmerzen | ▪ Ellbogen (v. a. lateral), Tennisellbogen |
| | Funktionsstörungen | ▪ Kraftlosigkeit<br>▪ Supinatorsyndrom (s. Entrapment) |
| **Entrapment** | N. radialis, Ramus profundus | ▪ Engpass für den Ramus profundus des N. radialis, beim Durchtritt zwischen dem ulnaren und humeralen Kopf des M. supinator (Arkade von Frohse; **Abb. 8.19**, S. 435) → Supinatorsyndrom mit Kraftverlust der Extensoren (nicht Ellbogenschmerz) |
| **auslösende Faktoren** | Überlastung | ▪ übermäßiges Putzen/Bügeln, Auswringen von Lappen<br>▪ Schraubendrehen (Umziehen)<br>▪ wiederholtes Drehen eines Türgriffs, der klemmt<br>▪ Tennis: mit überstrecktem Ellbogen bzw. nicht zentriert schlagen |
| | primäre TrPs | ▪ Schultermuskulatur: M. supraspinatus, M. infraspinatus, M. teres minor, M. subscapularis, M. teres major, M. serratus anterior<br>▪ Halsmuskulatur: Mm. scaleni |
| **Hinweise für den Therapeuten** | ▪ sehr häufig ein Schlüsselmuskel bei der lateralen Epikondylodynie<br>▪ Supinatorsyndrom: Engpass des N. radialis profundus<br>– Symptome: Schwäche der Extension von Hand, Finger und Daumen<br>– Kardinalzeichen: Mittelfinger gegen Widerstand extendieren → Schwäche<br>– kausale Behandlung: Lösen der durch mTrPs verursachten Hartspannstränge<br>▪ Zugang zum M. supinator von<br>– lateral: distal des Radiusköpfchens, durch den oberflächlich liegenden M. extensor carpi ulnaris hindurch (**Abb. 7.383**), im proximalen Drittel des lateralen Radius<br>– medial: unmittelbar distal der Bizepssehne, zwischen M. pronator teres und M. brachioradialis ganz in der Tiefe; den M. supinator isometrisch gegen Widerstand anspannen lassen → Spannungsveränderung des M. supinator palpierbar (**Abb. 7.384**)<br>▪ geeignete Ausgangsstellungen zur Behandlung der TrPs: Rückenlage (**Abb. 7.383**, **Abb. 7.384**), Seitenlage oder Sitz | |

| | |
|---|---|
| **Empfehlungen für den Patienten** | ▪ Meiden perpetuierender und auslösender Faktoren<br>– Tennis: Technik verbessern, kürzeres Racket<br>– Elektroschraubenzieher<br>▪ Selbstbehandlung der TrPs einfach und effektiv: Nach Identifikation der TrPs (im proximalen Drittel des lateralen Radius, in **Abb. 7.385** des linken Arms) werden die TrPs durch langsame Pro-/Supinationsbewegungen bei konstantem Fingerdruck (der rechten Hand) im Sinn einer Technik IIb behandelt (**Abb. 7.385**).<br>▪ funktionelles Training (z. B. mit Qi-Gong-Kugeln [**Abb. 7.414**], Powerball etc.) |

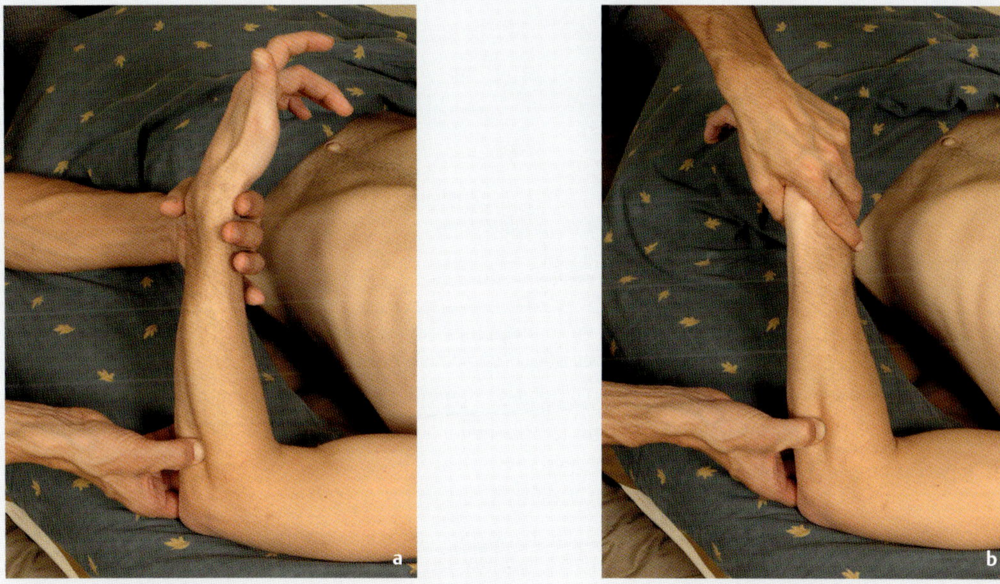

**Abb. 7.383** Lateraler Zugang zur Behandlung des M. supinator.
**a** Durch die oberflächlich liegende Schicht des M. extensor carpi ulnaris hindurch kann der den proximalen Radius umgreifende M. supinator effizient mit Technik I bzw. Technik II behandelt werden.
**b** Durch langsame Pronationsbewegung (passiv, aktiv-assistiv oder aktiv) wird der M. supinator um den Radius gewickelt, sodass zuvor nicht palpable TrPs identifiziert und mit Technik IIb behandelt werden können. Gleichzeitig wird der M. supinator durch die Pronation gedehnt.

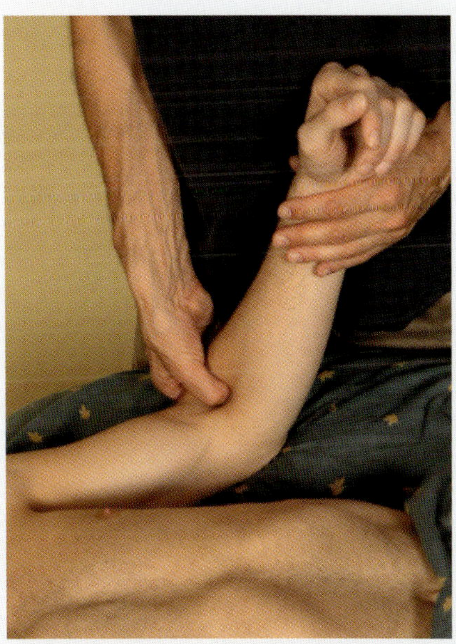

**Abb. 7.384** Medialer Zugang zur Behandlung des M. supinator. Medial des M. brachioradialis, distal der Bizepssehne und proximal des M. pronator teres taste man ganz in die Tiefe. Spannt der M. supinator isometrisch gegen Widerstand an, ist seine Spannungsveränderung in der Tiefe tastbar, und er kann dort behandelt werden.

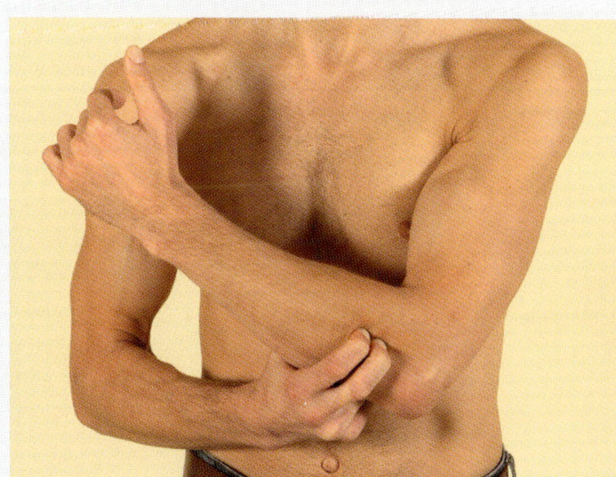

**Abb. 7.385** Selbstbehandlung des M. supinator.

## 7.9.6 M. pronator teres

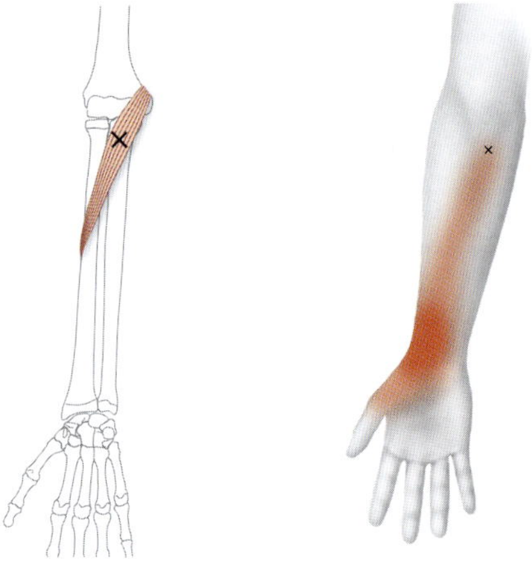

**Abb. 7.386** M. pronator teres.

| | | |
|---|---|---|
| **Anatomie** | Ursprung | ▪ Caput humerale: Epicondylus medialis humeri<br>▪ Caput ulnare: Processus coronoideus ulnae |
| | Ansatz | ▪ Radius (mittleres Drittel des Unterarms, distal des M. supinators) |
| | Zwischen den beiden Köpfen des M. pronator teres zieht der N. medianus hindurch. | |
| | **Innervation** | ▪ N. medianus (C 6 – C 7)<br>▪ gelegentlich auch N. musculocutaneus (C 5 – C 7) |
| **Funktion** | Ellbogengelenk | ▪ Pronation (unterstützt den M. pronator quadratus, den stärksten Pronator)<br>▪ assistiert die Flexion (schwacher Beuger) |
| **Referred Pain** | ▪ Handgelenk radial/palmar<br>▪ Unterarm | |
| **Symptome** | Schmerzen | ▪ im Unterarm-/Handgelenkbereich<br>▪ Schmerzzunahme bei Kombinationsbewegung von Ellbogenextension und Supination (z. B. beim Entgegennehmen von Rückgeld); Kompensationsbewegungen (Ausweichen) in der Schulter beachten |
| | Funktionsstörungen | ▪ Schwäche und Koordiantionsschwierigkeiten der radialen Finger, s. Entrapment<br>▪ Mitbeteiligung bei Entstehung/Aufrechterhaltung eines Karpaltunnelsyndroms (CTS) möglich<br>– Entrapment des N. medianus → Double-Crush-Syndrom (s. S. 145)<br>– Referred-Pain-Areal im radialen Bereich des Karpus → TrP-induzierte trophische Veränderungen im Bereich des Karpus möglich |
| **Entrapment** | N. medianus | ▪ Engpassstelle für den N. medianus zwischen dem ulnaren und humeralen Kopf des M. pronator teres (**Abb. 8.10** S. 428) → Pronator-Teres-Syndrom<br>▪ Symptome<br>– Parästhesien der radialen Finger<br>– Schwäche und Koordinationsschwierigkeiten der Daumen- und Fingerbeuger, mit der Zeit Daumenballenatrophie möglich |
| **auslösende Faktoren** | Überlastung | ▪ lang andauermde Aktivierung (Scheuern, Schleifen etc.)<br>▪ kraftvoller Einsatz<br>▪ im Zusammenhang mit Fraktur des Ellbogens<br>▪ Überlastung nach längerer Ruhigstellung |

| | |
|---|---|
| **Hinweise für den Therapeuten** | ▪ Der M. pronator teres ist der am weitesten radial gelegene Muskel der Flexorengruppe. Bei aktiver endgradiger Pronation (in 90° Ellbogenflexion) ist sein deutlich runder (teres) Muskelbauch als erste Struktur distal der Bizepssehne gut zu palpieren (**Abb. 7.387**).<br>▪ einfach zu finden und zu behandeln (**Abb. 7.387**)<br>▪ Entrapment des N. medianus<br>– Palpation des N. medianus in seinem Verlauf zwischen dem ulnaren und dem radialen Kopf des M. pronator teres (bei aktiver Pronation spannen sich die Muskelköpfe an, während der N. medianus seine Spannung nicht verändert);<br>– Behandlung des ulnaren und humeralen Kopfs des M. pronator teres (**Abb. 7.388**)<br>▪ Mitbeteiligung bei einem Karpaltunnelsyndrom möglich (s. Symptome)<br>▪ geeignete Ausgangsstellungen zur Behandlung der TrPs: Rückenlage (**Abb. 7.387**, **Abb. 7.388**), Seitenlage oder Sitz |
| **Empfehlungen für den Patienten** | ▪ Meiden perpetuierender und auslösender Faktoren<br>– Hilfskräfte beim Umziehen beiziehen<br>– Hilfsmittel (Elektroschraubenziehen/-bohrer) verwenden<br>▪ Selbstbehandlung der TrPs<br>▪ Dehnen (mit Supination und Ellbogenextension; **Abb. 7.389**)<br>▪ Training der Geschicklichkeit und Kraft (z. B. mit Qi-Gong-Kugeln [**Abb. 7.414**], Powerball etc.) |

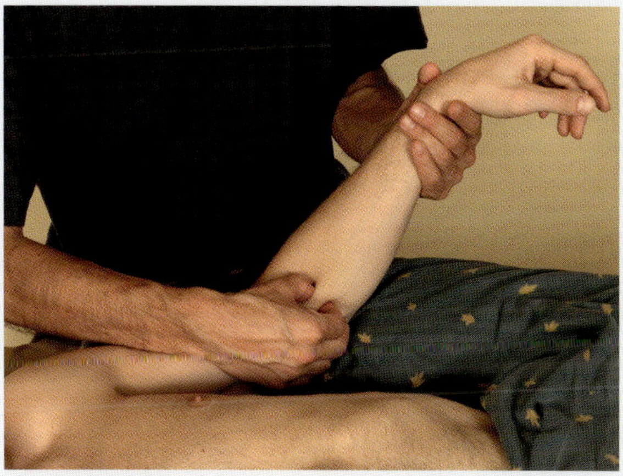

**Abb. 7.387** Manuelle Kompression (Technik I) bzw. Aufdehnen der TrP-Region (Technik II) des M. pronator teres.

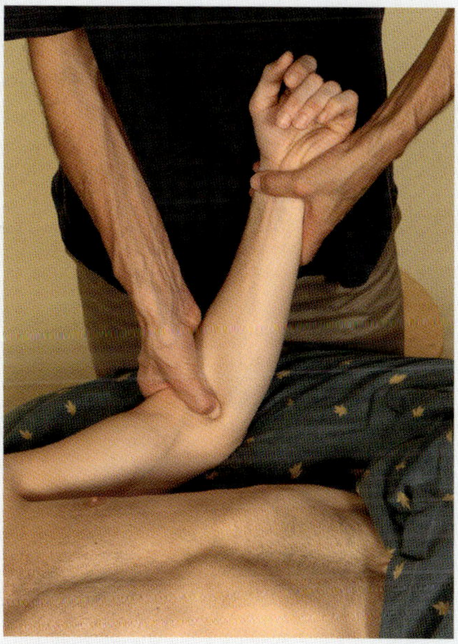

**Abb. 7.388** Palpation des Durchtritts des N. medianus zwischen dem ulnaren und dem radialen Kopf des M. pronator teres sowie Behandlung der beiden Köpfe des M. pronator teres.

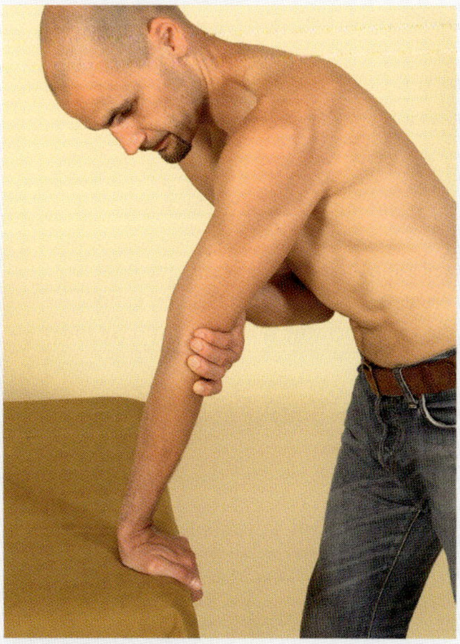

**Abb. 7.389** Selbstdehnung (Technik V).

## 7.9.7 M. palmaris longus

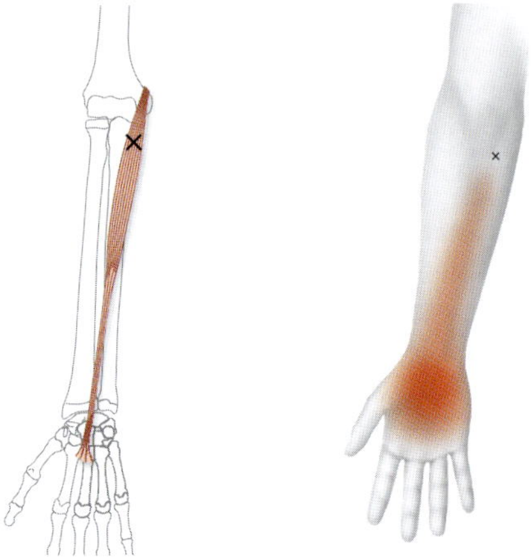

**Abb. 7.390** M. palmaris longus.

| | | |
|---|---|---|
| **Anatomie** | Ursprung | ▪ Epicondylus medialis humeri (zusammen mit PT, FCR, FCU, FDS) |
| | Ansatz | ▪ Palmaraponeurose<br>▪ Lig. carpi transversum |
| | Die Sehne des M. palmaris longus (PL) verläuft über dem Retinaculum flexorum.<br>Der PL ist bei 10 – 20 % der abendländischen Bevölkerung nicht vorhanden. | |
| | **Innervation** | ▪ N. medianus (C 6 –Th 1) |
| **Funktion** | Hand | ▪ Spannen der Hohlhandfaszie (Palmaraponeurose) |
| | Handgelenk | ▪ Palmarflexion |
| | Ellbogengelenk | ▪ Flexion (schwache Wirkung) |
| **Referred Pain** | ▪ Handfläche<br>▪ Unterarm ventral | |
| **Symptome** | Schmerzen | ▪ Handfläche und ventraler Unterarm<br>▪ oberflächlicher, nadelstichartiger, prickelnder Schmerz<br>▪ Schmerzzunahme bei Druck von Werkzeugen (Schraubenzieher) in der Handfläche |
| | Funktionsstörungen | ▪ lokale Bindegewebsknötchen in der Handfläche |
| **auslösende Faktoren** | Überlastung | ▪ chronische Überlastung: ungewohnte und/oder wiederholte Tätigkeiten mit den Flexoren (z. B. Arbeiten mit Blechschere, Gartenschere, Wasserschlauch-Spritzpistole, Schneiden von schweren Stoffen, Holzspalten, Gehen an Stöcken etc.)<br>▪ akute Überlastung: Auffangen eine Sturzes, Distorsion des Handgelenks etc. |
| | primäre TrPs | ▪ Mm. scaleni, M. triceps (Caput mediale) |
| | prädisponierende/ unterhaltende Faktoren | ▪ Dupuytren'sche Kontraktur (s. u.) |
| **Hinweise für den Therapeuten** | ▪ Zugang und Behandlung einfach (**Abb. 7.392**)<br>▪ geeignete Ausgangsstellungen zur Behandlung der TrPs: Rückenlage (**Abb. 7.392**), Seitenlage oder Sitz<br>▪ Dupuytren: Patienten mit Dupuytren'scher Kontraktur zeigen TrPs im PL. Die TrP-Behandlung kann Schmerzen lindern und die Kontraktur reduzieren, nicht aber die Grundursache des Dupuytren verändern. | |
| **Empfehlungen für den Patienten** | ▪ Meiden perpetuierender und auslösender Faktoren<br>– Überlastungsspitzen meiden (z. B. nicht zu lange ohne Unterbrechung schwere Stoffe/Metall schneiden)<br>– Hilfsmittel (z. B. Elektroschraubenzieher) verwenden<br>▪ Selbstbehandlung manuell<br>▪ Dehnen (**Abb. 7.393**)<br>▪ Training der Geschicklichkeit und Kraft (z. B. mit Qi-Gong-Kugeln [**Abb. 7.414**], Powerball etc.) | |

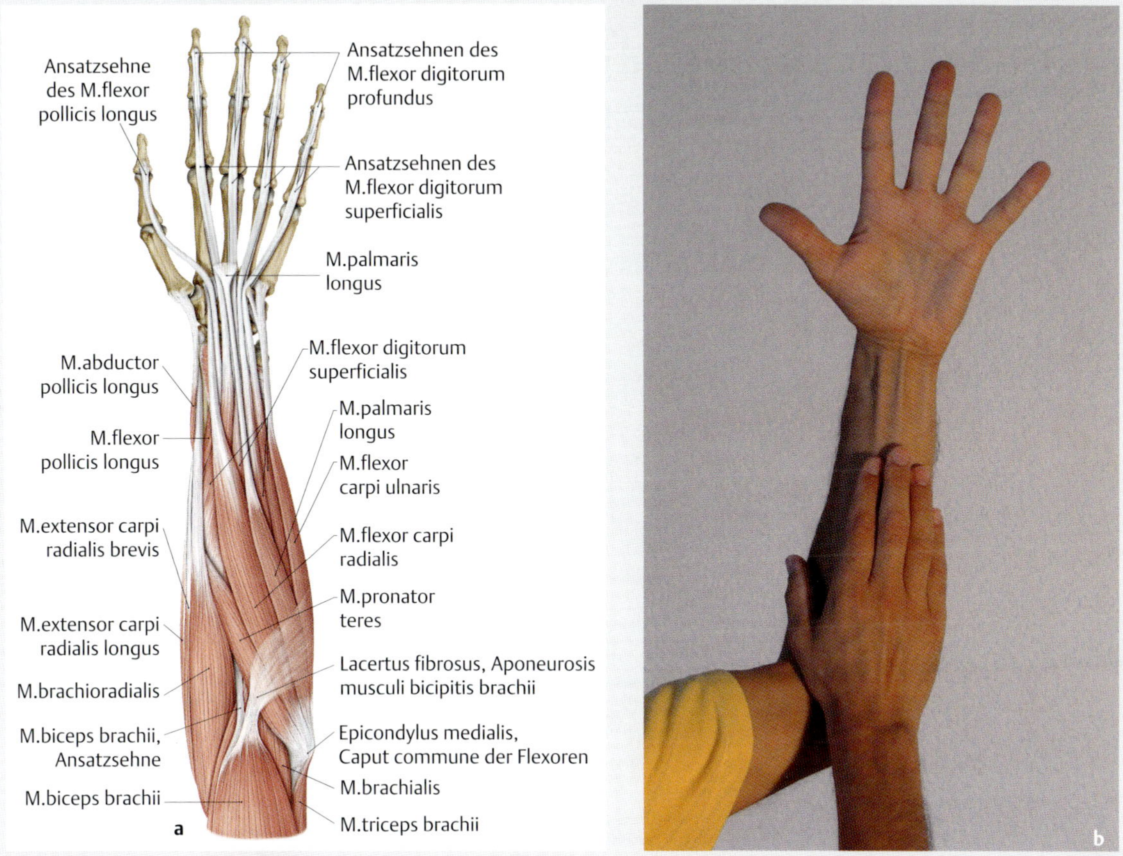


**Abb. 7.391** Hand- und Fingerflexoren. Oberflächliche Flexoren im Überblick.

**a** Topografie: linker Unterarm, Ansicht von ventral (Prometheus)

**b** Merkhilfe zur Lage und Abfolge der Muskeln, die am Epicondylus medials inserieren: Legt man die Handwurzel der rechten Hand auf den medialen Epikondylus des linken Humerus, entspricht die Lage des Daumens dem Verlauf des M. pronator teres, der Zeigefinger entspricht dem Verlauf des M. flexor carpi radialis, der Mittelfinger dem Verlauf des M. palmaris longus, der Ringfinger dem Verlauf des M. flexor digitorum superficialis und die Lage des Kleinfingers entspricht dem Verlauf des M. flexor carpi ulnaris.

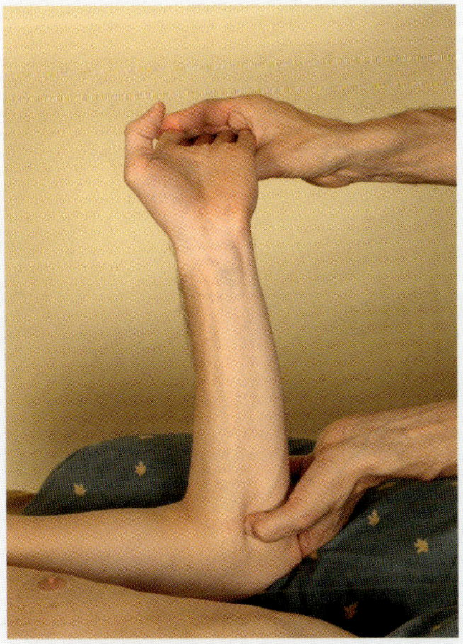

**Abb. 7.392** Manuelle Kompression (Technik I) bzw. Aufdehnen der TrP-Region (Technik II).

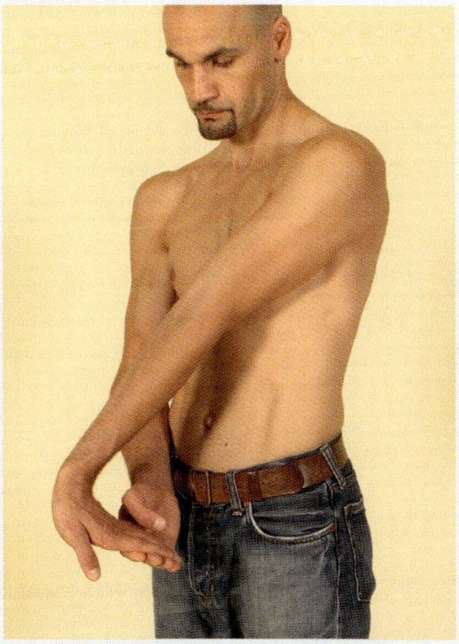

**Abb. 7.393** Selbstdehnung (Technik V) des M. palmaris longus sowie der Finger- und Handflexoren.

## 7.9.8 Handflexoren: Mm. flexor carpi radialis und ulnaris

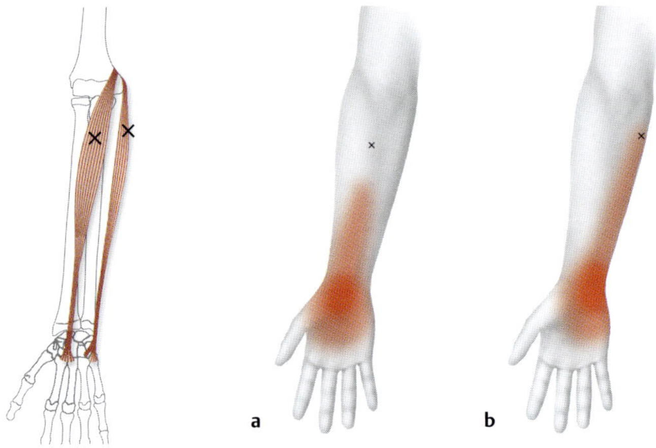


**Abb. 7.394** Handflexoren.
**a** M. flexor carpi radialis.
**b** M. flexor carpi ulnaris.

| | | |
|---|---|---|
| Anatomie | ▪ **M. flexor carpi radialis** (FCR) | |
| | Ursprung | ▪ Epicondylus medialis humeri, gemeinsame Ansatzsehne von PT, FCR, PL, FCU, FDS<br>▪ Septum intermusculare |
| | Ansatz | ▪ Basis des Os metacarpale II (palmar) |
| | ▪ **M. flexor carpi ulnaris** (FCU) | |
| | Ursprung | ▪ Caput humerale: Epicondylus medialis humeri (zusammen mit PT, FCR, PL, FDS)<br>▪ Caput ulnare: Olekranon und Margo posterior ulnae (langer dünner Ansatz über fast ⅔ der Ulna, gemeinsame Aponeurose mit dem M. flexor digitorum profundus und dem M. extensor carpi ulnaris) |
| | Ansatz | ▪ Os Pisiforme (setzt sich über das Lig. pisohamatum zum Os hamatum und über das Lig. pisometacarpeum ans Os metacarpale V fort) |
| | **Innervation** | ▪ N. medianus (C 5 – C 8): FCR<br>▪ N. ulnaris (C 7 –Th 1): FCU |
| Funktion | Handgelenk | ▪ Palmarflexion: FCR, FCU (wirksamer als FCR)<br>▪ Radialabduktion: FCR<br>▪ Ulnarabduktion: FCU<br>▪ Stabilisation: Dynamische Stabilisation des Handgelenks durch FCR und FCU (zusammen mit den Handgelenkextensoren) ist die Voraussetzung für eine volle Kraftentfaltung der Fingerflexoren. |
| | Ellbogengelenk | ▪ Flexion: FCR, FCU (schwache Wirkung)<br>▪ Pronation: FCR |
| Referred Pain | ▪ Handgelenkfalten radial, Unterarm, Hohlhand (FCR)<br>▪ Handfläche/-gelenkfalten ulnar (FCU) | |
| Symptome | Schmerzen | ▪ Hangelenk palmar; radial- (FCR) und ulnarseitig (FCU)<br>▪ Unterarm ventral (FCR, FCU)<br>▪ Schmerzzunahme bei kräftigem Einsatz der Flexoren (z. B. dicken Stoff mit Schere schneiden) |
| | Funktionsstörungen | ▪ Kraftlosigkeit und Steifigkeit bei kräftigen Arbeiten mit den Flexoren |
| Entrapment | N. ulnaris | ▪ Der N. ulnaris zieht zwischen dem humeralen und ulnaren Kopf des FCU unter einem Faszienbogen hindurch (→ Kubitaltunnelsyndrom). Anschließend verläuft er zwischen den Mm. flexor digitorum superficialis und profundus und kann auch dort durch Hartspannstränge eingeengt werden (**Abb. 8.26**, S. 440).<br>▪ Symptome<br>– Schwäche und Ungeschicklichkeit der Fingerbinnenmuskeln<br>– Missempfindungen im Bereich der ulnaren Hand |

| | | |
|---|---|---|
| auslösende Faktoren | Überlastung | ▪ chronische Überlastung: ungewohnte und/oder wiederholte Tätigkeiten mit den Flexoren (z. B. Arbeiten mit Blechschere, Gartenschere, Wasserschlauch-Spritzpistole, Schneiden schwerer Stoffe, Holzspalten etc.)<br>▪ akute Überlastung: Auffangen eine Sturzes, Distorsion des Handgelenks etc. |
| | primäre TrPs | ▪ Mm. scaleni, M. triceps (Caput mediale) |
| | prädisponierende/ unterhaltende Faktoren | ▪ Ischämische Kompression: Der FCU kann durch das Führen der Maus bei PC-Tätigkeit sowohl durch den Auflagedruck ischämisch komprimiert als auch durch lang andauernde Aktivität überlastet werden. |
| Hinweise für den Therapeuten | ▪ Zugang und Behandlung einfach (**Abb. 7.395** – **Abb. 7.397**)<br>▪ geeignete Ausgangsstellungen zur Behandlung: Rückenlage (**Abb. 7.395** – **Abb. 7.397**), Seitenlage oder Sitz | |
| Empfehlungen für den Patienten | ▪ Meiden perpetuierender und auslösender Faktoren<br>– Überlastungsspitzen meiden (z. B. nicht die ganze Garageneinfahrt an einem Tag sauber spritzen)<br>– Hilfsmittel (z. B. Elektroschraubenzieher) verwenden<br>▪ Selbstbehandlung manuell<br>▪ Dehnen (**Abb. 7.398**)<br>▪ Training der Geschicklichkeit und Kraft (z. B. mit Qi-Gong-Kugeln [**Abb. 7.414**], Powerball etc.) | |

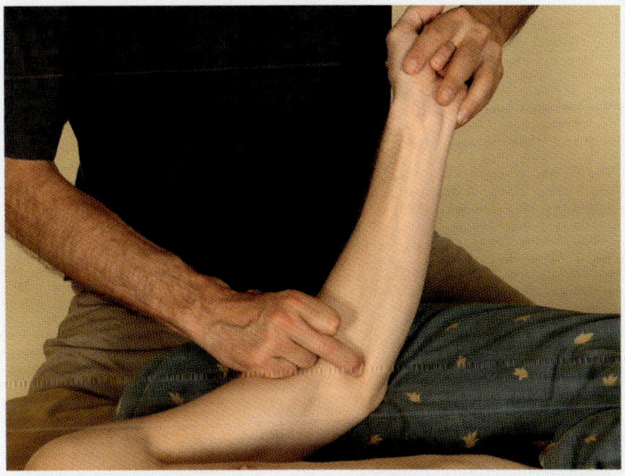

**Abb. 7.395** M. flexor carpi radialis: Manuelle Kompression (Technik I) bzw. Aufdehnen der TrP-Region (Technik II).

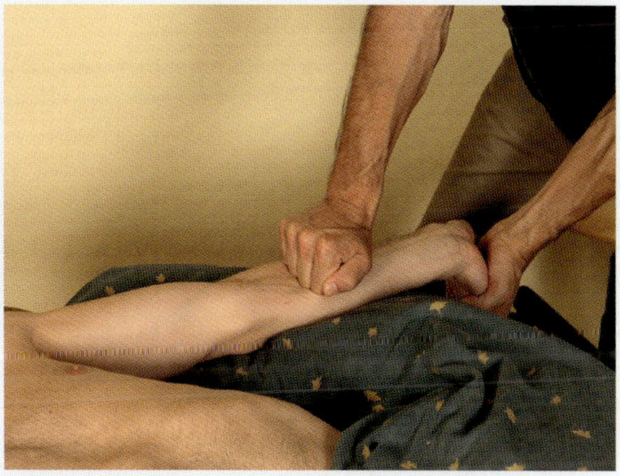

**Abb. 7.396** Fasziendehnung (Technik III) der Handflexoren.

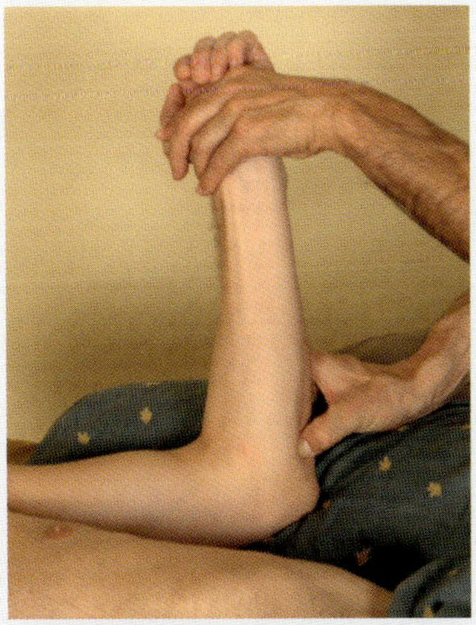

**Abb. 7.397** M. flexor carpi ulnaris: Ischämische Kompression (Technik I) bzw. Aufdehnen der TrP-Region (Technik II).

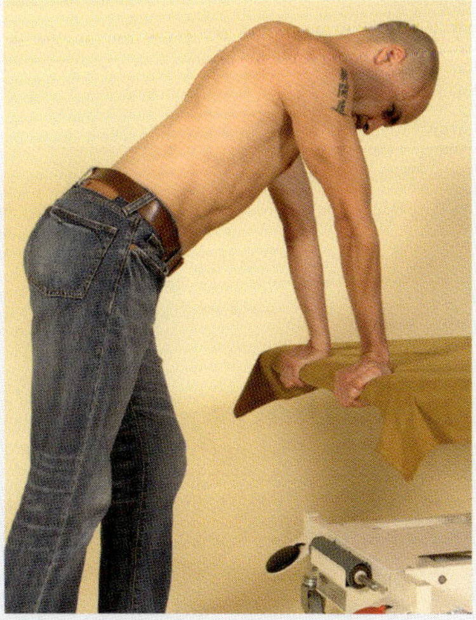

**Abb. 7.398** Selbstdehnung (Technik V) Autostretching der Handflexoren erfolgt mit Dorsalextension im Handgelenk (ohne Extension in den Fingergelenken) und Extension im Ellbogengelenk.

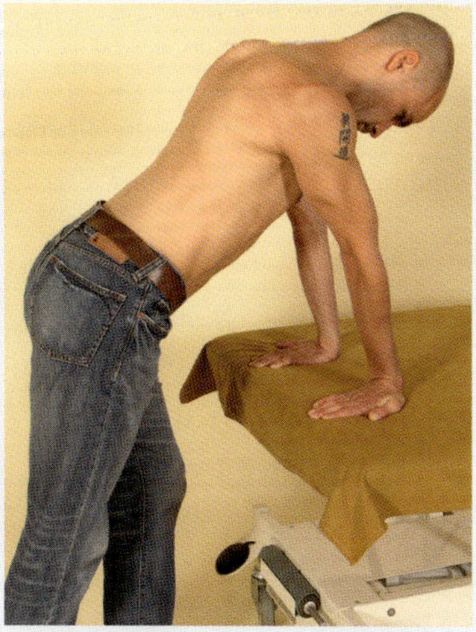

**Abb. 7.399** Dehnung (Technik V) der Fingerflexoren erfolgt mit Dorsalextension im Handgelenk, Extension in den Fingergelenken und Extension im Ellbogengelenk.

## 7.9.9 Fingerflexoren: Mm. flexor digitorum superficialis und profundus

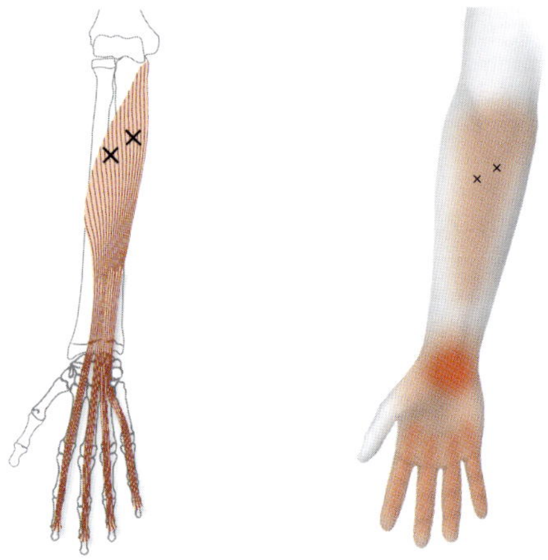

**Abb. 7.400** Fingerflexoren.

| | | |
|---|---|---|
| **Anatomie** | ▪ **M. flexor digitorum superficialis** (FDS) | |
| | Ursprung | ▪ Caput humerale: Epicondylus medialis humeri und Septum intermusculare<br>▪ Caput ulnare: Processus coronoideus ulnae<br>▪ Caput radiale: Radius (zw. M. biceps und M. pronator teres) |
| | Ansatz | ▪ Seitlich an den Mittelphalangen der Finger II–V |
| | ▪ **M. flexor digitorum profundus** (FDP) | |
| | Ursprung | ▪ Ulna und Membrana interossea (ventral, proximale zwei Drittel) |
| | Ansatz | ▪ Endphalangen der Finger II–V (palmar) |
| | Die Sehnen des M. flexor digitorum superficialis sind gespalten: Zwischen den gespaltenen Sehnen ziehen die Sehnen des M. flexor digitorum profundus hindurch, die an den Endphalangen inserieren. | |
| | **Innervation** | ▪ N. medianus (C 6 –Th 1): FDS und Hälfte des FDP (radialseits)<br>▪ N. ulnaris (C 7 –Th 1): Hälfte des FDP (ulnarseits) |
| **Funktion** | Finger | ▪ Flexion in den PIP- und MCP-Gelenken der Finger II–V (FDS und FDP)<br>▪ Flexion in den DIP-Gelenken (ausschließlich FDP) |
| | Handgelenk | ▪ Flexion |
| | Ellbogengelenk | ▪ Flexion (schwach) |
| **Referred Pain** | ▪ Unterarm, Handgelenk (palmarseitig)<br>▪ im entsprechenden Finger | |
| **Symptome** | Schmerzen | ▪ schmerzhafte Finger<br>▪ werden im MCP-Gelenk oft als Gelenkschmerzen interpretiert |
| | Funktionsstörungen | ▪ steife Finger, Koordiantionsschwierigkeiten (Musiker) |
| **Entrapment** | N. ulnaris | ▪ Der N. ulnaris verläuft zwischen dem FDS und FDP und kann dort eingeengt werden (**Abb. 8.26**, S. 440).<br>▪ Symptome<br>– Schwäche und Ungeschicklichkeit der Fingermuskeln<br>– Missempfindungen im Bereich der ulnaren Hand |
| **auslösende Faktoren** | Überlastung | ▪ chronische Überlastung: ungewohnte und/oder wiederholte Tätigkeiten mit den Flexoren, grobe Greifaktivitäten (z. B. Arbeiten mit Blechschere, Schneiden schwerer Stoffe, Klettern)<br>▪ akute Überlastung: Auffangen eine Sturzes etc.<br>▪ Spitzenbelastung bei schlechtem Trainingszustand, z. B. Umziehen (Schrauben raus – Einpacken – Tragen – Schrauben – Auspacken – Einräumen), Gartenschere, Kärcher, Holzspalten, Skilanglauf, Stockeinsatz etc. |
| | primäre TrPs | ▪ Mm. scaleni |

| | |
|---|---|
| **Hinweise für den Therapeuten** | ▪ Die volle Kraftentfaltung der Fingerflexoren (z. B. kräftiger Faustschluss) setzt die aktive Widerlagerung des Handgelenks durch die Mm. extensores carpi voraus → die Dorsalextensoren ggf. miteinbeziehen.<br>▪ FDS: Identifikation der einzelnen Stränge über Widerstandstestung einzelner Finger betr. Fingerflexion (**Abb. 7.401b**). Behandlung erfolgt,<br>– indem der oberflächlich liegende M. flexor carpi radialis, der den FDS im proximalen Bereich überdeckt, zur Seite geschoben wird (**Abb. 7.401a**),<br>– zwischen dem M. palmaris longus und M. flexor carpi ulnaris,<br>– durch die oberflächlich liegenden Handflexoren hindurch.<br>▪ FDP: Behandlung erfolgt<br>– von ventral (palmar) durch den FDS hindurch,<br>– von lateral (ulnar), von der lateralen Ulnaseite her, unter (dorsal) dem FDS und durch den M. flexor carpi ulnaris hindurch (**Abb. 7.402**; **Abb. 8.26**, S. 440),<br>– zusätzlich zur manuellen Therapie der TrPs: Mobilisieren der Membrana interossea<br>▪ geeignete Ausgangsstellungen zur Behandlung der TrPs: Rückenlage (**Abb. 7.401** – **Abb. 7.403**), Seitenlage oder Sitz |
| **Empfehlungen für den Patienten** | ▪ Meiden perpetuierender und auslösender Faktoren<br>– einseitige Belastungsspitzen meiden<br>– Hilfsmittel verwenden (elektrische Gartenschere)<br>▪ Selbstbehandlung der TrPs<br>▪ Dehnen: Für alle Muskeln der Flexorengruppe sind Dehnungen einfach und effektiv (**Abb. 7.393**, **Abb. 7.399**)<br>▪ Training der Geschicklichkeit und Kraft (z. B. mit Qi-Gong-Kugeln [**Abb. 7.414**], Powerball etc.) |

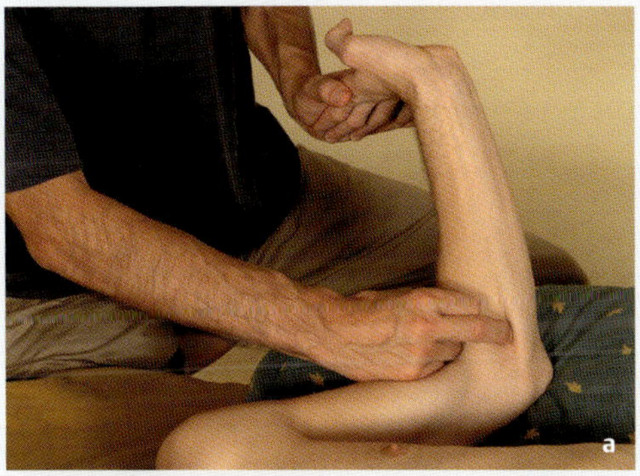


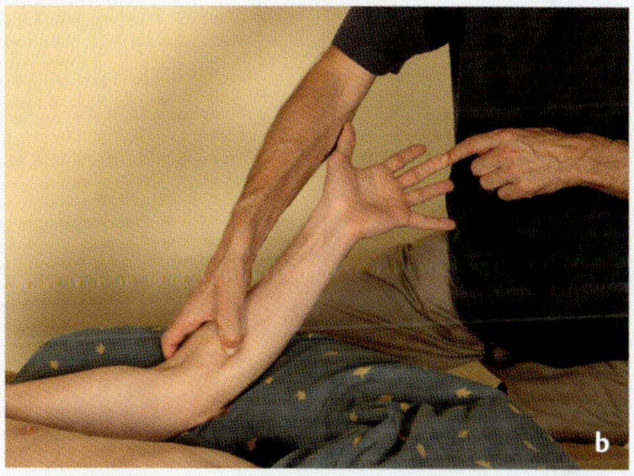


**Abb. 7.401** M. flexor digitorum superficialis (FDS).
**a** Behandlung des FDS mit ischämischer Kompression (Technik I) bzw. Aufdehnen der TrP-Region (Technik II), indem der oberflächlich liegende M. flexor carpi radialis, der den FDS im proximalen Bereich überdeckt, zur Seite geschoben wird.
**b** Identifikation des von TrPs betroffenen Strangs des FDS über Widerstandstestung (hier Finger III) und Behandlung der TrPs im FDS mit ischämischer Kompression (Technik I) bzw. Aufdehnen der TrP-Region (Technik II) zwischen M. palmaris longus und M. flexor carpi ulnaris.

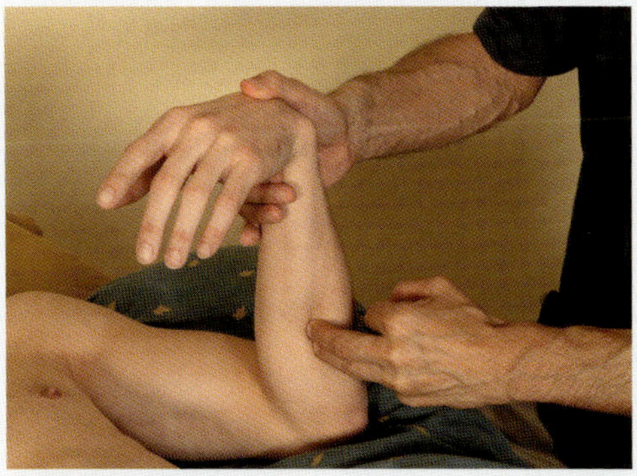

**Abb. 7.402** M. flexor digitorum profundus (FDP). Behandlung des FDP mit ischämischer Kompression (Technik I) bzw. Aufdehnen der TrP-Region (Technik II) von ulnar her: Vom lateralen Rand der Ulna palpiert man durch den oberflächlich liegenden (und in diesem Bereich dünnen) M. flexor carpi ulnaris tangential zur ventralen Fläche der Ulna und gelangt so dorsal des FDS zum FDP.

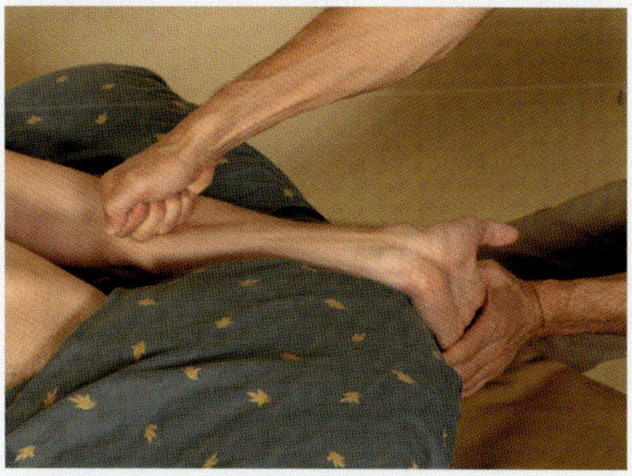

**Abb. 7.403** Fasziendehnung (Technik III) der Fingerflexoren.

## 7.9.10 M. flexor pollicis longus

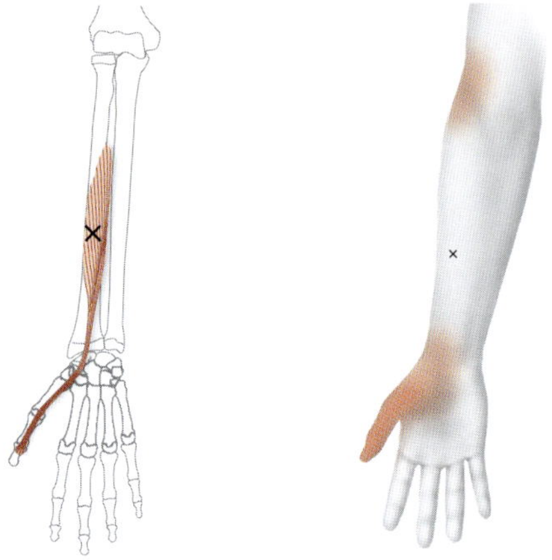

**Abb. 7.404** M. flexor pollicis longus.

| | | |
|---|---|---|
| **Anatomie** | Ursprung | ▪ Radius (Ventralfläche, mittleres Drittel)<br>▪ Membrana interossea (an Radius angrenzende Zone) |
| | Ansatz | ▪ Endphalanx des Daumens (palmar) |
| | **Innervation** | ▪ N. medianus (C 6 – C 8) |
| **Funktion** | Daumen | ▪ Flexion im Daumengrund- und Endgelenk<br>▪ Opposition und Adduktion im Daumensattelgelenk |
| | Handgelenk | ▪ Palmarflexion<br>▪ Radialabduktion |
| **Referred Pain** | ▪ Daumen: palmare Fläche, Daumengrundgelenk | |
| **Symptome** | Schmerzen | ▪ Daumen, „Rhizarthrose" |
| | Funktionsstörungen | ▪ Schwäche<br>▪ Ungeschicklichkeit des Daumens: Beispielsweise ist das Schreiben oder Halten von kleinen Gegenständen zwischen Daumen und Zeigefinger erschwert. |
| **auslösende Faktoren** | Überlastung | ▪ akut: Sport (Volleyball etc.)<br>▪ chronisch<br>– Unkrautjäten, kräftige Dreh-, Zieh- oder Rüttelbewegungen<br>– Triggerpunkt-Therapie mit Pinzettengriff<br>– Schreiben<br>– Bedienung der Mobilfunk-Tasten |
| **Hinweise für den Therapeuten** | ▪ Sehne deutlich spürbar auf der Palmarseite über dem Daumengrundgelenk<br>▪ Der Muskelbauch des FPL liegt distal der Insertionsstelle des M. pronator teres im mittleren Drittel des Radius (und der angrenzenden Menbrana interossea; **Abb. 7.404**) und kann dort – lateral und medial des Muskelbauchs und der Sehne des M. flexor carpi radialis – palpiert und behandelt werden (**Abb. 7.405**).<br>▪ geeignete Ausgangsstellungen zur Behandlung der TrPs: Rückenlage (**Abb. 7.405**), Seitenlage oder Sitz<br>▪ zusätzlich zur manuellen Therapie der TrPs: Mobilisation der Membrana interossea (Ursprungsregion des FPL)<br>▪ Falls die Handwurzelknochen hypomobil sind: Mobilisieren der Handwurzelknochen | |
| **Empfehlungen für den Patienten** | ▪ Meiden perpetuierender und auslösender Faktoren<br>– Überlastung meiden (Pausen einschalten, Hand wechseln bei Triggerpunkt-Therapie etc.)<br>– im Wettkampf (Volleyballturnier) den Daumen tapen<br>▪ Selbstbehandlung der TrPs (manuell)<br>▪ Dehnen (**Abb. 7.412**)<br>▪ Training der Geschicklichkeit und Kraft (z. B. mit Qi-Gong-Kugeln [**Abb. 7.414**], Powerball etc.) | |

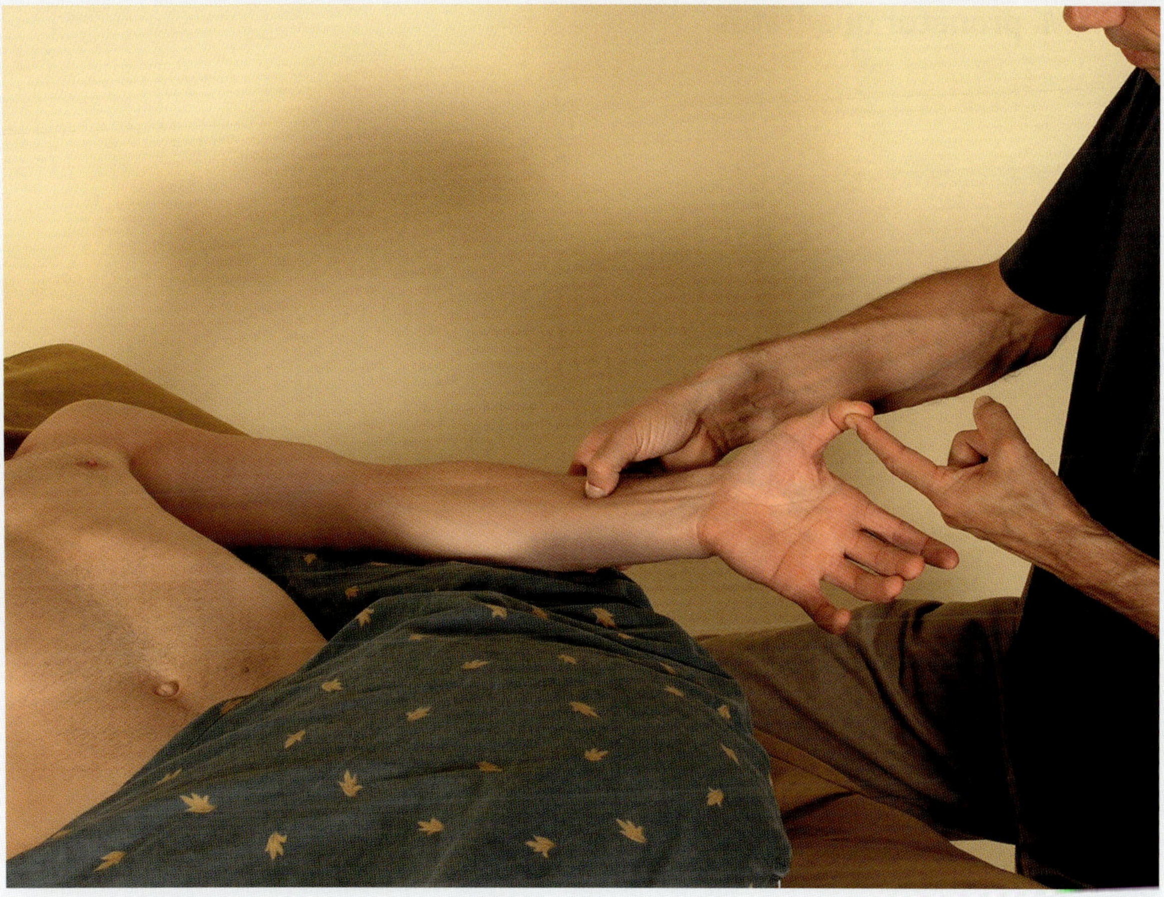

**Abb. 7.405** Manuelle Kompression (Technik I) bzw. Aufdehnen der TrP-Region (Technik II) des M. flexor pollicis longus im mittleren Drittel der Ventralfläche des Radius und der angrenzenden Membrana interossea.

## 7.9.11 M. pronator quadratus

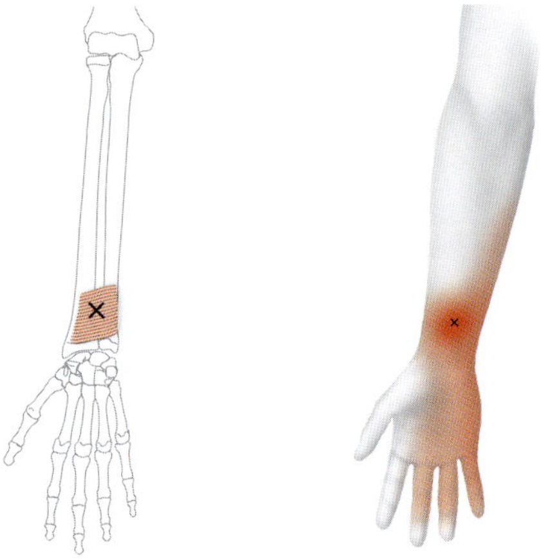

Abb. 7.406 M. pronator quadratus.

| | | |
|---|---|---|
| **Anatomie** | Ursprung | ▪ Ulna (ventrale Fläche, im distalen Viertel) |
| | Ansatz | ▪ Radius (ventrale Fläche, im distalen Viertel) |
| | **Innervation** | ▪ N. medianus (C 6 –Th 1) |
| **Funktion** | Ellbogen (Radioulnar-gelenk) | ▪ Pronation (Hauptpronator)<br>▪ sichert das distale Radioulnargelenk |
| **Referred Pain** | ▪ Handgelenk (palmar)<br>▪ Finger II–V (palmar)<br>▪ Unterarm (ulnarseits, distale zwei Drittel) | |
| **Symptome** | Schmerzen | ▪ Unterarm, Handgelenk (Karpaltunnelsyndrom) und Hand mit Finger II–V (palmar) |
| **auslösende Faktoren** | Überlastung | ▪ Pronationsbewegungen gegen Widerstand |
| **Hinweise für den Therapeuten** | ▪ Der M. pronator quadratus liegt tiefer als die Hand- und Fingerflexoren und tiefer als Nerven und Gefäße. Er lässt sich an diesen Strukturen vorbei in der Tiefe tasten und behandeln (**Abb. 7.407**).<br>▪ geeignete Ausgangsstellungen zur Behandlung der TrPs: Rückenlage (**Abb. 7.407**), Seitenlage oder Sitz | |
| **Empfehlungen für den Patienten** | ▪ Meiden perpetuierender und auslösender Faktoren<br>▪ Selbstbehandlung der TrPs<br>▪ Dehnen<br>▪ Training der Geschicklichkeit und Kraft (z. B. mit Qi-Gong-Kugeln [**Abb. 7.414**], Powerball etc.) | |

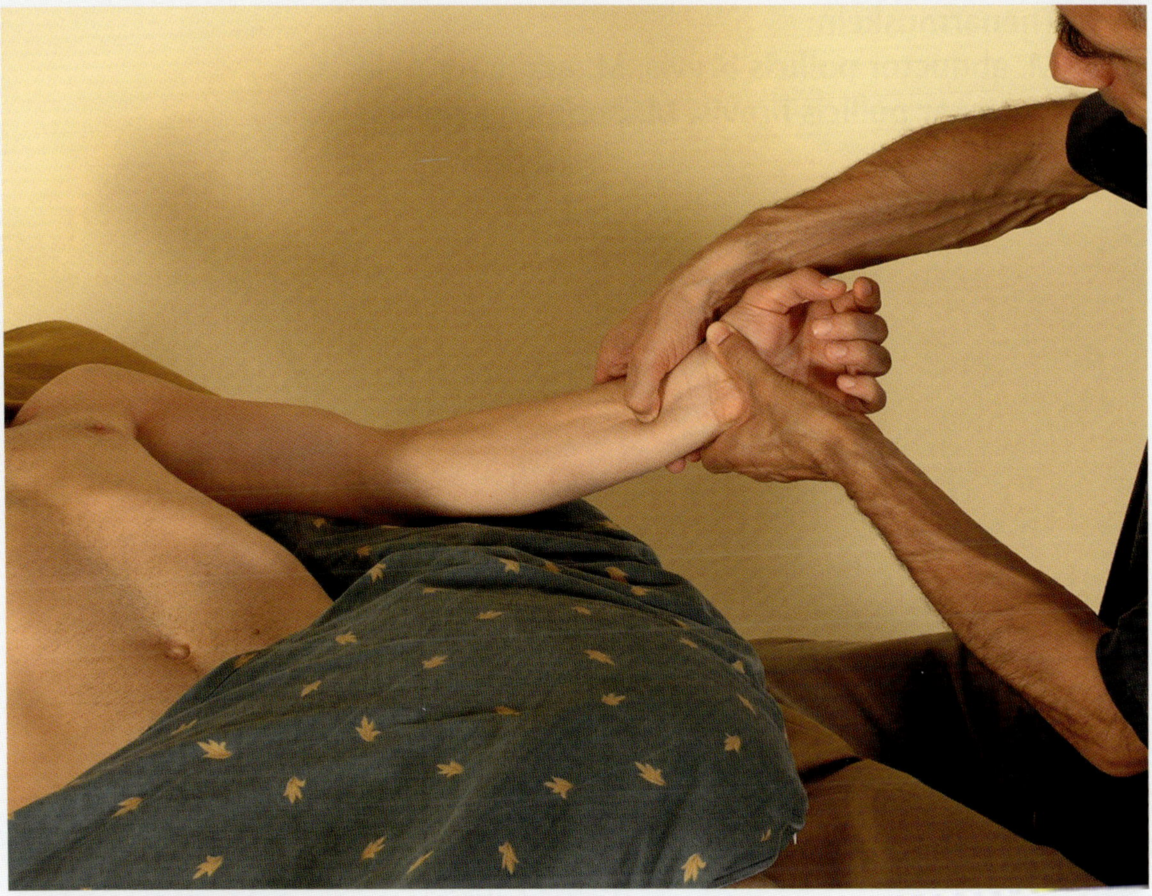

**Abb. 7.407** Manuelle Kompression (Technik I) bzw. Aufdehnen der TrP-Region (Technik II) des M. pronator quadratus im distalen Viertel der Ventralfläche des Radius.

## 7.9.12 Thenarmuskeln: M. abductor pollicis brevis, M. adductor pollicis, M. flexor pollicis brevis, M. opponens pollicis

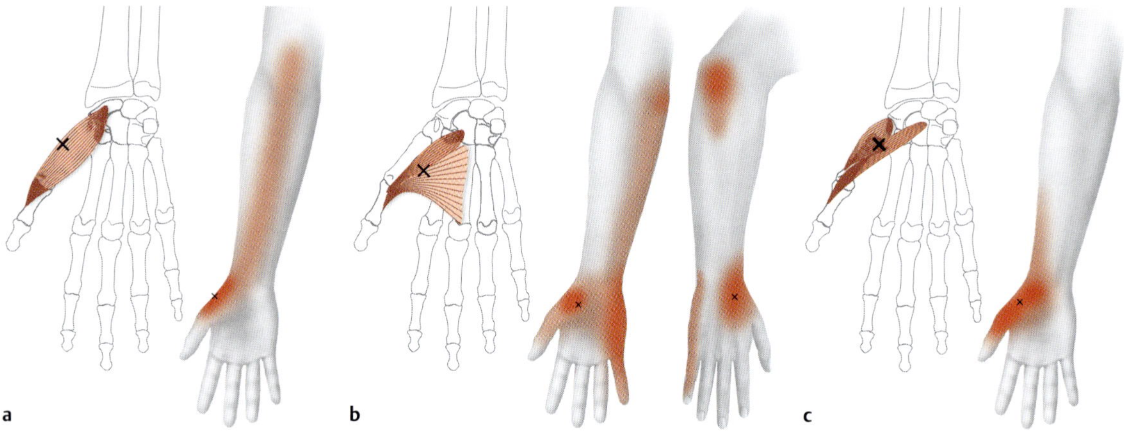


**Abb. 7.408** Thenarmuskulatur.
**a** M. abductor pollicis brevis.
**b** M. adductor pollicis.
**c** M. opponens pollicis und M. flexor pollicis brevis.

| | | |
|---|---|---|
| **Anatomie** | ▪ **M. abductor pollicis brevis** (AbdPB) | |
| | Ursprung | ▪ Os scaphoideum, Retinaculum flexorum |
| | Ansatz | ▪ Basis der Daumengrundphalanx (laterale Fläche und über das radiale Sesambein) |
| | ▪ **M. adductor pollicis** (ADP) | |
| | Ursprung | ▪ Caput transversum: Os metacarpale III (palmare Fläche, proximale zwei Drittel)<br>▪ Caput obliquum: Os metacarpale II und III, Os capitatum, Ligamenta intercarpalia |
| | Ansatz | ▪ Basis der Grundphalanx I (über das ulnare Sesambein) |
| | Der ADP liegt unter der Sehne des M. flexor pollicis longus. | |
| | ▪ **M. flexor pollicis brevis** (FPB) | |
| | Ursprung | ▪ Caput superficiale: Retinaculum flexorum, Os trapezium<br>▪ Caput profundum: Os capitatum, Os trapezoideum |
| | Ansatz | ▪ Basis der Daumengrundphalanx (über das radiale Sesambein) |
| | ▪ **M. opponens pollicis** (OP) | |
| | Ursprung | ▪ Os trapezium, Retinaculum flexorum |
| | Ansatz | ▪ Os metacarpale I (lateral in der ganzen Länge) |
| | Der OP liegt zwischen dem tiefen und dem oberflächlichen Kopf des FPB und über der Sehne des FPL. | |
| | **Innervation** | ▪ N. medianus (C 6 – C 7): AbdPB, OP, FPB (Caput superficiale)<br>▪ N. ulnaris (C 7 –Th 1): ADP, FPB (Caput profundum) |
| **Funktion** | Daumensattelgelenk (Karpo-Metakarpalgelenk des Daumens) | ▪ Abduktion<br>– M. abductor pollicis brevis<br>▪ Adduktion<br>– M. adductor pollicis<br>– M. flexor pollicis brevis<br>– M. opponens pollicis (unterstützend)<br>▪ Opposition<br>– M. opponens pollicis<br>– M. adductor pollicis (unterstützend)<br>– M. flexor pollicis brevis (unterstützend) |

| | | |
|---|---|---|
| | Daumengrundgelenk (Metakarpo-Phalangealgelenk des Daumens) | ▪ Flexion:<br>– M. abductor pollicis brevis<br>– M. adductor pollicis<br>– M. flexor pollicis brevis<br>▪ Extension<br>– M. abductor pollicis brevis |
| **Referred Pain** | ▪ Daumenbasis (ADP, AbdPB, FPB, OP)<br>▪ palmarer, radialer Carpus und fast ganzer Daumen (FPB, OP)<br>▪ Kleinfingerseite der Hand (ADP)<br>▪ Unterarm (ADP, AbdPB, FPB, OP)<br>▪ Ellbogen medial (ADP, AbdPB) und lateral (ADP) | |
| **Symptome** | Schmerzen | ▪ Daumen und Daumenballen, dumpfe Schmerzen<br>▪ Unterarm und Ellbogen<br>▪ Schmerzzunahme bei Belastung (Pinzettengriff etc.)<br>▪ persistierende Beschwerden nach Frakturen (abgeheilte Frakturen sind schmerzfrei) |
| | Funktionsstörungen | ▪ feinmotorisches Zusammenspiel mit Zeigefinger gestört (Zuknöpfen, Nähen, Schreiben, Zeichnen) → Klagen über einen „ungeschickten Daumen“, unleserliche Schrift |
| **auslösende Faktoren** | Überlastung | ▪ akut<br>– Auffangen eine Sturzes<br>– Skifahren (Skistockschlaufe)<br>– Volleyball<br>– im Zusammenhang mit einer Daumenfraktur<br>▪ chronisch<br>– „Unkrautjäterdaumen“ (kurzer, spitzer Griff)<br>– Bedienung der Mobilfunk-Tastur<br>– manuelle TrP-Behandlungen! → TrP-Daumen |
| | prädisponierende/ unterhaltende Faktoren | ▪ schnellender Daumen (Verdickung der Sehne des M. flexor pollicis longus, vor dem Eintritt zwischen die beiden Köpfe des M. flexor pollicis brevis)<br>▪ Rhizarthrose<br>▪ primäre TrPs in den Mm. scaleni, im M. supinator, im M. extensor carpi radialis longus |
| **Hinweise für den Therapeuten** | ▪ Identifikation der einzelnen Thenarmuskeln über Widerstandstests (**Abb. 7.409**)<br>– Der Therapeut setzt Widerstand für die entsprechende Bewegungskomponente (z. B. Opposition für den M. opponens pollicis; **Abb. 7.409 a**)<br>– Druck zwischen Daumen und Zeigefinger → ADP (**Abb. 7.409 b**)<br>– Druck zwischen Daumen und Kleinfinger → OP **Abb. 7.409 c**)<br>▪ ADP: Der Muskel und seine TrPs sind leicht zu finden und zu behandeln.<br>– Identifikation über Widerstandstest: Daumendruck gegen Zeigefinger (**Abb. 7.409 b**)<br>– Behandlung mit Pinzettengriff (**Abb. 7.410 a** und **b**)<br>– Selbstbehandlung für Triggerpunkt-Therapeuten ein Muss: Behandlung der TrPs mit Pinzettengriff (**Abb. 7.413**) und Dehnung (**Abb. 7.412**)<br>▪ Der FPB wird mit dem OP behandelt, die einzelnen Fasern sind kaum unterscheidbar (**Abb. 7.411**).<br>▪ OP: Der Muskel und seine TrPs sind leicht zu finden und zu behandeln.<br>– Identifikation über Widerstandstest: Daumendruck gegen Kleinfinger (**Abb. 7.409 c**) oder indem der Therapeut richtungsspezifischen Widerstand setzt (**Abb. 7.409 a**)<br>– Behandlung mit Fingerdrucktechnik entlang der radialen und palmaren Seite des Metakarpale I in seiner ganzen Länge (**Abb. 7.411**); dabei wird gleichzeitig der FPB mitbehandelt.<br>– Selbstbehandlung für Triggerpunkt-Therapeuten oft notwendig → TrP-Behandlung und Dehnung!<br>▪ AbdPB: Identifikation über Widerstandstest; Behandlung mit Fingerdrucktechnik<br>▪ geeignete Ausgangsstellungen zur Behandlung der TrPs: Rückenlage oder Seitenlage, Sitz (**Abb. 7.410**, **Abb. 7.411**) | |
| **Empfehlungen für den Patienten** | ▪ Meiden perpetuierender und auslösender Faktoren<br>– einseitige Belastungsspitzen meiden (nicht alles an einem Tag jäten)<br>– repetitive feinmotorische Tätigkeiten (nach max. 10 min) regelmäßig unterbrechen und dehnen bzw. „Hände ausschütteln“<br>– Hilfsmittel verwenden (Triggerpunkt-Hölzchen, z. B. **Abb. 7.83 d**, **Abb. 7.171 b**, **Abb. 7.177 b**, **Abb. 7.216**, **Abb. 7.220 b**, **Abb. 7.241**, **Abb. 7.290**, **Abb. 7.294**, **Abb. 7.330**)<br>▪ Selbstbehandlung der TrPs wichtig und wirksam (**Abb. 7.413**)<br>▪ Dehnen (**Abb. 7.412**)<br>▪ Training der Geschicklichkeit und Kraft (z. B. mit Qi-Gong-Kugeln; **Abb. 7.414**) | |

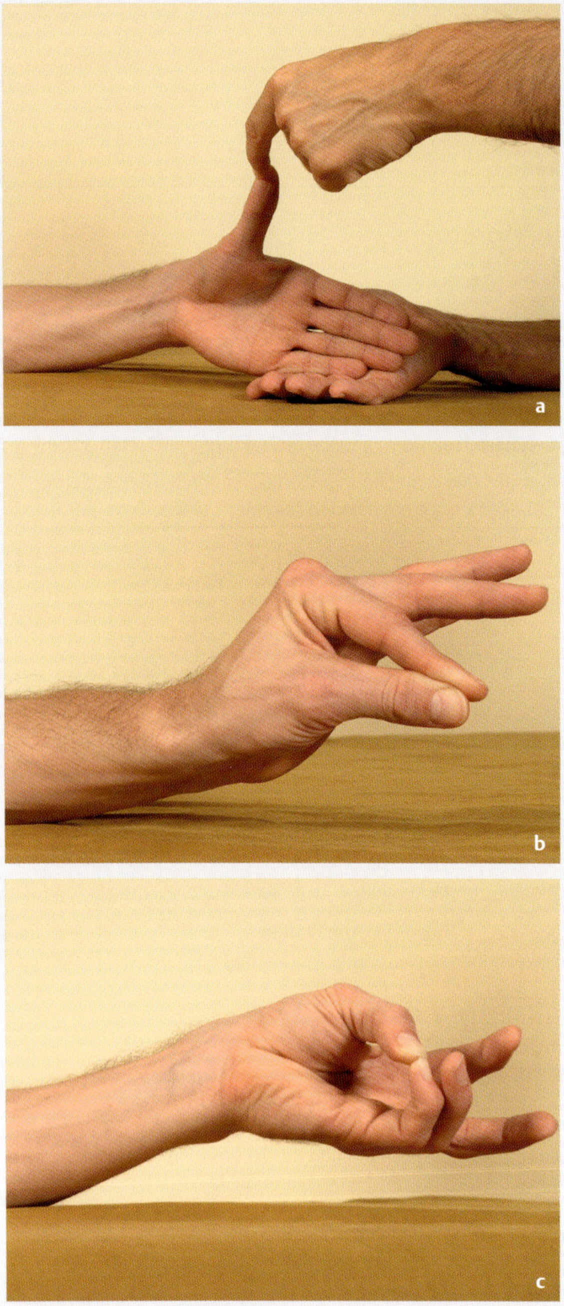


**Abb. 7.409** Thenarmuskulatur – Identifikation einzelner Muskeln.
**a** Therapeut setzt einen Führungswiderstand, um die entsprechende Muskelaktivität hervorzurufen (im Bild: Führungswiderstand für den M. opponens pollicis).
**b** Pinzettengriff mit Daumen und Zeigefinger führt zu Aktivierung des M. adductor pollicis.
**c** Druck zwischen Daumen und Kleinfinger aktiviert den M. opponens pollicis.

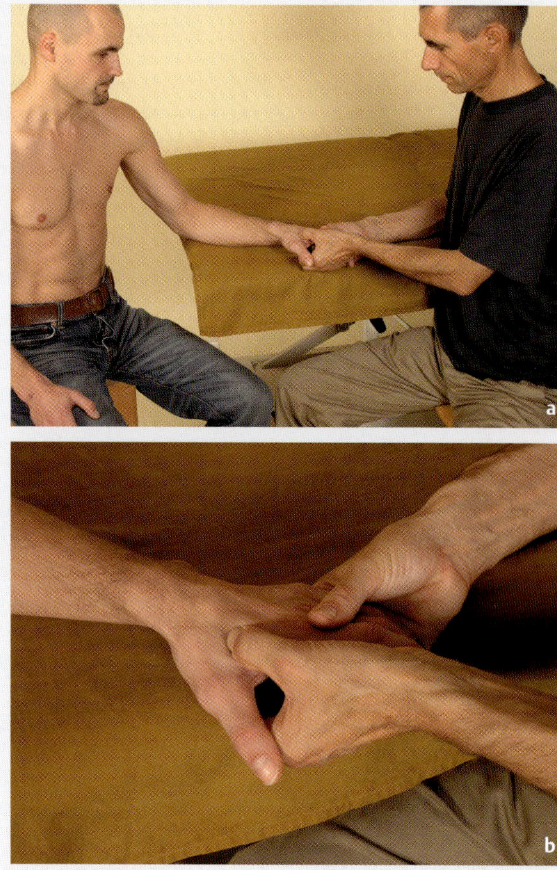


**Abb. 7.410** M. adductor pollicis: Behandlung des ADP mit ischämischer Kompression (Technik I), Aufdehnen der TrP-Region (Technik II) bzw. Fasziendehnung (TechnikIII).
**a** Übersicht.
**b** Detail.

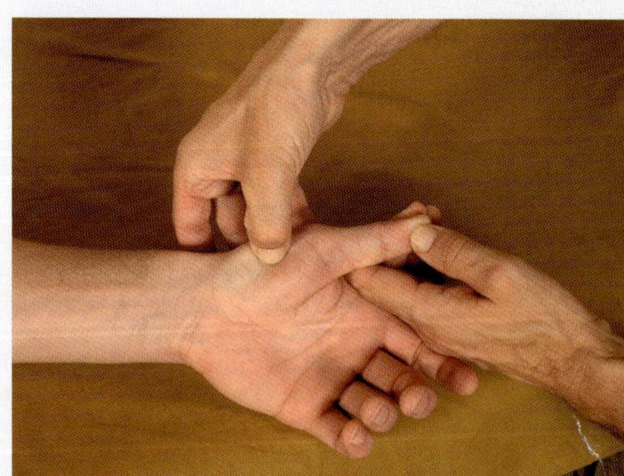

**Abb. 7.411** M. opponens pollicis und M. flexor pollicis brevis: Behandlung des OP zusammen mit dem FPB mit ischämischer Kompression (Technik I), Aufdehnen der TrP-Region (Technik II) bzw. Fasziendehnung (Technik III).

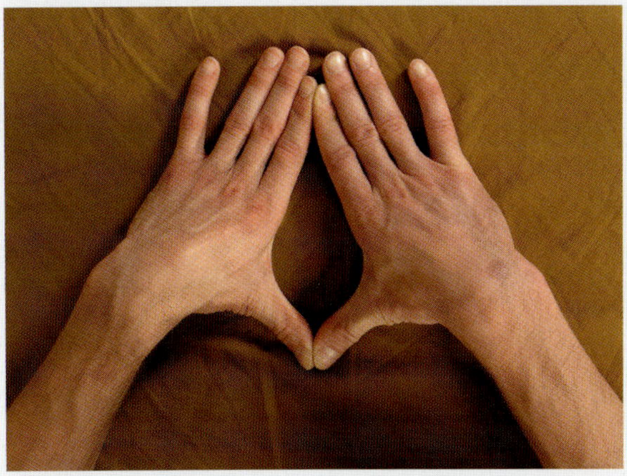

**Abb. 7.412** Selbstdehnung des M. adductor pollicis sowie des 1. dorsalen M. interosseus (beide Muskeln werden gleichzeitig beidseits gedehnt)

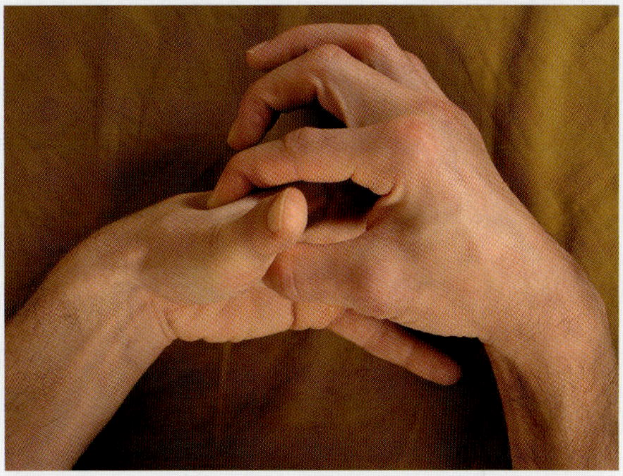

**Abb. 7.413** Selbstbehandlung des M. adductor pollicis (der linken Hand) mit Pinzettengriff der anderen Hand.

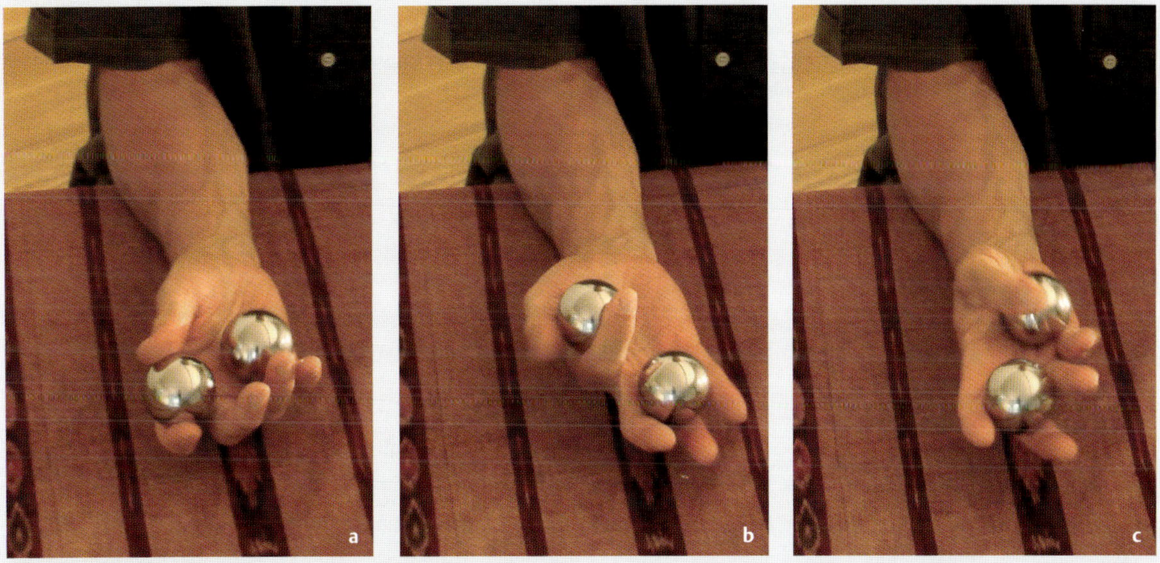


**Abb. 7.414** Training der Geschicklichkeit und Kraft der gesamten kurzen und langen Finger- sowie der Handmuskeln.

- **a** Aktivität des M. adductor pollicis, der langen und kurzen Fingerflexoren, des M. flexor digiti minimi sowie dynamische Stabilisierung des Handgelenks (durch die Palmarflexoren und Dorsalextensoren) und des Unterarms betreffend Pro-/Supination (durch die Pro- und Supinatoren).
- **b** Aktivität des M. abductor pollicis, der langen und kurzen Fingerflexoren, der Fingerextensoren, der Interdigitalmuskulatur, des M. abductor digiti minimi sowie dynamische Stabilisierung des Handgelenks (durch die Palmarflexoren und Dorsalextensoren) und des Unterarms betreffend Pro-/Supination (durch die Pro- und Supinatoren).
- **c** Aktivität des M. opponens pollicis, der Mm. flexor pollicis longus und brevis, der langen und kurzen Fingerflexoren, der Fingerextensoren, der Interdigitalmuskulatur, des M. flexor digiti minimi sowie dynamische Stabilisierung des Handgelenks (durch die Palmarflexoren und Dorsalextensoren) und des Unterarms betreffend Pro-/Supination (durch die Pro- und Supinatoren).

## 7.9.13 Hypothenarmuskeln: M. abductor digiti minimi, M. flexor digiti minimi, M. opponens digiti minimi, M. palmaris brevis

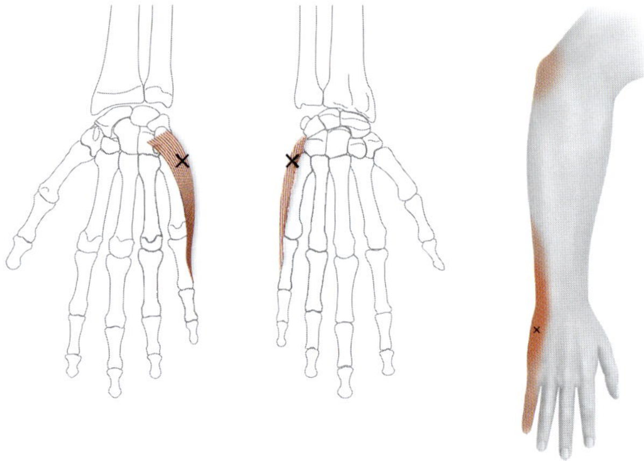

**Abb. 7.415** Hypothenarmuskulatur (M. flexor digiti minimi, M. abductor digiti minimi).

| | | |
|---|---|---|
| **Anatomie** | ▪ **M. abductor digiti minimi** (AbdDM) | |
| | Ursprung | ▪ Os pisiforme, Retinaculum flexorum, Sehne des M. flexor carpi ulnaris |
| | Ansatz | ▪ Basis der Grundphalanx V (ulnar), Dorsalaponeurose des kleinen Fingers |
| | Funktion | ▪ Abduktion und Flexion im Grundgelenk (MCP) des Kleinfingers<br>▪ Extension im Mittel- und Endgelenk (PIP und DIP) des Kleinfingers |
| | ▪ **M. flexor digiti minimi** (FDM) | |
| | Ursprung | ▪ Os hamatum (Hamulus ossis hamati), Retinaculum flexorum |
| | Ansatz | ▪ Basis der Grundphalanx V |
| | Funktion | ▪ Flexion im Grundgelenk (MCP) des Kleinfingers |
| | ▪ **M. opponens digiti minimi** (OPDM) | |
| | Ursprung | ▪ Os hamatum (Hamulus ossis hamati) |
| | Ansatz | ▪ Os metacarpale V (ulnarer Rand) |
| | Funktion | ▪ Flexion im Karpo-Metakarpalgelenk (zieht das Os metacarpale V nach palmar) → scheinbare Opposition |
| | ▪ **M. palmaris brevis** (PB) | |
| | Ursprung | ▪ Palmaraponeurose (ulnarer Rand), Retinaculum flexorum |
| | Ansatz | ▪ Haut des Hypothenar |
| | Funktion | ▪ spannt die Palmaraponeurose (Schutzfunktion) |
| | **Innervation** | ▪ N. ulnaris (C 8 –Th 1): alle Hypothenarmuskeln |
| **Funktion** | Kleinfinger | ▪ Flexion<br>– Karpo-Metakarpalgelenk: M. opponens digiti minimi (zieht das Os metacarpale V nach palmar) → scheinbare Opposition<br>– Metakarpo-Phalangealgelenk (MCP): M. flexor digiti minimi, M. abductor digiti minimi<br>▪ Extension (PIP und DIP): M. abductor digiti minimi<br>▪ Abduktion (MCP): M. abductor digiti minimi |
| | Palmaraponeurose | ▪ Spannen der Palmaraponeurose (Schutzfunktion): M. palmaris brevis |
| **Referred Pain** | ▪ Kleinfinger<br>▪ Hand (Kleinfingerseite)<br>▪ Unterarm (ulnar) | |
| **Symptome** | Schmerzen | ▪ Finger V, Hand und Unterarm (ulnar), gelegentlich bis Ellbogen |

| | | |
|---|---|---|
| **Entrapment** | N. ulnaris, Ramus profundus | ▪ Der tiefe (motorische) Ast des N. ulnaris durchbohrt den M. opponens digiti minimi, bevor er alle Mm. interossei, die Mm. lumbricales III und IV, den M. adductor pollicis und den tiefen Kopf des M. flexor pollicis brevis versorgt → Einengung möglich (**Abb. 8.25**, S. 439)<br>▪ Symptome: Abschwächung aller Mm. interossei, der Mm. lumbricales III und IV, des ADP und des tiefen Kopfs des FPB |
| **auslösende Faktoren** | Überlastung | ▪ akut: z. B. Auffangen eines Sturzes<br>▪ chronisch: z. B. gespreizter Griff bei Musikern (Klavier, Violine, Berimbao etc.) |
| | Trauma | ▪ direkte Verletzung (z. B. durch Scherbensplitter bei Sturz, Handkantenschlag) |
| **Hinweise für den Therapeuten** | ▪ Identifikation der einzelnen Hypothenarmuskeln über das Setzen eines Führungswiderstands für die entsprechende Bewegungskomponente am Kleinfinger (AbdDM [**Abb. 7.416 a**], FDM **Abb. 7.416 b**]).<br>▪ TrPs in der Hypothenarmuskulatur sind selten; sie sind einfach zu behandeln (**Abb. 7.417**).<br>▪ Schwäche der Mm. interossei, der Mm. lumbricales III und IV, des M. adductor pollicis und des tiefen Kopfs des M. flexor pollicis brevis kann durch ein Entrapment des Ramus pofundus des N. ulnaris im M. opponens digiti minimi verursacht sein.<br>▪ geeignete Ausgangsstellungen zur Behandlung der TrPs: Rückenlage, Seitenlage oder Sitz (**Abb. 7.416**, **Abb. 7.417**) | |
| **Empfehlungen für den Patienten** | ▪ Meiden perpetuierender und auslösender Faktoren: Musikinstrument nicht zu lange ohne Pause spielen<br>▪ Selbstbehandlung der TrPs<br>▪ Dehnen<br>▪ Training der Geschicklichkeit und Kraft (z. B. mit Qi-Gong-Kugeln; **Abb. 7.414**) | |

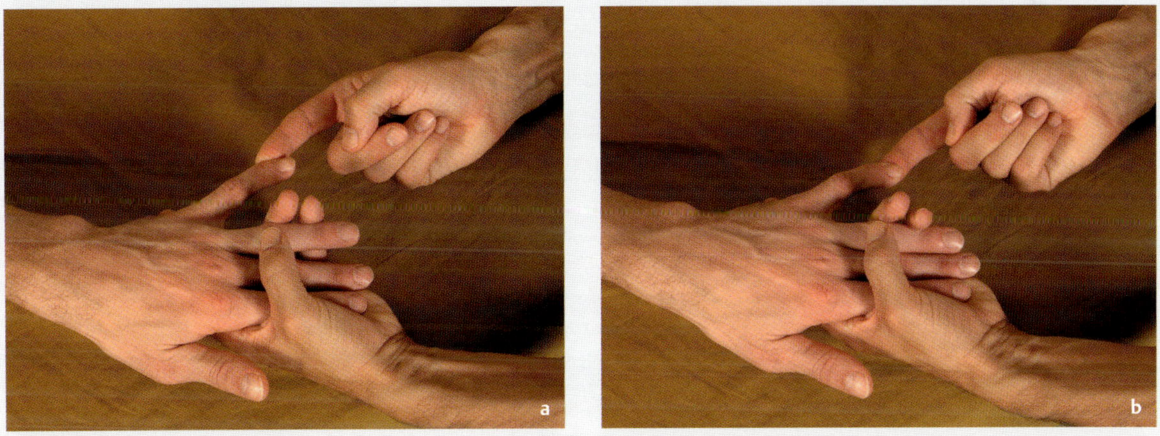

**Abb. 7.416** Hypothenarmmuskeln.
**a** Identifikation des M. abductor digiti minimi: Führungswiderstand für Abduktion des Kleinfingers an der ulnaren Kleinfingerseite; der Therapeut palpiert mit dem Zeigefinger der linken Hand (verdeckt) die Aktivität der Hypothenarmuskulatur.
**b** Identifikation des M. flexor digiti minimi: Führungswiderstand für Flexion des Kleinfingers an der palmaren Kleinfingerseite; der Therapeut palpiert mit dem Zeigefinger der linken Hand (verdeckt) die Aktivität der Hypothenarmuskulatur.

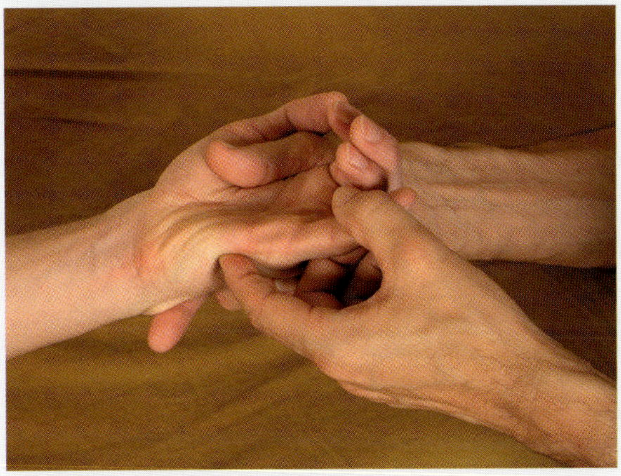

**Abb. 7.417** M. abductor digiti minimi: Behandlung mit ischämischer Kompression (Technik I), Aufdehnen der TrP-Region (Technik II) bzw. Fasziendehnung (Technik III).

## 7.9.14 Interdigitalmuskeln: Mm. lumbricales und Mm. interossei

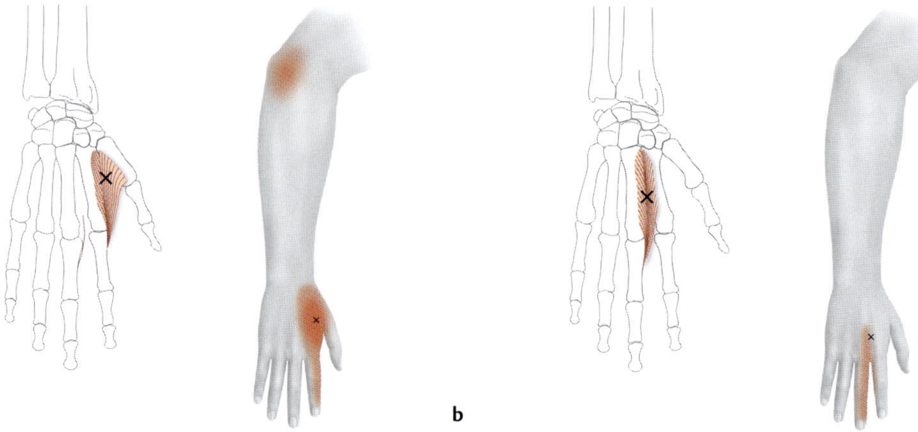

a b

**Abb. 7.418** Interdigitalmuskulatur.
**a** M. interosseus dorsalis I.
**b** M. interosseus dorsalis II.

| | | |
|---|---|---|
| **Anatomie** | ▪ **Mm. lumbricales I–IV** | |
| | Ursprung | ▪ Sehnen des M. flexor digitorum profundus (radiale Seite) |
| | Ansatz | ▪ Streckaponeurosen des 2.– 5. Fingers<br>– I: Dorsalaponeurose des 2. Fingers<br>– II: Dorsalaponeurose des 3. Fingers<br>– III: Dorsalaponeurose des 4. Fingers<br>– IV: Dorsalaponeurose des 5. Fingers |
| | ▪ **M. interossei dorsales I–IV** | |
| | Ursprung | ▪ je zweiköpfig an den einander zugewandten Seiten zweier Metakarpalknochen (I–V), ein zweiflügeliges Grätenmuster bildend |
| | Ansatz | ▪ Dorsalaponeurosen und Basis der Grundphalanx des jeweiligen Fingers<br>– I: radiale Seite der 2. Phalanx proximalis (Zeigefinger)<br>– II: radiale Seite der 3. Phalanx proximalis (Mittelfinger)<br>– III: ulnare Seite der 3. Phalanx proximalis (Mittelfinger)<br>– IV: ulnare Seite der 4. Phalanx proximalis (Ringfinger) |
| | ▪ **M. interossei palmares I–III** | |
| | Ursprung | ▪ Os metacarpale II, IV und V<br>– I: ulnare Seite des 2. Metakarpale (Zeigefinger)<br>– II: radiale Seite des 4. Metakarpale (Ringfinger)<br>– III: radiale Seite des 5. Metakarpale (Kleinfinger) |
| | Ansatz | ▪ Dorsalaponeurosen und Basis der Grundphalanx des jeweiligen Fingers |
| | **Innervation** | ▪ N. medianus (C 8 –Th 1): Mm. lumbricales I + II<br>▪ N. ulnaris (C 8 –Th 1): Mm. lumbricales III + IV, Mm. interossei dorsales und palmares |
| **Funktion** | Fingergrundgelenke (Metakarpo-Phalangealgelenke, MCP) | ▪ Flexion<br>– Mm. lumbricales (2. – 5. Finger)<br>– Mm. interossei dorsales (2. – 4. Finger)<br>– Mm. interossei palmares (2., 4. und 5. Finger)<br>▪ Abduktion<br>– Mm. interossei dorsales (Abspreizen des 2. und 4. Fingers vom Mittelfinger)<br>▪ Adduktion<br>– Mm. interossei palmares (Heranführen des 2., 4. und 5. Fingers zum Mittelfinger) |
| | proximales und distales Interphalangealgelenk (PIP + DIP) | ▪ Extension<br>– Mm. lumbricales (2. – 5. Finger)<br>– Mm. interossei dorsales (2. – 4. Finger)<br>– Mm. interossei palmares (2., 4. und 5. Finger) |

| | | |
|---|---|---|
| **Referred Pain** | ▪ Handfläche bis Fingerendgelenk<br>▪ entlang der Seite des Fingers, an dem der Muskel ansetzt | |
| **Symptome** | Schmerzen | ▪ Handfläche und Finger (der Muskulatur zugehörig)<br>▪ Arthritisschmerz in den Fingern |
| | Funktionsstörungen | ▪ feinmotorische Bewegungen beeinträchtigt (Zuknöpfen, Schreiben, Greifen etc.) |
| **Entrapment** | N. digitalis (Anastomosen der Endstrecken des N. medianus und N. ulnaris) | ▪ Engpass des N. digitalis durch die Mm. interossei<br>▪ Symptome: kutane Hypästhesie entlang einer Fingerseite |
| **auslösende Faktoren** | Überlastung | ▪ wiederholter Pinzettengriff (Schreiben, Nähen, Maler, Mechaniker, Modellbauer, Gartenarbeit, Triggerpunkt-Therapeut etc.) |
| | unterhaltende/ prädisponierende Faktoren | ▪ Heberden'sche Knötchen, die sich bei DIP-Arthrose (Heberden-Arthrose) an den Endgliedern entwickeln<br>▪ Bouchard-Arthrose (PIP-Gelenk)<br>▪ Polyarthritis |
| **Hinweise für den Therapeuten** | ▪ Der M. interosseus dorsalis I ist sehr oft betroffen und eine häufige Ursache für Übertragungsschmerz in die Handfläche. Er ist radial des 2. Metakarpale einfach zu identifizieren (bei Abduktion des Zeigefingers spannt er sich an und kann gut behandelt werden; **Abb. 7.419**).<br>▪ Die anderen Interdigitalmuskeln (Mm. interossei und Mm. lumbricales) können manuell nicht weiter differenziert werden. Teilweise sind sie – vom Handrücken her – der Behandlung zugänglich; der Therapeut verwendet mit Vorteil seinen kleinsten Finger, um möglichst weit in den Interdigitalraum vordringen zu können (**Abb. 7.420**).<br>▪ reflektorische Behandlung der Interdigitalmuskulatur über die Mobilisation der Handwurzel- und Metakarpalknochen<br>▪ geeignete Ausgangsstellungen zur Behandlung der TrPs: Rückenlage (**Abb. 7.419**), Seitenlage oder Sitz (**Abb. 7.420**) | |
| **Empfehlungen für den Patienten** | ▪ Meiden perpetuierender und auslösender Faktoren<br>– einseitige Belastungsspitzen meiden (nicht alles an einem Tag jäten)<br>– repetitive feinmotorische Tätigkeiten (nach max. 10 min) regelmäßig unterbrechen und dehnen bzw. „Hände ausschütteln"<br>– Hilfsmittel verwenden (Triggerpunkt-Hölzchen, z. B. **Abb. 7.83 d**, **Abb. 7.171 b**, Abb. **Abb. 7.177 b**, **Abb. 7.216**, **Abb. 7.220 b**, **Abb. 7.241**, **Abb. 7.290**, **Abb. 7.294**, **Abb. 7.330**)<br>▪ Selbstbehandlung der TrPs<br>▪ Dehnen (für M. interosseus dorsalis I) (**Abb. 7.412**)<br>▪ Training der Geschicklichkeit und Kraft (z. B. mit Qi-Gong-Kugeln; **Abb. 7.414**) | |

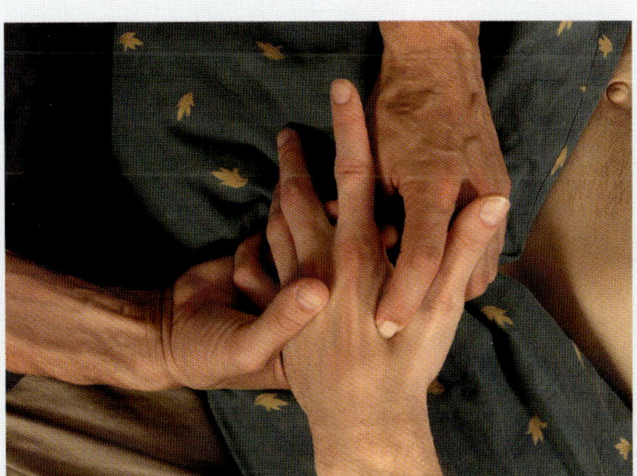

**Abb. 7.419** M. interosseus dorsalis I. Identifikation des 1. dorsalen M. interosseus auf der radialen Seite des Metakarpale II über aktive Abduktion des Zeigefingers. Anschließend Behandlung mit ischämischer Kompression (Technik I), Aufdehnen der TrP-Region (Technik II) bzw. Fasziendehnung (Technik III).

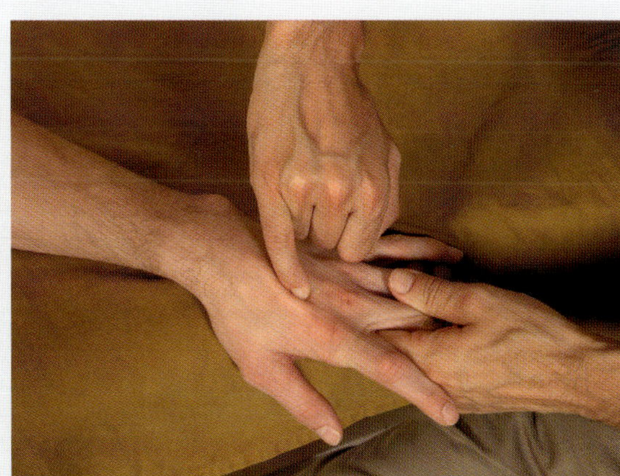

**Abb. 7.420** Mm. interosseus dorsalis II: Behandlung mit ischämischer Kompression (Technik I), Aufdehnen der TrP-Region (Technik II) bzw. Fasziendehnung (Technik III).

# 8 Neuromuskuläre Entrapments

Das Anliegen dieses Kapitels ist, die Bedeutung der myofaszialen Komponente bei Störungen der Neurodynamik aufzuzeigen und deutlich zu machen, wie eng „neuro-" und „muskulo-" bei Störungen des neuromuskuloskelettalen Systems zusammenhängen. Dabei wird bewusst lediglich ein Teilaspekt neurodynamischer Störungen erörtert – die Neurodynamik in ihrer Komplexität ist hier keineswegs umfassend abgehandelt. Das Studium der Fachliteratur (Butler 1998, 2000, Mumenthaler 2003, Shacklock 2008) und der Besuch von Weiterbildungskursen bei einschlägigen Spezialisten sind ausdrücklich empfohlen.

Die Kontaktfläche, die zwischen einem Nerven und seiner Umgebung besteht, wird als „Mechanical Interface" bezeichnet (Butler 1998, Shacklock 2008). Die Muskulatur bildet das größte mechanische Interface der Nerven und an diesen Kontaktstellen kann es zu Problemen kommen. Üben Hartspannstränge Druck auf Nervengewebe aus, können neurale Kompressionsdysfunktionen entstehen; zudem können TrP-induzierte Veränderungen des Bindegewebes zu einer verminderten Gleitfähigkeit des Nervs gegenüber dem muskulären mechanischen Interface und damit zu einer neuralen Gleitdysfunktion führen.

Eine myofasziale Dysfunktion (in Form von Hartspannsträngen bzw. Bindegewebsveränderungen) kann somit Ursache (respektive aufrechterhaltender Faktor) einer Sensibilisierung neuraler Strukturen bzw. einer Nervendysfunktion sein (die dann ihrerseits myofasziale Probleme perpetuieren und verstärken können). Die theoretischen Grundlagen von Entrapment-Neuropathien (Klinik, Pathophysiologie, Ätiologie, Diagnostik und Therapie) sind in Kap. 6.1.2 dargestellt. Nachfolgend werden neuromuskuläre Entrapments beschrieben, die häufig klinisch relevant sind.

Grundsätzlich ist zu beachten, dass Nervenstrukturen infolge myofaszialer Dysfunktionen direkt oder indirekt irritiert werden können:

### Direkt

- Neurale Kompressionsdysfunktion
  - Hartspannstränge (d. h. TrP-induzierte Verkürzungen von Muskelfasern) können direkt Druck auf neurale Strukturen ausüben; z. B. Einengung des Plexus brachialis zwischen Mm. scalenus anterior und medius (**Abb. 8.3**, Engpassstelle 1) oder Beengung des N. ulnaris zwischen dem humeralen und dem ulnaren Kopf des M. flexor carpi ulnaris (**Abb. 8.26**).
  - Ist die Oberflächenfaszie eines Muskels dysfunktional, kann dies die Nervenfasern in ihrem terminalen Abschnitt einengen und die Nervenfunktion beeinträchtigen (**Abb. 3.2**, S. 62) – was wiederum ein aufrechterhaltender Faktor für Muskelprobleme sein kann.
- Neurale Gleitdysfunktion
  - Bindegewebsveränderungen der myofaszialen Struktur, wie sie im Zusammenhang der TrP-Pathologie oft entstehen (s. S. 38 f), können auf das Bindegewebe neuraler Strukturen übergreifen und die physiologisch notwendige Verschieblichkeit beeinträchtigen. Dies kann zur Sensibilisierung des Nervs führen.

### Indirekt

- Die Kompression der Nerven kann indirekt erfolgen, wenn verkürzte Muskeln z. B. an ossären Strukturen ziehen, die dann ihrerseits – je nach Topografie – Druck auf die Nervenfasern ausüben und diese komprimieren; z. B. Schließen der kosto-klavikulären Schere und Beengung des Plexus brachialis durch verkürzte Mm. scaleni, die die 1. Rippe nach kranial ziehen, während der M. subclavius die Klavikula kaudalisiert (**Abb. 8.3**, Engpassstelle 2).

---

Grundsätzlich können Nervenfasern an folgenden Stellen – direkt oder indirekt – durch dysfunktionale Muskeln komprimiert werden:

- Nervenwurzel (**Abb. 8.1**, **Abb. 8.2**)
- Plexus (Plexus brachialis, **Abb. 8.3**; Plexus lumbalis, **Abb. 8.29**)
- im Verlauf des peripheren Nervs (Abb. in Kap. 8.2 und 8.3)
- Entrapments im Bereich der distalsten Nervenstrecke
  - Entrapments beim Durchtritt des Nervs durch die Oberflächenfaszie eines Muskels (**Abb. 3.2**, S. 62)
  - intramuskuläre Entrapments im Bereich der distalsten Nervenstrecke

---

Die folgende Beschreibung der Engpassstellen des Plexus brachialis und lumbosacralis sowie der peripheren Nerven folgt einem Schema:

- Segmentale Herkunft und Verlauf des Nervs mit motorischer und sensorischer Innervation sowie die muskulären Entrapmentstellen sind in Wort und Bild dargestellt.
- Die neurodynamischen Tests (NDT) sind in einer Basisversion abgebildet und basieren auf Butler (1998) und Shacklock (2008). Der erfahrene Therapeut weiß die NDTs je nach Situation vielfältig zu modifizieren. Grundsätzlich können die NDTs passiv (der Therapeut führt den NDT aus und der Patient ist passiv) oder aktiv (der Patient vollzieht die entsprechende Bewegung) durchgeführt werden. Sensibilisierende Bewegungsmanöver (sensitizing movements) erfolgen jeweils entfernt von der Stelle der Symptome. Liegt beispielsweise Ellbogenschmerz rechts vor, wird bei der Ausführung eines ULNT (Upper Limb Neurodynamic Test) mittels HWS-Lateralflexion evaluiert, ob sich das Symptom im Ellbogen verändern lässt (in diesem Fall neurogene Komponente) oder nicht (keine neurogene Komponente nachweisbar). Die NDT eignen sich über Befund – Behandlung – Wiederbefund auch zur Verlaufskontrolle.

  Das aktive Ausführen eines NDT durch den Patienten dient als Grundlage für die Entwicklung von Heimübungen, die die Neurodynamik im Sinne der Verbesserung des Gleitens des Nervs in Bezug zu den umliegenden Geweben (slider) oder einer sanften Dehnung des Nervs (tensioner) unterstützen. Die Nervenmobilisationsbewegungen erfolgen sinnvollerweise nach der gezielten Behandlung der muskulären Entrapment-Stellen, da sie dann müheloser und wirksamer ist.

- Die kausale Therapie der neuromuskulären Entrapments erfolgt primär durch die Behandlung der Muskeln (Kap. 7), die das Entrapment verursachen. Der Patient soll anschließend den Muskel dehnen und Übungen zur Verbesserung der Neurodynamik durchführen.
- Hinweise für den Therapeuten runden die einzelnen Nervenkapitel ab und geben Tipps aus dem klinischen Alltag.

## 8.1 Nervenwurzelkompressionen

Gunn (1996) postuliert, dass die tiefe paravertebrale Muskulatur indirekt Nervenwurzelkompressionen verursachen kann. Sind Mm. multifidi und rotatores infolge mTrPs verspannt und verkürzt, üben sie einen fortwährenden Zug aus, was zur Verschmälerung des Discus und des Foramen intervertebrale führen kann. Bei kritischen Raumverhältnissen kann dies eine Nervenwurzelkompression bewirken (**Abb. 8.1**). Desgleichen können verkürzte Mm. multifidi und rotatores ein Wirbelgleiten hervorrufen (**Abb. 8.2**) und damit ebenfalls das Foramen intervertebrale kleiner machen. Zur Entlastung dieser Nervenwurzel-Entrapment-Stellen empfiehlt Gunn daher, bei chronischen Schmerzen in den Extremitäten immer auch auf entsprechender Segmenthöhe die tiefe paravertebrale Muskulatur gründlich zu behandeln (Gunn 1996).

| | |
|---|---|
| **Therapie** | ▪ Behandlung der tiefen paravertebralen Muskulatur<br>– zervikal (**Abb. 7.126**, S. 223)<br>– thorakal und lumbal (**Abb. 7.171**, S. 262) |
| **Hinweise für den Therapeuten** | ▪ Bei schleppendem Therapieverlauf: Nervenwurzel-Entrapments können als aufrechterhaltender Faktor eine normale Heilungsreaktion des Gewebes in der Peripherie behindern.<br>▪ Es ist nicht zu erwarten, dass sich eine Besserung der Situation unmittelbar nach der Behandlung zeigt; es braucht Zeit (Tage bis Wochen), bis sich eine Veränderung einstellt. |

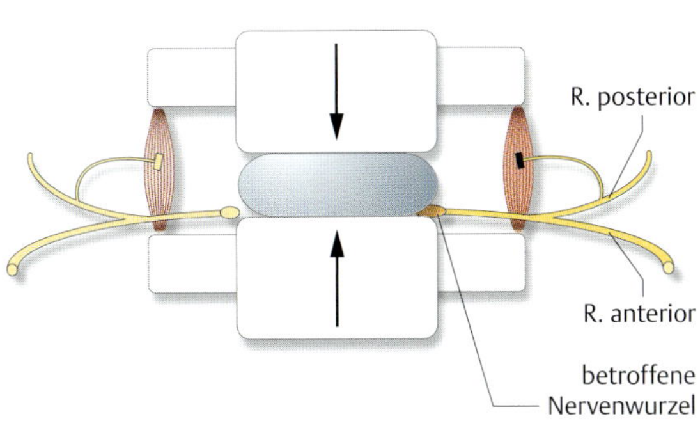


**Abb. 8.1** Neuromuskuläres Entrapment im Bereich der Nervenwurzel: Ist die tiefe Rückenmuskulatur (Mm. multifidi und rotatores) verspannt und verkürzt, können der Discus und die Nervenwurzel komprimiert werden (Schema nach Gunn 1996).

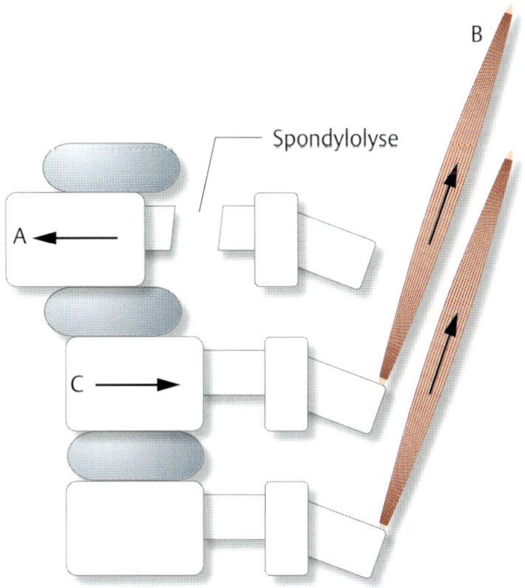


**Abb. 8.2** Spondylolisthesis infolge verkürzter Muskulatur: Allgemein wird eine Spondylolisthesis beschrieben als Folge einer Spondylolyse mit Wirbelgleiten nach ventral (A). Gunn (1996) postuliert, dass die verspannten und verkürzten tiefen paravertebralen Muskeln (B) den kaudalen Wirbel nach dorsal ziehen (C). Dabei wird das Foramen intervertebrale verkleinert (Schema nach Gunn 1996).

## 8.2 Obere Extremität

**Tabelle 8.1** gibt einen Überblick, an welchen Stellen periphere Nerven im Bereich der oberen Extremität durch muskuläre Engpassstellen ziehen und dort Gefahr laufen, von Muskeln eingeengt zu werden.

**Tab. 8.1** Neuromuskuläre Entrapments: obere Extremität (Übersicht)

| neurale Struktur | muskuläres Entrapment |
|---|---|
| **Nervenwurzel** (C 2 – Th 1) | ▪ tiefe paravertebrale Muskulatur (Mm. multifidi und rotatores der HWS) |
| **Plexus brachialis** (C 5 – Th 1) | ▪ Mm. scalenus anterior und medius<br>▪ M. subclavius (kosto-klavikuläre Schere)<br>▪ M. pectoralis minor<br>(Nervenwurzeln: Mm. multifidi und rotatores der HWS) |
| **N. musculocutaneus** (C 5 – C 7) | ▪ M. coracobrachialis<br>(Plexus brachialis: Mm. scalenus anterior und medius, M. subclavius, M. pectoralis minor)<br>(Nervenwurzeln: Mm. multifidi und rotatores der HWS) |
| **N. axillaris** (C 5 – C 6) | ▪ Spatium quadrilaterale<br>– M. teres minor<br>– M. teres major<br>– M. triceps brachii, Caput longum<br>– Humerus<br>(Plexus brachialis: Mm. scalenus anterior und medius, M. subclavius, M. pectoralis minor)<br>(Nervenwurzeln: Mm. multifidi und rotatores der HWS) |
| **N. radialis** (C 5 – Th 1) | ▪ M. triceps brachii, Caput laterale<br>▪ M. brachialis<br>▪ M. supinator<br>▪ M. extensor carpi radialis brevis<br>(Plexus brachialis: Mm. scalenus anterior und medius, M. subclavius, M. pectoralis minor)<br>(Nervenwurzeln: Mm. multifidi und rotatores der HWS und kranialen BWS) |
| **N. medianus** (C 6 – Th 1) | ▪ M. pronator teres (zwischen Caput ulnare und Caput humerale)<br>▪ M. flexor digitorum superficialis<br>▪ Mm. Interossei<br>(Plexus brachialis: Mm. scalenus anterior und medius, M. subclavius, M. pectoralis minor)<br>(Nervenwurzeln: Mm. multifidi und rotatores der HWS und kranialen BWS) |
| **N. ulnaris** (C 8 – Th 1) | ▪ M. flexor carpi ulnaris (zwischen Caput ulnare und Caput humerale)<br>▪ Mm. flexor digitorum superficialis/profundus<br>▪ M. opponens digiti minimi<br>▪ Mm. interossei<br>(Plexus brachialis: Mm. scalenus anterior und medius, M. subclavius, M. pectoralis minor)<br>(Nervenwurzeln: Mm. multifidi und rotatores der HWS und kranialen BWS) |

### 8.2.1 Plexus brachialis

| | | |
|---|---|---|
| **Herkunft** | Segment C 5 – Th 1 | |
| **Innervation** | motorisch | ▪ alle Muskeln der oberen Extremität |
| | sensorisch | ▪ ganze obere Extremität |
| **Entrapment** | Wurzel C 5 – C 7 | ▪ tiefe paravertebrale Muskulatur der kaudalen HWS |
| | Plexus brachialis (**Abb. 8.3**) | ▪ **Mm. scalenus anterior und medius**<br>▪ **M. subclavius** (kosto-klavikuläre Schere)<br>▪ **M. pectoralis minor** |
| **neurodynamischer Test** | Alle ULNTs provozieren (auch) den Plexus brachialis (**Abb. 8.12**, **Abb. 8.13**, **Abb. 8.14**, **Abb. 8.22**, **Abb. 8.27**) | |

| | |
|---|---|
| **Therapie** | ▪ paravertebrale Muskulatur der kaudalen HWS (S. 220)<br>▪ **Mm. scalenus anterior und medius** (S. 210)<br>▪ **M. subclavius** (S. 192)<br>▪ **M. pectoralis minor** (S. 178) |
| **Hinweise für den Therapeuten** | ▪ Ein positiver ULNT ist immer auch ein Hinweis auf ein mögliches Entrapment des Plexus brachialis durch die Mm. scaleni, den M. subclavius und/oder den M. pectoralis minor.<br>▪ Zur Entrapment-Stelle zwischen Klavikula und 1. Rippe: Ziehen die Mm. scaleni die 1. Rippe nach kranial und der M. subclavius die Klavikula nach kaudal, wird dadurch die kosto-klavikuläre Schere geschlossen. Das scheinbar ossäre Entrapment ist somit muskulär verursacht (und folglich behandelbar).<br>▪ Bei der Therapie des Thoracic-Outlet-Syndroms (TOS) kommt der Behandlung der „Einenger" des Plexus brachialis (Mm. scaleni, M. subclavius und M. pectoralis minor) eine zentrale Bedeutung zu.<br>▪ Unklare, nicht eindeutig einer spezifischen Struktur zuordenbare und/oder therapierefraktäre Schulter-, Arm-, Ellbogen-, Handprobleme können durch Entrapments des Plexus brachialis (mit-) verursacht respektive unterhalten werden – und sind an diesen Stellen einer Behandlung zugänglich. |

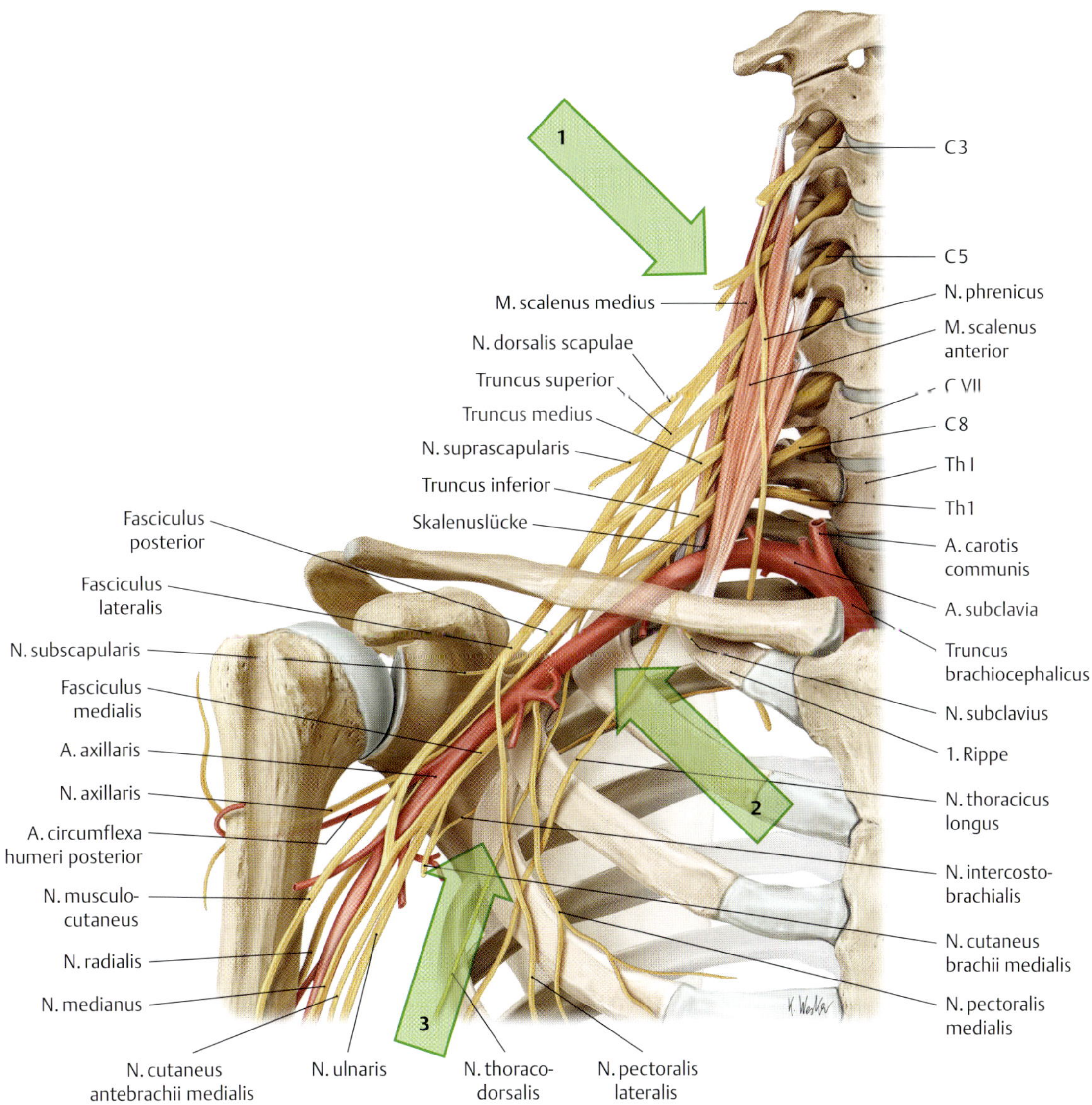


**Abb. 8.3** Plexus brachialis (rechte Seite, Ansicht von ventral): Verlauf des Plexus brachialis mit den 3 Entrapment-Stellen. 1) Muskulär: M. scalenus anterior und M. scalenus medius. 2) Ossär: kosto-klavikuäre Schere (Mm. scaleni und M. subclavius). 3) Muskulär: M. pectoralis minor (M. pectoralis minor ist hier nicht dargestellt). (Prometheus)

### 8.2.2 N. musculocutaneus

| | | |
|---|---|---|
| **Herkunft** | Segment C 5 – C 7 | |
| **Innervation** | motorisch | ▪ M. coracobrachialis<br>▪ M. biceps brachii<br>▪ M. brachialis (teilweise auch vom N. radialis versorgt) |
| | sensorisch | ▪ Unterarm, radialseits (N. cutaneus antebrachii lateralis; **Abb. 8.4**)<br>▪ Ellbogengelenk, vorderer Anteil der Gelenkkapsel (über Rr. articulares) |
| **Entrapment** | Wurzel C 5 – C 7 | ▪ tiefe paravertebrale Muskulatur der kaudalen HWS |
| | Plexus brachialis | ▪ Mm. scalenus anterior und medius, M. subclavius, M. pectoralis minor |
| | N. musculocutaneus | ▪ **M. coracobrachialis** (**Abb. 8.5**) |
| **neurodynamischer Test** | ▪ Depression des Schultergürtels, Außenrotation im Schultergelenk, Abduktion im Schultergelenk, Ellbogenextension (nicht sehr spezifisch) | |
| **Therapie** | ▪ paravertebrale Muskulatur der kaudalen HWS (S. 220)<br>▪ Mm. scaleni (S. 210), M. subclavius (S. 192), M. pectoralis minor (S. 176)<br>▪ **M. coracobrachialis** (S. 176) | |
| **Hinweise für den Therapeuten** | ▪ Da der N. musculocutaneus die Gelenkkapsel des Ellbogengelenks sensibel mitinnerviert, kann ein Entrapment des N. musculocutaneus durch den M. coracobrachialis Ellbogenschmerzen mitverursachen. | |

### 8.2.3 N. axillaris

| | | |
|---|---|---|
| **Herkunft** | Segment C 5 – C 6 | |
| **Innervation** | motorisch | ▪ M. deltoideus<br>▪ M. teres minor |
| | sensorisch | ▪ dorsolaterale Schulterpartie (N. cutaneus brachii lateralis superior; **Abb. 8.6**) |
| **Entrapment** | Wurzel C 5 – C 6 | ▪ tiefe paravertebrale Muskulatur der kaudalen HWS |
| | Plexus brachialis | ▪ Mm. scalenus anterior und medius, M. subclavius, M. pectoralis minor |
| | N. axillaris | ▪ Spatium quadrilaterale (**Abb. 8.7**)<br>– **M. teres minor**<br>– **M. teres major**<br>– **M. triceps brachii, Caput longum**<br>– Humeruskopf |
| **neurodynamischer Test** | ▪ axillarer neurodynamischer Test (ANT)<br>– Abduktion und Außenrotation im Schultergelenk (Butler 1998)<br>– kontralaterale Lateralflexion der HWS, Depression des Schultergürtels, Innenrotation und Abduktion im Schultergelenk (Shacklock 2008) | |
| **Therapie** | ▪ paravertebrale Muskulatur der kaudalen HWS (S. 220)<br>▪ Mm. scaleni (S. 210), M. subclavius (S. 192), M. pectoralis minor (S. 178)<br>▪ **M. teres minor** (S. 162)<br>▪ **M. teres major** (S. 172)<br>▪ **M. triceps brachii, Caput longum** (S. 372) | |
| **Hinweise für den Therapeuten** | ▪ Bei Schulterverletzungen/Schulterluxationen ist ein Sensibilitätsausfall im Bereich des lateralen M. deltoideus (**Abb. 8.6**) ein Hinweis auf eine Parese des N. axillaris.<br>▪ Der in der Fachliteratur beschriebene axillare neurodynamische Test (ANT) wird von Shacklock (2008) als wenig spezifisch bezeichnet. | |

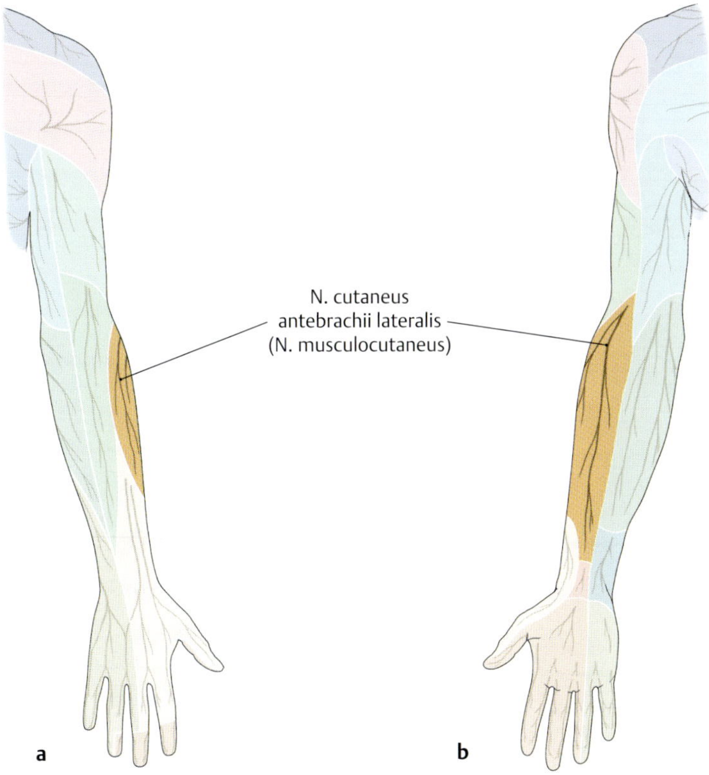


**Abb. 8.4** N. musculocutaneus: sensibles Innervationsgebiet (N. cutaneus antebrachii lateralis).
**a** Ansicht von dorsal.
**b** Ansicht von ventral. (Prometheus)

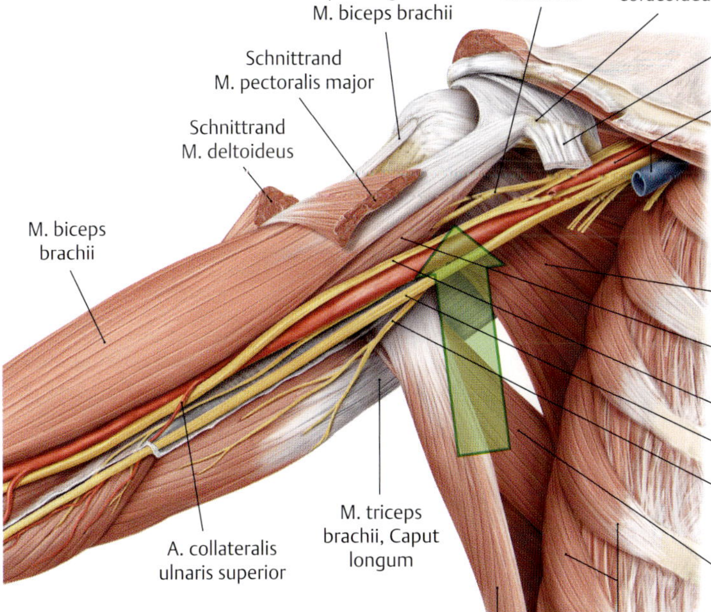


**Abb. 8.5** N. musculocutaneus: Verlauf und Entrapment-Stelle beim Durchtritt durch den M. coracobrachialis. (Prometheus)

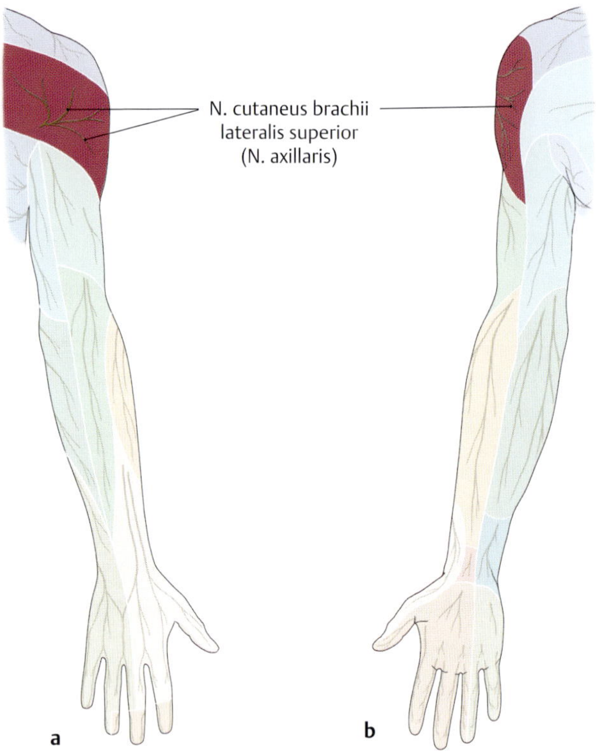


**Abb. 8.6** N. axillaris: sensibles Innervationsgebiet (N. cutaneus brachii lateralis superior).
**a** Ansicht von dorsal.
**b** Ansicht von ventral. (Prometheus)

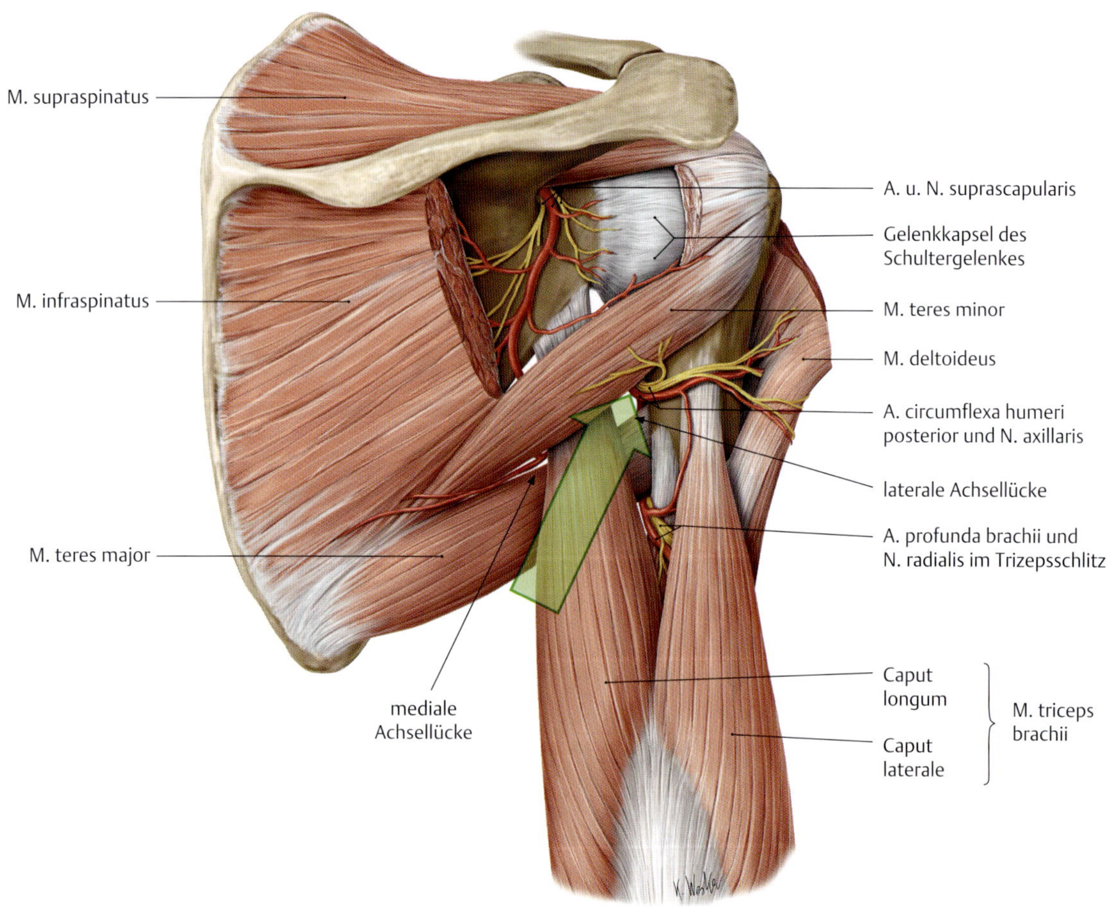


**Abb. 8.7** N. axillaris: Verlauf und Entrapment-Stelle beim Durchtritt durch das Spatium quadrilaterale (M. teres minor, M. teres major, Caput longum des M. triceps brachii und Humerus). (Prometheus)

## 8.2.4 N. medianus

| | | |
|---|---|---|
| **Herkunft** | Segment C 6 – Th 1 | |
| **Innervation** | motorisch | ▪ M. pronator teres<br>▪ M. flexor carpi radialis<br>▪ M. palmaris longus<br>▪ M. flexor digitorum superficialis<br>▪ M. flexor digitorum profundus (2. + 3. Finger)<br>▪ M. flexor pollicis longus<br>▪ M. pronator quadratus<br>▪ Thenarmuskulatur<br>▪ M. abductor pollicis brevis<br>▪ M. opponens pollicis<br>▪ M. flexor pollicis brevis (Caput superficialis)<br>▪ Interdigitalmuskulatur<br>▪ Mm. lumbricales I + II |
| | sensorisch (**Abb. 8.8**) | ▪ Gelenkkapsel des Ellbogengelenks und des Handgelenks (Rr. articulares)<br>▪ Daumenballen (R. palmaris n. mediani)<br>▪ Finger I–III, Handfläche (Nn. digitales palmares communes)<br>▪ Finger I–III, dorsalseits (Nn. digitales palmares proprii)<br>▪ diverse Anastomosen mit dem N. ulnaris (Rr. communicans cum nervo ulnae) |
| **Entrapment** | Wurzel C 6 – Th 1 | ▪ tiefe paravertebrale Muskulatur der kaudalen HWS |
| | Plexus brachialis | ▪ Mm. scalenus anterior und medius, M. subclavius, M. pectoralis minor |
| | N. medianus (**Abb. 8.9**) | ▪ **M. pronator teres:** fibröse Arkade zwischen dem ulnaren und dem humeralen Kopf des M. pronator teres (**Abb. 8.10**) – Pronator-Teres-Syndrom; siehe auch Normvarianten des Verlaufs des N. medianus in Bezug zum M. pronator teres (**Abb. 8.11**)<br>▪ **M. flexor digitorum superficialis:** fibröses Band zwischen dem M. pronator teres und dem FDS (**Abb. 8.10**)<br>▪ **Karpaltunnel** (nichtmuskuläres Entrapment)<br>▪ **Mm. interossei** |

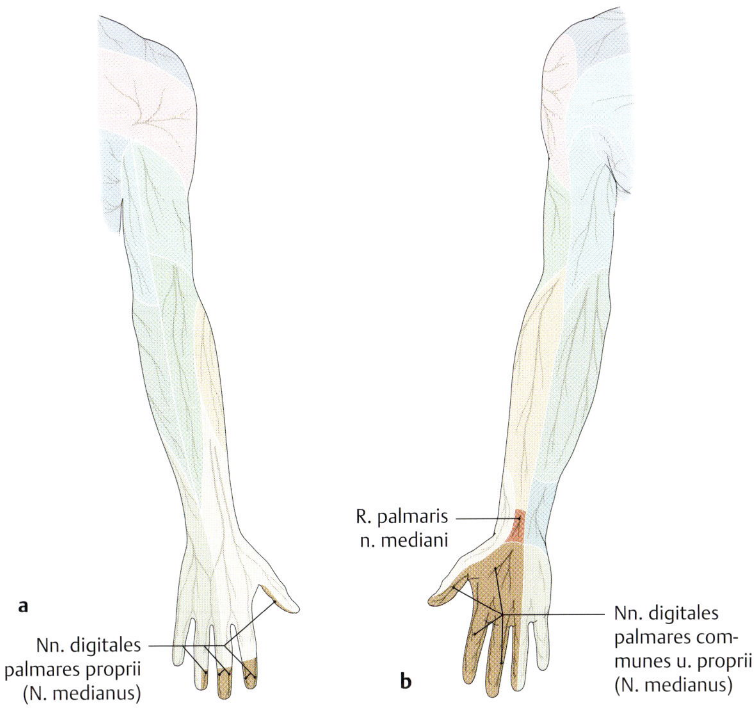


**Abb. 8.8** N. medianus: sensibles Innervationsgebiet.
**a** Ansicht von dorsal.
**b** Ansicht von ventral. (Prometheus)

| | |
|---|---|
| **neurodynamischer Test** | ▪ ULNT (Upper Limb Neurodynamic Test) mit Betonung des N. medianus<br>– ULNT 1 (**Abb. 8.12**, **Abb. 8.13**)<br>– ULNT 2 a (**Abb. 8.14**)<br>▪ Entlastung der neuralen Provokationsposition möglich über das<br>– Auflösen der Finger- und Handgelenksextension (**Abb. 8.14e**)<br>– Auflösen der Supination<br>– Auflösen der Ellbogenextension<br>– Auflösen der Außenrotation<br>– Auflösen der Abduktion<br>– Auflösen der Schulterdepression<br>– Auflösen der HWS-Lateralflexion (**Abb. 8.14f**) |
| **Therapie** | ▪ paravertebrale Muskulatur der kaudalen HWS (S. 220)<br>▪ Mm. scaleni (S. 210), M. subclavius (S. 192), M. pectoralis minor (S. 178)<br>▪ **M. pronator teres** (S. 398)<br>▪ **M. flexor digitorum superficialis** (S. 404)<br>▪ **Mm. interossei** (S. 416) |
| **Hinweise für den Therapeuten** | ▪ Pronator-Teres-Syndrom: Symtome, die infolge eines Entrapments des N. medianus beim Engnis zwischen den beiden Köpfen des M. pronator teres auftreten, werden als Pronator-Teres-Syndrom bezeichnet.<br>▪ Karpaltunnelsyndrom (CTS): Aufgrund einer Nerveneinengung im Handwurzelbereich durch Bindegewebsverdickungen im Bereich des Retinaculum flexorum (d. h. durch ein nichtmuskuläres Entrapment) kommt es zu Gefühlsstörungen, Missempfindungen (Ameisenlaufen, Einschlafen), Schmerzen und Lähmungserscheinungen des Daumens, des Zeige- und Mittelfingers. Besonders typisch sind nachts auftretendes Taubheitsgefühl und Schmerzen in der betroffenen Hand.<br>▪ Double-Crush-Syndrom: Wird ein Nerv an mehreren Stellen gleichzeitig mechanisch eingeengt, kann dies zu einer Summation der Irritationsreize führen. Auch wenn die einzelnen Irritationen geringfügig sind und für sich allein genommen klinisch nicht manifest werden, können sie zur Entstehung/Aufrechterhaltung einer Nervendysfunktion beitragen. Pronator-Teres- und Karpaltunnelsyndrom sind in diesem Zusammenhang zu sehen und zu behandeln: Der N. medianus sollte folglich nicht ausschließlich an einer Entrapment-Stelle (z. B. M. pronator teres), sondern an möglichst allen Engpassstellen (d. h. auch im Bereich der Nervenwurzel [durch Behandlung der tiefen paravertebralen Muskulatur] und des Plexus brachialis [Behandlung der Mm. scaleni, subclavius und pectoralis minor] sowie bei den Mm. pronator teres und flexor digitorum superficialis) von unnötigem Druck – respektive verminderter Gleitfähigkeit gegenüber dem mechanischen Interface – befreit werden. |

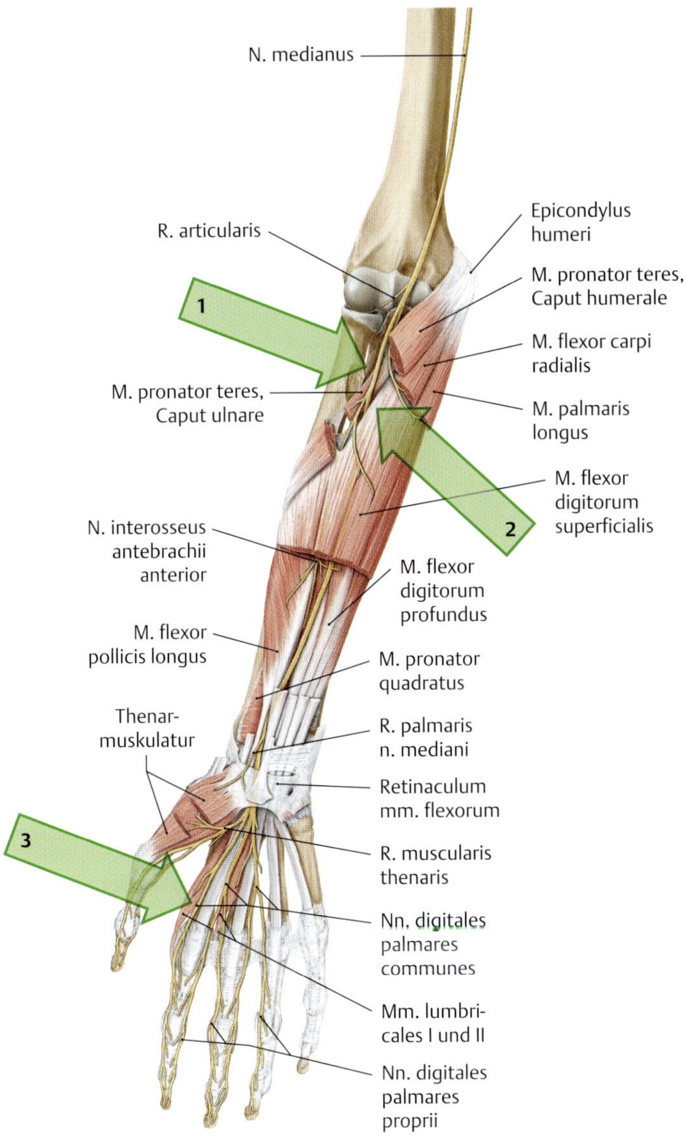


**Abb. 8.9** N. medianus (Übersicht – rechter Unterarm von ventral): Verlauf und muskuläre Entrapment-Stellen. 1) M. pronator teres (zwischen Caput humerale und Caput ulnare); 2) M. flexor digitorum superficialis; 3) Mm. interossei.(Prometheus)

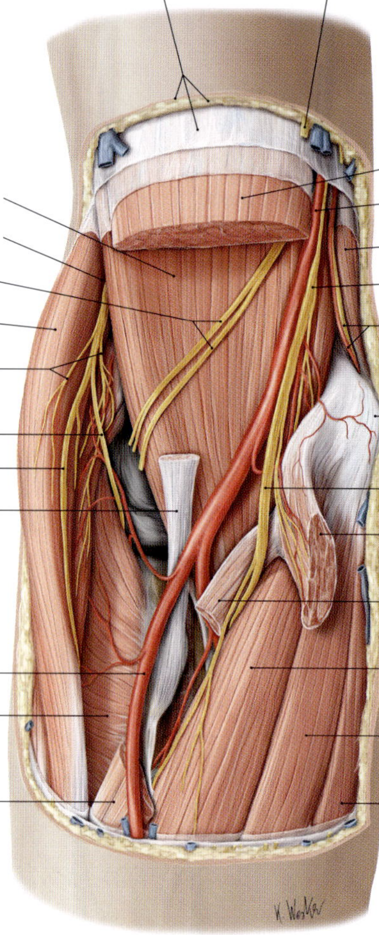


**Abb. 8.10** N. medianus (Detail, Ellenbeuge des rechten Arms, Ansicht von ventral): Verlauf des N. medianus zwischen dem Caput humerale und dem Caput ulnare des M. pronator teres sowie zwischen dem M. pronator teres (Caput ulnare) und dem M. flexor digitorum superficialis. (Prometheus)

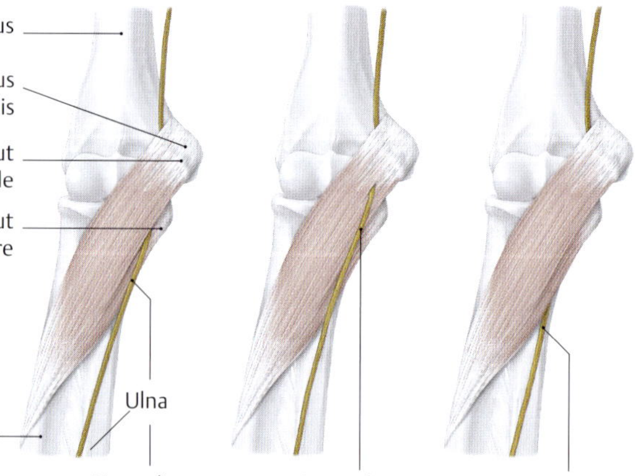


**Abb. 8.11** Lage des N. medianus zum M. pronator teres: Regelfall und Varianten (nach von Lanz u. Wachsmuth).

- **a** Regelfall (95 % der Fälle): Der N. medianus verläuft zwischen den beiden Köpfen des M. pronator teres.
- **b** Variante (2 % der Fälle): Der N. medianus durchbohrt das Caput humerale des M. pronator teres.
- **c** Variante (3 % der Fälle): Der N. medianus verläuft zwischen dem Caput ulnare und dem Knochen der Ulna. (Prometheus)

## Neurodynamische Tests mit Betonung des N. medianus

### *Basistest (ULNT 1)*

- Ausgangsstellung: Patient in Rückenlage, HWS-Lateralflexion zur Gegenseite, der Therapeut steht zwischen Rumpf und Arm des Patienten (**Abb. 8.12a**)
- Bewegungsabfolge
  - Schultergürtel: Depression (**Abb. 8.12a**) – Der Therapeut fixiert mit der seiner linken Faust den Schultergürtel des Patienten in Depression
  - Schultergelenk: Abduktion (**Abb. 8.12b**) – Der Therapeut führt mit seinem Becken den Arm des Patienten in Abduktion
  - Handgelenk/Finger: Extension (**Abb. 8.12b**)
  - Unterarm: Supination (**Abb. 8.12b**)
  - Schultergelenk: Außenrotation (**Abb. 8.12c**)
  - Ellbogen: Extension (**Abb. 8.12d**) – Provokation der neuralen Strukturen; Blickkontakt zum Patienten ermöglicht, auch nonverbale Signale (Mimik) wahrzunehmen
  - HWS: Lösen der Lateralflexion (**Abb. 8.12e**) – Entlastung der Provokationsposition von proximal her

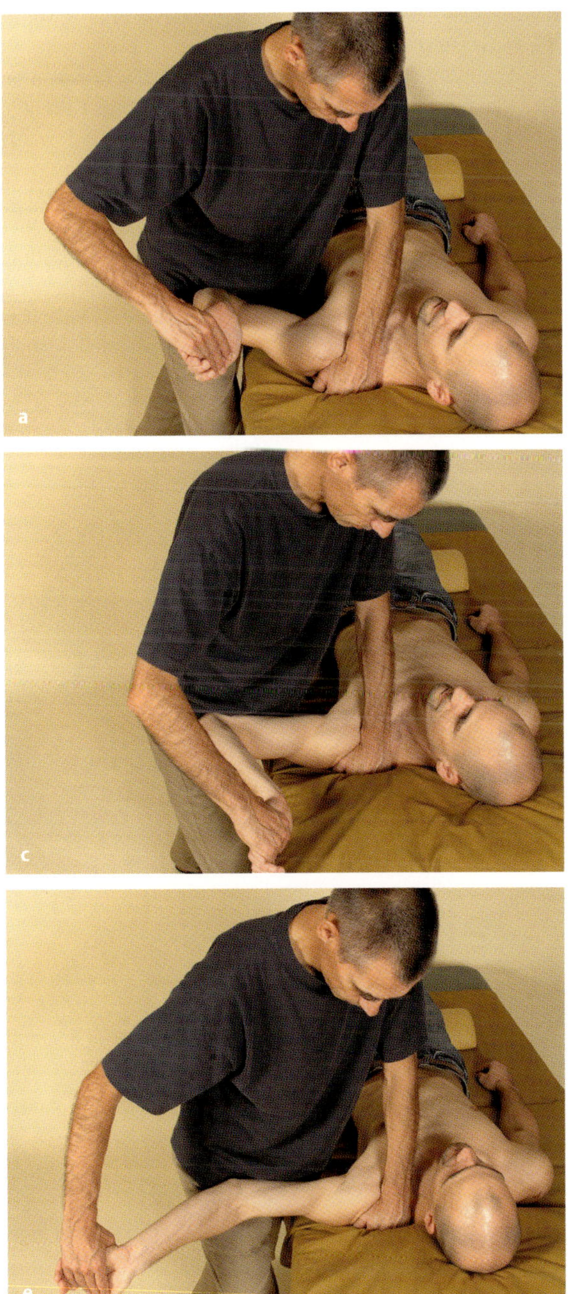
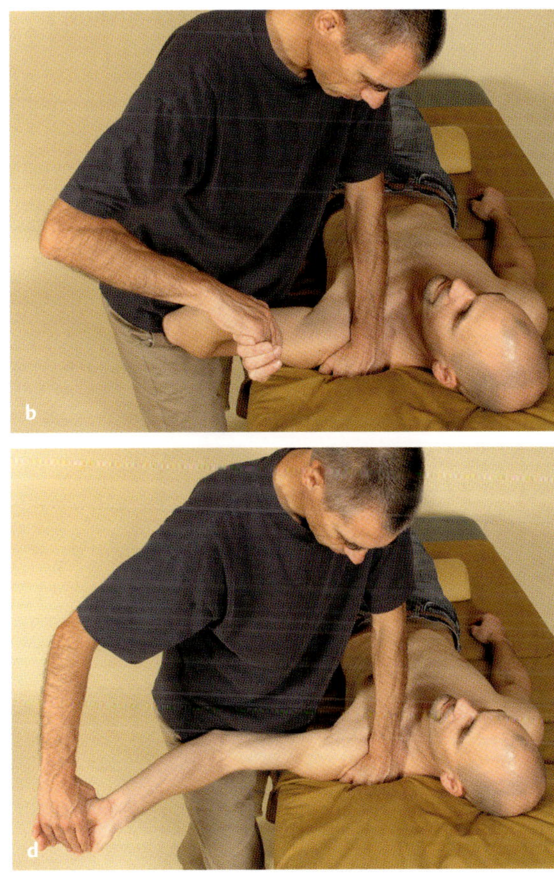

**Abb. 8.12** Neurodynamischer Test mit Betonung des N. medianus – Basistest (ULNT 1), Grundform (Erläuterungen im Text).

### *Basistest (ULNT 1) mit variierter Grifffassung* (Abb. 8.13)

- Ausgangsstellung: Patient in Rückenlage, HWS-Lateralflexion zur Gegenseite, der Therapeut steht seitlich des Patienten (**Abb. 8.13a**)
- Bewegungsabfolge
  - Schultergürtel: Depression (**Abb. 8.13a**) – Der Therapeut führt mit seiner linken Hand den Schultergürtel des Patienten in Depression und fixiert das Schulterblatt in dieser Position
  - Schultergelenk: Abduktion (**Abb. 8.13b**) – Der Therapeut führt mit seinem linken Arm den Arm des Patienten in Abduktion
  - Handgelenk und Finger: Extension (**Abb. 8.13b**)
  - Unterarm: Supination (**Abb. 8.13b**)
  - Schultergelenk: Außenrotation (**Abb. 8.13b**)
  - Ellbogen: Extension (**Abb. 8.13c**) – Provokation der neuralen Strukturen; Blickkontakt zum Patienten ermöglicht, auch nonverbale Signale (Mimik) wahrzunehmen
  - HWS: Lösen der Lateralflexion (**Abb. 8.13d**) – Entlastung der Provokationsposition von proximal her

### *Basistest mit variierter Ausgangsstellung (ULNT 2a) und variierter Bewegungsabfolge* (Abb. 8.14)

- Ausgangsstellung: Patient in Rückenlage, HWS-Lateralflexion zur Gegenseite, Therapeut steht kranial der Schulter des Patienten (**Abb. 8.14a**)
- Bewegungsabfolge
  - Schultergürtel: Depression (**Abb. 8.14a**) – Der Therapeut führt mit seinem Becken und seiner linken Hand den Schultergürtel des Patienten in Depression
  - Handgelenk und Finger: Extension (**Abb. 8.14b**)
  - Unterarm: Supination (**Abb. 8.14b**)
  - Schultergelenk: Außenrotation (**Abb. 8.14b**)
  - Ellbogen: Extension (**Abb. 8.14b**)
  - Blickkontakt zum Patienten, bevor die neurale Struktur provoziert wird (**Abb. 8.14c**)
  - Schultergelenk: Abduktion (**Abb. 8.14d**) – Provokation der neuralen Strukturen; Blickkontakt zum Patienten ermöglicht, auch nonverbale Signale (Mimik) wahrzunehmen
  - Hangelenk und Finger: Flexion (**Abb. 8.14e**) – Entlastung der Provokationsposition von distal her
  - HWS: Lösen der Lateralflexion (**Abb. 8.14f**) – Entlastung der Provokationsposition von proximal her

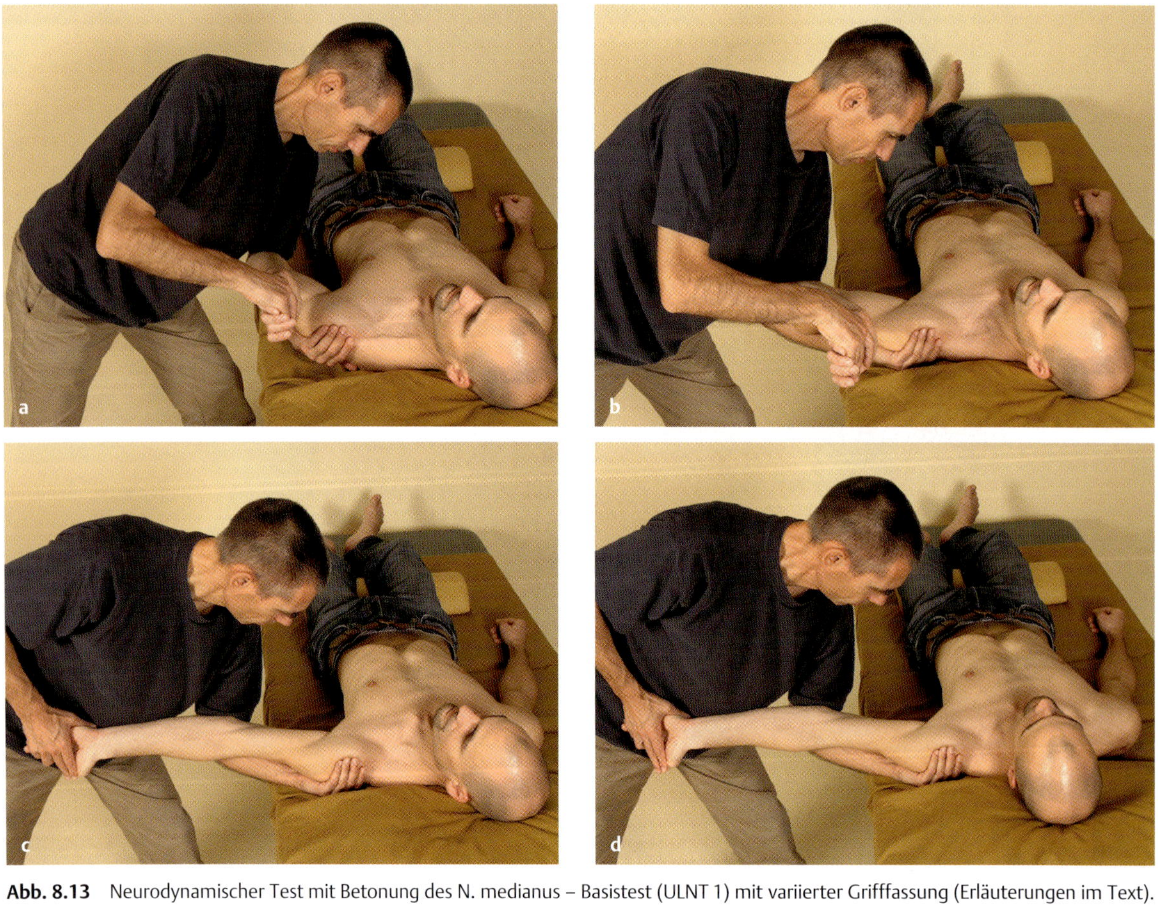


**Abb. 8.13** Neurodynamischer Test mit Betonung des N. medianus – Basistest (ULNT 1) mit variierter Grifffassung (Erläuterungen im Text).

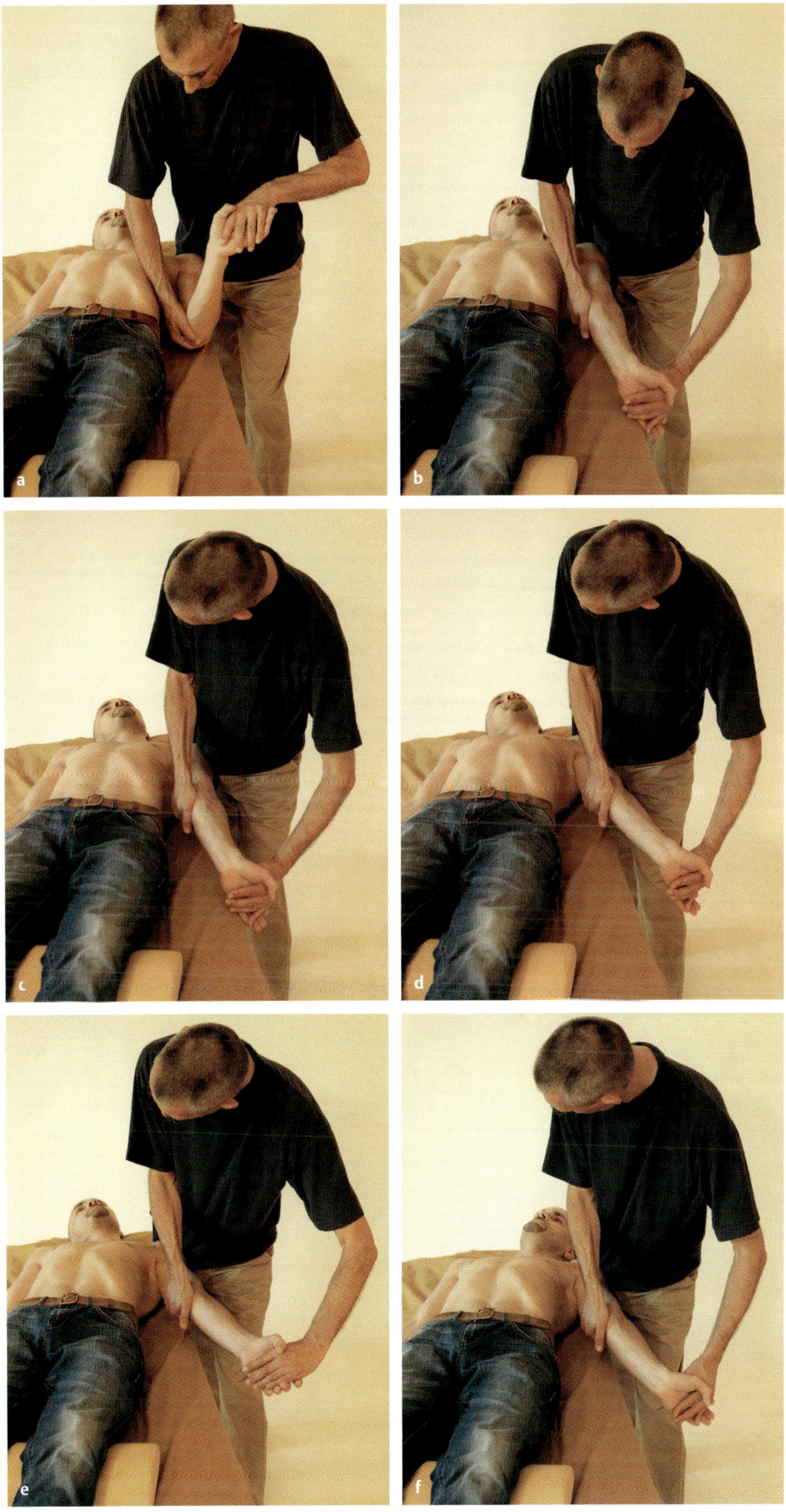


**Abb. 8.14** Neurodynamischer Test mit Betonung des N. medianus – Basistest mit variierter Ausgangsstellung (ULNT 2a) und variierter Bewegungsabfolge (Erläuterungen im Text).

### 8.2.5 N. radialis

| | | |
|---|---|---|
| **Herkunft** | Segment C 5 – Th 1 | |
| **Innervation** | motorisch | • M. triceps brachii<br>• M. anconeus<br>• M. brachioradialis<br>• M. brachialis (teilweise auch vom N. musculocutaneus versorgt)<br>• M. supinator<br>• Mm. extensor carpi radialis brevis und longus<br>• M. extensor carpi ulnaris<br>• M. extensor digitorum<br>• M. extensor digiti minimi<br>• M. extensor indicis<br>• M. extensor pollicis longus<br>• M. extensor pollicis brevis<br>• M. abductor pollicis longus |
| | sensorisch (**Abb. 8.15**) | • Oberarm dorsal (N. cutaneus brachii posterior)<br>• Oberarm dorsolateral (N. cutaneus brachii lateralis inferior)<br>• Unterarm dorsal (N. cutaneus antebrachii posterior)<br>• Handrücken (R. superficialis)<br>• Finger I–III und ½ von IV, dorsalseits (Nn. digitales dorsalis)<br>• Gelenkkapsel des Schultergelenks, Gelenkkapsel des Handgelenks und der 4 radialen Fingergrundgelenke (Rr. articulares) |
| **Entrapment** | Wurzel C 5 – Th 1 | • tiefe paravertebrale Muskulatur der kaudalen HWS |
| | Plexus brachialis | • Mm. scalenus anterior und medius, M. suclavius, M. pectoralis minor |
| | N. radialis (**Abb. 8.16**) | • **M. triceps brachii**, **Caput laterale** (**Abb. 8.17**, **Abb. 8.18**)<br>• **Septum intermusculare brachii laterale** (M. brachialis; **Abb. 8.10**, **Abb. 8.17**) |
| | N. radialis, Ramus profundus | • Faszienbrücke des **M. extensor carpi radialis brevis** (**Abb. 8.19**)<br>• **M. supinator:** Der motorische R. profundus verläuft zwischen dem humeralen Kopf (Pars profunda des M. supinator) und dem ulnaren Kopf (Pars superficialis des M. supinator) in der Frohse-Arkade (**Abb. 8.19**, **Abb. 8.20**) |
| | N. radialis, Ramus superficialis | • **M. extensor carpi radialis brevis** (ECRB): Manchmal zweigen die sensiblen Fasern des N. radialis erst distal der Faszienbrücke des ECRB von den motorischen Fasern ab. In diesen Fällen durchbohrt der sensorische R. superficialis den ECRB (**Abb. 8.21**) |

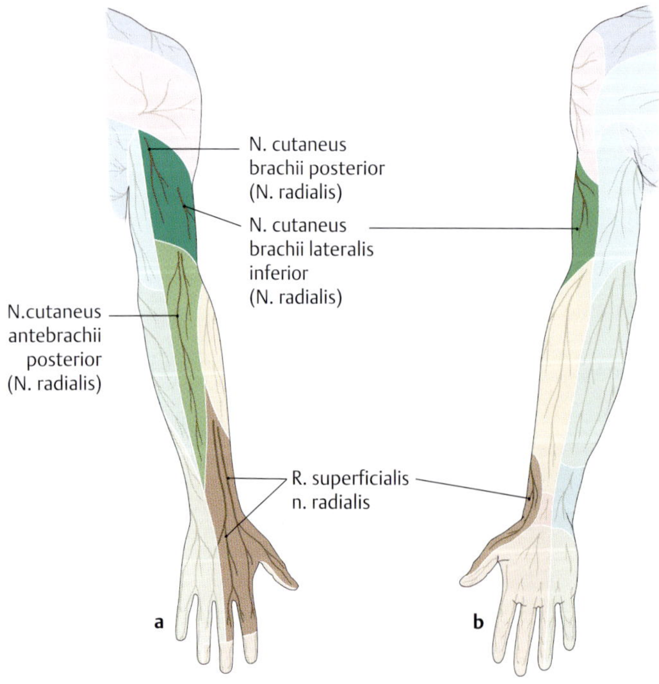


**Abb. 8.15** N. radialis: sensibles Innervationsgebiet.
**a** Ansicht von dorsal.
**b** Ansicht von ventral. (Prometheus)

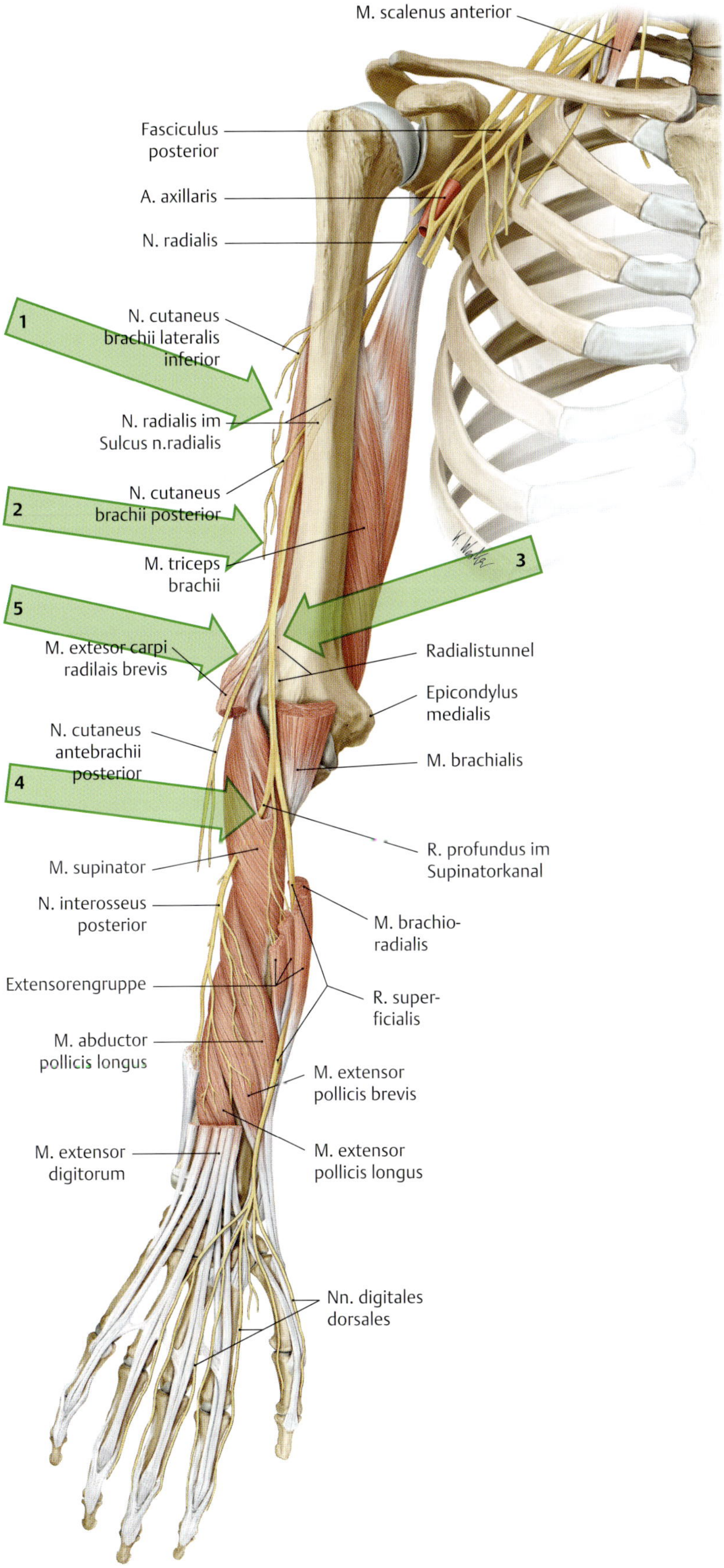


**Abb. 8.16** N. radialis (Übersicht – rechter Arm, Ansicht von ventral; Unterarm in Pronationsstellung): Verlauf und muskuläre Entrapment-Stellen.
1) M. triceps brachii (Caput laterale).
2) Septum intermusculare brachii laterale (M. brachialis).
3) Der motorische R. profundus zieht durch die Faszienbrücke an der Insertionsstelle des M. extensor carpi radialis brevis.
4) Der motorische R. profundus verläuft durch den M. supinator.
5) Der sensorische R. superficialis durchbohrt manchmal den M. extensor carpi radialis brevis.
(Prometheus)

| | |
|---|---|
| **neurodynamischer Test** | ▪ ULNT mit Betonung des N. radialis (ULNT 2b; **Abb. 8.22**)<br>▪ Entlastung der neuralen Provokationsposition möglich über das<br>– Auflösen der Finger- und Handgelenksflexion (**Abb. 8.23a**)<br>– Auflösen der Pronation<br>– Auflösen der Ellbogenextension<br>– Auflösen der Innenrotation<br>– Auflösen der Abduktion<br>– Auflösen der Schulterdepression<br>– Auflösen der HWS-Lateralflexion (**Abb. 8.23b**) |
| **Therapie** | ▪ paravertebrale Muskulatur der kaudalen HWS (S. 220)<br>▪ Mm. scaleni (S. 210), M. subclavius (S. 192), M. pectoralis minor (S. 178)<br>▪ **M. triceps brachii, Caput laterale** (S. 372)<br>▪ **M. brachialis** (S. 378)<br>▪ **M. extensor carpi radialis brevis** (S. 386)<br>▪ **M. supinator** (S. 396) |
| **Hinweise für den Therapeuten** | ▪ Alle Streckmuskeln des Arms werden vom N. radialis innerviert.<br>▪ Sensorisch wird das Ellbogengelenk in der Tiefe nicht vom N. radialis innerviert. |

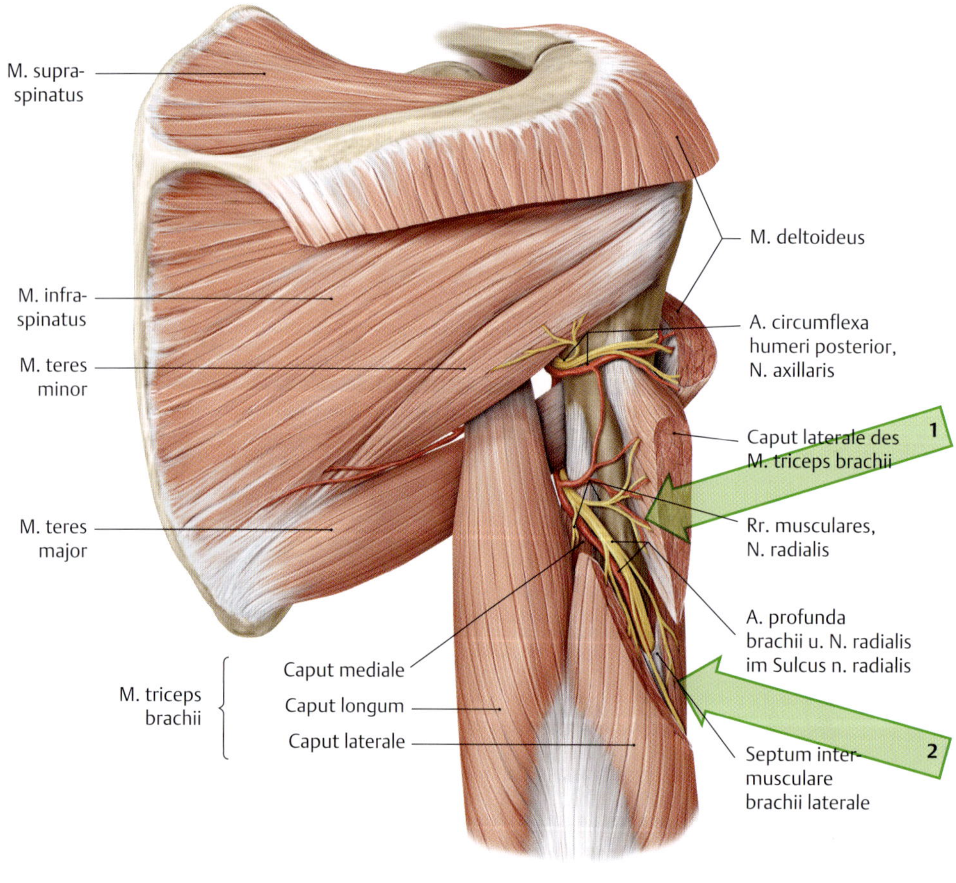


**Abb. 8.17** N. radialis (Detail – rechter Schulter und Oberarm, Ansicht von dorsal): Verlauf und Entrapment-Stellen des N. radialis im Sulcus nervi radialis. 1) Caput laterale des M. triceps brachii. 2) Septum intermusculare brachii laterale (M. brachialis). (Prometheus)

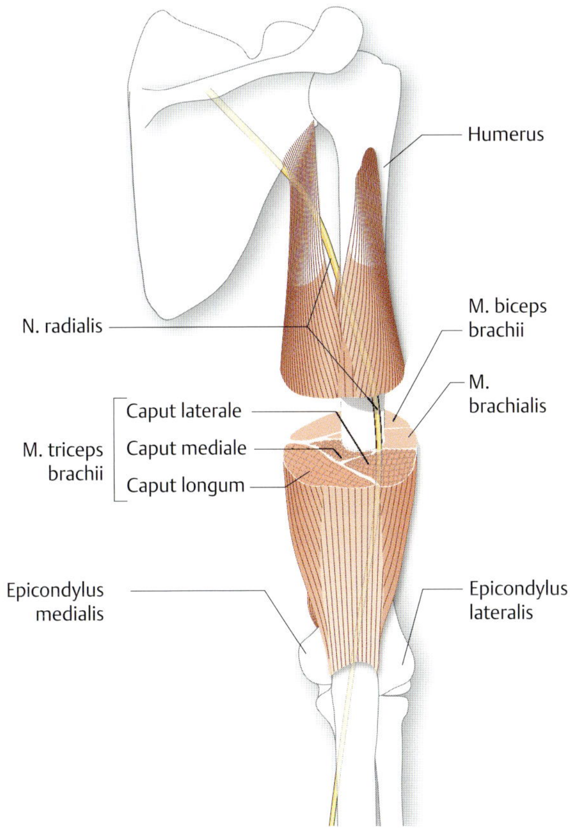


**Abb. 8.18** N. radialis (Detail – rechter Oberarm, Ansicht von dorsal und Querschnitt, Ansicht der Schnittfläche von proximal): Lage des N. radialis zwischen dem Caput longum des M. triceps brachii und dem Humerus.

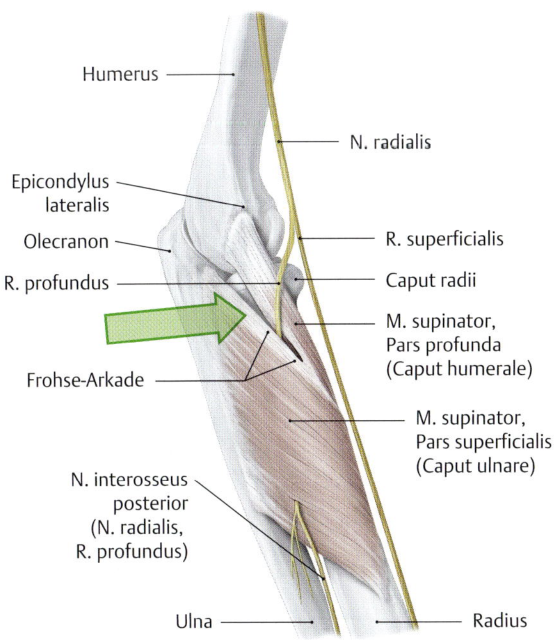


**Abb. 8.19** N. radialis (Detail - rechter Ellbogen, Ansicht von lateral; Unterarm in Neutralstellung).
Verlauf und Entrapmentstellen des N. radialis im Ellbogenbereich. Die motorischen Fasern des N. radialis (R. profundus) treten durch den fibrösen Bogen, den der M. extensor carpi radialis brevis an seiner Insertionsstelle bildet (Abb. 8.20) und gelangen dann durch die als Frohse-Arkade bezeichnete Stelle zwischen dem Caput humerale und dem Caput ulnare des M. supinator (Pfeil) in den Supinatortunnel. (Prometheus)

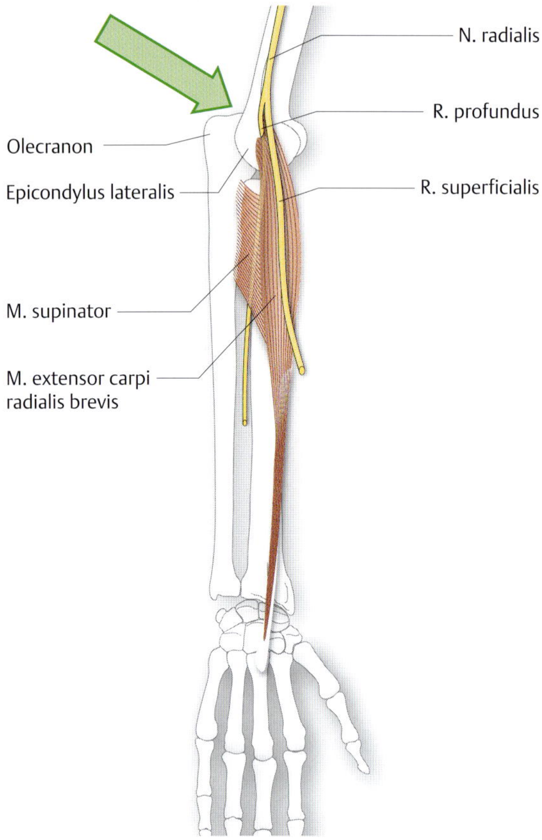


**Abb. 8.20** N. radialis (Detail - rechter Ellbogen, Ansicht von lateral; Unterarm in Neutralstellung).
Verlauf und Entrapmentstellen des N. radialis im Ellbogenbereich. Die sensiblen Fasern (R. superficialis) zweigen im Normalfall vor der Faszienbrücke des M. extensor carpi radialis brevis ab, sodass nur die motorischen Fasern des N. radialis (R. profundus) durch den fibrösen Bogen, den der M. extensor carpi radialis brevis an seiner Insertionsstelle bildet (Pfeil: mögliche Engpassstelle) treten. Anschließend durchdringen die Fasern des R. profundus den M. supinator (Abb. 8.19).

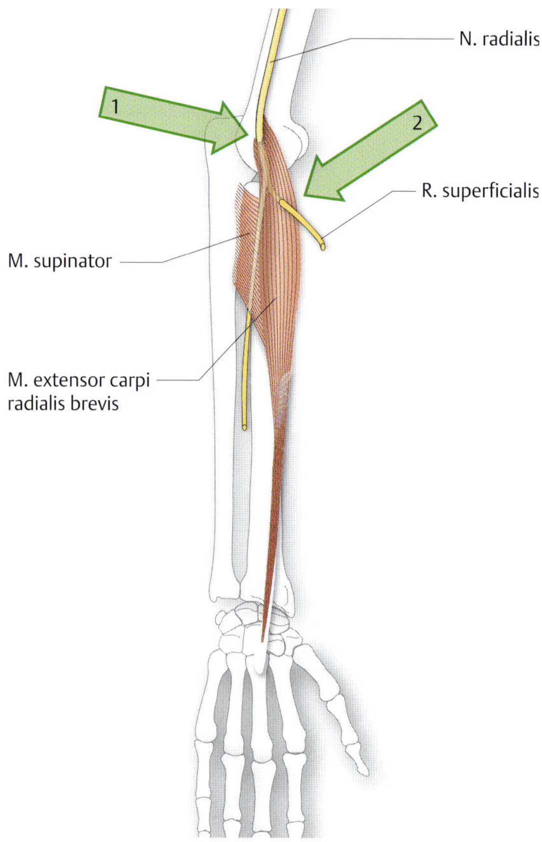


**Abb. 8.21** N. radialis (Detail - rechter Ellbogen von lateral, Unterarm in Neutralstellung).
Verlauf und Entrapmentstellen des N. radialis im Ellbogenbreich - Normvariante. Der R. superficialis trennt sich manchmal erst distal der Unterquerung der Faszienbrücke des M. extensor carpi radialis brevis (1) und durchdringt in diesen Fällen den M. extensor carpi radialis brevis (2).

## Neurodynamischer Test mit Betonung des N. radialis

### *Basistest (ULNT 2b)*

- Ausgangsstellung: Patient in Rückenlage, HWS-Lateralflexion zur Gegenseite (**Abb. 8.22a**)
- Bewegungsabfolge
  - Schultergürtel: Depression (**Abb. 8.22a**) – Der Therapeut bringt mit seinem Becken den Schultergürtel in Depression und fixiert ihn in dieser Position
  - Ellbogen: Extension (**Abb. 8.22b**)
  - Schultergelenk: Innenrotation (**Abb. 8.22b**)
  - Unterarm: Pronation (**Abb. 8.22b**)
  - Finger: Flexion (**Abb. 8.22b**)
  - Handgelenk: Palmarflexion (**Abb. 8.22b**)
  - Schultergelenk: Abduktion (**Abb. 8.22c**) – Unter Beibehaltung der Depression und Innenrotation erfolgt dabei die Provokation der neuralen Strukturen; Blickkontakt zum Patienten ermöglicht, auch nonverbale Signale (Mimik) wahrzunehmen

### *Entlastung der Provokationsposition der neuralen Strukturen*

- Die Entlastung kann
  - von distal z. B. über das Auflösen der Palmarflexion (**Abb. 8.23a**), der Pronation oder der Ellbogenextension erfolgen
  - von proximal z. B. über das Auflösen der HWS-Lateralflexion zur Gegenseite (**Abb. 8.23b**) oder der Schultergürteldepression geschehen.

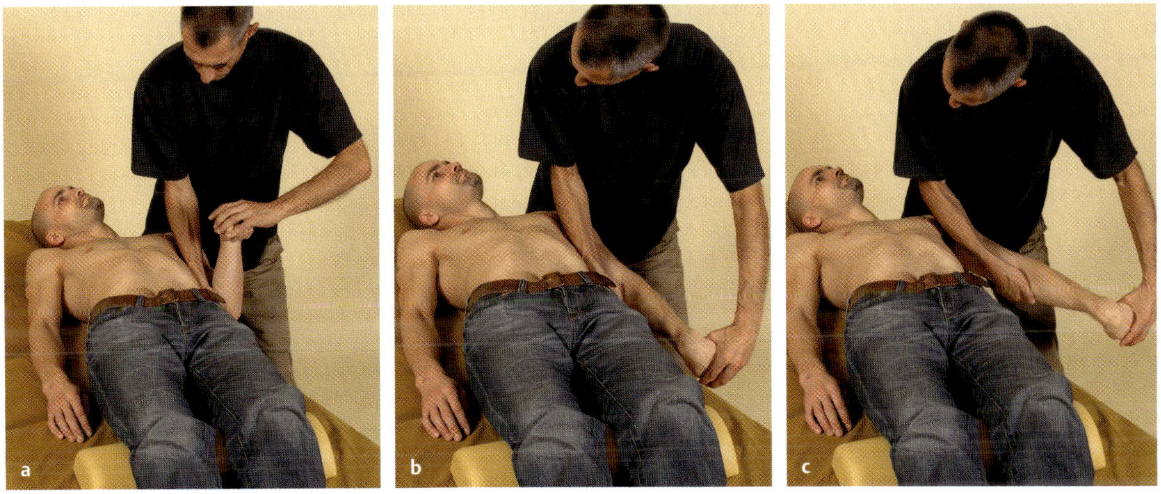


**Abb. 8.22** Neurodynamischer Test mit Betonung des N. radialis – Basistest (ULNT 2b); Erläuterungen im Text.

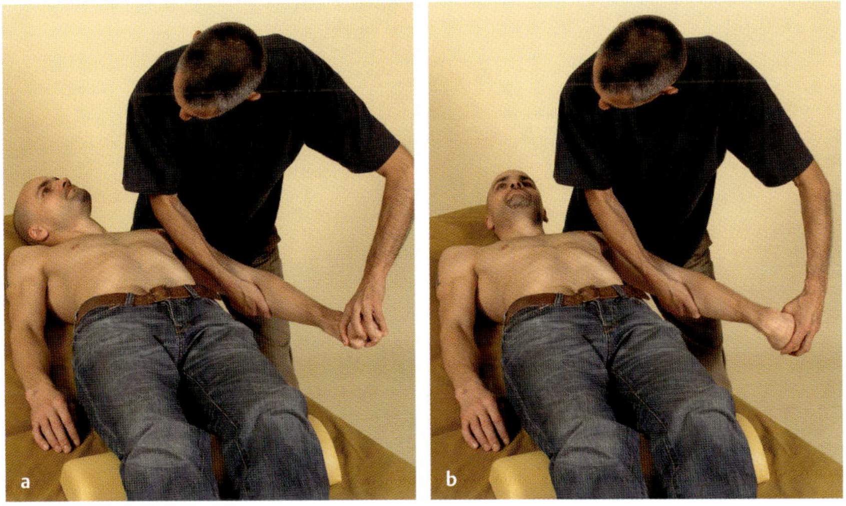


**Abb. 8.23** Neurodynamischer Test mit Betonung des N. radialis (ULNT 2b) – Entlastung der Provokationsposition der neuralen Strukturen durch Auflösen der Finger- und Handgelenksflexion (a) bzw. durch Auflösen der HWS-Lateralflexion (b).

## 8.2.6 N. ulnaris

| | | |
|---|---|---|
| **Herkunft** | Segment C 8 – Th 1 | |
| **Innervation** | motorisch | ▪ M. flexor carpi ulnaris<br>▪ M. flexor digitorum profundus (4. + 5. Finger)<br>▪ Hypothenarmuskulatur<br>– M. abductor digiti minimi<br>– M. flexor digiti minimi<br>– M. opponens digiti minimi<br>– M. palmaris brevis<br>▪ Interdigitalmuskulatur<br>– Mm. interossei palmares<br>– Mm. interossei dorsales<br>– Mm. lumbricales III + IV<br>▪ Thenarmuskulatur<br>– M. adductor pollicis<br>– M. flexor pollicis brevis (Caput profundum) |
| | sensorisch (**Abb. 8.24**) | ▪ Carpus (R. palmaris n. ulnaris)<br>▪ Kleinfingerballen, Finger IV + V palmar (N. digitalis palmaris proprius et communis)<br>▪ Handrücken auf Kleinfingerseite (R. dorsalis n. ulnaris)<br>▪ Finger IV+ V dorsal (Endäste des N. ulnaris: Nn. digitales dorsales)<br>▪ diverse Anastomosen mit dem N. medianus (Rr. communicans cum nervo medianus)<br>▪ Gelenkkapsel des Ellbogengelenks sowie der Hand- und Fingergrundgelenke (über Rr. articulares) |
| **Entrapment** | Wurzel C 8 – Th 1 | ▪ tiefe paravertebrale Muskulatur der kaudalen HWS |
| | Plexus brachialis | ▪ Mm. scalenus anterior und medius, M. subclavius, M. pectoralis minor |
| | N. ulnaris (**Abb. 8.25**) | ▪ **M. flexor carpi ulnaris** (**Abb. 8.25**, **Abb. 8.26**)<br>▪ **Mm. flexor digitorum superficialis** und **profundus** (**Abb. 8.25**, **Abb. 8.26**)<br>▪ **M. opponens digiti minimi** (**Abb. 8.25**)<br>▪ **Mm. interossei** (**Abb. 8.25**) |

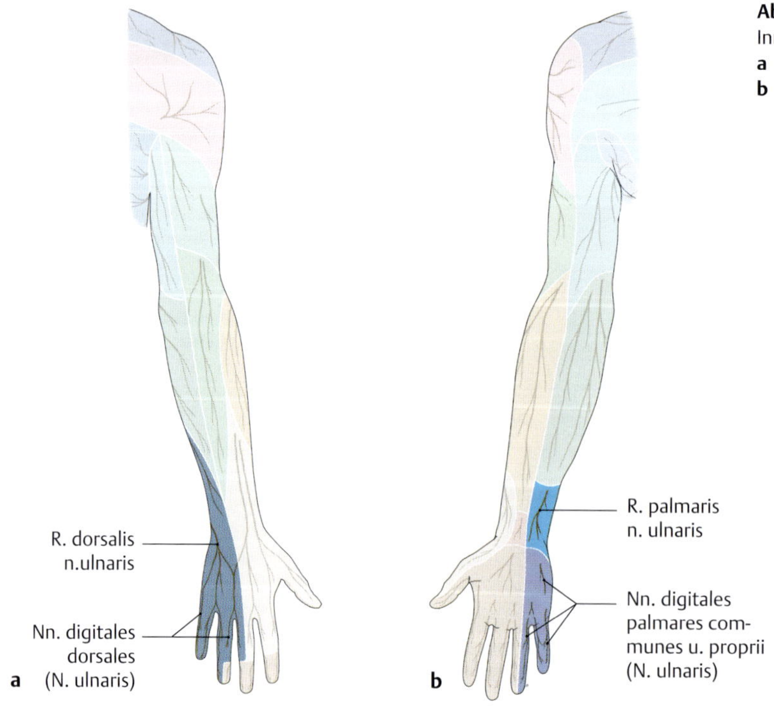


**Abb. 8.24** N. ulnaris: sensibles Innervationsgebiet.
**a** Ansicht von dorsal.
**b** Ansicht von ventral.
(Prometheus)

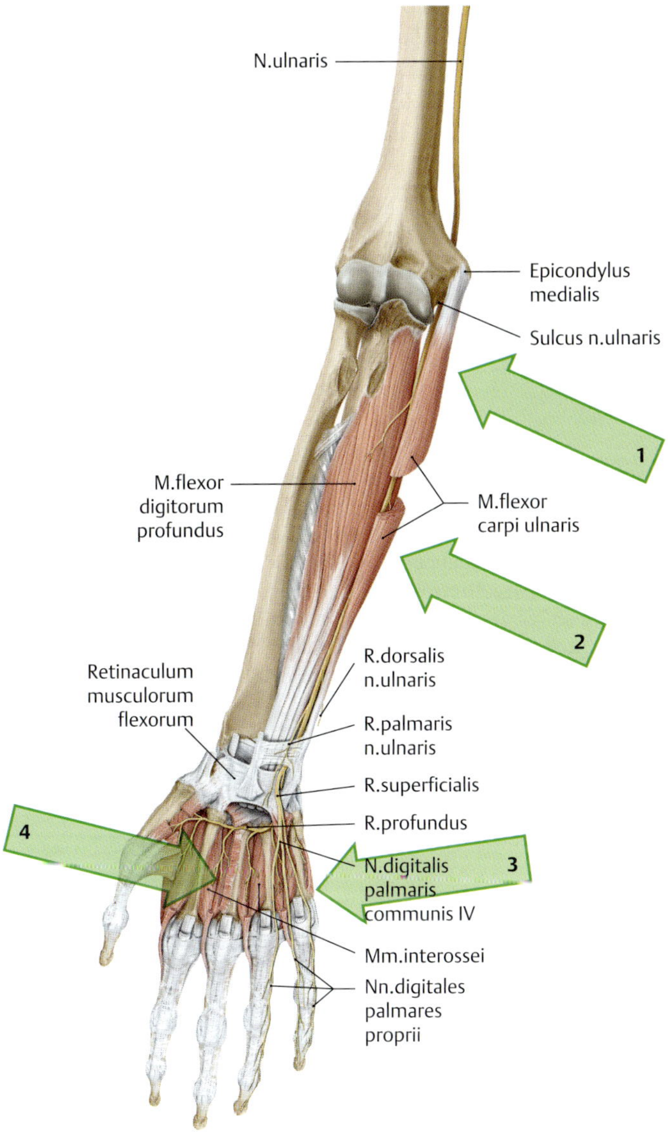


**Abb. 8.25** N. ulnaris (Übersicht – rechter Unterarm von ventral): Verlauf und muskuläre Entrapment-Stellen.
1) M. flexor carpi ulnaris (zwischen Caput humerale und Caput ulnare).
2) Mm. flexor digitorum superficialis und profundus.
3) M. opponens digiti minimi;
4) Mm. interossei.
(Prometheus)

| | |
|---|---|
| **neurodynamischer Test** | ▪ ULNT mit Betonung des N. ulnaris (ULNT 3; **Abb. 8.27**)<br>▪ Entlastung der neuralen Provokationsposition (**Abb. 8.28a**) möglich über das<br>– Auflösen der HWS-Lateralflexion (**Abb. 8.28b**)<br>– Auflösen der Schulterdepression<br>– Auflösen der Abduktion<br>– Auflösen der Außenrotation (**Abb. 8.28c**)<br>– Auflösen der Ellbogenflexion<br>– Auflösen der Pronation<br>– Auflösen der Finger- und Handgelenksextension (**Abb. 8.28d**) |
| **Therapie** | ▪ paravertebrale Muskulatur der kaudalen HWS (S. 220)<br>▪ Mm. scaleni (S. 210), M. subclavius (S. 192), M. pectoralis minor (S. 178)<br>▪ **M. flexor carpi ulnaris** (S. 402)<br>▪ **M. flexor digitorum superficialis** (S. 404)<br>▪ **M. flexor digitorum profundus** (S. 404)<br>▪ **M. opponens digiti minimi** (S. 414)<br>▪ **Mm. interossei** (S. 416) |
| **Hinweise für den Therapeuten** | ▪ Kubinaltunnel-Syndrom: Der N. ulinaris verläuft im Bereich des Ellenbogens durch den Ellenbogenkanal (Kubinaltunnel) und kann dort ein Engpassproblem erleiden. Ein Kubinaltunnel-Syndrom kann nach Frakturen im Ellenbogenbereich, im Zusammenhang einer rheumatoiden Arthritis (mögliches Frühzeichen), durch andauerndes Abstützen auf dem Ellenbogen bzw. bei Druckanstieg z. B. infolge Ödembildung oder bei myofazialen Veränderungen auftreten. Die beiden Köpfe des M. flexor carpi ulnaris bilden mit ihrer humero-ulnaren Arkade einen Teil des Kubinaltunnels (**Abb. 8.26**). Hartspannstränge des ulnaren und/oder humeralen Kopfs des M. flexor carpi ulnaris bzw. Bindegewebsveränderungen in diesem Bereich können zu einer Kompressions- bzw. Gleitdyfunktionsproblematik führen und den N. ulnaris im Sinne eines Kubinaltunnel-Syndroms irritieren.<br>▪ Der tiefe (motorische) Ast des N. ulnaris durchbohrt den M. opponens digiti minimi, bevor er alle Mm. interossei, die Mm. lumbricales III und IV, den M. adductor pollicis und den tiefen Kopf des M. flexor pollicis brevis versorgt – Einengung möglich. Symptome: Abschwächung aller o. g. vom N. ulnaris innervierten Muskeln. |

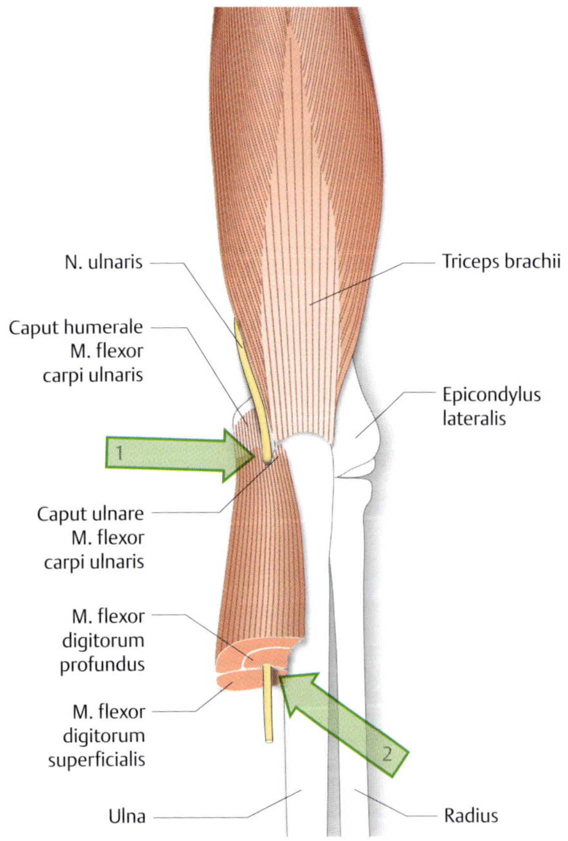


**Abb. 8.26** N. ulnaris (Detail – Ellbogen des rechten Arms, Ansicht von dorsal): Verlauf des N. ulnaris zwischen dem Caput humerale und dem Caput ulnare des M. flexor carpi ulnaris (1) sowie zwischen dem M. flexor digitorum superficialis und dem M. flexor digitorum profundus (2).

## Neurodynamischer Test mit Betonung des N. ulnaris

### *Basistest (ULNT 3)*

- Ausgangsstellung: Patient in Rückenlage, HWS-Lateralflexion zur Gegenseite (**Abb. 8.27a**)
- Bewegungsabfolge
  - Handgelenk/Finger: Extension (**Abb. 8.27a**)
  - Unterarm: Pronation (**Abb. 8.27a**)
  - Schultergürtel: Depression (**Abb. 8.27a**)
  - Schultergelenk: Abduktion (**Abb. 8.27b**)
  - Schultergelenk: Außenrotation (**Abb. 8.27c** und **Abb. 8.27d**)
  - Ellbogen: Flexion (**Abb. 8.27e**)

### *Entlastung der Provokationsposition der neuralen Strukturen*

Eine Entlastung der Provokationsposition (**Abb. 8.28a**) kann z. B. erreicht werden durch Auflösen der HWS-Lateralflexion zur Gegenseite (**Abb. 8.28b**), Auflösen der Außenrotationskomponente im Schultergelenk (**Abb. 8.28c**), Auflösen der Dorsalextensionskomponente im Handgelenk (**Abb. 8.28d**) oder Auflösen der Depressionskomponente des Schultergürtels etc.

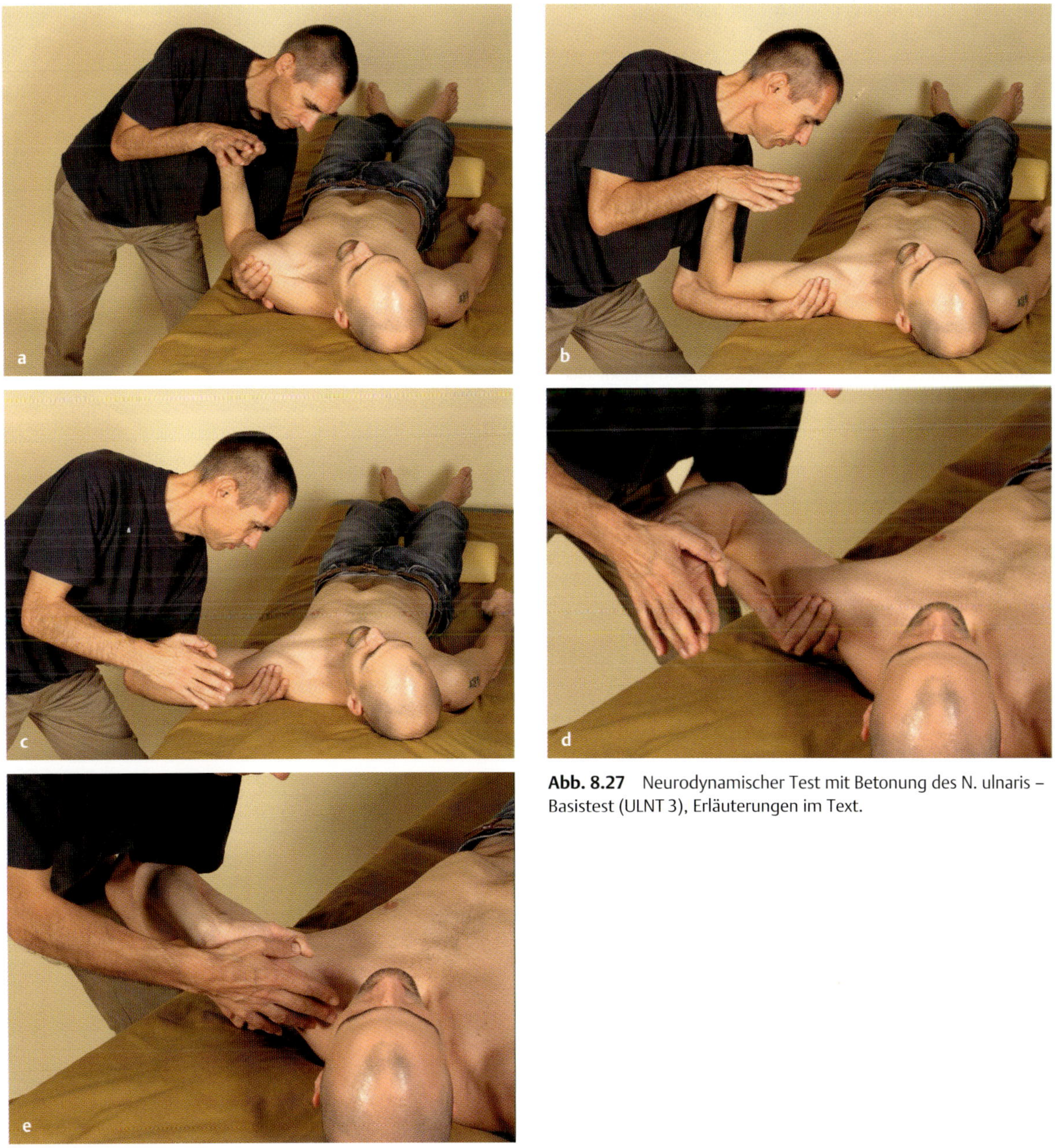


**Abb. 8.27** Neurodynamischer Test mit Betonung des N. ulnaris – Basistest (ULNT 3), Erläuterungen im Text.

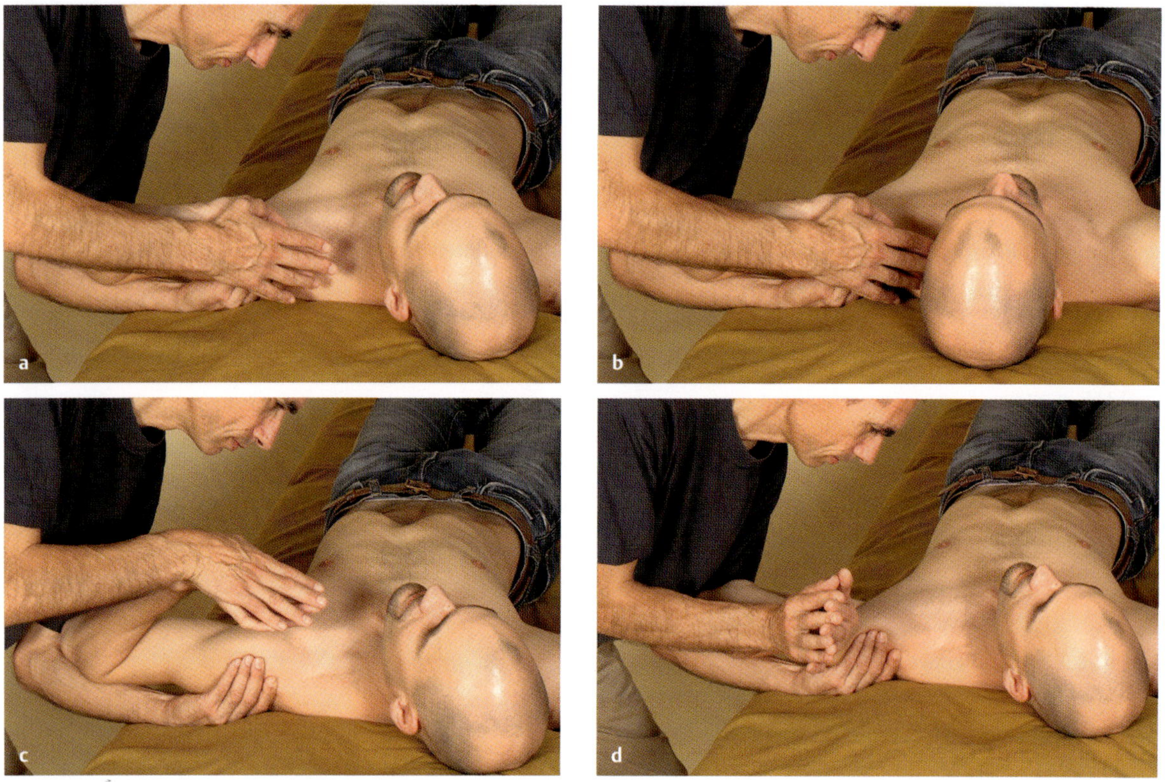

**Abb. 8.28** Neurodynamischer Test mit Betonung des N. ulnaris (ULNT 3) – Entlastung der Provokationsposition der neuralen Strukturen.
**a** Provokationsstellung.
**b** Entlastung durch Auflösen der HWS-Lateralflexion.
**c** Entlastung durch Auflösen der Außenrotation im Schultergelenk.
**d** Entlastung durch Auflösen der Dorsalextension im Handgelenk.

## 8.3 Untere Extremität

**Tabelle 8.2** gibt einen Überblick, an welchen Stellen periphere Nerven im Bereich der unteren Extremität durch muskuläre Engpassstellen ziehen und dort häufig Gefahr laufen, von Muskeln eingeengt zu werden.

**Tab. 8.2** Neuromuskuläre Entrapments: untere Extremität (Übersicht)

| neurale Struktur | muskuläres Entrapment |
|---|---|
| **Nervenwurzel** (L 1 – L 4) | ▪ Mm. multifidi und rotatores |
| **Plexus lumbalis** (L 1 – L 4) | ▪ M. psoas major<br>(Nervenwurzeln: Mm. multifidi und rotatores der LWS) |
| **N. iliohypogastricus** (L 1) | ▪ M. psoas major<br>(Nervenwurzeln: Mm. multifidi und rotatores der LWS) |
| **N. ilioinguinalis** (L 1) | ▪ M. psoas major<br>(Nervenwurzeln: Mm. multifidi und rotatores der LWS) |
| **N. genitofemoralis** (L 1 – L 2) | ▪ M. psoas major |
| **N. cutaneus femoris lateralis** (L 2 – L 3) | ▪ M. psoas major<br>▪ M. sartorius<br>▪ M. tensor fasciae latae<br>(Nervenwurzeln: Mm. multifidi und rotatores der LWS) |
| **N. femoralis** (L 1 – L 4) | ▪ M. iliopsoas<br>(Plexus lumbalis: M. psoas major)<br>(Nervenwurzeln: Mm. multifidi und rotatores der LWS) |
| **N. obturatorius** (L 2 – L 4) | ▪ Mm. obturatorius internus und externus<br>(Plexus lumbalis: M. psoas major)<br>(Nervenwurzeln: Mm. multifidi und rotatores der LWS) |
| **Plexus lumbosacralis**<br>(Truncus lumbosacralis L 4) | ▪ M. psoas major<br>(Nervenwurzeln: Mm. multifidi und rotatores der LWS) |
| **N. ischiadicus** (L 4 – S 3) | ▪ M. piriformis<br>▪ M. biceps femoris, Caput longum<br>(Plexus lumbosacralis: M. psoas major)<br>(Nervenwurzeln: Mm. multifidi und rotatores der LWS) |
| **N. tibialis** (L 4 – S 3) | ▪ M. soleus<br>▪ M. abductor hallucis<br>(N. ischiadicus : M. piriformis, M. biceps femoris [Caput longum])<br>(Plexus lumbosacralis: M. psoas major)<br>(Nervenwurzeln: Mm. multifidi und rotatores der LWS) |
| **N. peroneus** (L 4 – S 2) | ▪ M. peroneus longus (→ N. peroneus communis sowie N. peroneus superficialis und/oder N. peroneus profundus)<br>▪ M. extensor digitorum longus (→ N. peroneus profundus)<br>(N. ischiadicus, M. piriformis, M. biceps femoris [Caput longum])<br>(Plexus lumbosacralis: M. psoas major)<br>(Nervenwurzeln: Mm. multifidi und rotatores der LWS) |

## 8.3.1 Plexus lumbalis und lumbosacralis

| | | |
|---|---|---|
| **Herkunft** | Segment Th 12 – S 3 | |
| **Innervation** | motorisch | ▪ alle Muskeln der unteren Extremität |
| | sensorisch | ▪ ganze untere Extremität |
| **Entrapment** | Wurzel Th 12, L 1 – S 3 | ▪ tiefe paravertebrale Muskulatur der LWS |
| | Plexus lumbalis (L 1 – L 5) | ▪ **M. psoas major** (**Abb. 8.29**) |
| **neurodynamischer Test** | ▪ PKB-Test (Prone Knee Bend): L 1 – 4 mit Betonung des N. femoralis (**Abb. 8.32**)<br>▪ SLR-Test (Straight Leg Raise): L 4 –S 3 mit Betonung des N. ischiadicus (**Abb. 8.41**)<br>▪ Slump-Test: L 4 –S 3 mit Betonung des N. ischiadicus (**Abb. 8.44**) | |
| **Therapie** | ▪ tiefe paravertebrale Muskulatur der LWS (S. 258)<br>▪ **M. psoas major** (S. 276) | |
| **Hinweise für den Therapeuten** | ▪ Ein positiver PKB-Test (**Abb. 8.32**) ist ein Hinweis auf ein mögliches Entrapment im Bereich der Nervenwurzeln (L 1 – 4) und/oder des Plexus lumbalis; mitbeteiligt sind möglicherweise die tiefe paravertebrale Muskulatur und/oder den M. psoas major.<br>▪ Ein positiver SLR-Test (**Abb. 8.41**, **Abb. 8.42**) oder Slump-Test (**Abb. 8.44**) ist ein Hinweis auf ein mögliches Entrapment im Bereich der Nervenwurzeln (L 4 – S 3) und/oder im kranialen Bereich des Plexus lumbosacralis (L 4) durch die tiefe paravertebrale Muskulatur und/oder den M. psoas major. | |

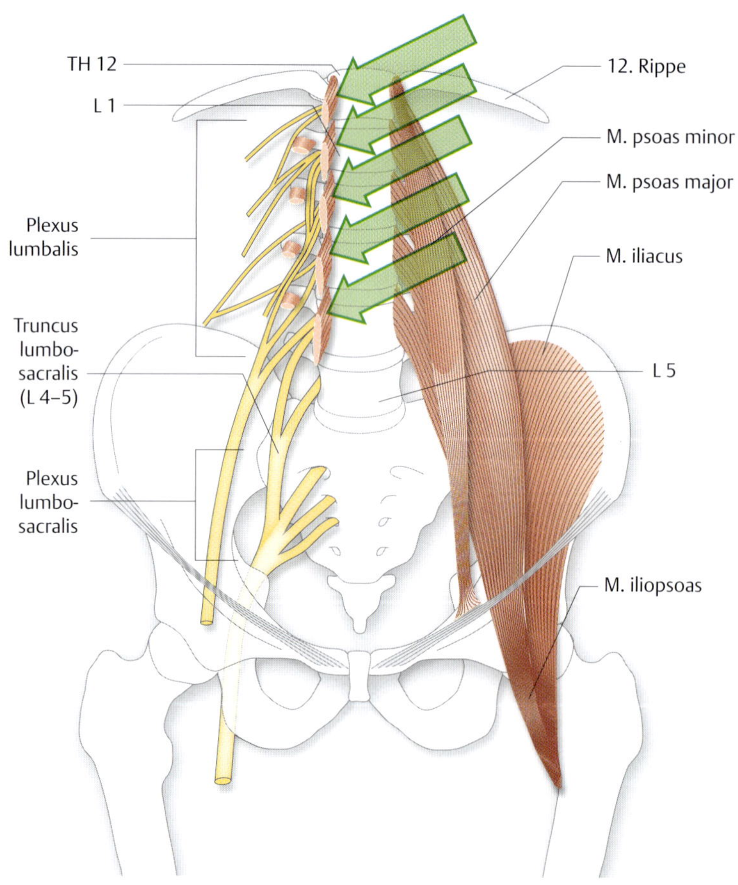


**Abb. 8.29** Plexus lumbalis und lumbosacralis (Ansicht von ventral): Entrapment-Stellen (Pfeile) im Bereich des M. psoas major (Th 12 –L 5).

## 8.3.2 N. femoralis

| | | |
|---|---|---|
| **Herkunft** | Segment L 1 – L 4 | |
| **Innervation** | motorisch | ▪ M. iliopsoas<br>▪ M. pectineus<br>▪ M. sartorius<br>▪ M. quadriceps femoris |
| | sensorisch (**Abb. 8.30**) | ▪ Oberschenkel, ventro-medial (Rami cutanei anteriores)<br>▪ Knie, Innenseite (N. saphenus)<br>▪ Unterschenkel, medial (N. saphenus)<br>▪ Malleolus medialis (N. saphenus)<br>▪ mediale Fußkante (N. saphenus) |
| **Entrapment** | Wurzel L 1 – L 4 | ▪ tiefe paravertebrale Muskulatur der LWS |
| | Plexus lumbalis | ▪ M. psoas major |
| | N. femoralis (**Abb. 8.31**) | ▪ **M. iliopsoas** |
| **neurodynamischer Test** | PKB-Test, auch als femoraler Slump-Test bezeichnet (**Abb. 8.32**) | |
| **Therapie** | tiefe paravertebrale Muskulatur der LWS (S. 258)<br>**M. psoas major** (S. 276)<br>**M. iliopsoas** (S. 276) | |
| **Hinweise für den Therapeuten** | ▪ Die gründliche Behandlung des M. psoas major und des ganzen M. iliopsoas ist bei unteren Rückenschmerzen (mit/ohne Ausstrahlungen ins Bein und allenfalls Schwäche der Hüftbeuger und des M. quadriceps) sehr häufig hilfreich – möglicherweise, weil nicht nur die myofasziale Schmerzsymptomatik (aktive mTrPs) behandelt, sondern immer auch gleichzeitig die neurale Komponente (Entlastung eines möglichen Entrapments) günstig beeinflusst wird (und darüber hinaus mit der Deaktivierung dysfunktionsrelevanter TrPs im M. psoas gleichzeitig lumbal besser stabilisiert werden kann).<br>▪ Der Prone-Knee-Bend-Test (PKB-Test kann in Bauchlage (prone [engl.] – auf dem Bauch liegend; **Abb. 8.32**) wie auch in Seitenlage ausgeführt werden. Unabhängig von der Ausgangsstellung seiner Durchführung wird er als femoraler Slump-Test bezeichnet.<br>▪ Bleiben bei der Entlastung der neuralen Provokationsstellung (**Abb. 8.32b**) die Schmerzen bestehen, sind sie möglicherweise muskulär verursacht (M. quadriceps, M. iliopsoas). | |

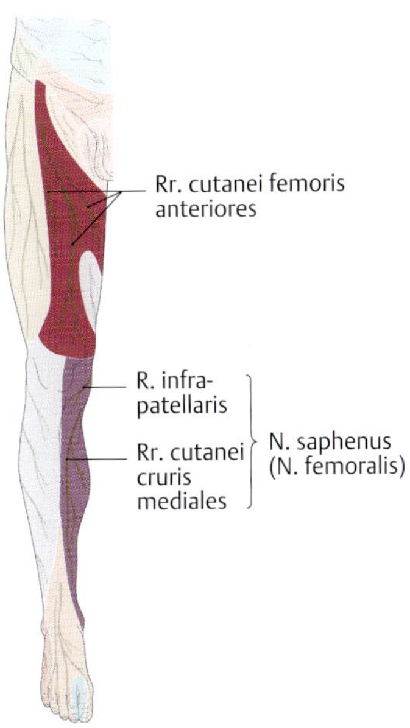


**Abb. 8.30** N. femoralis: sensibles Innervationsgebiet (Rr. cutanei anteriores und N. saphenus (rechtes Bein, Ansicht von vorn). (Prometheus)

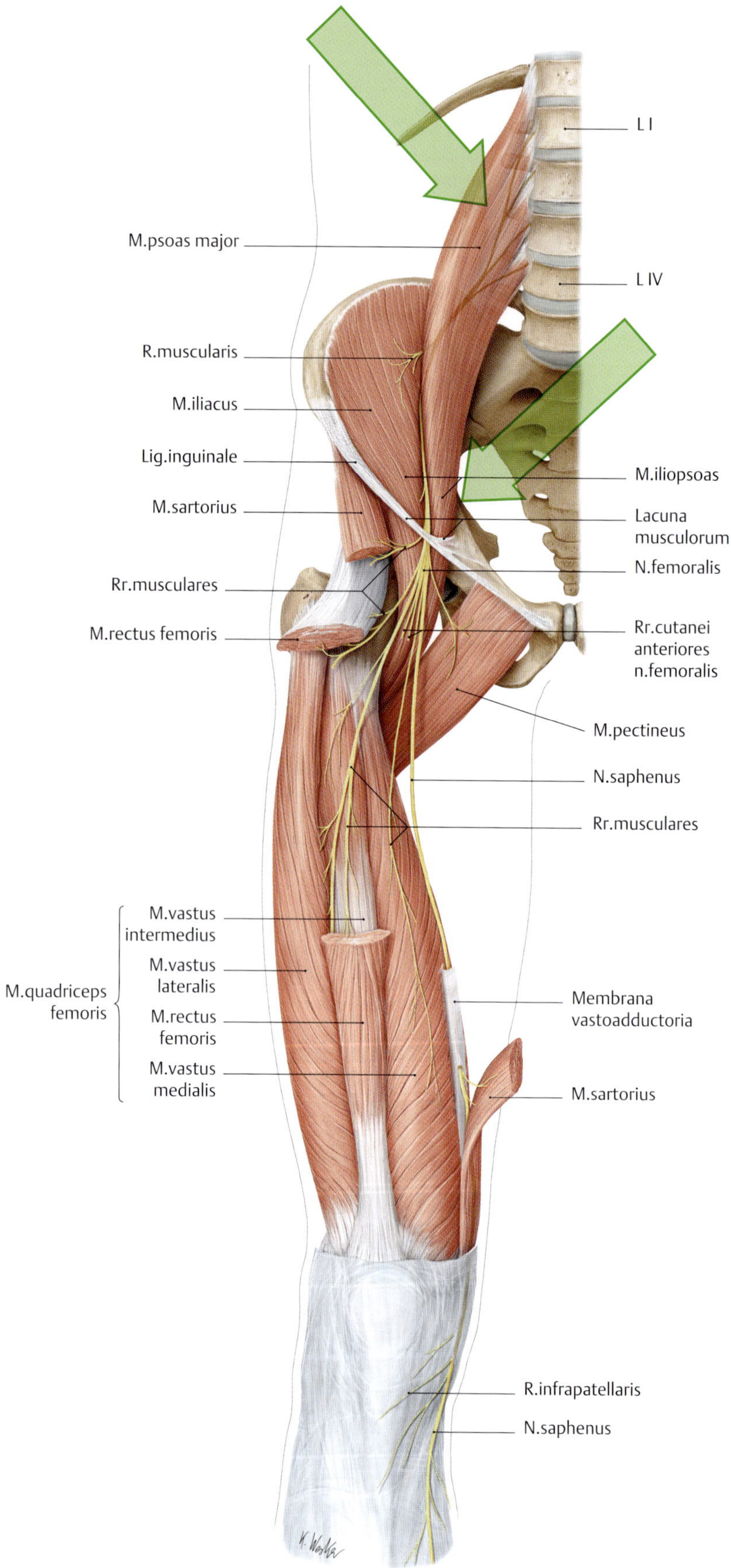


**Abb. 8.31** N. femoralis: Verlauf des N. femoralis und muskuläre Entrapment-Stellen (Pfeile) durch den M. iliopsoas (rechte Leisten- und Oberschenkelregion, Ansicht von ventral). (Prometheus)

## Neurodynamischer Test mit Betonung des N. femoralis

### *Prone-Knee-Bend-Test (Basistest)*

- Ausgangsstellung für den Prone-Knee-Bend-Test (PKB): Patient in Bauchlage, der Kopf ragt über das Bettende hinaus und ermöglicht HWS-Flexion
- Neurale Provokation: Flexion im Kniegelenk (**Abb. 8.32a**) führt zur Provokation der Nervenwurzeln (L 1 –L 4) und des Plexus lumbalis mit Betonung des N. femoralis
- Entlastung der neuralen Provokation durch HWS-Extension (**Abb. 8.32b**)

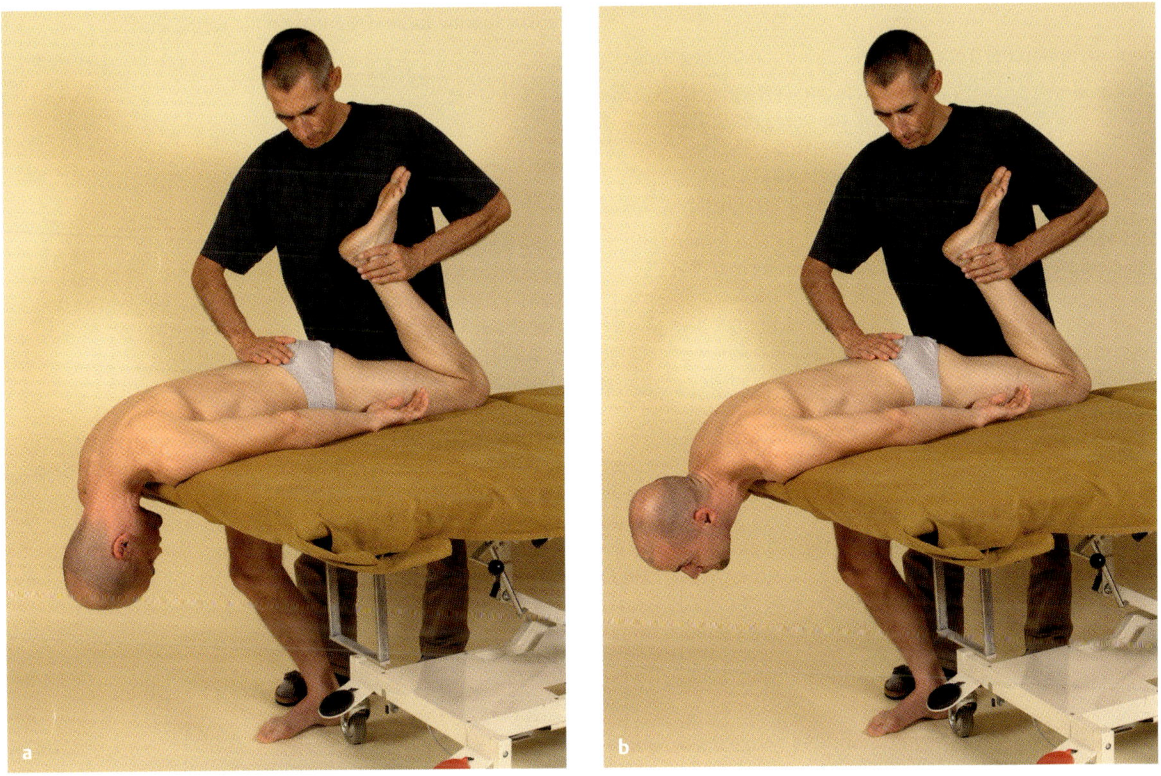

**Abb. 8.32** Prone-Knee-Bend-Test (PKB): neurodynamischer Test mit Betonung des N. femoralis – Basistest.
**a** Provokationsstellung.
**b** Entlastungsstellung (HWS-Extension.)

## 8.3.3 N. cutaneus femoris lateralis

| | | |
|---|---|---|
| **Herkunft** | Segment L 2 – L 3 | |
| **Innervation** | sensorisch (**Abb. 8.33**) | ▪ Oberschenkel, lateral |
| **Entrapment** | Wurzel L 2 – L 3 | ▪ tiefe paravertebrale Muskulatur der LWS |
| | Plexus lumbalis | ▪ M. psoas major |
| | N. cutaneus femoris lateralis (**Abb. 8.35**) | ▪ **M. iliopsoas**<br>▪ **M. sartorius**<br>▪ **M. tensor fasciae latae** (Dysfunktion der Fascia lata) |
| **neurodynamischer Test** | ▪ Hüftextension (nichtspezifisch) | |
| **Therapie** | ▪ tiefe paravertebrale Muskulatur der LWS (S. 258)<br>▪ M. psoas major (S. 276)<br>▪ **M. iliopsoas** (S. 276)<br>▪ **M. sartorius** (S. 314)<br>▪ **M. tensor fasciae latae** (S. 312) | |
| **Hinweise für den Therapeuten** | ▪ Der N. cutaneus femoris lateralis verlässt das Becken entweder ober- oder unterhalb des Lig. inguinale oder indem er das Leistenband perforiert. Im Regelfall zieht er mit dem M. iliopsoas durch die Lacuna musculorum, macht nach der Unterquerung des Leistenbands einen 80°-Winkel und verläuft dann über dem M. sartorius, bevor er in das Gewebe der Fascia lata eintritt und zum lateralen Oberschenkel gelangt (**Abb. 8.35a**).<br>– In Ausnahmefällen perforiert der N. cutaneus femoris lateralis den M. sartorius und kann dabei durch Hartspannstränge im M. sartorius komprimiert werden.<br>– „Die Austrittsstelle aus dem Becken unterhalb des Lig. inguinale kann gelegentlich zum Ort mechanischer Läsionen werden, da der Nerv an dieser Stelle um ca. 80° abknickt und insbesondere bei Hüftextension gedehnt wird“ (Prometheus 2005 [1], S. 473).<br>– Der N. cutaneus femoris lateralis kann durch Dysfunktionen der Fascia lata irritiert werden → Dysästhesien/Taubheit im Bereich der anterolateralen Fläche des Oberschenkels.<br>▪ „Meralgia paraesthetica“: laterale Oberschenkelschmerzen/-dysästhesien als mögliche Folge eines Entrapments des N. cutaneus femoris lateralis.<br>▪ Der N. cutaneus femoris lateralis führt ausschließlich sensorische Fasern. | |

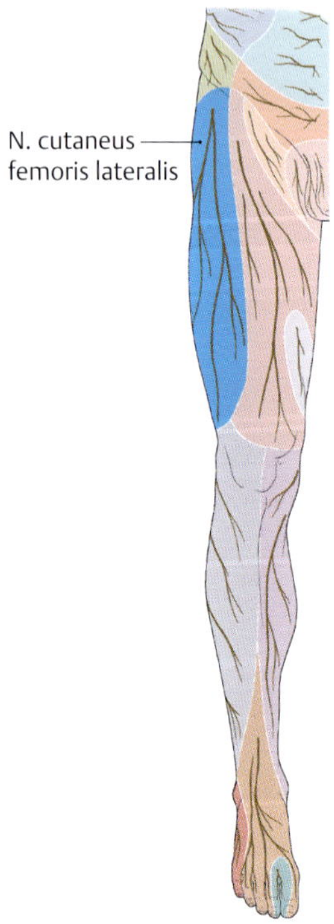


**Abb. 8.33** N. cutaneus femoris lateralis: sensibles Innervationsgebiet (rechtes Bein, Ansicht von vorn). (Prometheus)

## 8.3.4 N. iliohypogastricus, N. ilioinguinalis, N. genitofemoralis

| | | |
|---|---|---|
| **Herkunft** | Segment Th 12 – L 2 | |
| **Innervation** | motorisch | ▪ M. transversus abdominis (N. iliohypogastricus und N. ilioinguinalis)<br>▪ M. obliquus internus abdominis (N. iliohypogastricus und N. ilioinguinalis)<br>▪ M. cremaster (♂, R. genitalis des N. genitofemoralis) |
| | sensorisch (**Abb. 8.34**) | ▪ Leiste (N. iliohypogastricus, N. ilioinguinalis)<br>▪ Genitalregion (N. ilioinguinalis, R. genitalis des N. genitofemoralis) |
| **Entrapment** | Wurzel Th 12 – L 2 | ▪ tiefe paravertebrale Muskulatur der LWS |
| | Plexus lumbalis | ▪ M. psoas major |
| | N. iliohypogastricus<br>N. ilioinguinalis<br>N. genitofemoralis | ▪ **M. psoas major** (**Abb. 8.35**) |
| **neurodynamischer Test** | ▪ nichtspezifisch | |
| **Therapie** | ▪ tiefe paravertebrale Muskulatur der LWS (S. 258)<br>▪ **M. psoas major** (S. 276) | |
| **Hinweise für den Therapeuten** | ▪ Nach der Behandlung des M. psoas major klingen „unerklärliche" Beschwerden im Unterleib (Bauchschmerzen, Menstruationsbeschwerden, „chronische Blasenentzündungen", Libidoprobleme etc.) oft spontan ab, was möglicherweise mit der Lösung von Entrapments der hier besprochenen Nerven in Zusammenhang steht. | |

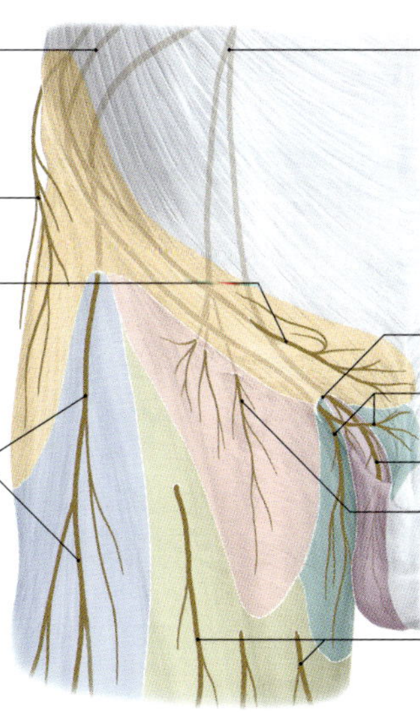


**Abb. 8.34** N. iliohypogastricus, N. ilioinguinalis und N. genitofemoralis: sensibles Innervationsgebiet (rechte Leistenregion, Ansicht von ventral). (Prometheus)

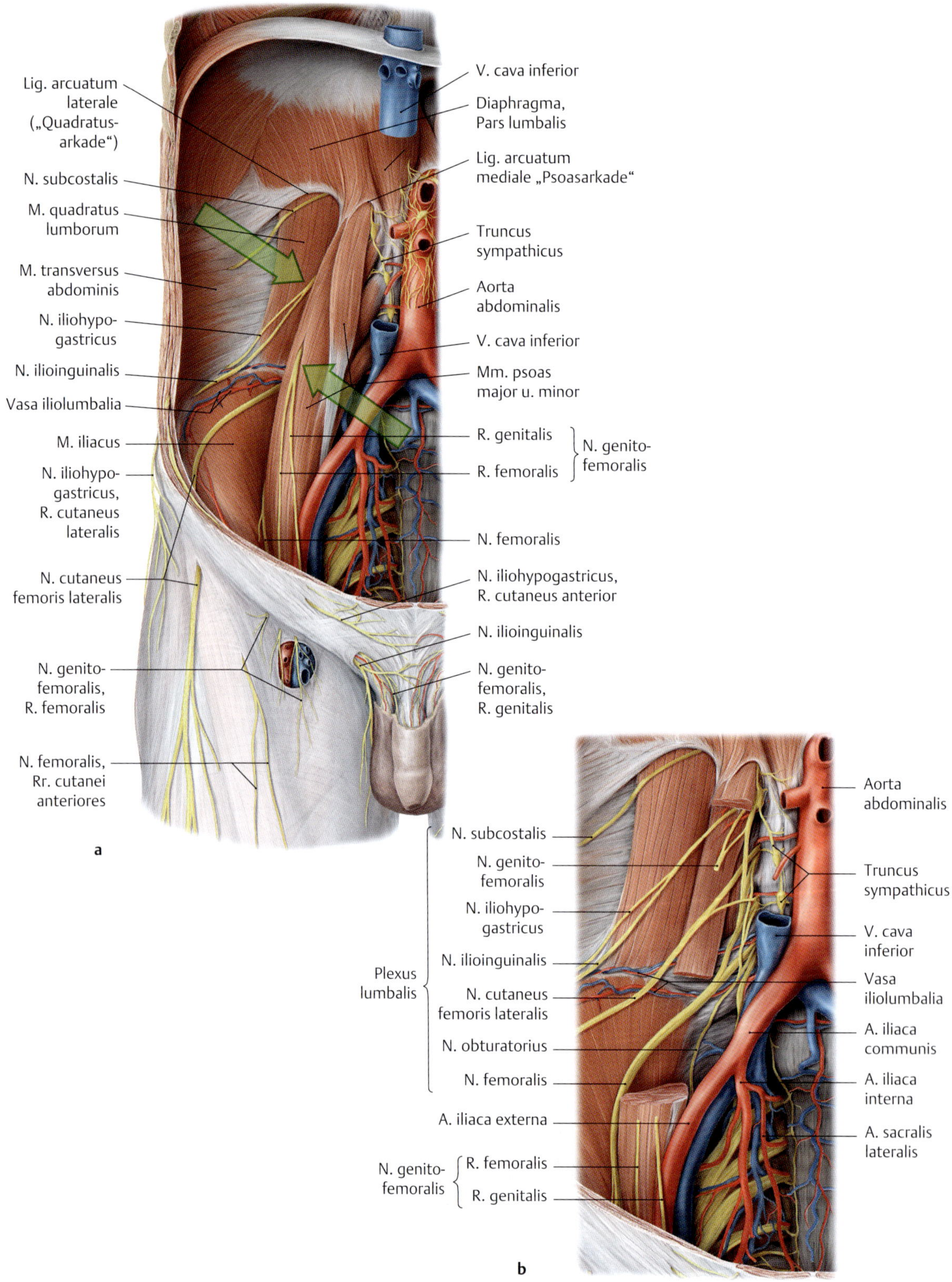


**Abb. 8.35** Plexus lumbalis mit N. iliohypogastricus, N. ilioinguinalis und N. genitofemoralis sowie N. cutaneus femoris lateralis und N. femoralis (Prometheus 2005): Verlauf der Nn. iliohypogastricus, ilioinguinalis und genitofemoralis sowie muskuläre Entrapment-Stellen (Pfeile) durch den M. psoas major.

**a** Darstellung der Leitungsbahnen an der Vorderseite der dorsalen Rumpfwand (rechte Seite) nach Entfernung der vorderen und seitlichen Rumpfwand (Ansicht von ventral).

**b** Darstellung nach Abtragung der oberflächlichen Schicht des M. psoas major. (Prometheus)

## 8.3.5 N. obturatorius

| | | |
|---|---|---|
| **Herkunft** | Segment L 2 – L 4 | |
| **Innervation** | motorisch | ▪ M. obturatorius externus<br>▪ Mm. adductores<br>– M. adductor longus, M. adductor brevis, M. gracilis, M. pectineus (R. anterior)<br>– M. adductor magnus (R. posterior) |
| | sensorisch (**Abb. 8.36**) | ▪ Oberschenkel, distal-medial (Ramus cutaneus) |
| **Entrapment** | Wurzel L 2 – L 4 | ▪ tiefe paravertebrale Muskulatur der LWS |
| | Plexus lumbalis | ▪ M. psoas major |
| | N. obturatorius | ▪ **M. obturatorius internus** (**Abb. 8.37b**)<br>▪ **M. obturatorius externus** (**Abb. 8.37a**) |
| **neurodynamischer Test** | ▪ Slump-Test (**Abb. 8.44**), kombiniert mit Abduktion im Hüftgelenk | |
| **Therapie** | ▪ tiefe paravertebrale Muskulatur der LWS (S. 258)<br>▪ M. psoas major (S. 276)<br>▪ **M. obturatorius internus** (S. 300)<br>▪ **M. obturatorius externus** (S. 302) | |
| **Hinweise für den Therapeuten** | ▪ Im Canalis obturatorius durchdringen N. obturatorius und A. obturatoria den M. obturatorius internus, die Membrana obturatoria und den M. obturatorius externus<br>→ Entrapment des N. obturatorius möglich<br>→ Abschwächung der Adduktoren und des M. obturatorius externus<br>▪ Ein Entrapment der A. obturatoria im Canalis obturatorius kann die Durchblutung des Femurkopfs reduzieren, da der Femurkopf (auch) über das Lig. capitis femoris durch die A. lig. capitis femoris (die von der A. obturatoria versorgt wird) durchblutet wird → begünstigt Coxarthrose. | |

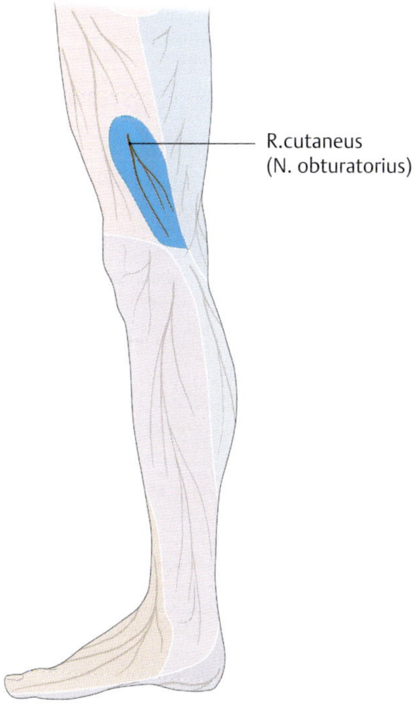


**Abb. 8.36** N. obturatorius: sensibles Innervationsgebiet (rechtes Bein, Ansicht von medial). (Prometheus)

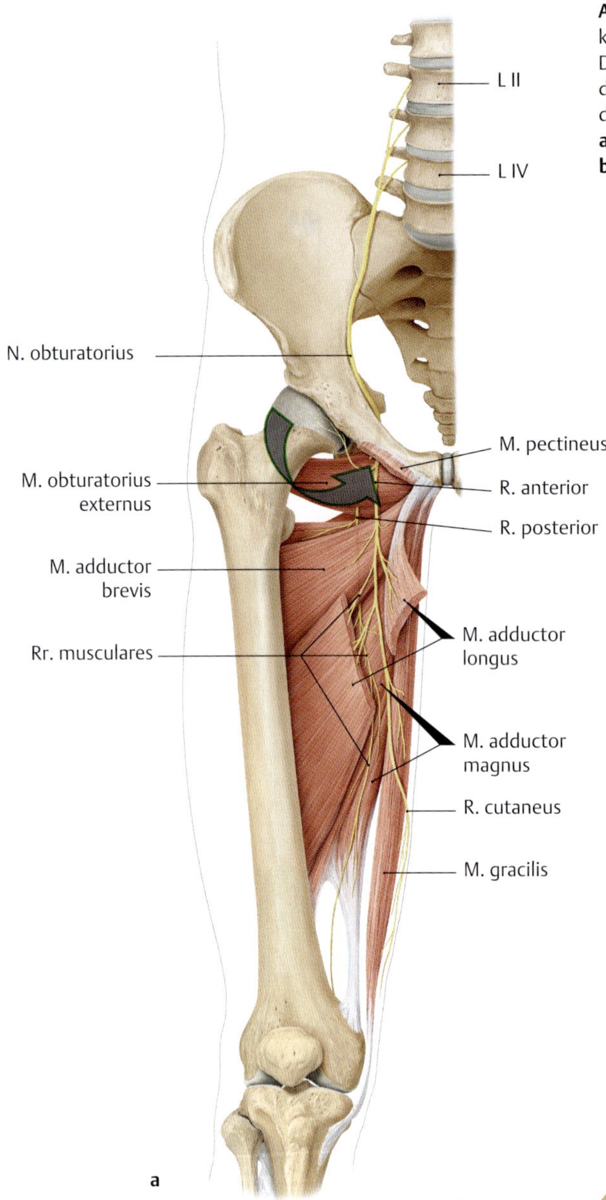


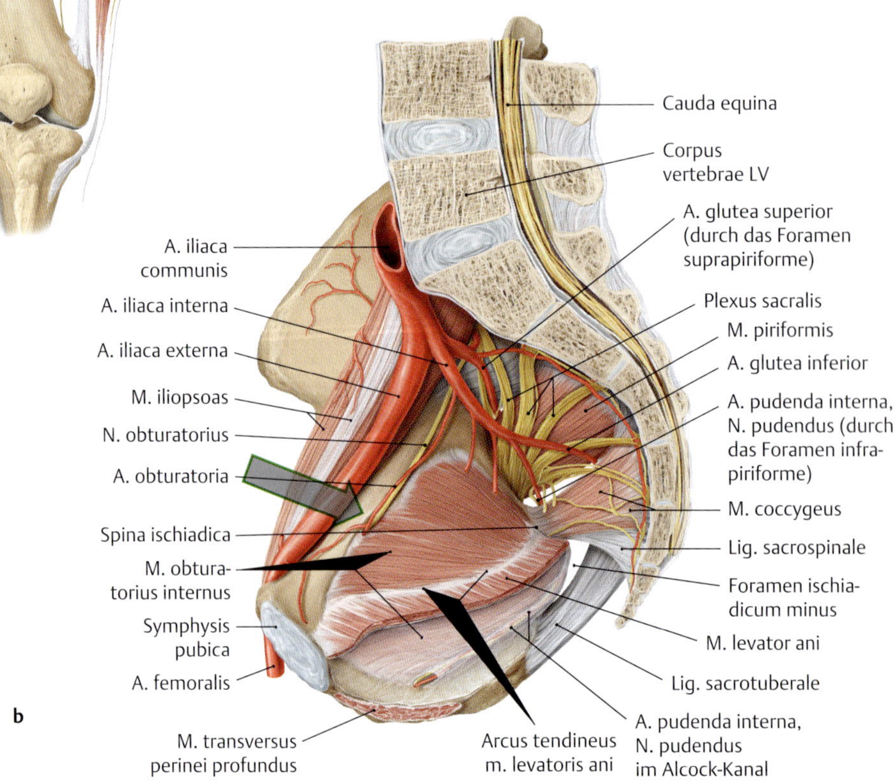


**Abb. 8.37** N. obturatorius: Verlauf des N. obturatorius und muskuläre Entrapment-Stelle (Pfeil) im Canalis obturatorius, beim Durchtritt des N. obturatorius (zusammen mit der A. obturatoria) durch den M. obturatorius internus, die Membrana obturatoris und den M. obturatorius externus.

**a** Oberschenkelregion, Ansicht von ventral.

**b** Rechte Beckenhälfte, Ansicht von medial. (Prometheus)

## 8.3.6 N. ischiadicus

| | | |
|---|---|---|
| **Herkunft** | Segment L 4 – S 3 | |
| **Innervation** | motorisch | ▪ M. semitendinosus<br>▪ M. semimembranosus<br>▪ M. biceps femoris, Caput longum und Caput breve (Peroneusanteil)<br>▪ M. adductor magnus (medialer Teil)<br>▪ alle Muskeln des Unterschenkels (via N. tibialis und N. peroneus) |
| | sensorisch (**Abb. 8.38**) | ▪ Knie, ventrolateral (N. cutaneus surae lateralis)<br>▪ Unterschenkel, ventrolateral (N. cutaneus surae lateralis)<br>▪ Unterschenkel, dorsal (N. cutaneus surae medialis, R. communicans fibularis, N. suralis)<br>▪ Malleolus lateralis (N. cutaneus dorsalis lateralis)<br>▪ Fußrücken (N. cutaneus dorsalis medialis)<br>▪ Fußsohle (Nn. digitales plantares proprii) |
| **Entrapment** | Wurzel L 4 – L 5 | ▪ tiefe paravertebrale Muskulatur der LWS |
| | Plexus lumbosacralis (Anteil L 4 – L 5) | ▪ M. psoas major (**Abb. 8.39b**) |
| | N. ischiadicus (**Abb. 8.39**, **Abb. 8.40**) | ▪ **M. piriformis**<br>▪ **M. biceps femoris, Caput longum** |
| **neurodynamischer Test** | ▪ Straight-Leg-Raise-Test (SLR; **Abb. 8.41**, **Abb. 8.42**, **Abb. 8.43**)<br>▪ Slump-Test (**Abb. 8.44**) | |
| **Therapie** | ▪ tiefe paravertebrale Muskulatur der LWS (S. 258)<br>▪ M. psoas major (S. 276)<br>▪ **M. piriformis** (S. 298)<br>▪ **M. biceps femoris, Caput longum** (S. 330) | |
| **Hinweise für den Therapeuten** | ▪ Adduktion im Hüftgelenk hat eine ausgeprägt sensibilisierende Komponente für den SLR, da der Ischiastrakt lateral vom Tuber ischiadicum verläuft.<br>▪ Ist der SLR-Basistest (**Abb. 8.41**) positiv, wird versucht abzugrenzen, ob die Schmerzen aufgrund der Provokation einer neuralen oder muskulären Struktur verursacht sind (**Abb. 8.42**).<br>– Neurale Strukturen, die provoziert werden: Nervenwurzeln L 4 – S 3, Plexus lumbosacralis, N. ischiadicus<br>– Muskuläre Strukturen, die provoziert werden: Mm. ischiocrurales<br>• Nehmen die Schmerzen bei HWS-Extension ab (**Abb. 8.42d**) und bei HWS-Flexion (**Abb. 8.42c**) zu, sind sie vermutlich neural verursacht.<br>• Bleiben bei der Entlastung der neuralen Provokationsstellung (**Abb. 8.42d**) die Schmerzen bestehen, sind sie vermutlich muskulär verursacht (Mm. ischiocrurales).<br>▪ Differenzierungen des SLR-Basistests ermöglichen, den N. tibialis (mit Dorsalextension; **Abb. 8.43a**) respektive den N. peroneus communis (mit Plantarflexion und Inversion; **Abb. 8.43b**) gezielt zu provozieren.<br>▪ Die Erfahrung aus dem Praxisalltag, dass der Slump-Test sensitiver ist als der SLR, wird durch eine Untersuchung von Massey (1985) bestätigt: Bei 50 Patienten mit tief lumbalen Rückenschmerzen reproduzierte der Slump-Test die Symptome der Patienten am empfindlichsten.<br>▪ Der M. piriformis ist von außen nur in seinen distalen zwei Dritteln durch den M. gluteus maximus hindurch behandelbar; das proximale Drittel ist über vaginale respektive rektale Behandlung der Therapie zugänglich. | |

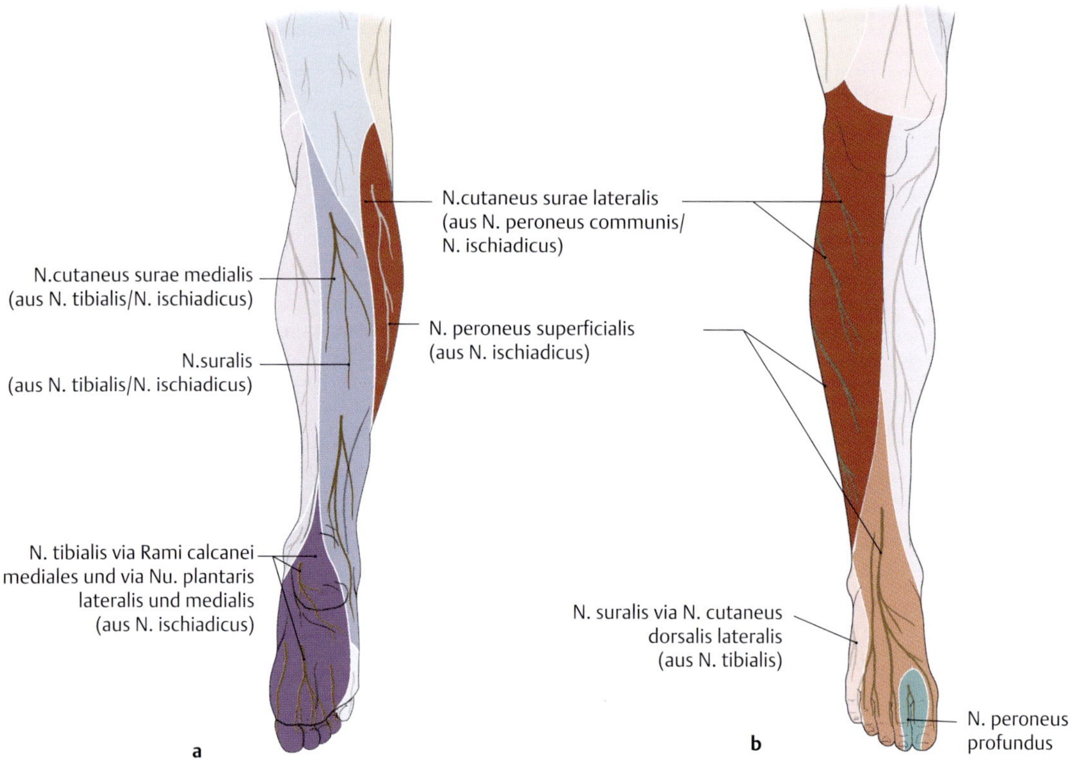


**Abb. 8.38** N. ischiadicus: sensibles Innervationsgebiet.
**a** Rechtes Bein, Ansicht von dorsal.
**b** Rechtes Bein, Ansicht von ventral. (Prometheus)

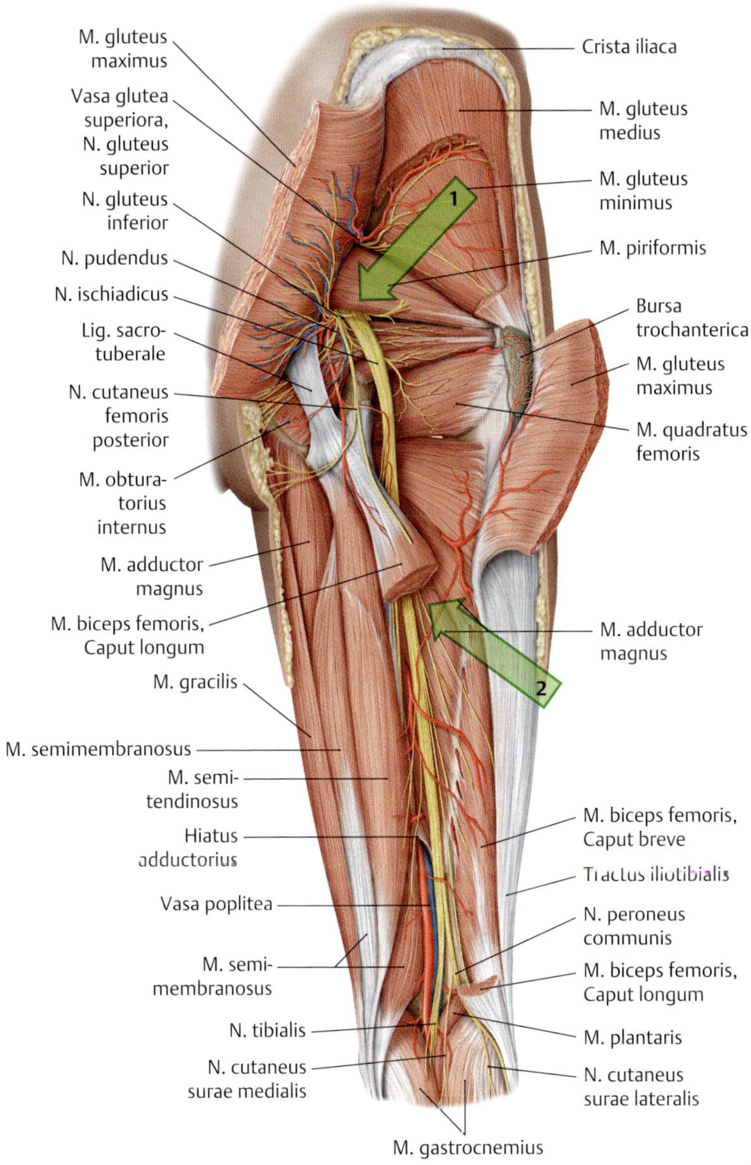


a

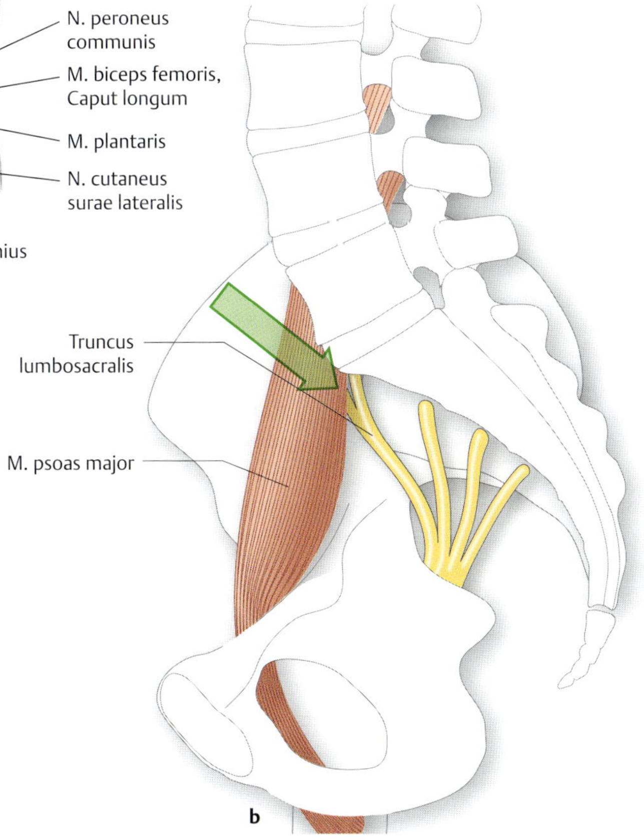


b

**Abb. 8.39** N. ischiadicus: Verlauf des N. ischiadicus und muskuläre Entrapment-Stellen (Pfeile) durch den M. piriformis (1) und das Caput longum des M. biceps femoris (2).

**a** Ansicht von dorsal. (Prometheus)

**b** Intrapelvine Ansicht mit möglichem Entrapment des Truncus lumbosacralis durch den M. psoas major.

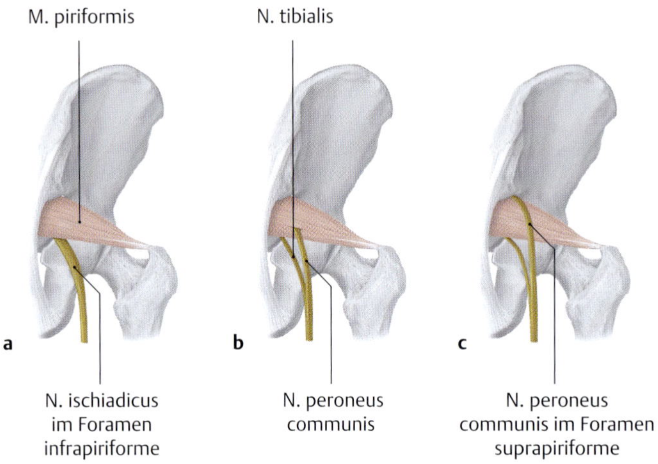


**Abb. 8.40** N. ischiadicus: Varianten des Verlaufs des N. ischiadicus in Bezug zum M. piriformis (nach Rauber/Kopsch)

**a** Normverlauf: Der N. ischiadicus verlässt das kleine Becken durch das Foramen infrapiriforme (ca. 85 % aller Fälle).

**b** Hohe Teilung des N. ischiadicus: Die Nervenfaseranteile des N. peroneus (fibularis) communis (und manchmal auch der N. cutaneus femoris posterior) ziehen durch den M. piriformis hindurch und können dabei komprimiert werden (10 – 15 % aller Fälle).

**c** Hohe Teilung des N. ischiadicus: Der Peroneusanteil des N. ischiadicus verlässt in seltenen Fällen das kleine Becken oberhalb des M. piriformis durch das Foramen suprapiriforme (ca. 0,5 % aller Fälle).

## Neurodynamische Tests mit Betonung des N. ischiadicus – Basistests

### *Straight-Leg-Raise (SLR)*

- SLR-Basistest mit Betonung des N. ischiadicus

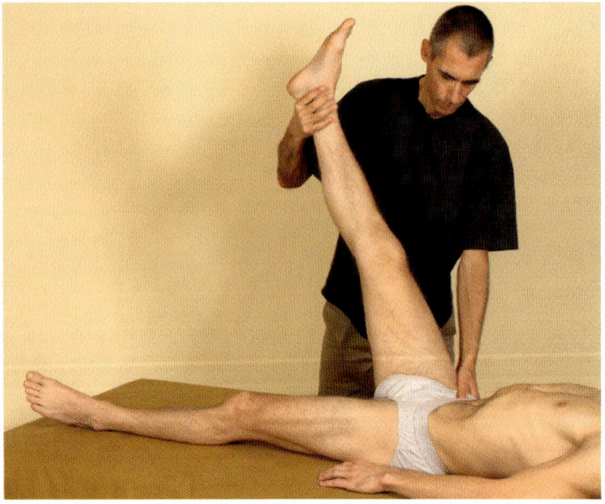

**Abb. 8.41** Straight-Leg-Raise-Test (SLR): neurodynamischer Test mit Betonung des N. ischiadicus – Basistest.

- Differenzierung, ob ein neurales oder muskuläres Problem dominant ist, über das in **Abb. 8.42** dargestellte Vorgehen
  - Ausgangsstellung: Patient in Rückenlage, Kopf liegt auf der Unterlage (**Abb. 8.42a**)
  - Vorbereitung: aktive HWS-Flexion (**Abb. 8.42b**)
  - Provokation: Hüftflexion (passiv) mit extendiertem Knie (**Abb. 8.42c**) führt zu neuraler Provokation (Nervenwurzeln L 4 –S 3 und Plexus lumbosacralis mit Betonung des N. ischiadicus) und/oder muskulärer Provokation (Mm. ischiocrurales)
  - Entlastung der neuralen Provokation durch HWS-Extension (**Abb. 8.42d**), während die muskuläre Dehnprovokation für die Mm. ischiocrurales unverändert bleibt
    - ändern sich die Schmerzen in Abhängigkeit der HWS-Bewegung, ist mit großer Wahrscheinlichkeit die neurale Komponente dominant
    - bleiben die Schmerzen unverändert während der HWS-Bewegung, ist das Problem mit großer Wahrscheinlichkeit myofaszial verursacht
- SLR-Varianten mit Akzentuierung des N. tibialis (durch Kombination mit Dorsalextension; **Abb. 8.43a**) bzw. des N. peroneus (durch Kombination mit Plantarflexion, **Abb. 8.43b**).

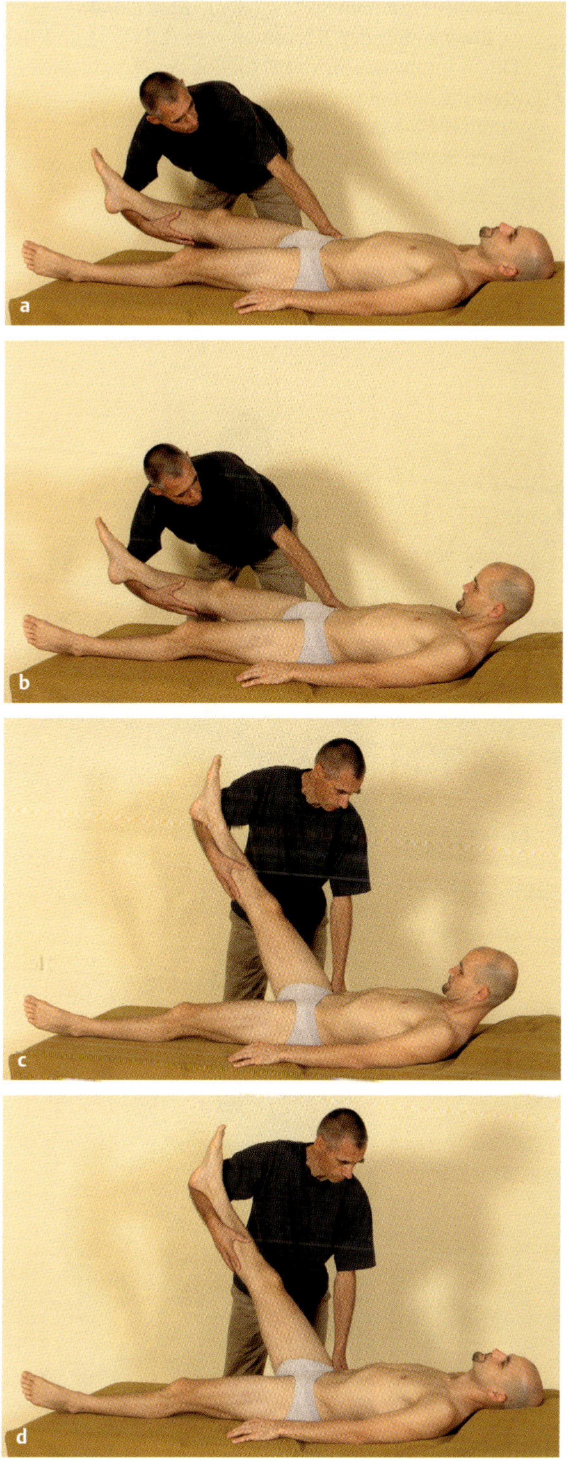


**Abb. 8.42** Straight-Leg-Raise-Test (SLR): Differenzierung neurales/muskuläres Problem. Ändern sich die Schmerzen in Abhängigkeit der HWS-Bewegung, ist mit großer Wahrscheinlichkeit die neurale Komponente dominant. Bleiben die Schmerzen während der HWS-Bewegung unverändert, ist das Problem mit großer Wahrscheinlichkeit myofaszial verursacht.

**a** Ausgangsstellung.
**b** HWS-Flexion (durch den Patienten).
**c** Flexion im Hüftgelenk (durch den Therapeuten).
**d** Auflösen der HWS-Flexion (durch den Patienten).

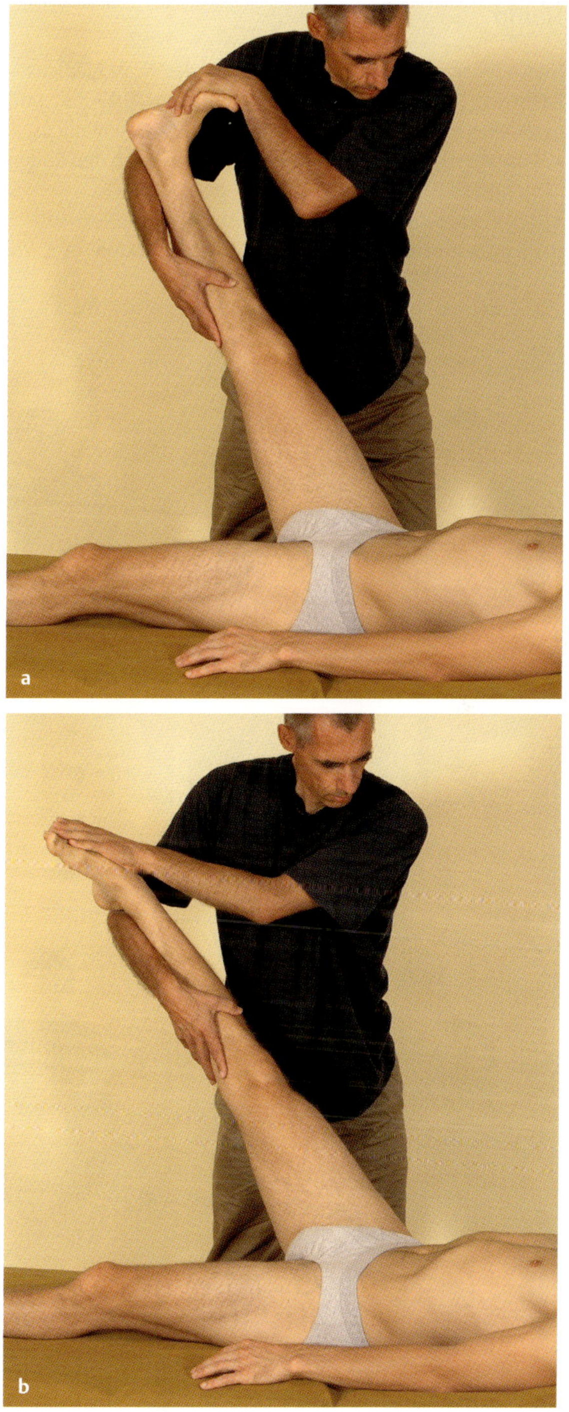


**Abb. 8.43** Straight-Leg-Raise-Test (SLR): Varianten zur Differenzierung betr. N. tibialis und N. peroneus.

**a** Betonung des N. tibialis durch Kombination mit Dorsalextension.
**b** Betonung des N. peroneus durch Kombination mit Plantarflexion.

## *Slump*

Neurodynamischer Test mit Betonung des N. ischiadicus – Basistest: Provokation der Nervenwurzeln (L4–S3) und des Plexus lumbosacralis mit Betonung des N. ischiadicus.

- Ausgangsstellung: Patient sitzt, Füße berühren den Boden nicht, Arme hinter dem Rücken (**Abb. 8.44a**)
- Bewegungsablauf:
  - „zusammensacken“ (slump) mittels Flexion in LWS, BWS und HWS (**Abb. 8.44b**)
  - Extension im Kniegelenk (**Abb. 8.44c**)
  - Dorsalextension im Sprunggelenk (**Abb. 8.44d**)
    → Provokation der Nervenwurzeln (L4–S3) und des Plexus lumbosacralis mit Betonung des N. ischiadicus
- Entlastung der neuralen Provokation
  - durch HWS-Extension (**Abb. 8.44e**)
  - durch Plantarflexion (**Abb. 8.44a f**)

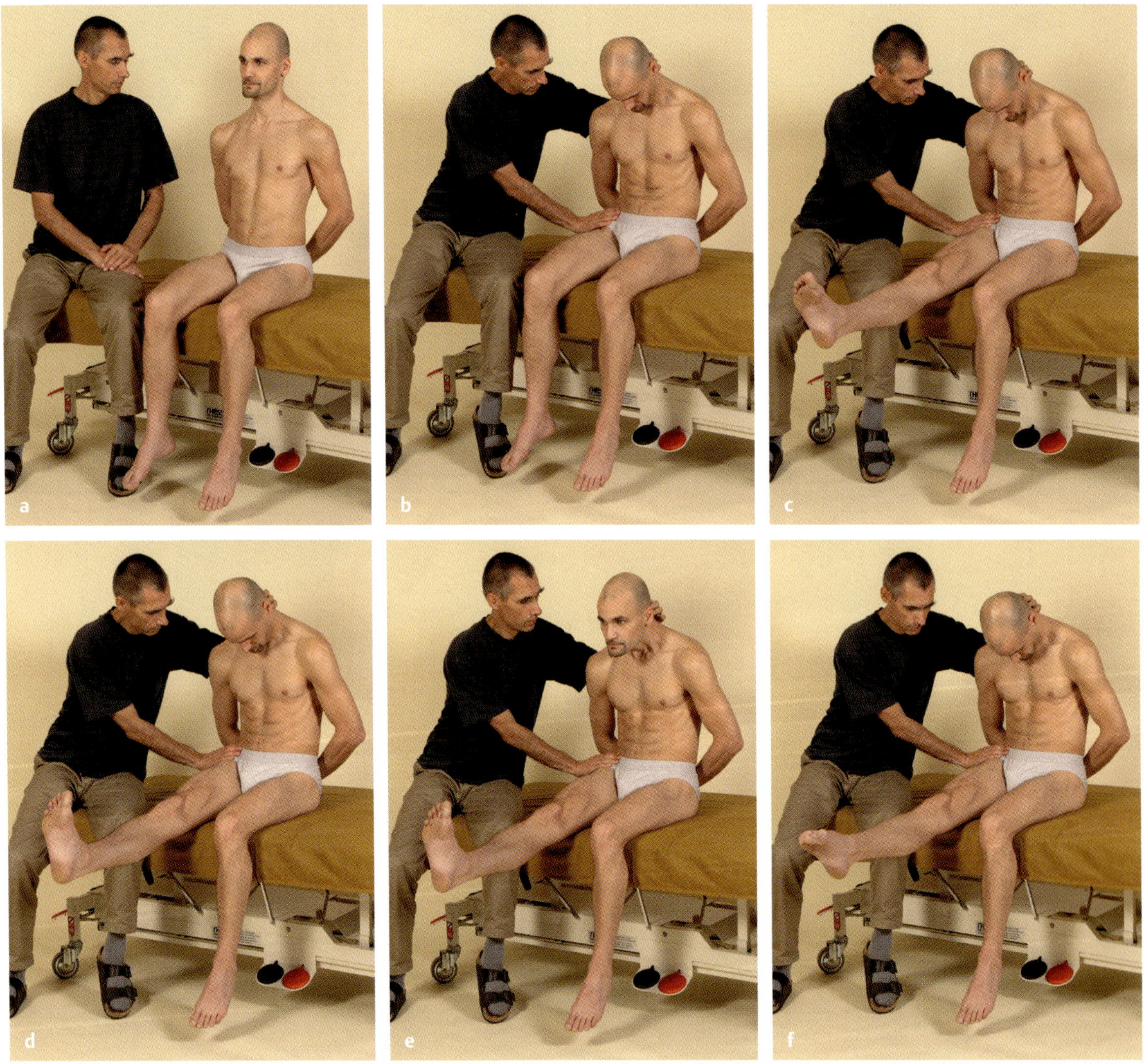


**Abb. 8.44** Slump-Test: neurodynamischer Test mit Betonung des N. ischiadicus – Basistest (Erläuterungen im Text).

## 8.3.7 N. peroneus (fibularis)

| | | |
|---|---|---|
| **Herkunft** | Segment L 4 – S 2 | |
| **Innervation** | motorisch | ▪ M. biceps femoris, Caput breve (N. peroneus communis)<br>▪ prätibiale Muskelgruppe<br>– M. tibialis anterior (N. peroneus profundus)<br>– M. extensor digitorum longus (N. peroneus profundus)<br>– M. extensor hallucis longus (N. peroneus profundus)<br>▪ kurze Zehenextensoren<br>– M. extensor digitorum brevis (N. peroneus profundus)<br>– M. extensor hallucis brevis (N. peroneus profundus)<br>▪ laterale Unterschenkelmuskulatur<br>– M. peroneus longus (N. peroneus superficialis)<br>– M. peroneus brevis (N. peroneus superficialis) |
| | sensorisch (**Abb. 8.45**) | ▪ Knie, ventrolateral (N. cutaneus surae lateralis aus dem N. peroneus communis)<br>▪ Unterschenkel, ventrolateral (N. cutaneus surae lateralis, R. communicans fibularis, N. peroneus superficialis)<br>▪ Fußrücken (N. cutaneus dorsalis medialis aus dem N. peroneus superficialis)<br>▪ „Schwimmhaut" zwischen Großzehe und 2. Zehe (N. cutaneus hallucis lateralis und N. cutaneus digiti secundi medialis aus dem N. peroneus profundus) |
| **Entrapment** | Wurzel L 4 – S 2 | ▪ tiefe paravertebrale Muskulatur der LWS |
| | Plexus lumbosacralis (Anteil L 4 – L 5) | ▪ M. psoas major |
| | N. ischiadicus | ▪ M. piriformis<br>▪ M. biceps femoris, Caput longum |
| | N. peroneus (fibularis) communis | ▪ **M. peroneus longus**: Eine Öffnung an der proximalen Ansatzstelle des M. peroneus longus gewährt dem N. peroneus communis Durchtritt (etwas distal des Fibulaköpfchens), sodass durch Hartspannstränge im M. peroneus longus in unmittelbarer Nähe des Fibulaköpfchens ein Engpass für den N. peroneus communis entstehen kann (**Abb. 8.46**, Pfeil 1)<br>→ neuropraxiebedingte Abschwächung der Muskeln sowohl in der anterioren als auch in der lateralen Muskelloge: Dorsalextensoren und Peronei betroffen<br>→ Sensibilitätsstörungen im lateralen Unterschenkelgebiet und auf dem Fußrücken (**Abb. 8.45**) |
| | N. peroneus (fibularis) superficialis | ▪ **M. peroneus longus**: Unmittelbar distal der Entrapment-Stelle für den N. peroneus communis können Hartspannstränge im M. peroneus longus Engpässe für der N. peroneus superficialis (und/oder N. peroneus profundus) verursachen (**Abb. 8.46**, Pfeil 2). Die Nerven können gegen die Fibula gedrückt werden oder sie werden abgeschnürt, weil die Muskelspannung zu einer Dysfunktion der die Nerven umhüllenden Bindegewebsstrukturen führt<br>→ neurapraxiebedingte Sensibilitätsstörungen im lateralen Unterschenkelgebiet und auf dem Fußrücken (**Abb. 8.45**) |

| | | |
|---|---|---|
| | N. peroneus (fibularis) profundus | ▪ **M. peroneus longus**: Unmittelbar distal der Entrapment-Stelle für den N. peroneus communis können Hartspannstränge im M. peroneus longus Engpässe für der N. peroneus profundus (und/oder N. peroneus superficialis) verursachen (**Abb. 8.46**, Pfeil 3). Die Nerven können gegen die Fibula gedrückt werden oder sie werden abgeschnürt, weil die Muskelspannung zu einer Dysfunktion der die Nerven umhüllenden Bindegewebsstrukturen führt.<br>▪ **M. extensor digitorum longus**: Der N. peroneus profundus kann durch verspannte Faserbündel im M. extensor digitorum longus gegen die Fibula komprimiert werden (**Abb. 8.46**, Pfeil 4) → neuropraxiebedingte Abschwächung der Fuß- und Zehenheber |
| **neurodynamischer Test** | ▪ Straight-Leg-Raise-Test mit Plantarflexion/Inversion (SLR-Variante, **Abb. 8.43b**)<br>▪ Slump-Test (**Abb. 8.44**) | |
| **Therapie** | ▪ tiefe paravertebrale Muskulatur der LWS (S. 258)<br>▪ M. psoas major (S. 276)<br>▪ M. piriformis (S. 298)<br>▪ M. biceps femoris, Caput longum (S. 330)<br>▪ **M. peroneus longus** (S. 356)<br>▪ **M. extensor digitorum longus** (S. 354) | |
| **Hinweise für den Therapeuten** | ▪ Kardinalzeichen für ein Entrapment des N. peroneus profundus: Taubheit im Bereich der „Schwimmhaut" zwischen Großzehe und 2. Zehe (**Abb. 8.45**).<br>▪ Abschwächung der Dorsalextensoren (→ erhöhtes Sturzrisiko, v. a. im Alter) können Folgen neuromuskulärer Entrapments (N. peroneus communis und N. peroneus profundus) sein.<br>▪ Wiederholte Supinationstraumen können im Zusammenhang mit einer Entrapment-Pathologie des N. peroneus communis (und N. peroneus superficialis) stehen.<br>▪ Differenzierung, ob ein Problem neural respektive muskulär (M. tibialis anterior, M. extensor digitorum longus, M. extensor hallucis longus) verursacht ist, erfolgt über das in **Abb. 8.42** dargestellte Prozedere. | |

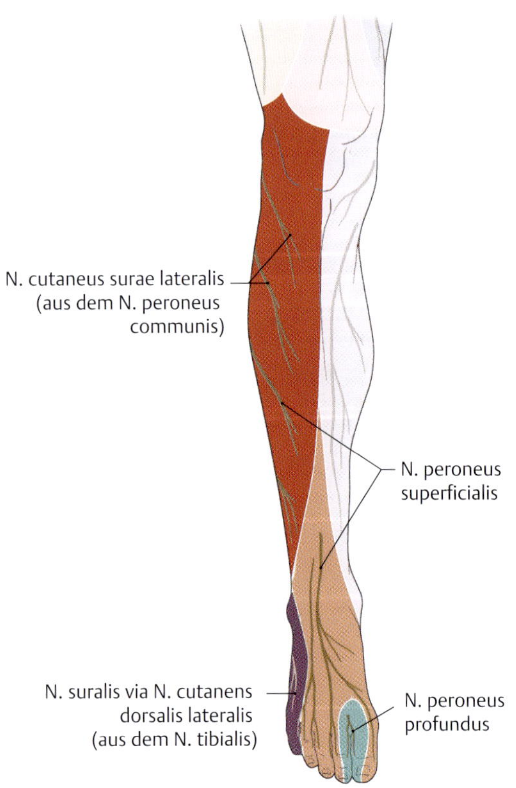


**Abb. 8.45** N. peroneus: sensibles Innervationsgebiet (rechtes Bein, Ansicht von ventral). (Prometheus)

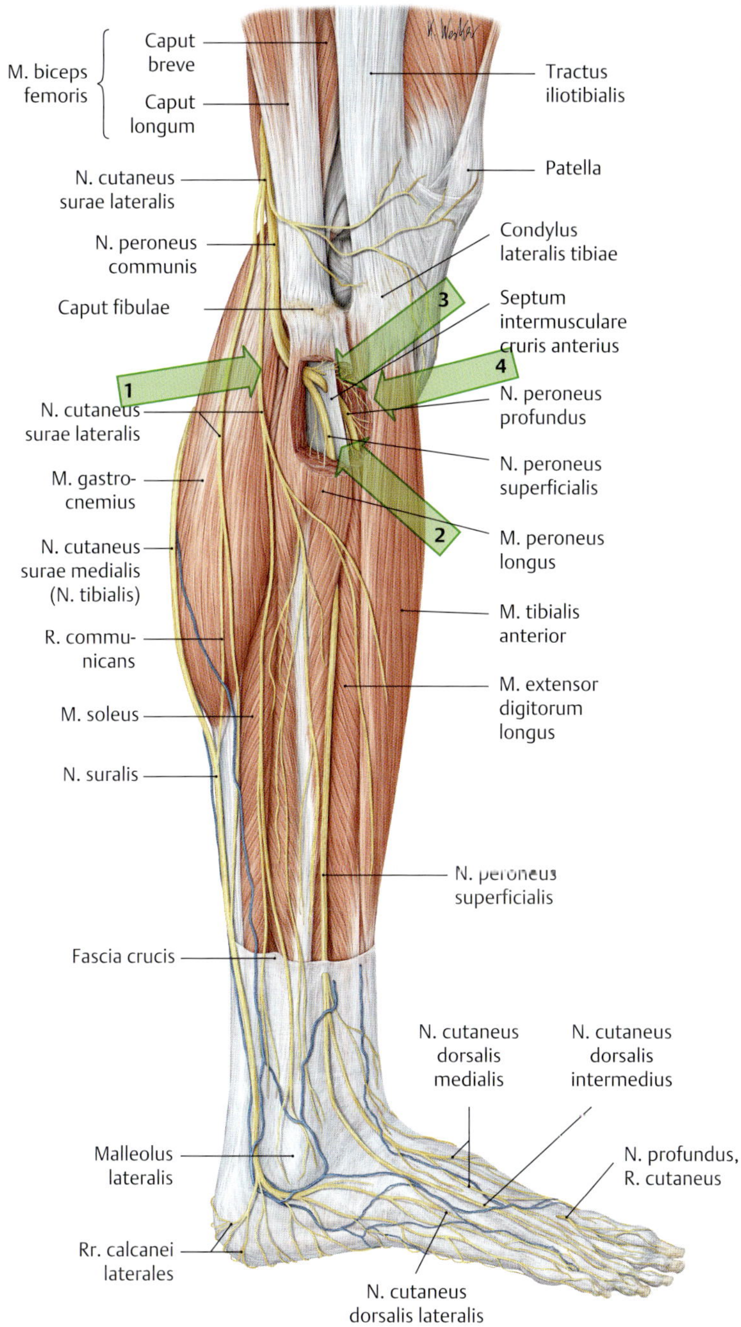


**Abb. 8.46** N. peroneus (rechter Unterschenkel, Ansicht von lateral): Verlauf des N. peroneus (fibularis) und muskuläre Entrapment-Stellen (Pfeile).
1) N. peroneus communis bei seinem Durchtritt durch den M. peroneus longus im Bereich der proximalen Ansatzstelle des M. peroneus longus, unmittelbar distal des Fibulaköpfchens.
2) N. peroneus superficialis durch den M. peroneus longus.
3) N. peroneus profundus durch den M. peroneus longus.
4) N. peroneus profundus durch den M. extensor digitorum longus.
(Prometheus)

## 8.3.8 N. tibialis

| | | |
|---|---|---|
| **Herkunft** | Segment L 4 – S 3 | |
| **Innervation** | motorisch | ▪ M. popliteus<br>▪ dorsale Unterschenkelmuskeln<br>– M. gastrocnemius, M. plantaris<br>– M. soleus<br>– M. tibialis posterior<br>– M. flexor digitorum longus<br>– M. flexor hallucis longus<br>▪ alle Muskeln der Fußsohle (N. plantaris medialis und lateralis) |
| | sensorisch (**Abb. 8.38**, **Abb. 8.47**) | ▪ Unterschenkel, dorsal (N. cutaneus surae medialis, N. suralis, **Abb. 8.38a**)<br>▪ Malleolus lateralis (N. cutaneus dorsalis lateralis)<br>▪ Fußsohle (Nn. digitales plantares proprii; **Abb. 8.47**) |
| **Entrapment** | Wurzel L 4 – L 5 | ▪ tiefe paravertebrale Muskulatur der LWS |
| | Plexus lumbosacralis (Anteil L 4 – L 5) | ▪ M. psoas major |
| | N. ischiadicus | ▪ M. piriformis<br>▪ M. biceps femoris, Caput longum |
| | N. tibialis | ▪ **M. soleus**<br>▪ **M. abductor hallucis** (Nn. plantaris medialis und lateralis) |
| **neurodynamischer Test** | ▪ Straight-Leg-Raise-Test (SLR; **Abb. 8.43a**)<br>▪ Slump-Test (**Abb. 8.44**) | |
| **Therapie** | ▪ tiefe paravertebrale Muskulatur der LWS (S. 258)<br>▪ M. psoas major (S. 276)<br>▪ M. piriformis (S. 298)<br>▪ M. biceps femoris, Caput longum (S. 330)<br>▪ **M. soleus** (S. 344)<br>▪ **M. abductor hallucis** (S. 360) | |
| **Hinweise für den Therapeuten** | Die Entrapment-Stelle beim Arcus tendineus m. solei betrifft nicht nur den N. tibialis, sondern gleichzeitig auch die A. tibialis posterior und die Vv. tibiales posteriores<br>→ Durchblutungsstörungen/Ödeme im Unterschenkel- und Fußbereich | |

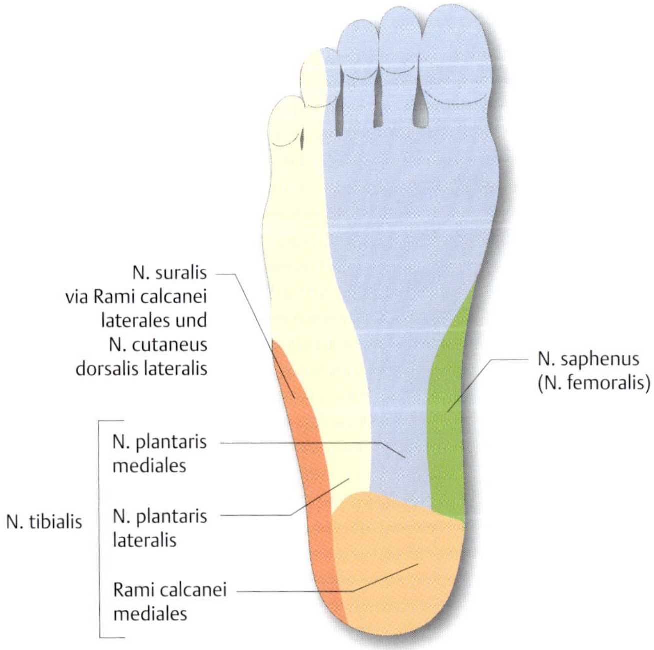


**Abb. 8.47** N. tibialis: sensibles Innervationsgebiet (rechte Fußsohle, Ansicht von unten).

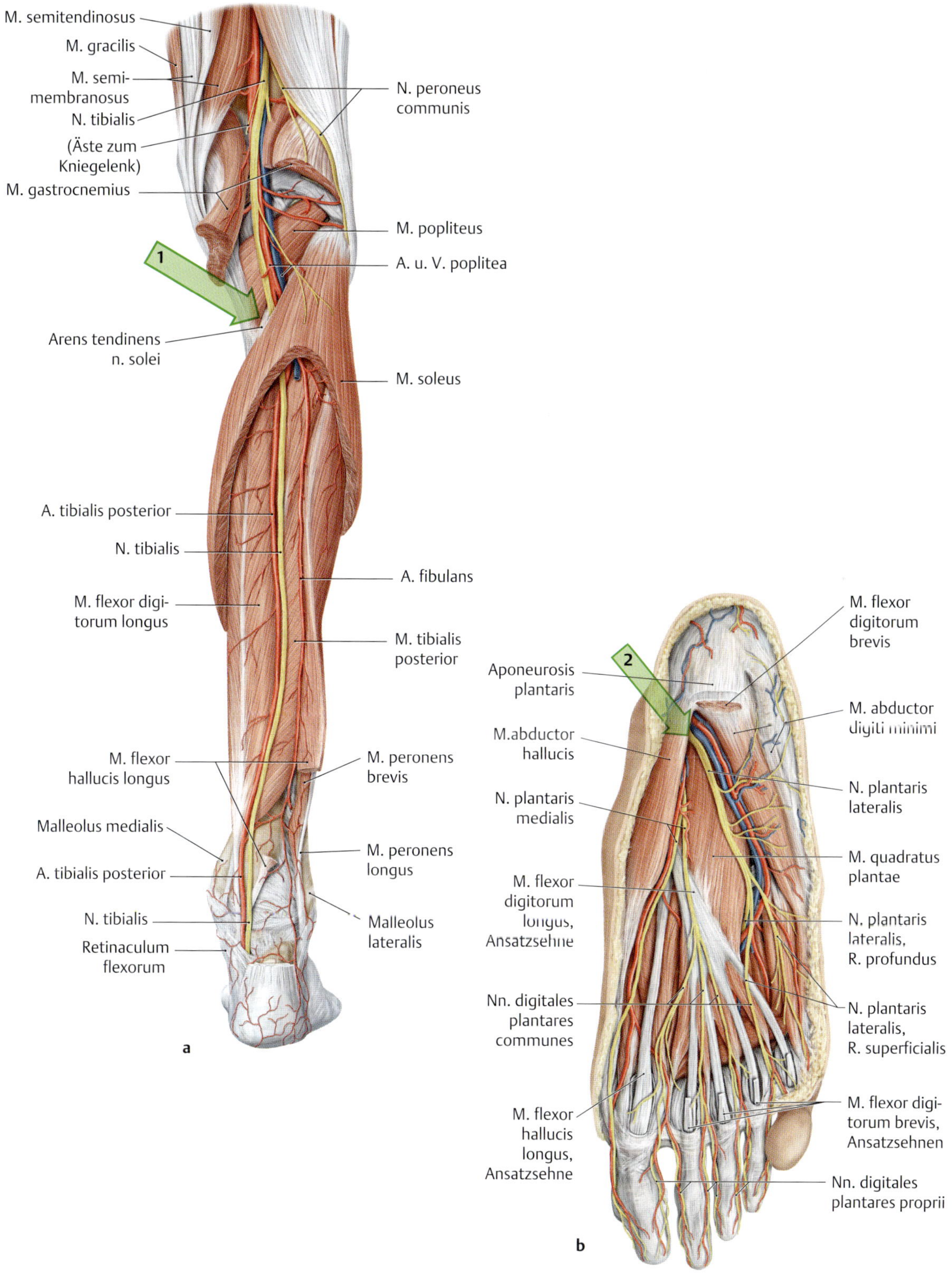


**Abb. 8.48** N. tibialis: Verlauf des N. tibialis und muskuläre Entrapment-Stellen (Pfeile) beim Durchtritt des N. tibialis durch den M. soleus (1) und den M. abductor hallucis (2).

**a** Rechter Unterschenkel, Ansicht von dorsal.

**b** Rechter Fuß, Ansicht von plantar. (Prometheus)

# 8.4 Weitere Entrapments

## 8.4.1 N. occipitalis major/Ramus dorsalis des 2. Zervikalnervs

| | | |
|---|---|---|
| **Herkunft** | Segment C 2 | |
| **Innervation** | motorisch | ▪ M. semispinalis capitis<br>▪ M. splenius capitis<br>▪ M. longissimus capitis |
| | sensorisch (**Abb. 8.49**) | ▪ Kopfhaut (Hinterhauptsregion bis zum Scheitel) |
| **Entrapment** | Wurzel C 2 | ▪ tiefe paravertebrale Muskulatur der kranialen HWS (Mm. suboccipitales) |
| | N. occipitalis major | Der N. occipitalis major (**Abb. 8.50**) durchdringt (nach Travell u. Simons 2002) den<br>▪ **M. semispinalis capitis** (bei 90 %)<br>▪ M trapezius descendens (bei 45 %)<br>▪ M. obliquus capitis inferior (bei 7 – 8 %) |
| **neurodynamischer Test** | ▪ passive Nackenflexion (PNF, **Abb. 8.51**) | |
| **Therapie** | ▪ **M. semispinalis capitis** (S. 220)<br>▪ M. obliquus capitis inferior (S. 224)<br>▪ M. trapezius descendens (S. 198) | |
| **Hinweise für den Therapeuten** | ▪ Der N. occipitalis major entstammt dem Ramus dorsalis des 2. Zervikalnervs.<br>▪ Der Ramus dorsalis des 2. Zervikalnervs hat einen vorderen und hinteren Ast; er führt überwiegend sensorische Fasern.<br>– Der vordere motorische Ast durchbohrt den M. semispinalis capitis und innerviert diesen sowie die Mm. splenius capitis und longissimus capitis.<br>– Der hintere, weit stärkere Ast ist rein sensorisch; er durchdringt den M. semispinalis capitis und durchbohrt die Ansatzsehne des M. trapezius descendens und verzweigt sich dann als N. occipitalis major in die Haut des Hinterhaupts bis zur Scheitelhöhe (Voss u. Herrlinger 1986).<br>▪ Werden bei passiver Nackenflexion (**Abb. 8.51**) dem Patienten bekannte Symptome<br>– im oberen BWS-, Hals- und Kopfbereich ausgelöst, können sie neural oder myofaszial (durch Dehnungsprovokation des M. semispinalis capitis und cervicis sowie der andern Kopf-, HWS- und BWS-Extensoren, S. 220 ff) verursacht sein<br>– lumbal reproduziert, ist die neurale Komponente dominant. Das Problem hat in diesen Fällen vermutlich nichts mit dem N. occipitalis major zu tun, denn die Auswirkungen der passiven Nackenflexion sind nicht auf die HWS und obere BWS beschränkt; durch die passive Nackenflexion werden auch das Rückenmark und die Meningen im Bereich der LWS und Anteile des Ischiastrakts bewegt, sodass sie bei vorbestehender Irritation symptomatisch reagieren können.<br>▪ Die Behandlung von mTrPs im M. semispinalis capitis und M trapezius descendens (sowie des M. obliquus capitis inferior) beeinflusst sowohl die myofasziale als auch die neurale Komponente (betreffend ein Entrapment des N. occipitalis major) günstig. | |

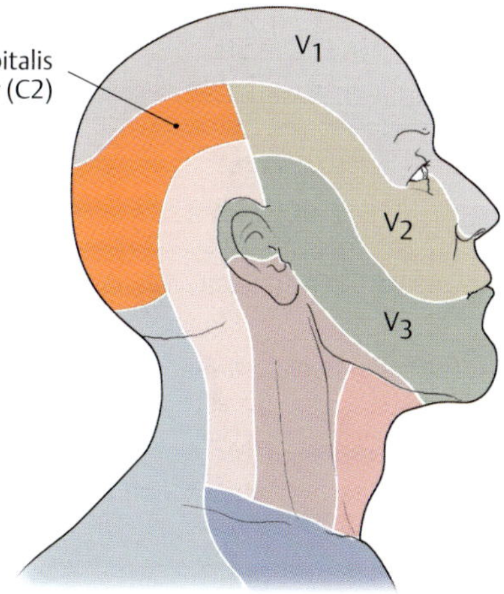


**Abb. 8.49** N. occipitalis major/Ramus dorsalis des 2. Zervikalnervs: sensibles Innervationsgebiet.

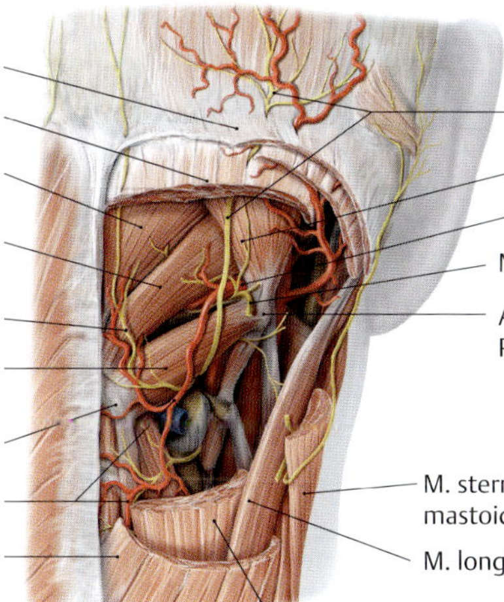


**Abb. 8.50** N. occipitalis major/Ramus dorsalis des 2. Zevikalnervs: Verlauf und Entrapment-Stellen beim Durchtritt durch den M. semispinalis capitis und den M. trapezius descendens. (Prometheus)

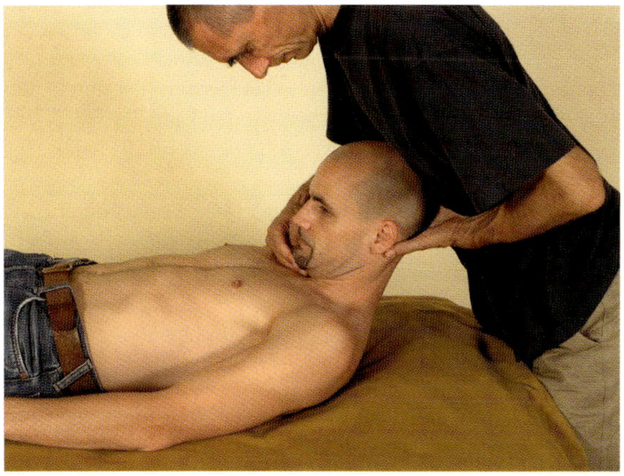

**Abb. 8.51** Passive Nackenflexion (PNF): neurodynamischer Test mit Betonung des Ramus dorsalis des 2. Zervikalnervs.

## 8.4.2 Rami dorsales der Spinalnerven

<table>
<tr><td>Herkunft</td><td colspan="2">Segment C 1 – S 5</td></tr>
<tr><td rowspan="2">Innervation</td><td>motorisch</td><td>▪ autochthone Rückenmuskulatur</td></tr>
<tr><td>sensorisch</td><td>▪ Rücken (Haut der Rückseite von Kopf und Hals, des Rückens und des Gesäßes)</td></tr>
<tr><td rowspan="2">Entrapment</td><td>Wurzel C 1 – S 5</td><td>▪ tiefe autochthone Rückenmuskulatur (Mm. multifidi und rotatores)</td></tr>
<tr><td>Rami dorsales der Spinalnerven</td><td>▪ alle Schichten der Rückenmuskulatur (tiefe, mittlere und oberflächliche Lage)</td></tr>
<tr><td>neuraler Test</td><td colspan="2">▪ Prüfung der Oberflächensensibilität am Rücken → Hypästhesien und Dysästhesien sind als mögliche Entrapment-Zeichen zu deuten: Der Patient spürt mit dem Rücken nur „wie von fern“, „wie durch Nebel hindurch“, „Wattegefühl“, Taubheitsempfindung.</td></tr>
<tr><td>Therapie</td><td colspan="2">▪ tiefe Schicht der Rückenmuskulatur (autochthone Rückenmuskulatur)<br>– Mm. semispinalis, multifidi und rotatores (S. 220, S. 258)<br>– Mm. longissimus und iliocostalis (S. 258)<br>– M. splenius cervicis (S. 218)<br>▪ mittlere Schicht der Rückenmuskulatur<br>– M. serratus posterior superior (S. 280)<br>– M. serratus posterior inferior (S. 282)<br>▪ oberflächliche Schicht der Rückenmuskulatur<br>– Mm. rhomboidei (S. 186)<br>– M. trapezius descendens (S. 198)<br>– M. trapezius transversus (S. 188)<br>– M. trapezius ascendens (S. 190)<br>– M. latissimus dorsi (S. 170)<br>– Fascia thoracolumbalis (S. 288)</td></tr>
<tr><td>Hinweise für den Therapeuten</td><td colspan="2">▪ Die sensorische Versorgung der Haut der Rückseite von Kopf und Hals, des Rückens und des Gesäßes erfolgt durch die Rami cutanei posteriores aus den Rami dorsales der Spinalnerven (Abb. 8.52). Diese Hautnerven durchdringen – bis sie an die Oberfläche gelangen – sämtliche Schichten der tiefen und oberflächlichen Rückenmuskulatur (Abb. 8.53).<br>– Entrapments (infolge von Hartspannsträngen und chronisch verspannter Rückenmuskulatur) führen zu Hypästhesien („pelzartiges“ Empfinden, „wie durch Nebel hindurch“, „Wattegefühl“), die auch als Notalgia paraesthetica bezeichnet werden.<br>– Ist die Oberflächensensibilität in bestimmten Rückenabschnitten dergestalt verändert, ist dies ein Hinweis darauf, dass in dieser Zone die tiefen Schichten der Rückenmuskulatur verspannt sind.<br>– Dieses Phänomen der Hypästhesie am Rücken kann beim Befund genutzt werden: Auf der Höhe und auf der Seite (z. B. Th 4 links), wo der Patient weniger spürt, liegen in der Tiefe häufig mTrPs in den verspannten Muskeln.<br>▪ Dysfunktionale autochthone Rückenmuskulatur (Hartspannstränge) verursachen die Entrapments der Rami dorsales (Abb. 8.53) – und gleichzeitig können Dysfunktionen der autochthonen Rückenmuskulatur durch diese Entrapments aufrechterhalten werden → Teufelskreis (der durch die Behandlung der tiefen Schichten des M. erector spinae durchbrochen werden kann).<br>▪ Der Ramus dorsalis des 1. Zervikalnervs ist ein rein motorischer Nerv und innerviert die tiefen Nackenmuskeln (N. suboccipitales).<br>▪ Der Ramus dorsalis des 2. Zervikalnervs ist ein überwiegend sensorischer Nerv. Sein vorderer motorischer Ast versorgt die Mm. semispinales capitis, splenius capitis und longissimus, während sein hinterer, wesentlich stärkerer Ast als N. occipitalis major (Kap. 8.4.1) die Hinterhauptregion sensibel innerviert.<br>▪ Die Behandlung von TrPs in der tiefen und oberflächlichen Rückenmuskulatur beeinflusst sowohl die myofasziale als auch die neurale Komponente günstig.</td></tr>
</table>

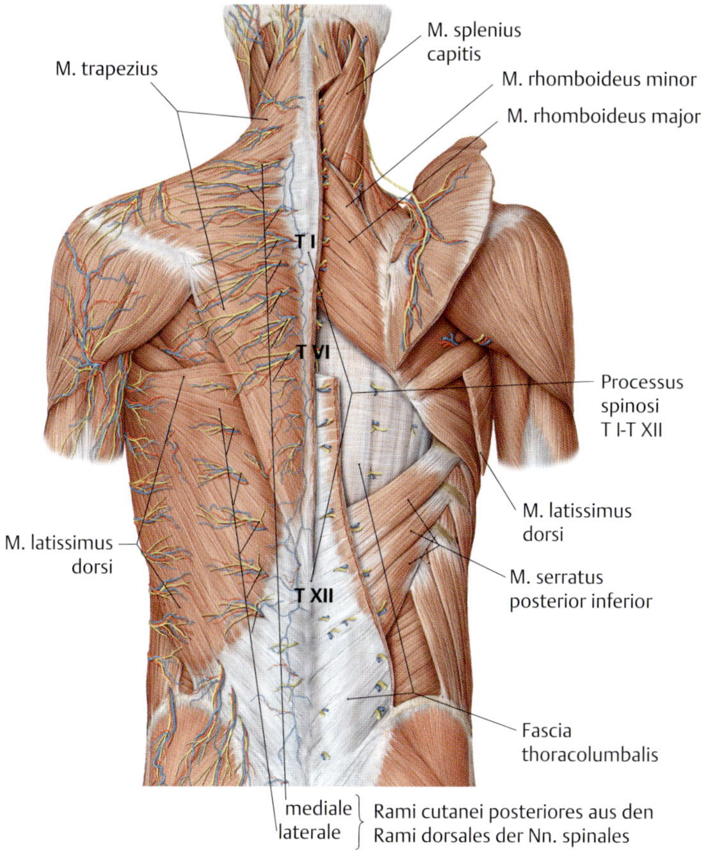


**Abb. 8.52** Rami dorsales der Spinalnerven (Ansicht von dorsal): sensible Versorgung der Haut am Rücken. Die Rami cutanei posteriores aus den Rami dorsales der Spinalnerven durchdringen alle Schichten der tiefen und oberflächlichen Rückenmuskulatur. Entrapments führen zu Hypästhesien und Dysästhesien der Haut in der Rückenregion. (Prometheus)

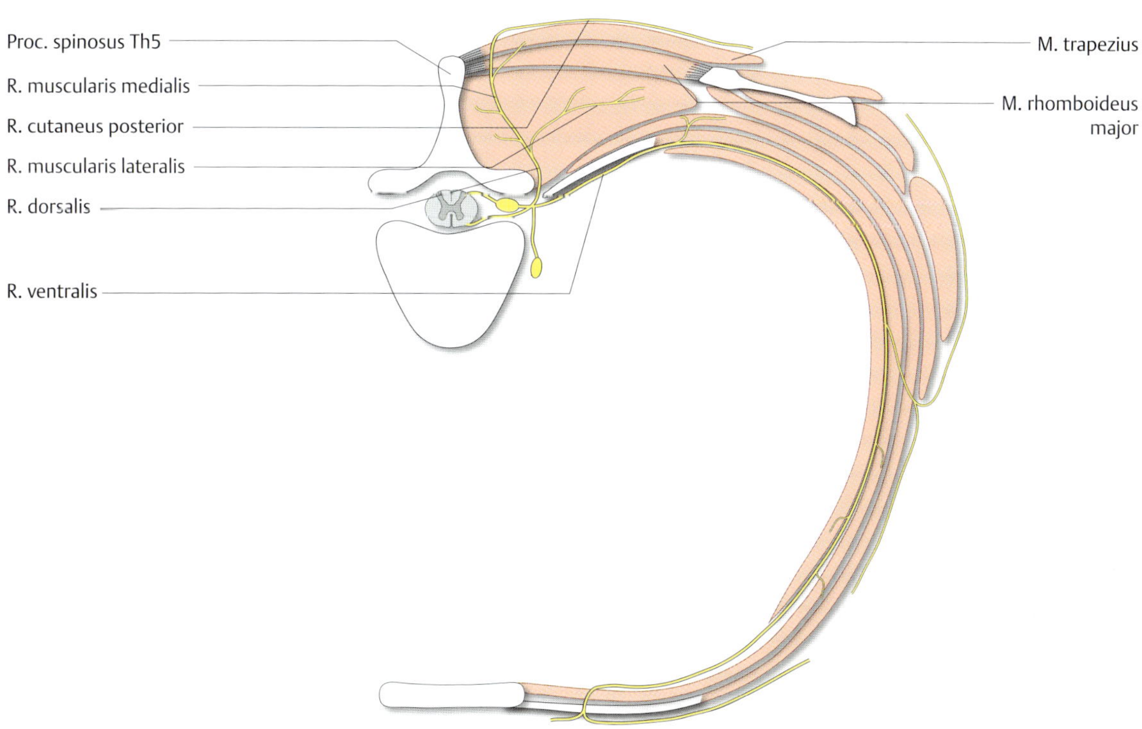


**Abb. 8.53** Ramus dorsalis der Spinalnerven (Querschnitt Höhe Th 5): motorische Versorgung des M. erector spinae (Ramus muscularis medialis und lateralis zu den Mm. rotatores und multifidi sowie zum M. longissimus und M. iliocostalis) und sensorische Versorgung der Haut des Rückens (Ramus cutaneus posterior).

### 8.4.3 Entrapments im Bereich der distalsten Nervenstrecke (distale Mini-Entrapments)

Die Bindegewebsanteile der periphereren Nerven (Epi- und Perineurium; **Abb. 6.4**, S. 143) nehmen ab, je weiter distal sich ein Nervenabschnitt befindet. Damit wird der Nerv im Bereich seiner distalsten Nervenstrecke besonders empfindlich gegenüber Druck von außen (**Abb. 6.5**, S. 144). Periphere Nerven sind folglich in ihren distalsten Anteilen besonders gefährdet, eine Entrapment-Pathologie zu entwickeln. Solche distalen Mini-Entrapments können an 2 Stellen auftreten:

- Entrapment des Nervs beim Durchtritt durch die Oberflächenfaszie eines Muskels (s. u.)
- intramuskuläres Entrapment der distalsten Nervenabschnitte (S. 469)

#### Entrapments durch die Oberflächenfaszie eines Muskels

| | |
|---|---|
| **Ursache** | ▪ TrP-Probleme gehen einher mit Bindegewebsveränderungen, die auch die oberflächliche Faszie des Muskels (Perimysium) betreffen: Die Muskelfaszie wird dysfunktional.<br>▪ Ist der Widerstand der Oberflächenfaszie eines Muskels erhöht, können beim Durchtritt des Nervs durch die Oberflächenfaszie des Muskels im distalsten Nervenabschnitt Entrapments auftreten. Die optimale Funktion des Nervs – und damit des Muskels – wird auf diese Weise eingeschränkt. |
| **Auswirkung** | ▪ Es können motorische, sensible und vegetative Nervenfasern betroffen sein:<br>▪ Kraft, Koordinationsfähigkeit und Bewegungsökonomie der Muskulatur werden reduziert.<br>▪ Die Irritation vasomotorischer Fasern kann die Durchblutung des Muskels verändern und damit seine Regenerationsfähigkeit vermindern.<br>▪ Da in der Regel zusammen mit dem Nerv auch arterielle und venöse Blutgefäße die Oberflächenfaszie des Muskels durchdringen (Perforanten-Trias; **Abb. 3.2**, S. 62), können die Durchblutung und Regenerationsfähigkeit des Muskels auch auf diesem Weg beeinträchtigt sein. |
| **Vorkommen** | ▪ bei jedem Muskel möglich |
| **Therapie** | ▪ ausgiebiges Behandeln der Oberflächenfaszie des betroffenen Muskels mit der Faszien-Dehntechnik (manuelle Technik III; Kap. 5.1.3, S. 81) |
| **Hinweise für den Therapeuten** | ▪ Solche distale Entrapments vegetativer Nervenfasern (bzw. von Blutgefäßen) können die Regenerationsfähigkeit der Muskulatur nachhaltig reduzieren. Solange diese Entrapments bestehen bleiben, können sie den positiven Effekt sowohl einer manuellen TrP-Therapie als auch einer aktiven Rehabilitation (Krafttraining) verhindern respektive abschwächen.<br>▪ Die nachhaltige Wirkung der manuellen Triggerpunkt-Therapie im Allgemeinen und der Bindegewebstechniken im Speziellen mit der Faszien-Dehntechnik (Technik III) ist möglicherweise auch darin begründet, dass gleichzeitig zur myofaszialen Komponente immer auch diese neurale Komponente günstig beeinflusst wird.<br>▪ Mit der Entlastung solcher Mini-Entrapments im Bereich der Perforanten-Trias (**Abb. 3.2**, S. 62) wird ein womöglich für ein neuromuskuloskelettales Problem aufrechterhaltender Faktor aus dem Weg geräumt: Motorische, sensorische und vegetative Nervenfasern werden weniger bzw. nicht mehr irritiert. Damit sind optimale Voraussetzungen geschaffen, dass der Muskel motorisch und sensorisch bestmöglich innerviert ist und durchblutet wird – er kann wieder voll funktionsfähig werden. |

## Intramuskuläre Entrapments im Bereich der distalsten Nervenstrecke

| | |
|---|---|
| **Ursache** | ▪ Intramuskuläre Druckerhöhung/Hartspannstränge können die distalsten Nervenanteile, die im Muskel liegen, komprimieren (motorische, sensorische, vegetative Fasern). |
| **Auswirkung** | ▪ Da motorische, sensible und vegetative Nervenfasern betroffen sein können, führt das möglicherweise dazu, dass<br>– die Funktion des Muskels sowohl als Rezeptor- (S. 28 ff) als auch als Effektororgan (S. 23 ff) beeinträchtigt ist, sodass die sensomotorische Interaktion gestört ist, wodurch Kraft, Koordinationsfähigkeit und Bewegungsökonomie der Muskulatur reduziert sind.<br>– infolge vasomotorischer Fehlsteuerung die Durchblutung des Muskels – und damit seine Regenerationsfähigkeit – vermindert ist.<br>▪ Dysfunktion der motorischen Endplatten: Möglicherweise sind solche Entrapments im Bereich der terminalen motorischen Endstrecke bedeutsam für die Entstehung und Aufrechterhaltung der mTrPs, indem sie als Kofaktor zur Dysfunktion der motorischen Endplatte (Endplattenhypothese) beitragen. |
| **Vorkommen** | ▪ in jedem Muskel mehrfach möglich |
| **Therapie** | ▪ Behandlung der Hartspannstränge und der diese verursachenden TrPs (manuelle Techniken I und II; Kap. 5.1.3, S. 80 f) |
| **Hinweise für den Therapeuten** | ▪ Nicht nur die Sensomotorik, auch die Regenerationsfähigkeit der Muskulatur kann infolge solch distaler Entrapments (vegetative, vasomotorische Fasern) nachhaltig geschwächt sein. Solange die Entrapments bestehen bleiben, können sie den positiven Effekt sowohl einer manuellen TrP-Therapie als auch einer aktiven Rehabilitation (Krafttraining) verhindern respektive abschwächen.<br>▪ Die nachhaltige Wirkung der Triggerpunkt-Therapie (Techniken I und II) ist möglicherweise auch daher zu verstehen, dass gleichzeitig zur myofaszialen Komponente immer auch diese intramuskulär-neurale Komponente günstig beeinflusst wird.<br>▪ Die beschriebenen terminalen „Mini-Entrapments" sind vermutlich ein wichtiger perpetuierender Faktor bei myofaszialen Problemen. Sie können mit Triggerpunkt-Therapie kausal behandelt werden. |

# 9 Klinik

*„Das Häufige zuerst."*
*Beat Dejung*

Im therapeutischen Alltag ist es wichtig, ein Problem rasch und zuverlässig erfassen, analysieren, beurteilen und behandeln zu können.

Dem erfahrenen Praktiker wird oft vieles in der Anamnese über das Zuhören und „auf den ersten Blick" klar. Es fällt ihm leicht zu entscheiden, was zu tun (respektive zu lassen) ist. Da es nicht möglich ist, an diesem Ort zu beginnen, werden nachstehend Hilfen angeboten, die es ermöglichen sollen, zu einem solch speditiven Vorgehen zu gelangen. Nebst der Anamnese (Kap. 4.2.1, S. 66) dienen zum einen einfache Screening-Tests dazu, eine Situation zügig einschätzen zu können, zum anderen ist es manchmal hilfreich, in einer Art Checkliste (Pain Guide) nachzusehen, ob ein „blinder Fleck" in der Wahrnehmung des Therapeuten dazu geführt hat, bestimmte Muskeln zu übersehen. So werden im Folgenden zu häufig auftretenden klinischen Bildern Screening-Tests und Pain Guides angeführt.

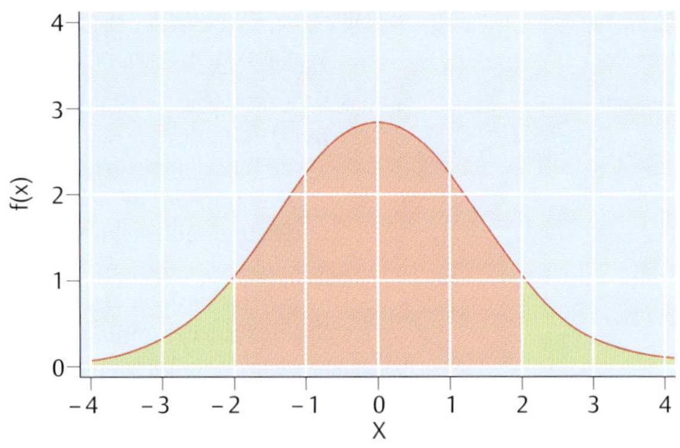


**Abb. 9.1** Gauß'sche Glockenkurve – Normalverteilung nach Gauß. Kurzanamnese und Screening-Tests sollen helfen, mit möglichst geringem Aufwand die aufgrund der Wahrscheinlichkeitsverteilung am häufigsten auftretenden neuromuskuloskelettalen Probleme zu erfassen (rot = 85 %). Die restlichen 15 % (grün) bedürfen der zusätzlichen spezifischen (d. h. aufwendigen) Abklärung.

## 9.1 Screening-Tests

*„Mache die Dinge so einfach wie möglich – aber nicht einfacher."*
*Albert Einstein*

Screening-Tests ermöglichen, unkompliziert und effektiv myofaszial verursachte Schmerzen und Funktionsstörungen zu diagnostizieren. Sie bilden einen Teil des Befunds und setzen sich zusammen aus der Untersuchung der aktiven Beweglichkeit, aus Dehnmanövern und Widerstandstests. Diese Übersichtsuntersuchungen (S. 68) sind nicht 100 % zuverlässig, doch kann mit ihrer Hilfe (und zusammen mit einer Kurzanamnese; S. 66) bei der Mehrzahl der Patienten innerhalb von 10 – 15 min geklärt werden, ob ein Problem myofaszial (mit-)verursacht ist und ob man daher eine Probebehandlung durchführen soll oder nicht. Diese relativ hohe Treffsicherheit hat mit der Normalverteilung nach Gauß zu tun: Mit dem Screening-Test können rund 85 % der am häufigsten auftretenden Probleme des neuromuskuloskelettalen Systems erkannt werden – und es ist ein Gebot der Ökonomie, dies mit möglichst geringem Aufwand zu tun (**Abb. 9.1**). Die restlichen 15 % fallen durch die Maschen der Screening-Tests, und in diesen Fällen ist eine differenzierte und aufwendige Untersuchung notwendig (weitere klinische Tests zur strukturspezifischen Differenzierung, palpatorische Diagnostik); gegebenenfalls drängen sich weitere Abklärungen auf.

Das Häufige zuerst! Einfache Screening-Tests dienen dazu, mittels
- Untersuchung der aktiven Beweglichkeit,
- Dehnungstests und
- Widerstandprovokation

die häufigsten Formen neuromuskuloskelettaler Probleme zu erfassen und myofasziale Probleme zu diagnostizieren. Falls diese einfachen Screening-Tests nicht greifen, sind differenziertere Untersuchungen und Abklärungen notwendig.

Aufgrund der anatomischen Gegebenheiten sind die Screening-Tests nicht in allen Körperregionen gleich leistungsfähig.
- Im BWS-Bereich beispielsweise ist infolge der geringen Beweglichkeit, die durch den Thorax gegeben ist, oft keine hinreichende Dehnprovokation der Muskulatur möglich.
- Beim M. quadriceps können Vastus medialis, intermedius und lateralis mit Dehntests nicht differenziert werden.

In diesen Fällen stehen die palpierende Diagnostik (und die Pain Guides; S. 509) im Vordergrund. **Tab. 9.1** gibt einen Überblick, welche Testverfahren sich für welche Körperregionen eignen.

Wünschbar ist, dass jeder Therapeut aufgrund seiner Ausbildung und Erfahrung sowie in Bezug auf das aktuelle Arbeitsfeld seine eigene Auswahl und Abfolge von Befundtests etabliert. Die dargestellten Screening-Tests bilden ab, welche Untersuchungen bei der Befundaufnahme mindestens durchgeführt werden sollen, wenn ein myofasziales Problem erkannt werden will. Die meisten Testverfahren sind altbekannt – neu ist möglicherweise die Interpretation der erfassten Informationen. Diese Informationen sind einfacher zu deuten, wenn die Screening-Tests immer genau gleich durchgeführt werden. Durch die Wiederholung bildet sich ein Erfahrungswissen, was „normal" ist, und es wird

**Tab. 9.1** Welche Testverfahren eignen sich für welche Körperregion?

| Körperregion | Testverfahren |
|---|---|
| HWS | **aktive Bewegungsprüfung + Dehnung** |
| BWS | **palpierende Diagnostik**; aktive Bewegungsprüfung + Dehnung |
| LWS | **aktive Bewegungsprüfung + Dehnung** |
| Schulter | **aktive Bewegungsprüfung + Dehnung; isometrische Anspannungstests** |
| Ellbogen | **aktive Bewegungsprüfung + Dehnung; isometrische Anspannungstests; palpierende Diagnostik** |
| Unterarm | **palpierende Diagnostik**; aktive Bewegungsprüfung + Dehnung; isometrische Anspannungstests |
| Hand | **palpierende Diagnostik**; aktive Bewegungsprüfung + Dehnung; isometrische Anspannungstests |
| Hüfte – Leiste | **aktive Bewegungsprüfung + Dehnung;** palpierende Daignstik |
| Knie | **palpierende Diagnostik;** aktive Bewegungsprüfung + Dehnung |
| Unterschenkel | **palpierende Diagnostik;** aktive Bewegungsprüfung + Dehnung |
| Fuß | **palpierende Diagnostik;** aktive Bewegungsprüfung + Dehnung |
| Kiefer | **palpierende Diagnostik;** aktive Bewegungsprüfung |

deutlicher sichtbar, was davon abweicht. Allfällige Befunde sind in Bezug zu setzen

- zur anderen Köperseite,
- zum Befund vor der Therapie/vor 1 Woche etc.,
- zur physiologischen Norm.

## Vorgehen

Folgendes Vorgehen hat sich bewährt:

- **Bewegungsuntersuchung aktiv**: Grundsätzlich ist es sinnvoll, zuerst die aktive Bewegung auf Quantität (Bewegungsausmaß) und Qualität (Bewegungsfluss, -harmonie, -leichtigkeit) zu prüfen.
  - **Endphasenschmerz**: Treten am Ende einer aktiv ausgeführten Bewegung (mit oder ohne Bewegungseinschränkung) Schmerzen auf, können TrPs in der sich aktiv kontrahierenden Muskelgruppe oder in der dabei passiv gedehnten Muskulatur für die Schmerzen verantwortlich sein. Um zu unterscheiden, welche Muskelgruppe (die aktive sich kontrahierende oder die passiv gedehnte) für die Schmerzen maßgeblich ist, wird die betroffene Bewegungskomponente anschließend passiv geprüft (s. unten).
  - **Schmerz im Verlauf der Bewegung bzw. Störung der Bewegungskontrolle**: Zeigen sich Schmerzen und/oder Störungen der Bewegungskontrolle (unharmonische Bewegung, Ausweichbewegungen etc.) im Verlauf einer aktiv ausgeführten Bewegung, ist dieselbe Bewegungskomponente anschließend passiv zu testen.
    - Tritt bei Prüfung der passiven Beweglichkeit derselbe Schmerz bzw. dieselbe Funktionsstörung im Verlauf der Bewegung auf (Phasenschmerz), ist das Problem höchstwahrscheinlich nicht myofaszial verursacht.
    - Tritt bei Prüfung der passiven Beweglichkeit kein Schmerz bzw. keine Funktionsstörung im Verlauf der Bewegung auf, ist das Problem mit grosser Wahrscheinlichkeit myofaszial (mit-) verursacht. MTrPs sind in der, bei der aktiven Bewegung, sich kontrahierenden Muskulatur zu suchen.
  - **Keine Schmerzen**: Treten weder während der Bewegung noch am Ende der Bewegung Schmerzen auf, sind wahrscheinlich weder in den aktiven Muskeln noch in den passiv gedehnten Muskeln TrPs aktiv (Ausnahmen s. S. 471, S. 526). Es ist jedoch zweckmäßig, in diesen Fällen immer die passive Bewegungsuntersuchung aller Bewegungskomponenten anzuschließen (vgl. unten).
- **Bewegungsuntersuchung passiv**:
  - Ist eine passiv durchgeführte Bewegung endgradig schmerzhaft, sind in der Regel TrPs in der gedehnten Muskulatur für die Schmerzen verantwortlich (s. Befund, S. 68).
  - Alle Bewegungskomponenten, die bei der aktiven Bewegungsprüfung einen positiven (d. h. schmerzhaften) Befund zeigen, werden anschließend passiv getestet (d. h. der Therapeuten führt die Bewegung aus).
    - Ist die Bewegungskomponente bei der passiven Untersuchung wiederum endgradig schmerzhaft, liegen die aktiven TrPs mit großer Wahrscheinlichkeit in der gedehnten Muskelgruppe.
    - Zeigt die Bewegungskomponente bei der passiven Untersuchung keinen Endphasenschmerz mehr, liegen die aktiven TrPs mit großer Wahrscheinlichkeit in der Muskelgruppe, die die Bewegung zuvor aktiv ausgeführt hat.
  - Ist die aktive Beweglichkeit schmerzfrei (unabhängig davon, ob eine Bewegungseinschränkung sichtbar ist), sollen alle Bewegungskomponenten auch noch passiv untersucht werden. Manchmal vermeidet ein Patient, das ganze Bewegungsausmaß bei der aktiven Bewegung voll auszuschöpfen (z. B. aus Gewohnheit bzw. um Schmerzen auszuweichen) oder es liegt eine aktive Insuffizienz der Muskulatur vor. Beides führt dazu, dass die Antagonisten nicht maximal gedehnt werden. Die Provokation der mTrPs wird dadurch verhindert; es treten bei der aktiven Testung keine Schmerzen auf und damit äußert sich kein Hinweis auf die aktiven mTrPs. Die passive Testung der Beweglichkeit (im Anschluss an

die aktive Testung) ermöglicht, aktive Insuffizienzen zu erkennen und mTrPs in den gedehnten Muskeln zu provozieren. Wichtig ist, das Bewegungsausmaß vollständig auszuschöpfen (Dehnprovokation nur in Endstellung).
  - Treten bei einer passiven Bewegungstestung im Verlauf der Bewegung Schmerzen bzw. Funktionsstörungen auf (ohne Endphasenschmerz), sind diese Störungen höchstwahrscheinlich nicht myofaszial verursacht.
  - Sind die passive (und gleichzeitig auch die aktive) Beweglichkeit schmerzfrei, sind die myofaszialen Strukturen primär nicht weiter zu untersuchen. Es ist aber ausdrücklich darauf hinzuweisen, dass die Screening-Tests nicht absolut zuverlässig sind (s. S. 470). Will man ganz sicher wissen, ob in einem bestimmten Muskel aktive mTrPs liegen oder nicht, muss der Muskel palpatorisch untersucht werden. Die Ausschlussdiagnostik myofaszialer Probleme erfordert daher immer die manuelle, palpatorische Untersuchung des Muskels.
- **Widerstandstests**: Isometrische Widerstandstests bieten eine weitere Möglichkeit, TrPs in der aktiv sich kontrahierenden Muskulatur zu provozieren und damit sowohl myofasziale Schmerzen als auch durch TrPs verursachte Muskelschwächen zu diagnostizieren.

Es ist empfehlenswert, beim Screening-Test zuerst die Muskulatur auf ihre Aktionsfähigkeit aktiv zu testen (Bewegungsprüfung aller Komponenten aktiv, Widerstandstests) und erst danach die Testung der passiven Beweglichkeit anzuschließen. Dies ermöglicht oft, durch die Summation von Hinweisen erkennen zu können, welcher Muskel bzw. welche Muskelgruppe dominant für ein vorliegendes Problem verantwortlich ist (z. B. M. subscapularis: Bewegungseinschränkung der Außenrotation aktiv und passiv, schmerzhafter Dehntest sowie Schmerz und Schwäche beim Widerstandstest).

Betont werden muss, dass alle vorgestellten Screening-Tests (wie grundsätzlich die meisten klinischen Tests) unspezifisch sind. D. h. es werden dabei nicht ausschließlich Muskeln bzw. mTrPs provoziert sondern immer auch andere (v. a. artikuläre, neurale, vaskuläre) Strukturen. Der positive Befund eines Screening-Tests muss immer im Gesamtkontext (Anamnese, weitere Befunde) gesehen und interpretiert werden. Oft ist es möglich und sinnvoll, Zusatzuntersuchungen zur strukturspezifischen Differenzierung durchzuführen (z. B. neurodynamische Provokationstests), manchmal ist dies jedoch nicht möglich oder zu wenig aussagekräftig (z. B. ist die Testung der passiven Beweglichkeit des Hüftgelenks in Flexion, Transversaladduktion und Innenrotation ein Provokationstest sowohl für ein Femoroacetabuläres Impingment als auch für den M. obturatorius externus). Häufig ist es in diesen Fällen am einfachsten und aussagekräftigsten, den Muskel palpatorisch zu untersuchen und (falls vorhanden) aktive mTrPs im Sinne einer Probebehandlung zu therapieren. Der anschließende Wiederbefund zeigt am zuverlässigsten, ob das Problem myofaszial verursacht ist bzw. durch eine gezielte Therapie günstig beeinflusst werden kann.

Die Screening-Tests leisten nicht nur wertvolle Dienste, speditiv einen Behandlungsfokus zu gewinnen. Sie sind auch als Verlaufsparameter äußerst hilfreich. Schmerz und (Dys-) Funktion können mithilfe der Screening-Tests einfach erfasst werden. Die Situation des Patienten kann damit vor bzw. nach der (Triggerpunkt-)Therapie verglichen werden. Dies ermöglicht, unmittelbar zu erkennen, welche Wirkung eine therapeutische Intervention hat. Diese Verlaufskontrolle ist ein wesentlicher Beitrag zur Qualitätssicherung der Therapie.

---

- Ist eine aktiv ausgeführte Bewegung endgradig eingeschränkt und schmerzhaft, kann entweder die aktive Muskulatur oder die gedehnte Struktur Ursache der Schmerzen/Bewegungseinschränkung sein.
- Ist eine passiv durchgeführte Bewegung endgradig schmerzhaft, sind in der Regel TrPs in der gedehnten Muskulatur für die Schmerzen verantwortlich.
- Ist die passive Bewegungsprüfung schmerzfrei, die aktive jedoch schmerzauslösend, sind TrPs in den bei der betreffenden Bewegung sich kontrahierenden Muskeln zu suchen.
- Treten bei einem isometrischen Widerstandstest Schmerzen auf, liegen die mTrPs meistens in der aktiven Muskulatur.
- Zeigt sich bei einem isometrischen Widerstandstest eine Schwäche der geprüften Muskelgruppe, sind in der Regel mTrPs in der getesteten Muskulatur dafür verantwortlich.

---

- Bei schmerzfreiem aktivem Bewegungsbefund ist anschließend immer die Beweglichkeit passiv zu untersuchen (Dehnprovokation in Endstellung).
- Soll zuverlässig abgeklärt werden, ob in einem bestimmten Muskel aktive mTrPs liegen oder nicht, muss der Muskel palpatorisch untersucht werden. Die Ausschlussdiagnostik myofaszialer Probleme erfordert immer die manuelle, palpatorische Untersuchung des Muskels; die Screening-Tests sind dazu zu unspezifisch und zu wenig sicher.

---

## 9.1.1 HWS

- Bei der funktionellen Untersuchung der HWS werden routinemäßig sechs Bewegungskomponenten getestet (**Abb. 9.2**):
  - Flexion (**Abb. 9.2a**),
  - Extension (**Abb. 9.2b**),
  - Rotation nach rechts (**Abb. 9.2c**) und links (**Abb. 9.2d**)
  - Lateralflexion nach rechts (**Abb. 9.2e**) und links (**Abb. 9.2f**).
- Zuerst wird die aktive Beweglichkeit geprüft (**Abb. 9.2**):
  - Ist bei der aktiven Funktionsuntersuchung eine Bewegungskomponente symptomauslösend bzw. die Beweglichkeit qualitativ und/oder quantitativ eingeschränkt, ist die passive Testung der betreffenden Bewegungskomponente notwendig. Falls eine aktiv durchgeführte Bewegung endgradig schmerzhaft ist, können TrPs in der aktiven Muskelgruppe oder in der dabei passiv gedehnten Muskulatur für die Schmerzen verantwortlich sein. Daher wird anschließend die passive Beweglichkeit der entsprechende Bewegungskomponente geprüft (s. unten).

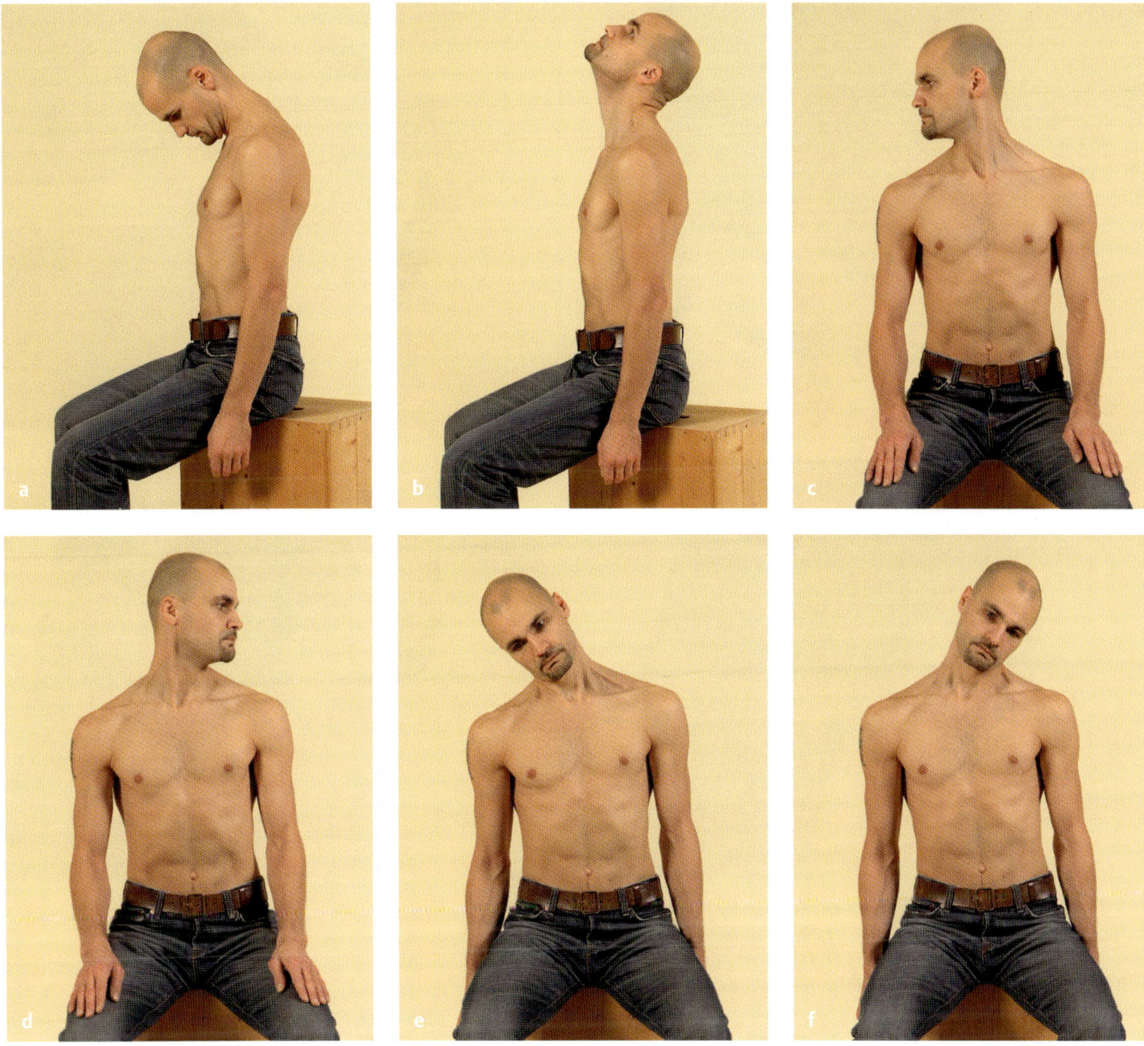

**Abb. 9.2** Screening-Test HWS. Routinemäßig geprüft werden mindestens 6 Bewegungskomponenten – aktive Testung (Erläuterungen in **Tab. 9.2**),
**a** Flexion.
**b** Extension.
**c** Rotation nach rechts.
**d** Rotation nach links.
**e** Lateralflexion nach rechts.
**f** Lateralflexion nach links.

  - Treten Schmerzen während einer HWS-Bewegung auf und besteht kein Endphasenschmerz (was eher selten der Fall ist), sind möglicherweise TrPs in den die Bewegung führenden Muskeln (v. a. bei exzentrischer Aktivität) für die Schmerzen verantwortlich oder ein nichtmuskuläres Problem ist für die Schmerzen ursächlich.
  - Ist bei der aktiven Funktionsuntersuchung keine Bewegungskomponente symptomauslösend bzw. die Beweglichkeit weder qualitativ noch quantitativ eingeschränkt, muss eine passive Testung aller Bewegungskomponenten durchgeführt werden (Begründung s. unten).
- Prüfung der passiven Beweglichkeit (**Abb. 9.3**)
  - Diejenigen Bewegungskomponenten, die in der aktiven Bewegungsprüfung einen positiven (d. h. schmerzhaften) Befund zeigen, werden anschließend passiv (d. h. durch den Therapeuten) ausgeführt (**Abb. 9.3**).
    - Ist die Bewegungskomponente bei der passiven Untersuchung wiederum endgradig schmerzhaft, liegen die aktiven TrPs mit großer Wahrscheinlichkeit in der gedehnten Muskelgruppe.
    - Zeigt die Bewegungskomponente bei der passiven Untersuchung keinen Endphasenschmerz mehr, liegen die aktiven TrPs mit großer Wahrscheinlichkeit in der Muskelgruppe, die die Bewegung zuvor aktiv ausgeführt hat.
  - Ist die aktive Beweglichkeit der HWS schmerzfrei bzw. die Beweglichkeit weder qualitativ noch quantitativ eingeschränkt, sollen anschließend alle sechs HWS-Bewegungskomponenten auch noch passiv geprüft werden. Manchmal vermeidet ein Patient, das ganze Bewegungsausmaß bei der aktiven Bewegung voll auszuschöpfen (z. B. aus Gewohnheit bzw. um Schmerzen auszuweichen) oder es liegt eine aktive Insuffizienz der

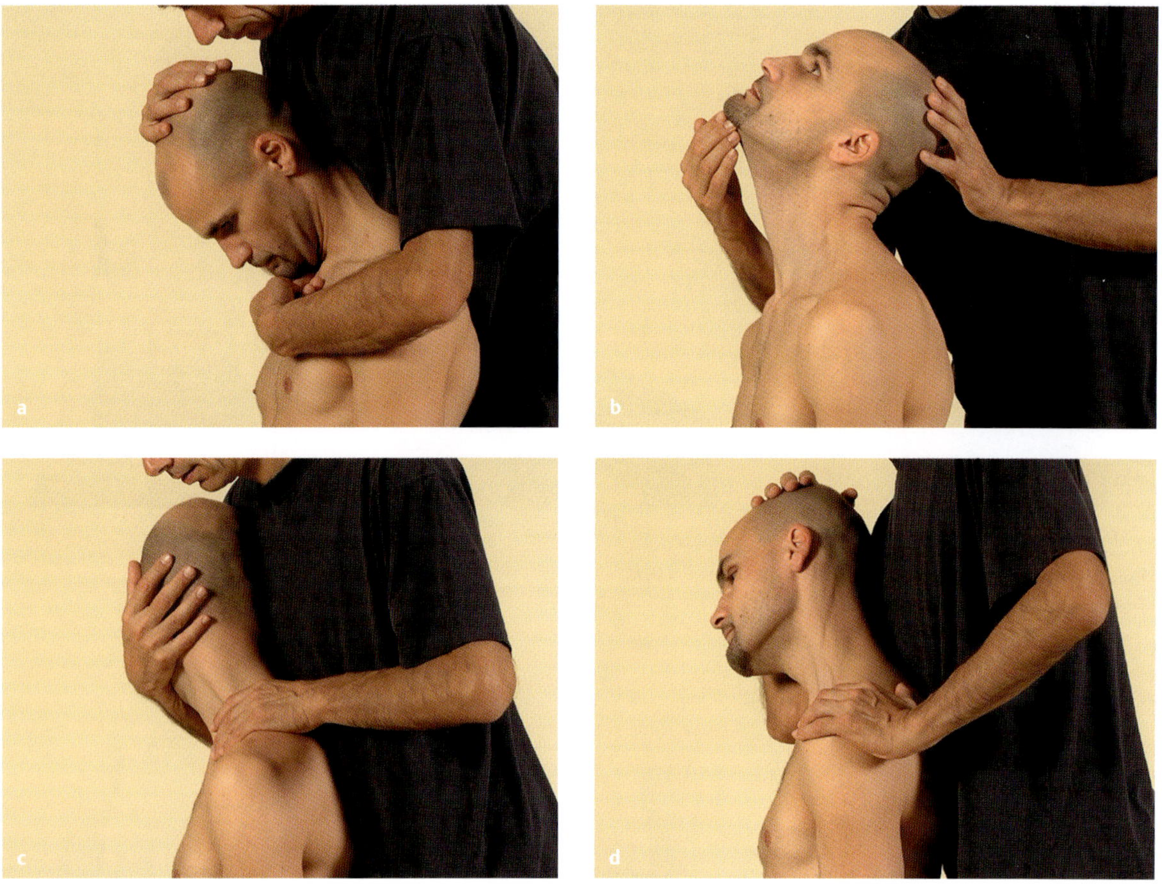

Abb. 9.3 Screening-Test HWS. Zeigt eine bestimmte Bewegungskomponente einen Endphasenschmerz (EPS), wird diese Bewegung passiv (d. h. durch den Therapeuten) ausgeführt und geprüft, ob auch bei passiver Testung ein EPS auftritt (Erläuterungen in **Tab. 9.2**).

**a** Flexion.
**b** Extension.
**c** Rotation.
**d** Lateralflexion.

**Tab. 9.2** Screening-Test HWS: Interpretation der Befunde

| **Endphasenschmerz bei** | **aktive Muskulatur** (auf der schmerzhaften Seite) | **passiv gedehnte Muskulatur** (auf der schmerzhaften Seite) |
|---|---|---|
| **Flexion (Abb. 9.2a)** | ▪ prävertebrale Halsmuskuatur | ▪ Mm. semispinalis capitis und cervicis<br>▪ Mm. multifidi und rotatores<br>▪ Mm. rectus capitis posterior major und minor<br>▪ Mm. longissimus capitis und cervicis |
| **Extension (Abb. 9.2b)** | ▪ Nackenmuskulatur dorsal | ▪ Mm. scalenus anterior und medius<br>▪ M. sternocleidomastoideus<br>▪ supra- und infrahyoidale Muskulatur<br>▪ prävertebrale Halsmuskulatur |
| **Rotation zur Seite, die nicht schmerzhaft ist** | ▪ M. sternocleidomastoideus<br>▪ alle Muskeln mit paralleler Faserverlaufsrichtung zum transversospinalen System<br>– Mm. multifidus und rotatores<br>– M. scalenus anterior<br>– M. rhomboideus minor<br>– M. serratus posterior superior<br>▪ M. trapezius descendens | ▪ alle Muskeln des spinotransversalen Systems<br>– Mm. splenius capitis und cervicis<br>– M. obliquus capitis inferior<br>▪ M. levator scapulae<br>▪ Mm. scalenus posterior und medius |

**Tab. 9.2** Fortsetzung

| Endphasenschmerz bei | aktive Muskulatur (auf der schmerzhaften Seite) | passiv gedehnte Muskulatur (auf der schmerzhaften Seite) |
|---|---|---|
| **Rotation zur schmerzhaften Seite** | ▪ alle Muskeln des spinotransversalen Systems<br>– Mm. splenius capitis und cervicis<br>– M. obliquus capitis inferior | ▪ M. sternocleidomastoideus<br>▪ M. trapezius descendens<br>▪ alle Muskeln mit paralleler Faserverlaufsrichtung zum transversospinalen System<br>– Mm. multifidus und rotatores<br>– M. rhomboideus minor<br>– M. serratus posterior superior<br>▪ M. levator scapulae<br>▪ Mm. scalenus anterior und medius |
| **Lateralflexion zur schmerzhaften Seite** | ▪ Mm. scaleni<br>▪ M. sternocleidomastoideus | ▪ keine |
| **Lateralflexion zur Seite, die nicht schmerzhaft ist** | ▪ keine | ▪ M. scalenus medius<br>▪ M. trapezius descendens<br>▪ M. levator scapulae |
| **Hinweise für den Therapeuten** | ▪ Löst die Lateralflexion die bekannten Schmerzen auf der gedehnten Seite aus, können die TrPs im M. trapezius descendens, M. levator scapulae oder im M. scalenus medius vermutet werden (**Abb. 9.4a**). Um zu prüfen, welche Muskelgruppe beteiligt ist, werden – während die Lateralflexionsposition der HWS unverändert beibehalten wird – durch Elevation der Schulter der M. trapezius descendens und M. levator scapulae „entdehnt“ (**Abb. 9.4b**):<br>– Bleiben die Schmerzen bestehen, liegen aktive TrPs mit großer Wahrscheinlichkeit im M. scalenus medius.<br>– Lassen die Schmerzen nach, sind TrPs im M. trapezius descendens und M. levator scapulae zu suchen.<br>▪ Werden die klinischen Schmerzen durch Rotation zur Gegenseite, Flexion und Lateralflexion der HWS zur Gegenseite ausgelöst, können sowohl die dabei gedehnten Mm. splenii als auch der M. levator scapulae schmerzverursachend sein (**Abb. 9.5a**). Differenzierung ist möglich über Elevation der Schulter, da dabei ausschließlich die Dehnungsprovokation des M. levator scapulae aufgehoben wird (**Abb. 9.5b**):<br>– Bleiben bei Schulterelevation die Schmerzen unverändert, sind sie durch TrPs in den Mm. splenii verursacht.<br>– Lassen die Schmerzen bei Schulterelevation nach, liegen die aktiven TrPs vermutlich im M. levator scapulae.<br>▪ Durch spezifische Dehnmanöver können einzelne Muskeln/Muskelgruppen gezielt getestet werden, z. B.<br>– dorsale Muskulatur der oberen HWS: HWS-Flexion/Inklination kombiniert mit HWS-Rotation (**Abb. 9.6a**),<br>– M. levator scapulae: HWS-Rotation, Lateralflexion zur Gegenseite und HWS-Flexion, kombiniert mit Depression der Schulter (**Abb. 9.6b**)<br>– M. sternocleidomastoideus: Lateralflexion zur Gegenseite und HWS-Rotation zur betroffenen Seite, kombiniert mit Inklination und Translation nach dorsal (**Abb. 9.6c**).<br>▪ Kopfschmerz: Beim Durchführen des Screening-Tests HWS zeigt sich häufig eine Bewegungseinschränkung aufgrund mangelnder Dehnfähigkeit der Muskulatur, jedoch keine Reproduktion des Kopfschmerzes. Palpatorisch lassen sich in der verkürzten Muskulatur meistens mTrPs finden, von welchen aus die bekannten Kopfschmerzen ausgelöst werden können; die Behandlung dieser aktiven mTrPs in der verkürzten Muskulatur führt erfahrungsgemäß zu einer deutlichen Verminderung der Kopfschmerzen. | |

Muskulatur vor (am häufigsten zeigt sich dies bei der HWS-Rotation). Beides führt dazu, dass die Antagonisten nicht maximal gedehnt werden. Die Provokation der mTrPs wird dadurch verhindert und es treten keine Schmerzen auf. Damit zeigt sich manchmal bei der aktiven Bewegungsuntersuchung kein Hinweis auf die aktiven mTrPs. Die im Anschluss an die aktive Prüfung durchgeführte passive Testung der Beweglichkeit ermöglicht also, aktive Insuffizienzen zu erkennen und mTrPs in den gedehnten Muskeln zu provozieren.

– Sind sowohl die aktive als auch die passive Beweglichkeit schmerzfrei, liegt vermutlich kein myofasziales Problem vor und die myofaszialen Strukturen sind vorläufig nicht weiter zu untersuchen. Will man jedoch ganz sicher wissen, ob in einem bestimmten Muskel aktive mTrPs liegen oder nicht, muss der Muskel palpatorisch untersucht werden, da die Screening-Tests nicht absolut zuverlässig sind (S. 470).

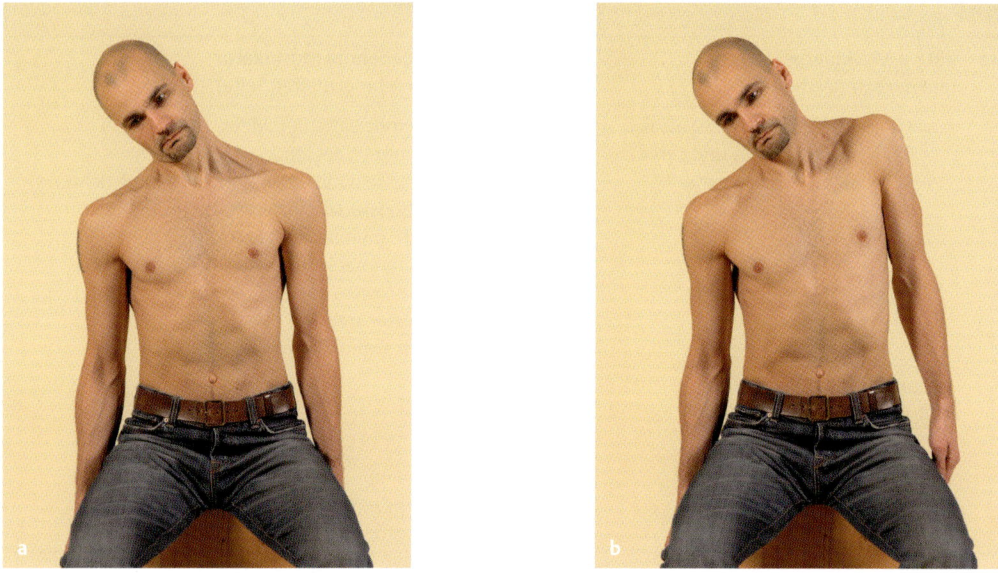


**Abb. 9.4** Screening-Test HWS – Dehnungsschmerz links bei Lateralflexion nach rechts: Über Schulterelevation (links) kann differenziert werden, ob der M. trapezius descendens/M. levator scapulae oder der M. scalenus medius ursächlich ist (Erläuterungen in **Tab. 9.2**).

**a** Ausgangsstellung.
**b** Endstellung.

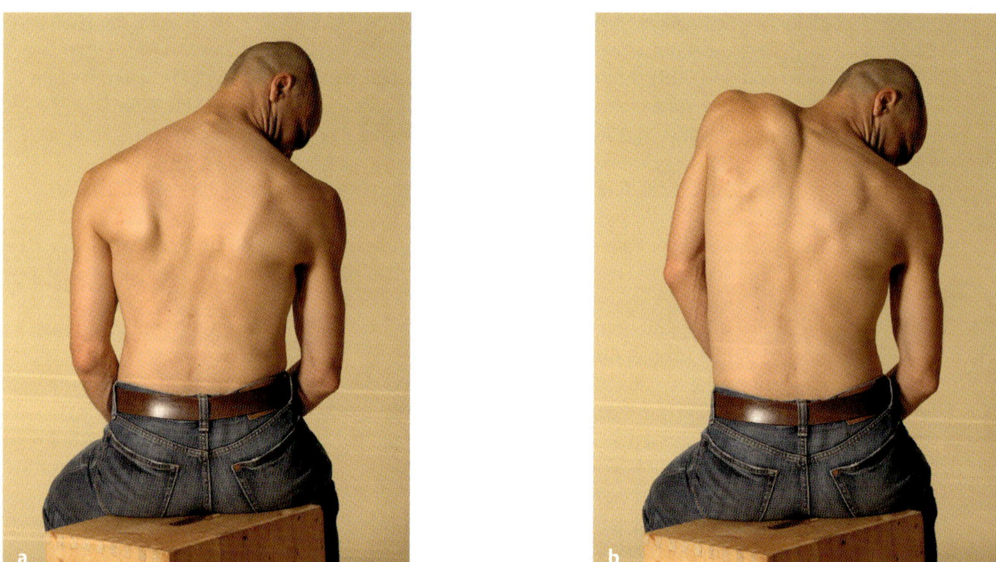


**Abb. 9.5** Screening-Test HWS – Schmerzprovokation.

**a** Schmerzprovokation (Dehnungsschmerz) links bei Rotation, Flexion und Lateralflexion der HWS nach rechts kann infolge Dehnung der Mm. splenii oder des M. levator scapulae auftreten.

**b** Mittels Schulterelevation wird differenziert, ob die Mm. splenii oder der M. levator scapulae ursächlich sind.

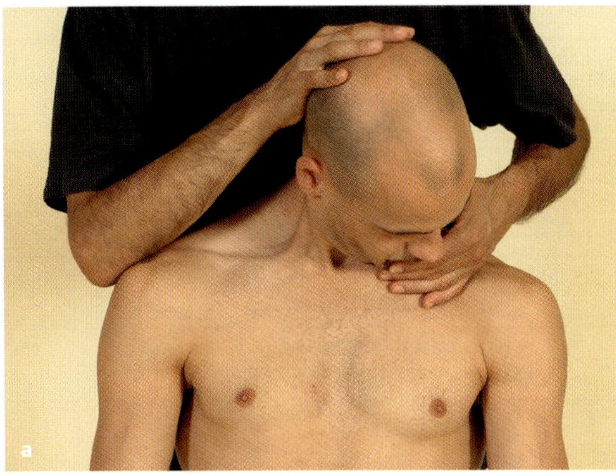

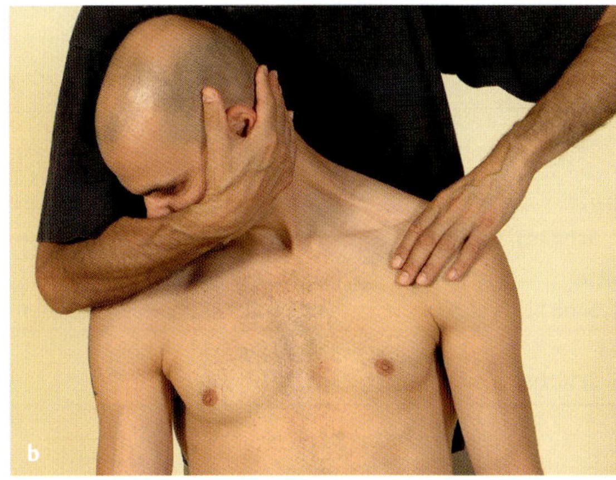

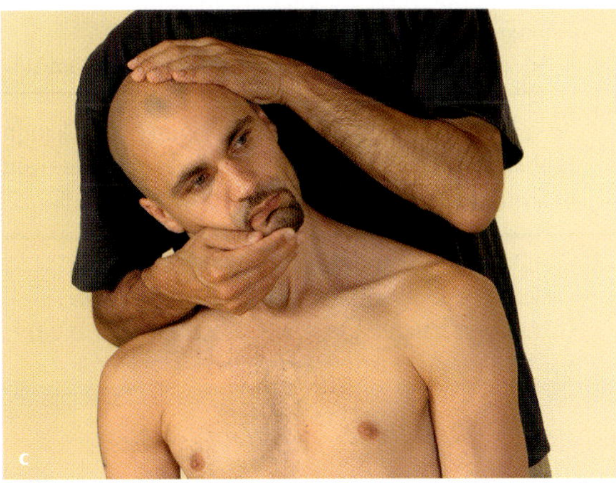

**Abb. 9.6** Screening-Test HWS – spezifische Dehnungsmanöver zur Testung und Identifizierung einzelner Muskeln/Muskelgruppen.
**a** Tiefe Nackenextesoren der HWS (links): Inklination, Flexion HWS und Rotation.
**b** M. levator scapulae (links): Lateralflexion, Rotation zur Gegenseite und Flexion bei gleichzeitiger Depression der Schulter.
**c** M. sternocleidomastoideus (links): Lateralflexion zur Gegenseite, Rotation zur selben Seite sowie Inklination und Translation nach dorsal.

## 9.1.2 BWS

- Aufgrund der anatomischen Gegebenheiten mit der durch den Thorax begrenzten Beweglichkeit der BWS steht die palpierende Diagnostik im Vordergrund.
- Liegen mehrere Muskelschichten übereinander (z. B. dorsale BWS), sind zur palpatorischen Identifikation der Muskulatur zwei Informationen notwendig: 1. die Schichttiefe (oberflächlich – mittel – tief) und 2. der Faserverlauf der Muskulatur (**Tab. 9.3**). Damit lassen sich die Hartspannstränge, die als Leitsymptom bei der Suche der mTrPs dienen, meist eindeutig einem bestimmten Muskel zuordnen; die Hartspannstränge sind am einfachsten zu tasten, indem quer zum Faserverlauf palpiert wird.
- Eine schmerzhaft eingeschränkte Rotation der BWS kombiniert mit Lateralflexion zur Gegenseite weist auf mTrPs in den Mm. intercostales (und in der schrägen Bauchmuskulatur) hin.
- Schmerzhaft eingeschränkte Flexion der BWS kombiniert mit Lateralflexion und Rotation zur nicht schmerzhaften Seite kann ein Hinweis auf TrPs in den Mm. iliocostalis und longissimus thoracis sein.
- Die Unterscheidung zwischen Mm. rhomboidei und darunterliegendem M. serratus posterior superior ist schwierig, da sie dieselbe Faserrichtung haben. Unterscheidungshilfen können sein:
  - Ausstrahlungsmuster: Strahlen Schmerzen/Kribbelempfinden in den Arm aus, ist dies in der Regel auf TrPs im M. serratus posterior superior zurückzuführen; TrPs in den Mm. rhomboidei verursachen meist nur lokale Schmerzen.
  - Werden bei der Behandlung aus Bauchlage (**Abb. 7.64**, S. 187, und **Abb. 7.194**, S. 281) die dem Patienten bekannten Schmerzen ausgelöst, kann der Patient anschließend in Halbseitenbauchlage (auf der betroffenen Seite) interskapulär untersucht werden (**Abb. 7.83**, S. 195). Erfolgt die Grifffassung tangential zum Thorax, werden dabei die Mm. rhomboidei gedehnt (und können zusätzlich mit Druck gegen die Skapula provoziert werden), während der M. serratus posterior superior in dieser Situation nicht provoziert wird. Werden in dieser Ausgangsstellung dieselben Schmerzen provoziert wie bei der Untersuchung in Bauchlage, sind sie auf TrPs in den Mm. rhomboidei zurückzuführen.
- Differenzierung artikuläre – myofasziale Ursache: Bei der Identifikation und Behandlung von TrPs im Thoraxbereich wird durch den Druck nicht nur die Muskulatur provoziert, sondern gleichzeitig die darunterliegenden Rippen respektive Wirbelsegmente etwas mobilisiert und gegebenenfalls provoziert. Die Differenzierung, ob eine Rippen- respektive eine Intervertebralgelenksdysfunktion oder TrPs in der Muskulatur schmerzverursachend sind,

**Tab. 9.3** Screening-Test BWS: Palpierende Diagnostik

| Lage/Schichttiefe | Faserrichtung | Muskel |
|---|---|---|
| **oberflächlich (1. Schicht)** | ▪ transversal<br>▪ diagonal: V-förmig (von kaudal-medial nach kranial-lateral) | ▪ M. trapezius transversus (**Abb. 7.68**, S. 189)<br>▪ M. trapezius ascendens (**Abb. 7.73**, S. 191) |
| **mittel (2. Schicht)** | ▪ diagonal: A-förmig (von kaudal-lateral nach kranial-medial) | ▪ Mm. rhomboidei (**Abb. 7.64**, S. 187) |
| **mittel (3. Schicht)** | ▪ diagonal: A-förmig (von kaudal-lateral nach kranial-medial) | ▪ M. serratus posterior superior (**Abb. 7.194**, S. 281) |
| **tief (4. Schicht)** | ▪ parallel zur Wirbelsäule | ▪ M. longissimus thoracis (**Abb. 7.170b**, S. 262)<br>▪ M. iliocostalis thoracis (**Abb. 7.170a**, S. 262) |

ist oft möglich über eine Variierung der Grifffassung: Erfolgt die Reproduktion der klinisch bekannten Schmerzen durch punktuelle Druckprovokation (mit einem Finger) auf den TrP, wird anschließend die darunterliegende Rippe/das darunterliegende Wirbelsäulensegment mittels flächiger Grifffassung (mit der Handwurzel oder -fläche) mindestens ebenso intensiv in derselben Richtung mobilisiert.
  - Treten die Schmerzen ausschließlich bei punktueller Grifffassung auf, ist das Problem myofaszial verursacht.
  - Treten dieselben Schmerzen bei punktueller und flächiger Grifffassung auf, kann das Problem artikulär (kostovertebrale bzw. intervertebrale Irritation durch Mobilisation der Rippe bzw. der Intervertebralgelenke) oder myofaszial (Dehnungsprovokation der Interkostalmuskulatur bzw. der Mm. multifidi und rotatores) verursacht sein.

### 9.1.3 Schulter

- Bei der Schulter werden routinemäßig mindestens folgende Tests durchgeführt:
  - Bewegungstests aktiv (**Abb. 9.7**)
    - Flexion (**Abb. 9.7a**, **b**, **c**)
    - Abduktion (**Abb. 9.7d**, **e**, **f**)
    - Außenrotation, Humerus frontosagittal (**Abb. 9.7g**, **h**)
    - Außen- und Innenrotation, Humerus frontotransversal (**Abb. 9.7i**, **j**, **k**)
    - Transversal-Abduktion (**Abb. 9.7l**, **m**)
    - Transversal-Adduktion (**Abb. 9.7n**)
    - Schürzengriff (**Abb. 9.7o**)
    - Nackengriff (**Abb. 9.7p**)
  - Widerstandstests (**Abb. 9.8**)
    - Außenrotation gegen isometrischen Widerstand (**Abb. 9.8a**)
    - Innenrotation gegen isometrischen Widerstand (**Abb. 9.8b**)
    - Flexion gegen isometrischen Widerstand (**Abb. 9.8c**)
    - Extension gegen isometrischen Widerstand (**Abb. 9.8d**)
    - Abduktion gegen isometrischen Widerstand (**Abb. 9.8e**)
    - Abduktion + Außenrotation gegen isometrischen Widerstand (**Abb. 9.8f**)
    - Adduktion + Innenrotation gegen isometrischen Widerstand (**Abb. 9.8g**)
  - Bewegungstests passiv – Dehnungsprovokation (**Abb. 9.9**) entsprechend den Befunden bei der aktiven Bewegungsprüfung und den Widerstandtests, z. B.
    - endgradige Außenrotation (**Abb. 9.9a**)
    - endgradige Flexion/Abduktion(**Abb. 9.9b**)
    - Flexion + endgradige Außenrotation (**Abb. 9.9c**)
    - Transversalabduktion + Außenrotation (**Abb. 9.9d**)
    - Transversaladduktion (**Abb. 9.9e**)
    - endgradige Flexion im Schultergelenk + Ellbogenflexion (**Abb. 9.9f**)
  - Testung des Skapulasettings (**Abb. 9.10**)
    - in Spielfunktion (**Abb. 9.10a – f**)
    - in Stützfunktion (**Abb. 9.10g – j**)
- Zuerst wird die **aktive Beweglichkeit** geprüft (**Abb. 9.7**):
  - Ist eine Bewegung endgradig schmerzhaft, können TrPs in der aktiven Muskelgruppe oder in der dabei passiv gedehnten Muskulatur für die Schmerzen verantwortlich sein → passive Testung der betreffenden Bewegungskomponente (s. unten)
  - Treten Schmerzen während einer Schulter-Bewegung auf und besteht kein Endphasenschmerz, sind möglicherweise TrPs in den die Bewegung führenden Muskeln (v. a. bei exzentrischer Aktivität) für die Schmerzen verantwortlich oder es ist ein nicht-muskuläres Problem die Schmerzursache (Phasenschmerz → Impingement, S. 526) → passive Testung der betreffenden Bewegungskomponente (s. unten)
  - Falls weder während der Bewegung noch am Ende der Bewegung Schmerzen auftreten und die Beweglichkeit weder quantitativ noch qualitativ eingeschränkt ist → passive Testung aller Bewegungskomponenten (Begründung s. unten)
- Testung der **passiven Beweglichkeit** (**Abb. 9.9**):
  - Diejenigen Bewegungskomponenten, die in der aktiven Bewegungsprüfung einen positiven (d. h. schmerzhaften) Befund zeigen, werden anschließend passiv (durch den Therapeuten) ausgeführt.
    - Ist die Bewegungskomponente bei der passiven Untersuchung wiederum endgradig schmerzhaft, liegen

die aktiven TrPs mit großer Wahrscheinlichkeit in der gedehnten Muskelgruppe.
    - Zeigt die Bewegungskomponente bei der passiven Untersuchung keinen Endphasenschmerz mehr, liegen die aktiven TrPs mit großer Wahrscheinlichkeit in einem Muskel der Muskelgruppe, die die Bewegung zuvor aktiv ausgeführt hat.
  - Ist die aktive Beweglichkeit der Schulter schmerzfrei bzw. die Beweglichkeit weder qualitativ noch quantitativ eingeschränkt, sollen anschließend alle Bewegungskomponenten der aktiven Funktionsuntersuchung auch noch passiv geprüft werden. Wenn ein Patient vermeidet, das ganze Bewegungsausmaß bei der aktiven Bewegung voll auszuschöpfen (z. B. aus Gewohnheit bzw. um Schmerzen auszuweichen) oder eine aktive Insuffizienz der Muskulatur vorliegt, führt dies dazu, dass die Antagonisten nicht maximal gedehnt werden. Die Provokation der mTrPs wird dadurch verhindert und es treten keine Schmerzen auf. Deswegen zeigt sich manchmal bei der aktiven Bewegungsuntersuchung kein Hinweis auf die aktiven mTrPs. Die im Anschluss an die aktive Prüfung durchgeführte passive Testung der Beweglichkeit ermöglicht also, aktive Insuffizienzen zu erkennen und mTrPs in den gedehnten Muskeln zu provozieren.
  - Sind sowohl die aktive als auch die passive Beweglichkeit schmerzfrei, liegt vermutlich kein myofasziales Problem vor und die myofaszialen Strukturen sind vorläufig nicht weiter zu untersuchen. Will man jedoch ganz sicher wissen, ob in einem bestimmten Muskel aktive mTrPs liegen oder nicht, muss der Muskel palpatorisch untersucht werden, denn die Screening-Tests sind nicht absolut zuverlässig (S. 470). Empfehlenswert ist es in diesen Fällen, mit der palpatorischen Untersuchung in den Muskeln zu beginnen, die sich erfahrungsgemäß nur unzuverlässig durch die Screening-Tests provozieren lassen (S. 483, S. 526).
- **Widerstandstests** (**Abb. 9.8**) ermöglichen
  - in der sich kontrahierenden Muskulatur TrPs über Schmerzprovokation zu identifizieren;
  - Muskelschwächen, wie sie häufig durch TrPs verursacht sind, zu identifizieren.
- **Testung des Skapulasettings** (**Abb. 9.10**) ermöglicht, Funktionsstörung der Skapulastabilsatoren bzw. des skapulohumeralen Rhythmus zu erkennen.
  - Testung in offener Kette (Spielfunktion) zur Identifikation einer Funktionsstörung der Skapulastabilisatoren bzw. des skapulohumeralen Rhythmus
  - in Stützfunktion zur Identifikation einer Funktionsstörung der Skapulastabilisatoren

---

Bei schmerzfreiem aktivem Bewegungsbefund soll anschließend immer die Testung der passiven Beweglichkeit durchgeführt werden.

---

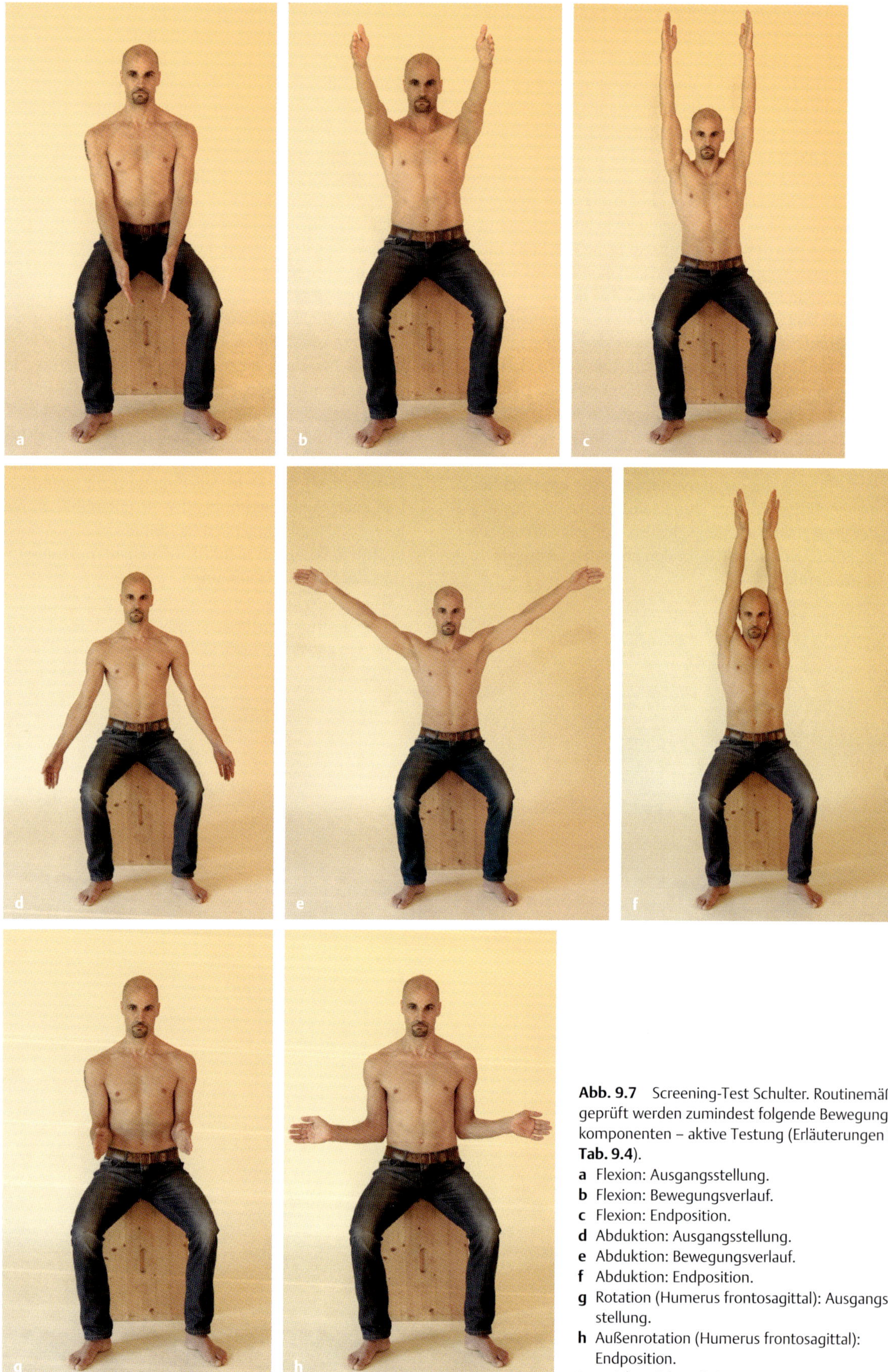


**Abb. 9.7** Screening-Test Schulter. Routinemäßig geprüft werden zumindest folgende Bewegungskomponenten – aktive Testung (Erläuterungen in **Tab. 9.4**).

**a** Flexion: Ausgangsstellung.
**b** Flexion: Bewegungsverlauf.
**c** Flexion: Endposition.
**d** Abduktion: Ausgangsstellung.
**e** Abduktion: Bewegungsverlauf.
**f** Abduktion: Endposition.
**g** Rotation (Humerus frontosagittal): Ausgangsstellung.
**h** Außenrotation (Humerus frontosagittal): Endposition.
**i–p** siehe nächste Seite

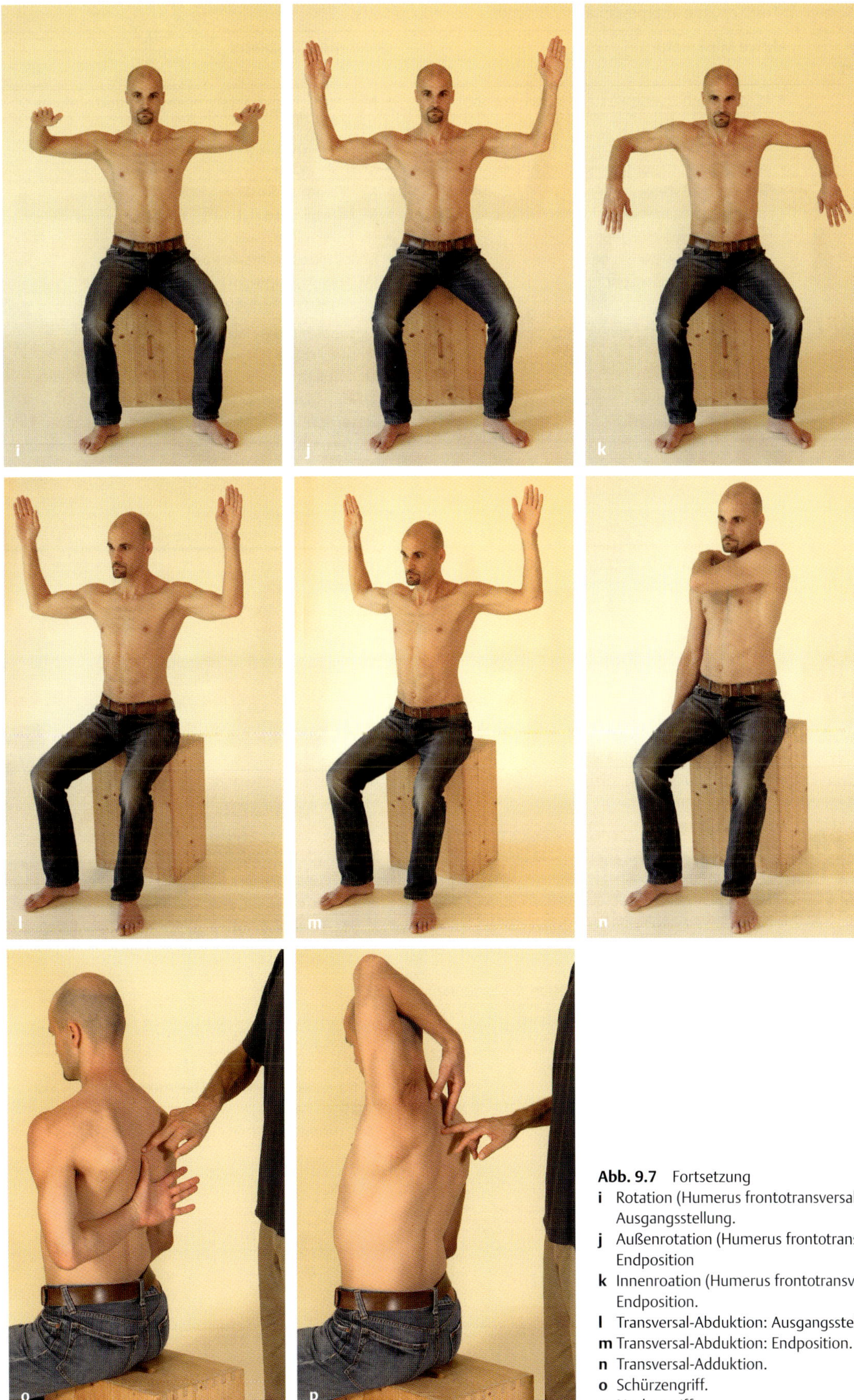

**Abb. 9.7** Fortsetzung
**i** Rotation (Humerus frontotransversal): Ausgangsstellung.
**j** Außenrotation (Humerus frontotransversal): Endposition
**k** Innenroation (Humerus frontotransversal): Endposition.
**l** Transversal-Abduktion: Ausgangsstellung.
**m** Transversal-Abduktion: Endposition.
**n** Transversal-Adduktion.
**o** Schürzengriff.
**p** Nackengriff.

**Tab. 9.4** Screening-Test Schulter: Interpretation der Befunde – Bewegungstests

| Endphasenschmerz bei | aktive Muskulatur | gedehnte Muskulatur |
|---|---|---|
| **Flexion** (**Abb. 9.7c**) | ▪ M. deltoideus (ventrale und laterale Portion)<br>▪ M. supraspinatus<br>▪ M. infraspinatus<br>▪ M. pectoralis major (klavikulärer Anteil)<br>▪ Schulterblattstabilisatoren<br>– M. serratus anterior<br>– M. trapezius ascendens<br>– M. trapezius transversus<br>– M. trapezius descendens | ▪ M. pectoralis major (sternokostaler und abdominaler Anteil<br>▪ M. subscapularis (laterale Fasern)<br>▪ M. teres major<br>▪ M. latissimus dorsi<br>▪ M. infraspinatus (laterale Fasern)<br>▪ M. teres minor<br>▪ M deltoideus (dorsale Portion)<br>▪ (M. triceps, Caput longum)<br>▪ M. serratus anterior (kaudale Zacken) |
| **Abduktion** (**Abb. 9.7f**) | ▪ M. deltoideus (laterale Portion)<br>▪ M. supraspinatus<br>▪ M. infraspinatus<br>▪ Schulterblattstabilisatoren<br>– M. serratus anterior<br>– M. trapezius ascendens<br>– M. trapezius transversus<br>– M. trapezius descendens | ▪ M. subscapularis (latearale Fasern)<br>▪ M. teres major<br>▪ M. latissimus dorsi<br>▪ M. infraspinatus (laterale Fasern)<br>▪ M. teres minor<br>▪ M. pectoralis major (sternokostaler und abdominaler Anteil)<br>▪ M. deltoideus (dorsale Portion)<br>▪ (M. triceps, Caput longum)<br>▪ M. serratus anterior (kaudale Zacken) |
| **Außenrotation** (**Abb. 9.7h**) | ▪ M. infraspinatus (v. a. transversale Fasern)<br>▪ M. teres minor | ▪ M. subscapularis<br>▪ M. teres major<br>▪ (M. latissimus dorsi)<br>▪ (M. pectoralis major) |
| **Außenrotation** (in 90° Abduktion) (**Abb. 9.7j**) | ▪ M. infraspinatus (v. a. diagonale Fasern)<br>▪ M. teres minor<br>▪ M. supraspinatus<br>▪ M. deltoideus (dorsale und mediale Portion)<br>▪ Schulterblattstabilisatoren | ▪ M. subscapularis (v. a. diagonale Fasern)<br>▪ M. teres major<br>▪ M. deltoideus (ventrale Portion)<br>▪ M. pectoralis major (Pars clavicularis) |
| **Innenrotation** (in 90° Abduktion) (**Abb. 9.7k**) | ▪ M. subscapularis (v. a. diagonale Fasern)<br>▪ M. teres major<br>▪ M. deltoideus (ventrale und laterale Portion) | ▪ M. infraspinatus (v. a. diagonale Fasern)<br>▪ M. teres minor |
| **Transversal-Abduktion** (**Abb. 9.7m**) | ▪ M. infraspinatus (v. a. transversale Fasern)<br>▪ M. teres minor<br>▪ M. deltoideus (v. a. dorsale Portion)<br>▪ Schulterblattstabilisatoren<br>▪ M. trapezius transversus (bei Retroversion der Skapula)<br>▪ Mm. rhomboidei (bei Retroversion der Skapula) | ▪ M. deltoideus (ventrale Portion)<br>▪ M. coracobrachialis<br>▪ M. pectoralis major (Pars clavicularis)<br>▪ M. pectoralis minor (bei Retroversion der Skapula)<br>▪ M. serratus anterior (bei Retroversion der Skapula) |
| **Transversal-Adduktion** (**Abb. 9.7n**) | ▪ M. deltoideus (v. a. ventrale Portion)<br>▪ M. coracobrachialis<br>▪ M. pectoralis major (Pars clavicularis)<br>▪ Schulterblattstabilisatoren<br>▪ M. pectoralis minor (bei Anteversion der Skapula)<br>▪ M. serratus anterior (bei Anteversion der Skapula) | ▪ M. infraspinatus (v. a. transversale Fasern)<br>▪ M. teres minor<br>▪ M. deltoideus (dorsale Portion)<br>▪ M. trapezius transversus (bei Anteversion der Skapula)<br>▪ Mm. rhomboidei (bei Anteversion der Skapula) |

**Tab. 9.4** Fortsetzung

| Endphasen-schmerz bei | aktive Muskulatur | gedehnte Muskulatur |
|---|---|---|
| **Schürzengriff (Abb. 9.7o)** | ▪ humeroskapulär: Innenrotatoren<br>– M. subscapularis<br>– M. teres major<br>– M. latissimus dorsi<br>▪ Schultergürtelmuskulatur<br>– (M. pectoralis minor)<br>– (M. trapezius transversus)<br>– (Mm. rhomboidei) | ▪ humeroskapulär<br>– M. supraspinatus<br>– M. infraspinatus<br>– M. teres minor<br>– M. deltoideus (ventrale Portion)<br>– M. coracobrachialis<br>▪ zingulothorakal (bei Retroversion)<br>– M. pectoralis minor<br>– M. subclavius<br>– M. serratus anterior<br>▪ thorakohumeral<br>– M. pectoralis major (Pars clavicularis) |
| **Nackengriff (Abb. 9.7p)** | ▪ M. deltoideus (ventrale und laterale Portion)<br>▪ M. supraspinatus<br>▪ M. infraspinatus<br>▪ Schulterblattstabilisatoren | ▪ M. subscapularis<br>▪ M. teres major<br>▪ M. latissimus dorsi<br>▪ M. pectoralis major (sternokostaler und abdominaler Anteil)<br>▪ M. triceps, Caput longum<br>▪ M. deltoideus (dorsale Portion)<br>▪ M. infraspinatus (laterale Fasern)<br>▪ M. teres minor<br>▪ M. serratus anterior (kaudale Zacken) |
| **Hinweise für den Therapeuten** | ▪ Die Bewegungsuntersuchung erfolgt immer beidseits → Seitenvergleich möglich.<br>▪ Durch spezifische Dehnmanöver können einzelne Muskeln/Muskelgruppen gezielt getestet werden, z. B.<br>– M. subscapularis (**Abb. 9.9a**, **c** und **d**)<br>– M. infraspinatus (transversale Fasern) und dorsaler Anteil des M. deltoideus (**Abb. 9.9e**)<br>– M. triceps brachii, Caput longum (**Abb. 9.9f**)<br>▪ Folgende Schultermuskeln lassen sich durch die Screening-Tests in der Regel zuverlässig identifizieren:<br>– M. supraspinatus<br>– M. infraspinatus<br>– M. teres minor<br>– M. subscapularis<br>– M. teres major<br>– M. pectoralis major<br>– M. triceps, Caput longum<br>▪ Der Erfahrung nach gibt es eine Reihe von Schultermuskeln, die sich durch Screening-Tests nur unzuverlässig provozieren lassen. Zeigt sich im Screening-Test keine Schmerzprovokation bei endgradiger Bewegung oder bei Widerstandstests, liegen TrPs möglicherweise in einem der folgenden Muskeln:<br>– M. serratus anterior<br>– M. serratus posterior superior<br>– M. pectoralis minor<br>– M. latissimus dorsi<br>– M. trapezius ascendens<br>– M. trapezius transversus<br>– Mm. rhomboidei<br>– M. subclavius<br>▪ Schmerzhafter Bogen: Bewegungsschmerz bei aktiver Abduktion zwischen 60 – 110 ° (**Abb. 9.7e**) deutet auf ein subakromiales Impingement hin (s. S. 526).<br>▪ Oberarm-Ohr-Kontakt (**Abb. 9.11**): Wenn es nicht möglich ist, mit dem einen Oberarm das Ohr zu berühren, ist dies ein Hinweis auf Verkürzungen respektive Faszienverklebungen von M. teres major, M. triceps brachii (Caput longum) und M. subscapularis.<br>▪ Zur Differenzierung zwischen muskulären und neuralen Problemen sind neurodynamische Tests hilfreich (ULNT, S. 429 ff). | |

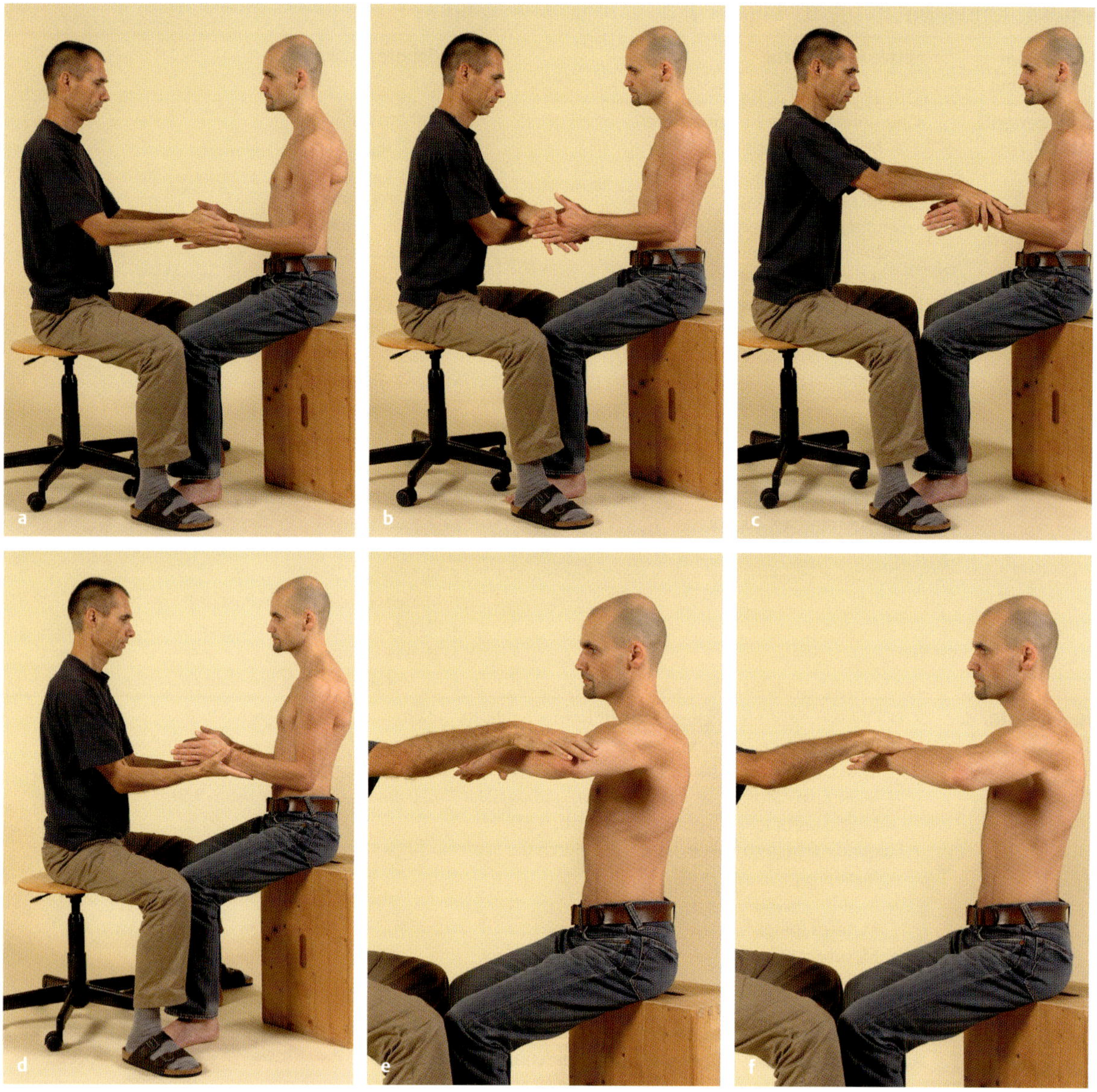

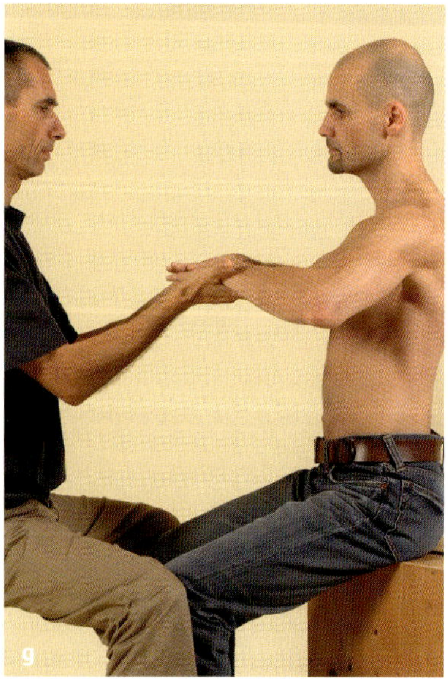

**Abb. 9.8** Screening-Test Schulter – Widerstandstest zur gezielten Belastungsprovokation einzelner Muskeln/Muskelgruppen (Erläuterungen in **Tab. 9.5**).
**a** Isometrischer Widerstand für die Außenrotatoren.
**b** Isometrischer Widerstand für die Innenrotatoren.
**c** Isometrischer Widerstand für die Flexoren von Schulter und Ellbogen.
**d** Isometrischer Widerstand für die Extensoren von Schulter und Ellbogen.
**e** Isometrischer Widerstand für die Abduktoren.
**f** Isometrischer Widerstand für die Abduktoren und Außenrotatoren.
**g** Isometrischer Widerstand für die Adduktoren und Innenrotatoren.

**Tab. 9.5** Screening-Test Schulter: Interpretation der Befunde – Widerstandstests

| Belastungsschmerz/Kraftdefizit bei | aktive Muskulatur |
|---|---|
| **isometrischer Widerstand für die Außenrotatoren** (**Abb. 9.8a**) | ▪ M. infraspinatus (v. a. transversale Fasern)<br>▪ M. teres minor<br>▪ (Schulterblattstabilisatoren) |
| **isometrischer Widerstand für die Innenrotatoren** (**Abb. 9.8b**) | ▪ M. subscapularis<br>▪ M. teres major<br>▪ M. pectoralis major<br>▪ (M. latissimus dorsi)<br>▪ (Schulterblattstabilisatoren) |
| **isometrischer Widerstand für Flexion** (Schulter und Ellbogen) (**Abb. 9.8c**) | ▪ M. biceps brachii, Caput longum<br>▪ M. deltoideus (ventrale Portion)<br>▪ (Schulterblattstabilisatoren) |
| **isometrischer Widerstand für Extension** (Schulter und Ellbogen) (**Abb. 9.8d**) | ▪ M. triceps brachii, Caput longum<br>▪ M. deltoideus (dorsale Portion)<br>▪ (Schulterblattstabilisatoren) |
| **isometrischer Widerstand für Abduktion** (in 90° Abduktion) (**Abb. 9.8e**) | ▪ M. supraspinatus<br>▪ M. deltoideus (laterale Portion)<br>▪ (Schulterblattstabilisatoren) |
| **isometrischer Widerstand für Außenrotation und Abduktion** (in 90° Abduktion) (**Abb. 9.8f**) | ▪ M. supraspinatus<br>▪ M. infraspinatus (diagonale Fasern)<br>▪ M. teres minor<br>▪ (Schulterblattstabilisatoren) |
| **isometrischer Widerstand für Innenrotation und Adduktion** (in 90° Abduktion) (**Abb. 9.8g**) | ▪ M. subscapularis (diagonale Fasern)<br>▪ M. teres major<br>▪ M. pectoralis major<br>▪ M. latissimus dorsi<br>▪ (Schulterblattstabilisatoren) |
| **Hinweise für den Therapeuten** | ▪ Folgende Schultermuskeln lassen sich erfahrungsgemäß durch Widerstandstests in der Regel zuverlässig identifizieren:<br>– M. supraspinatus<br>– M. infraspinatus<br>– M. teres minor<br>– M. subscapularis<br>– M. teres major<br>– M. triceps, Caput longum<br>▪ Die Widerstandstestung dient nicht nur der Schmerzprovokation, sondern ist gleichzeitig eine Messung der Kraft: TrP-induzierte Muskelschwächen können diagnostiziert werden.<br>▪ Die Widerstands-/Krafttestung erfolgt immer beidseits → Seitenvergleich möglich. |

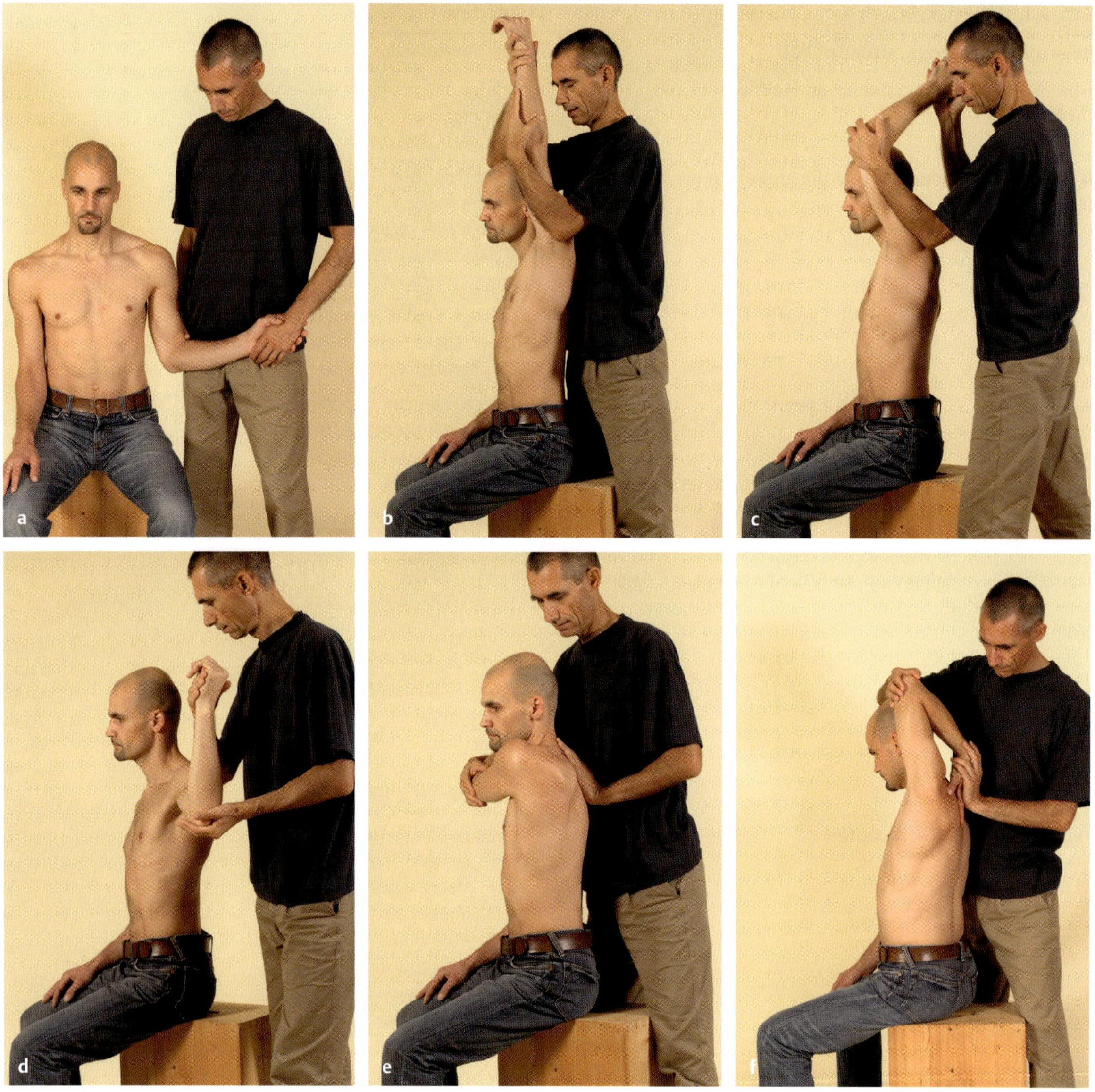


**Abb. 9.9** Screening-Test Schulter – Dehnungsprovokation durch passive Testung. Zeigt eine bestimmte Bewegungskomponente einen Endphasenschmerz (EPS), wird diese Bewegung passiv (d. h. durch den Therapeuten) ausgeführt und geprüft, ob auch bei passiver Testung, d. h. bei Dehnung des Muskels, ein EPS auftritt (Erläuterungen in **Tab. 9.4**).

**a** Endgradige Außenrotation: Dehnprovokation der Innenrotatoren (M. subscapularis [v. a. transversale Fasern], M. teres major).
**b** Endgradige Flexion/Abduktion (gedehnte Muskeln; **Tab. 9.4**).
**c** Endgradige Flexion/Abduktion + endgradige Außenrotation: Durch zusätzliche Außenrotation (in endgradiger Flexion/Abduktion) werden der M. teres major und der M. subscapularis (v. a. laterale Faseranteile) gezielt provoziert.
**d** Transversalabduktion + endgradige Außenrotation: Dehnungsprovokation des M. subscapularis (mittlere Faseranteile) und M. pectoralis major (sternokostaler Anteil).
**e** Endgradige Transversaladduktion: Dehnungsprovokation des M. infraspinatus (transversale Fasern) und des dorsalen Anteils des M. deltoideus.
**f** Endgradige Flexion Schultergelenk + Ellbogenflexion: gezielte Dehnprovokation des Caput longum des M. triceps brachii.

---

**Abb. 9.10** Screening-Test Schulter: Skapulasetting.

**a** Testung des Skapulasettings in Spielfunktion: Ausgangsstellung.
**b** Testung des Skapulasettings in Spielfunktion: Bewegungsverlauf – Flexion in der Skapulaebene 40°.
**c** Testung des Skapulasettings in Spielfunktion: Bewegungsverlauf – Flexion in der Skapulaebene 100°.
**d** Testung des Skapulasettings in Spielfunktion: Bewegungsverlauf – Flexion in der Skapulaebene 140°.
**e** Testung des Skapulasettings in Spielfunktion: Bewegungsverlauf – Flexion in der Skapulaebene 160°.
**f** Testung des Skapulasettings in Spielfunktion: Endposition.
**g** Testung des Skapulasettings in Stützfunktion: Ausgangsstellung.
**h** Testung des Skapulasettings in Stützfunktion: Endposition, Testung beidseits.
**i** Testung des Skapulasettings in Stützfunktion: Endposition, Testung rechts in Vollbelastung (linke Schulter in Spielfunktion, linke Hand in Supination).
**j** Testung des Skapulasettings in Stützfunktion: Endposition, Testung links in Vollbelastung (rechte Schulter in Spielfunktion, rechte Hand in Supination).

▶

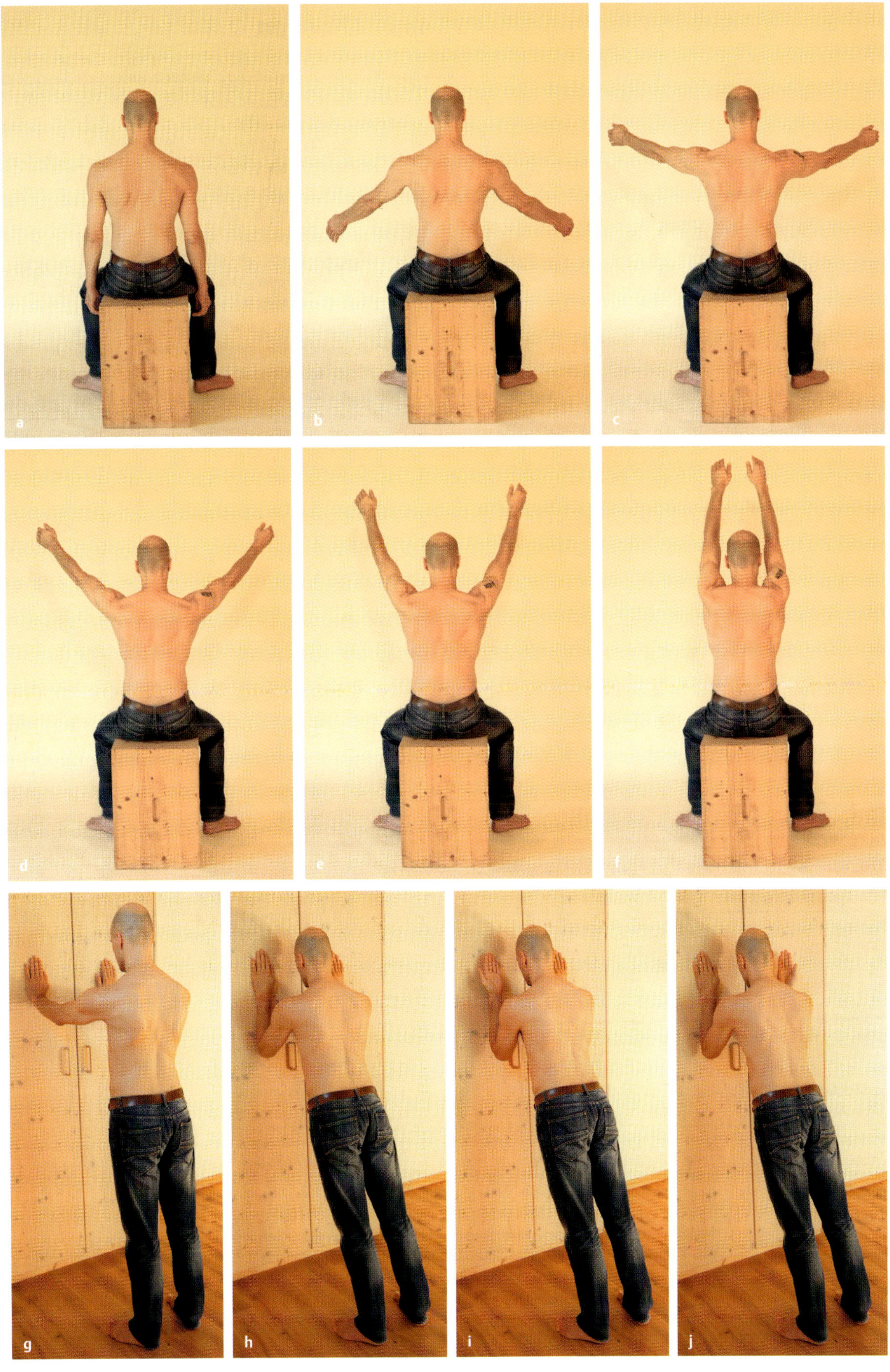
a
b
c
d
e
f
g
h
i
j

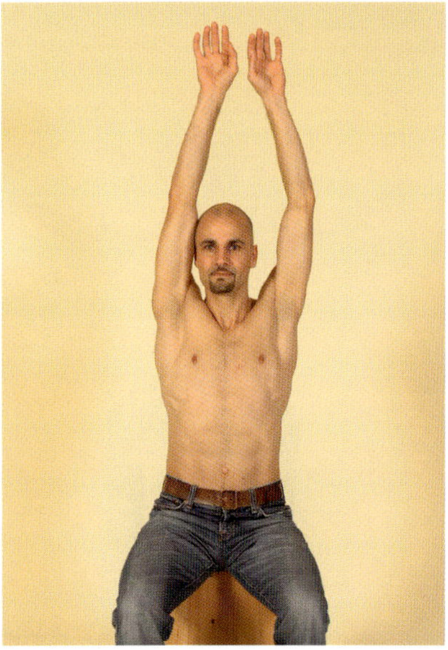

**Abb. 9.11** Screening-Test Schulter – Oberarm-Ohr-Kontakt. Ist es nicht möglich, mit dem einen Oberarm das Ohr zu berühren, liegt die Ursache häufig in TrPs-induzierten Verkürzungen und Faszienadhäsionen; beteiligt sind M. teres major, M. tricpes brachii (Caput longum) und M. subscapularis sowie M. infraspinatus (laterale Fasern) und M. teres minor.

### 9.1.4 Ellbogen

- Die Ellbogenuntersuchung umfasst unter myofaszialem Aspekt routinemäßig mindestens:
  - **Bewegungstests aktiv**
    - Flexion (**Abb. 9.12a**)
    - Extension (**Abb. 9.12b**)
    - Supination (**Abb. 9.12c**)
    - Pronation (**Abb. 9.12d**)
  - **Dehnungsprovokation**
    - Ellbogenextensoren (**Abb. 9.13a**)
    - Ellbogenflexoren (**Abb. 9.13b**)
    - Pronatoren (**Abb. 9.13c**)
    - Supinator **Abb. 9.13d**)
    - Palmar- und Fingerflexoren (**Abb. 9.16a** und **b**)
    - Dorsal- und Fingerextensoren (**Abb. 9.16c** und **d**)
  - **Widerstandstests**
    - Flexoren Ellbogen (**Abb. 9.14a**)
    - Extensoren Ellbogen (**Abb. 9.14b**)
    - Dorsal- und Fingerextensoren (**Abb. 9.14c**)
    - Palmar- und Fingerflexoren (**Abb. 9.14d**)
    - Pronation (**Abb. 9.14e**)
    - Supination (**Abb. 9.14f**)
- Viele Ellbogenprobleme stehen im Zusammenhang mit mTrPs in der Schultermuskulatur und/oder in den Palmarflexoren/Dorsalextensoren.
  - Differenzierung, ob die Außenrotatoren des Schultergelenks oder die beim Epikondylus lateralis inserierenden Dorsalextensoren ursächlich sind, erfolgt über spezifische Widerstandstests (**Abb. 9.15b** und **c**).
  - Differenzierung, ob die Innenrotatoren des Schultergelenks oder die beim Epikondylus medialis inserierenden Palmarflexoren ursächlich sind, erfolgt über spezifische Widerstandstests (**Abb. 9.15e** und **f**)

**Tab. 9.6** Screening-Test Ellbogen: Interpretation der Befunde – Bewegungstests

| Endphasenschmerz bei | aktive Muskulatur | gedehnte Muskulatur |
|---|---|---|
| **Flexion (Abb. 9.12a)** | ▪ M. biceps brachii<br>▪ M. brachialis<br>▪ (M. brachioradialis) | ▪ M. triceps brachii (Caput laterale und Caput mediale) (zur Testung des Caput longum s. **Abb. 9.9f**)<br>▪ M. anconeus |
| **Extension (Abb. 9.12b)** | ▪ M. triceps brachii<br>▪ M. anconeus | ▪ M. biceps brachii<br>▪ M. brachialis<br>▪ M. brachioradialis |
| **Supination (Abb. 9.12c)** | ▪ M. supinator | ▪ M. pronator teres<br>▪ M. pronator quadratus |
| **Pronation (Abb. 9.12d)** | ▪ M. pronator teres<br>▪ M. pronator quadratus | ▪ M. supinator<br>▪ M. biceps brachii (mit Extension im Ellbogen) |
| **Hinweise für den Therapeuten** | ▪ Zusätzlich werden beim Ellbogenbefund mittels Dehnung provoziert:<br>– Palmarflexoren (**Abb. 9.16a**) Fingerflexoren (**Abb. 9.16b**)<br>– Dorsalextensoren (**Abb. 9.16c**) und Fingerextensoren (**Abb. 9.16d**)<br>▪ Anschließend an die Identifikation einer Muskelgruppe mittels Bewegungstests und Dehnmanöver werden die entsprechenden Muskelgruppen palpatorisch differenziert untersucht. Zur detaillierten Identifikation einzelner Muskeln im Ellbogenbereich beansprucht die palpierende Diagnostik wenig Zeit und ist im Vergleich zu Bewegungs- und Dehntests zuverlässiger in ihrer Aussagekraft. | |

- Widerstandstests und gezielte Dehnmanöver für die Muskelgruppen der Palmar- und Fingerflexoren (**Abb. 9.15d** und e sowie **Abb. 9.16a** und **b**) sowie der Dorsal- und Fingerextensoren (**Abb. 9.15a** und **b** sowie **Abb. 9.16c** und **d**) geben summarische Hinweise, in welcher Muskelgruppe mTrPs liegen.
- Die differenzierte Abklärung, in welchen Einzelmuskeln aktive mTrPs liegen, erfolgt anschließend über die Palpation der einzelnen Muskeln der vorgängig identifizierten Muskelgruppe. Die palpierende Diagnostik der einzelnen Muskeln im Ellbogenbereich braucht wenig Zeit und ist im Vergleich zur isolierten Bewegungs- und Widerstandstestung einzelner Muskeln zuverlässiger in ihrer Aussagekraft.

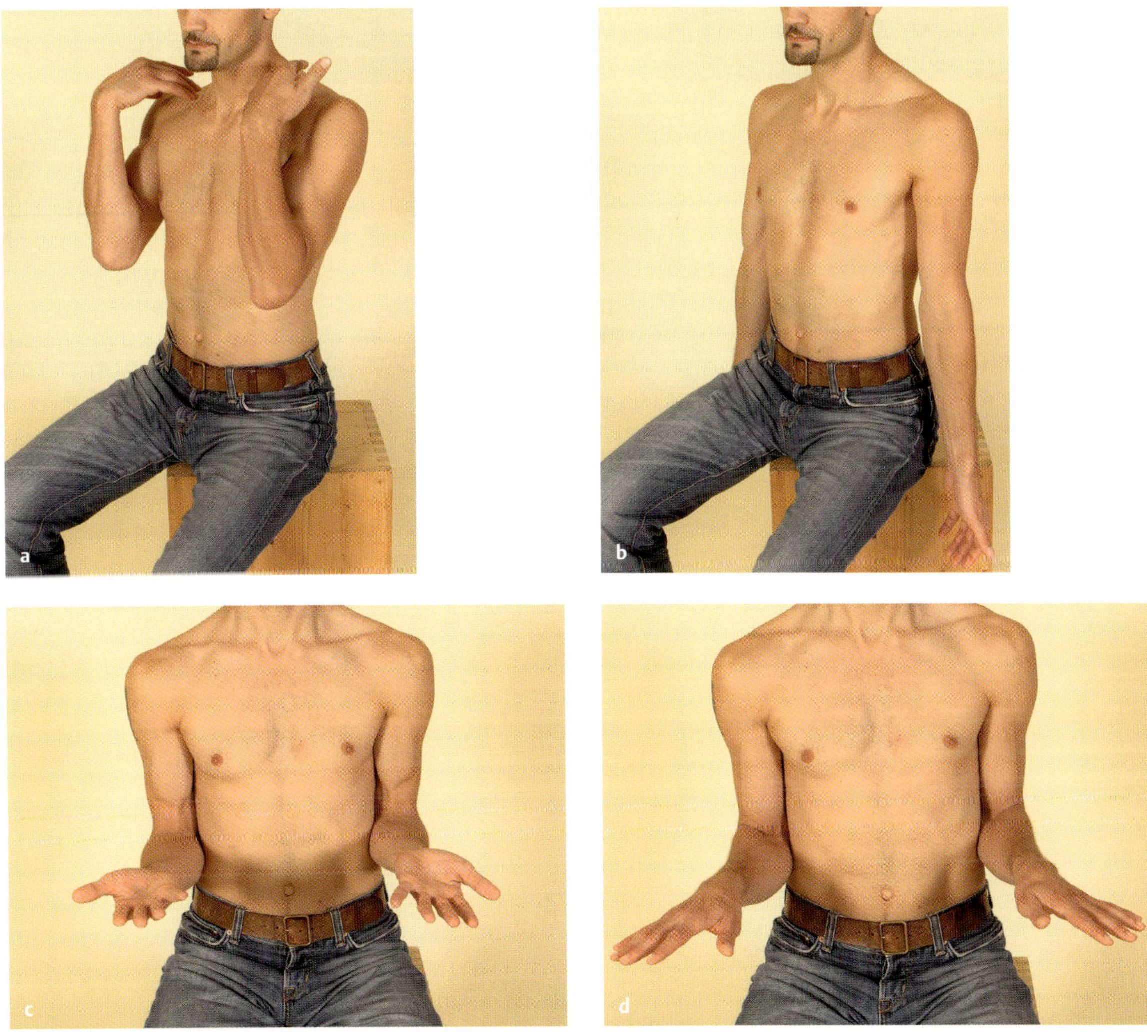


**Abb. 9.12** Screening-Test Ellbogen – Bewegungsuntersuchung aktiv. Routinemäßig geprüft werden zumindest folgende Bewegungskomponenten (Erläuterungen in **Tab. 9.6**).

**a** Flexion.
**b** Extension.
**c** Supination.
**d** Pronation.

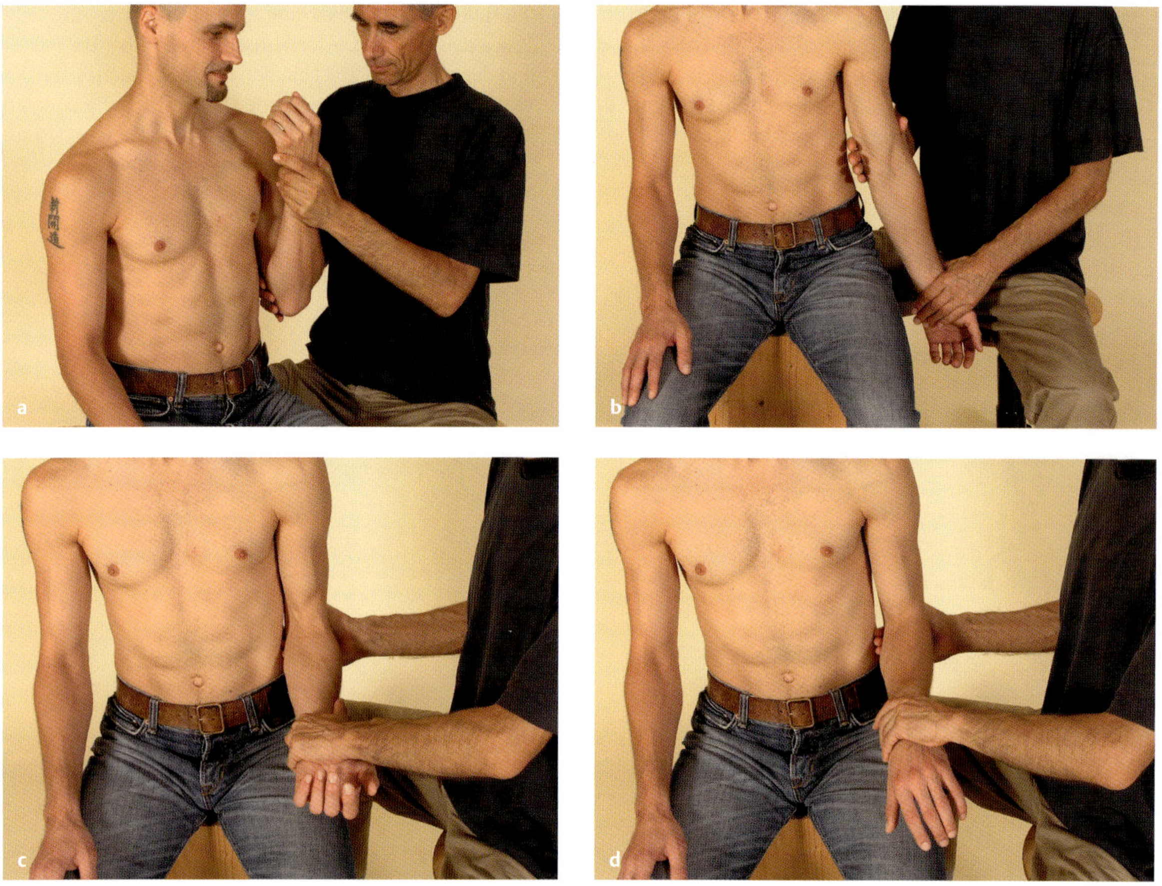


**Abb. 9.13** Screening-Test Ellbogen – Bewegungsuntersuchung passiv mit Dehnungsprovokation (Erläuterungen in **Tab. 9.6**).

**a** Ellbogenextensoren.
**b** Ellbogenflexoren.
**c** Pronatoren.
**d** Supinator.

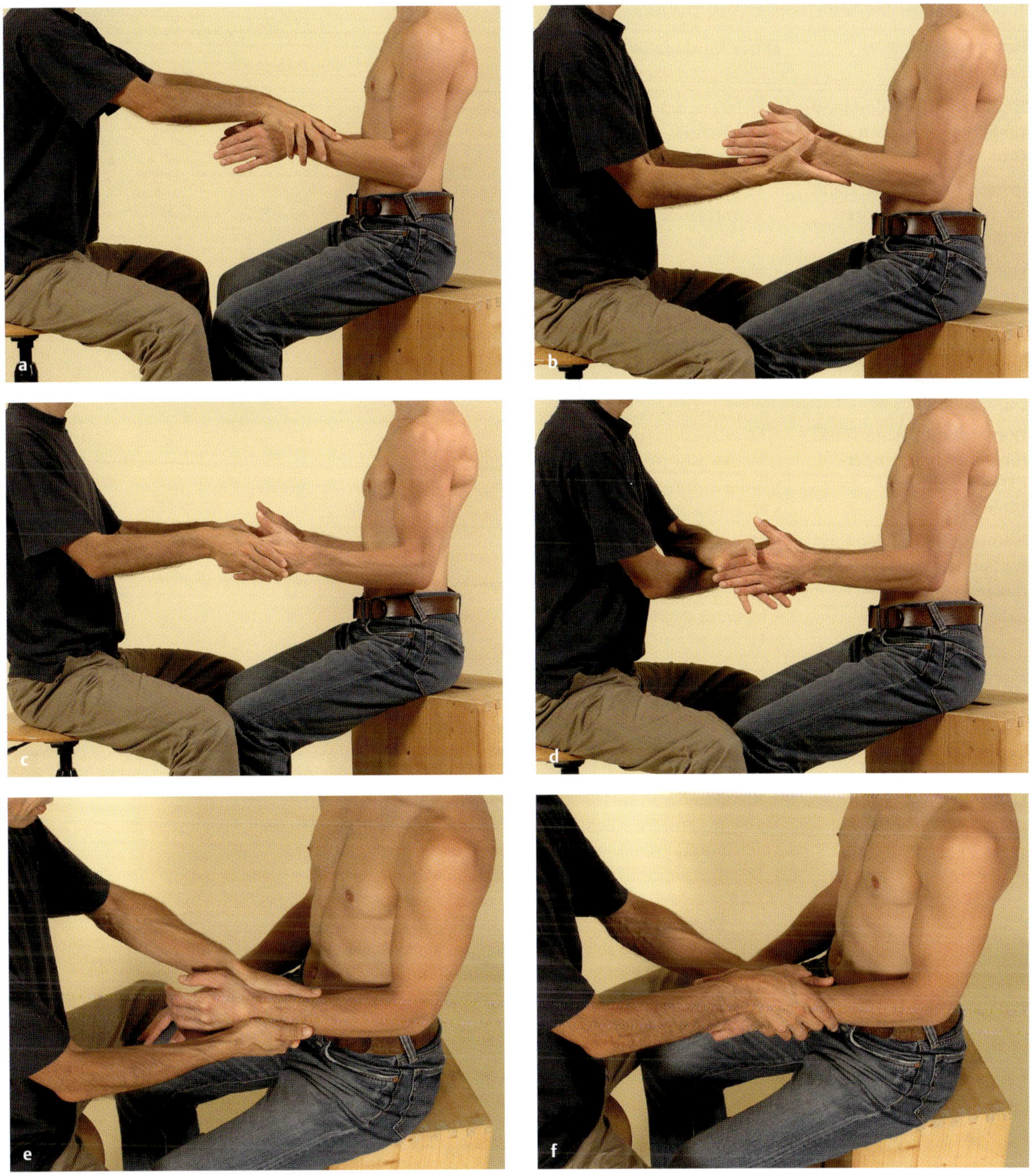


**Abb. 9.14** Screening-Test Ellbogen – Widerstandstests zur gezielten Belastungsprovokation einzelner Muskelgruppen (Erläuterungen in **Tab. 9.7**).

**a** Isometrischer Widerstand für die Ellbogenflexoren.
**b** Isometrischer Widerstand für die Ellbogenextensoren.
**c** Isometrischer Widerstand für die Finger- und Dorsalextensoren.
**d** Isometrischer Widerstand für die Finger- und Palmarflexoren.
**e** Isometrischer Widerstand für die Pronatoren.
**f** Isometrischer Widerstand für die Supinatoren.

**Tab. 9.7** Screening-Test Ellbogen: Widerstandstests – Interpretation der Befunde

| Belastungsschmerz/ Kraftdefizit bei | aktive Muskulatur |
|---|---|
| **isometrischer Widerstand für Ellbogenflexoren (Abb. 9.14a)** | ▪ M. biceps brachii<br>▪ M. brachialis<br>▪ (M. brachioradialis) |
| **isometrischer Widerstand für Ellbogenextensoren (Abb. 9.14b)** | ▪ M. triceps brachii<br>▪ M. anconeus |
| **isometrischer Widerstand für Pronatoren (Abb. 9.14e)** | ▪ M. pronator teres<br>▪ M. pronator quadratus |
| **isometrischer Widerstand für Supinatoren (Abb. 9.14f)** | ▪ M. supinator<br>▪ (M. biceps brachii) |
| **isometrischer Widerstand für Dorsal- und Fingerextensoren (Abb. 9.14c)** | ▪ M. extensor carpi radialis longus<br>▪ M. extensor carpi radialis brevis<br>▪ M. extensor digitorum communis<br>▪ M. extensor carpi ulnaris |
| **isometrischer Widerstand für Palmar- und Fingerflexoren (Abb. 9.14d)** | ▪ M. flexor carpi radialis<br>▪ M. palmaris longus<br>▪ M. flexor digitorum superficialis<br>▪ M. flexor digitorum profundus<br>▪ M. flexor carpi ulnaris |
| **Hinweise für den Therapeuten** | ▪ Differenzierung, ob Schulter- oder Ellbogenmuskulatur für Probleme ursächlich sind:<br>– Gleichzeitige Testung der Außenrotatoren der Schulter sowie der Dorsal- und Fingerextensoren durch Widerstandsprovokation (Grifffassung; **Abb. 9.15a** bzw. **b**)<br>• Bei negativem Befund dieser Widerstandstests (sowie der Dehntests) sind mit sehr großer Wahrscheinlichkeit weder die Außenrotatoren der Schulter noch die Muskeln der Extensorengruppe am Ellbogen betroffen (effiziente Ausschlussdiagnostik).<br>• Bei positivem Befund erfolgt über Änderung der Grifffassung die selektive Belastungsprovokation der Schulteraußenrotatoren (**Abb. 9.15c**). Werden dieselben Schmerzen ausgelöst, sind aktive TrPs in den Außenrotatoren der Schulter zu suchen; treten jetzt keine Schmerzen mehr auf, liegen die mTrPs in den Dorsal- oder Fingerextensoren → weiter mit palpierender Diagnostik.<br>– Gleichzeitige Testung der Innenrotatoren der Schulter sowie der Palmar- und Fingerflexoren über Widerstandsprovokation (Grifffassung; **Abb. 9.15d** bzw. **e**)<br>• Bei negativem Befund dieser Widerstandstests (sowie der Dehntests) sind mit sehr großer Wahrscheinlichkeit weder die Innenrotatoren der Schulter noch die Muskeln der Flexorengruppe am Ellbogen betroffen (effiziente Ausschlussdiagnostik).<br>• Bei positivem Befund erfolgt über Änderung der Grifffassung die selektive Belastungsprovokation der Schulterinnenrotatoren (**Abb. 9.15f**). Werden dieselben Schmerzen ausgelöst, sind aktive TrPs in den Innenrotatoren der Schulter zu suchen; treten jetzt keine Schmerzen mehr auf, liegen die mTrPs in den Palmar- oder Fingerflexoren → weiter mit palpierender Diagnostik.<br>▪ Zur differenzierten Identifikation einzelner Muskeln im Ellbogenbereich beansprucht die palpierende Diagnostik wenig Zeit und ist im Vergleich zu den Widerstandstests in ihrer Aussagekraft zuverlässiger. |

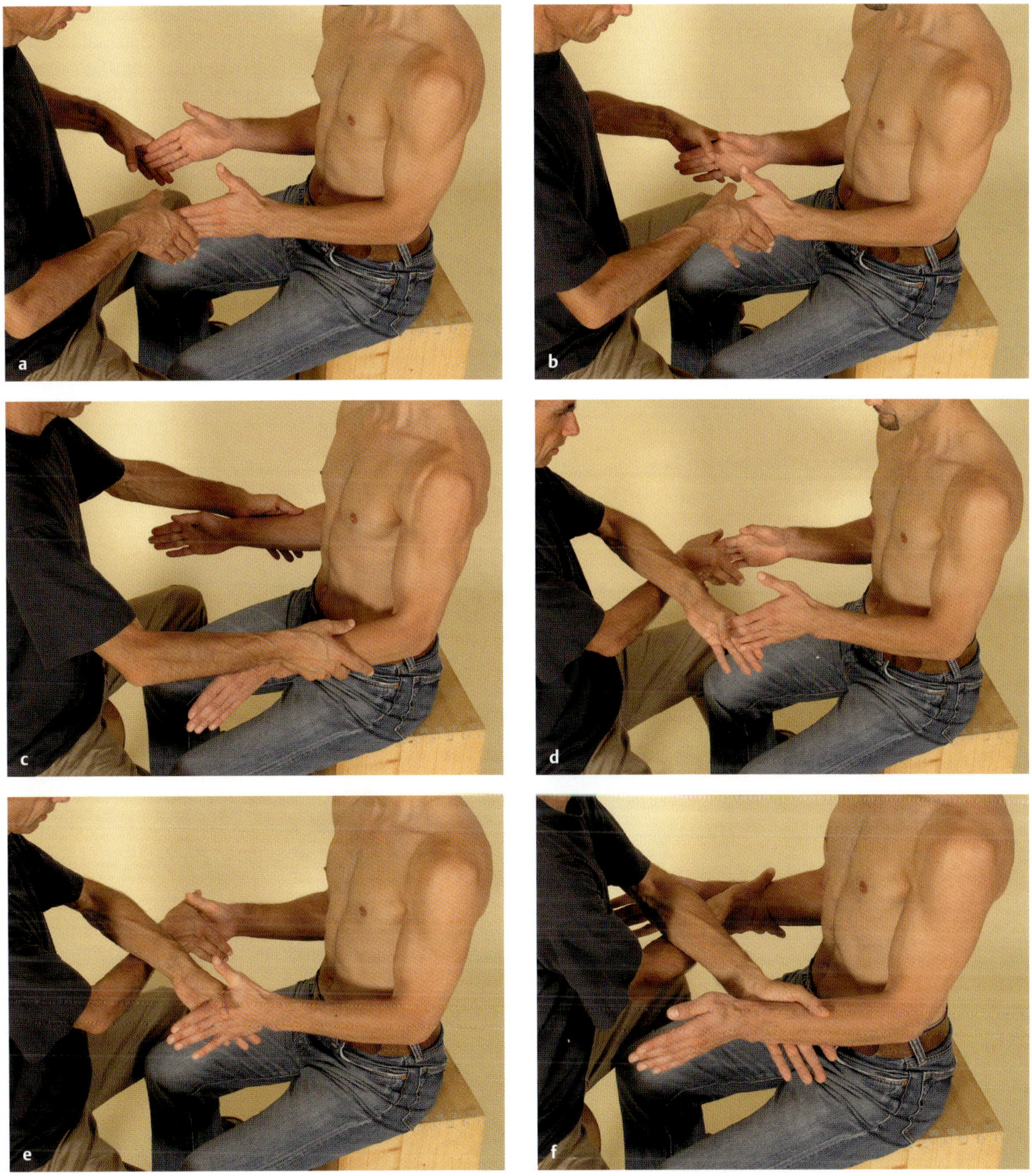

**Abb. 9.15** Screening-Test Ellbogen – Differenzierung Schulter-/ Handgelenks-/Fingermuskulatur (Erläuterungen in **Tab. 9.7**).

**a** Widerstandsprovokation der Finger- und Handgelenksextensoren zusammen mit den Außenrotatoren der Schulter.

**b** Widerstandsprovokation der Handgelenksextensoren zusammen mit den Außenrotatoren der Schulter.

**c** Selektive Widerstandsprovokation der Außenrotatoren der Schulter.

**d** Widerstandsprovokation der Finger- und Handgelenksflexoren zusammen mit den Innenrotatoren der Schulter.

**e** Widerstandsprovokation der Handgelenksflexoren zusammen mit den Innenrotatoren der Schulter.

**f** Selektive Widerstandsprovokation der Innenrotatoren der Schulter.

### 9.1.5 Unterarm – Hand

- Mit den Screening-Tests werden in der Unterarm-/Handregion zunächst ganze Muskelgruppen untersucht:
  - **Dehnmanöver**
    - Flexorengruppe versus Extensorengruppe (**Abb. 9.16a** und **c**) auch unten
    - Handgelenksflexoren versus Fingerflexoren (**Abb. 9.16a** und **b**)
    - Handgelenksextensoren versus Fingerextensoren (**Abb. 9.16c** und **d**)
  - **Widerstandstests**
    - Extensorengruppe versus Flexorengruppe (**Abb. 9.14c** und **d** bzw. **Abb. 9.15a** und **d**)
    - Fingerextensoren versus Handgelenksextensoren (**Abb. 9.15a** und **b**)
    - Fingerflexoren versus Handgelenksflexoren (**Abb. 9.15d** und **e**)
- Über **palpierende Diagnostik** erfolgt anschließend die Identifikation der im Einzelnen betroffenen Handgelenks- sowie langen bzw. kurzen Fingermuskeln. Die Palpation (und gegebenenfalls Druckprovokation) der einzelnen Muskeln im Unterarm- und Handbereich ermöglicht die sicherste Diagnostik der mTrPs und beansprucht wenig Zeit (Details bei den entsprechenden Fingermuskeln; Kap. 7.9).
- Die **Identifikation einzelner Fingermuskeln** wird durch das Setzen eines Widerstands erleichtert, der oft begleitet ist von der Reproduktion des klinischen Schmerzmusters:
- lange Fingermuskulatur (**Abb. 9.17**)
- Daumen (Thenarmuskulatur; **Abb. 7.409**, S. 412)
- Kleinfinger (Hypothenarmuskulatur; **Abb. 7.416**, S. 415)
- Interdigitalmuskulatur (**Abb. 7.419**, S. 417)

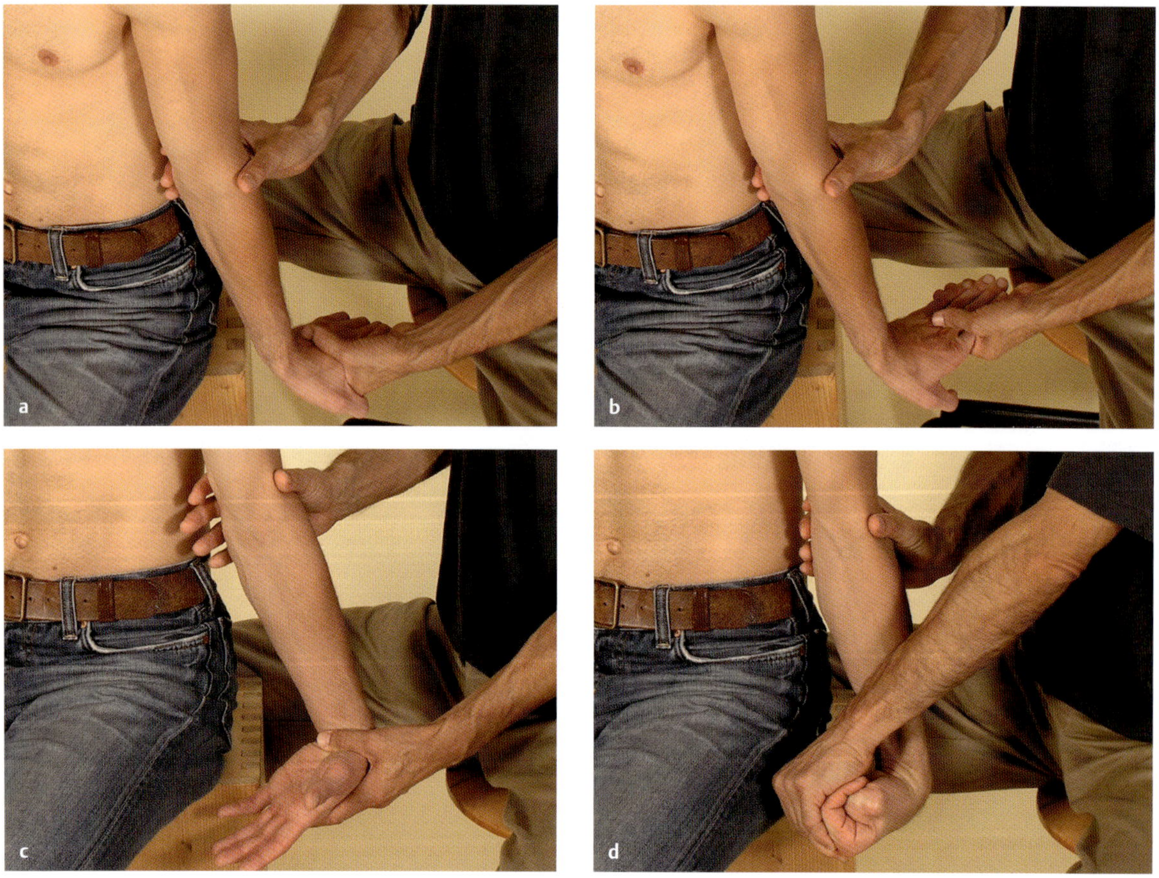


**Abb. 9.16** Screening-Test Unterarm – Identifikation ganzer Muskelgruppen über Dehnprovokation.
**a** Handgelenksflexoren: Ellbogen- und Handgelenksextension (ohne Fingerextension).
**b** Fingerflexoren: Extension in Ellbogen, Handgelenk und Finger.
**c** Handgelenksextensoren: Ellbogenextension und Handgelenksflexion (ohne Fingerflexion).
**d** Fingerextensoren: Extension im Ellbogengelenk sowie Flexion des Handgelenks und der Finger.

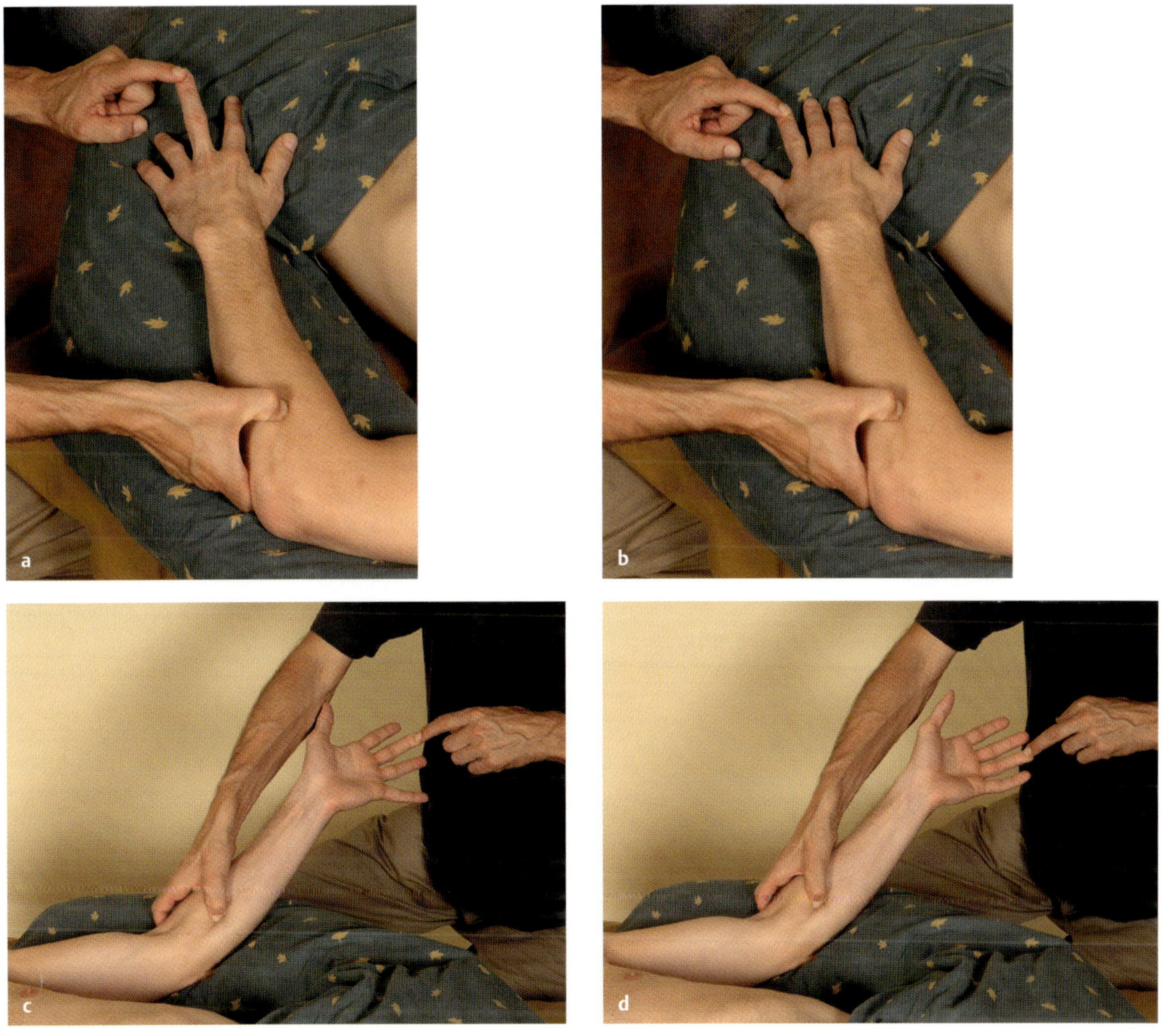

**Abb. 9.17** Screening-Test Unterarm – Identifikation einzelner Muskeln über Palpation sowie das Setzen eines Führungswiderstands.

**a** M. extensor digitorum des Mittelfingers.
**b** M. extensor digitorum des Ringfingers.
**c** M. flexor digitorum des Mittelfingers.
**d** M. flexor digitorum des Ringfingers.

### 9.1.6 LBH: Lenden – Becken – Hüfte

- Die Lenden-Becken-Hüft-Region (LBH-Region) bildet funktionell eine Einheit. Probleme, die sich als „unterer Rückenschmerz“, „Hüftschmerz“, „Leistenschmerz“ etc. äußern, können durch Irritationen myofaszialer, artikulärer und/oder neuraler Strukturen im Bereich der Lendenwirbelsäule (LWS), der Iliosakralgelenke (ISG) und/oder Hüftgelenke (HG) verursacht sein. Bei der Befundaufnahme werden deshalb die Prüfung der LWS-, ISG- und HG-Region in einem Untersuchungsgang zusammengefasst.
- Zur Erfassung der häufigsten myofaszialen Befunde (sowie zur Differenzierung gegenüber einiger häufiger arthrogener und/oder neurogener Ursachen) werden in der LBH-Region zumindest folgende Bewegungskomponenten routinemäßig getestet:
  - **LWS**
    - Flexion (**Abb. 9.18a**)
    - Extension (**Abb. 9.18b**)
    - Lateralflexion nach beiden Seiten (**Abb. 9.18c**)
    - Rotation nach beiden Seiten (**Abb. 9.18d**)
  - **ISG**
    - Vorlaufphänomen (**Abb. 9.18a**)
    - Spine-Test (**Abb. 9.18f**)
  - **Hüftgelenke**
    - Flexion (**Abb. 9.18f** [aktiv, rechte Seite] und **Abb. 9.19a** [passiv, rechtes Hüftgelenk])
    - Extension (**Abb. 9.18b** und **Abb. 9.19a** [linkes Hüftgelenk])
    - Außenrotation (**Abb. 9.19b**, **Abb. 9.21b**)
    - Innenrotation (**Abb. 9.19c**, **Abb. 9.21a**)
    - Abduktion (**Abb. 9.19d** und **h**)
    - Adduktion (**Abb. 9.19g** [rechtes Hüftgelenk])
- Bei den Screening-Tests der LBH-Region werden einzelne Muskelgruppen gezielt gedehnt. Aus praktischen Gründen erfolgt ein erster Untersuchungsgang im Stehen (**Abb. 9.18**, **Tab. 9.8**), ein zweiter in Rückenlage (**Abb. 9.19**, **Abb. 9.20**;**Tab. 9.9**) und ein dritter in Bauchlage (**Abb. 9.21**).
  - Beim **Untersuchungsgang im Stehen** (**Tab. 9.8**) werden die Rumpf- und Hüftmuskeln nicht nur gedehnt, sondern auch belastet. Bei stark aktivierten TrPs können auch diejenigen Rumpf- und Hüftmuskeln, die aktiv Arbeit leisten, Schmerzen verursachen. Erfahrungsgemäß jedoch liegen die für den Schmerz verantwortlichen TrPs meistens in der gedehnten Muskulatur.
  - Die **Untersuchung in Rücken- und Bauchlage** fokussiert v. a. die Hüftmuskulatur (**Tab. 9.9**).
- „Auf das Phänomen, dass schmerzverursachende Triggerpunkte am ganzen Rumpf gefunden werden, die Schmerzen aber meist in der Lumbosakralregion auftreten, sei hier nochmals speziell hingewiesen“ (Dejung 2009, S. 56).

**Abb. 9.18** Screening-Test LBH – Bewegungsuntersuchung im Stehen (Interpretation der Befunde in **Tab. 9.8**).
**a** Flexion LWS und HG, Vorlaufphänomen ISG.
**b** Extension LWS und HG.
**c** Lateralflexion LWS.
**d** Rotation LWS/BWS.
**e** Kombinationsbewegung Extension + Rotation.
**f** Spine-Test ISG (gleichzeitig Testung der Hüftflexion aktiv rechts, Kraft der abduktorischen Hüftstabilisatoren links sowie des Gleichgewichts im Einbeinstand).
**g** Differenzierung ventrale Rumpfmuskulatur – Hüftflexoren: Extension LWS/HG kombiniert mit Anheben der Ferse rechts. Entlastung der Dehnungsprovokation der Hüftflexoren (rechts).
**h** Differenzierung M. psoas: Extension LWS/HG kombiniert mit Lateralflexion der LWS zur Gegenseite bringt den M. psoas (rechts) gezielt unter Dehnstress.
**i** Differenzierung M. iliacus: Extension LWS/HG kombiniert mit Abduktion im Hüftgelenk über Drehpunktverschiebung des Hüftgelenks (das dabei als Hypomochlion wirkt) bringt den M. iliacus (rechts) zusätzlich unter Dehnstress.

►

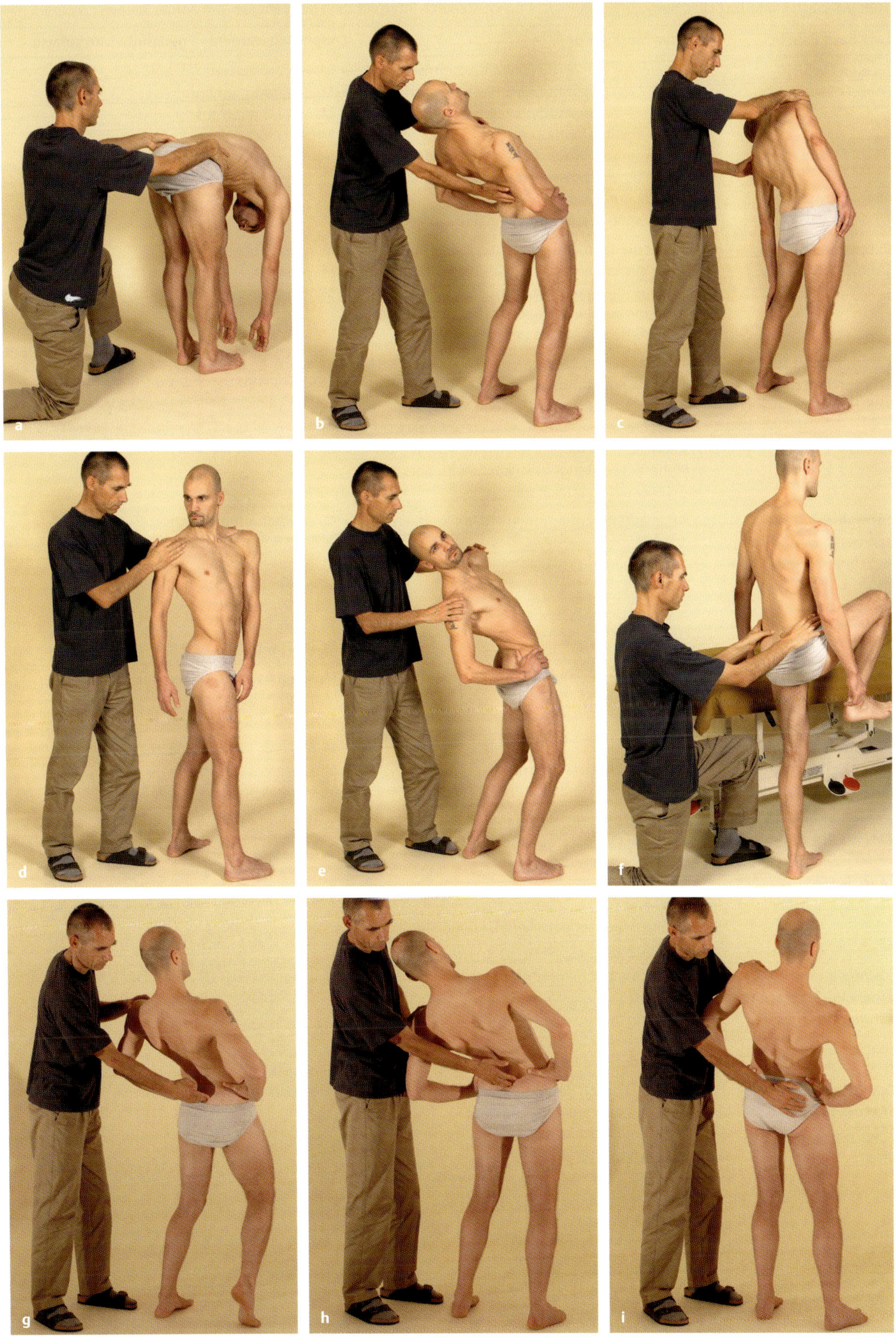
a
b
c
d
e
f
g
h
i

**Tab. 9.8** Screening-Test LBH: Bewegungsuntersuchung im Stehen – Interpretation der Befunde (Annahme: Schmerz rechts)

| Low Back Pain bei | aktive Muskulatur | Endphasenschmerz → gedehnte Muskulatur |
|---|---|---|
| **Flexion LWS/HG** (**Abb. 9.18a**) | ▪ M. erector spinae (dynamisch-exzentrisch)<br>▪ M. gluteus maximus (dynamisch-exzentrisch)<br>▪ Mm. ischiocrurales (dynamisch-exzentrisch)<br>▪ (M. quadratus lumborum)<br>➢ Bewegungsschmerz während der Flexion kann durch die dynamisch-exzentrisch arbeitende Muskulatur ausgelöst werden.<br>➢ gleichzeitig Testung ISG: Vorlaufphänomen | ▪ M. erector spinae<br>▪ M. quadratus lumborum<br>▪ M. gluteus maximus<br>▪ Mm. ischiocrurales |
| **Extension LWS/HG** (**Abb. 9.18b**) | ▪ M. rectus abdominis (dynamisch-exzentrisch)<br>▪ M. iliopsoas (dynamisch-exzentrisch)<br>▪ M. tensor fasciae latae (ventraler Anteil)<br>➢ Irritation der Facettengelenke können ebenfalls für dorsale Schmerzen ursächlich sein | ▪ M. rectus abdominis<br>▪ M. iliopsoas<br>▪ M. tensor fasciae latae (ventraler Anteil) |
| **Lateralflexion zur schmerzhaften Seite** → Schmerz ipsilateral | ▪ (M. qaudratus lumborum der Gegenseite)<br>▪ (laterale Rumpfmuskulatur der Gegenseite)<br>→ Da die Schmerzausstrahlung in der Regel nicht die Seite wechselt, sind diese Muskeln kaum für das Problem verantwortlich.<br>➢ Irritierte Facettengelenke können für dorsale Schmerzen ursächlich sein. | ➢ Der M. quadratus lumborum der schmerzhaften Seite wird nicht gedehnt – er kann bei dieser Testbewegung jedoch komprimiert werden, wodurch TrPs aktiviert werden können. |
| **Lateralflexion zur schmerzfreien Seite** → Schmerz kontralateral (**Abb. 9.18c**) | ▪ M. quadratus lumborum (dynamisch-exzentrisch)<br>▪ laterale Rumpfmuskulatur (dynamisch-exzentrisch) | ▪ M. qaudratus lumborum<br>▪ laterale Rumpfmuskulatur<br>▪ M. tensor fasciae latae<br>▪ Mm. gluteus medius und minimus (laterale Anteile)<br>▪ M. psoas<br>▪ M. erector trunci |
| **Rotation zur schmerzhaften Seite** (**Abb. 9.18d**) | ▪ M. obliquus internus abdominis<br>▪ Mm. intercostales interni<br>▪ M. serratus posterior inferior | ▪ M. obliquus externus abdominis<br>▪ Mm. intercostales externi<br>▪ Mm. multifidi und rotatores |
| **Rotation zur schmerzfreien Seite** | ▪ M. obliquus externus abdominis<br>▪ Mm. intercostales externi<br>▪ (Mm. multifidi und rotatores) | ▪ M. obliquus internus abdominis<br>▪ Mm. intercostales interni<br>▪ M. serratus posterior inferior |
| **Kombinationsbewegung Extension + Rotation zur schmerzhaften Seite** (**Abb. 9.18e**) | ▪ M. rectus abdominis (dynamisch-exzentrisch)<br>▪ Mm. obliquus externus und internus abdominis (dynamisch-exzentrisch)<br>▪ M. iliopsoas<br>▪ M. tensor fasciae latae (ventraler Anteil)<br>➢ Irritierte Facettengelenke/ISG können für dorsale Schmerzen ursächlich sein. | ▪ M. obliquus externus abdominis |
| **Kombinationsbewegung Extension + Rotation zur schmerzfreien Seite** | ▪ M. rectus abdominis (dynamisch-exzentrisch)<br>▪ Mm. obliquus externus und internus abdominis (dynamisch-exzentrisch)<br>▪ M. iliopsoas<br>▪ M. tensor fasciae latae (ventraler Anteil) | ▪ M. obliquus internus abdominis |
| **Spine-Test** (**Abb. 9.18f**) | ▪ Hüftabduktoren (links)<br>▪ Mm. gluteus medius und minimus<br>▪ M. tensor fasciae latae (dorsaler Anteil)<br>▪ Hüftflexoren (rechts)<br>▪ M. tensor faciae latae (ventraler Anteil)<br>▪ M. iliopsoas<br>▪ M. sartorius<br>➢ Testung einer ISG-Dysfunktion<br>➢ Testung des Gleichgewichts (Einbeinstand) | ▪ M. gluteus maximus (rechts) |

**Tab. 9.8** Fortsetzung

| | |
|---|---|
| **Hinweise für den Therapeuten** | ▪ Durch spezifische Bewegungsmanöver können einzelne Muskeln/Muskelgruppen gezielt getestet werden, z. B.<br>– M. iliopsoas: Werden durch Extension in LWS/HG Rückenschmerzen ausgelöst (**Abb. 9.18b**), können dafür TrPs in der Muskulatur der ventralen Rumpfwand (v. a. M. rectus abdominis) oder in den Hüftflexoren (v. a. M. iliopsoas) verantwortlich sein. Differenzierung erfolgt, indem die Ferse auf der betroffenen Seite vom Boden gelöst wird (**Abb. 9.18g**). Die damit einhergehende Flexion im Hüftgelenk entlastet die zuvor gedehnten Hüftflexoren, während die Situation der geraden Bauchmuskulatur unverändert bleibt.<br>• Bleiben die Rückenschmerzen während der Entlastung der Hüftflexoren bestehen, können TrPs in den Mm. abdominales vermutet werden.<br>• Klingt der Rückenschmerz durch das Anheben der Ferse (d. h. durch die Entlastung der gedehnten Hüftflexoren) ab, sind die Rückenschmerzen mit großer Wahrscheinlichkeit auf TrPs im M. iliopsoas zurückzuführen.<br>– Differenzierung M. psoas: Ergänzend zur LWS/HG-Extension erfolgt eine Lateralflexion der LWS zur Gegenseite (**Abb. 9.18h**)<br>– Differenzierung M. iliacus: Ergänzend zur Extension in LWS/HG erfolgt eine Abduktion im Hüftgelenk über Drehpunktverschiebung des Hüftgelenks (**Abb. 9.18i**). Das Hüftgelenk dient dabei als Hypomochlion, sodass die Strecke zwischen Ursprung und Ansatz länger wird und der über Extension vorgedehnte M. iliacus (rechts) eine zusätzliche Dehnprovokation erfährt.<br>▪ Bewegungsschmerz während der Flexion der LWS/HG (**Abb. 9.18a**) kann durch die dynamisch-exzentrisch arbeitende Muskulatur (M. erector spinae, M. gluteus maximus, Mm. ischiocrurales) ausgelöst werden. |

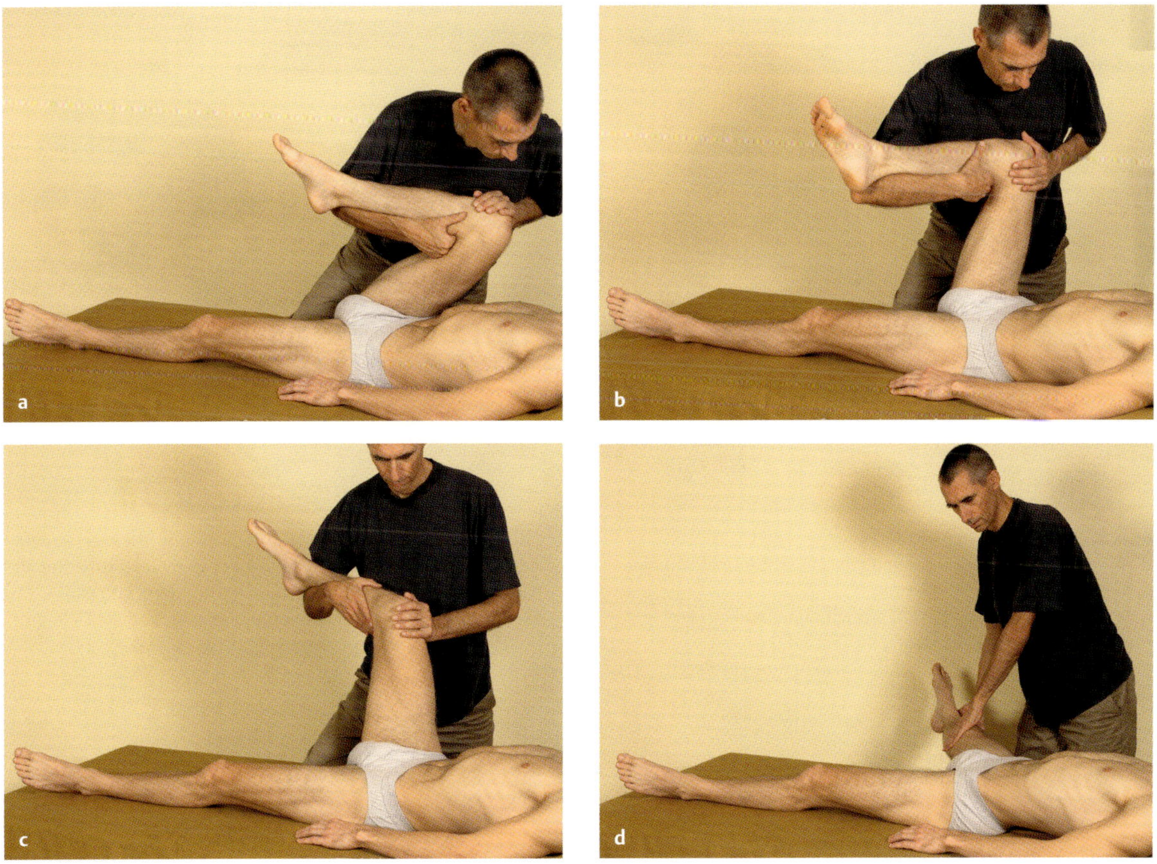


**Abb. 9.19** Screening-Test LBH – Bewegungsuntersuchung aus Rückenlage (Interpretation der Befunde in **Tab. 9.9**).
**a** Flexion HG (rechts) – Extension HG (links).
**b** Außenrotation HG.
**c** Innenrotation HG.
**d** Abduktion HG.
**e–j** siehe nächste Seite

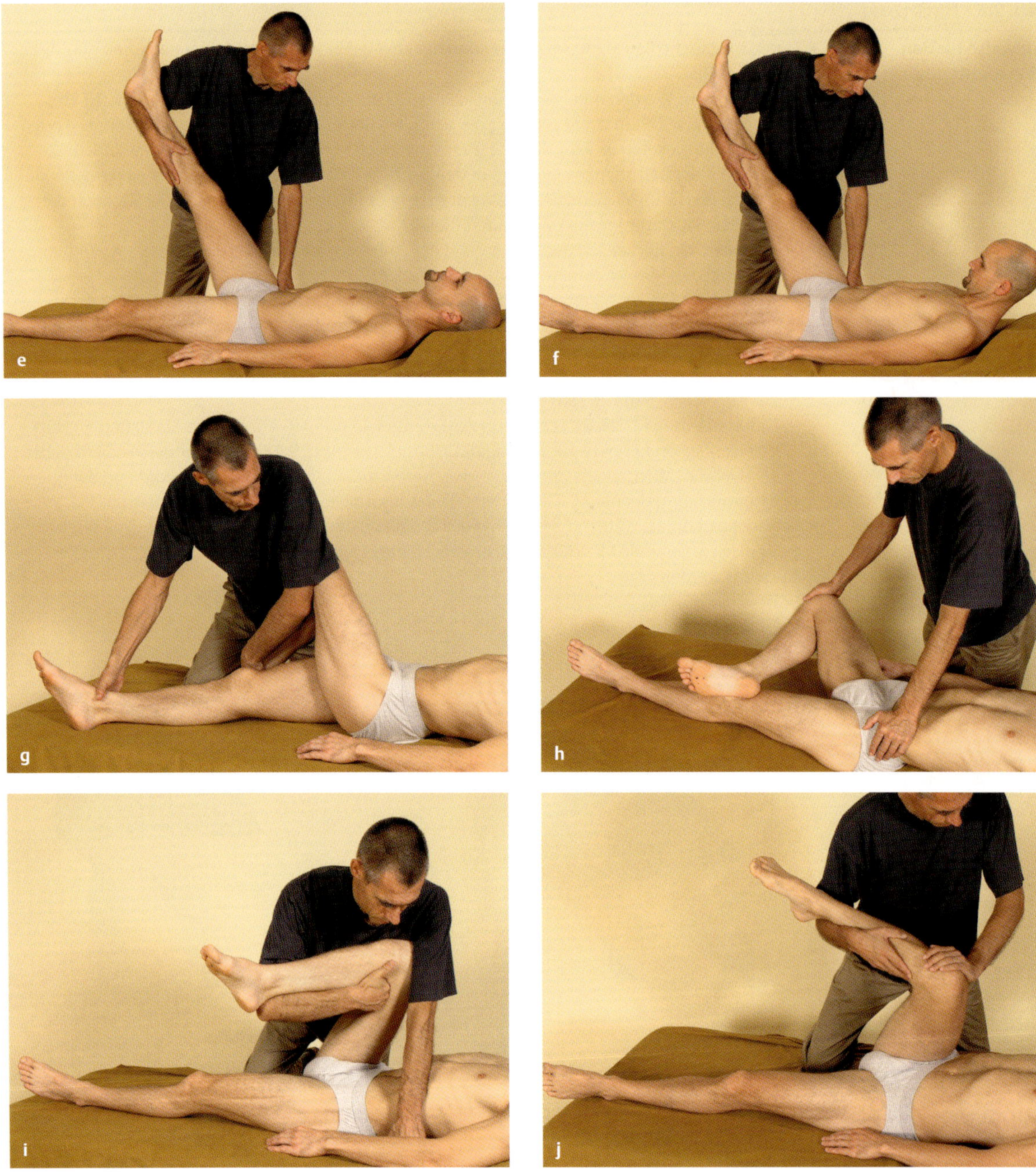


**Abb. 9.19** Fortsetzung.

**e** SLR (Straight-Leg-Raise): Prüfung der Länge der ischiokruralen Muskulatur.

**f** SLR (Straight-Leg-Raise): Differenzierung muskuläres Problem – neurales Problem (Erläuterung im Text S. 503).

**g** Adduktion HG (rechts) – Transversaladduktion HG (links).

**h** Viererzeichen (Patrick-Test).

**i** Flexion HG kombiniert mit Außenrotation und Transversaladduktion HG: gezielte Dehnprovokation der tiefen Außenrotatoren des HG (M. piriformis, M. obturatorius internus, Mm. gemelli).

**j** Flexion HG kombiniert mit Innenrotation HG: gezielte Dehnprovokation des M. obturatorius externus.

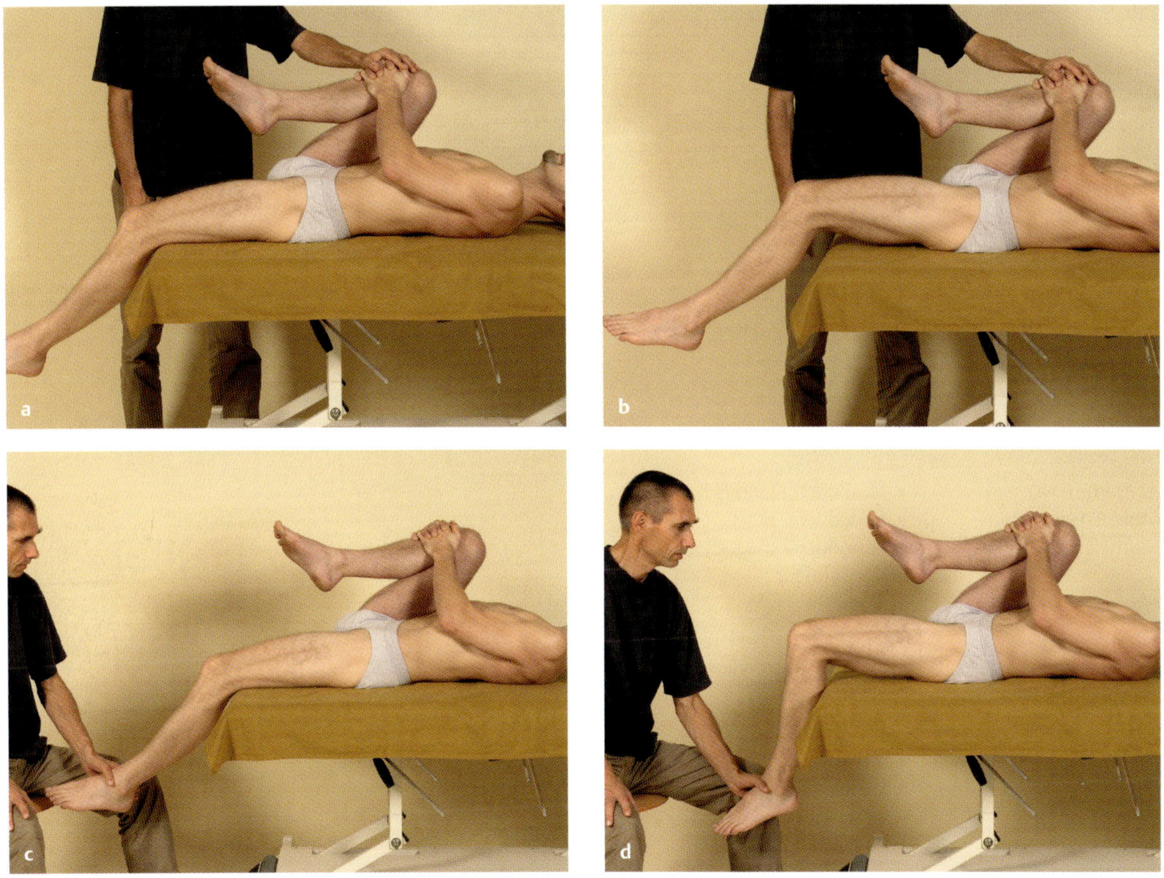

**Abb. 9.20** Screening-Test LBH – Untersuchung der Extension im Hüftgelenk sowie der Länge von M. iliopsoas und M. quadriceps. Das Hüftgelenk sollte eine Extensionstoleranz von 10 – 15 ° aufweisen. Über die Flexion im rechten Hüftgelenk wird die LWS-Lordose aufgehoben und das Becken stabilisiert. Bleibt der linke Oberschenkel dabei auf der Unterlage liegen, entspricht dies einer Extensionstoleranz im Hüftgelenk links von 10 – 15 °.

**a** Die Extensionstoleranz von 10 – 15 ° im Hüftgelenk (links) ist normal; die Flexion im Kniegelenk (links) von 50 ° weist auf einen verkürzten M. quadriceps (links) hin.

**b** Die Extensionstoleranz im Hüftgelenk (links) ist eingeschränkt, da der Oberschenkel den Kontakt zur Liege verliert. Das Hüftextensionsdefizit kann muskulär verursacht sein durch Verkürzung des M. iliopsoas und/oder des Rectus femoris, dem zweigelenkigen Anteil des M. quadriceps.

**c** Führt die Minderung der Knieflexion (durch den Therapeuten) und die damit bewirkte Entdehnung des M. quadriceps dazu, dass der linke Oberschenkel Kontakt zur Liege aufnehmen kann, ist der Rectus femoris des M. quadriceps verkürzt. Würde dabei die Oberschenkelposition (und damit das Extensionsdefizit im Hüftgelenk) unverändert bleiben, wäre dies ein Hinweis auf einen verkürzten M. iliopsoas.

**d** Hat eine Verstärkung der Knieflexion (durch den Therapeuten) zur Folge, dass der linke Oberschenkel sich weiter von der Liege entfernt, ist dies ebenfalls ein Hinweis darauf, dass der Rectus femoris des M. quadriceps verkürzt ist. Bei einem hinreichend langen Rectus femoris sind 90 ° Flexion im Kniegelenk möglich, während der Oberschenkel den Kontakt zur Liege beibehält.

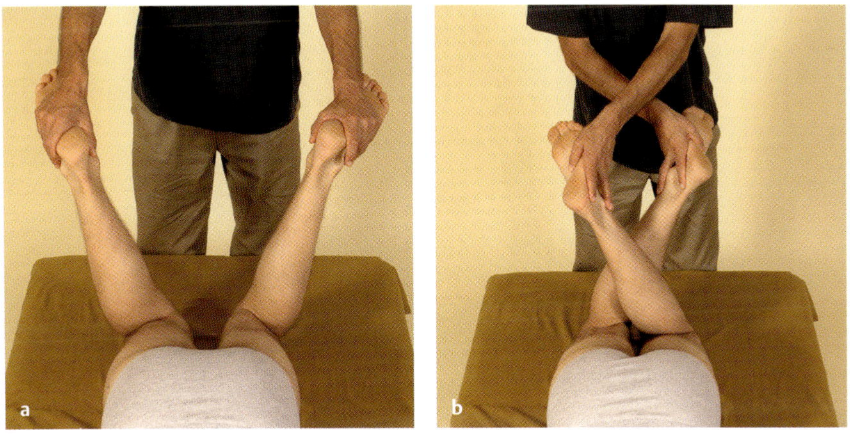

**Abb. 9.21** Screening-Test Hüftgelenk – Bewegungsuntersuchung aus Bauchlage.

**a** Innenrotation HG.

**b** Außenrotation HG.

**Tab. 9.9** Screening-Test LBH: Bewegungsuntersuchung in Rückenlage – Interpretation der Befunde (Annahme: Schmerz rechts)

| Schmerz bei | Endphasenschmerz → gedehnte Muskulatur | Besonderes |
|---|---|---|
| **Flexion HG** (**Abb. 9.19a**, rechtes Hüftgelenk) | ▪ M. gluteus maximus<br>▪ Mm. gluteus medius und minimus (dorsale Anteile) | |
| **Extension HG** (**Abb. 9.19a**, **Abb. 9.20**; jeweils linkes Hüftgelenk) | ▪ M. iliopsoas<br>▪ M. tensor fasciae latae (ventraler Anteil) | |
| **Außenrotation HG** (**Abb. 9.19b**, rechtes Hüftgelenk) | ▪ M. piriformis<br>▪ M. obturatorius internus<br>▪ Mm. gemelli | |
| **Innenrotation HG** (**Abb. 9.19c**, rechtes Hüftgelenk) | ▪ M. obturatorius externus<br>▪ M. quadratus femoris | |
| **Abduktion HG** (**Abb. 9.19d**, rechtes Hüftgelenk) | ▪ M. adductor longus<br>▪ M. adductor brevis<br>▪ M. adductor magnus<br>▪ M. pectineus<br>▪ M. gracilis | |
| **Adduktion HG** (**Abb. 9.19g**, rechtes Hüftgelenk) | ▪ M. tensor fasciae latae<br>▪ Mm. gluteus medius und minimus | |
| **Transversaladduktion HG** (**Abb. 9.19g**, linkes Hüftgelenk) | ▪ Mm. gluteus medius und minimus<br>▪ M. piriformis<br>▪ M. obturatorius internus<br>▪ Mm. gemelli<br>▪ M. quadratus femoris | |
| **Patrick-Test** (Viererzeichen; **Abb. 9.19h**) | ▪ M. adductor longus<br>▪ M. adductor brevis<br>▪ M. pectineus<br>▪ (M. adductor magnus) | ▪ gleichzeitig Provokation des ISG und des Hüftgelenks → Kombinationstest für ISG, HG und die Muskulatur |
| **SLR-Test** (Straight-Leg-Raise-Test; **Abb. 9.19e** und **f**) | ▪ Mm. ischiocrurales<br>– M. semitendinosus<br>– M. semimembranosus<br>– M. biceps femoris, Caput longum | ▪ gleichzeitig Provokationstest für neurale Strukturen: Nervenwurzel (L 4 – S 3), Plexus lumbosacralis (L 4 – S 3) und N. ischiadicus (L 4 – S 3) |

**Tab. 9.9** Fortsetzung

| | |
|---|---|
| **Hinweise für den Therapeuten** | ▪ Durch spezifische Bewegungsmanöver können einzelne Muskeln/Muskelgruppen gezielt getestet werden, z. B.<br>– M. piriformis mit den kurzen Außenrotatoren (M. obturatorius internus, Mm. gemelli, M. quadratus femoris): Dehnungsprovokation durch Flexion im Hüftgelenk kombiniert mit Außenrotation und Transversaladduktion (**Abb. 9.19i**)<br>– M. obturatorius externus: Dehnungsprovokation durch Flexion im Hüftgelenk kombiniert mit Transversaladduktion und Innenrotation (**Abb. 9.19j**). Dieses Manöver wird auch als Provokationstest zur klinischen Diagnostik eines femoroacetabulären Impingements verwendet und es ist daher kein strukturspezifisch eindeutiger Test. Ein Schmerz im Verlauf des Provokationsmanövers (Phasenschmerz) deutet eher auf ein gelenkspezifisches Problem (femoroacetabuläres Impingement) hin, ein Endphasenschmerz eher auf ein myofasziales Problem (mTrPs im M. obturatorius externus).<br>– M. iliopsoas und Rectus femoris des M. quadriceps (**Abb. 9.20**)<br>▪ Rotationsuntersuchung der Hüftgelenke<br>– mit 90 ° Hüftflexion: aus Rückenlage (**Abb. 9.19b** und **c**)<br>– mit Hüftextension: aus Bauchlage (**Abb. 9.21a** und **b**)<br>▪ SLR (Straight-Leg-Raise): Differenzierung, ob muskuläre oder neurogene Komponente für die provozierten Schmerzen ursächlich ist, kann über Zusatzbewegungen erfolgen, welche die neuralen Strukturen zusätzlich be- respektive entlasten, während die muskuläre Komponente unverändert bleibt. Durch HWS-Flexion (**Abb. 9.19f**; s. auch **Abb. 8.42**, S. 457) – respektive Dorsalextension und Zehenextension (**Abb. 8.43**, S. 457) werden die neuralen Strukturen einer zusätzlichen Zugbelastung ausgesetzt:<br>– Ändert sich durch die Zusatzbewegung (die entfernt von den Mm. ischiocrurales ausgeführt wird) das Schmerzempfinden, ist das Problem mit großer Wahrscheinlichkeit neural verursacht (Bestätigung des Befunds über den Slump-Test; **Abb. 8.44**, S. 459).<br>– Ändern sich die Schmerzen – trotz Zusatzbewegungen – nicht, ist das Problem mit großer Wahrscheinlichkeit myofaszial verursacht. |

### 9.1.7 Knie

- Bei Knieproblemen weisen vor allem **Anamnese** und **Schmerzmuster** auf eine mögliche myofasziale Komponente hin (Kap. 9.3.10, S. 561 ff).
- **Screening-Tests** (mit Bewegungs-, Dehn- und Belastungsprovokation) sind im Kniebereich aufgrund der anatomischen Gegebenheiten oft zu wenig spezifisch, um eindeutig und zuverlässig eine bestimmte myofasziale Struktur diagnostizieren zu können. Bei der Befunderhebung werden routinemäßig mindestens folgende Komponenten untersucht:
  - **Beweglichkeit aktiv** (Flexion und Extension sowie Innen- und Außenrotation)
  - **Beweglichkeit passiv** (Flexion und Extension (**Abb. 9.22a** und **b**) sowie Innen- und Außenrotation (**Abb. 9.22c** und **d**)
  - **Dehnungsprovokation**
    - M. quadriceps, eingelenkige Anteile (**Abb. 9.22a**)
    - M. quadriceps, Rectus femoris (**Abb. 9.23** bzw. **Abb. 9.20d**)
    - M. ischiocrurales (**Abb. 9.19e**)
    - M. gastrocnemius (**Abb. 7.293**, S. 342)
    - M. popliteus (**Abb. 9.22c**)
    - Mm. adductores (**Abb. 9.19d** und **h**)
  - **Belastungsprovokation** der aktiven (Kniebeuge, Hocke, Einbeinstand, Hüpfen auf einem Bein, Zehen-, Fersengang [**Abb. 9.24a** und **b**]) und der passiven Strukturen (mediale und laterale Stabilität, vordere und hintere Schublade)
  - Die Untersuchungsbefunde ermöglichen manchmal, ein Knieproblem einer spezifischen Struktur zuzuordnen; in jedem Fall dienen sie als wertvolle Verlaufsparameter.
- Die **palpierende Diagnostik** steht beim Knie im Vordergrund (Kap. 7.6):
  - Beim M. quadriceps ist es nicht möglich, mittels Belastungs- oder Dehnprovokation zu unterscheiden, ob TrPs im Vastus lateralis, Vastus medialis oder Vastus intermedius für ein Problem verantwortlich sind.
  - Bei den Mm. ischiocrurales sind Differenzierungstests (z. B. Dehnungsprovokation der hinteren Oberschenkelmuskulatur verbunden mit Innen- respektive Außenrotation) zu wenig treffsicher, um M. semitendinosus, M. semimembranosus und Caput longum des M. biceps femoris gegeneinander abzugrenzen.

Auch wenn die Palpation zeitaufwendig ist, leistet sie hier den verlässlichsten Beitrag zur Identifizierung myofaszialer Probleme.

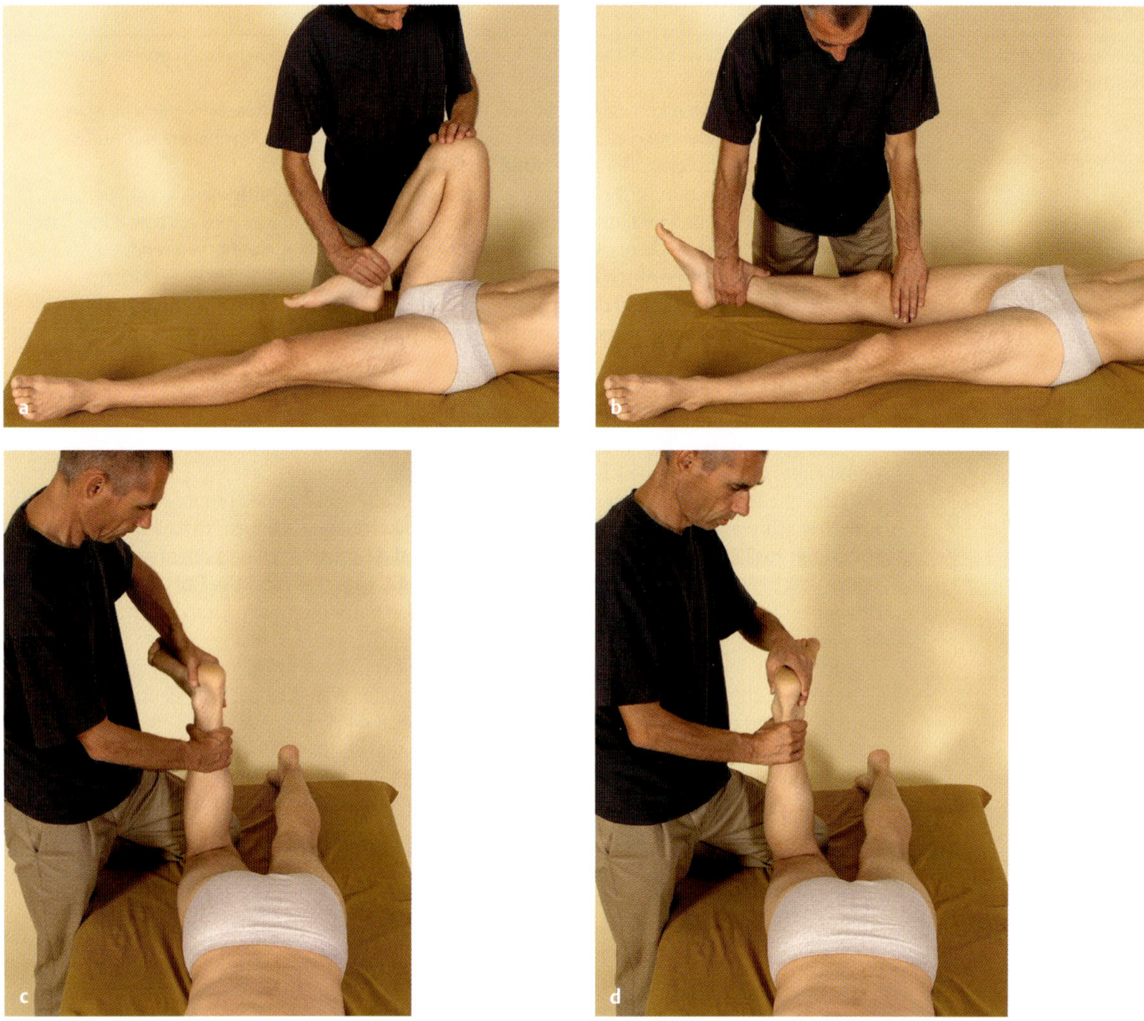

**Abb. 9.22** Screening-Test Knie – Untersuchung der passiven Beweglichkeit.
**a** Flexion.
**b** Extension.
**c** Außenrotation.
**d** Innenrotation.

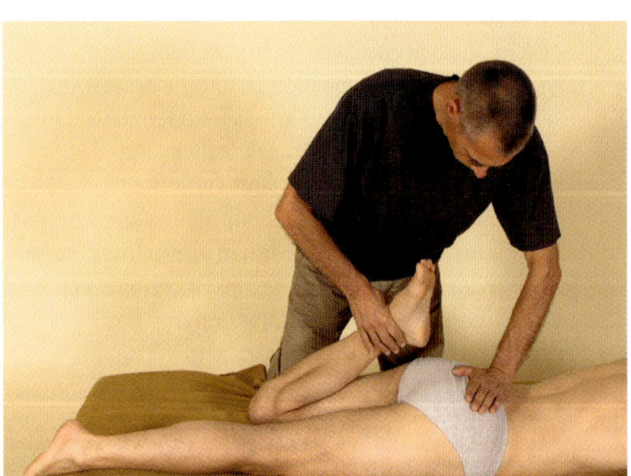

**Abb. 9.23** Screening-Test Knie. Dehnungsprovokation des M. quadriceps.

### 9.1.8 Unterschenkel – Fuß

- Beim Screening-Verfahren im Unterschenkel-/Fußbereich werden mittels **Funktionstests** zunächst ganze Muskelgruppen geprüft (**Tab. 9.10**, **Abb. 9.24a–d**).
- Über **palpierende Diagnostik** (Kap. 7.7) erfolgt anschließend die Identifikation der spezifisch betroffenen Unterschenkel- und Fußmuskulatur. Palpation (und Druckprovokation) der einzelnen Muskeln in der Region von Unterschenkel und Fuß ermöglicht die zuverlässigste Diagnostik der mTrPs und beansprucht relativ wenig Zeit.

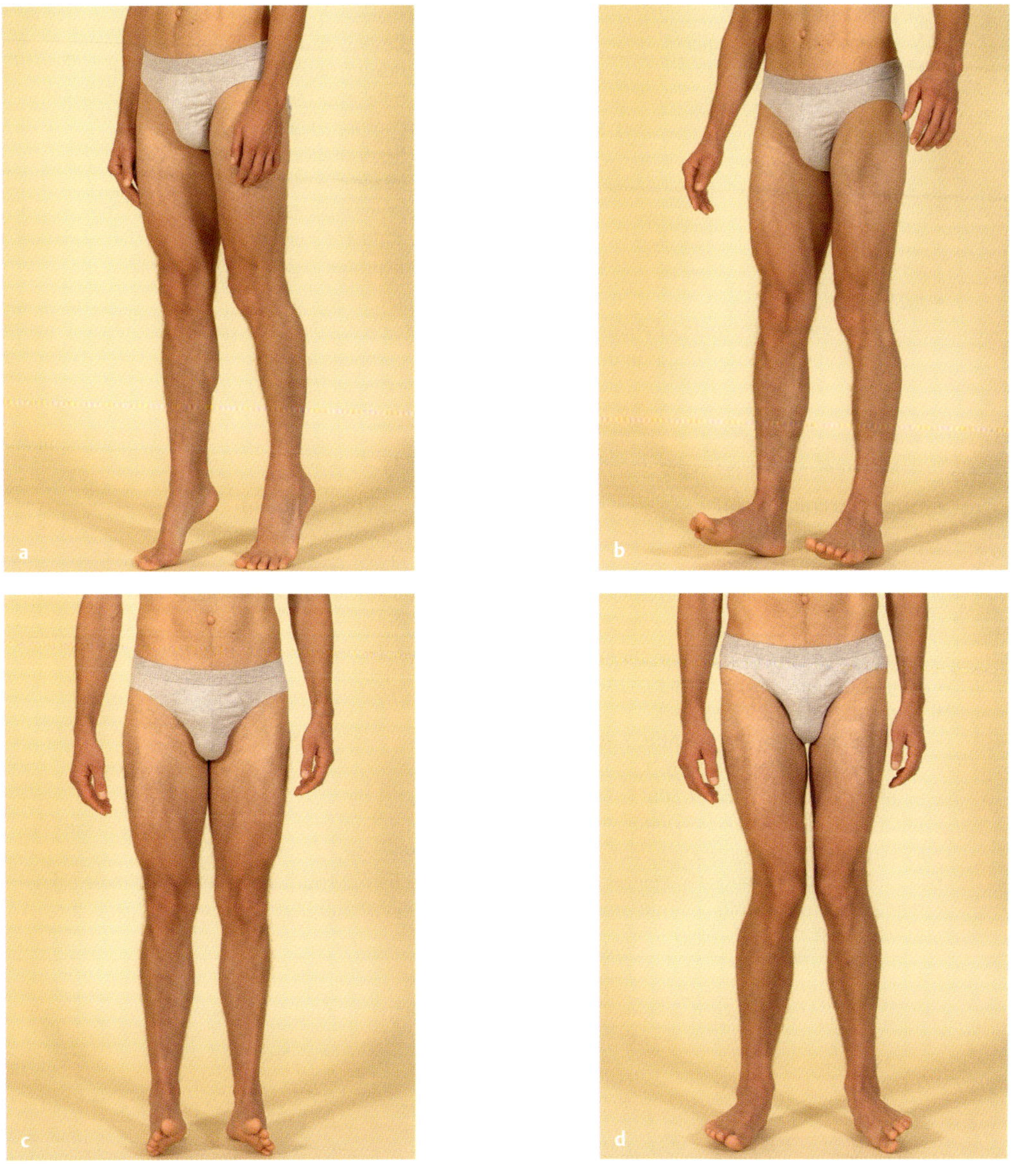

**Abb. 9.24** Screening-Test Unterschenkel – Fuß. Funktionstests zur Provokation und Identifizierung betroffener Muskelgruppen (Erläuterungen in **Tab. 9.10**).

**a** Zehengang.
**b** Fersengang.
**c** Stand auf der Außenseite des Fußes.
**d** Stand auf der Innenseite des Fußes.

**Tab. 9.10** Screening-Test Unterschenkel – Fuß

| Schmerz bei | aktive Muskulatur – Testung Kraft | gedehnte Muskulatur |
|---|---|---|
| **Zehengang** (**Abb. 9.24a**) | ▪ Flexorengruppe Unterschenkel<br>– M. gastrocnemius<br>– M. soleus<br>– M. flexor digitorum longus<br>– M. flexor hallucis longus<br>– M. tibialis posterior<br>▪ Flexorengruppe Fuß<br>– M. flexor digitorum brevis<br>– M. quadratus plantae<br>– M. flexor hallucis brevis<br>– M. abductor hallucis<br>– Mm. lumbricales | ▪ M. tibialis anterior<br>▪ M. peroneus tertius |
| **Fersengang** (**Abb. 9.24b**) | ▪ M. tibialis anterior<br>▪ M. extensor digitorum longus<br>▪ M. peroneus tertius<br>▪ M. extensor hallucis longus<br>▪ M. extensor digitorum brevis<br>▪ M. extensor hallucis brevis | ▪ Flexorengruppe Unterschenkel<br>– M. gastrocnemius<br>– M. soleus<br>– M. flexor digitorum longus<br>– M. flexor hallucis longus<br>– M. tibialis posterior<br>▪ Flexorengruppe Fuß<br>– M. flexor digitorum brevis<br>– M. quadratus plantae<br>– M. flexor hallucis brevis<br>– M. abductor hallucis<br>– Mm. lumbricales |
| **Stehen auf der Außenseite des Fußes** (**Abb. 9.24c**) | ▪ Inversoren (Supinatoren)<br>– Triceps surae (Mm. gastrocnemius und soleus)<br>– Mm. flexor digitorum longus und hallucis longus<br>– M. tibialis posterior<br>– M. tibialis anterior<br>– M. extensor hallucis longus | ▪ Eversoren (Pronatoren)<br>– Mm. peroneus longus und brevis<br>– M. peroneus tertius<br>– M. extensor digitorum longus |
| **Stehen auf der Innenseite des Fußes** (**Abb. 9.24d**) | ▪ Eversoren (Pronatoren)<br>– Mm. peroneus longus und brevis<br>– M. peroneus tertius<br>– Mm. extensor digitorum longus und brevis | ▪ Inversoren (Supinatoren)<br>– Triceps surae (v. a. M. soleus)<br>– M. tibialis posterior<br>– (Mm. flexor digitorum longus und hallucis longus) |
| **Hinweise für den Therapeuten** | Ergänzung des Befunds durch spezifische Dehntests<br>▪ M. gastrocnemius (**Abb. 7.293a**, S. 343)<br>▪ M. soleus (**Abb. 7.293b**, S. 343)<br>▪ M. flexor digitorum longus (**Abb. 7.303**, S. 349)<br>▪ M. flexor hallucis longus (**Abb. 7.304**, S. 349)<br>▪ M. tibialis posterior (**Abb. 7.305**, S. 349)<br>▪ Anschließend an die Identifikation einer Muskelgruppe mittels Funktionsuntersuchung werden die entsprechenden Muskelgruppen palpatorisch differenziert untersucht.<br>▪ Zur detaillierten Identifikation einzelner Muskeln im Unterschenkel-Fuß-Bereich beansprucht die palpierende Diagnostik wenig Zeit und ist im Vergleich zu Bewegungs- und Dehntests zuverlässiger in ihrer Aussagekraft. | |

### 9.1.9 Kiefer

- Mit den Screening-Tests werden ganze Muskelgruppen untersucht:
  - Testung der **aktiven Beweglichkeit** (**Tab. 9.11**, **Abb. 9.25**)
  - Testung der **passiven Beweglichkeit**
  - **Widerstandstests** (Widerstand für Öffnen und Schliessen, Latero- und Mediotrusion, Pro- und Retrusion)
- Über **palpierende Diagnostik** erfolgt anschließend die Identifikation der TrPs in den einzelnen Muskeln der Kiefergelenksregion. Die Diagnostik myofaszialer Befunde mittels Palpation und Druckprovokation beansprucht wenig Zeit und ist am verlässlichsten (Kap. 7.3).

**Tab. 9.11** Screening-Test Kiefer

| Endphasenschmerz bei | aktive Muskulatur (auf der schmerzhaften Seite) | passiv gedehnte Muskulatur (auf der schmerzhaften Seite) |
|---|---|---|
| **Öffnen (Abb. 9.25a und b)** | ▪ suprahyoidale Muskulatur<br>– M. digastricus<br>– M. mylohyoideus<br>– M. geniohyoideus<br>▪ infrahyoidale Muskulatur (Fixieren des Zungenbeins)<br>– M. sternohyoideus<br>– M. thyrohyoideus<br>– M. pterygoideus lateralis (Pars inferior) | ▪ M. masseter<br>▪ M. temporalis<br>▪ M. pterygoideus medialis<br>▪ M. pterygoideus lateralis (Pars superior) |
| **Schließen** | ▪ M. masseter<br>▪ M. temporalis (v. a. ventrale Fasern)<br>▪ M. pterygoideus medialis<br>▪ M. pterygoideus lateralis (Pars superior) | |
| **Laterotrusion (Abb. 9.25c)** | ▪ M. digastricus (unterstützend) | ▪ M. pterygoideus medialis<br>▪ M. pterygoideus lateralis (Pars inferior) |
| **Mediotrusion (Abb. 9.25d)** | ▪ M. pterygoideus medialis<br>▪ M. pterygoideus lateralis (Pars inferior) | |
| **Protrusion (Abb. 9.25e)** | ▪ M. masseter<br>▪ M. pterygoideus medialis<br>▪ M. pterygoideus lateralis (Pars inferior) | ▪ M. temporalis (transversale Fasern)<br>▪ M. digastricus |
| **Retrusion** | ▪ M. temporalis (transversale Fasern)<br>▪ M. digastricus | ▪ M. masseter<br>▪ M. pterygoideus medialis<br>▪ M. pterygoideus lateralis (Pars inferior) |
| **Hinweise für den Therapeuten** | ▪ eingeschränkte Mundöffnung (Trismus) → TrPs v. a. im M. masseter und M. temporalis<br>▪ Kieferprobleme ohne eingeschränkte Mundoffnung → dysfunktionsrelevante TrPs mit großer Wahrscheinlichkeit im M. pterygoideus lateralis<br>▪ Primäre Kiefergelenksstörungen sind selten, nur 4,1 % aller Patienten mit dysfunktionsbedingten Erkrankungen haben primär Gelenksaffektionen (Jäger et al. 1987). | |

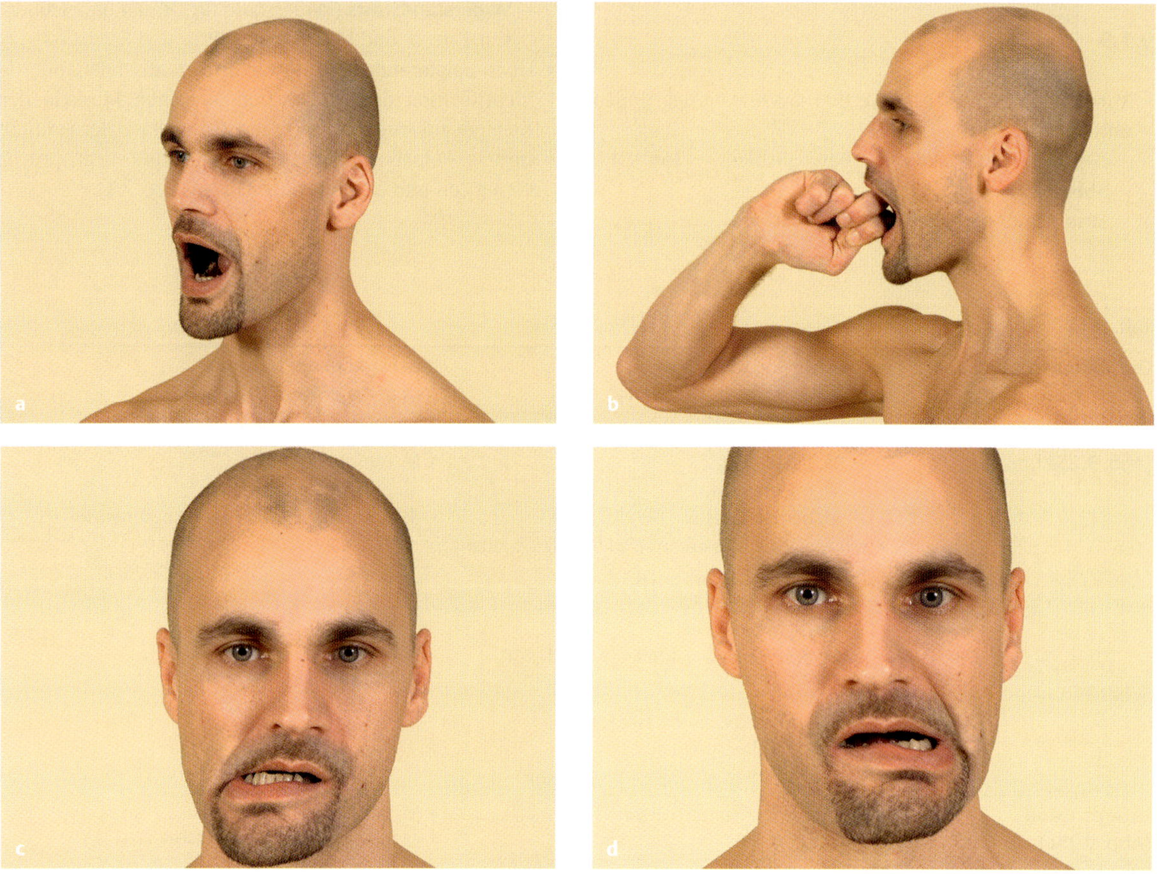

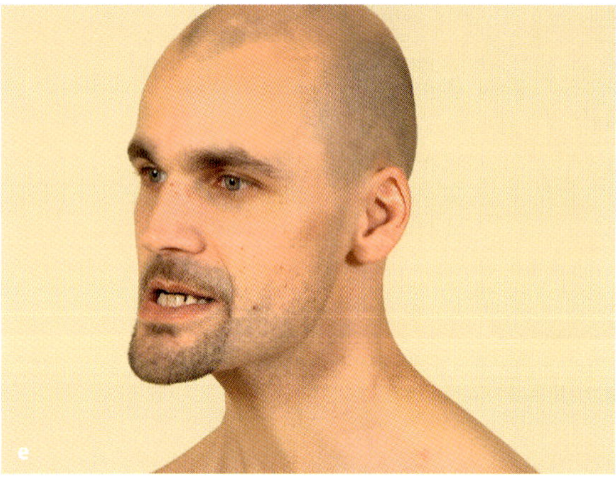

**Abb. 9.25** Screening-Test Kiefer. Untersucht werden Bewegungsausmaß und Qualität der Bewegungen (Erläuterungen in **Tab. 9.11**).
**a** Mundöffnung.
**b** Zweiknöcheltest.
**c** Laterotrusion (Kiefergelenk rechts).
**d** Mediotrusion (Kiefergelenk rechts).
**e** Protrusion.

# 9.2 Pain Guides

Pain Guides sind Zusammenstellungen derjenigen Muskeln, die aufgrund ihres Schmerzausstrahlungsgebietes in Frage kommen, für ein bestimmtes klinisches Bild (mit-)verantwortlich zu sein.

Da das Gebiet der Schmerzübertragung des einen Muskels oft überlagert wird vom Übertragungsgebiet eines anderen Muskels (zusammengesetzte Schmerzmuster; S. 128), verrät die Lage einer klinischen Schmerzzone nicht einfach und eindeutig, wo der dafür verantwortliche Muskel mit den mTrPs liegt. Notwendig zur Identifikation der ursächlichen Muskeln ist ein Screening-Verfahren mit Anamnese, Befund (Dehn- und Widerstandsprovokation, Palpation) und Probebehandlung, wie es in Kap. 4.2 (grundsätzlich) und Kap. 9.1 (praktisch) vorgestellt ist. Pain Guides können in diesem Prozess nützliche Führer sein. Sie ermöglichen - aufgrund der Beschreibung des klinischen Schmerzmusters durch den Patienten - bereits in der Anamnese eine erste Auswahl von Muskeln (Muskelauswahl 1; **Abb. 4.12**, S. 72; **Abb. 5.29**, S. 119) zu gewinnen, die als Schmerzursache in Frage kommt.

Das Ziel der Pain-Guide-Listen wäre verfehlt, wenn sie kochbuchartig als Rezepte missbraucht würden (im Sinn von: bei Schulterschmerz müssten immer der M. infraspinatus etc. behandelt werden). Die Muskelliste eines Pain Guides ist vielmehr als Unterstützung in der Anamnese (Gewinnung der Muskelauswahl 1) und als Checkliste gedacht für Situationen, in denen man therapeutisch nicht weiterkommt. In solchen Fällen können sie hilfreich sein zu überprüfen, ob etwas übersehen wurde und indem sie Anstoß geben, nochmals in dem einen oder anderen Muskel gründlich nachzuforschen.

In den Pain Guides zu den am häufigsten vorkommenden klinischen Bildern (Kap. 9.3) sind alle Muskeln zusammengetragen und sowohl bildhaft als auch tabellarisch übersichtlich dargestellt, die in der Regel für das jeweilige klinische Bild relevant sind. Da bei chronischen Schmerzproblemen häufig Triggerpunktketten (S. 132) und/oder dysfunktionsrelevante mTrPs (S. 134) eine maßgebliche Rolle spielen, wird in den Pain Guides auch darauf hingewiesen, wo erfahrungsgemäß häufig primäre mTrPs bzw. dysfunktionsrelevante mTrPs liegen.

**Pain Guide**



# 9.3 Klinische Bilder

Nacken- und Kopfschmerzen, Schulterbeschwerden, Low Back Pain etc. sind häufig auftretende klinische Bilder. Im Folgenden ist unter den Stichworten

- Anamnese,
- Befund,
- Differenzialdiagnose,
- Therapie,
- Hinweise für den Therapeuten

zusammengefasst, worauf bei solchen Beschwerdebildern zu achten ist, damit ein allenfalls myofaszialer Aspekt des Problems erkannt und gezielt behandelt werden kann. Dem Neuling soll dies ein strukturiertes, zielgerichtetes und effizientes Vorgehen ermöglichen, dem erfahrenen Therapeuten können die Zusammenstellungen als Checkliste dienen. Diese Ausführungen haben weder die Absicht noch den Anspruch, vollständig zu sein bzw. ein Krankheitsbild umfassend darzustellen; sie sind somit unvollständig und skizzenhaft.

## 9.3.1 Nacken- und Kopfschmerzen

| | |
|---|---|
| **Anamnese** | ▪ 4 Fragen<br>– Wo tut es weh? (lokal – ausstrahlend)<br>– Seit wann tut es weh?<br>– Wodurch werden die Schmerzen verstärkt bzw. vermindert?<br>– Was ist in den Augen des Klienten die Ursache der Schmerzen?<br>▪ Pain Guide<br>– Kopfschmerzen (**Abb. 9.26**, **Tab. 9.12**)<br>– Nackenschmerzen (**Abb. 9.26**, **Tab. 9.13**) |
| **Befund** | ▪ Screening-Test<br>– HWS (S. 472)<br>– BWS (S. 477)<br>– Schulter (S. 478)<br>– Kiefer (S. 507)<br>▪ Zusatzuntersuchungen (je nach Situation und Verlauf) |
| **Differenzialdiagnose** | ▪ myofaszial verursachte Schmerzen und Funktionsstörungen<br>▪ zervikale Diskushernie (meist Höhe C 5/6 oder C 6/7) → Bewegungsschmerz der HWS (v. a. bei Extension und ipsilateraler Lateralflexion der HWS [Spurling-Test]) mit segmentspezifischer Ausstrahlung in den Arm, in der Regel begleitet von neurologischen Symptomen (Kraftminderung, Sensibilitätsstörung, Reflexverlust). Zervikale Diskushernien können in der Regel durch konservative Behandlung zu einer Restitutio ad integrum gebracht werden (Dejung 2009); bei progredienten Paresen liegt eine Operationsindikation vor, und auch bei persistierenden radikulären Schmerzen müssen invasive Behandlungsmethoden in Betracht gezogen werden.<br>▪ arthrogene Kopfschmerzen (Spondylarthrosen)<br>▪ neurogene Kopfschmerzen<br>▪ Borreliose<br>▪ entzündliche rheumatische Erkrankungen, z. B. Polyarthritis (seitliche HWS-Röntgenaufnahme in Neutral- und aktiver Flexionsstellung zur Beurteilung des Dens axis/Instabilität); Polymyalgia Rheumatica<br>▪ raumfordernde Prozesse (Tumor, Hämatom etc.)<br>▪ vaskulärer Nacken-/Kopfschmerz (z. B. Aneurysmata der hirnversorgenden Arterien)<br>▪ Arteriitis temporalis Horton (hohe Senkung)<br>▪ Diszitis (pathologische Szintigrafie, MRT)<br>▪ multiples Myelom (pathologische Elektrophorese)<br>▪ Grundsätzliche Warnsymptome (Red Flags), die eine weitere fachspezifische Abklärung erfordern:<br>– erstmals auftretende heftige Kopfschmerzen, Pulsieren<br>– deutliche Progredienz<br>– fokal-neurologische Zeichen<br>– Hirndruckzeichen, Meningismus<br>– Fieber und Bewusstseinsstörungen |
| **Therapie** | ▪ Probebehandlung der im Clinical-Reasoning-Prozess aufgrund von Anamnese, Befund und der Erfahrung des Therapeuten als wahrscheinlich infrage kommenden Strukturen<br>▪ Wiederbefund → eingeschlagenen Weg weiterverfolgen oder Kurskorrektur (evtl. Zusatzuntersuchungen)<br>▪ unterhaltende Faktoren erkennen und in die Behandlung integrieren<br>– Haltung: Kopfposition im Sitzen (**Abb. 4.7**, S. 67) und Stehen; Schulterabduktionssyndrom etc.<br>– Arbeitsbelastungen: Position des Bildschirms, der PC -Tastatur etc.<br>– Freizeit: Stricken, Violinespielen, Rennradfahren → Kopfposition etc.<br>– Brille: falls Anlass zu unnatürlicher Kopfposition → evtl. Linsen<br>– bei Frauen: Koppelung der Schmerzen an den hormonellen Zyklus (Kontrazeptiva) beachten<br>– wenn zusätzlich starke Müdigkeit: evtl. Ferritin kontrollieren (Eisenmangel)<br>– genügend trinken<br>– allgemeine Fitness trainieren: Personen aus Berufsgruppen, die manuell tätig (d. h. regelmäßig körperlich aktiv) sind, haben weniger häufig Kopfschmerzen als solche, die in sitzenden Berufen arbeiten.<br>▪ funktionelles Kräftigen: zuerst lokal stabilisieren, Koordinationsschulung |

**Hinweise für den Therapeuten**

- Nacken- und Kopfschmerzen entstehen nicht selten infolge myofaszialer Probleme im Thorakalbereich
  - MTrPs im M. trapezius ascendens strahlen häufig in den Nackenbereich aus und die kranialsten Zacken des M. serratus anterior werden als Schmerzursache oft übersehen (Dejung 2009).
  - Sind die Skapulastabilisatoren insuffizient (dysfunktionsrelevante mTrPs v. a. im M. serratus anterior und M. trapezius ascendnes), wird die Skapula ungenügend am Thorax verankert und stattdessen kompensatorisch an die HWS gebunden → überaktiver M. trapezius descendens und M. levator scapulae mit mTrPs.
- Nackenschmerzen
  - „Die allermeisten zervikalen Schmerzsyndrome haben eine primär muskuläre Ursache" (Dejung 2009, S. 193).
  - Gelenksdysfunktionen der HWS lösen sich häufig spontan bzw. können einfacher und nachhaltiger mobilisiert werden, wenn vorher mTrPs in den Nackenmuskeln behandelt wurden.
- Kopfschmerzen
  - ca. 10 % monokausal verursacht
  - in ca. 90 % der Fälle multifaktoriell verursacht
    - Genetische, mechanische, biochemische, vaskuläre, neurogene, myofasziale und psychische Faktoren können eine Rolle spielen.
    - Die verschiedenen Kopfschmerzformen wie Spannungskopfschmerz, Migräne, Cluster-Kopfschmerz etc. werden heute als verschiedenen Ausprägungen des gleichen Krankheitsbilds gesehen (Kopfschmerzkontinuum; Thal 2004).
    - Multimodale Therapiekonzepte sind sinnvoll: Behandlung von Schmerz und Dysfunktion verursachenden mTrPs mit myofaszialen Techniken, ggf. gelenk- und nervenspezifische Manualtherapie, Körperwahrnehmungsverfahren, Haltungsschulung, körperliche Aktivitäten im Sinn eines Ausdauertrainings, individuell abgestimmte Entspannungsverfahren, Aufklärung, Stressmanagement etc.
  - Die Behandlung von mTrPs führt meistens zu einer deutlichen Linderung der Kopfschmerzen.
  - Mit den Screening-Tests (HWS, BWS, Schulter und Kiefer) können die Kopfschmerzen häufig nicht direkt reproduziert werden. Aktive mTrPs liegen hier meistens in denjenigen Muskeln, die für eine vorliegende Bewegungseinschränkung von HWS bzw. Kiefer verantwortlich sind. Über Palpation/Provokation können die bekannten Kopfschmerzen von mTrPs in diesen Muskeln ausgelöst und – meist mit positivem Resultat – behandelt werden.
- „Spannungskopfschmerzen", „Migräne" und Probleme nach HWS-Beschleunigungstraumen lassen sich durch die Behandlung aktiver mTrPs oft günstig beeinflussen.
  - Nach akutem HWS-Beschleunigungstrauma ist in den ersten 3 Wochen Triggerpunkt-Therapie im HWS-Bereich kontraindiziert.
  - In der chronischen Phase nach HWS-Beschleunigungstrauma ist die Behandlung der Triggerpunkte oft die Therapie der Wahl.
- Primäre TrPs für die Subokzipitalmuskulatur liegen oft in der Triggerpunkt-Kette M. trapezius transversus und/oder ascendens – M. serratus anterior.
- Dysfunktionsrelevante TrPs in den lokalen Stabilisatoren behandeln. Solange die lokalen Stabilisatoren der HWS (ventral: Mm. longus colli und capitis sowie M. rectus capitis; dorsal: Mm. suboccipitales sowie Mm. multifidus und rotatores) nicht rechtzeitig stabilisieren, versuchen Muskeln des globalen Systems kompensatorisch die Stabilisierungsaufgabe der HWS zu übernehmen (z. B. M. sternocleidomastoideus, M. trapezius descendens, Mm. scaleni). Dabei werden diese überlastet und bilden häufig für Kopfschmerz relevante TrPs aus. Parallel zur Behandlung solcher schmerzrelevanten TrPs in den globalen Muskeln sind die tiefen Nackenstabilisatoren (ventral und dorsal) zu untersuchen. Auch bezogen auf Kopfschmerzen latente TrPs sind zu behandeln, da diese dysfunktionsrelevant sein können und das koordinativ gut abgestimmte lokale Stabilisieren verhindern.
- Schwindel: Die tiefen, kurzen Nackenmuskeln weisen eine hohe Rezeptordichte mit einer Vielzahl von Propriozeptoren und nervalen Verbindungen zu trigeminalen Kernen auf. Sie sind bei der Steuerung des Grundtonus der Muskulatur beteiligt und spielen eine wichtige Rolle bei der Regulierung des Blutdrucks. Gleichzeitig gewinnt dieses „Nackenrezeptorfeld" Informationen über die Stellung des Kopfs zum Rumpf im Raum und ist nerval mit Augenmuskelkernen im Gehirn verbunden. Damit ist die Subokzipitalmuskulatur als Sinnesorgan für Raumorientierung und Gleichgewicht mitverantwortlich. → TrPs in den tiefen Nackenextensoren können zu Schwindel und Gangunsicherheit führen. Außerdem kann Schwindel auch durch TrPs im M. tarpezius descendens und sehr häufig im M. sternocleidomastoideus ausgelöst werden.

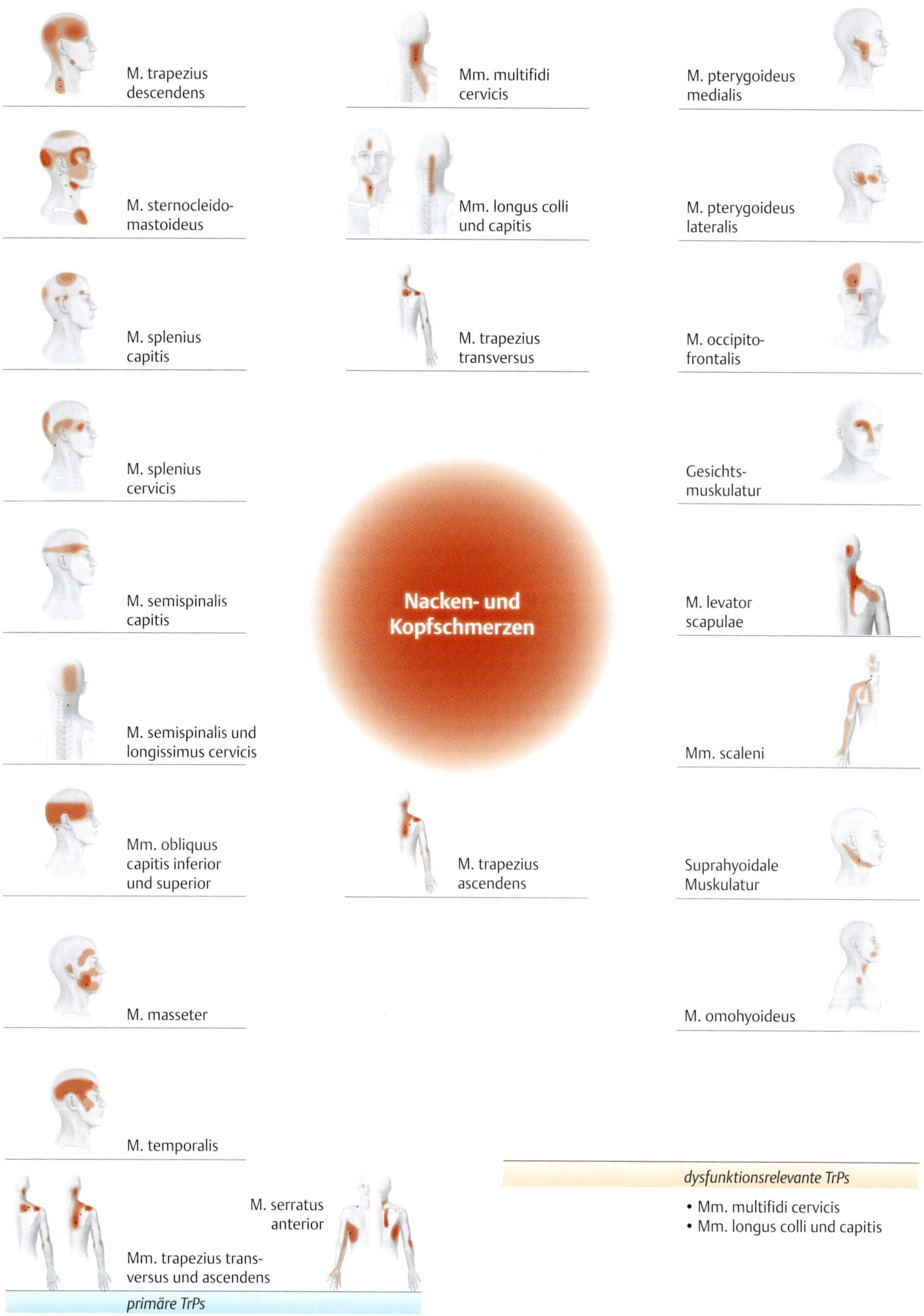


**Abb. 9.26** Nacken- und Kopfschmerzen.

**Tab. 9.12** Pain Guide Kopfschmerzen

| | | | |
|---|---|---|---|
| sehr häufig | **M. trapezius descendens** | Kapitel 7.2.1 | S. 198 |
| sehr häufig | **M. sternocleidomastoideus** | Kapitel 7.2.3 | S. 206 |
| häufig | **Mm. splenius capitis und cervicis** | Kapitel 7.2.6 | S. 218 |
| häufig | **Mm. semispinalis capitis und cervicis** | Kapitel 7.2.7 | S. 220 |
| häufig | **Mm. obliquus capitis inferior** | Kapitel 7.2.8 | S. 224 |
| häufig | **M. masseter** | Kapitel 7.3.1 | S. 230 |
| häufig | **M. temporalis** | Kapitel 7.3.2 | S. 232 |
| häufig | **M. occipitofrontalis** | Kapitel 7.3.8 | S. 252 |
| gelegentlich | **M. levator scapulae** | Kapitel 7.2.2 | S. 202 |
| gelegentlich | **Mm. scaleni** | Kapitel 7.2.4 | S. 210 |
| gelegentlich | **Mm. longus colli und capitis** | Kapitel 7.2.5 | S. 214 |
| gelegentlich | **M. longissimus capitis** | Kapitel 7.2.7 | S. 220 |
| gelegentlich | **Mm. multifidi/rotatores (zervikal)** | Kapitel 7.2.7 | S. 220 |
| gelegentlich | **Mm. rectus capitis posterior major und minor** | Kapitel 7.2.8 | S. 224 |
| gelegentlich | **Mm. obliquus capitis superior** | Kapitel 7.2.8 | S. 224 |
| gelegentlich | **M. pterygoideus medialis** | Kapitel 7.3.3 | S. 236 |
| gelegentlich | **M. pterygoideus lateralis** | Kapitel 7.3.4 | S. 238 |
| gelegentlich | **Suprahyoidale Muskulatur** | Kapitel 7.3.5 | S. 242 |
| gelegentlich | **M. omohyoideus** | Kapitel 7.3.6 | S. 246 |
| gelegentlich | **Gesichtsmuskulatur** | Kapitel 7.3.7 | S. 250 |
| **primäre TrPs häufig im** | | | |
| | M. trapezius ascendens | Kapitel 7.1.14 | S. 190 |
| | M. trapezius transversus | Kapitel 7.1.13 | S. 188 |
| | M. serratus anterior | Kapitel 7.1.11 | S. 182 |
| **dysfunktionsrelevante TrPs** | | | |
| | Mm. longus colli und capitis | Kapitel 7.2.5 | S. 216 |
| | Mm. multifidi/rotatores (zervikal) | Kapitel 7.2.7 | S. 220 |

**Tab. 9.13** Pain Guide Nackenschmerzen

| | | | |
|---|---|---|---|
| sehr häufig | **M. levator scapulae** | Kapitel 7.2.2 | S. 202 |
| sehr häufig | **Mm. splenius capitis und cervicis** | Kapitel 7.2.6 | S. 218 |
| häufig | **Mm. semispinalis capitis und cervicis** | Kapitel 7.2.7 | S. 220 |
| häufig | **M. multifidus (zervikal)** | Kapitel 7.2.7 | S. 220 |
| häufig | **M. trapezius transversus** | Kapitel 7.1.13 | S. 188 |
| häufig | **M. trapezius ascendens** | Kapitel 7.1.14 | S. 190 |
| häufig | **M. trapezius descendens** | Kapitel 7.2.1 | S. 198 |
| gelegentlich | **M. sternocleidomastoideus** | Kapitel 7.2.3 | S. 206 |
| gelegentlich | **Mm. scaleni** | Kapitel 7.2.4 | S. 210 |
| gelegentlich | **Mm. longus colli und capitis** | Kapitel 7.2.5 | S. 214 |
| gelegentlich | **M. longissimus capitis** | Kapitel 7.2.7 | S. 220 |
| gelegentlich | **Mm. suboccipitales (Mm. rectus capitis posterior major und minor Mm. obliquus capitis inferior und superior)** | Kapitel 7.2.8 | S. 224 |

**Tab. 9.13** Fortsetzung

| primäre TrPs häufig im | | | |
|---|---|---|---|
| | M. trapezius ascendens | Kapitel 7.1.14 | S. 190 |
| | M. trapezius transversus | Kapitel 7.1.13 | S. 188 |
| | M. serratus anterior | Kapitel 7.1.11 | S. 182 |
| **dysfunktionsrelevante TrPs** | | | |
| | Mm. longus colli und capitis | Kapitel 7.2.5 | S. 216 |
| | Mm. multifidus/rotatores (zervikal) | Kapitel 7.2.7 | S. 220 |

## 9.3.2 Kraniomandibuläre Dysfunktion (CMD)

**Anamnese**

- 4 Fragen
  - Wo tut es weh? (lokal – ausstrahlend)
  - Seit wann tut es weh?
  - Wodurch werden die Schmerzen verstärkt bzw. vermindert?
  - Was ist in den Augen des Klienten die Ursache der Schmerzen?
- Pain Guide
  - kraniomandibuläre Dysfunktion (**Abb. 9.27**, **Tab. 9.14**)

**Befund**

- Inspektion
  - Wird der Mund beim Sprechen bewegt?
  - Hyper- bzw. Hypotrophie von M. masseter, M. temporalis
  - Zustand der Fingernägel (Nägelkauen)
  - Zähne
    - abgeschliffene Zähne mit Schlifffacetten (Hinweis auf Knirschen, Mahlen, Pressen)
    - Defekte am Zahnhals (Hinweis auf Malokklusion, Bruxismus)
    - Zahnfleischverlust (Hinweis auf Okklusionsstörung)
    - Elongationen (einzelne Zähne überragen die Nachbarzähne deutlich)
    - Kreuzbissbeziehung (Oberkieferzähne stehen beim Zubiss hinter den Unterkieferzähnen oder im Seitenzahngebiet)
  - Zungen-, Wangenimpressionen
  - Beurteilung des Gesamtkörperstatus bzw. der Haltung
- Bewegungsuntersuchung
  - Screening-Test Kiefer (S. 507)
    - aktive Mundöffnung (ohne Deviation, schmerz- und mühelos mindestens 2 Querfinger weit)
    - Laterotrusion – Mediotrusion (mindestens je 10 mm)
    - Protrusion – Retrusion
  - Screening-Test HWS (S. 472)
- Palpation
  - Kiefergelenke (in Ruhe und beim Bewegen)
  - palpatorische Untersuchung der Kaumuskulatur
- Zusatzuntersuchungen (je nach Situation und Verlauf)

**Differenzial-diagnose**

- myofaszial verursachte Schmerzen und Funktionsstörungen
- infektiöse Zähne (Pulpitis eines Zahns bzw. mehrerer Zähne)
- Zahnwurzelproblematik
- chronische Sinusitis
- Zahnschmerzen (Odontalgie)
- atypische Odontalgie (Phantomzahnschmerz)
- Neuropathie des Trigeminus („Trigeminusneuralgie“)
- Erkrankung einer Speicheldrüse (Entzündung, Stein, Tumor)
- Tumor im Ohren-Nasen-Halsbereich

**Therapie**

- Probebehandlung der im Clinical-Reasoning-Prozess aufgrund von Anamnese, Befund und der Erfahrung des Therapeuten als wahrscheinlich infrage kommenden Strukturen
- Wiederbefund → eingeschlagenen Weg weiterverfolgen oder Kurskorrektur (evtl. Zusatzuntersuchungen)
- Ziel der Behandlung – auch bei CMD – sind die Schmerzlinderung und die Wiederherstellung der Funktion.
- wichtige Komponenten der Therapie
  - Patientenaufklärung (s. u.)
  - unterhaltende Faktoren erkennen und in die Behandlung integrieren
    - Unterbrechen stereotyper Belastungsmuster der Kaumuskulatur: Als einfache und oft erstaunlich wirksame Maßnahme hat sich das „Kieferturnen" erwiesen (**Tab. 7.1** und **Abb. 7.151**, S. 241).
    - Senkung des Hypertonus der Kaumuskulatur. Dies kann mittels unterschiedlicher Maßnahmen erfolgen (Kieferturnen, Entspannungsübungen, muskel- und gelenkspezifische Manualtherapie, Biofeedbackverfahren etc.), wobei erfahrungsgemäß die manuelle Triggerpunkt-Therapie mit geringem Aufwand sehr effektiv ist.
    - Parafunktionen: Wichtig ist, die oftmals unbewussten Parafunktionen (Zähneknirschen, Pressen, Zungenlage etc.) und oralen Gewohnheiten (Kaugummikauen, Nägelbeißen) bewusst zu machen und vermeiden bzw. unterbrechen zu lernen. Selbstbeobachtung, Wahrnehmungsschulung und -übungen sowie verschiedene Entspannungsübungen sind dabei hilfreich. Ebenso wichtig ist es, im Alltag eine korrekte entspannte Kieferstellung (kein Zahnkontakt) und Zungenposition (ohne Druck) zu erlernen. Oft hilft den Patienten, an verschiedenen Orten (Küche, Auto, Büro etc.) farbige Punkte als Erinnerungshilfe anzubringen: Wie ist die Zahn-, Kiefer- bzw. Zungenposition in diesem Moment?
    - Stressmanagement
    - Haltung: Kopfposition im Sitzen (**Abb. 4.7**, S. 67) und Stehen prüfen und in die Behandlung miteinbeziehen (Haltungsschulung)
    - Ganzkörperstatik beachten (Beinachsen, Beinlängendifferenzen etc. **Abb. 9.31**)
  - HWS- und Schultergürtelmuskulatur miteinbeziehen
  - Selbstbehandlung der mTrPs
  - Dehnen und funktionelles Training: „Kieferturnen" (**Tab. 7.1**, S. 240)
- Die Erfahrung zeigt, dass die manuelle Therapie der Triggerpunkte kombiniert mit dem Ausführen des Heimprogramms (Kieferturnen) sehr effektiv ist; in den allermeisten Fällen kann damit in kurzer Zeit ein für den Patienten positives Behandlungsresultat erreicht werden. Dies hat vermutlich damit zu tun, dass diese beiden Maßnahmen den sensorischen Impulseinstrom von Seiten des myofaszialen Rezeptorfelds mit seiner hohen Rezeptordichte modulieren und damit einen veränderten motorischen Output (Abnahme der Muskelspannung, reorganisierte Bewegungsmuster) generieren. Die starke kortikale Repräsentation der Kieferregion – sowohl sensorische als auch motorische Rindenfelder sind überdurchschnittlich groß und differenziert ausgeprägt (**Abb. 9.28**) – macht eine differenzierte sensomotorische Rehabilitation notwendig und möglich.
- interdisziplinäre Zusammenarbeit
  - Bei Okklusionsstörung (z. B. infolge schlecht angepasster Krone, Zahnfehlstellungen) ist ggf. eine zahnärztliche Behandlung notwendig; bis vor ca. 20 Jahren wurden Myoarthropathien fast ausschließlich zahnmedizinisch behandelt (Zahnkorrekturen, Aufbissschiene). Myoarthropathische Schmerzen werden in der Regel durch eine lokalisierte muskuloskelettale Störung ausgelöst bzw. aufrechterhalten, und es wird heute kontrovers beurteilt, welche Rolle dabei okklusale Mängel spielen. Viele Spezialisten sind der Meinung, dass Okklusionsstörungen einen maßgeblichen Einfluss haben (Jäger 1997; Weisskircher, mündliche Mitteilung 2010), während andere Experten okklusalen Mängeln eine eher untergeordnete ätiologische Bedeutung zumessen (Palla 2003).
  - Bei Bruxismus wird oft eine Aufbissschiene (Michiganschiene) bzw. NTI-Schiene durch den Zahnarzt verabreicht; Schienen sind hilfreich, die negativen Folgen des Bruxismus (Zahndestruktion, Überlastung von Kiefergelenk und Kaumuskulatur) zu reduzieren. Der Bruxismus selbst und dessen Ursache werden damit jedoch nicht behoben (auch nicht durch Physiotherapie).
  - Bei psychodynamisch begründeter Dauerspannung (verbissener Lebenseinstellung, chronischem Stress, Angst etc.) und entsprechender Bereitschaft des Patienten kann Psychotherapie hilfreich sein.
  - Medikamente: Für die Therapie myoarthropathischer Schmerzen gelten grundsätzlich die gleichen pharmakologischen Prinzipen wie für die Therapie anderer muskuloskelettaler Störungen. Es wird zwischen der Behandlung aktivierter (d. h. entzündlicher) und nicht aktivierter (d. h. nicht entzündlicher) Zustände unterschieden.

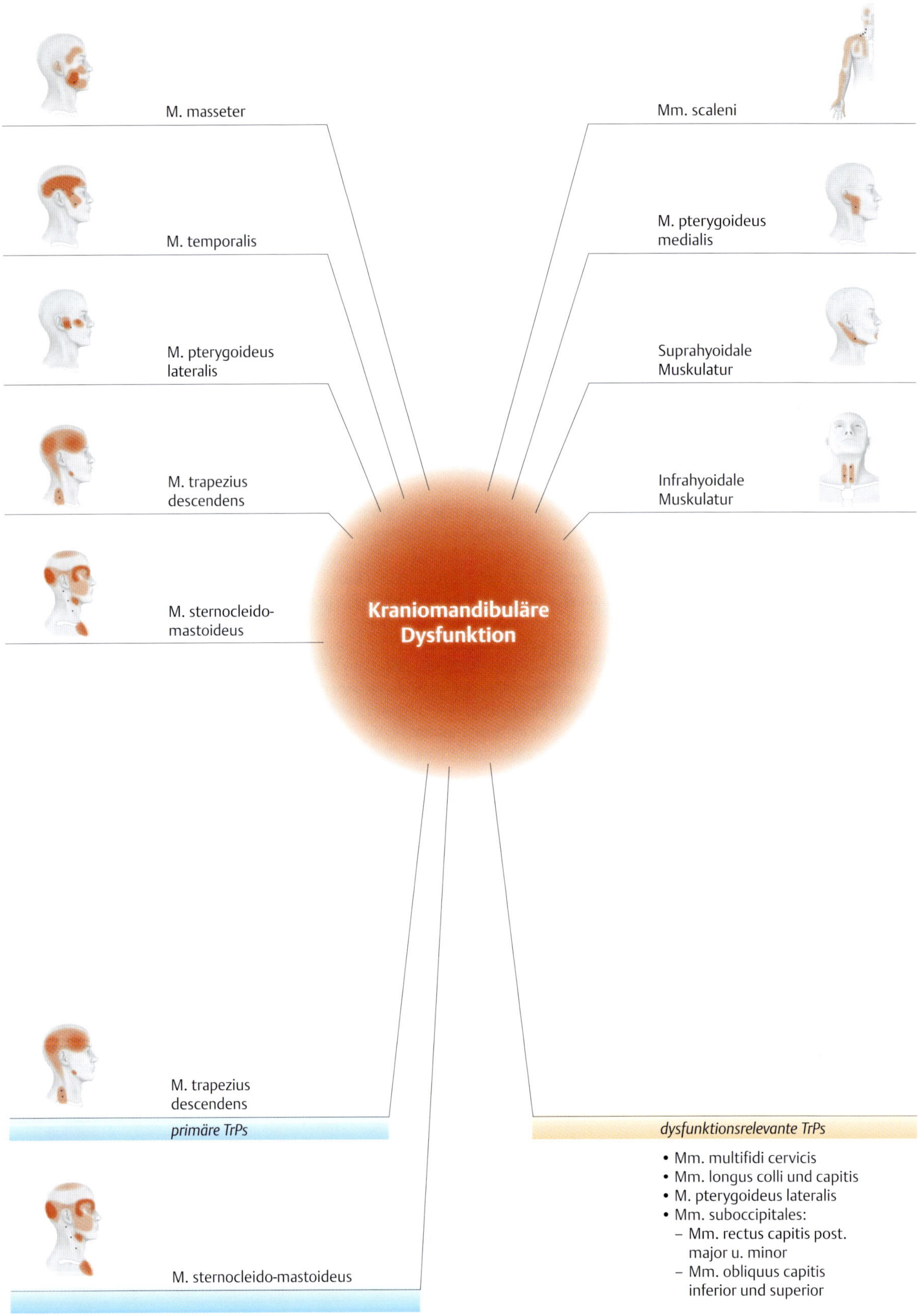


**Abb. 9.27** Kraniomandibuläre Dysfunktion.

**Tab. 9.14** Pain Guide kraniomandibuläre Dysfunktion

| | | | |
|---|---|---|---|
| sehr häufig | **M. masseter** | Kapitel 7.3.1 | S. 230 |
| sehr häufig | **M. temporalis** | Kapitel 7.3.2 | S. 232 |
| sehr häufig | **M. pterygoideus lateralis** | Kapitel 7.3.4 | S. 238 |
| häufig | **M. trapezius descendens** | Kapitel 7.2.1 | S. 198 |
| häufig | **M. sternocleidomastoideus** | Kapitel 7.2.3 | S. 206 |
| gelegentlich | **Mm. scaleni** | Kapitel 7.2.4 | S. 210 |
| gelegentlich* | **M. pterygoideus medialis** | Kapitel 7.3.3 | S. 236 |
| gelegentlich | **Suprahyoidale Muskulatur** | Kapitel 7.3.5 | S. 242 |
| gelegentlich | **Infrahyoidale Muskulatur** | Kapitel 7.3.6 | S. 246 |
| **primäre TrPs häufig im** | | | |
| | M. trapezius descendens | Kapitel 7.2.1 | S. 198 |
| | M. sternocleidomastoideus | Kapitel 7.2.3 | S. 206 |
| **dysfunktionsrelevante TrPs** | | | |
| | M. pterygoideus lateralis (Pars superior) | Kapitel 7.3.4 | S. 238 |
| | Mm. longus colli und capitis | Kapitel 7.2.5 | S. 216 |
| | Mm. multifidus/rotatores (zervikal) | Kapitel 7.2.7 | S. 220 |
| | Mm. suboccipitales (Mm. rectus capitis posterior major und minor Mm. obliquus capitis inferior und superior) | Kapitel 7.2.8 | S. 224 |

* Häufigkeit kann infolge schwieriger Diagnostik abweichen.

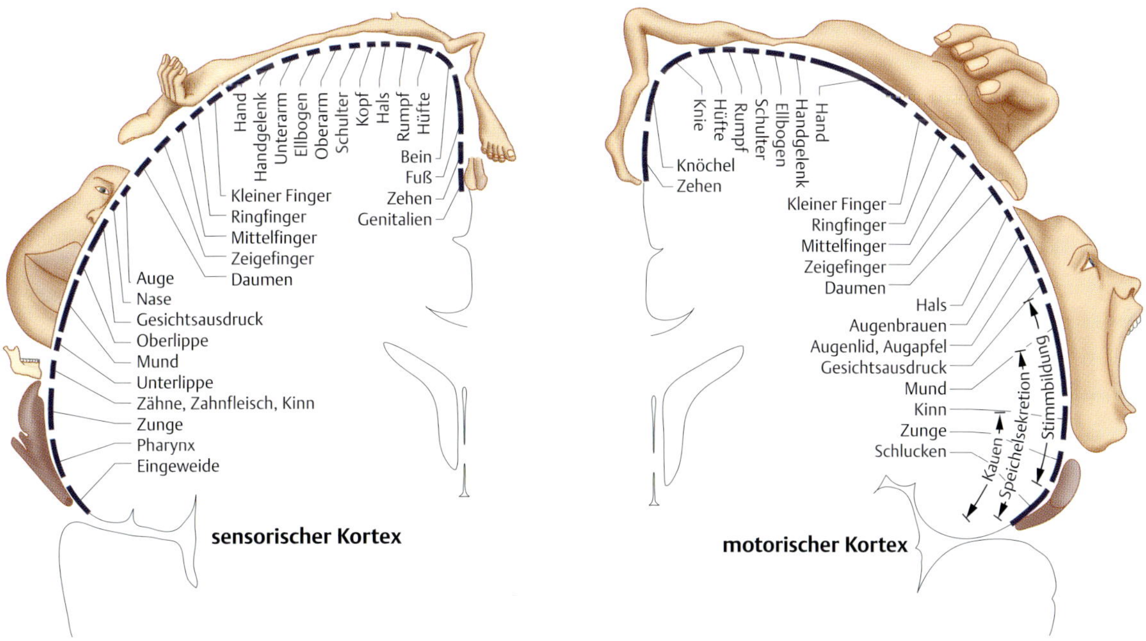


**Abb. 9.28** Homunculus – kortikale Repräsentation: Die Kiefer-/Mundregion ist auf den primären Rindenfeldern sowohl sensorisch (Gyrus postcentralis) als auch motorisch (Gyrus praecentralis) überdurchschnittlich groß und differenziert repräsentiert.

**Hinweise für den Therapeuten**

- Schmerzen und Funktionseinschränkungen im Bereich des Kiefergelenks und der Kaumuskulatur sind eine häufige Ursache für Kopf-, Kiefergelenks-, Gesichts- und Nackenschmerzen.
- Störungen im Bereich des Kiefergelenks und der Kaumuskulatur (d. h. des stomatognathen Systems) werden unter dem Begriff „Myoarthropathie des Kausystems" (MAP) bzw. „kraniomandibuläre Dysfunktion" (CMD) zusammengefasst.
- Symptome
  - Leitsymptome:
    - Bewegungseinschränkungen bzw. Störungen der Unterkieferbeweglichkeit (d. h. der Kiefergelenke)
    - Schmerzen bzw. Druckempfindlichkeit der Kaumuskulatur und/oder übertragene Schmerzen aus der Kaumuskulatur
    - Kiefergelenkschmerzen und/oder -geräusche während des Bewegens/Beißens
  - Mögliche Begleitsymptome
    - Nackenschmerzen: CMD-Patienten leiden oft auch unter Schmerzen und/oder Verspannungen der Nacken- und Schultermuskulatur.
    - Kopfschmerzen: Patienten mit CMD (bzw. mit Bruxismus) leiden häufiger an Kopfschmerzen als solche ohne CMD (bzw. ohne Bruxismus). Spannungskopfschmerzen bessern sich häufig im Verlauf einer CMD-Therapie.
    - Gesichtsschmerzen: Der myoarthropathische Schmerz ist die häufigste Ursache von Gesichtsschmerzen (Palla 2003).
    - Zahnschmerzen
    - Ohrschmerzen, Ohrgeräusche (Tinnitus)
    - Schwindel
    - Tränen-/Nasenfluss
    - Taubheitsgefühle im Gesichts- bzw. Mund-/Rachenbereich
- Prävalenz: MAP des Kausystems sind häufig. Die Prävalenz der Symptome (s. o.) liegt bei 30 %, wobei die Myoarthropathie in der Mehrzahl der Fälle schmerzfrei ist (Palla 2003). Myoarthropathische Schmerzen werden von 3 – 10 % der Männer, von 6 – 15 % der Frauen und von 1 – 4 % der Kinder und Jugendlichen (7- bis 17-Jährige) angegeben (Palla 2003).
- stomatognathes System (Zahn-Mund-Kiefer-System)
  - Im stomatognathen System wirken 3 Teilbereiche untrennbar zusammen (**Abb. 9.29**)
    - dentale Komponente (Zähne, Zahnersatz)
    - skelettale Komponente (Kieferknochen und -gelenk)
    - sensomotorische Komponente (Muskulatur: Sensorik und Motorik)
  - Beim Gesunden spielen diese Komponenten harmonisch zusammen.
  - Möglicher Ursprung der Probleme
    - in der Kaumuskulatur
    - in den Kiefergelenken
    - in Zahnfehlstellungen, schlechtem Zahnersatz
    - in der Kombination von Pathologien der Kaumuskulatur, der Kiefergelenke und von Zahnfehlstellungen bzw. einer pathologischen Mechanorezeption
    - Veränderung des sensorischen Inputs spielt oft eine Schlüsselfunktion. Eine pathologische Mechanorezeption kann von Seiten der Muskulatur (myofasziale Mechanorezeptoren, S. 28 ff), der Kiefergelenke und/oder der Zähne (paradontale Sensoren) verursacht sein.
    - zentral im Bereich schmerzmodulierender Hirnareale (pathologische Nozizeption)
    - zentral im Bereich motorischer Hirnareale → pathologische Efferenzen
  - Störungen in einem Teilbereich haben häufig Auswirkungen auf andere Teilbereiche.
    - Eine pathologische Veränderung im Bereich der Kiefergelenke bedeutet eine veränderte Situation für die Kaumuskulatur, was zu Anpassungsprozessen und allenfalls zu muskulären Fehl- und Überlastungen führen kann.
    - Unphysiologische Muskelaktivitäten, z. B. Sprechen, ohne den Mund zu bewegen, oder im Zusammenhang mit Parafunktionen wie Bruxismus etc., können umgekehrt zu artikulärer Fehlbelastung und zu einer Arthropathie der Kiefergelenke führen.
    - Die Bisssituation kann dabei sowohl als auslösender Faktor wirken als auch durch das modifizierte Zusammenspiel zwischen Gelenk und Muskulatur verändert werden (Irnich 2009).
  - Für den Therapeuten ist es wichtig, einen Überblick über den Zustand des stomatognathen Systems bzw. seiner Subsysteme zu bekommen.
    - Hinweise auf eine Störung im Bereich der dentalen Komponente
    - abgeschliffene Zähne mit Schlifffacetten (Hinweis auf Knirschen, Mahlen, Pressen)
    - Defekte am Zahnhals (Hinweis auf Malokklusion, Bruxismus)
    - Zahnfleischverlust (Hinweis für eine Okklusionsstörung)
    - Malokklusion (z. B. Kreuzbissbeziehungen, elongierte Zähne, kein Kontakt in der Front Eckzahn bis Eckzahn)

**Hinweise für den Therapeuten** *(Forts.)*

- Hinweise auf eine Störung im Bereich der skelettalen Komponente
  - Knackgeräusche und Krepitationen bei Mundöffnung bzw. Mundschluss
  - Deviation des Unterkiefers beim Öffnen bzw. Schließen
  - Bewegungseinschränkungen mit bzw. ohne Schmerzen
- Hinweise auf eine Störung im Bereich der muskulären Komponente
  - verspannte Kaumuskulatur mit Hartspannsträngen und mTrPs
  - einseitige Hyper- bzw. Hypothrophie der Muskulatur (v. a. M. masseter und M. temporalis)
  - Deviation des Unterkiefers beim Öffnen bzw. Schließen
  - Bewegungseinschränkungen mit bzw. ohne Schmerzen
  - seitliche Zungenimpressionen

- Schmerzursachen
  - Ursachen des Schmerzes sind vorwiegend tendomyopathische Veränderungen des Kausystems (Palla 2003). Degenerativ entzündliche Veränderungen, mechanisch bedingte Irritationen der Kiefergelenke (z. B. eine Diskopathie) oder Zahnfehlstellungen sind weniger oft für das Problem verantwortlich (Jäger 1997, Palla 2003).
  - Diskopathie
    - Es besteht keine direkte Korrelation zwischen Diskopathie/Diskusposition und Schmerz (Schiffmann et al. 1992).
    - Die meisten Formen von Diskopathien, d. h. von Diskusverlagerungen und Gelenkarthrosen (nicht-aktivierte Arthrosen) sind nicht schmerzhaft (Palla 2003).
    - Diskopathien manifestieren sich vorwiegend durch Geräusche (Knacken bzw. Krepitation) und/oder Störungen/Abweichungen der Unterkieferbewegungen, nicht durch Schmerzen (Palla 2003). Gelenkgeräusche sind oft symptomfrei und verschwinden manchmal wieder.
  - arthrogener Schmerz
    - Primäre Gelenksprobleme bei CMD sind selten (Palla 2003) und in weniger als 5 % der Fälle für CMD-Schmerzen verantwortlich (Jäger 1997).
    - Der arthrogene CMD-Schmerz ist – im Gegensatz zum myogenen Schmerz – eindeutig lokalisierbar. Patienten mit primärer Gelenksymptomatik zeigen mit einem Finger punktuell auf das Schmerzgebiet bzw. Gelenk, während Patienten mit überwiegend muskulärer Ursache mit der Hand auf das schmerzhafte Gebiet zeigen.
- Die Ätiologie der MAP bzw. CMD ist weitgehend ungeklärt, weshalb man von einer multifaktoriellen Ätiologie ausgeht und von Risikofaktoren spricht (Palla 2003).
  - Eine wichtige ätiologische Rolle bei der Chronifizierung myoarthropathischer Schmerzen spielen
    - chronische Überlastung der muskulären Strukturen des Kausystems,
    - neuroplastische Veränderungen auf segmentaler und suprasegmentaler Ebene, d. h. die Sensibilisierung der sekundären nozizeptiven Neurone und die funktionelle neuronale Reorganisation auf segmentaler Ebene (Palla 2003; s. auch Kap. 2.2.5).
  - Risikofaktoren
    - Parafunktionen bzw. ungünstige orale Gewohnheiten: Zähnepressen und/oder -knirschen; Beißen auf Lippen, Fingernägeln oder Gegenständen (z. B. einer Pfeife); Wangenkauen; die Gewohnheit, die Zähne über längere Zeit in Kontakt zu halten, bzw. Sprechen, ohne den Mund zu bewegen; das Ausführen tickartiger Unterkieferbewegungen bzw. das Halten des Unterkiefers in einer abnormen posturalen Position etc.
      Parafunktionen, die im Wachzustand ausgeführt werden, weisen eine höhere Korrelation zu myoarthropathischen Schmerzen auf als Parafunktionen während des Schlafens (Palla 2003).
    - Okklusale Störungen: Die Auffassung ist weit verbreitet, dass Störungen der Okklusion (jeglicher Zahnkontakt von Zähnen des Ober- und Unterkiefers) Anlass zu Parafunktionen geben und dass eine Malokklusion zu myoarthropatischen Schmerzen führt (Jäger 1997, Weisskircher 2010 [mündliche Mitteilung]). Diese Sichtweise wird allerdings heute von namhaften Experten infrage gestellt, da die durch eine Okklusionsstörung aktivierten motorischen Reflexe nur von sehr kurzer Dauer sind und somit kaum für eine Überlastung ursächlich sein können (Palla 2003).
    - Stress: Die Kaumuskulatur zeigt unter dem Einfluss von Stressoren als erste Muskelgruppe im ganzen Körper einen erhöhten Tonus.
    - Infolge der engen Verknüpfung mit dem limbischen System können emotionale Faktoren (Angst, emotionale Traumen etc.) dauerhafte Verspannungen der Schließmuskulatur des Munds verursachen.
    - Psychodynamisch Faktoren (verbissene Lebenseinstellung etc.) können lang andauernde Muskelverspannungen hervorrufen.

**Hinweise für den Therapeuten** *(Forts.)*

- Depressionen: Verminderte endogene und deszendierende Schmerzhemmung begünstigen Schmerzchronifizierungsprozesse.
- posttraumatische MAP nach Sturz aufs Gesicht, Sportverletzungen, Autounfall etc.
  - Überlastung bzw. Überdehnung der Kiefer-/Kaumuskulatur (HWS-Beschleunigungstrauma)
  - direktem Trauma (Kontusion) der Kiefer-/Kaumuskulatur
  - Kieferfraktur
  - nach operativen Eingriffen im Mund (z. B. Weisheitszahnoperation)
- Konkrete Fragen – ergänzend zu den offenen 4 anamnestischen Standardfragen (s. o.) – sind wertvoll, z. B.
  - Kauen Sie gewohnheitsmäßig Kaugummi?
  - Haben Sie einen neuen Zahnersatz?
  - Haben Sie Ohrgeräusche?
  - Sind die Kaumuskeln nach dem Aufwachen verspannt?
  - Beißen Sie oft die Zähne zusammen?
  - Nehmen Sie Psychopharmaka?
  - Haben Sie Stress?
  - Bedrückt Sie etwas seit längerer Zeit?

- Folgen myoarthropathischer Schmerzen
  - Sensibilisierung: Länger andauernder Schmerz bewirkt die Sensibilisierung der Muskelnozizeptoren (periphere Sensibilisierung) sowie verstärkte Schmerzausstrahlung bzw. Schmerzchronifizierung infolge zentraler Sensibilisierung (Kap. 2.2.5)
  - Sensomotorische Veränderungen: Myogene Schmerzen führen zu motorischen Reaktionen.
    - Die schmerzhaften Muskeln werden reflektorisch gehemmt. MAP-Patienten haben daher auf der schmerzhaften Seite im Vergleich zur gesunden Seite bzw. zu gesunden Probanden eine verminderte maximale Schließkraft.
    - Veränderung der Bewegungsmuster bewirken Fehlbelastungen der Kiefermuskulatur und der Kiefergelenke. Zu veränderten Bewegungsmuster kommt es,
      - um Schmerzen auszuweichen,
      - infolge schmerzgehemmter Muskulatur,
      - infolge von Hartspannsträngen bzw. mTrPs,
      - infolge eines veränderten sensorischen Inputs von Seiten des myofaszialen Rezeptorfelds.
- muskuläres Gleichgewicht
  - Aktivitäten der Kaumuskulatur müssen aktiv widerlagert werden, d. h., aktive Bewegungen im Kiefergelenk (Kauen, Beißen, Sprechen, Öffnen, Schließen) erfordern, dass die potenziell weiterlaufenden Bewegungen die HWS nicht erreichen, indem sie durch die HWS-Stabilisatoren verhindert (widerlagert) werden (**Abb. 9.30**).
  - Probleme betreffen häufig nicht einzelne Muskeln, sondern ganze kinetische Ketten (Synergisten und Antagonisten).
  - 4 Muskelgruppen spielen zusammen (**Abb. 9.30**)
    - Kaumuskeln (M. masseter, M. temporalis, M. pterygeudeus lateralis, M. pterygeudeus medialis)
    - kraniale Zungenbeinmuskulatur (M. digastricus, M. stylohyoideus, M. mylohyoideus, M. geniohyoideus)
    - kaudale Zungenbeinmuskulatur (M. sternohyoideus, M. sternothyroideus, M. thyrohyoideus, M. omohyoideus)
    - Nacken-/Halsstabilisatoren (dorsal: Mm. suboccipitales und der zervikale Erector trunci; ventral: Mm. longus colli und capitis)
  - Nicht nur schmerz-, sondern auch dysfunktionsrelevante TrPs können als aufrechterhaltende Faktoren einer CMD wirksam sein; sie müssen ebenfalls erkannt und in die Behandlung miteinbezogen werden.
- Veränderungen der Statik (z. B. Beinlängendifferenz) bzw. der Haltung (z. B. Translation des Kopfs nach ventral) können auslösende bzw. unterhaltende Faktoren einer CMD sein (**Abb. 9.31**, **Abb. 9.32**).
- CMD und die HWS
  - Schädel-Unterkiefer-Schultergürtel-HWS bilden eine funktionelle Einheit.
  - Durch muskuläre Verbindungen beeinflussen Funktionsstörungen der HWS auch das Kiefergelenk bzw. die Spannung der Kaumuskulatur (und umgekehrt).
  - Stellungs- und Spannungsänderung der HWS haben z. B. Einfluss auf Okklusion und Druckverhältnisse des Kiefergelenks sowie auf den Muskeltonus der Kaumuskulatur, der infra- und suprahyoidalen Muskulatur und der Nackenmuskulatur (**Abb. 9.32**).

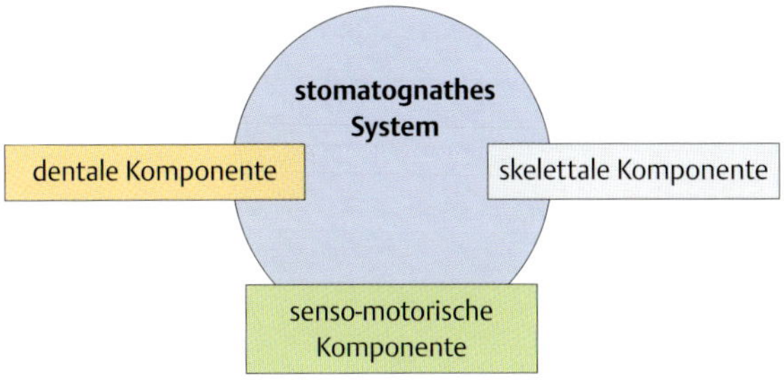


**Abb. 9.29** Stomatognathes System (Zahn-Mund-Kiefer-System) – Zusammenwirken der dentalen, skelettalen und sensomotorischen Komponenten. Schmerzfreie, volle Funktionsfähigkeit ist gekennzeichnet durch das harmonische Zusammenspiel der verschiedenen Komponenten.



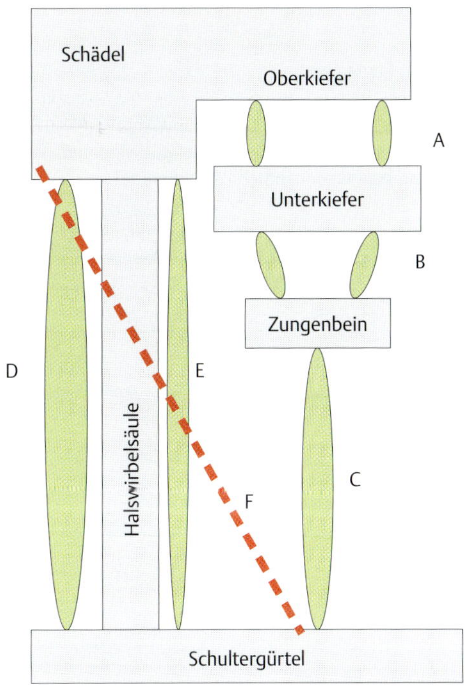


A Kaumuskulatur
B suprahyoidale Muskulatur
C infrahyoidale Muskulatur
D Nackenmuskulatur (dorsal)
F tiefe HWS-Stabilisatoren (ventral)
F M. sternocleidomastoideus

**Abb. 9.30** Muskuläres Gleichgewicht – funktionelle Verkettung der Kaumuskulatur mit den supra- und infrahyoidalen Muskeln sowie mit den dorsalen und verntralen Nacken-/Halsmuskeln (modifiziert nach Brodie u. Thompson 1942).

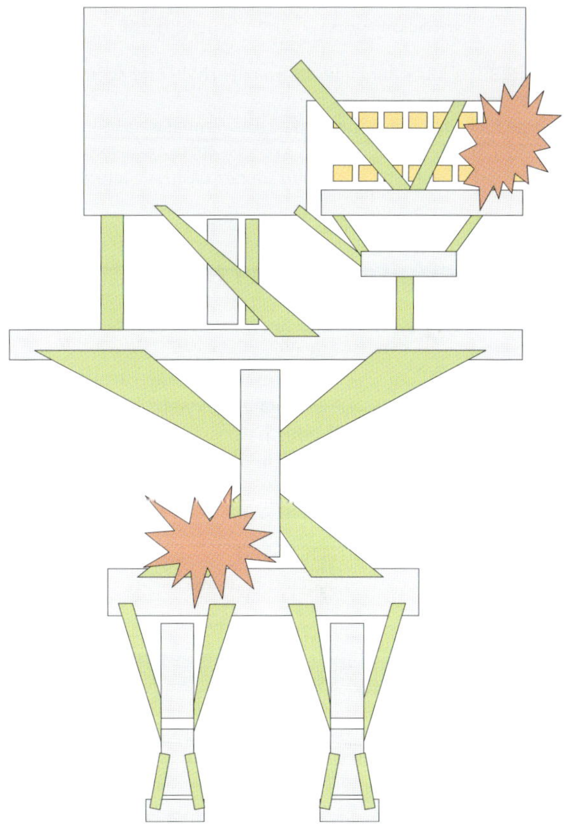

**Abb. 9.31** Einfluss der Gesamtstatik auf CMD (modifiziert nach Brodie u. Thompson 1942).

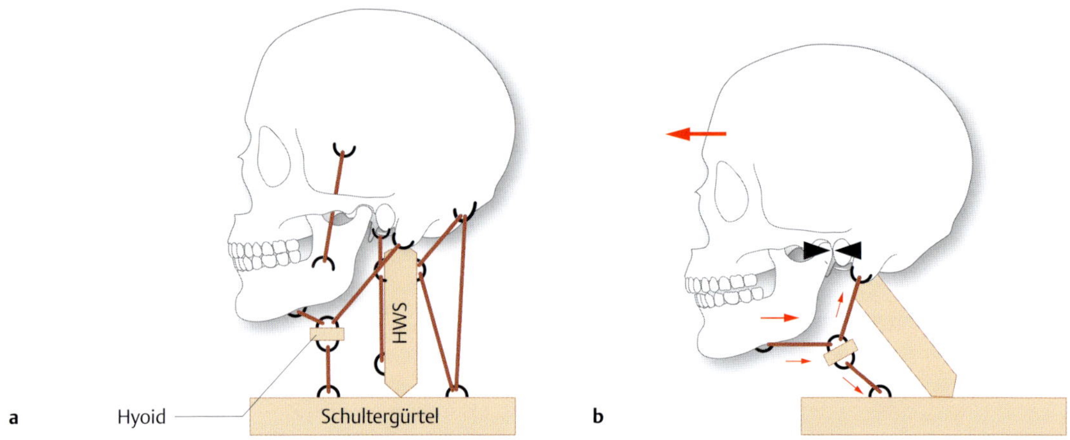


**Abb. 9.32** CMD – Abhängigkeit von der HWS- und Kopfposition (modifiziert nach Hochschild 2005).
**a** Physiologische Situation.
**b** Habituelle Translation des Kopfes nach ventral ist verbunden mit einer Extension in der kranialen HWS. Die suprahyoidale Muskulatur gerät dadurch unter Zugspannung, wodurch der Unterkiefer nach dorsal gezogen wird. Kiefergelenke und Kaumuskulatur werden dadurch ungünstig belastet. Gleichzeitig können okklusale Interferenzen entstehen oder bestehende können sich verstärken.

## 9.3.3 Schulterschmerzen

| | |
|---|---|
| **Anamnese** | ▪ 4 Fragen<br>– Wo tut es weh? (lokal – ausstrahlend)<br>– Seit wann tut es weh?<br>– Wodurch werden die Schmerzen verstärkt bzw. vermindert?<br>– Was ist in den Augen des Klienten die Ursache der Schmerzen?<br>▪ Pain Guide<br>– Schulterschmerzen (**Abb. 9.33**, **Tab. 9.15**) |
| **Befund** | ▪ Screening-Test<br>– Schulter (S. 478)<br>– HWS (S. 472)<br>– BWS (S. 477)<br>– ggf. Neurodynamik ULNT (Kap. 8.1, Kap. 8.2)<br>▪ Zusatzuntersuchungen (je nach Situation und Verlauf) |
| **Differenzial-diagnose** | ▪ myofaszial verursachte Schmerzen und Funktionsstörungen<br>▪ Rotatorenmanschettenreizung/-läsion/-ruptur (→ Pseudolähmung)<br>▪ AC-Gelenksarthrose<br>▪ „Impingement“: Impingement ist lediglich die Beschreibung eines Dysfunktionszustands, der in der differenzierten Nomenklatur der medizinischen Differenzialdiagnostik nicht mehr für sich allein benutzt wird. Es wird allenfalls von einem Impingement-Syndrom bei Bursitis subacromeale oder vielen anderen möglichen Ursachen gesprochen. Auch die funktionsgestörte, von mTrPs betroffene Muskulatur kann ein Impingmentsyndrom verursachen (s. S. 526).<br>▪ Kalkbursitis<br>▪ Bursitis<br>▪ „Frozen Shoulder“, Schultersteife (retraktile Kapsulitis)<br>▪ Schulterluxation<br>▪ Instabilität, habituelle Luxationstendenz<br>▪ Humerusfraktur, Klavikulafraktur<br>▪ Omarthrose (glenohumerale Arthrose [meist posttraumatisch])<br>▪ infektiöse Arthritis<br>▪ Entzündlich-rheumatische Erkrankungen (z. B. Rheumatoide Arthritis, Spondylarthropathien etc.) können ausnahmsweise im AC-Gelenk beginnen.<br>▪ neurogene Schulteramyotrophie (Neuritis, die in verschiedenen Muskeln eine Lähmung hinterlassen kann) |

**Differenzialdiagnose** *(Forts.)*

- Herpes zoster
- Borreliose
- zervikale Diskushernie C 4/5 (nicht sehr häufig für Schulterschmerz verantwortlich)
- degenerative Foraminalstenose (nicht sehr häufig für Schulterschmerz verantwortlich)
- innere Erkrankungen
  - Gallenkoliken können in die rechte Schulter ausstrahlen.
  - Koronare Herzkrankheiten können Schulterschmerzen verursachen.
- Pancoast-Tumor

**Therapie**

- Probebehandlung der im Clinical-Reasoning-Prozess aufgrund von Anamnese, Befund und der Erfahrung des Therapeuten als wahrscheinlich infrage kommenden Strukturen
- Wiederbefund → eingeschlagenen Weg weiterverfolgen oder Kurskorrektur (evtl. Zusatzuntersuchungen)
- unterhaltende Faktoren erkennen und in die Behandlung integrieren
  - Haltung: Thoraxpostition im Sitzen und Stehen (bei verstärkter BWS-Kyphose, eingesunkenem Flachrücken etc. ist es nicht möglich, die Skapula mit ökonomischem Kraftaufwand auf dem Thorax zu stabilisieren → Fehlbelastung und Überlastung der Skapulastabilisatoren (und in der Folge in der gesamten distalen kinetischen Kette) → mTrPs in den Schulter-/Armmuskeln
  - ungünstige (Arbeits-)Belastungen
    → Optimierung von Arbeits- und Bewegungsabläufen (ökonomisches Heben von Gewichten etc.) bzw. (Spiel-)Techniken (Tennis-/Golfspieler, Musiker, Schwimmer etc.)
    → Entlastungsstellungen bzw. regelmäßige Pausen (→ Heimprogramm: Dehnen, funktionelles Training) bei monotoner Arbeitsbelastung (z. B. Arbeit am PC, Spielen eines Musikinstruments wie Violine, Querflöte etc.)
  - verminderte skapulo-thorakal Beweglichkeit
- Dehnen/Detonisieren
- funktionelles Kräftigen: Training der Schulterblattstabilisatoren, Koordinationsschulung; Ausgleichsport bei Bewegungsarmut am Arbeitsplatz (Schwimmen, Walken etc.)

**Hinweise für den Therapeuten**

- Bei chronischen Schulterproblemen gehen die Beschwerden häufig von myofaszialen Strukturen aus. Dies gilt nicht nur für die weit verbreitete Periarthropathia humeroscapularis (PHS), sondern auch für Beschwerden, wie sie bei einem Impingement (s. u.) oder bei den seltener vorkommenden degenerativen Veränderungen (Omarthrose etc.) auftreten (Irnich 2009).
- Meist ist das Zusammenspiel mehrerer Muskeln gestört; fast immer liegen in mehreren Muskeln mTrPs (→ zusammengesetzte Schmerzmuster, S. 128).
- Myofasziale Schmerzen und Funktionsstörungen sind nicht nur die Folge, sondern häufig eine wesentliche Mitursache von artikulären Funktionsstörungen und daraus entstehenden degenerativen Veränderungen (Dejung 2009, Irnich 2009).
- 5 Schaltstellen der Bewegung wirken beim Schultergelenk zusammen:
  - humeroskapulares Gelenk
  - akromioklavikulares Gelenk
  - sternoklavikulares Gelenk
  - subakromiales Gleitlager
  - skapulo-thorakales Gleitlager
- Voraussetzung für eine gute Schulterfunktion ist das harmonische Zusammenspiel dieser Gelenkpartner und der sie bewegenden bzw. stabilisierenden Strukturen. Bei Problemen im Bereich der Schulter sind im Clinical Reasoning alle Komponenten zu berücksichtigen.
- Die koordinierte, gleichzeitige Aktivität verschiedener Muskeln ist wesentlich für physiologische Bewegungsabläufe und Belastungen. Das Glenohumeralgelenk mit seiner relativ kleinen Pfanne ist besonders empfindlich auf Störungen der intermuskulären Koordination. Jeder verkürzte, jeder abgeschwächte und jeder nicht im optimalen Timing aktivierte Muskel kann sich ungünstig auf den Gesamtbewegungsablauf auswirken (z. B. Störung des skapulohumeralen Rhythmus) und so zur Entstehung von mTrPs in anderen Schultermuskeln (Irnich 2009) bzw. zu (sekundären) Gelenkproblemen führen.
- Die Muskeln sind einerseits für die außerordentlich weitreichenden Bewegungen im Schultergelenk zuständig; andererseits sorgen sie gleichzeitig auch für die Bewegungskontrolle (Stabilität) im Schultergelenk. Diese unterschiedlichen Aufgaben (Bewegung bzw. Verhindern von Bewegung) werden von verschiedenen Muskelgruppen wahrgenommen (S. 27)
  - Die gelenknah gelegenen, kurzen Muskeln (Muskeln der Rotatorenmanschette) wirken als „aktive", dynamisierte Ligamente und sind für die Stabilisierung bzw. die Zentrierung des Humeruskopfs verantwortlich (lokale Stabilisatoren).
  - Die weiter vom Drehpunkt entfernt liegend längeren Muskeln wirken als Beweger (globale Mobilisatoren).

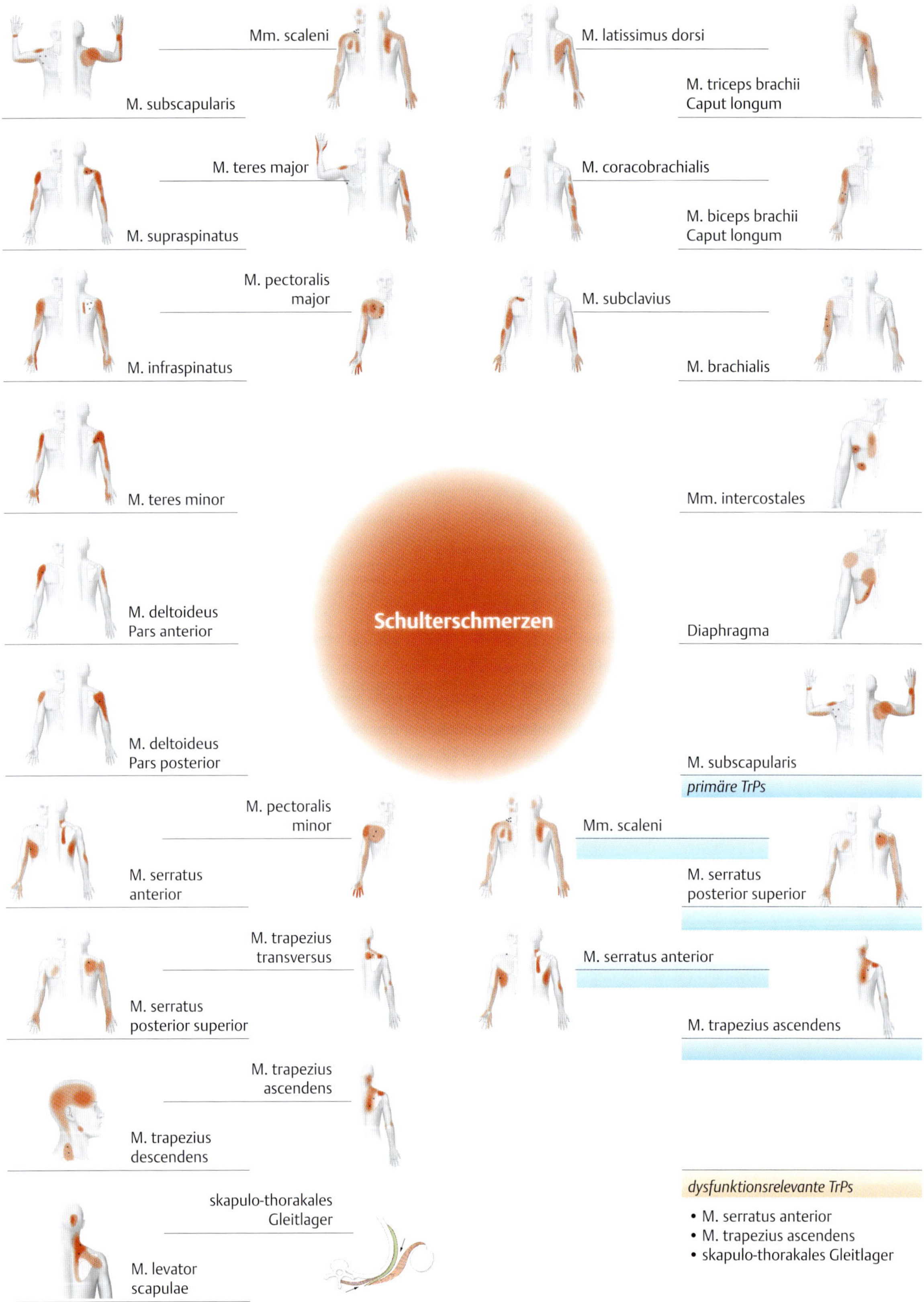


**Abb. 9.33** Schulterschmerzen.

Tab. 9.15 Pain Guide Schulterschmerzen

| | | | |
|---|---|---|---|
| sehr häufig | **M. subscapularis** | Kapitel 7.1.5 | S. 164 |
| sehr häufig | **M. supraspinatus** | Kapitel 7.1.2 | S. 158 |
| sehr häufig | **M. infraspinatus** | Kapitel 7.1.3 | S. 160 |
| sehr häufig | **M. teres minor** | Kapitel 7.1.4 | S. 162 |
| sehr häufig | **M. deltoideus** | Kapitel 7.1.1 | S. 156 |
| sehr häufig | **M. serratus anterior** | Kapitel 7.1.11 | S. 182 |
| sehr häufig | **M. serratus posterior superior** | Kapitel 7.4.5 | S. 280 |
| häufig | **M. trapezius descendens** | Kapitel 7.2.1 | S. 198 |
| häufig | **M. levator scapulae** | Kapitel 7.2.2 | S. 202 |
| häufig | **Mm. scaleni** | Kapitel 7.2.4 | S. 210 |
| häufig | **M. teres major** | Kapitel 7.1.6 | S. 168 |
| häufig | **M. pectoralis major** | Kapitel 7.1.8 | S. 172 |
| häufig | **M. pectoralis minor** | Kapitel 7.1.10 | S. 178 |
| häufig | **M. trapezius transversus** | Kapitel 7.1.13 | S. 188 |
| häufig | **M. trapezius ascendens** | Kapitel 7.1.14 | S. 190 |
| häufig | **skapulo-thorakales Gleitlager** | Kapitel 7.1.16 | S. 196 |
| gelegentlich | **M. latissimus dorsi** | Kapitel 7.1.7 | S. 170 |
| gelegentlich | **M. coracobrachialis** | Kapitel 7.1.9 | S. 176 |
| gelegentlich | **M. subclavius** | Kapitel 7.1.15 | S. 192 |
| gelegentlich | **M. triceps brachii (Caput longum)** | Kapitel 7.8.1 | S. 372 |
| gelegentlich | **M. biceps brachii (Caput longum)** | Kapitel 7.8.2 | S. 376 |
| gelegentlich | **M. brachialis** | Kapitel 7.8.3 | S. 378 |
| gelegentlich | **Mm. intercostales** | Kapitel 7.4.7 | S. 284 |
| gelegentlich | **Diaphragma** | Kapitel 7.4.8 | S. 286 |
| **primäre TrPs häufig im** | | | |
| | M. subscapularis | Kapitel 7.1.5 | S. 264 |
| | Mm. scaleni | Kapitel 7.2.4 | S. 210 |
| | M. serratus posterior superior | Kapitel 7.4.5 | S. 280 |
| | M. serratus anterior | Kapitel 7.1.11 | S. 182 |
| | M. trapezius ascendens | Kapitel 7.1.14 | S. 190 |
| **dysfunktionsrelevante TrPs** | | | |
| | M. serratus anterior | Kapitel 7.1.11 | S. 182 |
| | M. trapezius ascendens | Kapitel 7.1.14 | S. 190 |
| | skapulothorakales Gleitlager | Kapitel 7.1.16 | S. 194 |

**Hinweise für den Therapeuten** *(Forts.)*

- Da die Muskulatur vielfältig sowohl bei der Bewegung als auch bei der Stabilisierung des Schultergelenks gefordert ist, kann die Muskulatur mannigfach für Schulterprobleme verantwortlich sein.
- Ursachen von myofaszialen Schulterschmerzen
  - primär muskulär bedingte Schulterprobleme infolge
    - chronischer Überlastungen (lang dauernde Aktivierung in angenäherter Position, z. B. beruflich bedingt: Arbeitshaltung am PC, Zahnärzte, Friseusen etc.; repetitive Bewegungen, z. B. bei sportlichen Aktivitäten wie Schwimmen);
    - akuter Überlastungen mit Belastungsspitzen (v. a. bei schlechtem Trainingszustand): Tennis, Golf, Handball, Volleyball, Squash etc., aber auch bei Unfällen mit Stürzen;
    - traumatischer Überdehnung (z. B. bei Sturz).
  - Bei jüngeren Patienten überwiegen im Schulterbereich muskulär verursachte Schmerzen (Dejung 2009). Die Behandlung dieser myofaszialen Schmerzen mit Triggerpunkt-Therapie hat eine gute Prognose (primäres myofasziales Syndrom; S. 138). Operationen sollten hier nicht vorschnell durchgeführt werden; zumindest sollten die bei jedem Unfall zurückbleibenden muskulären Schädigungen zuerst gesucht und behandelt werden, bevor in nicht eindeutigen Fällen eine Operation erwogen wird (Dejung 2009).
  - Sekundär entstandene myofasziale Schmerzen und Funktionsstörungen: Degenerativ bedingte Schmerzen nehmen ab dem 50. Lebensjahr zu, sodass in der zweiten Lebenshälfte im Schulterbereich die im Zusammenhang mit degenerativen Veränderungen hervorgerufenen Schmerzen überwiegen. Muskuläre Befunde sind häufig, jedoch oft sekundär bedingt. Eine myofasziale Behandlung wird in diesen Fällen nur vorübergehenden Erfolg zeigen. Nach offenen oder arthroskopischen Operationen (z. B. Akromioplastik, Resektion der lateralen Klavikula) ist die Behandlung der mTrPs in Kombination mit der aktiven funktionellen Nachbehandlung die wichtigste Maßnahme der Rehabilitation (Dejung 2009).
- Diagnostik von Schulterschmerzen
  - Myofaszial verursachte Schulterschmerzen sind meistens gut zu diagnostizieren. Die Schmerzen können durch gezielte Dehnungen (Screening-Tests; S. 478) in der Regel reproduziert und die verantwortlichen Muskeln identifiziert werden. Die palpatorische Diagnostik der Hartspannstränge und der aktiven mTrPs ist in der Regel problemlos (mit Ausnahme der subskapulär gelegenen TrPs im M. subscapularis und M. serratus anterior).
  - Sind mit den Screening-Tests keine Muskeln bzw. Muskelgruppen zu identifizieren und sind aufgrund von Anamnese und dem klinischen Gesamtbild (z. B. von bereits vorher erfolglos durchgeführten Behandlungsversuchen gelenk- bzw. nervenspezifischer Art) dennoch eindeutige Hinweise auf eine myofasziale Komponente des Problems gegeben, lohnt sich die palpatorische Untersuchung (und ggf. Behandlung) einer Gruppe von Muskeln, die sich erfahrungsgemäß nur schlecht mittels den Screening-Tests auffinden lassen. Es sind dies: M. serratus anterior, M. trapezius ascendens, M. latissimus dorsi, M. serratus posterior superior und M. pectoralis minor.
  - Speziell zu beachten ist das Skapulasetting (Tanno 2011): Eine Dysfunktion der Skapulastabilisatoren (verzögerte Aktivierung bzw. fehlende Kraft; möglicherweise infolge dysfunktionsrelevanter mTrPs) wird sichtbar in Form einer ungenügenden Stabilisationsfähigkeit der Skapula (in Spiel- und Stützfunktion) bzw. eines veränderten skapulohumeralen Rhythmus (Spielfunktion) und kann die Ursache für eine andauernde Fehlbelastung von weiter distal in der funktionellen Kette liegender Schultermuskeln sein (z. B. M. infraspinatus), in welchen dann mTrPs für das klinische Schmerzmuster verantwortlich sind (S. 479).
- Endphasenschmerz: Treten bei den Screening-Tests der Schulter nur in den Endstellungen der Bewegungen Schmerzen auf, ist ein solcher Endphasenschmerz mit großer Wahrscheinlichkeit muskulär verursacht (**Abb. 9.34**). Ursächlich dafür können TrPs in der dabei passiv gedehnten Muskulatur oder in der aktiven Muskulatur sein (zur Differenzierung s. Screening-Test, S. 478). Ausnahmen: Eine Arthrose im Akromioklavikulargelenk kann bei maximaler Abduktion, bei maximaler transversaler Adduktion und beim Schürzengriff für Schmerzen verantwortlich sein; auch bei Limbusverletzungen treten Schmerzen eher in der Endphase einer Bewegung auf (Dejung 2009).
- Schmerzhafter Bogen (painful arc): Schmerzen im mittleren Bereich des Bewegungsradius (sog. Phasenschmerz, meistens zwischen 70 °– 110 ° Abduktion) sind in der Regel ein Hinweis auf ein Impingement, eine intraartikuläre Störung bzw. auf ein Problem bei der Zentrierung des Humeruskopfs (**Abb. 9.34**, **Abb. 9.35**).
- Impingement: Einengung des Gleitraums für die Sehnen der Rotatorenmanschettenmuskulatur und den Schleimbeutel zwischen Humeruskopf und Schulterdach (Akromion, Lig. coracoacromiale) bei der Schulterabduktion
  - klinische Zeichen
    - schmerzhafter Bogen (**Abb. 9.34**, **Abb. 9.35**)
    - vorwiegend Bewegungsschmerz (Abduktion, Außenrotation)
    - Schmerzzunahme bei Belastungsprovokation des M. supraspinatus (**Abb. 9.8e**, S. 484)
  - Ursache des für ein Impingement-Syndrom typischen Phasenschmerzes ist ein subakromialer Raumkonflikt; dieser kann entstehen infolge
    - entzündlicher Schwellung der Sehne des M. supraspinatus, sodass sie subakromial im Bereich des „schmerzhaften Bogens“ mechanisch beengt und gereizt wird (**Abb. 9.35**),

**Hinweise für den Therapeuten** *(Forts.)*

- einer (Teil-)Ruptur der Rotatorenmanschette im Supraspinatusanteil,
- eines hakenförmigen Akromions oder Osteophyten bei Arthrose im AC-Gelenk,
- Verspannung und Verkürzung von Schultermuskeln: Während der Abduktion sorgen die Adduktoren als Kokontraktoren dafür, dass der Humeruskopf nicht nach kranial gegen das Schulterdach (Akromion und v. a. Lig. coracoacromiale) steigt, sondern in der Schultergelenkspfanne zentriert bleibt. Sind die das Kaudalgleiten steuernden Muskeln (v. a. M. subscapularis und M. teres major sowie M. teres minor und die lateralen Fasern des M. infraspinatus) dysfunktional bzw. die den Humeruskopf nach kranial ziehenden Muskeln (M. deltoideus) überaktiv, kann es zum Impingement kommen. Aktive mTrPs liegen bei einem Impingement am häufigsten im M. supraspinatus, M. infraspinatus und/oder M. subscapularis (Hidalgo-Lozano et al. 2010).

– beitragende und unterhaltende Faktoren von muskulärer Seite, die das Aufschaukeln einer Impingement-Symptomatik begünstigen bzw. deren Abklingen verhindern können
  - Dysfunktion der Muskeln, die das Kaudalgleiten des Humeruskopfs steuern → Deaktivierung dysfunktionsrelevanter mTrPs im M. subscapularis und M. teres major (sowie im M. teres minor und in den lateralen Fasern des M. infraspinatus)
  - Hartspannstränge im M. levator scapulae (und M. pectoralis minor) bewirken oft eine leichte Verkürzung des Muskels und führen damit zu einer Rotation der Skapula dergestalt, dass die Fossa glenoidalis nach kaudal gedreht ist → ungünstige Ausgangssituation für Abduktion, die Impingement-Situation wird früher und öfter erreicht → Reizzustand der Supraspinatussehne und der subakromial gelegenen Bursa kann nicht abklingen.
  - Verminderte Durchblutung des M. supraspinatus (infolge von mTrPs und Hartspannsträngen) bewirkt schlechtere Trophik des Muskels selbst und damit auch eine verminderte Trophik bzw. reduzierte Regenerationsfähigkeit der Supraspinatussehne, die vom M. supraspinatus her versorgt wird.

– Therapie
  - Akute Phase: Subakromiale Injektion eines Steroids, gemischt mit einem Lokalanästhetikum (Verhältnis 1:9). Der entzündliche Reizzustand und der Phasenschmerz werden dadurch sofort und oft nachhaltig behoben.
  - Subakute Phase: Physiotherapeutische Maßnahmen zur Detonisierung der verspannten und verkürzten Muskulatur (Triggerpunkt-Therapie, Funktionelles Training etc.).
  - Therapieresistenz: Ist das konservative Vorgehen nicht erfolgreich, muss ein operativer Eingriff (z. B. Akromioplastik mit einer Teilresektion des Akromions und Resektion des Ligamentum coraco-acromiale) erwogen werden (Dejung 2009).

▪ Kalk in der Supraspinatussehne bzw. in Anteilen der Sehnenplatte der Rotatorenmanschette: Das Missverhältnis zwischen starker Belastung der Supraspinatussehne bzw. der Rotatorenmanschette und der schlechten Durchblutung dieser Strukturen kann zu einem chronischen Reizzustand und zu Kalkeinlagerungen führen.
  – Stabiler Kalk (scharfe Abgrenzung) in der Supraspinatussehne kann jahrelang schmerzfrei sein.
  – Kalk, der sich löst und in den Gelenkraum oder in die Bursa subdeltoidea gelangt, beginnt sich dort aufzulösen (unscharfer Kalk). Dies führt zu einem ausgeprägten synovialen Reizzustand mit sehr starken Schmerzen (Kalkbursitis). Eine subakromiale Steroidinjektion bringt die akute Entzündungsphase rasch zum Abklingen. Die Kalkbursitis kann im Verlauf der Zeit selbstheilend sein, innerhalb von Wochen bis Monaten kann sich das Kalkkonkrement auflösen. Bei einem mehrscholligen Kalk bzw. bei wiederholten Episoden einer Kalkbursitis kann sich eine operative Entfernung des schmerzverursachenden Kalks aufdrängen (Dejung 2009).

▪ Rotatorenmanschettenruptur
  – Pseudolähmung der Flexion und Abduktion bei Ruptur des Supraspinatusanteils (häufig nur in der Akutphase); die Pseudolähmung kann oft durch den M. deltoideus funktionell kompensiert werden.
  – Pseudolähmung der Außenrotation bei Ruptur des Infraspinatus-/Teres-minor-Anteils
    → Ausweichbewegungen führen zu muskulärer Überlastung (in synergistisch bzw. kompensatorisch eingesetzten Muskeln)
    → je nach Alter und Funktionsstörung ggf. weitergehende Abklärung und Beurteilung durch einen Schulterspezialisten insbesondere in Bezug auf ein allfälliges operatives Vorgehen (v. a. junge Patienten nach Trauma)

▪ Instabilität: Beim Manöver des vorderen Apprehension-Test (Provokation der ventralen Kapsel- und Bandstrukturen des Schultergelenks) zur Prüfung der Stabilität und Irritierbarkeit der ventralen Schulterstrukturen (habituellen Schulterluxation) wird gleichzeitig der M. subscapularis gedehnt. Schmerzen beim Apprehension-Test sind daher nicht immer durch die Gelenkkapsel bzw. den Bandapparat verursacht. Oft sind mTrPs im M. subscapularis dafür verantwortlich. Eine operative Sanierung einer Schulterluxation darf also erst erfolgen, wenn durch eine gezielte Untersuchung bzw. durch Triggerpunkt-Therapie ein myofasziales Problem im M. subscapularis ausgeschlossen bzw. beseitigt wurde (Dejung 2009).

**Hinweise für den Therapeuten** *(Forts.)*

- Schultersteife
  - Die Ursache einer echten – im engeren Sinn verstandenen – Frozen Shoulder (retraktile Kapsulitis) ist nicht bekannt, und es gibt keine effektive Therapie (weder medikamentös, gelenk-, nerven- oder muskelspezifisch noch durch aktive Rehabilitation), in der Regel ist das Problem innerhalb von 1 – 1½ Jahren selbstheilend. Diese Form ist relativ selten (< 5 %).
  - Die überwiegende Mehrzahl der als Frozen Shoulder bezeichneten Formen eingeschränkter Schulterbeweglichkeit (zunächst ist die aktive und passive Außenrotation, später auch die Abduktion/Flexion eingeschränkt) sind Folgen eines myofaszialen Problems: TrPs im M. subscapularis führen zu Hartspannsträngen und bindegewebigen Retraktionen der Gelenkkapsel. Diese Form einer Schultersteife ist einer manualtherapeutischen Behandlung gut zugänglich: Myofasziale (Triggerpunkt-Therapie) und gelenkspezifische Techniken (Aufdehnen der Gelenkkapsel) werden sinnvollerweise kombiniert eingesetzt; wichtig – und oft für den Therapieerfolg entscheidend – sind die konsequente Ausführung des Heimprogramms zur regelmäßigen Dehnung der Innenrotatoren (**Abb. 7.29**, S. 167) sowie das funktionelle Training (glenohumerale Stabilisation und Koordination).
- Störungen der langen Bizepssehne
  - Bei einer Ruptur der Rotatorenmanschette kann die Sehne, die intraartikulär verläuft, in direkten Kontakt mit dem Akromion kommen. Sie kann so durchgescheuert werden und schließlich reißen. Das Caput longum des M. biceps brachii zieht sich dabei distal zusammen und bildet proximal der Ellenbeuge einen kugelförmigen Wulst. Die Flexionskraft im Ellbogengelenk wird durch eine Bizepssehnenruptur aber nicht maßgeblich beeinträchtigt (der M. brachialis ist der Hauptmuskel für die Ellbogenflexion); eine Therapie ist nicht nötig (Dejung 2009).
  - In seltenen Fällen kann die Bizepssehne aus dem Sulcus bicipitalis zwischen dem Tuberculum majus und minus luxieren, wobei auch hier eine Therapie meist nicht nötig ist (Dejung 2009).
- Bei chronischen Schulterschmerzen – aus welchen Gründen auch immer diese ursprünglich entstanden sein mögen (Fraktur, Entzündung, Überlastung, Überdehnung, nach länger dauernder Ruhigstellung etc.) – ist es aus myofaszialer Sicht empfehlenswert, 3 Punkte (nochmals) gründlich zu untersuchen und ggf. zu behandeln:
  - M. subscapularis
    - Chronische Schmerzen führen zu Schonhaltungen; bei Schulterschmerzen ist das Schonhaltungsmuster durch Innenrotation und Adduktion gekennzeichnet. Chronische Schulterschmerzen führen deswegen mit der Zeit sehr häufig im M. subscapularis (und M. pectoralis major) zu Überlastungen und mTrPs. Diese myofaszialen Befunde (die sich manchmal erst im Verlauf einer Schmerzepisode gebildet haben) perpetuieren nicht selten nach Remission der primären Schmerzursache (Ausheilung der Fraktur, Abklingen einer Entzündung) und können für eine Schmerzchronifizierung maßgeblich sein (und nicht die primäre Schmerzursache, die abgeheilt ist).
    - Gleichzeitig kommt dem M. subscapularis als lokalem Stabilisator bzw. bei der Steuerung des Rollgleitens eine entscheidende Rolle zu; dysfunktionsrelevante TrPs im M. subscapularis vermögen deshalb die Bewegungsökonomie im Schultergelenk nachhaltig zu stören und wirken dann als perpetuierender Faktor im Sinne einer Chronifizierung.
  - Schulterblattstabilisatoren: Wird die Skapula nicht gut auf dem Thorax verankert, können die distal in der kinetischen Kette liegenden, das Humeroskapulargelenk überbrückenden Muskeln nicht ökonomisch arbeiten. Chronische Fehlbelastung bzw. Überlastung sind die Folgen, sodass mTrPs entstehen bzw. nicht bleibend deaktiviert werden können. Voraussetzung zur nachhaltigen Besserung ist die Deaktivierung dysfunktionsrelevanter mTrPs in den Skapulastabilisatoren, v. a. im M. serratus anterior, M. trapezius ascendens und M. pectoralis minor.
  - Mm. scaleni: Die Durchtrittspforte zwischen den Mm. scalenus anterior und medius ist für den Gefäßnervenstrang ein potenzielles Hindernis (**Abb. 8.3**, S. 421). Ein neuromuskuläres Entrapment an dieser Stelle kann die Leistungs- und Erholungsfähigkeit der neuralen – und in der Folge der muskulären – Strukturen nachhaltig irritieren und somit als perpetuierender bzw. chronifizierender Faktor wirken (Kap. 6.1.2 und Kap. 8.2.1).
- Haltung und Spannungszustand des gesamten Rumpfs, speziell auch des unteren Rückens, sowie die Beckenpositionierung sollen mit beachtet werden. Der Schultergürtel kann nur auf einer guten Basis gelassen ruhen und optimal funktionieren.
- Nach Schulteroperationen gehört die Behandlung der myofaszialen Befunde zur Rehabilitation. Erst diese Behandlung führt in vielen Fällen zur definitiven Schmerzbeseitigung und zum Wiedererlangen der vollen Funktionsfähigkeit (Dejung 2009).

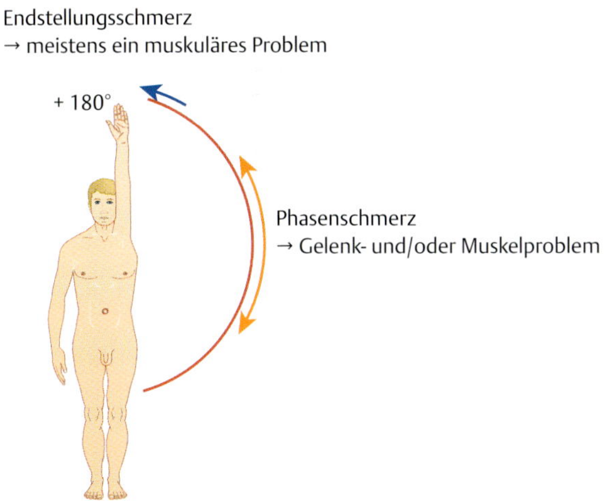


**Abb. 9.34** Schmerzhafter Bogen/Phasenschmerz – Endstellungsschmerz. Ein schmerzhafter Bogen zwischen 70 ° und 110 ° Abduktion (Phasenschmerz) ist ein Zeichen für ein artikuläres und/oder muskuläres Problem. Ist die Abduktion endgradig schmerzhaft (Endstellungsschmerz), deutet dies auf eine mit großer Wahrscheinlichkeit muskuläre Ursache des Problems hin.

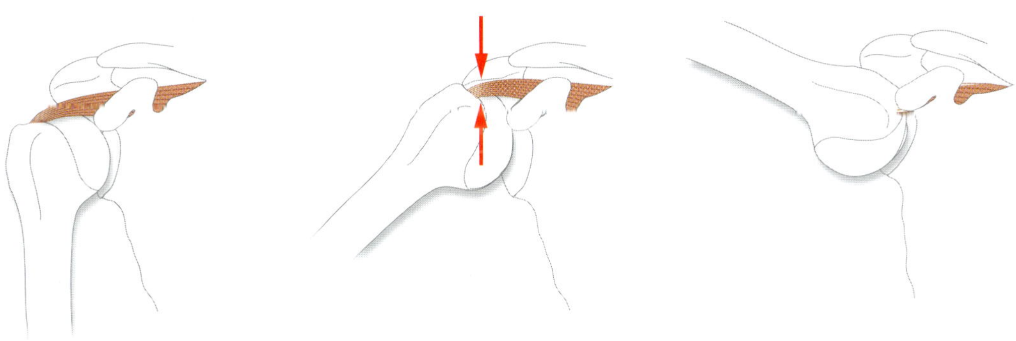

**Abb. 9.35** Impingement der Supraspinatussehne – schmerzhafter Bogen.

**a** Ausgangsstellung: schmerzfrei.

**b** Abduktion: schmerzhafter Bogen/Phasenschmerz. Zwischen 70 ° und 110 ° Abduktion kommt es zu einem Raumkonflikt zwischen Schulterdach (Akromion, Lig. coracoacromiale) und Tuberculum majus. Die Supraspinatussehne wird dabei beengt. Das führt zu mechanischer Reizung und in der Folge zu Schmerz.

**c** Abduktion: Endstellung schmerzfrei. Das Tuberculum majus wird bei einer Abduktion über 110 ° nach kaudal gedreht, so dass der Zwischenraum zwischen Akromion/Lig. coracoavcromiale wieder größer wird. Die Supraspinatussehne wird damit nicht mehr eingeengt und nicht mehr provoziert. Daher keine Schmerzen.

### 9.3.4 Interskapuläre und subskapuläre Schmerzen

| | |
|---|---|
| **Anamnese** | ▪ 4 Fragen<br>– Wo tut es weh? (lokal – ausstrahlend)<br>– Seit wann tut es weh?<br>– Wodurch werden die Schmerzen verstärkt bzw. vermindert?<br>– Was ist in den Augen des Klienten die Ursache der Schmerzen?<br>▪ Pain Guide<br>– Interskapuläre und subskapuläre Schmerzen (**Abb. 9.36**, **Tab. 9.16**) |
| **Befund** | ▪ Screening-Test<br>– HWS (S. 472)<br>– BWS (S. 477)<br>– Schulter (S. 478)<br>▪ Zusatzuntersuchungen (je nach Situation und Verlauf) |
| **Differenzial-diagnose** | ▪ myofaszial verursachte Schmerzen und Funktionsstörungen<br>▪ internistische Diagnosen<br>– Lungenentzündung<br>– Lungenembolie<br>– Aortendissektion bei Aortenaneurysma (plötzliche, heftige interskapuläre Schmerzen)<br>– Angina pectoris<br>– Pericarditis<br>– Schmerzen bei Gallenblasenpathologien<br>– Pankreatitis<br>– Tumoren (Pleura, Mediastinum)<br>▪ Zwerchfellhernie<br>▪ Refluxösophagitis<br>▪ Wirbelkörperfraktur<br>▪ Rippenfraktur<br>▪ Dysfunktion Rippen-Wirbel-Gelenke („blockierte Rippe")<br>▪ thorakale Diskushernie (selten) |
| **Therapie** | ▪ Probebehandlung der im Clinical-Reasoning-Prozess aufgrund von Anamnese, Befund und der Erfahrung des Therapeuten als wahrscheinlich infrage kommenden Strukturen<br>▪ Wiederbefund → eingeschlagenen Weg weiterverfolgen oder Kurskorrektur (evtl. Zusatzuntersuchungen)<br>▪ unterhaltende Faktoren erkennen und in die Behandlung integrieren<br>– Haltung<br>• Kopfposition im Sitzen (**Abb. 4.7**, S. 67) und Stehen<br>• Thoraxposition<br>• Positionierung der Skapula auf dem Thorax<br>• Statik von Becken und LWS (Basis der BWS und des Thorax)<br>– Arbeitsbelastungen: Position des Bildschirms, der PC-Tastatur und PC-Maus etc.<br>– Freizeit (Stricken, Violinespielen etc.)<br>▪ funktionelles Kräftigen: dosiertes Training der Skapulastabilisatoren (in geschlossener und offener Kette; **Abb. 7.62**, S. 185), Koordinationsschulung |
| **Hinweise für den Therapeuten** | ▪ TrPs in den Mm. scaleni strahlen sehr häufig inter- und subskapulär aus<br>→ TrPs in den lokal inter- und subskapulär liegenden Muskeln (M. trapezius transversus, M. trapezius ascendens, Mm. rhomboidei, M. serratus posterior superior, Mm. iliocostalis und longissimus thoracis) sind oft Satelliten-TrPs. Die primären TrPs liegen vielmals in den Mm. scaleni.<br>▪ TrPs im M. serratus anterior sind oft für eine dsyfunktionale Skapulastabilisation ursächlich. Damit können sie als aufrechterhaltender Faktor für interskapuläre Schmerzen maßgeblich mitverantwortlich sein, und interskapuläre Probleme bessern sich in diesen Fällen erst nachhaltig, wenn dysfunktionsrelevante TrPs im M. serratus anterior deaktiviert worden sind.<br>▪ Im Interskapulärraum liegen verschiedene Muskelschichten übereinander, und es ist nicht immer ganz einfach zu bestimmen, in welcher Muskulatur die TrP-Problematik liegt. 2 Informationen ermöglichen meistens eine Zuordnung eines TrP zu einem bestimmten Muskel: Faserverlauf der Muskulatur/des Hartspannstranges und Schichttiefe. Die Wirksamkeit der Therapie der TrPs in dieser Region ist allerdings nicht davon abhängig, ob man über ihre Zugehörigkeit zu einem bestimmten Muskel mit absoluter Sicherheit Bescheid weiß.<br>▪ Jeder Thoraxschmerz, der nicht zweifelsfrei muskuloskelettal verursacht ist, muss vor einer physiotherapeutischen Behandlung internistisch abgeklärt werden (s. Differenzialdiagnose).<br>▪ Rippendysfunktion: s. u. (Kap. 9.3.5) |

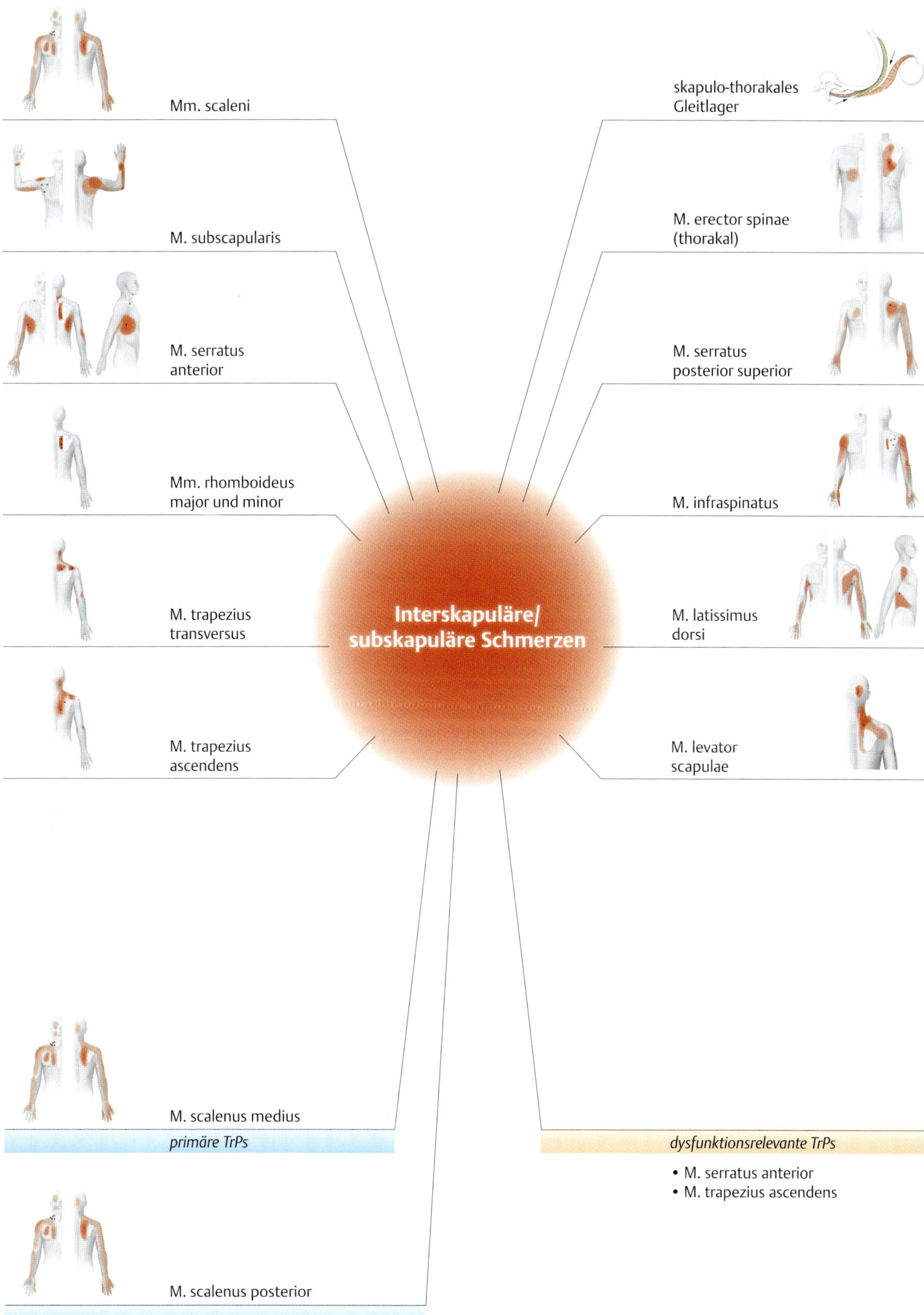


**Abb. 9.36** Interskapuläre und subskapuläre Schmerzen.

**Tab. 9.16** Pain Guide interskapuläre und subskapuläre Schmerzen

| | | | |
|---|---|---|---|
| sehr häufig | **Mm. scaleni (v. a. Mm. scalenus medius und posterior)** | Kapitel 7.2.4 | S. 210 |
| häufig | **M. subscapularis** | Kapitel 7.1.5 | S. 164 |
| häufig | **M. serratus anterior** | Kapitel 7.1.11 | S. 182 |
| häufig | **Mm. rhomboideus major und minor** | Kapitel 7.1.12 | S. 186 |
| häufig | **M. trapezius transversus** | Kapitel 7.1.13 | S. 188 |
| häufig | **M. trapezius ascendens** | Kapitel 7.1.14 | S. 190 |
| häufig | **skapulothorakales Gleitlager** | Kapitel 7.1.16 | S. 194 |
| häufig | **M. levator scapulae** | Kapitel 7.2.2 | S. 202 |
| häufig | **M. erector spinae (thorakal)** | Kapitel 7.4.1 | S. 258 |
| häufig | **M. serratus posterior superior** | Kapitel 7.4.5 | S. 280 |
| gelegentlich | **M. infraspinatus** | Kapitel 7.1.3 | S. 160 |
| gelegentlich | **M. latissimus dorsi** | Kapitel 7.1.7 | S. 170 |
| **primäre TrPs häufig im** | | | |
| | M. scalenus medius | Kapitel 7.2.4 | S. 210 |
| | M. scalenus posterior | Kapitel 7.2.4 | S. 210 |
| **dysfunktionsrelevante TrPs** | | | |
| | M. serratus anterior | Kapitel 7.1.11 | S. 182 |
| | M. trapezius ascendens | Kapitel 7.1.14 | S. 190 |

## 9.3.5 Thoraxschmerzen

| | |
|---|---|
| **Anamnese** | ▪ 4 Fragen<br>– Wo tut es weh? (lokal – ausstrahlend)<br>– Seit wann tut es weh?<br>– Wodurch werden die Schmerzen verstärkt bzw. vermindert?<br>– Was ist in den Augen des Klienten die Ursache der Schmerzen?<br>▪ Pain Guide<br>– dorsale Thoraxschmerzen (**Abb. 9.37**, **Tab. 9.17**)<br>– inter- und subskapuläre Schmerzen (**Abb. 9.36**, **Tab. 9.16**, Kap. 9.3.4)<br>– ventrale Thoraxschmerzen (**Abb. 9.38**, **Tab. 9.18**)<br>– Angina-pectoris-ähnliche Schmerzen (**Abb. 9.39**, **Tab. 9.19**) |
| **Befund** | ▪ Screening-Test<br>– HWS (S. 472)<br>– BWS (S. 477)<br>– Schulter (S. 478)<br>▪ Zusatzuntersuchungen (je nach Situation und Verlauf) |
| **Differenzial-diagnose** | ▪ myofaszial verursachte Schmerzen und Funktionsstörungen<br>▪ internistische Diagnosen<br>– Angina pectoris<br>– Pericarditis<br>– Lungenembolie<br>– Lungenentzündung, Pleuritis<br>– Aortendissektion bei Aortenaneurysma (plötzliche, heftige interskapuläre Schmerzen)<br>– Pankreatitis<br>– Tumoren (Pleura, Mediastinum, evtl. Lunge)<br>▪ Herpes zoster (Gürtelrose)<br>▪ Zwerchfellhernie<br>▪ Refluxösophagitis<br>▪ Wirbelkörperfraktur<br>▪ Rippenfraktur<br>▪ Dysfunktion Rippen-Wirbel-Gelenke („blockierte Rippe“)<br>▪ arthrotische Veränderungen im Sternoklavikulargelenk<br>▪ thorakale Diskushernie (selten) |
| **Therapie** | ▪ Probebehandlung der im Clinical-Reasoning-Prozess aufgrund von Anamnese, Befund und der Erfahrung des Therapeuten als wahrscheinlich infrage kommenden Strukturen<br>▪ Wiederbefund → eingeschlagenen Weg weiterverfolgen oder Kurskorrektur (evtl. Zusatzuntersuchungen)<br>▪ unterhaltende Faktoren erkennen und in die Behandlung integrieren<br>– Haltung<br>• Kopfposition im Sitzen (**Abb. 4.7**, S. 67) und Stehen<br>• Thoraxposition (verstärkte BWS-Kyphose, überstreckte Haltung, Kyphoskoliose etc.)<br>• Positionierung der Skapula auf dem Thorax<br>• Statik von Becken und LWS (Basis der BWS und des Thorax)<br>– Überlastung der Thoraxschmerzen verursachenden Muskeln<br>• Arbeitsbelastungen: Position des Bildschirms, der PC-Tastatur und PC-Maus etc.<br>• Freizeitaktivitäten (Stricken, Violinespielen etc.)<br>• Atemfehlformen (Hochatmung) bzw. Atemwegserkrankungen (chronische Bronchitis, Asthma bronchiale)<br>– reflektorische Überlastung der Thoraxschmerzen verursachenden Muskeln über viszerosomatische Reflexbeziehungen<br>• Lungen- und Atemwegserkrankungen<br>• kardiale Probleme<br>• gastrointestinale Erkrankungen<br>▪ Bei persistierenden Beschwerden im Thorax-/BWS-Bereich ist eine funktionelle Untersuchung der gesamten Statik (Wirbelsäule, Becken, Extremitäten) notwendig, um ggf. ursächliche bzw. kompensatorische andere Störungen nicht zu übersehen.<br>▪ funktionelles Kräftigen: dosiertes Training der Skapulastabilisatoren (in geschlossener und offener Kette; **Abb. 7.62**, S. 185), Koordinationsschulung |

**Hinweise für den Therapeuten**

- Jeder Thoraxschmerz, der nicht zweifelsfrei muskuloskelettal verursacht ist, muss vor einer physiotherapeutischen Behandlung internistisch abgeklärt werden (s. Differenzialdiagnose).
- „Die meisten Thoraxschmerzen haben eine muskuläre Genese“ (Dejung 2009, S. 199).
  - dorsale Thoraxschmerzen (**Abb. 9.37**, **Tab. 9.17**; s. auch Kap. 9.3.4)
  - inter- und subskapuläre Schmerzen (Kap. 9.3.4, **Abb. 9.36**, **Tab. 9.16**)
  - ventrale Thoraxschmerzen (**Abb. 9.38**, **Tab. 9.18**)
  - Angina-pectoris-ähnliche Schmerzen: Thoraxschmerzen, verbunden mit retrosternalem Enge- bzw. Druckgefühl und Schmerzausstrahlung in die Schultergegend (linke und/oder rechte Seite) sowie in den Arm können ein Hinweis auf koronare Schmerzen sein. Eine gründliche internistische Abklärung beim Hausarzt, evtl. Herzspezialisten, ist in diesen Fällen immer absolut notwendig. Ist eine koronare Schmerzursache ausgeschlossen, sind die Schmerzen mit sehr großer Wahrscheinlichkeit myofaszial verursacht (**Abb. 9.39**, **Tab. 9.18**).
  - Thoracic-outlet-Syndrom (TOS): Entrapment des Plexus brachialis durch die Mm. scaleni, M. subclavius und M. pectoralis minor (**Abb. 8.3**, S. 421)
- Im Interskapulärraum liegen verschiedene Muskelschichten übereinander, und es ist nicht immer ganz einfach zu bestimmen, in welcher Muskulatur die TrP-Problematik liegt. 2 Informationen ermöglichen meistens eine Zuordnung eines TrP zu einem bestimmten Muskel: Faserverlauf der Muskulatur/des Hartspannstranges und Schichttiefe. Die Wirksamkeit der Therapie der TrPs in dieser Region ist allerdings nicht davon abhängig, ob man über ihre Zugehörigkeit zu einem bestimmten Muskel mit absoluter Sicherheit Bescheid weiß.
- Dysfunktion Rippen-Wirbel-Gelenke („blockierte Rippe“)
  - Bei der manualtherapeutischen Prüfung der Rippenbeweglichkeit werden durch die Grifffassung bzw. durch die Verschiebung der Rippen immer auch myofasziale Strukturen provoziert (bei der Untersuchung der Rippenbeweglichkeit von ventral: Mm. pectorales bzw. Mm. intercostales; bei der Untersuchung der Rippenbeweglichkeit von dorsal: M. latissimus dorsi, M. trapezius transversus, M. rhomboidei, Mm. serratus posterior superior bzw. inferior, Mm. longissimus und iliocostalis bzw. Mm. intercostales; bei der Provokation der 1. Rippe: Mm. scaleni).
  - Differenzierung, ob die arthrogene oder myofasziale Problematik dominiert, erfolgt über das Variieren der Grifffassung.
    - Bewegungsprovokation der Rippen mit breitflächiger Grifffassung (mit dem Thenar und dem ganzen Daumen oder mit dem Hypothenar)
    - Ein schmerzhafter Testbefund weist auf eine mögliche Dysfunktion des Rippen-Wirbel-Gelenks oder eine möglicherweise myofasziale Komponenete (Dehnung der Interkostalmuskulatur) hin.
    - Bei schmerzfreiem Testbefund liegt keine artikuläre Problematik vor – vielleicht aber dennoch eine myofasziale.
    - Provokationstest mit punktueller Grifffassung (Daumenendglied): Bei schmerzhaftem Testbefund sind mit großer Wahrscheinlichkeit die direkt provozierten myofaszialen Strukturen ursächlich.
- Manuelle Handgriffe an den Wirbelgelenken bewirken über eine Reizung von Mechanorezeptoren in den Gelenkkapseln eine Tonusverminderung in der umliegenden Muskulatur (Dvorak et al. 1997). Ist eine solche reflektorische Beeinflussung der Muskulatur durch eine gelenkspezifische Manipulation nicht nachhaltig wirksam, sind die TrPs in den betroffenen Muskeln (häufig Mm. multifidi und rotatores, Mm. iliocostalis und longissimus, Mm. intercostales, Mm. serratus posterior superior und inferior sowie Mm. scaleni und M. serratus anterior) direkt manuell zu behandeln.

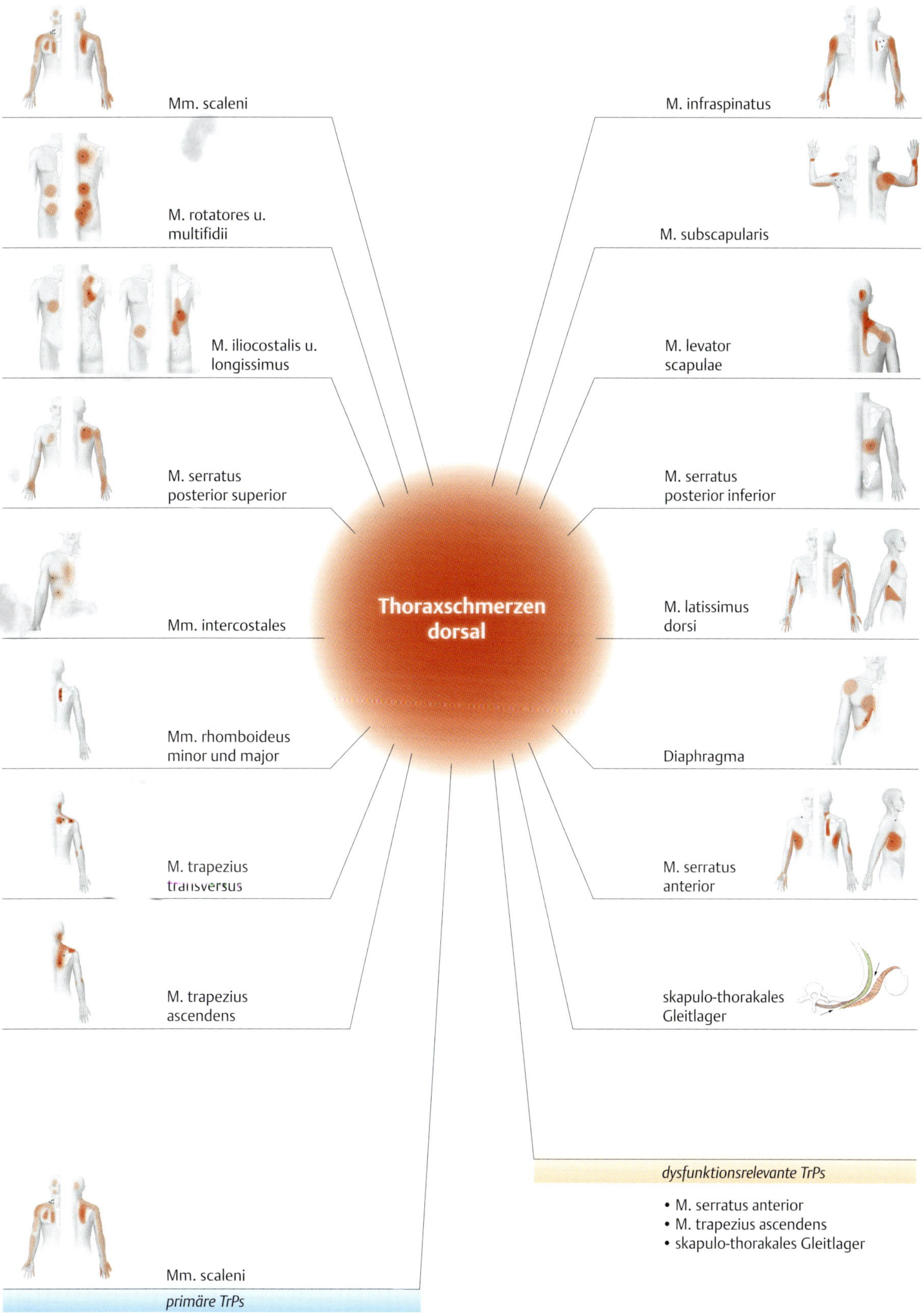


**Abb. 9.37** Dorsale Thoraxschmerzen.

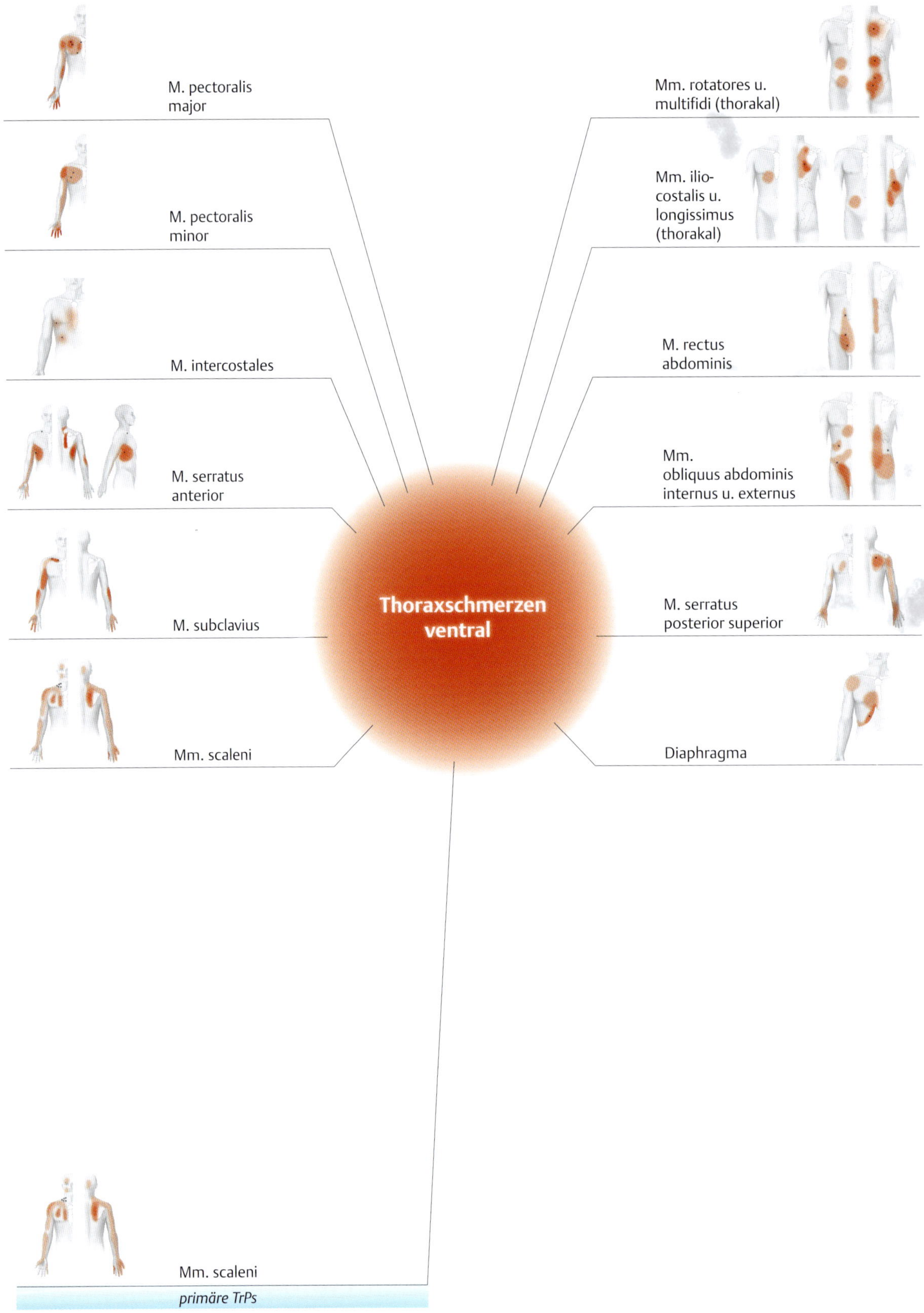


**Abb. 9.38** Ventrale Thoraxschmerzen.

**Tab. 9.17** Pain Guide Thoraxschmerzen dorsal

| | | | |
|---|---|---|---|
| häufig | **Mm. scaleni** | Kapitel 7.2.4 | S. 210 |
| häufig | **Mm. rotatores und multifidi (thorakal)** | Kapitel 7.4.1 | S. 258 |
| häufig | **Mm. longissimus und iliocostalis (thorakal)** | Kapitel 7.4.1 | S. 258 |
| häufig | **M. serratus posterior superior** | Kapitel 7.4.5 | S. 280 |
| häufig | **Mm. intercostales** | Kapitel 7.4.7 | S. 284 |
| häufig | **Mm. rhomboideus major und minor** | Kapitel 7.1.12 | S. 186 |
| häufig | **M. trapezius transversus** | Kapitel 7.1.13 | S. 188 |
| häufig | **M. trapezius ascendens** | Kapitel 7.1.14 | S. 190 |
| gelegentlich | **M. infraspinatus** | Kapitel 7.1.3 | S. 160 |
| gelegentlich | **M. subscapularis** | Kapitel 7.1.5 | S. 164 |
| gelegentlich | **M. levator scapulae** | Kapitel 7.2.2 | S. 202 |
| gelegentlich | **M. serratus posterior inferior** | Kapitel 7.4.6 | S. 282 |
| gelegentlich | **M. latissimus dorsi** | Kapitel 7.1.7 | S. 170 |
| gelegentlich | **Diaphragma** | Kapitel 7.4.8 | S. 288 |
| gelegentlich | **M. serratus anterior** | Kapitel 7.1.11 | S. 182 |
| gelegentlich | **skapulothorakales Gleitlager** | Kapitel 7.1.16 | S. 194 |
| **primäre TrPs häufig in den** | | | |
| | Mm. scaleni | Kapitel 7.2.4 | S. 210 |
| **dysfunktionsrelevante TrPs** | | | |
| | M. serratus anterior | Kapitel 7.1.11 | S. 182 |
| | M. trapezius ascendens | Kapitel 7.1.14 | S. 190 |
| | skapulothorakales Gleitlager | Kapitel 7.1.16 | S. 194 |

**Tab. 9.18** Pain Guide Thoraxschmerzen ventral

| | | | |
|---|---|---|---|
| häufig | **M. pectoralis major** | Kapitel 7.1.8 | S. 172 |
| häufig | **M. pectoralis minor** | Kapitel 7.1.10 | S. 178 |
| häufig | **Mm. intercostales** | Kapitel 7.4.7 | S. 284 |
| gelegentlich | **M. serratus anterior** | Kapitel 7.1.11 | S. 182 |
| gelegentlich | **M. subclavius** | Kapitel 7.1.15 | S. 192 |
| gelegentlich | **Mm. scaleni** | Kapitel 7.2.4 | S. 210 |
| gelegentlich | **Mm. rotatores und multifidi (thorakal)** | Kapitel 7.4.1 | S. 258 |
| gelegentlich | **Mm. longissimus und iliocostalis (thorakal)** | Kapitel 7.4.1 | S. 258 |
| gelegentlich | **M. rectus abdominis** | Kapitel 7.4.3 | S. 270 |
| gelegentlich | **Mm. obliquus abdominis internus und externus** | Kapitel 7.4.3 | S. 270 |
| gelegentlich | **M. serratus posterior superior** | Kapitel 7.4.5 | S. 280 |
| gelegentlich | **Diaphragma** | Kapitel 7.4.8 | S. 288 |
| **primäre TrPs häufig in den** | | | |
| | Mm. scaleni | Kapitel 7.2.4 | S. 210 |

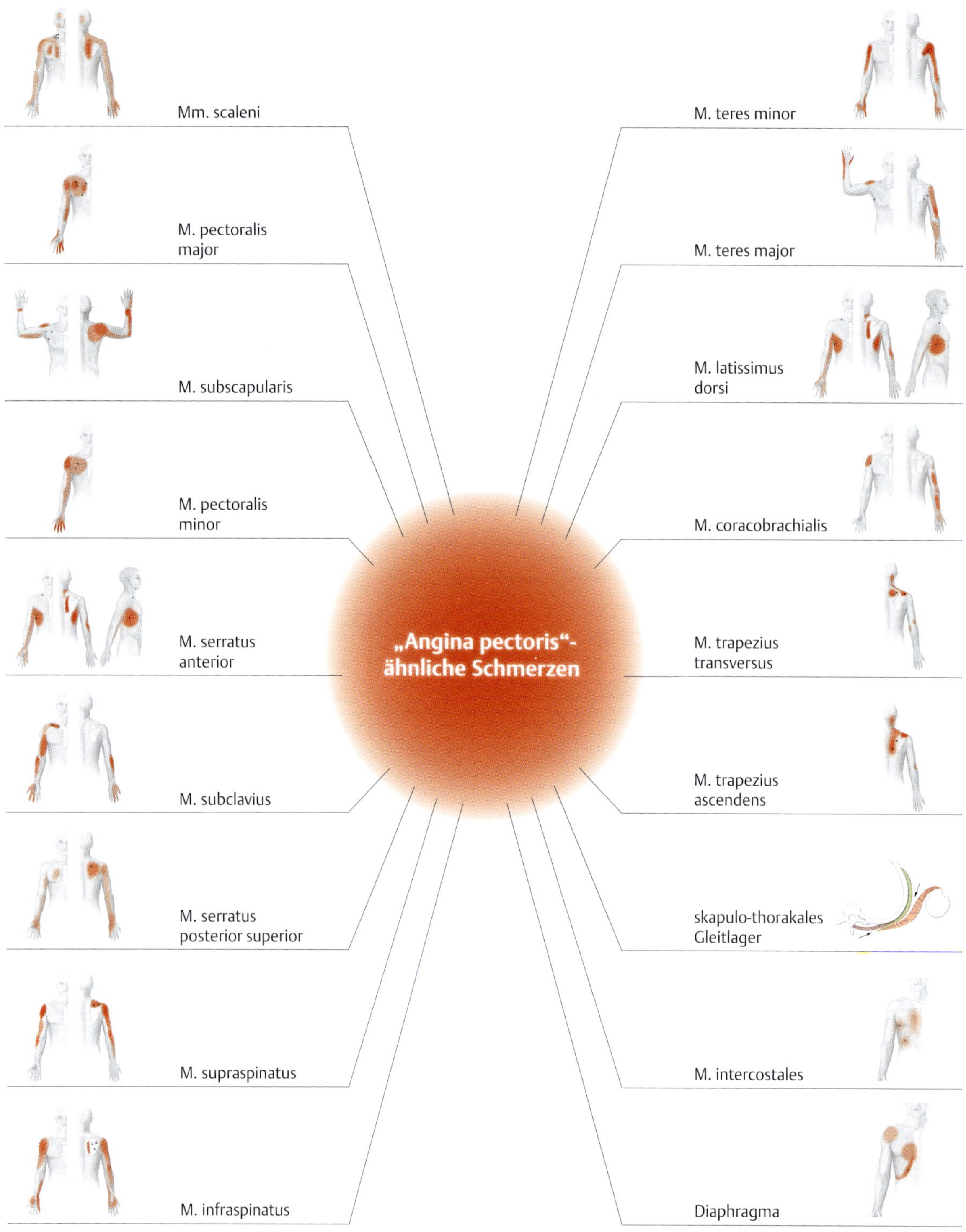


**Abb. 9.39** Angina-pectoris-ähnliche Thoraxschmerzen.

**Tab. 9.19** Pain Guide Angina-pectoris-ähnliche Schmerzen

| | | | |
|---|---|---|---|
| sehr häufig | **Mm. scaleni** | Kapitel 7.2.4 | S. 210 |
| sehr häufig | **M. pectoralis major** | Kapitel 7.1.8 | S. 172 |
| häufig | **M. subscapularis** | Kapitel 7.1.5 | S. 164 |
| häufig | **M. pectoralis minor** | Kapitel 7.1.10 | S. 178 |
| häufig | **M. serratus anterior** | Kapitel 7.1.11 | S. 182 |
| häufig | **M. subclavius** | Kapitel 7.1.15 | S. 192 |
| häufig | **M. serratus posterior superior** | Kapitel 7.4.5 | S. 280 |
| gelegentlich | **M. supraspinatus** | Kapitel 7.1.2 | S. 158 |
| gelegentlich | **M. infraspinatus** | Kapitel 7.1.3 | S. 160 |
| gelegentlich | **M. teres minor** | Kapitel 7.1.4 | S. 162 |
| gelegentlich | **M. teres major** | Kapitel 7.1.6 | S. 168 |
| gelegentlich | **M. latissimus dorsi** | Kapitel 7.1.7 | S. 170 |
| gelegentlich | **M. coracobrachialis** | Kapitel 7.1.9 | S. 176 |
| gelegentlich | **M. trapezius transversus** | Kapitel 7.1.13 | S. 188 |
| gelegentlich | **M. trapezius ascendens** | Kapitel 7.1.14 | S. 190 |
| gelegentlich | **skapulothorakales Gleitlager** | Kapitel 7.1.16 | S. 194 |
| gelegentlich | **Mm. intercostales** | Kapitel 7.4.7 | S. 284 |
| gelegentlich | **Diaphragma** | Kapitel 7.4.8 | S. 288 |

## 9.3.6 Ellbogenschmerzen

**Anamnese**

- 4 Fragen
  - Wo tut es weh? (lokal – ausstrahlend)
  - Seit wann tut es weh?
  - Wodurch werden die Schmerzen verstärkt bzw. vermindert?
  - Was ist in den Augen des Klienten die Ursache der Schmerzen?
- Pain Guide
  - Ellbogenschmerzen (**Abb. 9.40**, **Tab. 9.20**)

**Befund**

- Screening-Test
  - HWS (S. 472)
  - BWS (S. 477)
  - Schulter (S. 478)
  - Ellbogen (S. 488)
  - Unterarm/Hand (S. 494)
- Zusatzuntersuchungen (je nach Situation und Verlauf)

**Differenzialdiagnose**

- myofaszial verursachte Schmerzen und Funktionsstörungen
  - Epikondylopathie
    - Epicondylitis radialis humeri (Tennisellbogen)
    - Epicondylitis ulnaris humeri (Golferellbogen)
  - Insertionstendinopathie
- Bursitis olecrani (Schleimbeutelentzündung am Olekranon)
- Arthritis (entzündliche Erkrankungen des Ellbogengelenks sind selten)
- Arthrosen
  - posttraumatisch
  - degenerativ (selten)
- Radius(köpfchen)fraktur
- Chondromatose (Erkrankung mit zum Teil verknöcherter Knorpelneubildung im Ellbogengelenk): Klinische Symptome sind ein messerstichartiger Ellbogenschmerz und Schwellungen des Ellbogengelenks.
- Plica-Syndrom (Erkrankung, bei der es durch eine Schleimhautfalte zu einer Einklemmung oder Verdrängung von Gewebestrukturen kommt): Typische Symptome sind Druckschmerzen über dem Radiusköpfchen oder am hinteren äußeren (lateralen) Ellbogenspalt.

**Therapie**

- Probebehandlung der im Clinical-Reasoning-Prozess aufgrund von Anamnese, Befund und der Erfahrung des Therapeuten als wahrscheinlich infrage kommenden Strukturen
- Wiederbefund → eingeschlagenen Weg weiterverfolgen oder Kurskorrektur (evtl. Zusatzuntersuchungen)
- unterhaltende Faktoren erkennen und in die Behandlung integrieren
  - mangelnde Skapulastabilisation
    - Haltungsbedingt: Thorax- und Schulterposition im Sitzen und Stehen prüfen (bei Flachrücken ist z. B. die ökonomische Skapulastabilisation erschwert).
    - Bezüglich Schmerz latente TrPs in den Skapulastabilisatoren können dysfunktionsrelevant sein und eine optimale Skapulastabilisation beeinträchtigen (S. 12).
  - Überlastung: einseitige Belastung von Schulter-/Armmuskeln → Überlastung meiden, Ausgleich schaffen
    - Arbeitsbelastungen, z. B.
      - repetitive Tätigkeiten (Putzen, Maurerarbeiten, stundenlanges Spielen eines Musikinstruments, Arbeit am PC (Maus) etc.)
      - Spitzenbelastungen bei schlechtem Trainingszustand (Umziehen) etc.
      - lang dauernde Aktivierung in verkürzter Position (z. B. M. infraspinatus und M. teres minor bei Arbeit am PC etc.)
- Freizeitaktivitäten: Golf, Tennis, Stricken, Klettern, Gartenarbeit wie Jäten, Sträucherschneiden etc.
- Selbstbehandlung (z. B. **Abb. 7.385**, S. 397)
- Dehnung (**Abb. 7.371**, S. 389; **Abb. 7.378**, S. 393; **Abb. 7.393**, S. 401; **Abb. 7.398**, und **Abb. 7.399**, S. 403)
- funktionelles Kräftigen: Koordinationsschulung der Finger- und Handmuskeln (**Abb. 7.414**, S. 413) sowie Training der Skapulastabilisatoren (**Abb. 7.62**, S. 185)

**Hinweise für den Therapeuten**

- „Auch wenn nur Bedingungen (Überlastung), aber nicht die eigentlichen Ursachen der Epicondylopathia humeri radialis bekannt sind, ist es erstaunlich, wie regelmäßig sog. therapieresistente Patienten auf die differenzierte Behandlung der mTrPs in den Extensoren mit Besserung bis zur Beschwerdefreiheit reagieren" (Irnich 2009, S. 536).
- „Bei der Behandlung der lateralen Epikondylodynie genügt es meistens nicht, eine Steroidinjektion in die druckdolente Zone zu verabreichen, Rezidive sind hier die Regel. Auch ein operatives Vorgehen (Denervation des lateralen Epikondylus, Ablösen gespannter Sehnenanteile) ist öfters von Rezidiven gefolgt. Die erfolgversprechendste Therapie einer lateralen Epikondylodynie ist die Deaktivierung der verursachenden muskulären Triggerpunkte" (Dejung 2009, S. 198).
- Aktive mTrPs im Ellbogenbereich können lokal verursacht sein (z. B. nach akuter Überlastung mit oder ohne Trauma). Oft stehen sie jedoch im Zusammenhang mit Funktionsstörungen im HWS-/Schulterbereich (die ihrerseits Folge einer regionalen oder ganzkörperlichen Fehlhaltung sein können).
- In der Regel sind mehrere mTrPs in verschiedenen Muskeln betroffen (**Tab. 9.20**), am häufigsten liegen aktive mTrPs im M. supinator, M. triceps brachii (Caput mediale, ganz distal-lateral; **Abb. 7.344**b, S. 375) und in den Mm. extensor carpi radialis longus und brevis.
- Die Muskeln der Extensorengruppe (Kap. 7.9.1 bis 7.9.5) sind wesentlich häufiger für Ellbogen- (und Unterarm-)probleme verantwortlich als die Muskeln der Hand- und Fingerflexoren. Die Muskeln der Extensorengruppe müssen die Aktivität der Fingerflexoren aktiv widerlagern, um einen funktionellen Faustschluss (mit leichter Dorsalextension im Handgelenk) zu gewährleisten. Daher sind bei jeder Greifaktivität mit der Hand nicht nur die Fingerflexoren, sondern immer auch die Finger- und Handgelenksextensoren aktiv. Da das Muskelvolumen der Extensorengruppe deutlich geringer ist als dasjenige der Flexorengruppe, sind die Handgelenks- und Fingerextensoren in der Regel früher überlastet (→ mTrPs).
- Triggerpunkt-Ketten: Primäre TrPs für Ellbogenschmerzen liegen manchmal in Triggerpunkt-Ketten, an deren Beginn die Mm. scaleni, der M. subscapularis oder der M. trapezius ascendens stehen.
- Skapulastabilisatoren
  - Dysfunktionsrelevante TrPs in den Skapulastabilisatoren behandeln. Auch betreffend Schmerz latente mTrPs können für Dysfunktion (mangelnde Skapulastabilisation, veränderten skapulohumeralen Rhythmus, verändertes Muskelaktivierungsmuster in der ganzen kinetischen Kette) verantwortlich und damit Ursache bzw. unterhaltender Faktor für ein chronisches Ellbogenproblem (bzw. für ein Unterarm- und Handproblem) sein.
  - Eine insuffiziente Skapulastabilisation kann zu Problemen führen über
    - Triggerpunkt-Ketten (S. 132): Überlastung der Schultermuskulatur → Entstehung mTrPs in Schultermuskeln mit Referred Pain zum Ellbogen (z. B. M. infraspiantus, M. subscapularis) → Entstehung von Satelliten-TrPs im Ellbogenbereich (z. B. in den Mm. extensor carpi radialis longus und brevis, M. supinator, M. brachioradialis);
    - kinetische (funktionelle) Ketten (S. 131): Veränderung des skapulohumeralen Rhythmus bzw. des Muskelaktivierungsmuster distal in der kinetischen Kette kann Fehlbelastungen in der gesamten Armmuskulatur bewirken (Schulter-, Ellbogen-, Handmuskulatur).
- Insertionstendinopathie: Durch mTrPs verursachte Hartspannstränge und Muskelverkürzungen haben eine chronische Fehlbelastung bzw. Überlastung der Insertionszone der Muskulatur (v. a. Epicondylus humeri lateralis) zur Folge. Die Behandlung der mTrPs bewirkt eine Detonisierung und Lösung der Hartspannstränge und damit eine Entlastung der Insertionszone. Dies ist die Voraussetzung für das Abklingen der Insertionsproblematik (Gautschi 2012b).
- Engpasssyndrome mit Entwicklung neuropathischer Schmerzen (Brennschmerz, Hypästhesie, Hyperästhesie, Dys- oder Parästhesien) treten nicht selten sekundär als Folge einer muskuloligamentären Störung auf.
  - N. musculocutaneus (S. 422)
  - N. medianus (S. 425)
  - N. ulnaris (S. 438)
  - N. radialis (S. 432)

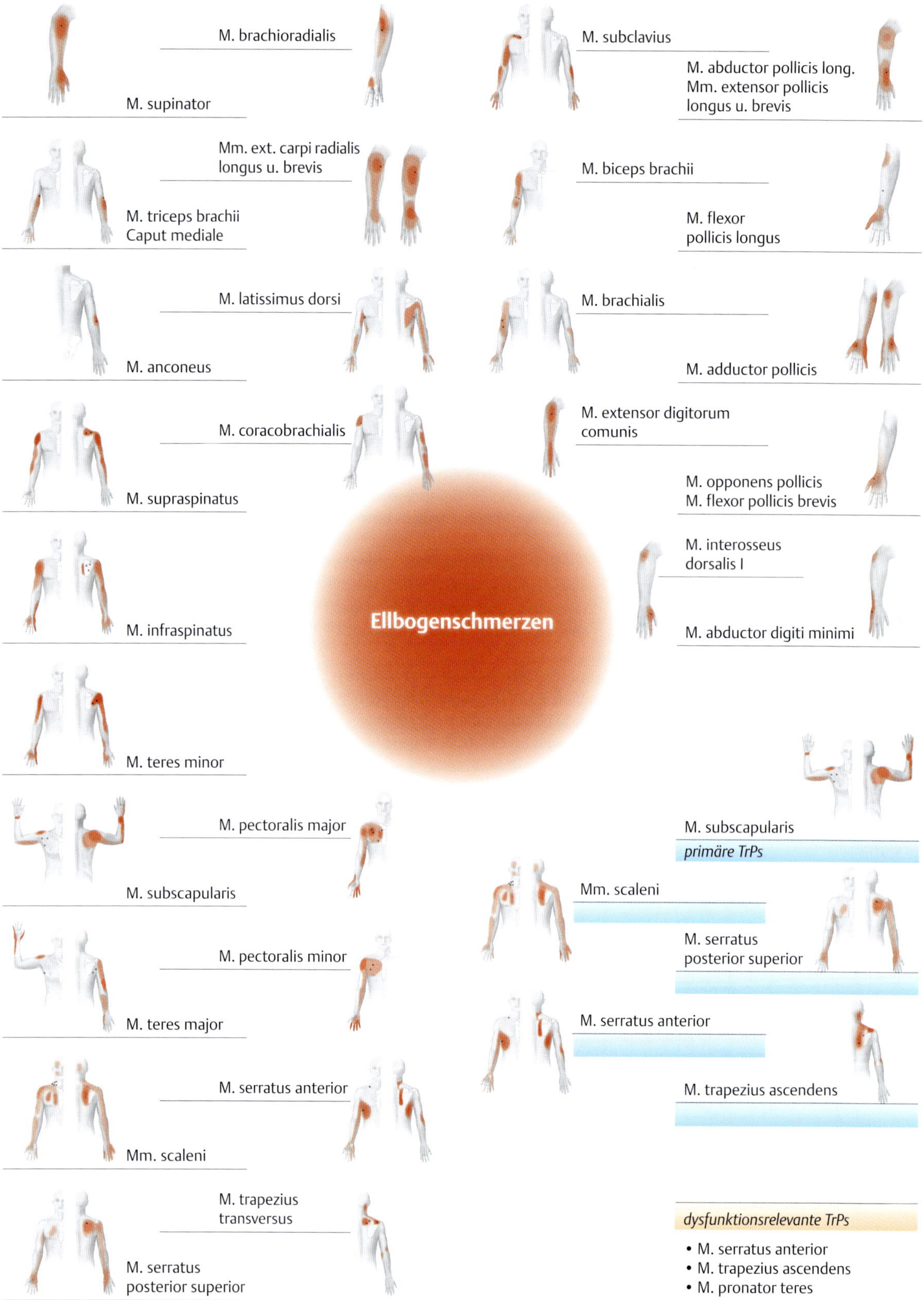


**Abb. 9.40** Ellbogenschmerzen.

**Tab. 9.20** Pain Guide Ellbogenschmerzen

| | | | |
|---|---|---|---|
| sehr häufig | **M. supinator** | Kapitel 7.9.5 | S. 396 |
| sehr häufig | **M. triceps brachii, Caput mediale (distal)** | Kapitel 7.8.1 | S. 372 |
| häufig | **M. anconeus** | Kapitel 7.8.1 | S. 372 |
| häufig | **M. supraspinatus** | Kapitel 7.1.2 | S. 158 |
| häufig | **M. infraspinatus** | Kapitel 7.1.3 | S. 160 |
| häufig | **M. teres minor** | Kapitel 7.1.4 | S. 162 |
| häufig | **M. subscapularis** | Kapitel 7.1.5 | S. 164 |
| häufig | **M. teres major** | Kapitel 7.1.6 | S. 168 |
| häufig | **Mm. scaleni** | Kapitel 7.2.4 | S. 210 |
| häufig | **M. serratus posterior superior** | Kapitel 7.4.5 | S. 280 |
| häufig | **M. brachioradialis** | Kapitel 7.9.1 | S. 384 |
| häufig | **Mm. extensor carpi radialis longus und brevis** | Kapitel 7.9.2 | S. 386 |
| gelegentlich | **M. latissimus dorsi** | Kapitel 7.1.7 | S. 170 |
| gelegentlich | **M. coracobrachialis** | Kapitel 7.1.9 | S. 176 |
| gelegentlich | **M. pectoralis major** | Kapitel 7.1.8 | S. 172 |
| gelegentlich | **M. pectoralis minor** | Kapitel 7.1.10 | S. 178 |
| gelegentlich | **M. serratus anterior** | Kapitel 7.1.11 | S. 182 |
| gelegentlich | **M. trapezius transversus** | Kapitel 7.1.13 | S. 188 |
| gelegentlich | **M. subclavius** | Kapitel 7.1.15 | S. 192 |
| gelegentlich | **M. biceps brachii** | Kapitel 7.8.2 | S. 376 |
| gelegentlich | **M. brachialis** | Kapitel 7.8.3 | S. 378 |
| gelegentlich | **M. extensor digitorum communis** | Kapitel 7.9.3 | S. 390 |
| gelegentlich | **M. abductor pollicis longus, Mm. extensor pollicis longus und brevis** | Kapitel 7.9.4 | S. 394 |
| gelegentlich | **M. flexor pollicis longus** | Kapitel 7.9.10 | S. 406 |
| gelegentlich | **M. adductor pollicis** | Kapitel 7.9.12 | S. 410 |
| gelegentlich | **M. opponens pollicis, M. flexor pollicis brevis** | Kapitel 7.9.12 | S. 410 |
| gelegentlich | **M. abductor digiti minimi** | Kapitel 7.9.13 | S. 414 |
| gelegentlich | **M. interosseus dorsalis I** | Kapitel 7.9.14 | S. 418 |
| **primäre TrPs häufig im** | | | |
| | M. subscapularis | Kapitel 7.1.5 | S. 164 |
| | Mm. scaleni | Kapitel 7.2.4 | S. 210 |
| | M. serratus posterior superior | Kapitel 7.4.5 | S. 280 |
| | M. serratus anterior | Kapitel 7.1.11 | S. 182 |
| | M. trapezius ascendens | Kapitel 7.1.14 | S. 190 |
| **dysfunktionsrelevante TrPs** | | | |
| | M. serratus anterior | Kapitel 7.1.11 | |
| | M. trapezius ascendens | Kapitel 7.1.14 | S. 182 |
| | M. pronator teres | Kapitel 7.9.6 | S. 190 |

## 9.3.7 Unterarm- und Handschmerzen

| | |
|---|---|
| **Anamnese** | ▪ 4 Fragen<br>– Wo tut es weh? (lokal – ausstrahlend)<br>– Seit wann tut es weh?<br>– Wodurch werden die Schmerzen verstärkt bzw. vermindert?<br>– Was ist in den Augen des Klienten die Ursache der Schmerzen?<br>▪ Pain Guide<br>– Unterarm-/Handschmerzen (**Abb. 9.41**, **Tab. 9.21**) |
| **Befund** | ▪ Screening-Test<br>– HWS (S. 472)<br>– BWS (S. 477)<br>– Schulter (S. 478)<br>– Ellbogen (S. 488)<br>– Unterarm/Hand (S. 494)<br>▪ Zusatzuntersuchungen (je nach Situation und Verlauf) |
| **Differenzial-diagnose** | ▪ myofaszial verursachte Schmerzen und Funktionsstörungen<br>„Die meisten akuten und chronischen Armschmerzen haben einen primär muskulären Urspung. Meistens entstehen sie durch Überlastungen im Beruf oder in der Freizeit" (Dejung 2009, S. 187).<br>– Repetitive Strain Injury (Überlastung durch jahrelange immer gleiche Tätigkeiten)<br>– akute Überlastungen/Überdehnungen<br>– direkte Verletzungen von Unterarm-/Handmuskeln<br>▪ Finger- und Handgelenksarthrosen, Polyarthrosen<br>– Rhizarthrose (Daumensattelgelenk)<br>– Bouchard-Arthrose (Fingergelenksarthrose im PIP-Gelenk)<br>– Heberden-Arthrose (Fingergelenksarthrose im DIP-Gelenk)<br>– Handgelenksarthrose<br>▪ Sehnenscheidenreizungen<br>– Sehnenscheidenentzündung (Tendovaginitis)<br>– Verengung der Sehnenscheiden<br>▪ Engpasssyndrome, z. B.<br>– Karpaltunnelsyndrom (CTS)<br>– Guyon-Tunnelsyndrom („Radfahrerlähmung"): Komprimierung des N. ulnaris in der Faszienloge im Bereich der ulnaren Handwurzel „Loge du Guyon".<br>– neuro-muskuläre Entrapments<br>• Nervenwurzelkompression (Kap. 8.1)<br>• Entrapment peripherer Nerven (Kap. 8.2)<br>• Double-Crush-Syndrome (S. 145)<br>▪ zervikale Diskushernie → Auslösung der Armschmerzen durch Bewegungen der HWS (v. a. bei Extension und Lateralflexion der HWS) mit segmentspezifischer Ausstrahlung in den Arm bis zu den Fingern, begleitet von neurologischen Symtptomen (Kraftminderung und Sensibilitätsstörungen im entsprechenden Segment, Reflexverlust)<br>▪ Gelenkverletzungen (Luxation, Fraktur)<br>▪ Bänder- und Sehnenverletzungen (Zerrung, Riss)<br>▪ Knochenbrüche (z. B. Mittelhandfraktur)<br>▪ entzündlich-rheumatische Erkrankungen (rheumatoide Arthritis)<br>▪ Gicht (Urikopathie)<br>▪ Sudeck-Krankheit (CRPS Typ I)<br>▪ Polyneuropathie<br>▪ Dupuytren'sche Kontraktur (Bindegewebsverhärtung und Knötchenbildung im Bereich der Hohlhand)<br>▪ Ganglion (Überbein)<br>▪ schnellender Finger<br>▪ Knochenentzündung (Ostitis), Knochenhautentzündung (Periostitis)<br>▪ Lunatummalazie (Erweichung des Os lunatum)<br>▪ Durchblutungsstörungen und Blutgerinnsel (Thrombosen) in der Hand<br>▪ Tumoren (gut- und bösartig)<br>▪ Haut- und Nagelkrankheiten im Handbereich, z. B. Nagelbettentzündung<br>▪ Phantomschmerzen |

**Therapie**

- Probebehandlung der im Clinical-Reasoning-Prozess aufgrund von Anamnese, Befund und der Erfahrung des Therapeuten als wahrscheinlich infrage kommenden Strukturen
- Wiederbefund → eingeschlagenen Weg weiterverfolgen oder Kurskorrektur (evtl. Zusatzuntersuchungen)
- Gute Erfahrungen mit Triggerpunkt-Therapie liegen bei Fingerpolyarthrosen (insbesondere der Fingerendgelenke, Typ Heberden → Mm. interossei) und bei Rhizarthrose (→ M. adductor pollicis, M. flexor pollicis longus; M. brachialis, Mm. scaleni) vor (Irnich 2009).
- unterhaltende Faktoren erkennen und in die Behandlung integrieren
  - muskuläre Fehl- und Überbelastung
    - Arbeitsbelastungen: Beim Arbeiten am Computer werden durch stundenlanges Arbeiten mit der PC-Maus häufig der M. extensor indicis und M. extensor digitorum communis überlastet, und infolge ischämischer Kompression bei der Unterarmauflagefläche ist oft der M. flexor carpi ulnaris betroffen; eine ungünstige Sitzposition mit Schulterprotaktion erschwert die ökonomische Skapulastabilisation → Überlastung der Schultermuskeln (mit Referred Pain in Unterarm und Hand → Triggerpunkt-Kette; S. 132) sowie unökonomische Muskelaktivierungsmuster im Verlauf der kinetischen Kette (S. 132) führen zur Entstehung von mTrPs in den Unterarm- und Handmuskeln → einseitige Belastungen unterbrechen, Wechsel der (statischen) Belastungsphasen mit Bewegungs-/Entspannungsphasen.
    - Bei Reinigungsarbeiten, ausdauerndem Üben eines Musikinstruments (Berufsmusiker) etc. ist oft nicht nur die lokale Mukulatur (in- und extrinsische Fingermuskulatur), sondern auch die skapulastabilisierende Muskulatur betroffen → sowohl lokal als auch im Schulterbereich behandeln und aktiv trainieren.
    - Freizeitaktivitäten (Klettern, Gartenarbeiten wie Jäten, Sträucherschneiden etc.)
    - Haltung beachten: Skapulaposition im Sitzen und Stehen
    - dysfunktionsrelevante TrPs in den Skapulastabilisatoren ebenfalls behandeln (s. o. unter Ellbogenschmerz)
  - Engpassstellen sind bei chronischen Unterarm- und Handproblemen oft mitbeteiligt; bei neuromuskulären Entrapments hat die Behandlung der myofaszialen Komponente Priorität, da sie die kausale Therapie des Problems ermöglicht (s. u. sowie Kap. 8.1 und Kap. 8.2).
- Mobilisation der Handwurzelknochen
  - bei hypomobilen Handwurzelknochen
  - zur reflektorischen Beeinflussung der Handbinnenmuskeln, die nicht alle der direkten Behandlung zugänglich sind (Mm. interossei und lumbricales)
- Mobilisation der Membrana interossea/Mobilisation des Radiusköpfchens
- Selbstbehandlung (z. B. **Abb. 7.413**, S. 413)
- Dehnung (z. B. **Abb. 7.371**, S. 389; **Abb. 7.378**, S. 393; **Abb. 7.393**, S. 401, **Abb. 7.412**, S. 413)
- funktionelles Kräftigen: Koordinationsschulung der Finger- und Handmuskeln (**Abb. 7.414**, S. 413) sowie Training der Skapulastabilisatoren (**Abb. 7.62**, S. 185)

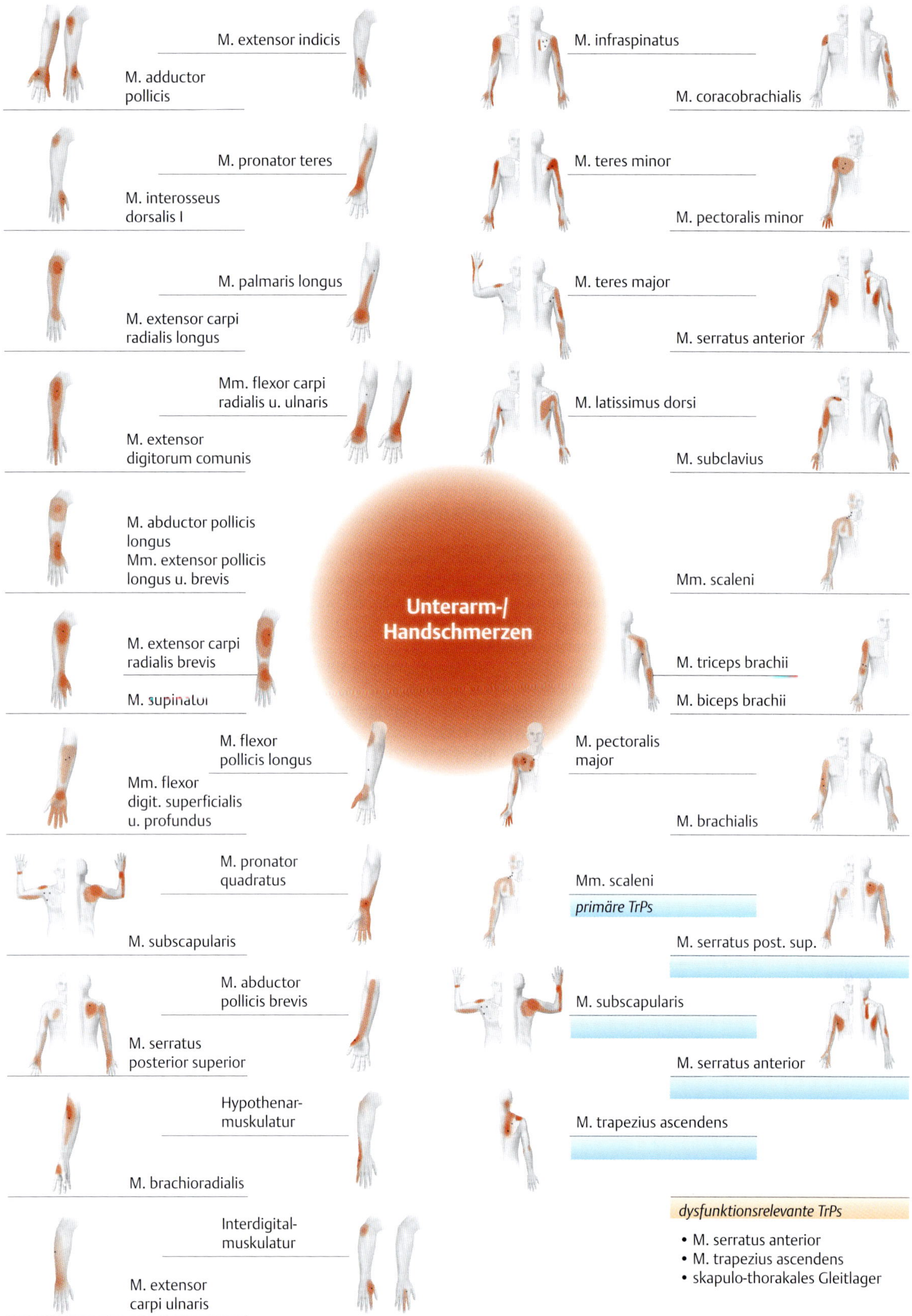


**Abb. 9.41** Unterarm- und Handschmerzen.

**Tab. 9.21** Pain Guide Unterarm-/Handschmerzen

| | | | |
|---|---|---|---|
| sehr häufig | **M. adductor pollicis** | Kapitel 7.9.12 | S. 410 |
| sehr häufig | **M. interosseus dorsalis I** | Kapitel 7.9.14 | S. 416 |
| häufig | **M. extensor carpi radialis longus** | Kapitel 7.9.2 | S. 386 |
| häufig | **M. extensor carpi radialis brevis** | Kapitel 7.9.2 | S. 386 |
| häufig | **M. extensor digitorum comunis** | Kapitel 7.9.3 | S. 390 |
| häufig | **M. abductor pollicis longus**<br>**Mm. extensor pollicis longus und brevis** | Kapitel 7.9.4 | S. 394 |
| häufig | **M. supinator** | Kapitel 7.9.5 | S. 396 |
| häufig | **Mm. flexor digitorum superficialis und profundus** | Kapitel 7.9.9 | S. 404 |
| häufig | **M. subscapularis** | Kapitel 7.1.5 | S. 164 |
| häufig | **M. serratus posterior superior** | Kapitel 7.4.5 | S. 280 |
| gelegentlich | **M. brachioradialis** | Kapitel 7.9.1 | S. 384 |
| gelegentlich | **M. extensor carpi ulnaris** | Kapitel 7.9.2 | S. 388 |
| gelegentlich | **M. extensor indicis** | Kapitel 7.9.3 | S. 390 |
| gelegentlich | **M. pronator teres** | Kapitel 7.9.6 | S. 398 |
| gelegentlich | **M. palmaris longus** | Kapitel 7.9.7 | S. 400 |
| gelegentlich | **Mm. flexor carpi radialis und ulnaris** | Kapitel 7.9.8 | S. 402 |
| gelegentlich | **M. flexor pollicis longus** | Kapitel 7.9.10 | S. 406 |
| gelegentlich | **M. pronator quadratus** | Kapitel 7.9.11 | S. 408 |
| gelegentlich | **M. abductor pollicis brevis** | Kapitel 7.9.12 | S. 410 |
| gelegentlich | **Hypothenarmuskulatur: M. abductor digiti minimi,**<br>**M. flexor digiti minimi, M. opponens digiti minimi** | Kapitel 7.9.13 | S. 414 |
| gelegentlich | **Interdigitalmuskulatur: Mm. interossei und lumbricales** | Kapitel 7.9.14 | S. 416 |
| gelegentlich | **M. infraspinatus** | Kapitel 7.1.3 | S. 160 |
| gelegentlich | **M. teres minor** | Kapitel 7.1.4 | S. 162 |
| gelegentlich | **M. teres major** | Kapitel 7.1.6 | S. 168 |
| gelegentlich | **M. latissimus dorsi** | Kapitel 7.1.7 | S. 170 |
| gelegentlich | **M. pectoralis major** | Kapitel 7.1.8 | S. 172 |
| gelegentlich | **M. coracobrachialis** | Kapitel 7.1.9 | S. 176 |
| gelegentlich | **M. pectoralis minor** | Kapitel 7.1.10 | S. 178 |
| gelegentlich | **M. serratus anterior** | Kapitel 7.1.11 | S. 182 |
| gelegentlich | **M. subclavius** | Kapitel 7.1.15 | S. 192 |
| gelegentlich | **Mm. scaleni** | Kapitel 7.2.4 | S. 210 |
| gelegentlich | **M. triceps brachii** | Kapitel 7.8.1 | S. 372 |
| gelegentlich | **M. biceps brachii** | Kapitel 7.8.2 | S. 376 |
| gelegentlich | **M. brachialis** | Kapitel 7.8.3 | S. 378 |
| **primäre TrPs häufig im** | | | |
| | M. scaleni | Kapitel 7.2.4 | S. 210 |
| | M. serratus posterior superior | Kapitel 7.4.5 | S. 280 |
| | M. subscapularis | Kapitel 7.1.5 | S. 164 |
| | M. serratus anterior | Kapitel 7.1.11 | S. 182 |
| | M. trapezius ascendens | Kapitel 7.1.14 | S. 190 |
| **dysfunktionsrelevante TrPs** | | | |
| | M. serratus anterior | Kapitel 7.1.11 | S. 182 |
| | M. trapezius ascendens | Kapitel 7.1.14 | S. 190 |
| | Skapulo-thorakales Gleitlager | Kapitel 7.1.16 | S. 194 |

**Hinweise für den Therapeuten**

- Rhizarthrose: Schmerzen im Bereich des Daumensattelgelenks sind häufig. Ein Befund im Röntgenbild heißt nicht zwingend, dass die Schmerzursache damit geklärt ist. Eine ganze Reihe von Muskeln haben ihr Schmerzübertragungsgebiet in der Gegend des Daumensattelgelenks (M. adductor pollicis, M. opponens pollicis, Mm. abductor pollicis brevis und longus, M. flexor pollicis brevis und longus, M. extensor pollicis brevis und longus, M. supinator, M. extensor carpi radialis brevis, M. extensor indicis, M. brachioradialis, M. brachialis), und nach der Behandlung der involvierten TrPs klingen Schmerzzustände oft ab. Wiederholte Überlastung bzw. Verkürzung der den Daumen bewegenden Muskeln kann die Entstehung einer Rhizarthrose fördern (Irnich 2009).
- Karpaltunnelsyndrom (CTS): TrPs in Muskeln mit Ausstrahlung in den palmaren Handgelenksbereich können zur Entstehung eines CTS beitragen, da mTrPs zu trophisch-vegetativen Dysfunktion in der Referred-Pain-Zone führen. Bei konservativer Behandlung – und bei Restbeschwerden postoperativ – sollten mTrPs im Bereich von Hals und Schultergürtel (Mm. scaleni, M. subclavius, M. pectoralis minor; M. serratus anterior und M. subscapularis), des Ober- (M. coracobrachialis, M. brachilais) und Unterarms bzw. der Hand (M. brachioradialis, radiale Extensoren sowie Mm. palmaris longus, flexor carpi radialis, pronator teres, opponens pollicis und adductor pollicis) untersucht und ggf. behandelt werden (Irnich 2009).
- Dupuytren'sche Kontraktur: Im Zusammenhang mit einer Dupuytren'schen Kontraktur treten meistens sekundär auch mTrPs im M. palmaris longus auf (Travell u. Simons 2002); bei einer milden Dupuytren-Symptomatik kann die Behandlung der mTrPs im M. palmaris longus und der Bindegewebsveränderungen im Bereich der Handinnenfläche eine Linderung bewirken; das Krankheitsbild lässt sich dadurch jedoch nicht kausal beeinflussen.
- Entrapments: Engpassstellen spielen bei chronischen Unterarm- und Handproblemen oft eine Rolle. Dabei sind für die Irritation neuraler Strukturen sehr häufig Triggerpunkt-induzierte Muskelhartspannstränge und Bindegewebsveränderungen, die das neurale Gleiten behindern, (mit-)verursachend. Die Behandlung der myofaszialen Strukturen hat Vorrang, da sie die kausale Therapie des Problems ist.
  - Nervenwurzelkompression (Kap. 8.1; **Abb. 8.1**, S. 419)
  - Entrapment peripherer Nerven (Kap. 8.2)
    - Skalenussyndrom (Kap. 8.2.1; **Abb. 8.3**, S. 421)
    - kosto-klavikuläres Kompressionssyndrom (Kap. 8.2.1; **Abb. 8.3**, S. 421)
    - Pectoralis-minor-Kompressionssyndrom (Kap. 8.2.1; **Abb. 8.3**, S. 421)
    - Pronator-teres-Syndrom (Kap. 8.2.4; **Abb. 8.10**, S. 428)
    - Supinatorsyndrom (Kap. 8.2.5; **Abb. 8.19**, S. 435)
    - Kubitaltunnel-Syndrom (Kap. 8.2.6; **Abb. 8.26**, S. 440)
  - Double-Crush-Syndrome (S. 145)
- Behandlung von Agonisten und Antagonisten: Im Ellbogen-, Unterarm- und Handbereich zeigt sich deutlich, was für den ganzen Körper gilt. Klingen akute Schmerzen nicht rasch wieder ab, treten bald reflektorische Fehlbelastungen und Verspannungen von Synergisten und Antagonisten des primär geschädigten Muskels auf. Dadurch entstehen in Synergisten und Antagonisten sekundäre TrPs, die vom primären Schmerzherd palpatorisch nicht zu unterscheiden sind. Soll eine Therapie bei chronischen Problemen erfolgreich sein, müssen oft Agonisten/Synergisten und Antagonisten behandelt werden (Dejung 2009); die manuelle Triggerpunkt-Therapie erfolgt in diesen Fällen sowohl vorn als auch hinten, sowohl innen als auch außen (z. B. Fingerflexoren und -extensoren).
- Skapulastabilisatoren: Dysfunktionsrelevante TrPs in der die Skapula stabilisierenden Muskulatur sind ebenfalls zu behandeln (s. Ellbogenschmerz, S. 541).

## 9.3.8 Low Back Pain (unspezifische untere Rückenschmerzen)

**Anamnese**

- 4 Fragen
  - Wo tut es weh? (lokal – ausstrahlend)
  - Seit wann tut es weh?
  - Wodurch werden die Schmerzen verstärkt bzw. vermindert?
  - Was ist in den Augen des Klienten die Ursache der Schmerzen?
- Pain Guide
  - lumbosakrale Schmerzen mit/ohne Ausstrahlungen ins Bein (**Abb. 9.42**, **Tab. 9.22**)

**Befund**

- Screening-Test
  - Lenden-Becken-Hüft-Region (S. 496)
- Zusatzuntersuchungen (je nach Situation und Verlauf)
  - neurologische Untersuchung (Sensibilität, Kraft, Reflexe)
  - Neurodynamik
    - Straight Leg Raise (SLR) (**Abb. 8.41**, **Abb. 8.42**; S. 456 f)
    - Slump (**Abb. 8.44**, S. 458)
    - Prone Knee Bend (PKB) (**Abb. 8.32**, S. 447)

**Differenzialdiagnose**

- myofaszial verursachte Schmerzen und Funktionsstörungen
- Dysfunktionen der Intervertebralgelenke (Facettensyndrom) bzw. des Iliosakralgelenks
- lumbale Diskushernie (am häufigsten Höhe L 4/5 und L 5/S 1); radikuläre Symptomatik
  - Schmerzen, die segmentspezifisch ins Bein ausstrahlen
  - Sensibilitätsstörung, die spezifisch im entsprechenden Dermatom auftreten
  - Kraftminderung der vom entsprechenden Segment innervierten Muskulatur
  - Reflexverlust bzw. -minderung der Kennmuskulatur
- Wirbelfraktur (traumatisch bedingt, im Zusammenhang mit Osteoporose etc.)
- Instabilität: Spondylolyse, Spondylolisthese (Wirbelgleiten)
- Stenose
  - Spinalstenose (enger Spinalkanal)
  - foraminale Stenose
- Synovialzyste
- degenerative Wirbelsäulenveränderungen (Osteochondrose, Schmorl'sche Knötchen, Morbus Scheuermann, Spondylarthrosen) – in der Regel schmerzfrei
- Hüftgelenkserkrankungen (Arthrose, Hüftkopfnekrose etc.)
- entzündliche Wirbelsäulenerkrankung (Spondylitis ancylosans M. Bechterew, infektiöse Spondylitiden)
- Formveränderungen der Wirbelsäule (Skoliosen) – meist schmerzfrei (Ausnahme: progrediente Skoliose bei Patienten, die älter als 50 Jahre sind)
- Fibromyalgie
- internistische Diagnosen
  - Rippenfellentzündung (Pleuritis)
  - Zwölffingerdarmgeschwür (nahrungsabhängige Schmerzen)
  - Gallenkoliken
  - Nieren-, Harnleitersteine
  - Nierenbeckenentzündung
  - Bauchspeicheldrüsenentzündung
  - Herpes zoster (Gürtelrose)
  - Borreliose
  - Aortendissektion
  - gynäkologische Erkrankungen
  - Tumoren (primäre Tumoren in den Wirbelkörpern und – häufiger – Metastasen)
  - Psychosomatik (Konversionssyndrome)

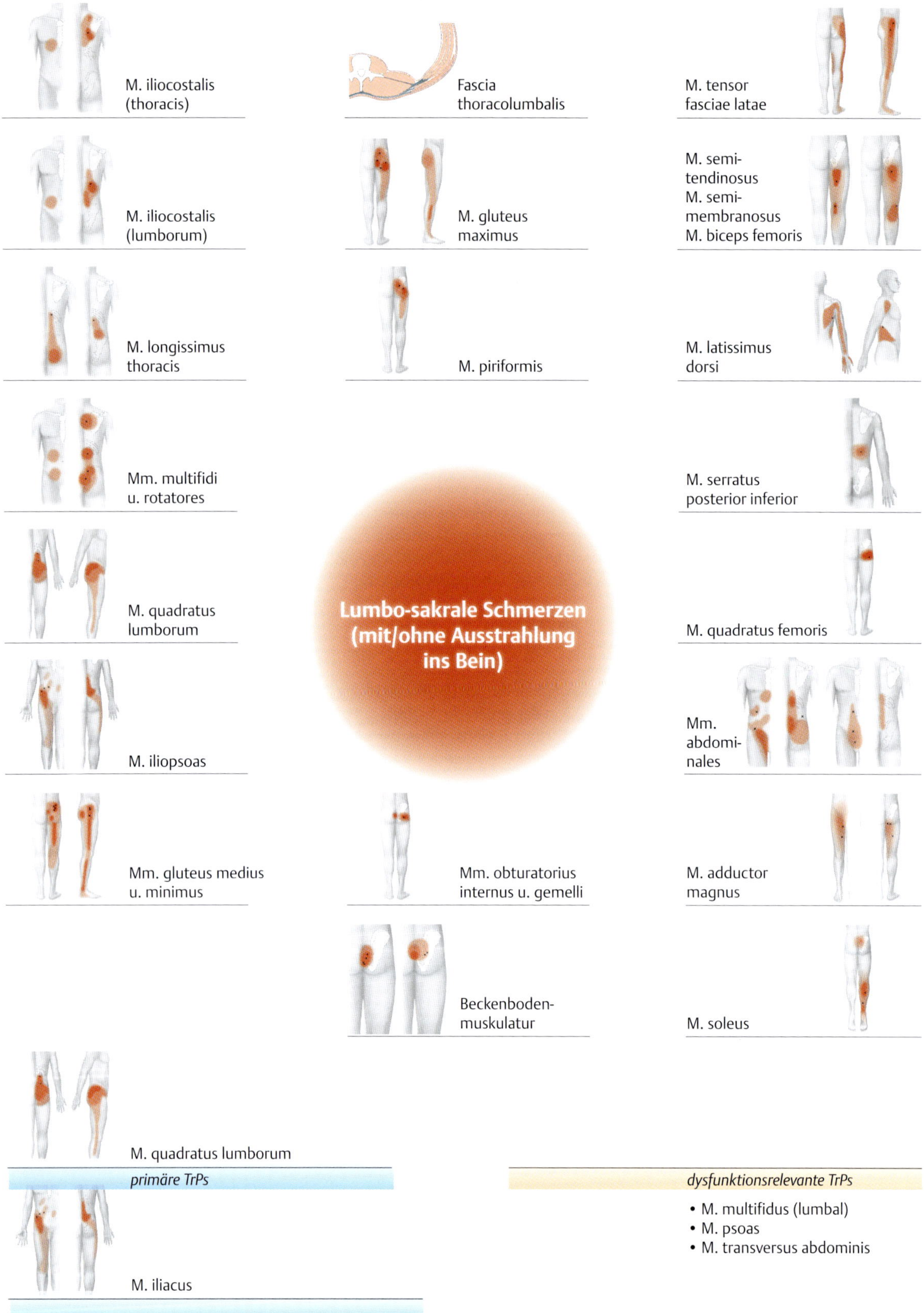


**Abb. 9.42** Lumbosakrale Schmerzen.

Tab. 9.22 Pain Guide lumbosakrale Schmerzen (mit und ohne Ausstrahlung ins Bein)

| | | | |
|---|---|---|---|
| sehr häufig | **M.iliocostalis (thoracis und lumborum)** | Kapitel 7.4.1 | S. 258 |
| sehr häufig | **M. longissimus thoracis** | Kapitel 7.4.1 | S. 258 |
| sehr häufig | **Mm. multifidus und rotatores (lumbal)** | Kapitel 7.4.1 | S. 258 |
| sehr häufig | **M. quadratus lumborum** | Kapitel 7.4.2 | S. 264 |
| sehr häufig | **M. iliopsoas** | Kapitel 7.4.4 | S. 276 |
| sehr häufig | **Mm. gluteus medius und minimus** | Kapitel 7.5.2 | S. 296 |
| häufig | **Mm. abdominales** | Kapitel 7.4.3 | S. 270 |
| häufig | **Fascia thoracolumbalis** | Kapitel 7.4.9 | S. 288 |
| häufig | **M. gluteus maximus** | Kapitel 7.5.1 | S. 294 |
| gelegentlich | **M. piriformis** | Kapitel 7.5.3 | S. 298 |
| gelegentlich | **Mm. obturatorius internus und gemelli** | Kapitel 7.5.4 | S. 300 |
| gelegentlich | **Beckenbodenmuskulatur** | Kapitel 7.5.7 | S. 306 |
| gelegentlich | **M. tensor fasciae latae** | Kapitel 7.6.1 | S. 312 |
| gelegentlich | **Mm. semitendinosus und semimembranosus, M. biceps femoris** | Kapitel 7.6.8 | S. 330 |
| gelegentlich | **M. latissimus dorsi** | Kapitel 7.1.7 | S. 170 |
| gelegentlich | **M. serratus posterior inferior** | Kapitel 7.4.6 | S. 282 |
| gelegentlich | **M. quadratus femoris** | Kapitel 7.5.6 | S. 304 |
| gelegentlich | **M. adductor magnus** | Kapitel 7.6.5 | S. 320 |
| gelegentlich | **M. soleus** | Kapitel 7.7.2 | S. 344 |
| **primäre TrPs häufig im** | | | |
| | M. quadratus lumborum | Kapitel 7.4.2 | S. 264 |
| | M. iliacus | Kapitel 7.4.4 | S. 276 |
| **dysfunktionsrelevante TrPs** | | | |
| | M. psoas | Kapitel 7.4.4 | S. 276 |
| | Mm. multifidus und rotatores (lumbal) | Kapitel 7.4.1 | S. 258 |
| | M. transversus abdominis | Kapitel 7.4.3 | S. 270 |

| | |
|---|---|
| **Therapie** | ▪ Probebehandlung der im Clinical-Reasoning-Prozess aufgrund von Anamnese, Befund und der Erfahrung des Therapeuten als wahrscheinlich infrage kommenden Strukturen<br>▪ Wiederbefund → eingeschlagenen Weg weiterverfolgen oder Kurskorrektur (evtl. Zusatzuntersuchungen)<br>▪ unterhaltende Faktoren erkennen und in die Behandlung integrieren<br>– fehlende oder mangelhafte Stabilisationsfähigkeit des Rumpfs, insbesondere der tiefen Rumpfstabilisatoren (M. transversus abdominis, Mm. multifidi) → dysfunktionsrelevante mTrPs behandeln und Stabilisierungsübungen<br>– mangelnde Bewegung → aktive Rehabilitation, Training, Sport<br>– einseitige Belastung durch unökonomische Haltung (Sitzen, Stehen) und Bewegung (Bücken) → Ausgleichsport<br>▪ funktionelles Kräftigen: zuerst lokal Stabilisieren, dann die globalen Muskel trainieren; Koordinationsschulung |
| **Hinweise für den Therapeuten** | ▪ Lenden-Becken-Hüft-Region (LBH): Infolge vielfältiger struktureller und funktioneller Zusammenhänge bilden LWS, Iliosakralgelenke und Hüftregion funktionell eine Einheit. Aus diesem Grund sind sie unter dem Begriff LBH zusammengefasst und sollten zusammen untersucht werden.<br>▪ Schmerzen in der Lumbosakralregion sind die häufigste Form einer Erkrankung des Bewegungssystems.<br>– ca. 15 % spezifische untere Rückenschmerzen (s. Differenzialdiagnose)<br>– ca. 85 % sog. unspezifische Rückenschmerzen, d. h., die Ursache der Rückenschmerzen ist bei der Mehrzahl der Patienten nicht bekannt (Nachemson 1992). Viele dieser „unspezifischen“ Rückenschmerzen sind durch mTrPs verursacht (Travell u. Rinzler 1952, Travell u. Simons 2002, Dejung 2009).<br>▪ Funktionsstörungen<br>– Sensomotorik: Es besteht eine ausgeprägte Assoziation muskuloskelettaler Schmerzen mit Muskelinhibition bzw. Koordinationsbeeinträchtigungen (Hides u. Stockes et al. 1994, Hides u. Richardson et al.1995, Luomajoki 2010, Richardson et al. 2009, Wadsworth u. Bullock-Saxton 1997).<br>• Motorik: Die Dysfunktion der lokalen Muskelsysteme zeigt sich bei Patienten mit Low Back Pain (LBP) sowohl in Form einer verzögerten Aktivität der lokalen Stabilisatoren – d. h. der Mm. multifidus und rotatores und des M. transversus abdominis (Hodges u. Richardson 1996, Leinonen 2001) – als auch in Form einer reduzierten Aktivität (Amplitude) des M. multifidus (Sihvonen 1991). Bei Patienten mit LBP ist die spinale posturale Kontrolle beeinträchtigt, was sich z. B. als Unvermögen äußert, stabil sitzen zu können (Radebold et al. 2001).<br>• Sensorik/Propriozeption: Die kinästhetische Wahrnehmung und propriozeptive Differenzierung sind bei Patienten mit chronischem LBP deutlich verringert (Parkhurst u. Burnett 1994, Gill u. Callaghan 1998). Das Propriozeptionsdefizit ist vermutlich durch Störung der Rezeptorfunktion der Muskulatur (Muskelspindeln, fasziale Mechanorezeptoren) verursacht (Brumagne et al. 2000). Es ist davon auszugehen, dass im Zusammenhang mit der Entstehung einer chronischen Triggerpunkt-Pathologie und den damit einhergehenden Veränderungen des faszialen Bindegewebes (S. 38 ff) die Funktionsweise der myofaszialen Mechanorezeptoren (S. 29 ff) beeinträchtigt wird. Möglicherweise kommt der Fascia thoracolumbalis diesbezüglich eine besondere Bedeutung zu (Tesarz et al. 2008).<br>– Nicht nur aktive, sondern auch – bezogen auf Schmerz – latente TrPs können die Ursache für Dysfunktionen der lokal stabilisierenden Muskulatur sein. Solche dysfunktionsrelevante TrPs in den lokalen Stabilisatoren (M. transversus abdominis, Mm. mutlifidi und rotatores, M. psoas) sind daher bei chronischen Rückenschmerzen immer auch zu behandeln. Solange die lokalen Stabilisatoren im LBH-Bereich nicht rechtzeitig und ökonomisch aktiv sein können, sind Rezidive wahrscheinlich (Hodges u. Richardson 1996).<br>– Der Rumpf als „blähbare Struktur“ ist maßgeblich an der Rumpfstabilität beteiligt. Der Gesamttonus der Rumpfmuskulatur (v. a. M. transversus abdominis, Mm. mutlifidi und rotatores, M. psoas), des Diaphragmas und der Beckenbodenmuskulatur ist bestimmend für den Spannungszustand der „Bauchblase“. Eine satte Rumpfspannung ist ein entscheidender Faktor bei der Stabilisierung der Wirbelsäule und entlastet die Rückenmuskulatur markant (S. 36). MTrPs können eine ungenügende Spannkraft der Rumpfwandmuskulatur zur Folge haben. |

**Hinweise für den Therapeuten** *(Forts.)*

- Diagnostik
  - Klinische Diagnostik: Sie ist grundlegend und wichtig (Screening Tests, S. 496).
  - Apparative Diagnostik: Die bildgebende Diagnostik (Röntgenaufnahmen, CT, MRT) muss immer in Beziehung zum klinischen Beschwerdebild gesehen werden. Isoliert betrachtet kann sie keine zuverlässige Auskunft über die Ursache von Rückenschmerzen geben. Die Untersuchung beschwerdefreier Personen mit CT bzw. MRT zeigt bei 52 % (Jensen et al. 1994) bis 76 % (Boos et al. 1995) eine Diskusprotrusion, und die Häufigkeit asymptomatischer Diskushernien beträgt zwischen 24 % und 28 % (Boden et al. 1990, Jensen et al 1994, Boos et al. 1995, Wiesel et al. 1989). Bei 19 % wurden Schmorl'sche Knötchen und bei 14 % Risse im äußeren Bereich des Anulus fibrosus entdeckt. 38 % der asymptomatischen Probanden wiesen Abnormitäten an mehr als einer Bandscheibe auf, und nur 36 % zeigten bei der MRT-Untersuchung keine pathologischen Veränderungen der Bandscheiben (Jensen et al. 1994). Darüber hinaus hatten 8 % der schmerzfreien Versuchspersonen Arthrosen in Facettengelenken, 7 % Spondylolysen, 7 % Spondylolisthesen, 7 % Spinalkanalstenosen und 7 % Stenosen des Foramen intervertebrale (Jensen et al. 1994). Die Untersuchung der Wirbelsäule eines Patienten mit bildgebenden Verfahren wird somit mit sehr großer Wahrscheinlichkeit einen strukturspezifischen Befund zutage fördern. Inwieweit ein solcher Befund jedoch für die klinischen Schmerzen der Patienten ursächlich ist, ist ungewiss, da auch die Untersuchung schmerzfreier Personen bei zwei Dritteln einen Befund sichtbar macht. In vielen Fällen wird das Zusammentreffen von Schmerzen und diagnostiziertem pathologischen Bandscheibenbefund zufällig sein. Nur wenn der klinische und der im bildgebenden Verfahren gewonnene Befund übereinstimmen, wird die sichtbar gemachte strukturelle Veränderung als Schmerzquelle glaubhaft.
- myofasziale Rückenschmerzen
  - Die Therapie akuter und chronischer unspezifischer Rückenschmerzen mit Triggerpunkt-Therapie ist (unabhängig von der Anamnesedauer) in einer Mehrzahl der Fälle erfolgversprechend (Dejung 1999, Gunn et al. 1980; S. 101).
  - Häufig sind mehrere Muskeln am Schmerzgeschehen beteiligt; das klinische Schmerzmuster entsteht oft durch die Überlagerung von Referred-Pain-Gebieten mehrerer mTrPs, die in verschiedenen Muskeln liegen (→ zusammengesetzte Schmerzmuster; **Abb. 5.34**, **Abb. 5.35** und **Abb. 5.36**, S. 128).
  - TrPs in beinahe allen unteren Rumpfmuskeln können Schmerzausstrahlungen in die Lumbosakralregion auslösen (s. Pain Guide; **Abb. 9.42**).
  - TrPs in den lateralen Bauchmuskeln (Mm. obliquus abdominis externus und internus) sind häufig die Ursache von akuten, hexenschussähnlichen Rückenschmerzen (Dejung 1995).
  - Bei chronischen unteren Rückenschmerzen (mit und ohne Ausstrahlung ins Bein) liegen primäre TrPs häufig im M. quadratus lumborum und/oder im M. iliopsoas (Triggerpunkt-Ketten; S. 132).
  - Ausweichskoliosen sind nicht unbedingt Zeichen einer Diskushernie; TrP-bedingte Verspannungen der lateralen Rumpfmuskulatur (Mm. obliquus abdominis externus und internus, M. quadratus lumborum) können ebenfalls zu einem lateralen Shift führen (Dejung 2009).
  - Husten- bzw. Niesschmerz, der nach lumbosakral bzw. ins Gesäß ausstrahlt (und der oft als sicherer Hinweis auf eine Diskushernie gedeutet wird), kann durch mTrPs in der Rumpfwandmuskulatur (Mm. obliquus abdominis externus und internus, M. quadratus lumborum) hervorgerufen werden.
  - Dysfunktionsrelevante mTrPs behandeln. Dysfunktion der tiefen Stabilisatoren (Mm. multifidi und rotatores, M. transversus abdominis, M. psoas major) können durch – bezogen auf Schmerz – latente mTrPs verursacht bzw. aufrechterhalten werden (**Abb. 5.42** und **Abb. 5.43**, S. 134). Das Störpotenzial solcher dysfunktionsrelevanten mTrPs ist ebenfalls zu deaktivieren (s. o. Funktionsstörungen).
  - Bei chronischen Rückenproblemen können nur Maßnahmen langfristig nützlich sein, welche die aktive Mitarbeit des Patienten miteinbeziehen.
- Diskushernie (DH)
  - Diagnostik
    - Bei knapp 30 % der Bevölkerung, die beschwerdefrei sind, können mit bildgebenden Verfahren (CT, MRT) Diskushernien (Jensen et al. 1994) bzw. bei rund 75 % Protrusionen der Bandscheiben (Boos et al. 1995) nachgewiesen werden. Viele Personen mit einer Diskushernie bzw. -protrusion leben somit ohne Schmerzen, und eine im MRT sichtbar gemachte DH ist nicht immer die Ursache der vom Patienten beklagten Schmerzen. Nur wenn das klinische Bild des Patienten mit dem bekannten klinischen Muster einer DH, die eine Nervenwurzel komprimiert, übereinstimmt (Schmerzen im entsprechenden Segment und/oder radikuläre Sensibilitätsstörungen, Kraftminderung, Reflexminderung), ist die diskogene Ursache des Problems evident.

| | |
|---|---|
| **Hinweise für den Therapeuten** *(Forts.)* | ▪ Es ist nicht erforderlich, jede Lumboischialgie mit einer MRT abzuklären, sofern sich keine relevanten oder progredienten Paresen oder Blasen-Mastdarm-Störungen zeigen. Die hohe Rate an asymptomatischen Diskushernien stellt die diagnostische Wertigkeit des Nachweises einer Diskushernie in der MRT infrage.<br>▪ In unklaren Fällen oder bei Kompression mehrerer Nervenwurzeln ist ein Nervenwurzelblock eine hilfreiche Untersuchung. Ein Nervenwurzelblock kann die „verdächtige" Nervenwurzel anästhesieren und so Aufschluss über ihre Beteiligung am Schmerzgeschehen geben.<br>▪ chirurgisches Vorgehen<br>– Absolute Operationsindikation: Tritt infolge einer Diskushernie eine akute Blasen-Mastdarm-Störung auf oder zeigen sich ausgeprägte Nervenausfälle (Lähmungen), besteht eine eindeutige Indikation zur Operation.<br>– Relative Operationsindikation: Liegen keine Zeichen für eine absolute Operationsindikation vor, ist die operative Sanierung einer Diskushernie ein Wahleingriff, der von Fall zu Fall geprüft werden soll.<br>▪ konservative Behandlung<br>– Nach Ausschluss einer Blasen-Mastdarm-Störung und einer hochgradigen Parese (Notfallindikation) ist die konservative Behandlung die Therapie der Wahl mit sehr guten Erfolgsaussichten (90 %).<br>– Mittel- und langfristig ist die Prognose der konservativ (d. h. nicht operativ) und der operativ behandelten Diskusherniepatienten gleich gut. In einer groß angelegten randomisierten klinischen Studie mit über 500 Diskushernienpatienten zeigte sich, dass über den Zeitraum von 2 Jahren im Ergebnis kein statistisch signifikanter Unterschied besteht zwischen operierten und nicht operierten (d. h. konservativ behandelten) Patienten (Weinstein et al. 2006). Dies bestätigt bereits 1982 durchgeführte Untersuchungen, die feststellten, dass die konservative und die operative Therapie des Bandscheibenvorfalls nach einem Zeitraum von 4 – 10 Jahren hinsichtlich der klinischen Ergebnisse annähernd gleichwertig ist (Weber 1982). Das operative Vorgehen bei einer Diskushernie ist somit in vielen Fällen eine Ungeduldsintervention.<br>– Nervenwurzelblock: Es konnte gezeigt werden, dass der lumbale Nervenwurzelblock (durchleuchtungsgezielte Applikation eines Steroids an die Nervenwurzel) bei 60 % der Patienten mit Operationsindikation zu einer raschen Beschwerdefreiheit führte, sodass auf eine Operation verzichtet werden konnte (Narozny et al. 2001). Die therapeutische Effizienz der Nervenwurzelblockade ist in einer prospektiven randomisierten Doppelblindstudie nachgewiesen (Riew et al. 2000), und der lumbale Nervenwurzelblock ist damit eine effiziente, die konservative Behandlung unterstützende Maßnahme bei einer leichtgradigen Radikulopathie.<br>Beim Sakralblock wird das Lokalanästhetikum zusammen mit Steroiden via Hiatus canalis sacralis in den sakralen Periduralraum injiziert, und die Lösung kann bis auf die Höhe des thorako-lumbalen Übergangs aufsteigen; dadurch können Reiz- und Entzündungssituationen, wie sie im Zusammenhang mit akuten lumboradikulären Syndromen bei Diskushernie oder bei lumbaler Spinalstenose bzw. foraminaler Stenose auftreten, abklingen (Grob u. Dvorak 1998). Komplikationen sind bei fachgerechter Durchführung einer lumbalen bzw. sakralen Nervenwurzelblockade äußerst selten. Cave: Das Risiko von schweren Nebenwirkungen (Tetraplegie) bei zervikalem Nervenwurzelblock ist verhältnismäßig hoch (Scanlon et al. 2007).<br>▪ Stenosen<br>– Spinalstenose: Zu einer Verengung des Wirbelkanals im Bereich der LWS kann es aufgrund degenerativer Veränderungen der Bandscheiben (Osteochondrose), einer (Pseudo-)Spondylolisthese oder durch Spondylophyten, Bandscheibenprotrusionen bzw. hypertrophierten Ligamenta flava kommen; bei einigen Patienten ist der Spinalkanal kongenital eng angelegt. Kommt es zur Kompression neuraler Strukturen, zeigen sich typischerweise Beinschmerzen, die allmählich – oft im Verlauf von Jahren – zunehmen; neurologische Symptome können über Jahre hinweg fehlen. Charakteristisch ist das Auslösen bzw. Verstärken der Symptome durch eine Extension der LWS. Der Patient klagt über lumbosakrale und ziehende Schmerzen an der Vorder- oder Rückseite der Beine, wenn er eine kurze Strecke gegangen ist (Claudicatio intermittens spinalis). Stehen mit vorgebeugtem Oberkörper bzw. Sitzen lindert die Schmerzen (Spinalkanal wird in der Flexion weiter). In fortgeschrittenem Stadium gehen die Patienten vornüber gebeugt; Bergaufgehen mindert den Schmerz, Bergabgehen verstärkt ihn; Radfahren wird dem Gehen gegenüber bevorzugt (Dejung 2009). Die Differenzierung gegenüber Triggerpunkt-induzierten myofaszialen, ins Bein ausstrahlenden Schmerzen (meist aus der Glutealmuskulatur bzw. dem M. psoas) ist schwierig; manchmal liegen auch Mischbilder vor (Dejung 2009). Im Zweifelsfall ist eine gezielte Triggerpunkt-Therapie zur (Ausschluss-)Diagnostik indiziert.<br>Ein Sakralblock kann bei einer Spinalstenose zu einer deutlichen Besserung der Beschwerden bis hin zu mehrere Monate dauernder Beschwerdefreiheit führen. Ein operatives Vorgehen kann so in vielen Fällen hinausgeschoben oder manchmal auch vermieden (betagte und polymorbide Patienten) werden (Grob u. Dvorak 1998). |

**Hinweise für den Therapeuten** *(Forts.)*

- Foraminale Stenose: Osteophyten können – häufig im Zusammenhang mit Verschmälerungen der Bandscheiben (meist altersbedingt) – zu einer Verengung der Foramina intervertebralia führen, wodurch Nervenstrukturen im Recessus lateralis allmählich zunehmend beengt werden können. Die Differenzialdiagnose zu myofaszialen Schmerzen ist auch hier nicht einfach. Werden die Schmerzen und neurologischen Symptome durch eine Lateralfelxion der LWS zur schmerzhaften Seite (Engerstellung der Neuroforamina) ausgelöst, kann dies als Hinweis auf eine Rezessusstenose gedeutet werden (Dejung 2009).

- Lumbale Instabilität: Eine Instabilität im Bereich der Lendenwirbelsäule kann zu Schmerzen im unteren Rücken führen.
  - strukturelle Instabilität
    - Als Ursache einer strukturellen Instabilität kommen eine Spondylolyse (begleitet von einer Olisthese), eine Pseudospondylolisthese infolge einer degenerativen Verschmälerung einer Bandscheibe oder eine vorangegangene Laminektomie infrage (Dejung 2009).
    - Eine Spondylolyse ist in der Regel nicht von Schmerzen begleitet, ihre Entdeckung ist oft ein Zufallsbefund. Wird die LWS jedoch traumatisiert, wird die Spondylolyse oft Kofaktor für einen Dauerschmerz; die Schmerzursache einer Instabilität ist nicht bekannt. Es ist eine plausible Hypothese, dass die Schmerzen bei einer Instabilität durch aktivierte TrPs in der wirbelsäulennahen Muskulatur (Mm. multifidi und rotatores) verursacht werden (Dejung 2009).
    - Gunn (1996) weist darauf hin, dass das Wirbelgleiten bei einer Sponsylolisthese dadurch zustande kommen kann, dass der kaudale Wirbel durch verspannte bzw. verkürzte intrinsische Rückenmuskeln nach dorsal gezogen wird (**Abb. 8.2**, S. 419) und dass die notwendige Behandlung darin besteht, die TrPs in den tief gelegenen kurzen Rückenmuskeln zu lösen.
    - Die Therapie einer schmerzhaften Instabilität, die konservativ erfolglos behandelt wurde, erfolgt durch eine Spondylodese. Die Höhenlokalisation der Instabilität wird manchmal durch einen probatorischen Fixateur extern gemacht. Eine Wirbelfusion sollte immer erst erwogen werden, wenn sowohl eine Triggerpunkt-Therapie als auch eine intensive Trainingstherapie das Problem nicht unter Kontrolle bringen konnten (Dejung 2009).
  - funktionelle Instabilität
    - Sind zwei benachbarte Wirbelsäulensegmente vermehrt gegeneinander beweglich und treten bei deren Mobilisation Schmerzen auf, wird dies oft als Zeichen einer lokalen funktionellen Instabilität (Verlust der lokalen motorischen Kontrolle) gesehen. Die Schmerzen können als Hinweis auf schmerzverursachende TrPs in den Mm. rotatores und multifidi interpretiert werden, und die Therapie der Wahl besteht in der Deaktivierung der TrPs (Dejung 2009).
    - Eine funktionelle Instabilität (Verlust der lokalen motorischen Kontrolle) wird vermutlich v. a. durch dysfunktionsrelevante TrPs verursacht bzw. aufrechterhalten, und die Behandlung dieser TrPs ist ein wesentlicher Beitrag zur Behebung einer Instabilität. Erst im Zusammenhang mit der Deaktivierung des Störpotenzials der mTrPs können die lokalen Muskeln effizient stabilisieren und wird ein aktivstabilisierendes Training optimal effektiv sein.

- Iliosakralgelenk (ISG): ISG-Dysfunktionen können primär auftreten (meist nach Fehltritt oder Sturz) und sind dann einer gelenkspezifischen manualtherapeutischen Behandlung einfach zugänglich. Zeigt sich nach 2 – 3 Mobilisationsbehandlungen kein bleibender Erfolg, ist die ISG-Dysfunktion mit großer Wahrscheinlichkeit sekundär verursacht. Verspannungen bzw. Verkürzungen der Muskeln, die über das ISG ziehen (M. piriformis, Mm. glutei, M. iliopsoas) haben Einfluss auf die Stellung des ISG und können aufrechterhaltender Faktor einer ISG-Dysfunktion sein. Die kausale Behandlung besteht in diesen Fällen in der Behandlung der mTrPs.

- Dysfunktion der Intervertebralgelenke: „Blockierungen" der kleinen Wirbelgelenke sind in der Regel nicht primär gelenkmechanischer Natur. Meist handelt es sich dabei um eine verminderte Beweglichkeit aufgrund muskulärer Verspannungen (**Abb. 3.1**, S. 61). Aktivierte TrPs in der tiefen, wirbelsäulennahen Rückenmuskulatur (Mm. multifidi und rotatores) sind verantwortlich für Minderbeweglichkeit und Schmerz (Dejung 2009, Gunn 1996, Lewit 2007). Gelenkspezifische Manipulationen zur Mobilisation der Zwischenwirbelgelenke lösen über eine Reizung von Mechanorezeptoren in den Gelenkkapseln eine Tonusverminderung in der umliegenden Muskulatur aus (Dvorak et al. 1997). Wirkt diese reflektorische Beeinflussung der Muskulatur nur vorübergehend, rezidivieren die Probleme wiederholt. Die gezielte Triggerpunkt-Behandlung detonisiert die Muskulatur nachhaltig und ist meist in der Lage, Dysfunktion und Schmerz dauerhaft zu beseitigen (Dejung 2009). Oft ist ein gekoppeltes Vorgehen erfolgreich: Erfahrungsgemäß bewährt es sich, zuerst die dysfunktionelle Muskulatur zu behandeln und anschließend (sofern noch vorhanden) das dysfunktionelle Fazettengelenk zu mobilisieren bzw. zu manipulieren (Grob, mündliche Mitteilung 2010).

| | |
|---|---|
| **Hinweise für den Therapeuten** *(Forts.)* | ▪ degenerative Wirbelsäulenveränderungen<br>– Form- und Strukturveränderungen der Wirbelsäule (Osteochondrose, Spondylophyten, Spondylarthrose, Spondylose, Diskushernie, Schmorll'sche Knötchen, Skoliose, Hyperlordose, Hyperkyphose, Streckhaltung, lumbosakrale Übergangsstörungen etc.) korrelieren schlecht mit Schmerzen (Boden et al. 1990, Carragee et al. 2005, Hussar u. Guller 1956, Jackson et al. 1989, Jensen et al. 1994, Magora u. Schwartz 1980, Oesch 1994, Papadopulos 1981, Scharf et al. 1984, Tini 1977, Torgerson u. Dotter 1976, Wiesel et al. 1984); es besteht keine Korrelation zwischen im MRT festgestellten degenerativen Wirbelsäulenveränderungen und künftigen Rückenschmerzepisoden oder Erwerbsunfähigkeit (Carragee et al. 2005).<br>– Degenerative Formveränderungen (Spondylophyten, verschmälerte Bandscheiben etc.) können bei der Entstehung von Spinal- und Foraminalstenosen beteiligt sein.<br>– Liegen Formvarianten der Wirbelsäule bzw. degenerative Veränderungen der Wirbelsäule vor, werden die stabilisierenden Muskeln möglicherweise aktiv insuffizient und die Muskulatur kann nicht mehr ökonomisch arbeiten. Dabei können mTrPs entstehen bzw. latente TrPs aktiviert und schmerzhaft werden. Durch eine gezielte Behandlung der mTrPs lassen sich die Schmerzen meistens reduzieren, und ein entsprechendes funktionelles Training der Rückenmuskulatur beugt in der Regel Rezidiven wirksam vor (Dejung 2009).<br>– Facettensyndrom: Bei unteren Rückenschmerzen ohne bekannte Ursache werden oft die kleinen Wirbelgelenke als Schmerzursache vermutet. Arthrotisch veränderte Intervertebralgelenke können – wie jede Gelenksarthrose – in der floriden Phase schmerzhaft sein. In der nicht floriden Phase sind Arthrosen meist über Jahre klinisch stumm und nur selten Schmerzursache. Es ist nachgewiesen, dass durch Injektion von hypertoner Kochsalzlösung in die Intervertebralgelenke ausstrahlende Schmerzen in die Lumbalregion und in die Beine ausgelöst werden können (Mooney u. Robertson 1976). Die Injektion eines Lokalanästhetikums in ein Facettengelenk unter Röntgenkontrolle kann Schmerzbefreiung bewirken, wobei nachgewiesen wurde, dass die Wirkung proportional zum Volumen der injizierten Flüssigkeit zunimmt (Oesch 1994). Die Vermutung liegt nahe, dass die Schmerzreduktion mit dem Zurückfließen des Lokalanästhetikums ins umliegende Gewebe zusammenhängt und dass auch hier in vielen Fällen mTrPs in den tiefen Rückenmuskeln für chronische wirbelsäulennahe Schmerzen verantwortlich sein können (Dejung 2009).<br>▪ Kokzygodynie: Aktive TrPs liegen in der Regel im M. gluteus maximus, in den tiefen Hüftaußenrotatoren (Mm. piriformis, obturatorius internus und gemelli) sowie in der Beckenbodenmuskulatur.<br>▪ Statik: Veränderung der Fußstatik (z. B. Abflachung des Fußgewölbes), deutliche Beinlängendifferenzen, ausgeprägte Becken- bzw. Wirbelsäulenasymmetrien etc. wirken sich auf die gesamte posturale (besonders paravertebrale) Muskulatur aus und können aufrechterhaltender Faktor für myofasziale Probleme sein (→ sekundäres myofasziales Syndrom). Solche Veränderungen der Statik müssen erkannt und bei Therapieresistenz behandelt werden.<br>▪ Komorbidität: Patienten mit<br>– respirativen Erkrankungen<br>– Inkontinenz<br>– Magen-/Darmproblemen<br>haben ein deutlich erhöhtes Risiko für Rückenschmerzen. Asthma (Hurwitz u. Morgenstern 1999), chronisch obstruktive Lungenerkrankungen (Gorman et al. 2002), Inkontinenz (Smith et al. 2007) und Magen-/Darmbeschwerden (Smith et al. 2008) sind für LBP ein deutlich höherer Risikofaktor als Übergewicht (Nordin et al. 2002, Smith et al. 2006, 2009) → Frage nach respirativen Krankheiten, Inkontinenz und Magen-/Darmbeschwerden gehört in die Anamnese von Kreuzschmerzen.<br>▪ Chronische Rückenschmerzen haben häufig eine multifaktorielle Genese. Die häufigste Ursache von Lumbosakralschmerzen, die Schmerzübertragung aus aktivierten mTrPs, sollte dabei nicht übersehen werden (Dejung 2009). |

## 9.3.9 Hüft- und Leistenschmerzen

**Anamnese**

- 4 Fragen
  - Wo tut es weh? (lokal – ausstrahlend)
  - Seit wann tut es weh?
  - Wodurch werden die Schmerzen verstärkt bzw. vermindert?
  - Was ist in den Augen des Klienten die Ursache der Schmerzen?
- Pain Guide
  - Hüftschmerzen (**Abb. 9.43**, **Tab. 9.23**)
  - Leistenschmerzen (**Abb. 9.43**, **Tab. 9.24**)

**Befund**

- Screening-Test
  - LBH (S. 496)
- Zusatzuntersuchungen (je nach Situation und Verlauf)

**Differenzialdiagnose**

- myofaszial verursachte Schmerzen und Funktionsstörungen
- Coxarthrose (bei Patient jünger als 45 Jahre: v. a. sekundäre Arthrose)
- kongenitale Hüftdysplasie → sekundäre Coxarthrose
- juvenile Epiphysenlösung (zwischen 10. und 20. Lebensjahr) → sekundäre Coxarthrose
- idiopathische juvenile Femurkopfnekrose (Morbus Perthes) bzw. Osteonekrose im Erwachsenenalter → sekundäre Coxarthrose
- eitrige Coxitis
- Fraktur (Schenkelhalsfraktur, pertrochantere Fraktur, Schambeinastfraktur)
- Labrum-Impingement des Hüftgelenks (Leistenschmerz)
- Femoroacetabuläres Impingement des Hüftgelenkes
- Leistenbruch (Inguinal- und Femoralhernie)
- „weiche Leiste" (Sports Hernia)
- Bursitis iliopectinea
- Lymphknoten- oder Schleimbeutelschwellungen
- Appendizitis (Leistenschmerz)
- arterielle Stenose, Aneurysma einer Beckenarterie (Leistenschmerz)
- Tumor

**Therapie**

- Probebehandlung der im Clinical-Reasoning-Prozess aufgrund von Anamnese, Befund und der Erfahrung des Therapeuten als wahrscheinlich infrage kommenden Strukturen
- Wiederbefund → eingeschlagenen Weg weiterverfolgen oder Kurskorrektur (evtl. Zusatzuntersuchungen)
- unterhaltende Faktoren erkennen und in die Behandlung integrieren
  - einseitige Belastungen (z. B. berufsbedingtes langes Stehen, Sport) bzw. Übergewicht reduzieren
  - Belastungsspitzen (Sport) meiden
  - Schuhe mit Auftritt absorbierender Sohle
  - Verletzungen (Leistenzerrungen) auskurieren
- Dehnen/Detonisieren der Hüft- und Leistenmuskulatur
- funktionelles Training: viel Bewegen mit geringer Belastung; Koordinationsschulung (Beinachsen, Bewegungskontrolle der Hüfte, Hüftstabilität)

**Hinweise für den Therapeuten**

- Hüft- und Leistenschmerzen sind sehr häufig myofaszial verursacht. Aktive mTrPs können sich sowohl lokal in der Muskulatur der Leisten-/Hüft-/Beckenregion befinden, oft liegen sie aber im LWS-Bereich (M. quadratus lumborum) und sind dort zu behandeln (**Abb. 9.43**, **Tab. 9.23**, **Tab. 9.24**).
- Leistenschmerz
  - „Die meisten Schmerzen im Leistenbereich haben eine muskuläre Genese" (Dejung 2009, S. 194); sie sind in der Regel durch Überlastung oder Überdehnung entstanden.
  - Häufig sind mehrere Muskeln betroffen, v. a. M. iliacus und M. psoas (TrPs in der Region des Trochanter minor und in der Tiefe des Abdomens) sowie M. adductor longus.
  - Da viele Muskeln im Leistenbereich annähernd parallel verlaufen, sind Dehntests zur Unterscheidung der betroffenen Strukturen weniger hilfreich als in anderen Körperregionen → palpatorische Diagnostik.
  - Bei der Behandlung ist darauf zu achten, den N. femoralis und die A. femoralis zu schonen (**Abb. 7.188b**, S. 279; **Abb. 7.251**, S. 317; **Abb. 7.255**, S. 319).
  - Tritt nach Behandlung der mTrPs im Leistenbereich keine Besserung ein, sind manchmal mTrPs in der lateralen Glutealmuskulatur bzw. im M. quadratus lumborum für Leistenschmerzen verantwortlich (Dejung 2009).
  - Entrapment-Situationen des N. ilioinguinalis bzw. N. genitofemoralis (die zumeist muskulär verursacht sind; S. 449) können Leistenschmerzen auslösen.

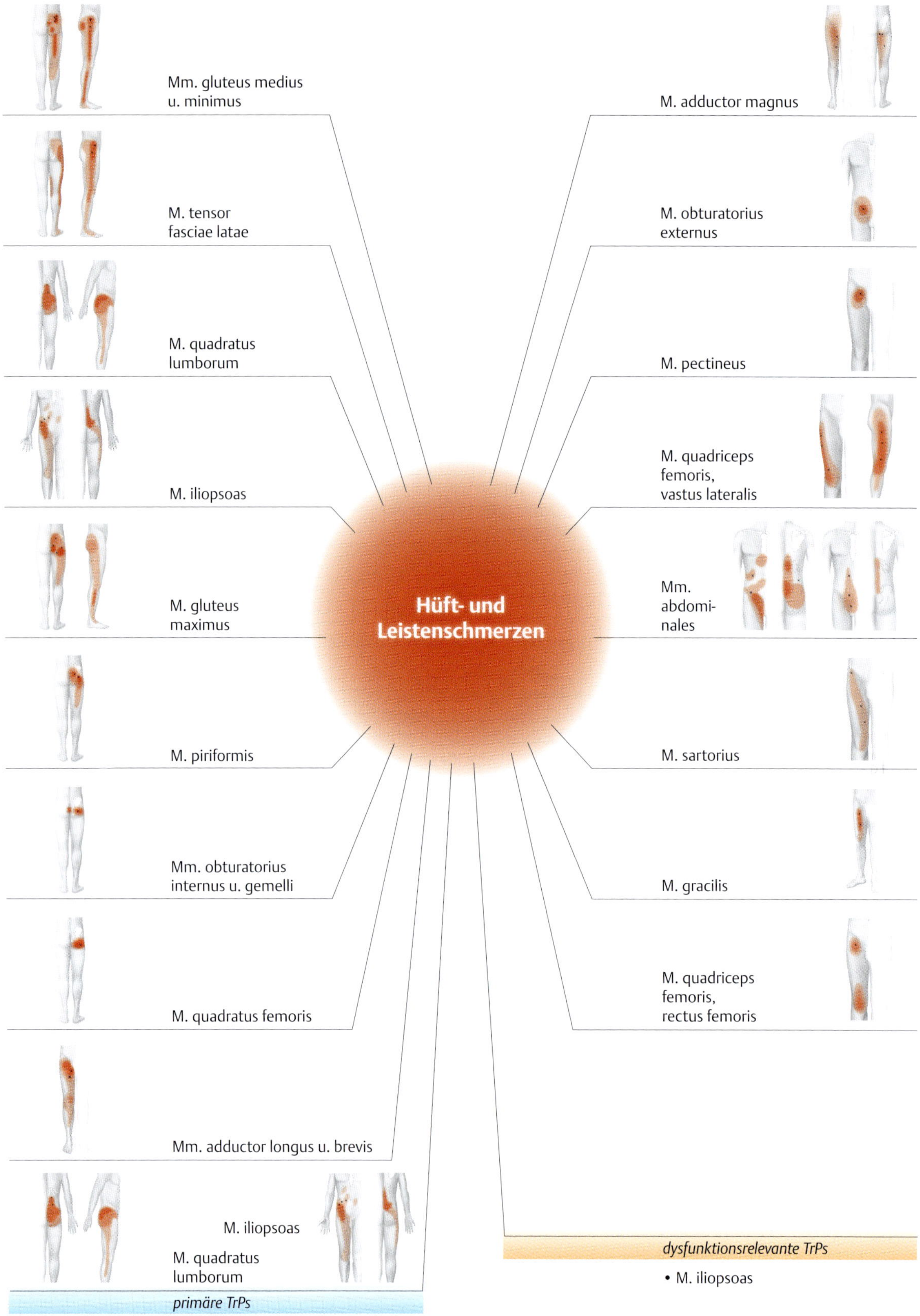


**Abb. 9.43** Hüft- und Leistenschmerzen.

**Tab. 9.23** Pain Guide Hüftschmerzen

| | | | |
|---|---|---|---|
| sehr häufig | **Mm. gluteus medius und minimus** | Kapitel 7.5.2 | S. 296 |
| sehr häufig | **M. tensor fasciae latae** | Kapitel 7.6.1 | S. 312 |
| häufig | **M. quadratus lumborum** | Kapitel 7.4.2 | S. 264 |
| häufig | **M. iliopsoas** | Kapitel 7.4.4 | S. 276 |
| häufig | **M. gluteus maximus** | Kapitel 7.5.1 | S. 294 |
| häufig | **M. piriformis** | Kapitel 7.5.3 | S. 298 |
| häufig | **Mm. obturatorius internus und gemelli** | Kapitel 7.5.4 | S. 300 |
| häufig | **M. quadratus femoris** | Kapitel 7.5.6 | S. 304 |
| häufig | **Mm. adductor longus und brevis** | Kapitel 7.6.4 | S. 318 |
| häufig | **M. adductor magnus** | Kapitel 7.6.5 | S. 320 |
| gelegentlich | **M. obturatorius externus** | Kapitel 7.5.5 | S. 302 |
| gelegentlich | **M. pectineus** | Kapitel 7.6.3 | S. 316 |
| gelegentlich | **M. quadriceps femoris, vastus lateralis** | Kapitel 7.6.7 | S. 324 |
| **primäre TrPs häufig im** | | | |
| | M. quadratus lumborum | Kapitel 7.4.2 | S. 264 |
| | M. iliopsoas | Kapitel 7.4.4 | S. 276 |
| **dysfunktionsrelevante TrPs** | | | |
| | M. iliopsoas | Kapitel 7.4.4 | S. 276 |

**Tab. 9.24** Pain Guide Leistenschmerzen

| | | | |
|---|---|---|---|
| sehr häufig | **Mm. adductor longus und brevis** | Kapitel 7.6.4 | S. 318 |
| häufig | **M. iliopsoas** | Kapitel 7.4.4 | S. 276 |
| häufig | **M. pectineus** | Kapitel 7.6.3 | S. 316 |
| häufig | **M. adductor magnus** | Kapitel 7.6.5 | S. 320 |
| gelegentlich | **Mm. abdominales** | Kapitel 7.4.3 | S. 270 |
| gelegentlich | **M. obturatorius externus** | Kapitel 7.5.5 | S. 302 |
| gelegentlich | **M. quadratus femoris** | Kapitel 7.5.6 | S. 304 |
| gelegentlich | **M. tensor fasciae latae** | Kapitel 7.6.1 | S. 312 |
| gelegentlich | **M. sartorius** | Kapitel 7.6.2 | S. 314 |
| gelegentlich | **M. gracilis** | Kapitel 7.6.6 | S. 322 |
| gelegentlich | **M. quadriceps femoris, rectus femoris** | Kapitel 7.6.7 | S. 324 |
| selten | **M. quadratus lumborum** | Kapitel 7.4.2 | S. 264 |
| **primäre TrPs häufig im** | | | |
| | M. iliopsoas | Kapitel 7.4.4 | S. 276 |

| | |
|---|---|
| **Hinweise für den Therapeuten** *(Forts.)* | ▪ Coxarthrose mit reaktiven Leisten- bzw. Hüftschmerzen<br>– Der Pathogenese einer Coxarthrose liegen meist erhöhte Belastungsverhältnisse infolge einer veränderten Gelenkgeometrie zugrunde (kongenitale Hüftdysplasie, Epiphysiolyse, posttraumatische Arthrose, Femurkopfnekrose).<br>– Diagnostische Zeichen sind schmerzhaft eingeschränkte Hüftbeweglichkeit (v. a. der Innenrotation und der Flexion) sowie radiologisch sichtbare Veränderungen (Verschmälerung der Knorpelzone, reaktive Osteophytenbildung). Das Ausmaß des radiologischen Befunds ist häufig nicht deckungsgleich mit dem klinischen Befund: Patienten mit geringem radiologischen Befund können unter starken Schmerzen und Funktionseinschränkungen (Bewegungseinschränkungen, verminderte Gehstrecke etc.) leiden, während Patienten mit einer radiologisch ausgeprägten Coxarthrose manchmal nur wenige Beschwerden haben.<br>– Zu unterscheiden sind<br>• Phase der aktivierten Coxarthrose: Schmerzen sind vorwiegend im Zusammenhang einer reaktiven Entzündung in der Synovialmembran zu verstehen, die sich nach der Phagozytose von abgeriebenen Gewebepartikeln einstellt → episodisch (nicht chronisch) auftretende Schmerzschübe während dieser Entzündungsphase, die medikamentös zu behandeln sind (danach längere schmerzfreie Situation);<br>• Phase der ruhenden Coxarthrose: Schmerzen sind meist muskulär verursacht. Die Muskulatur, die das erkrankte Hüftgelenk umgibt, ist sehr stark von Hartspannsträngen und mTrPs durchsetzt. Die mTrPs entstehen infolge der chronischen (Fehl-)Belastung der Muskulatur in verkürzter, nicht mehr genügend dehnbarer Position (Travell u. Simons 2002) → chronische Hüft- und Leistenschmerzen.<br>– Circulus vitiosus: veränderte Gelenkgeometrie → Fehlbelastung der Muskulatur → Entstehung ischämischer Zonen in der Muskulatur → Entwicklung von mTrPs → Belastungsschmerzen → Schonhaltung und Ausweichbewegungen → Verstärkung der Fehlbelastung fördert die Entstehung von weiteren mTrPs und von Hartspannsträngen → verminderte Beweglichkeit → einseitige Gelenkbelastung beschleunigt Progredienz der Arthrose etc. (Dejung 2009).<br>– Oft zeigt sich bei Hüftarthrose ein verändertes Gangbild: Statt mit Hüftflexion (Schonung des M. iliacus und M. tensor fasciae latae) wird das Bein über Rumpfrotation nach vorn gebracht → Überlastung der schrägen Bauchmuskulatur → Leistenschmerz.<br>– Myofasziale Schmerzen und Funktionsstörungen, die im Zusammenhang mit einer Coxarthrose auftreten, sind sekundär (→ sekundäres myofasziales Syndrom; S. 138). Auch wenn mit einer Triggerpunkt-Therapie eine kausale Behandlung des Problems nicht möglich ist, ist eine symptomatische Therapie der myofaszialen Strukturen in vielen Fällen indiziert. Die Lebensqualität der Patienten kann damit in den meisten Fällen deutlich verbessert und die Progredienz der Arthrose verlangsamt werden. Die Implantation einer Totalendoprothese (TEP) lässt sich so in vielen Fällen um Monate bis Jahre hinausschieben (Dejung 2009). Es ist davon auszugehen, dass das Resultat einer TEP-Operation günstiger ist, wenn vorher die muskuläre Komponente behandelt und bestmöglich vorbereitet wurde.<br>– Dauern nach einer Gelenkersatzoperation Leisten-, Hüft- und Oberschenkelschmerzen an, sind die vorher entstandenen sekundären Probleme in den myofaszialen Strukturen – d. h. die mTrPs – zu behandeln. Wenn die Schmerzen trotz gezielter Behandlung immer wieder rezidivieren, kann eine Prothesenlockerung vorliegen. In der Anfangsphase einer Lockerung ist diese Diagnose schwierig zu stellen. Später lässt sie sich radiologisch und szintigrafisch meist zweifelsfrei sichern. Auch die Schmerzen bei einer Prothesenlockerung sind hauptsächlich muskulär verursacht (sekundäres myofasziales Syndrom). Sie entstehen in der Regel in der überlasteten Rotatorenmuskulatur (Dejung 2009).<br>– Oft zeigt sich postoperativ eine Schwäche der Abduktoren (Trendelenburg- bzw. Duchenne-Hinken). Dies ist nicht nur auf eine Veränderung der biomechanischen Situation zurückzuführen (der steilere Schenkelhals der TEP führt zu einem ungünstigeren Hebelarm für die Abduktoren), sondern sehr häufig auf die Aktivität dysfunktionrelevanter mTrPs. Ab- und Adduktoren sollten zugleich untersucht und behandelt werden. Die Abduktoren sind oft erst wieder trainierbar, nachdem sowohl mTrPs in den Abduktoren selbst als auch in den Adduktoren (und im M. iliopsoas) deaktiviert worden sind, denn infolge von mTrPs bzw. Hartspannsträngen verkürzte Adduktoren können über reziproke Innervation zu einer Schwäche der Abduktoren beitragen (Irnich 2009).<br>▪ Femoroacetabuläres Impingement: Der häufig zur Diagnostik eines femoroacetabulären Impingements verwendete klinische Test (Prüfung der passiven Beweglichkeit des Hüftgelenks in Flexion, Transversaladduktion und Innenrotation) ist ein unspezifischer Test, d. h. er lässt keine eindeutige Aussage über ausschließlich eine bestimmte provozierte Struktur zu. Schmerzen können sowohl durch ein femoroacetabuläres Impingement (Provokation des Labrums) als auch durch mTrPs (Dehnung des M. obturatorius externus) hervorgerufen werden. Treten die Schmerzen im Verlauf der Testbewegung (**Abb. 7.227**) auf (Phasenschmerz), weist dies in erster Linie auf ein artikuläres Problem hin (femoroacetabuläres Impingement); treten die Schmerzen erst am Ende der Bewegung auf (Endphasenschmerz), ist dies ein Hinweis auf ein vermutlich myofasziales Problem (mTrPs im M. oturatorius externus). Um Klarheit zu bekommen, soll im M. oturatorius externus nach mTrPs gesucht und eine Probebehandlung durchgeführt werden. Der anschließende Wiederbefund zeigt, ob das Problem einer myofaszialen Therapie (S. 302) zugänglich ist. |

## 9.3.10 Knieschmerzen

| | |
|---|---|
| **Anamnese** | ▪ 4 Fragen<br>– Wo tut es weh? (lokal – ausstrahlend)<br>– Seit wann tut es weh?<br>– Wodurch werden die Schmerzen verstärkt bzw. vermindert?<br>– Was ist in den Augen des Klienten die Ursache der Schmerzen?<br>▪ Pain Guide<br>– Knieschmerzen (**Abb. 9.44**, **Tab. 9.25**) |
| **Befund** | ▪ Screening-Test<br>– Knie (S. 503)<br>– LBH (S. 496)<br>– Unterschenkel/Fuß (S. 505)<br>▪ Zusatzuntersuchungen (je nach Situation und Verlauf) |
| **Differenzialdiagnose** | ▪ myofaszial verursachte Schmerzen und Funktionsstörungen<br>▪ Bandverletzungen<br>▪ Meniskusläsionen (intramurale Meniskusläsionen sind arthroskopisch nicht feststellbar, erst ein MRT kann sie sichtbar machen)<br>▪ arthrotische Degenerationen (manchmal als Unfallfolgen)<br>▪ Patellaluxation<br>▪ Hüftgelenksproblematik kann sich in Form von Knieschmerzen äußern. |
| **Therapie** | ▪ Probebehandlung der im Clinical-Reasoning-Prozess aufgrund von Anamnese, Befund und der Erfahrung des Therapeuten als wahrscheinlich infrage kommenden Strukturen<br>▪ Wiederbefund → eingeschlagenen Weg weiterverfolgen oder Kurskorrektur (evtl. Zusatzuntersuchungen)<br>▪ unterhaltende Faktoren erkennen und in die Behandlung integrieren<br>– Haltung: gewohnheitsbedingte einseitige Belastung; Stehen mit hyperextendierten Knien etc.<br>– sportbedingte Überlastung: Stop-and-go-Sportarten<br>– berufsbedingte Überlastung (Fliesenleger etc.)<br>– Statik: Fußarchitektur, Beinachsen, Bewegungskontrolle der Hüfte (Hüftstabilität)<br>▪ Dehnen und funktionelles Kräftigen: Koordinationsschulung (z. B. auf labiler Unterlage: Einbeinstand, Kreisel etc.; **Abb. 5.19**, S. 101) |
| **Hinweise für den Therapeuten** | ▪ Myofasziale Knieschmerzen zeigen sich in Form von<br>– vorderen Knieschmerzen (Anterior Knee Pain),<br>– medialen Knieschmerzen,<br>– laterale Knieschmerzen,<br>– dorsalen Knieschmerzen,<br>– retropatellären Schmerzen (patellofemorales Schmerzsyndrom),<br>– Patellaspitzensyndrom.<br>▪ Anterior Knee Pain: „Die allermeisten vorderen Knieschmerzen haben eine muskuläre Genese“ (Dejung 2009, S. 196).<br>▪ Patellofemorales Schmerzsyndrom: Eine besonders wichtige Funktion hat der M. vastus medialis obliquus. Seine quer verlaufenden Fasern haben kaum extensorische Wirkung; ihre Funktion besteht vielmehr darin, die Patella nach medial zu zentrieren. Die Rehabilitation dieses Muskelanteils spielt beim patellofemoralen Schmerzsyndrom eine wichtige Rolle.<br>▪ Palpatorische Diagnostik: Die Screening-Tests sind bei Knieschmerzen oft nicht genügend aussagekräftig, da die musklären Sukturen durch Dehn- bzw. Belastungsmnöver zu wenig spezifsch provoziert werden können → palpatorische Diagnostik steht im Vordergrund. |

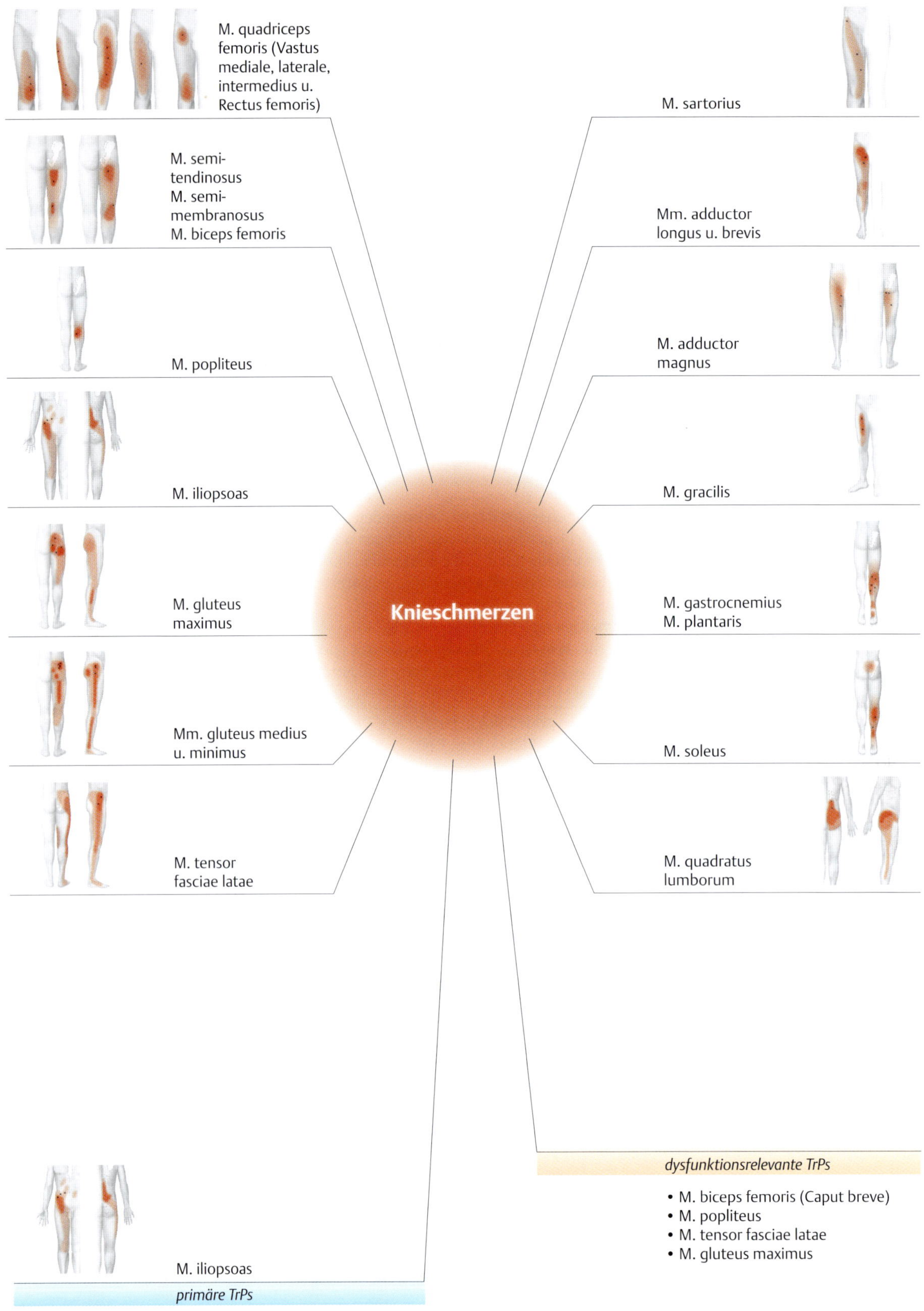


**Abb. 9.44** Knieschmerzen.

**Hinweise für den Therapeuten** *(Forts.)*

- Die Behandlung von Knieschmerzen mit manueller Triggerpunkt-Therapie ist oft langwierig.
  - Meistens sind mTrPs in großer Zahl vorhanden.
  - Die Muskulatur ist oft voluminös, und die TrPs liegen in der Tiefe „versteckt".
  - Die fortdauernde Belastung der erkrankten Muskulatur im Alltag (bzw. bei sportlichen Aktivitäten) kann den Behandlungserfolg behindern.
  - Dysfunktionsrelevante TrPs in den dorsalen lokalen Stabilisatoren dürfen nicht übersehen werden (Caput breve des M. biceps femoris und M. popliteus).
- Tape-Verbände führen zu veränderten Belastungs- und Aktivierungsmustern und können hilfreich sein, diejenigen Anteile des M. quadriceps, die am stärksten von aktiven mTrPs betroffen sind, zeitweilig zu entlasten.
- Bei degenerativen Veränderungen sind die Knieschmerzen oft auf sekundär entstandene muskuläre TrPs zurückzuführen (sekundäres myofasziales Syndrom; S. 138). Ggf. symptomatische Behandlung zur (vorübergehenden) Schmerzlinderung möglich.
- Liegt ein Streckdefizit im Kniegelenk vor (das häufig sehr diskret sein kann), ist die Behandlung der dorsalen muskulären Strukturen (v. a. der lokalen Stabilisatoren, d. h. des Caput breve des M. biceps femoris und des M. popliteus) äußerst dankbar.
- Bei den meist älteren Arthrosepatienten wird die TrP-Behandlung des Öfteren durch das Vorliegen von Varizen (relative Kontraindikation) erschwert (Dejung 2009).

**Tab. 9.25** Pain Guide Knieschmerzen

| | | | |
|---|---|---|---|
| sehr häufig | **M. quadriceps femoris (Vastus mediale, laterale, intermedius und Rectus femoris)** | Kapitel 7.6.7 | S. 324 |
| häufig | **Mm. semitendinosus und semimembranosus, M. biceps femoris** | Kapitel 7.6.8 | S. 330 |
| häufig | **M. popliteus** | Kapitel 7.6.9 | S. 334 |
| gelegentlich | **M. iliopsoas** | Kapitel 7.4.4 | S. 276 |
| gelegentlich | **M. gluteus maximus** | Kapitel 7.5.1 | S. 294 |
| gelegentlich | **Mm. gluteus medius und minimus** | Kapitel 7.5.2 | S. 296 |
| gelegentlich | **M. tensor fasciae latae** | Kapitel 7.6.1 | S. 312 |
| gelegentlich | **M. sartorius** | Kapitel 7.6.2 | S. 314 |
| gelegentlich | **Mm. adductor longus und brevis** | Kapitel 7.6.4 | S. 318 |
| gelegentlich | **M. adductor magnus** | Kapitel 7.6.5 | S. 320 |
| gelegentlich | **M. gracilis** | Kapitel 7.6.6 | S. 322 |
| gelegentlich | **M. gastrocnemius, M. plantaris** | Kapitel 7.7.1 | S. 340 |
| gelegentlich | **M. soleus** | Kapitel 7.7.2 | S. 344 |
| selten | **M. quadratus lumborum** | Kapitel 7.4.2 | S. 264 |
| **primäre TrPs häufig im** | | | |
| | M. iliopsoas | Kapitel 7.4.4 | S. 276 |
| **dysfunktionsrelevante TrPs** | | | |
| | M. biceps femoris, Caput breve | Kapitel 7.6.8 | S. 330 |
| | M. popliteus | Kapitel 7.6.9 | S. 334 |
| | M. tensor fasciae latae (Dysfunktion des Tractus iliotibialis → erhöhte Spannung der Oberschenkelfaszie) | Kapitel 7.6.1 | S. 312 |
| | M. gluteus maximus (Dysfunktion des Tractus iliotibialis → erhöhte Spannung der Oberschenkelfaszie) | Kapitel 7.5.1 | S. 294 |

## 9.3.11 Achillodynie

**Anamnese**

- 4 Fragen
  - Wo tut es weh? (lokal – ausstrahlend)
  - Seit wann tut es weh?
  - Wodurch werden die Schmerzen verstärkt bzw. vermindert?
  - Was ist in den Augen des Klienten die Ursache der Schmerzen?
- Pain Guide
  - Achillodynie (**Abb. 9.45**, **Tab. 9.26**)

**Befund**

- Screening-Test
  - Unterschenkel/Fuß (S. 505)
- Zusatzuntersuchungen (je nach Situation und Verlauf)

**Differenzial diagnose**

- myofaszial verursachte Schmerzen und Funktionsstörungen
- Tendovaginitis der Achillessehne
- Achillessehnen(teil)ruptur
- lumboradikuläres Syndrom S 1

**Therapie**

- Probebehandlung der im Clinical-Reasoning-Prozess aufgrund von Anamnese, Befund und der Erfahrung des Therapeuten als wahrscheinlich infrage kommenden Strukturen
- Wiederbefund → eingeschlagenen Weg weiterverfolgen oder Kurskorrektur (evtl. Zusatzuntersuchungen)
- unterhaltende Faktoren erkennen und in die Behandlung integrieren
  - Haltung: habituelle Vorlage (verstärkter Vorfußkontakt) im Stehen (gewohnheitsbedingt oder infolge zu tiefer Arbeitsfläche bei stehender Arbeit)
  - sportbedingte Überlastungen: Läufer, Volleyball-, Basketballspieler etc.
- Sebstbehandlung (**Abb. 7.299**, S. 347)
- Dehnen (**Abb. 7.293**, S. 343; **Abb. 7.303** – **Abb. 7.305**, S. 349) und funktionelles Kräftigen: Koordinationsschulung (**Abb. 5.19**, S. 101), das dem Schweregrad (Stadium 1 – 3, s. u.) angepasst ist.

**Hinweise für den Therapeuten**

- „Eine der häufigsten schmerzhaften Affektionen bei Laufsportlern ist die Achillodynie. Immer liegen ihr Überlastungen zu Grunde und aktive Triggerpunkte, die eine Schmerzübertragung in die Achillessehnenregion und manchmal in die Fersenregion haben" (Dejung 2009, S. 197).
- Die aktiven mTrPs liegen zumeist (Grosjean u. Dejung 1990) im
  - M. soleus,
  - M. gastrocnemius,
  - M. tibialis posterior.
- 3 Stadien sind zu unterscheiden
  - Stadium 1: Übertragener Schmerz aus mTrPs der Mm. gastrocnemius, soleus und tibialis posterior; die Sehne ist nicht druckdolent → Behandlung der aktiven mTrPs mit
    - manueller Triggerpunkt-Therapie und
    - Dry Needling (Mm. gastrocnemius und soleus).
  - Stadium 2: Die Sehne ist ödematös aufgequollen und druckdolent → Behandlung der aktiven mTrPs mit
    - manueller Triggerpunkt-Therapie und
    - Dry Needling: Intramuskuläres Dry Needling der Wadenmuskulatur (Mm. gastrocnemius und soleus) und Superficial Dry Needling (< 1 mm Einstichtiefe) über der Achillessehne;
    - ggf. Steroidinjektion ins paratendinöse Gewebe *nach* erfolgter Behandlung der Muskulatur (der Effekt der Injektion ist so wesentlich anhaltender; Dejung 2009); vor jeder Steroidinjektion ins paratendinöse Gewebe sollte eine inaperzepte Partialruptur der Sehne sonografisch ausgeschlossen werden (Dejung 2009).
  - Stadium 3: Partialruptur (Diagnose durch Palpation, Sonografie, MRT) → Behandlung der aktiven mTrPs mit
    - manueller Triggerpunkt-Therapie und
    - Dry Needling: Iintramuskuläres Dry Needling der Wadenmuskulatur (Mm. gastrocnemius und soleus) und Superficial Dry Needling (< 1 mm Einstichtiefe) über der Achillessehne;
    - keine Steroidinjektion ins paratendinöse Gewebe.
- Achillessehnenruptur: Bei ⅓ liegt vorgängig eine Achillodynie vor, bei ⅔ ein einmaliges Trauma.

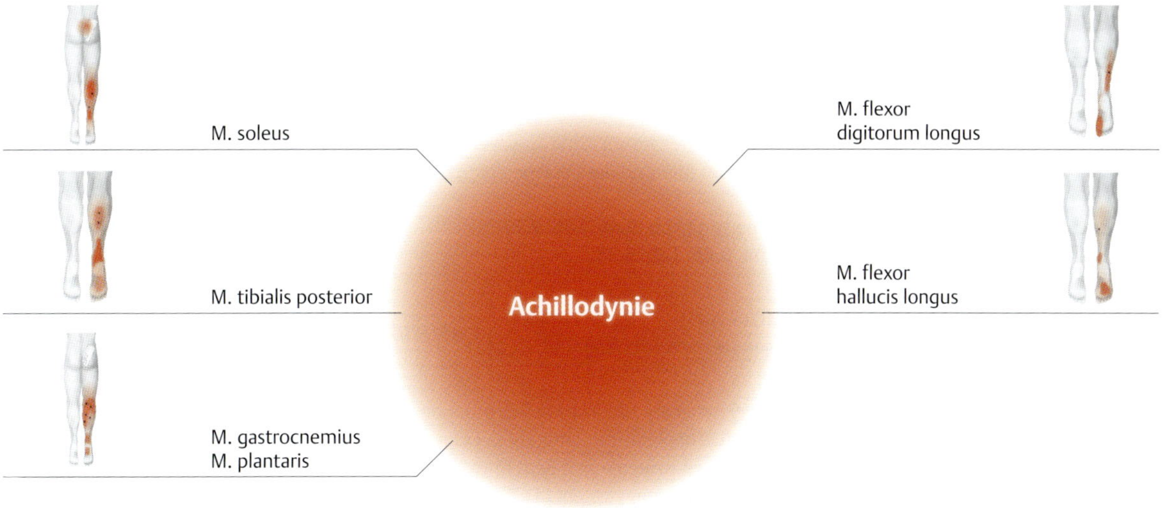


**Abb. 9.45** Achillodynie.

**Tab. 9.26** Pain Guide Achillodynie

| | | | |
|---|---|---|---|
| sehr häufig | **M. soleus** | Kapitel 7.7.2 | S. 344 |
| sehr häufig | **M. tibialis posterior** | Kapitel 7.7.4 | S. 350 |
| häufig | **M. gastrocnemius, M. plantaris** | Kapitel 7.7.1 | S. 340 |
| gelegentlich | **Mm. flexor hallucis longus und digitorum longus** | Kapitel 7.7.3 | S. 348 |

## 9.3.12 Unterschenkel- und Fußschmerzen

| | |
|---|---|
| **Anamnese** | ▪ 4 Fragen<br>– Wo tut es weh? (lokal – ausstrahlend)<br>– Seit wann tut es weh?<br>– Wodurch werden die Schmerzen verstärkt bzw. vermindert?<br>– Was ist in den Augen des Klienten die Ursache der Schmerzen?<br>▪ Pain Guide<br>– Unterschenkelschmerzen (**Abb. 9.46**, **Tab. 9.27**)<br>– Fußschmerzen (**Abb. 9.46**, **Tab. 9.28**) |
| **Befund** | ▪ Screening-Test<br>– Unterschenkel/Fuß (S. 505)<br>▪ Zusatzuntersuchungen (je nach Situation und Verlauf) |
| **Differenzial-diagnose** | ▪ Unterschenkel<br>▪ myofaszial verursachte Schmerzen und Funktionsstörungen<br>▪ Logensyndrom (Kompartmentsyndrom): entsteht bei einem Missverhältnis zwischen rasch auftrainierter Muskelmasse und der Muskelfaszie, die sich dem Muskelwachstum nicht anpasst; Diagnose erfolgt mittels einer Logendruckmessung; Therapie besteht in einer Spaltung der zu engen Musklefaszie (Fasziotomie); am häufigsten ist die prätibiale Muskelloge (M. tibialis anterior, Mm. extensor digitorum und hallucis longus) betroffen.<br>▪ Venenthrombose: ausgeweitete, nicht punktförmige Druckdolenz, kein Hartspannstrang, Schwellung (lokal und v. a. im Knöchelbereich) sowie gelegentlich lokale Überwärmung; Diagnostik mittels Ultraschall (Dopplersonografie), Röntgen-Kontrastmittelaufnahme (Phlebografie) oder CT.<br>▪ arterielle Durchblutungsstörungen bzw. arterielle Verschlusskrankheit/Claudicatio intermittens<br>▪ lumboradikuläre Schmerzen<br>▪ Polyneuropathie<br>▪ Myelitis, myathrophische Lateralsklerose (ALS, amyotrophische Lateralsklerose)<br>▪ Fuß<br>▪ myofaszial verursachte Schmerzen und Funktionsstörungen<br>▪ statische Fuß- bzw. Zehenfehlformen<br>▪ Tarsaltunnelsyndrom: Einengung und Irritation des N. tibialis im Tarsaltunnel (dorsal und distal des medialen Malleolus) als Folge eines Knick-Senk-Fußes, bei entzündlichen Prozessen (z. B. Tendosynovitis [Sehnenentzündung] bei rheumatisch-entzündlichen Erkrankungen [rheumatoide Arthritis]) bzw. degenerativen Veränderungen (z. B. posttraumatisch) im Bereich der Sprunggelenke. (Im Tarsaltunnel verlaufen – überdeckt von einem Halteband, dem Retinaculum musculi flexorum – 6 Strukturen [von ventral nach dorsal]: M. tibialis posterior, M. flexor digitorum longus, A. tibialis posterior, V. tibialis posterior, N. tibialis und M. hallucis longus.) Klinische Zeichen eines Tarsaltunnelsyndroms sind belastungsabhängige Fußschmerzen und manchmal das Empfinden, wie auf Watte zu gehen; die Region des Tarsaltunnels ist sehr druckempfindlich, und oft lassen sich durch Klopfen auf den N. tibialis Schmerzen auslösen, die blitzartig dem Nervenverlauf entlang nach distal und nach proximal ausstrahlen (Tinnelzeichen). Das EMG zeigt oft keinen pathologischen Befund. Manchmal entlasten orthopädische Einlagen zur Anhebung des Längsgewölbes die Situation. Falls diese Maßnahme nicht erfolgreich ist, empfiehlt sich die operative Dekompression des N. tibialis durch Spaltung des Retinaculum musculi flexorum, was meistens zu einem guten Resultat führt (Dejung 2009).<br>▪ Polyneuropathie |

| | |
|---|---|
| **Therapie** | ▪ Probebehandlung der im Clinical-Reasoning-Prozess aufgrund von Anamnese, Befund und der Erfahrung des Therapeuten als wahrscheinlich infrage kommenden Strukturen<br>▪ Wiederbefund → eingeschlagenen Weg weiterverfolgen oder Kurskorrektur (evtl. Zusatzuntersuchungen)<br>▪ unterhaltende Faktoren erkennen und in die Behandlung integrieren<br>▪ Mobilisation der Fußwurzelknochen zur reflektorischen Lösung der Fußbinnenmuskeln, die nicht alle der direkten manuellen Behandlung zugänglich sind.<br>▪ Dehnen und funktionelles Kräftigen: Koordinationsschulung (z. B. auf labiler Unterlage: Einbeinstand, Kreisel etc.; **Abb. 5.19**, S. 101) |
| **Hinweise für den Therapeuten** | ▪ „Auch bei persistierenden Schmerzen im lateralen Malleolenbereich darf man sich nicht zu einer (in der Regel nutzlosen) Operation hinreißen lassen. Man suche besser die Triggerpunkte im Unterschenkelbereich, deren Reizung eine Schmerzausstrahlung in die seitliche Knöchelregion produziert“ (Dejung 2009, S. 197) → Pain Guide (**Abb. 9.46**).<br>▪ Primär muskuläre Schmerzen im Ober- und Unterschenkelbereich gehen in der Regel auf verhaltensbedingte Überlastungen zurück (Dejung 2009).<br>▪ Nächtliche Wadenkrämpfe bessern sich oft, wenn mTrPs im M. gastrocnemius behandelt werden und die Wadenmuskulatur vor dem Ins-Bett-Gehen gedehnt werden.<br>▪ Muskuläre Schmerzen im Fußbereich sind oft durch statische Fehlbedingungen verursacht (Dejung 2009). Bevor man sich auf ein operatives Vorgehen einlässt, sollten bei Fußfehlformen (Abflachung des Längsgewölbes, Spreizfuß, Hammerzehendeformationen etc.) immer zuerst eine gründlich manuelle Therapie der mTrPs und eine orthopädische Versorgung (Einlagen) erfolgen (Dejung 2009).<br>▪ Fersensporn: Durch manuelle Behandlung der plantaren Fußmuskulatur (sowie der häufig verspannten und verkürzten dorsalen Unterschenkelmuskulatur) lässt sich der mit dem Fersensporn vergesellschaftete Schmerz oft beseitigen. Erfahrungsgemäß gelingt dies deutlich häufiger, wenn die Patienten lernen, den M. flexor digitorum brevis und M. quadratus plantae selbst manuell oder mithilfe eines Triggerhölzchens bzw. eines Tennisballs (**Abb. 7.335**, S. 368) zu behandeln und den M. triceps surae regelmäßig zu dehnen. |

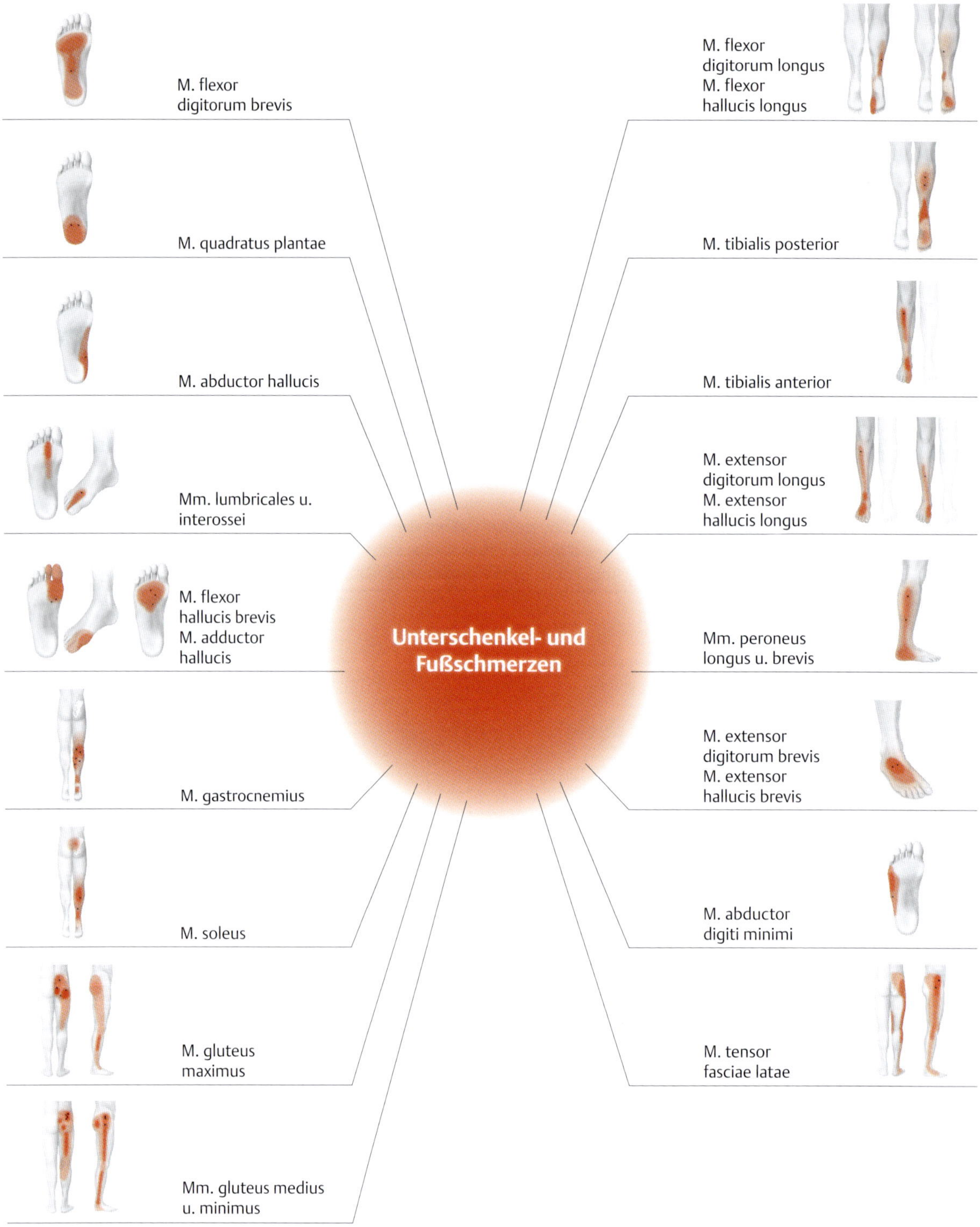


**Abb. 9.46** Unterschenkel- und Fußschmerzen.

**Tab. 9.27** Pain Guide Unterschenkelschmerzen

| | | | |
|---|---|---|---|
| sehr häufig | **M. gastrocnemius** | Kapitel 7.7.1 | S. 340 |
| sehr häufig | **M. soleus** | Kapitel 7.7.2 | S. 344 |
| häufig | **M. tibialis posterior** | Kapitel 7.7.4 | S. 350 |
| häufig | **M. tibialis anterior** | Kapitel 7.7.5 | S. 352 |
| häufig | **M. extensor digitorum longus und hallucis longus** | Kapitel 7.7.6 | S. 354 |
| häufig | **Mm. peroneus longus und brevis** | Kapitel 7.7.7 | S. 356 |
| gelegentlich | **Mm. flexor hallucis longus und digitorum longus** | Kapitel 7.7.3 | S. 348 |
| gelegentlich | **Mm. gluteus maximus** | Kapitel 7.5.1 | S. 294 |
| gelegentlich | **M. gluteus medius und minimus** | Kapitel 7.5.2 | S. 296 |
| gelegentlich | **M. tensor fasciae latae** | Kapitel 7.6.1 | S. 312 |

**Tab. 9.28** Pain Guide Fußschmerzen

| | | | |
|---|---|---|---|
| sehr häufig | **M. flexor digitorum brevis** | Kapitel 7.7.9 | S. 360 |
| sehr häufig | **M. quadratus plantae** | Kapitel 7.7.10 | S. 364 |
| häufig | **M. abductor hallucis** | Kapitel 7.7.9 | S. 360 |
| häufig | **Mm. lumbricales und interossei** | Kapitel 7.7.10 | S. 364 |
| häufig | **Mm. flexor hallucis brevis, adductor hallucis** | Kapitel 7.7.10 | S. 364 |
| gelegentlich | **M. gastrocnemius** | Kapitel 7.7.1 | S. 340 |
| gelegentlich | **M. soleus** | Kapitel 7.7.2 | S. 344 |
| gelegentlich | **Mm. flexor hallucis longus und digitorum longus** | Kapitel 7.7.3 | S. 348 |
| gelegentlich | **M. tibialis posterior** | Kapitel 7.7.4 | S. 350 |
| gelegentlich | **M. tibialis anterior** | Kapitel 7.7.5 | S. 352 |
| gelegentlich | **M. extensor digitorum longus und hallucis longus** | Kapitel 7.7.6 | S. 354 |
| gelegentlich | **Mm. peroneus longus und brevis** | Kapitel 7.7.7 | S. 356 |
| gelegentlich | **Mm. extensor digitorum brevis und hallucis brevis** | Kapitel 7.7.8 | S. 358 |
| gelegentlich | **M. abductor digiti minimi** | Kapitel 7.7.9 | S. 360 |

# Anhang

# 10 Literatur


Al-Shenqiti AM, Oldham JA. Test-Retest Reliability of Myofacial Trigger Points Detection in Patient with Rotator Cuff Tendonitis. Clin Rehabil 2005; 19(5): 482 – 487

Anderson RU, Wise D, Sawyer T, Chan CA. Sexual Dysfunction in Men with Chronic Prostatitis/Chronic Pelvic Pain Syndrome: Improvement after Trigger Point Release and Paradoxical Relaxation Training. Journal of Urology 2006; 176(4.1): 1534 – 1538

Ardic F, Gokharman D, Atsu S et al. The Comprehensive Evaluation of Temporomandibular Disorders seen in Rheumatoid Arthritis. Australian Dental Journal 2006; 51(1): 23 – 28

Arendt-Nielsen L, Mense S, Graven-Nielsen T. Messung von Muskelschmerz und Hyperalgesie. Experimentelle und klinische Befunde. Der Schmerz 2003; 17(6): 445 – 449

Audette J, Shah JP. Anatomie und Physiologie der Muskulatur. In: Irnich D, Hrsg. Leitfaden Triggerpunkte. München: Urban & Fischer; 2009: 21 – 36

Azad SC, Zieglgänsberger W. Was wissen wir über die Chronifizierung von Schmerz? Schmerz 2003; 17: 441 – 444

Baldry PE. Akupunktur, Triggerpunkte und muskuloskelettale Schmerzen. Uelzen: Medizinisch Literarische Verlagsgesellschaft; 1997

Baldry PE. Acupuncture, Triggerpoints and Musculoskeletal Pain. Edinburgh: Churchill Livingstone; 2004

Baldry P. Superficial Versus Deep Dry Needling. Acupuncture in Medicine 2002; 20(2 – 3): 78 – 81

Banks S, Jacobs D, Gervirtz R, Hubbard D. Effects of Autogenic Relaxation Training on Electromyographic Activity in Active Myofascial Trigger Points. J Musculoskel Pain 1998; 6 (4): 23 – 32

Barker PJ, Guggenheimer KT, Gskovic I et al. Effects of Tensioning the Lumbar Fasciae on Segmental Stiffness During Flexion and Extension. Spine 2006; 31: 397 – 405

Basbaum AI, Fields HL. Endogenous Pain Control Systems: Brainstem Spinal Pathways and Endorphin Circuitry. Annu Rev Neurosci 1984; 7: 309 – 338

Basbaum AI, Fields HL. Central Nervous System Mechanisms of Pain Modulation. In: Wall PD, Melzack R, eds. Textbook of Pain. 3 rd ed. Chapter 12. Edinburgh: Churchill Livingstone; 1994

Bauer J. Prinzip Menschlichkeit. Warum wir von Natur aus kooperieren. Hamburg: Hoffmann und Campe; 2007

Bennett R. Myofascial Pain Syndromes and Their Evaluation. Best Pract Res Clin Rheumatol 2007; 21(3): 427 – 445

Bergmark A. Stability of the Lumbar Spine: A Study in Mechanical Engineering. Accta Orthopaedica Scandinavica 1989; 230 (Suppl.): 20 – 24

Bertram AM, Laube W. Sensomotorische Koordination: Gleichgewichtstraining auf dem Kreisel. Stuttgart: Thieme; 2008

Billeter R, Hoppeler H. Biologische Grundlagen der Muskelkontraktion. Schweiz Z Med Traumatologie 1994; 2: 6 – 20

Bocker B, Smolenski U, Callies R. Reproduzierbarkeit der Druckalgometrie bei Gesunden. Phys Med Rehab Kuror 1995; 5: 58 f

Boden SD et al. Abnormal magneticresonance scans of the lumbar spine in asymptomatic subjects: a prospective investigation. J Bone Joint Surg 1990; 72A: 403 – 408

Bogduk N. Klinische Anatomie von Lendenwirbelsäule und Sakrum. Berlin: Springer; 2000

Böhni U. Schmerzanalyse am Bewegungsorgan als Basis einer rationalen Differenzialtherapie. The Medical Journal 2006; 5 + 6

Böhni U, Lauper M, Locher H. Manuelle Medizin 2. Diagnostische und therapeutische Techniken praktisch anwenden. Stuttgart: Thieme; 2012

Boos N et al. The diagnostic accuracy of magnetic resonance imaging, work perception and psychosocial factors in identifying symptomatic disc herniations. Spine 1995; 20: 2613 – 2615

Boos N et al. What help and what confusion can imaging provide? Baillère's ClinicalRheumatology 1998; 12:115-139

Borg-Stein J, Wilkins A. Soft Tissue Determinants of Low Back Pain. Current Pain and Headache Reports 2006; 10(5): 339 – 344

Bowsher D. The Physiology of Stimulation-Produced Analgesia. J Brit Acupunct Society 1992; IX(2): 58 – 62

Brand P. Clinical Mechanics of the Hand. St. Louis: Mosby; 1985

Breig A. Adverse Mechanical Tension in the Central Nervous System. Stockholm: Almqvist and Wiksell; 1978

Brodie AG, Thompson JR. Factors in the position of mandible. J Am Dent Assoc 1942; 29: 925-941

Brokmeier A. Sinn und Unsinn des Muskeldehnens und der postisometrischen Relaxation. KG-intern 1999; 1: 20 – 27

Brokmeier A. Physiotherapie bei Muskelverkürzungen. KG-intern 2001; 2: 14 – 18

Bron C, Franssen J, Wensing M, Oostendorp RA. Interrater Reliability of Palpation of Myofascial Trigger Points in Three Shoulder Muscles. J Manual Manipulative Ther 2007; 15(4): 203 – 215

Bron C, de Gast A, Dommerholt J, Stegenga B, Wensing M, Oostendorp RA. Treatment of Myofascial Trigger Points in Patients with Chronic Shoulder Pain: a Randomized, Controlled Trial. BMC Med. 2011; Jan 24; 9(1):8

Brückle W, Sückfull M, Fleckenstein W, Weiss C, Müller W. Gewebe-pO2-Messung in der verspannten Rückenmuskulatur. Z Rheumatol 1990; 49: 208 – 216

Brüne L. Reflektorische Atemtherapie. Stuttgart: Thieme; 1983

Brumagne S, Cordo P, Lysens R, Verschueren S, Swinnen S. The role of paraspinal muscle spindles in lumbo-pelvic position sense in individuals with and without low back pain. Spine 2000; 25: 989-994

Burnstock G. Purinergic P2 Receptors as Targets for Novel Analgesics. Pharmacol Ther 2006; 110: 433 – 454

Butler DS. Mobilisation des Nervensystems. Berlin: Springer; 1998

Butler DS. The Sensitive Nervous System. Adelaide: NOI-group Publications; 2000

Butler DS. The Neurodynamic Techniques. A definitive guide from the Noigroup team. Adelaide: Noigroup Publications; 2005

Butler DS, Moseley GL. Schmerzen verstehen. Heidelberg: Springer; 2005

Capra F. Lebensnetz. Ein neues Verständnis der lebendigen Welt. Bern: Scherz; 1996

Carano A, Siciliani G. Effects of Continuous and Intermittent Forces on Human Fibroblasts in vitro. J Orthodontics 1996; 18: 19 - 26

Carragee EJ, Alamin TF, Miller JL, Carragee JM. Discographic, MRI and psychosocial determinants of low back pain disability and remission: a prospective study in subjects with benign persistent back pain. Spine 2005; 5/1: 24-35

Chaitow L. Muskel-Energie-Techniken in der Osteopathie und Manuellen Medizin. Stuttgart: Haug; 2004

Chaitow L. Chronic Pelvic Pain: Pelvic Floor Problems, Sacro-Iliac Dysfunction and the Trigger Point Connection. J Bodywork Movement Ther 2007; 11: 327 - 339.

Comerford MJ, Mottram SL. Movement and Stability Sysfunction - Contemporary Developments. Manual Therapy 2001; 6: 15 - 26

Couppé C, Torlli P, Fuglsang-Frederikesen A, Andersen KV, Jensen R. Myofascial trigger points are very prevalent in patients with chronic tension-type headache: a double-blinded controlled study. Clin J Pain 2007; 23: 23-7

Coveney B, Trott P, Grimmer K, Bell A, Hall R, Shacklock M. The upper Limb Tension Test in a Group of Subjects With a Clinical Presentation of Carpal Tunnel Syndrome. In: Proceedings of the Manipulative Physiotherapists' Association of Australia, Melbourne 1997; 31 - 33

Cummings TM, White AR. Needling Therapies in the Management of Myofascial Triggerpoint Pain: A Systematic Review. Arch Phys Med Rehabil 2001; 82: 986 - 992

Danneskiold-Samsoe B, Christiansen E, Andersen RB. Regional muscle tension and pain („fibrositis"). Effect of massage on myoglobin in plasma. Scand J Rehab Med 1983; 15: 17 - 20

Danneskiold-Samsoe B, Christiansen E, Andersen RB. Myofascial Pain and the Role of Myoglobin. Scand J Rheumatol 1986; 15: 174 - 178

Dejung B. Iliosacralgelenksblockierungen - eine Verlaufsstudie. Manuelle Medizin 1985; 23: 109-115

Dejung B. Die Verspannung des M. iliacus als Ursache lumbosacraler Schmerzen. Manuelle Medizin 1987; 25: 73-81

Dejung B. Die Verspannung des M. serratus anterior als Ursache interscapulärer Schmerzen. Manuelle Medizin 1987; 25: 97-102

Dejung B. Die Behandlung „chronischer Zerrungen". Schweiz Ztschr Sportmedizin 1988a; 36: 161-168

Dejung B. Triggerpunkt- und Bindegewebsbehandlung - neue Wege in Physiotherapie und Rehabilitationsmedizin. Physiotherpeut 1988b; 6: 3-8

Dejung B. Die Problematik des Bauchmuskeltrainings. Physiotherapeut 1991; 1-4

Dejung B. Muskulär bedingter Schmerz. Diagnose und Therapie. Gazette Médicale/Der informierte Arzt 1991; 12-17

Dejung B. Chronische Kopfschmerzen - häufig ein muskuläres Problem. Physiotherapie 1992; 12: 20-27

Dejung B. Zehn Jahre manuelle Triggerpunktbehandlung in der Schweiz. Physiotherapie 1994; 1ff

Dejung B. Manuelle Triggerpunktbehandlung bei chronischer Lumbosakralgie. Schweiz Med Wochenschrift 1994; 30: 82ff

Dejung B. Die Behandlung des akuten Hexenschusses. Gazette Médicale/Der informierte Arzt 1995; 9ff

Dejung B. Die Therapie muskulär verursachter Leistenschmerzen. Physiotherapie 1996; 9ff

Dejung B. Die Muskulatur als Ursache von Fußschmerzen. In: Meyer RP, Hrsg. Fußchirurgie in der Praxis. Heidelberg: Springer; 1996

Dejung B. Triggerpunkttherapie. In: Dvorak J et al. Manuelle Medizin. Stuttgart: Thieme; 1997

Dejung B. Nichtoperative Behandlung der lateralen Epicondylodynie. In: Meyer RP, Kappeler U. Hrsg. Ellenbogenchirurgie in der Praxis. Heidelberg: Springer; 1998

Dejung B. Die Behandlung unspezifischer chronischer Rückenschmerzen mit manueller Triggerpunkt-Therapie. Manuelle Medizin 1999; 37: 124-131

Dejung B. Triggerpunkt-Therapie: Die Behandlung akuter und chronischer Schmerzen im Bewegungsapparat mit manueller Triggerpunkt-Therapie und Dry Needling. 3. überarbeitete und erweiterte Auflage. Bern: Hans Huber; 2009

Dejung B, Hofer HO. Myofasziale Triggerpunkttherapie. In: Fischer L (Hrsg.), Lehrbuch Integrative Schmerztherapie. Heidelberg: Haug 2011

Dejung B, Keller U. Die Bedeutung muskulärer Triggerpunkte bei Schmerzen nach indirektem HWS-Trauma. Erkrankungen des Bewegungsapparates. 1994; 2: 29 - 31

Dejung B, Strub M. Die Behandlung der lateralen Epicondylodynie. Physiotherapie 1994; 2: 4-7

Dejung B, Sandel BJ. Triggerpunkte im M. gluteus medius - eine häufige Ursache von Lumbosakralgie und ischialgieformen Schmerzen. Manuelle Medizin 1995; 33: 74ff

de Morree J. Dynamik des menschlichen Bindegewebes. Funktion, Schädigung und Wiederherstellung. München: Urban & Fischer; 2001

Devor M. The Pathophysiology of Damaged Peripheral Nerves. In Wall PD, Melzack R. Textbook of Pain. Edinburgh: Churchill Livingstone; 1995

Dilorenzo L, Traballesi M, Morelli D, Pompa A, Brunelli S, Buzzi MG, Formisano R. Hemiparetic Shoulder Pain Syndrome Treated with Deep Dry Needling During Early Rehabilitation: A prospective, Open-Label, Randomized Investigation. J Musculoskeletal Pain 2004; 12(2): 25 - 34

Doggweiler-Wiygul R. Urologic Myofascial Pain Syndromes. Current Pain and Headache Reports 2004; 8(6): 445 - 451

Dölken M. Was muss ein Manualtherapeut über die Physiologie des Bindegewebes und die Entwicklung einer Bewegungseinschränkung wissen? Manuelle Medizin 2002; 40: 169 - 176

Dommerholt J, Bron C, Franssen J. Myofasziale Triggerpunkte. Evidenzbasierter Review. Manuelle Therapie 2011; 15: 20-32

Dommerholt J, Gröbli C. The Knee. In: Whyte-Ferguson L, Gerwin R, eds. Clinical Mastery of Myofascial Pain. Baltimore, Lippincott: Williams & Wilkins; 2004

Dommerholt J, Mayoral del Moral O, Gröbli C. Trigger Point Dry Needling. The Journal of Manual & Manipulative Therapy 2006a; 14(4): 70 - 87

Dommerholt J, Bron C, Franssen J. Myofascial Trigger Points: An Evidence-Informed Review. The Journal of Manual & Manipulative Therapy 2006b; 14(4): 203 - 221

Dorsher PT. Acupuncture Points and Trigger Points: Anatomic and Clinical Correlations. Med Acupunct 2006; 17: 20 - 23

Dorsher PT. Triggerpunkte und myofasziale Schmerzen - Akupunkturpunkte und Meridiansystem. In: Irnich D, Hrsg. Leitfaden Triggerpunkte. München: Urban & Fischer; 2009: 59 - 70

Dwyer A et al. Cervical Zygapophyseal Joint Pain Patterns. A Study in Normal Volunteers. Spine 1990; 15(6): 453 – 457

Drewes AM. Wechselwirkung zwischen viszeralem Schmerz und anderen Strukturen. In: van den Berg F, Hrsg. Angewandte Physiologie. Bd. 4: Schmerzen verstehen und beeinflussen. 2. erweiterte Aufl. Stuttgart: Thieme; 2008

Drewes AM et al. Schmerz mit Ursprung im viszeralen System. In: van den Berg, F Hrsg. Angewandte Physiologie. Bd. 4: Schmerzen verstehen und beeinflussen. 2. erweiterte Aufl. Stuttgart: Thieme; 2008

Dvorak J, Dvorak V, Schneider W. et al. Manuelle Medizin, Therapie. Stuttgart: Thieme; 1997

Ebelt-Paprotny G, Preis R Hrsg. Leitfaden Physiotherapie. 5. erweiterte Aufl. München: Urban & Fischer; 2008

Edwards J. The Importance of Postural Habits in Perpetuating Myofascial Trigger Point Pain. Acupuncture in Medicine 2005; 23(2): 77 – 82

Ettlin T. Schleudertrauma. In: Mense S, Pongratz D. Hrsg. Chronischer Muskelschmerz. Grundlagen, Klinik, Diagnose, Therapie. Darmstadt: Steinkopf; 2003; 125-144

Ettlin T, Schuster C, Stoffel R, Brüderlin A, Kischka U. A Distinct Pattern of Myofascial Findings in Patients after Whiplash Injury. Arch Phys Med Rehabil 2008; 89: 1290 – 1293

Evjenth O, Hamberg J. Autostretching. Ein vollständiges Handbuch über das Dehnen der Muskeln. Alfta: Alfta Rehab Förlag; 1990

Fassbender HG, Wagener K. Morphologie und Pathogenese des Weichteilrheumatismus. Z Rheumaforschung 1975; 32: 355 – 374

Feigl-Reitinger A et al. Der chronische Rückenschmerz: Histomorphologische Veränderungen der Muskulatur entlang der Wirbelsäule als Substrat der Myogelose. In: Feigl-Reitinger A et al. Myogelose und Triggerpunkte. Wien: Facultas; 1998

Ferguson LW, Gerwin R, eds. Clinical Mastery in the Treatment of Myofascial Pain. Philadelphia: Lippincott Williams & Wilkins; 2005

Fernandez-de-las-Penas C, Alonso-Blanco C, Fernandez-Carnero J, Miangolarra-Page C. The Immediate Effect of Ischemic Compression Technique and Transverse Friction Massage on Tenderness of Active and Latent Myofascial Trigger Points: A Pilot Study. J Bodywork Movement Ther 2006a; 10: 3 – 9

Fernandez-de-las-Penas C, Alonso-Blanco C, Cuadrado ML et al. Myofascial Trigger Points and Their Relationship to Headache Clinical Parameters in Chronic Tension-Type Headache. Headache 2006b; 46(8): 1264 – 1272

Fernandez-de-Las-Penas C, Alonso-Blanco C, Miangolarra JC. Myofascial Trigger Points in Subjects Presenting with Mechanical Neck Pain: A Blinded, Controlled Study. Manual Therapy 2007; 12: 29 – 33

Fernandez-de-Las-Penas C, Ge HY, Arendt-Nielsen L, Cuadrado ML, Pareja JA. The Local and Referred Pain from Myofascial Trigger Points in the Temporalis Muscle Contributes to Pain Profile in Chronic Tension-Type Headache. Clin J Pain 2007; 23(9): 786 – 92

Fernandez-de-las-Penas C, Madeleine P, Caminero A, Cuadrado ML, Arendt-Nielsen L, Pareja J. Generalized neck-shoulder hyperalgesia in chronic tension-type headache and unilateral migraine assessed by pressure pain sensitivity topographical maps of the trapezius muscle. Cephalalgia 2009; 30: 77-86

Fernandez-de-las-Penas C, Ge HY, Alonso-Blanco C, Gonzales-Iglesias J, Arendt-Nielsen L. Referred Pain Areas of Active Myofascial Trigger Points in Head, Neck, and Shoulder Muscles, in Chronic Tension Type Headache. J Bodyw Mov Ther 2010; 14(4): 391-396

Ferrante FM, Bearn L, Tothrock R, King L. Evidence Against Triggerpoint Injection Technique for the Treatment of Cervicothoracic Myofacial Pain with Botulinum Toxin Type A. Anesthesiology 2005; 103: 177 – 83

Fishbain D, Goldberg M, Meagher B, Steele R, Rosomoff H. Male and Female Chronic Pain Patients Categorized by DMS-III Psychiatric Criteria. Pain 1986; 26: 181 – 197

Fischer AA. Pressure Algometry over Normal Muscles. Standard Values, Validity and Reproducibility of Pressure Threshold. Pain 1987; 30: 115 – 126

Fischer AA. Pressure Threshold Measurement for Diagnosis of Myofascial Pain and Evaluation of Treatment Results. Clin J Pain 1987; 2: 207

Freiwald J. Dehnen kann nutzen und schaden. In: Keil C. Dehnen. Ein Thema – fünf Perspektiven. Physiotherapie 2007; 10: 28 – 31

Freiwald J, Engelhardt M, Konrad P, Jäger M, Gnewuch A. Dehnen. Neuere Forschungsergebnisse und deren praktische Umsetzung. Manuelle Medizin 1999; 1: 3 – 10

Friction JR. Myofascial Pain Syndrome: Characteristics and Epidemiology. Adv Pain Res 1990; 17: 107 – 128

Frisch H. Programmierte Untersuchung des Bewegungsapparates. Heidelberg: Springer; 2001

Fryer G, Hodgson L. The Effect of Manual Pressure Release on Myofascial Trigger Points in the Upper Trapezius Muscle. J Bodywork Movement Ther 2005; 9: 248 – 54

Gautschi R. Triggerpunkt-Therapie. In: van den Berg F, Hrsg, Angewandte Physiologie. Bd. 5: Komplementäre Therapien verstehen und integrieren. Stuttgart: Thieme; 2005; 512 – 544

Gautschi R. (gelesen und kommentiert). Latente myofasziale Triggerpunkte: Ihre Wirkungen auf Muskelaktivität und Bewegungseffizienz. Manuelle Therapie 2007; 11: 32 – 34

Gautschi R. Myofasziale Triggerpunkt-Therapie. Ein Fall für vier – Fallbeispiel Schulterschmerz. physiopraxis 2007; 3: 27

Gautschi R. Myofasziales Schmerzsyndrom. Physiopraxis Refresher 04.07. Suppl. der Zeitschrift physiopraxis 2007; 11 – 12: 3 – 19

Gautschi R. Myofasziale Triggerpunkt-Therapie. In: van den Berg F, Hrsg. Angewandte Physiologie. Bd. 4: Schmerzen verstehen und beeinflussen. 2. erweiterte Aufl. Stuttgart: Thieme; 2008a: 310 – 366

Gautschi R. Triggerpunkt-Therapie. In: Ebelt-Paprotny G, Preis R, Hrsg. Leitfaden Physiotherapie. 5. erweiterte Aufl. München: Urban & Fischer; 2008b: 264 – 271

Gautschi R. Triggerpunkt-Therapie. Physiopraxis Refresher 01.08. Suppl. der Zeitschrift physiopraxis 2008c; 03: 3 – 19

Gautschi R. Triggerpunkt-Therapie bei chronischen Schmerzen. Physiotherapie.med 2008d; 3: 13 – 23

Gautschi R. 25 Jahre Manuelle Triggerpunkt-Therapie. Manuelle Therapie 2008e; 12: 189 – 192

Gautschi R. Stressmanagement mit Rhythmusarbeit. Physioactiv 2008f; 2: 24 – 26

Gautschi R. Behandlungskonzept myofasziale Triggerpunkt-Therapie. In: Irnich D, Hrsg. Leitfaden Triggerpunkte. München: Urban & Fischer; 2009: 218 – 231

Gautschi R. Triggerpunkt-Therapie IMTT. Konzepte stellen sich vor. pt_Zeitschrift für Physiotherapeuten 2010a; 5: 29-31

Gautschi R. Myofaziale Schmerzen und Funktionsstörungen. Klinik und Diagnostik von Triggerpunkten. pt_Zeitschrift für Physiotherapeuten 2010b; 5: 59-62

Gautschi R. The Swiss Approach to Triggerpoint Therapy. physioactive 2010c; 3: 35-37

Gautschi R. Myofaziale Schmerzen und Funktionsstörungen. Pathophysiologische Grundlagen. pt_Zeitschrift für Physiotherapeuten 2011a; 1: 33-37

Gautschi R. Triggerpunkt-Therapie. Behandlung myofazialer Schmerzen und Funktionsstörungen. pt_Zeitschrift für Physiotherapeuten 2011b; 1: 59-63

Gautschi R. Triggerpunkt-induzierte Funktionsstörungen der Motorik. Bedeutung myofaszialer Triggerpunkte in der aktiven Rehabilitation. Physiotherapie.med 2011c; 2: 11-19

Gautschi R. Trigger Points as a Fascia-Related Desorder. In: Schleip R, Findley T, Chaitow L, Huijing P. Fascia: The Tensional Network of the Human Body: The Science and Clinical Applications in Manual and Movement Therapy. Edinburgh: Churchill Livingstone; 2012a: 233-243

Gautschi R. Auf den Punkt gebracht: Triggerpunkt-Therapie bei lateralen Ellbogenschmerzen. Manuelle Therapie 2012b; 16: 67-72

Gelb M. Körperdynamik. Eine Einführung in die Alexander-Technik. Frankfurt: Ullstein; 1989

Gelberman R, Szabo R, Williamson R, Hargens A, Yaru N, Minteer-Convery M. Tissue pressure threshold for peripheral nerve viability. Clinical Orthopaedics and Related Research 1983; 187: 285-291

Gerwin RD. A Study of 96 Subjects Examined Both for Fibromyalgia and Myofascial Pain. J Musculoskeletal Pain 1995; 3 (Suppl. 1): 121

Gerwin RD, Shannon S, Hong CZ et al. Interrater Reliability in Myofascial Triggerpoint Examination. Pain 1997; 69: 65 – 73

Gerwin RD, Dommerholt J, Shah JP. An Expansion of Simons' Integrated Hypothesis of Trigger Point Formation. Curr Pain Headache Rep 2004 Dec; 8(6): 468 – 75

Giamberardino MA, Tafuri E, Savini A et al. Contribution of Myofascial Trigger Points to Migraine Symptoms. J Pain 2007; 8(11): 869 – 878

Gifford L. Schmerzphysiologie. In: van den Berg F. Angewandte Physiologie. Bd. 2: Organsysteme verstehen und beeinflussen. Stuttgart: Thieme; 2000

Gibbons SGT. Assessment und Rehabilitation der stabilisierenden Funktion des M. psoas major. Manuelle Therapie 2007; 11: 177 – 187

Gill KP, Callaghan MJ. The Measurement of Lumbar Proprioception in Individuals With and Without Low Back Pain. Spine 1998; 23: 371-377

Gisler T. Stretching – ein Auslaufmodell? Einflussnahme auf Muskeltonus, Muskellänge und artikuläre Strukturen. Sportmedizin und Sporttraumatologie 2007; 55(4): 139 – 148

Glaser V. Das Gamma-Nervenfaser-System (GNS) als psychosomatisches Bindeglied. Der Mechanismus der bewussten Korrektur vegetativer Dystonien (1965). In: Heyer-Grote L. Atemschulung als Element der Psychotherapie. Darmstadt: Wissenschaftliche Buchgesellschaft; 1970

Glaser V. Eutonie. Das Verhaltensmuster des menschlichen Wohlbefindens. Lehr- und Übungsbuch für Psychotonik-Glaser. Heidelberg: Haug; 1993

Good MG. Five Hundred Cases of Myalgia in the British Army. Ann Rheum Dis 1942; 3: 118 – 138

Good MG. The Role of Skeletal Muscle in the Pathogenesis of Diseases. Acta Medica Scand 1950; 138: 285 – 292

Gore DR, Sepic SG. Roentgenographic Findings of the Cervical Spine in Asymptomatic People. Spine 1986; 11: 521 – 524

Gorman RB, McKenzie DK, Pride NB, Tolman JF, Gandevia SC. Diaphragm Length during Tidal Breathing in Patients with Chronic Obstructive Pulmonary Disease. American Journal of Respiratory and Critical Care Medicine 2002; 166: 1461-1469

Grabowski CL, Shaun Gray D, Burnham RS. Botulinum Toxin A Versus Bupivacaine Trigger Point Injections for the Treatment of Myofacial Pain Syndrome: A Randomised Double-Blind Crossover Study. Pain 2005; 118: 170 – 5

Graven-Nielsen T, McArdle A, Phoenix J, Arendt-Nielsen L, Jensen TS, Jackson MJ, Edwards RH. In vivo model of muscle pain: quantification of intramuscular chemical, electrical, and pressure changes associated with saline-induced muscle pain in humans. Pain 1997; 69: 137-43

Graven-Nielsen T, Jansson Y, Segerdahl M, Kristensen JD, Mense S, Arendt-Nielsen L, Sollevi A. Experimental pain by ischaemic contractions compared with pain by intramuscular infusions of adenosine and hypertonic saline. Eur J Pain 2003; 7: 93-102

Graven-Nielsen T et al. Painful and Non-Painful Pressure Sensations from Human Skeletal Muscle. Exp Brain Res 2004; 159: 273 – 283

Graven-Nielsen T. Fundamentals of muscle pain, referred pain, and deep tissue hyperalgesia. Scand J Rheumatol Suppl 2006; 35: 1-43

Griffiths R et al. Guide to Assessing Psychosocial Yellow Flags in Acute Low Back Pain: Risk Factors for Long-Term Disability and Work Loss. www.nzgg.org.nz/guidelines/0072/acc1038_col.pdf; 1997; Stand 23. 11. 2009.

Grob D, Dvorak J. Sakralblock: Indikation und Wirksamkeit. Praxis 1998; 87: 305-308

Gröbli C. Klinik und Pathophysiologie von myofaszialen Triggerpunkten. Physiotherapie 1997; 1: 17-26

Gröbli C, Dommerholt J. Myofasziale Triggerpunkte: Pathologie und Behandlungsmöglichkeiten. Manuelle Medizin 1997; 6: 295-303

Gröbli C, Dejung B. Nichtmedikamentöse Therapie myofaszialer Schmerzen. Schmerz 2003; 17: 475 – 480

Grosjean B, Dejung B. Achillodynie – ein unlösbares Problem? Schweiz Ztschr Sportmedizin 1990; 38: 17-24

Groll C. Schmerzgedächtnis. Physiopraxis Refresher 3.07. Suppl. der Zeitschrift physiopraxis 07-07.07. Stuttgart: Thieme; 2007

Gunn CC, Milbrandt WE, Little AS, Mason KE. Dry Needling of Muscle Motor Points for Chronic Low-Back Pain. A Randomized Clinical Trial With Long-Term Follow-Up. Spine 1980; 3: 279 – 291

Gunn CC. The Gunn Approach to the Treatment of Chronic Pain. Intramuscular Stimulation for Myofascial Pain of Radiculopathic Origin. 2nd ed. New York: Churchill Livingstone; 1996

Gutstein M. Diagnosis and Treatment of Muscular Rheumatism. Br J Phys Med 1938; 1: 302 – 321

Gutstein M. Common Rheumatism and Physiotherapy. Br J Phys Med 1940; 3: 46 – 50

Hägg, G. Ny forklaringsmodell for muskelskador vid statisk belastnin i skuldra och nacke [Swedish; New Explanation for Muscle Damage as a Result of Static Loads in the Neck and Shoulder]. Arbete Manniska Miljo 1988; 4: 260 – 262

Hägg GM. Static Work Load and Occupational Myalgia – A New Explaination Model. In: Anderson P, Hobart D, Danoff J: Electromyographical Kinesiology. Amsterdam: Elsevier Science 1991; 141 – 144

Hägg GM. The Cinderella Hypothesis. In: Johansson H et al., eds. Chronic Work-Related Myalgia. Gävle, Sweden: Gävle University Press 2003; 127 – 132

Hains G, Descarreaux M, Hains F. Chronic Shoulder Pain of Myofascial Origin: A Randomized Clinical Trial Using Ischemic Compression Therapy. J Manipulative Physiol Ther 2010; 33(5): 362-369

Hains G, Hains F. Patellafemoral Pain Syndrome Managed by Ischemic Compression to the Trigger Points Located in the Peri-Patellar and Retro-Patellar Areas. A Randomized Clinical Trial. Clin Chiro 2010; 13:201-209

Haldemann S. Failure of the Pathology Model to Predict Back Pain. Spine 1990; 15: 718 – 724

Hall TM, Elvey RL. Nerve trunk pain: physical diagnosis and treatment. Manual Therapy 1999; 4: 63-73

Hamilton C. Segmentale Stabilisation. Fisioactive 2002; 11: 17 – 26

Hamilton C. Schleudertrauma. Physiopraxis Refresher 01/06. Supplement der Zeitschrift physiopraxis 2006; 11-12: 3-15

Hanten WP, Olson SL, Butts NL, Nowicki AL. Effectivness of a Home Program of Ischemic Pressure Followed by Sustained Strech for the treatment of Myofascial Trigger Points. Phys Ther 2000; 80(10): 997 – 1003

Hasenbring M. Attentional Control of Pain and the Process of Chronification. Prog Brain Res 2000; 129 (Chapter 38): 525 – 34

Heine H. Anatomische Struktur der Akupunkturpunkte. Dtsch Z Akupunktur 1987; 31:26 – 30

Heine H. Zur Morphologie der Akupunkturpunkte. Dtsch Z Akupunktur 1987; 30: 75 – 79

Heinke B. Sandkuehler J. Signal Transduction Pathways of Group I Metabotropic Glutamate Receptor-Induced Long-Term Depression at Sensory Spinal Synapses. Pain 2005; 118(1 – 2): 145 – 154

Hengeveld E. Biopsychosoziales Modell. In: van den Berg F, Hrsg. Angewandte Physiologie. Bd. 4: Schmerzen verstehen und beeinflussen. 2. erweiterte Aufl. Stuttgart: Thieme; 2008: 47 – 60

Hidalgo-Lozano A, Fernandez-de-las-Penas C, Alonso-Blanco C, Ge HY, Arendt-Nielsen L, Arroyo-Morales M. Muscle Trigger Points and Pressure Pain Hyperalgesia in the Shoulder Muscles in Patients with Unilateral Shoulder Impingement: A Blinded, Controlled Study. Exp Brain Res 2010; 202(4): 915 – 925

Hides JA, Stokes MJ, Saide M, Jull GA, Cooper DH. Evidence of Lumbar Multifidus Muscle Wasting Ipsilateral to Symptoms in Patients with Acute/Subacute Low Back Pain. Spine 1994; 19: 165-172

Hides JA, Richardson CA, Jull GA. Magnetic resonance imaging and ultrasonography of the lumbar multifidus muscle: Comparison of two different modalities. Spine 1995; 20: 54-58

Higgs J, Jones MA, Loftus S et al. Clinical Reasoning in the Health Professions. 3 rd ed. Oxford: Butterworth Heinemann; 2008

Hochschild J. Funktionelle Anatomie – Therapierelevante Details. Bd. 1 und 2. Stuttgart: Thieme; 2002 u. 2005

Hodges PW, Richardson CA. Inefficient Muscular Stabilisation of the Lumbar Spine Associated with Low Back Pain. Spine 1996; 21(22): 2640 – 2650.

Hofer HO. Die myofasziale Triggerpunkt-Therapie. Eine effiziente nichtmedikamentöse Behandlung von Muskelschmerzen. Schweizerische Polyarthritiker-Vereinigung, SPV/ASP info 2007; 3(103,27): 8 – 13

Hoheisel U, Mense S, Simons DG, Yu X-M. Appearance of New Receptive Fields in Rat Dorsal Horn Neurons Following Noxious Stimulation of Skeletal Muscle: A Model for Referral of Muscle Pain? Neurosci Lett 1993; 153: 9 – 12

Hoheisel U, Koch K, Mense S. Functional Reorganisation in the Rat Dorsal Horn During an Experimental Myositis. Pain 1994; 59: 111 – 118

Hoheisel U, Reinöhl J, Unger T et al. Acidic pH and Capsaicin Activate Mechanosensitive Group IV Muscle Receptors in the Rat. Pain 2004; 110: 149 – 157

Hoheisel U et al. Excitatory and Modulatory Effects of Inflammatory Cytokines and Neurotrophins on Mechanosensitive Group IV Muscle Afferents in the Rat. Pain 2005; 114: 168 – 176

Hoheisel U et al. Sensitization of Rat Dorsal Horn Neurons by NGF-Induced Subthreshold Potentials and Low-Frequency Activation. A study Employing Intracellular Recordings in vivo. Brain Res 2007; 12: 34 – 43

Holey E, Cook E. Therapeutic Massage. London: Philadelphia-Saunders; 1998

Homada J. On the nerve supply of the connective tissue of some peripheral nervous system components. Acta Anatomica 1963; 55: 343-351

Hong CZ: Lidocaine Injection versus Dry Needling to Myofascial Trigger Point. The Importance of the Local Twitch Response. Am J Phys Med Rehabil 1994; 73(4): 256 – 263

Hong CZ, Torigoe Y. Electrophysiological Characteristics of Localised Twitch Responses in Responsive Taut Bands of Rabbit Skeletal Muscle Fibres. Journal of Musculoskeletal Pain 1994; 2: 17 – 43

Hong CZ, Simons DG. Pathophysiologic and Electrophysiologic Mechanisms of Myofascial Trigger Points. Arch Phys Med Rehabil 1998; 79: 863 – 872

Hou CR, Tsai LC, Cheng KF et al. Immediate Effects of Various Physical Therapeutic Modalities on Cervical Myofascial Pain and Trigger-Point Sensitivity. Arch Phys Med Rehabil 2002; 83: 1406 – 14

Howald H. Morphologische und funktionale Veränderungen der Muskelfasern durch Training. Schweiz Z Sportmed 1984; 31: 5 – 14

Hoyle JA, Marras WS, Sheedy JE, Hart DE. Effects of Postural and Visual Stressors on Myofascial Trigger Point Development and Motor Unit Rotation During Computer Work. J Electromyogr Kinesiol 2011; 21(1): 41-48

Hsieh CY, Hong CZ, Adams AH et al. Interexaminer Reliability of the Palpation of Trigger Points in the Trunk and Lower Limb Muscles. Arch Phys Med Rehabil 2000; 81(3): 258 – 264

Hsieh CY, Adams AH, Tobis JT, Hong CZ et al. Effectivness of Four Conservative Treatments for Subacute Low Back Pain. Spine 2002; 27(11): 1142 – 48

Hubbard DR, Berkoff GM. Myofascial Trigger Points Show Spontaneous Needle EMG Activity. Spine 1993; 18: 1803ff

Hubbard DR. Chronic and Recurrent Muscle Pain: Pathophysiology, Treatment and Review of Pharmacologic Studies. Journal of Musculoskeletal Pain 1996; 4: 123 – 144

Huguenin LK. Myofascial Trigger Points: The Current Evidence. Physical Therapy in Sport 2004; 5: 2 – 12

Hurwitz EL, Morgenstern H. Cross-Sectional Associations of Asthma, Hay Fever, and Other Allergies with Major Depression and Low-Back Pain among Adults Aged 20 – 39 Years in the United States. American Journal of Epidemiology 1999; 150/10: 1107 – 1116

Hussar AE, Guller EJ. Correaltion of Pain and Roentgenographic Findings of Spondylolysies of the Cervical and Lumbar Spine. Am J Med Sci 1956; 11: 518 – 527

Hüther, G. Der Traum vom stressfreien Leben. In: Stress – Neurobiologie der Angst. Spektrum der Wissenschaft 1999; Dossier 3

Hüther, G. Biologie der Angst. Wie aus Stress Gefühle werden. Göttingen: Vandenhoeck; 2005

Hwang M, Kang YK, Shin JY et al. Referred Pain Pattern of the Abductor Pollicis Longus Muscle. Am J Phys Med Rehabil. 2005; 84: 593 – 597

Hwang M, Kang YK, Kim DH. Referred Pain Pattern of the Pronator Quadratus Muscle. Pain 2005; 116(3): 238 – 242

Ikeda H, Stark J, Fischer H et al. Synaptic Amplifier of Inflammatory Pain in the Spinal Dorsal Horn. Science 2006; 312: 1659 – 1662

IMTT. Kursskript Triggerpunkt-Therapie Modul 1. IMTT 2008

Irnich D. Leitfaden Triggerpunkte. München: Urban & Fischer; 2009

Ironson G, Field T, Scafidi F et al. Massage Therapy is associated with Enhancement of the Immune System's Cytoxic Capacity. Int J Neurosci 1996; 84(1 – 4): 205 – 217

Issberner U, Reeh PW, Steen KH. Pain Due to Tissue Acidosis: A Mechanism for Inflammatory and Ischemic Myalgia? Neurosci Lett 1996; 208: 191 – 194

Itoh K, Katsumi Y, Kitakoji H. Trigger Point Acupuncture Treatment of Chronic Low Back Pain in Elderly Patients – A Blinded RCT. Acupunct Med 2004; 22: 170 – 177

Itoh K, Katsumi Y, Hirota S et al. Randomised Trial of Trigger Point Acupuncture Compared with Other Acupuncture for Treatment of Chronic Neck Pain. Complemnet Ther Med 2007; 15(3): 172 – 179

Ivanichev GA. [Schmerzhafte Muskelhärten. Myogener Triggerpunkt]. (Russisch) Kazan: Russian Kazan University Press; 1990

Ivanichev GA. [Die elektromyographische Charakteristik muskulärer Triggerpunkte]. (Russisch) Vertebronevrologia 1992; 2: 33 – 37.

Ivanichev GA. [Myofaszialer Schmerz]. (Russisch) Kazan: Russian Kazan University Press; 2007

Jackson RP et al. The Neuroradiographic Diagnosis of Lumbar Herniated Nucleus Pulposus. Spine 1989; 14: 1362 – 1367

Jaeger B, Skootsky SA. Double Blind Controlled Study of Different Myofascial Trigger Point Injection Techniques. Pain 1987; 45 (Suppl): 292

Jahr S, Taufman I, Destanis P et al. Vergleichende Darstellung der Palpation myofaszialer Triggerpunkte im Schultergürtelbereich zu anderen klinischen Untersuchungsmethoden. Phys Med Rehab Kuror 2007; 17: 149 – 155

Jan-Wehrle S et al. Die Behandlung von akuten Verletzungen der Halswirbelsäule. Physiotherapie 2000; 8: 18 – 24

Jäger K, Borner A, Graber G. Epidemiologische Untersuchungen über die Ätiologiefaktoren dysfunktioneller Erkrankungen im stomatognathen System. Schweiz Monatsschr Zahnmed 1987; 97: 1351 – 1356

Jäger K. Stressbedingte Kaufunktionsstörungen. Konsequenzen für den zahnärztlichen Praxisalltag. Berlin: Quintessenz; 1997

Jänig W. Sympathisches Nervensystem und Schmerz. In: van den Berg F. Angewandte Physiologie: Schmerzen verstehen und beeinflussen. 2. erweiterte Aufl. Stuttgart: Thieme; 2008

Jarrell J. Myofascial Dysfunction in the Pelvis. Current Pain and Headache Reports 2004; 8(6): 452 – 456

Järvholm U, Styf J, Suurkula M et al. Intramuscular Pressure and Muscle Blood Flow in Supraspinatus. Eur J Appl Physiol 1988; 58: 219 – 224

Jeanmonod D, Magnin M, Morel A. Low-Threshold Calcium Spike Bursts in the Human Thalamus. Common Physiopathology for Sensory, Motor and Limbic Positive Symptoms. Brain 1996; 119: 363 – 375

Jensen MC et al. Magnetic resonance imaging of the lumbar spine in people without back pain. N Engl J Med 1994; 331: 69 – 73

Jones D, Nolte H, Scholubbers J et al. Biochemical Signal Transduction of Mechanical Strain in Osteoblast-Like Cells. Biomaterials 1991; 12: 101 – 110

Jones LH. Strain-Counterstrain. Osteopathische Behandlung der Tenderpoints. München: Urban & Fischer/Elsevier; 2005

Jones MA, Jensen G, Edwards I. Clinical Reasoning in Physiotherapy. In: Higgs J, Jones M. Clinical Reasoning in the Health Professions. 3 rd ed. Oxford: Urban & Fischer/Elsevier; 2008

Kapandji IA. Funktionelle Anatomie der Gelenke. Stuttgart: Thieme; 2006

Keel P et al. Chronifizierung von Rückenschmerzen. Basel: Eular; 1996

Keil C. Dehnen. Ein Thema – fünf Perspektiven. Physiotherapie 2007; 10: 28 – 31

Kellgren JH. Observations on Referred Pain Arising from Muscle. Clinical Science 1938; 3: 175 – 190

Kellgren JH. A Preliminary Account of Referred Pains Arising from Muscle. British Medical Journal 1938; 1: 325 – 327

Kellgren JH. On the Distribution of Pain Arising from Deep Somatic Structures with Charts of Segmental Pain Areas. Clinical Science 1939; 4: 35 – 46

Kelly M. The Treatment of Fibrositis and Allied Disorders by Local Anesthesia. Med J Aust 1941; 1: 294 – 298

Kelly M. The Nature of Fibrositis. I. The Myalgic Lesion and Its Secondary Effects: A Reflex Theory. Ann Rheum Dis 1945; 5: 1 – 7

Kelly M. The Nature of Fibrositis. II. A Study of the Causation of the Myalgic Lesion (Rheumatic, Traumatic, Infective). Ann Rheum Dis 1946;5: 69 – 77

Kelly M. The Relief of Facial Pain by Procaine (Novocaine) Injections. J Am Geriatr Soc 1963; 11: 586 – 96

Klemme B, Siegmann G. Clinical Reasoning. Therapeutische Denkprozesse lernen. Stuttgart: Thieme; 2006

Klien S (gelesen und kommentiert). Referred Pain Pattern of the Pronator Quadratus Muscle. Schmerzprojektionsmuster des M. pronator quadratus. Manuelle Therapie 2006; 10: 93 – 94

Klingler W, Schleip R, Zorn A. European Fascia Research Project Report. Structural Integration-Journal of the Rolf Institute 2004; 32(3): 1 – 10

Kostopoulos D, Nelson AJ, Ingber RS, Larkin RW. Reduction of Spontaneous Electrical Activity and Pain Perception of Trigger Points in the Upper Trapezius Muscle through Trigger Point Compression and Passive Stretching. JMP 2008; 16(4): 266-278

Kovacs FM, Abraira V, Pozo Fet al. Local and Remote Sustained Trigger Point Therapy for Exacerbations of Chronic Low Back Pain. A Randomized, Double-Blind, Controlled, Multicenter Trial. Apine 1997; 22/7: 786 – 797

Kovanen V, Suominen H, Heikkinen E. Collagen of Slow Twitch and Fast Twitch Muscle Fibres in Different Types of Rat Skeletal Muscle. Eur J Appl Physiol Occu Physiol 1984; 52: 235 – 242

Kraft W. Dehnen, aber richtig! Stretching auf dem neuesten Stand. physiopraxis 2003; 6: 32 – 35

Kruger L. Cutaneous Sensory System. In: Adelman G. Encyclopedia of Neuroscience 1. Boston: Birkhäuser; 1987: 293

Kuan TS, Hong CZ, Chen JT et al. The Spinal Cord Connections of the Myofascial Trigger Spots. European Journal of Pain 2007; 11(6): 624 – 634

Lange M. Die Muskelhärten (Myogelosen). München: Lehmann; 1931

Langevin HM, Yandow JA. Relationship of Acupuncture Points and Meridians to Connective Tissue Planes. Anat Rec 2002; 269(6): 257 – 265

Langevin HM, Churchill DL, Wu J et al. Evidence of Connective Tissue Involvement in Acupuncture. Faseb J 2002; 16: 872 – 874

Langevin HM, Storch KN, Cipolla MJ et al. Fibroblast Spreading Induced by Connective Tissue Stretch Involves Intracellular Redistribution of Alpha- and Betaactin. Histochem Cell Biol 2006; 125: 487 – 495

Langevin, HM. Potential Role of Fascia in Chronic Musculoskeletal Pain. In: Audette, JF, Bailey A, eds. Integrative Pain Medicine: The Science and Practice of Complementary and Alternative Medicine in Pain Management. Totowa: Humana Press 2008; 123 – 132

Lawson SN, Crepps BA, Perl ER. Relationship of Substance P to Afferent Characteristics of Dorsal Root Ganglion Neurones in Guinea-Pig. J Physiol 1997; 505: 177 – 191

LeBars D, Villanueva L. Electrophysiological Evidence for the Activation of Descending Inhibitory Controls by Nociceptive Afferent Pathways. Prog Brain Res 1988; 77: 275 – 99

LeBars D, Villanueva L, Bouhassira D et al. Diffuse Noxious Inhibitory Controls (DNIC) in Animals and Man. Journal of Pathology, Physiological and Experimental Therapy 1992; 4: 53 – 65

Leffler AS, Kosek E, Hansson P. Injection of hypertonic saline into musculus infraspinatus resulted in referred pain and sensory disturbances in the ipsilateral upper arm. Eur J Pain 2000; 4: 73-82

Leinonen V, Kankaanpää M ,Luukkonen M, Hänninen O, Airaksinen O, Taimela S. Disc Herniation-Related Back Pain Impairs Feed-Forward Control of Paraspinal Muscles. Spine 2001; 26: E367-E372

Le Pera D, Graven-Nielsen T, Valeriani M et al. Inhibition of Motor System Excitability at Cortical and Spinal Level by Tonic Muscle Pain. Clin Neurophysiol 2001; 112: 1633 – 1641

Levin S. The Tensegrity-Truss as a Model for Spine Mechanics: Biotensegrity. Journal of Mechanics in Medicine and Biology 2002; 2: 375 – 388

Lew PC, Lewis J, Story I. Inter-therapist reliability in locating latent myofascial trigger points using palpation. Man Ther 1997; 2: 87-90

Lewit K. The Needle Effect in the Relief of Myofascial Pain. Pain 1979; 6: 83 – 90

Lewit K. Manuelle Medizin bei Funktionsstörungen des Bewegungsapparates. München: Urban & Fischer; 2006

Lewit K. Das wissenschaftliche Konzept der manuellen Therapie. Punkt für Punkt. Manuelle Medizin 2007; 45: 309 – 313

Licht G, Müller-Ehrenberg H, Mathis J, Berg G, Greitemann G. Untersuchung myofaszialer Triggerpunkte ist zuverlässig. Intertester-Reliabilität an insgesamt 304 Muskeln überprüft. Manuelle Medizin 2007; 45(6): 402 – 408

Lieber RL. Skeletal Muscle. Structure, Function & Plasticity. 2nd ed. Baltimore: Lippincott Williams & Wilkins; 2002

Lindel K. Muskeldehnung. Grundlagen–Differenzialdiagnostik–Therapeutische Dehnungen–Eigendehnungen. Heidelberg: Springer; 2006

Lindsay M, Robertson C. Fascia. Clinical Applications for Health and Human Performance. New York: Delmar; 2008

Lucas K, Polus B, Rich P. Latent Myofascial Trigger Points and Temporal Recruitment Patterns of the Shoulder Girdle. Proceedings of the Third Conference of the International Shoulder Group, September 4 – 5, 2000, Newcastle-upon-Tyne, UK; 2001

Lucas K, Karen R, Polus B et al. Latent Myofascial Trigger Points: Their Effects on Muscle Activation and Movement Efficiency. J Bodywork Mov Ther 2004; 8: 160 – 166

Lucas K, Karen R, Polus B et al. How Common are Latent Myofascial Trigger Points in the Scapular Positioning Muscles? J Musculoskeletal Pain 2008; 16(4): 279 – 286

Lucas N, Macaskill P, Irwig L, Moran R, Bogduk N. Reliability of physical examination for diagnosis of myofascial trigger points: a systematic review of the literature. Clin J Pain 2009; 25(1): 80-9

Lundborg G. Nerve Injury and Repair. Edingburgh: Churchill Livingstone; 1988

Lundborg G, Dahlin LB. The Pathophysiology of Nerve Compression. Hand Clinics 1992; 8(2): 215 – 227

Lundborg G, Dahlin LB. Anatomy, Function and Pathophysiology of Peripheral Nerves and Nerve Compression. Hand Clinics 1996; 12(2): 185 – 193

Lundborg G, Rydevik B. Effects of stretching the tibial nerve of the rabbit: a preliminary study of the intraneural circulation and barrier function of the perineurium. J Bone and Joint Surgery 1973; 55B: 390-401

Luomajoki H. Movement Control Impairment as a Subgroup of Non-specific Low Back Pain. Evaluation of Movement Control Test Battery as a Practical Tool in the Diagnosis of Movement Control Impairment and Treatment of this Dysfunction. Kuopio: Eastern Finland University Library 2010

Magid A, Law DJ. Myofibrils Bear Most of the Resting Tension in Frog Skeletal Muscle. Science 1985; 230: 1280 – 1282

Magora A, Schwartz A. Relation Between the Low Back Pain Syndrome and X-Ray Findings. Scand J Rehabil Med 1980; 12: 9 – 15

Malliaropoulos N, Papalexandris S, Papaladaet al. The Role of Stretching in Rehabilitation of Hamstring Injuries. MSSE 2004; 36(5): 756 – 759

Marchand F, Perretti M, McMahon SB. Role of the Immune System in Chronic Pain. Nat Rev Neurosci 2005; 6: 521 – 32

Marhauer S. Clinical Reasoning in der Physiotherapie. physiopraxis 2003; 7: 18 – 21

Mackey AL, Donnelly AE, Turpeenniemi-Hujanen T et al. Skeletal Muscle Collagen Content in Humans after High-Force Eccentric Contractions. J Appl Physiol 2004; 97: 197 – 203

Masi AT. Review of the Epidemiology and Criteria of Fibromyalgia and Myofascial Pain Syndrome: Concepts of Illness in Populations as Applied to Dysfunctional Syndromes. In: Jacobsen B, Danneskiold-Samsoe B, Lund B. Musculoskeletal Pain, Myofascial Pain and the Fibromyalgia Syndrome. Binghampton: Haworth Press; 1993

Massey AE. Movement of Pain Sensitive Structures in the Neural Canal. In: Grieve GP, Hrsg. Modern Manual Therapy of the Vertebral Column. Edinburgh: Churchill Livingstone; 1985

Mayoral del Moral O, Martin Correa MT, Del Alamo M et al. Effectiveness of Pulsed Ultrasound in the Treatment of Latent and Active Myofascial Triggerpoints. J Musculoskeletal Pain 2004; 12 (Suppl. 9): 64

Mc Nulty WH. Needle Electromyographic Evaluation of Trigger Point Response to a Psychological Stressor. Psychophysiology 1994; 31: 313

McPartland JM. Expression of the Endocannabinoid System in Fibroblasts and Myofascial Tissues. J Bodywork Mov Ther 2008; 12: 169 – 182

Meert GF. Das Becken aus osteopathischer Sicht. Funktionelle Zusammenhänge nach dem Tensegrity-Modell. München: Urban & Fischer; 2006

Melin B, Lundberg U. A Psychobiological Approach to Work-Stress and Musculoskeletal Disorders. Journal of Psychophysiology 1997

Melzack R et al. Trigger Points and Acupuncture Points for Pain: Correlations and Implications. Pain 1977; 3: 3 – 23

Melzack R. Myofascial Trigger Points – Relation to Acupuncture and Mechanisms of Pain. Pain 1981; 3: 1 – 9

Melzack R. Folk Medicine and the Sensory Modulation of Pain. In: Wall PD, Melzack R, eds. Textbook of Pain. Edinburgh: Churchill Livingstone; 1989

Melzack R, Wall PD. The Challenge of Pain. 2nd ed, chapter 9 and 11 (reprinted). London: Penguin; 1991

Mense S. Nociception from Skeletal Muscle in Relation to Clinical Muscle Pain. Pain 1993; 54(3): 244 – 289

Mense S. Referral of Muscle Pain – New Aspects. APS Journal 1994; 3: 1 – 9

Mense S. Neue Entwicklungen im Verständnis von Triggerpunkten. Manuelle Medizin 1999; 3: 115 – 120

Mense S. Neurobiologie des Muskelschmerzes. Deutsche Zeitschrift für Sportmedizin 2000; 6: 190 – 195

Mense S. Was ist das Besondere am Muskelschmerz? Schmerz 2003; 17: 459 – 463

Mense S. Mechanismen der Chronifizierung von Muskelschmerz. Orthopäde 2004a; 33: 525 – 532

Mense S. Funktionelle Neuroanatomie und Schmerzreize. Schmerz 2004b; 18: 225 – 237

Mense S. Muskeltonus und Muskelschmerz. Manuelle Medizin 2005; 43: 156 – 161

Mense S. Ein wissenschaftliches Interview. Manuelle Medizin 2007a; 45: 282 – 285

Mense S. Sensorische Nervenendigungen, Mechanorezeptoren. In: Benninghoff A, Drenckhahn D, Hrsg. Anatomie. Bd. 2. 16. Aufl. München: Urban & Fischer; 2007b

Mense S. Aktuelles zum Rückenschmerz. physiopraxis 2008a; 1: 30 – 33

Mense S. Muskelschmerz: Mechanismen und klinische Bedeutung. Deutsches Ärzteblatt 2008b; 105(12): 214 – 219

Mense S. Unterschiede zwischen myofaszialen Triggerpunkten und „tender points". Schmerz 2011; 25: 93-104

Mense S, Simons DG. Muscle Pain: Understanding Its Nature, Diagnosis and Treatment. Philadelphia: Williams & Wilkins; 2001a

Mense S, Hoheisel U. Stickstoffmonoxid-Mangel im Rückenmark. Schmerz 2001b; 15: 19 – 25

Mense S, Simons DG. Myofasziales Syndrom und Triggerpunkte. In: Mense S, Pongratz D. Chronischer Muskelschmerz. Grundlagen, Klinik, Diagnose, Therapie. Darmstadt: Steinkopf; 2003.

Mense S, Pongratz D. Chronischer Muskelschmerz. Grundlagen, Klinik, Diagnose, Therapie. Darmstadt: Steinkopf; 2003a

Mense S, Pongratz D. Neue Einsichten in die Besonderheiten des Muskelschmerzes. Schmerz 2003b; 17: 397 – 398

Meert GF. Das Becken aus osteopathischer Sicht. Funktionelle Zusammenhänge nach dem Tensegrity-Modell. München: Urban & Fischer; 2006

Millan MJ. The Induction of Pain: An Integrative Review. Prog Neurobiol 1999; 57: 1

Mitchell JH, Schmidt RF. Cardiovascular Reflex Control by Afferent Fibres from Skeletal Muscle Receptors. In: Sheperd JT et al., Eeds. Handbook of Physiology – The Cardiovascular System, section 2, no. III, 1977: 623 – 658. Reprint in: Oschman JL, ed. Energy Medicine: The Scientific Basis. Edinburgh: Churchill Livingstone/Harcourt Brace; 2000

Molander C, Ygge J, Dalsgaard C-J. Substance P-, Somatostatin- and Calcitonin gene-Related Peptide-Like Immunoreactivity and Fluoride Resistant Acid Phosphatase-Activity in Relation to Retrogradely Labeled Cutaneous, Muscular and Visceral Primary Sensory Neurons in the Rat.Neurosci Lett 1987; 74: 3

Mooney W, Robertson J. The facet syndrome. Clinic Orthop 1976; 115: 146

Müller G. Diagnostik des Rückenschmerzes – wo liegen die Probleme? Schmerz 2001; 15(6): 435 – 441

Mumenthaler M. Neurologie. Stuttgart: Thieme; 1997

Mumenthaler M et al. Läsionen peripherer Nerven und radikulärer Syndrome. Stuttgart: Thieme; 2003

Myers TW. Anatomy Trains. Myofasziale Meridiane. München: Urban & Fischer; 2004

Nachemson AL. Advances in Low Back Pain. Clinic Orthop 1985; 200: 266 – 278

Nachemson AL. Newest Knowledge of Low Back Pain. Clinic Orthop 1992; 279: 8 – 20

Nagata CB, Tsujii Y. Myotherapy – A New Approach to the Treatment of Muscle Pain Syndromes. Manual & Manipulative Therapy 1997; 5(2): 87 – 90

Narozny M, Zanetti M, Boos N. Therapeutic efficacy of selective nerve root blocks in the treatment of lumbar radicular leg pain. SMW 2001; 131: 75-80

Netter FH. Atlas der Anatomie des Menschen. 2. überarbeitete und erweiterte Aufl; Basel: Novartis; 2000

Nice D, Riddle D, Lamb R, Mayhew T, Rucker K. Intertester Reliability of Judgments of the Presence of Trigger Points in Patients With Low Back Pain. Arch Phys Med Rehabil 1992; 73: 893-898

Niel-Asher S. The Concise Book of Trigger Points. Berkeley: Lotus Publishing, 2008

Niddam DM, Chan RC, Lee SH. Central Modulation of Pain Evoked from Myofascial Trigger Point. Clin J Pain 2007; 23 (5 June): 440 – 448

Njoo K, van der Does E. The Occurence and Inter-Rater Reliability of Myofaszial Trigger Points in the Quadratus Lumborum and Gluteus Medius: A Prospective Study in Non-Specific Low Back Pain Patients and Controls in General Practice. Pain 1994; 58: 317 – 323

Nordin MD, Hiebert RBS et al. Association of Comorbidity and Outcome in Episodes of Nonspecific Low Back Pain in Occupational Populations. Journal of Occupational and Environmental Medicine 2002; 44(7): 677-684

Oesch P et al. Assessments in der muskuloskelettalen Rehabilitation. Bern: Hans Huber; 2007

Ogata K, Naito M. Blood flow of peripheral nerve effects of dissection, stretching and compression. J Hand Surgery 1986; 11B(1): 10-14

Ojala T, Arokoski JPA, Partanen J. The Effect of Small Doses of Botulinum Toxin A on Neck-Shoulder Myofascial Pain Syndrome: A Double-Blind, Randomized, and Controlled Crossover Trial. Clin J Pain 2006; 22(1): 90 – 96

Olesen J. Clinical and pathophysioplogical observations in migraine and tension-type headache explained by integration of vascular, suprapinal and myofascial inputs. Pain 1991; 46: 125-132

Olson TT. ADAM-Anatomie-Atlas. Lippert H, Hrsg. Bad Wörishofen: Mediscript; 1999

Oomens CW, van Campen DH. A Mixture Approach to the Mechanics of Skin. J Biomechanics 1987; 20(9): 877 – 885

Palla S. Myoarthropatischer Schmerz des Kausystems. In: Mense S, Pongratz D. Hrsg. Chronischer Muskelschmerz. Grundlagen, Klinik, Diagnose, Therapie. Darmstadt: Steinkopf; 2003; 145-166

Panjabi MM. A Hypothesis of Chronic Back Pain: Ligament Subfailure Injuries Lead to Muscle Control Dysfunction. Eur Spine J 2006; 15: 668 – 676

Paoletti S. Faszien. Anatomie, Strukturen, Techniken, spezielle Osteopathie. München: Urban & Fischer/Elsevier; 2001

Papadopulos JS. Schmerzlosigkeit bei Gelenkschäden erheblichen Grades. Orthop Praxis 1981; 1: 24 – 30

Parkhurst TM, Burnett CN. Injury and proprioception in the lower back. J Orthop and Sports Phys Ther 1994; 19: 282-295

Peterson Kendall F et al. Muskeln. Funktionen und Tests. München: Urban & Fischer; 2001

Piekartz H. Kiefer, Gesichts- und Zervikalregion. Neuromuskuloskeletale Untersuchung, Therapie und Management. Stuttgart: Thieme; 2005

Pipelzadeh MH, Naylor IL. The in vitro enhancement of rat myofibroblast contractility by alterations to the pH of the physiological solution. Eur J Pharmacol 1998; 357: 257 – 259

Platzer W. Taschenatlas der Anatomie. Bewegungsapparat. Bd 1. Stuttgart: Thieme; 2005

Pöntinen P, Gleditsch J, Pothmann R. Triggerpunkte und Triggermechanismen. Stuttgart: Hippokrates; 2001

Querama E, Fuglsang-Frederiksen A, Kasch H et al. A Double-Blind, Controlled Study of Botulinum Toxin A on Chronic Myofascial Pain. Neurology 2006; 67: 241 – 5

Rachlin, ES, Rachlin, IS. Myofascial Pain and Fibromyalgia, Trigger Point Management. 2nd ed. St. Louis: Mosby; 2002

Radebold A, Cholewicki J, Polzhofer GK, Greene HS. Impaired Postural Control of the Lumbar Spine Is Associated With Delayed Muscle Response Times in Patients With Chronic Idiopathic Low Back Pain. Spine 2001; 26: 724-730

Rauber A, Kopsch F. Anatomie des Menschen. Bd. 1 – 4. Stuttgart: Thieme; Bd. 1: 2. Aufl. 1997; Bd. 2 und 3: 1987; Bd. 4: 1988

Reich W. Die Entdeckung des Orgons. I. Die Funktion des Orgasmus. Frankfurt a.M: Fischer; 1972

Reich W. Die Entdeckung des Orgons. II. Der Krebs. Frankfurt a.M: Fischer; 1976

Reilich P, Gröbli C, Dommerholt J. Myofasziale Schmerzen und Triggerpunkte. Diagnostik und evidenzbasierte Therapie. Die Top-30-Muskeln. München: Elsevier, Urban & Fischer, 2012

Reinöhl J, Hoheisel U, Unger T, Mense S. Adenosine Triphosphate as a Stimulant for Nociceptive and Non-Nociceptive Muscle Group IV Receptors in the Rat. Neurosci Lett 2003; 338: 25 – 28

Reitinger A et al. Morphologische Untersuchungen an Triggerpunkten. Manuelle Medizin 1996; 34: 256 – 262

Ren K, Zhuo M, Willis WD. Multiplicity and Plasticity of Descending Modulation of Nociception: Implications for Persistent Pain. Progress in Brain Research and Management 2000; 16: 387 – 400

Reynolds MD. Myofascial Trigger Points in Persistent Post-traumatic Shoulder Pain. South Med J 1984; 77(10): 1277 – 1280

Richardson C et al. The Place of Physical Therapy in Rehabilitation of the Back: The Rehabilitation of Active Stabilization in Prevention and Treatment of Low Back Pain. 12th World Congress of the International Federation of Physical Medicine and Rehabilitation, Sydney, Australia 1995

Richardson CA et al. Therapeutic Exercise for Spinal Stabilization in Low Back Pain. 2nd ed. Edinburgh: Churchill Livingstone; 2004

Richardson C, Jodges P, Hides J. Segmentale Stabilisation im LWS- und Beckenbereich. München: Urban & Fischer/Elsevier; 2009

Richter P, Hebgen E. Triggerpunkte und Muskelfunktionsketten in der Osteopathie und Manuellen Therapie. Stuttgart: Hippokrates; 2006

Riew KD et al. The effect of nerve-root injections on the need for operative treatment of lumbar radicular pain. A prospective, randomized, controlled, double-blind study. Journal of Bone & Joint Surgery American 2000; 82(11): 1589-1593

Rohen JW, Yokochi C, Lütjen-Drecoll E. Anatomie des Menschen. Fotografischer Atlas. Stuttgart: Schattauer; 2006

Rolf IP. Rolfing. The Integration of Human Structures. London: Harper & Row; 1977. (Deutschsprachige Ausgabe: Rolfing. Strukturelle Integration – Wandel und Gleichgewicht der Körperstruktur. München: Hugendubel/Irisiana; 1997

Rosomoff HL, Fishbain DA, Goldberg N et al. Myofascial Findings with Patients with "Chronic Intractable Benign Pain" of the Back and Neck. Pain Management 1989; 3: 114 – 118

Ruhmann W. The Earliest Book on Rheumatism. Br J Rheumatism 1940; 11: 140 – 162

Ruiz-Saez M, Fernandez-de-las-Penas C, Blanco CR et al. Changes in Pressure Pain Sensitivity in Latent Myofascial trigger Points in the Upper Trapezius Muscle after a Cervical Spine Manipulation in Pain-Free Subjects. Manipulative Physiol Ther 2007; 30(8): 578 – 583

Sachse J. Differentialdiagnostik der reversibel hypomobilen artikulären Dysfunktion. Manuelle Medizin 1998; 36: 176

Sakada S. Mechanoreceptors in Fascia, Periosteum and Periodontal Ligament. Bull Tokyo Med Dent Univ 1974; 21 (Suppl.): 11 – 13

Sandkuehler J, Chen JG, Cheng G et al. Low-Frequency Stimulation of Afferent Adelta-Fibers Induces Long-Term Depression at Primary Afferent Synapses with Substantia Gelatinosa Neurons in the Rat. J Neurosci 1997; 17(16): 6483 – 6491

Sato A, Schmidt RF. Somatosympathetic Reflexes: Afferent Fibers, Central Pathways, Discharge Characteristics. Physiol Rev 1973; 53: 916 – 947

Scanlon GC, Moeller-Bertram T, Romanowsky SM, Wallace MS. Cervical transforaminal epiduralsteroid injections: more dangerous than we think? Spine 2007; 32: 1249-1256

Scharf HD et al. Diskrepanz zwischen klinischen und röntgenologischen Befunden an der Lendenwirbelsäule Jugendlicher. Orthop Praxis 1984; 8: 666 – 671

Schedlowski M, Tewes U. Psychoneuroimmunologie. Heidelberg/Berlin/Oxford: Spektrum Akademischer Verlag; 1996

Schiffmann E, Anderson G, Friction J et al. The relationship between level of mandibular pain and dysfunction and stage of temporomandibular joint internal derangement. J Dent Res 1992; 71: 1812ff

Schleip R. Faszien und Nervensystem. Osteopathische Medizin 2003; 1ff

Schleip R. Die Bedeutung der Faszien in der manuellen Therapie. Deutsche Zeitschrift für Osteopathie 2004; 1: 10 – 16

Schleip R. Klingler W. Lehmann-Horn F. Active Contraction of the Thoracolumbar Fascia – Indications of a New Factor in Low Back Pain with Implications for Manual Therapy. In: Vleeming A, Mooney V, Hodges P, eds. Proceedings of the 5th Interdisciplinary World Congress on Low Back and Pelvic Pain. Melbourn, 2004: 319 – 321

Schleip R. Klingler W. Lehmann-Horn F. Active Fascial Contractility: Fascia May Be Able to Contract in a Smooth Muscle-Like Manner and Thereby Influence Musculoskeletal Dynamics. Medical Hypotheses 2005; 65(2): 273 – 277

Schleip R. Active Fascial Contractility. Implications for Musculoskeletal Mechanics. Dissertation University Ulm 2006

Schleip R et al. Passive Muscle Stiffness May Be Influenced by Active Contractility of Intramuscular Connective Tissue. Medical Hypotheses 2006a; 66(1): 66 – 71

Schleip R et al. Fascia Is Able to Contract in a Smooth Muscle-Like Manner and Thereby Influence Musculoskeletal Mechanics. In: Liebsch D, ed. Proceedings of the 5th World Congress of Biomechanics. München 2006b; 51 – 54

Schleip R. Rückenschmerzen. Faszien im Zentrum der Aufmerksamkeit. MMA Medical Tribune 2009; 13

Schleip R, Findley T, Chaitow L, Huijing P. Fascia: The Tensional Network of the Human Body: The science and clinical applications in manual and movement therapy. Edinburgh: Churchill Livingstone; 2012

Schmid A, Brunner F, Lumajoki H et al. Reliability of Clinical Tests to Evaluate Nerve Function and Mechanosensitivity of the Upper Limb Peripheral Nervous System. BMC Muskuloskeletal Disorders 2009; 10/11: 1 – 9

Schmidt RF, Thews G. Anatomie, Physiologie, Pathophysiologie des Menschen. Stuttgart: Wissenschaftliche Verlagsgesellschaft 1999

Schmitt JL. Atemheilkunst. Bern: Humata; 2003

Schünke M. Funktionelle Anatomie – Topographie und Funktion des Bewegungssystems. Stuttgart: Thieme; 2000

Schünke M, Schulte E, Schumacher, U. Prometheus – Lern-Atlas der Anatomie. Allgemeine Anatomie und Bewegungssystem. 2. überarbeitete Aufl. Stuttgart: Thieme; 2007

Schünke M, Schulte E, Schumacher, U. Prometheus – Lern-Atlas der Anatomie. Hals und innere Organe. 2. überarbeitete Aufl. Stuttgart: Thieme; 2009

Schünke M, Schulte E, Schumacher, U. Prometheus – Lernatlas der Anatomie. Kopf, Hals und Neuroanatomie. 2. überarbeitete und erweiterte Aufl. Stuttgart: Thieme; 2009

Schwind P. Faszien- und Membrantechnik. München: Urban & Fischer; 2003

Sciotti VM, Mittak VL, DiMarco L et al. Clinical Precision of Myofascial Trigger Point Localisation in the Trapezius Muscle. Pain 2001; 93: 259 – 266

Seddon HJ. Three Types of Nerve Injury. Brain 1943; 66: 237 – 288

Selvaratnam P, Cook S, Matyas T. Transmission of Mechanical Stimulation to the Median Nerve at the Wrist during the Upper Limb Tension Test. In: Proceedings of the Manipulative Physiotherapists' Association of Australia, Melbourne 1997; 182 – 188

Shacklock M. Neurodynamics. Physiotherapy 1995; 81: 9 – 16

Shacklock M. Von neuraler Spannung zu klinischer Neurodynamik. Neues System zur Anwendung neuraler Test- und Behandlungstechniken. Manuelle Therapie 2006; 10: 22 – 33

Shacklock M. Angewandte Neurodynamik. Neuromuskuloskeletale Strukturen verstehen und behandeln. München: Urban & Fischer/Elsevier; 2008

Shah JP, Phillips TM, Danoff JV et al. An in vivo Microanalytical Technique for Measuring the Local Biochemical Milieu of Human Skeletal Muscle. J Appl Physiol 2005; 99: 1977 – 84

Shah JP. Uncovering the Biochemical Milieu of Myofascial Trigger Points Using in vivo Microdialysis. J Musculoskeletal Pain 2008; 16(1 – 2): 17 – 20

Shah JP et al. Biochemicals Associated with Pain and Inflammation Are Elevated in Sites Near, to, and Remote from Active Myofascial Trigger Points. Arch Phys Med Rehabil 2008a; 89: 16 – 23

Shah JP. Uncovering the Biochemical Milieu of Myofascial Trigger Points Using in vivo Icrodialysis: An Application of Muscle Pain Concepts to Myofascial Pain Syndrome. J Bodywork Movement Ther 2008b; 12: 371 – 384

Sihvonen T, Partanen J, Hanninen O, Soimakallio S. Electric behavior of low back muscles during lumbar pelvic rhythm in low back pain patients and healthy controls. Arch Phys Med Rehabil 1991; 72: 1080-1087

Sikdar S, Shah JP, Gilliams E et al. Assessment of Myofascial Trigger Points (MTrPs): A New Application of Ultrasound

Imaging and Vibration Sonoelastography. Conf Proc IEEE Eng. Med. Biol. Soc. 2008; 5585 – 5588

Sikdar S, Ortiz R, Gebreab T, Gerber LH, Shah JP. Understanding the Vascular Environment of Myofascial Trigger Points Using Ultrasonic Imaging and Computational Modeling. Conf Proc IEEE Eng Med Biol Soc 2010; 1: 5302-5305

Silbernagl S, Despopulos A. Taschenatlas der Physiologie. Stuttgart: Thieme; 1991

Sim J, Wright CC. The Kappa Statistic in Reliability Studies: Use, Interpretation, and Sample Size Requirements. Phys Ther. 2005; 85: 257 – 268

Simons DG, Stolov WC. Microscopic Features and Transient Contraction of Palpable Bands in Canine Muscle. American Journal of Physical Medicine 1976; 55(2): 65 – 88

Simons DG, Travell JG. Myofascial Origins of Low Back Pain. 1: Principles of Diagnosis and Treatment. Postgraduate Medicine 1983; 73(2): 66, 68 – 70, 73

Simons DG, Hong CZ, Simons LS. Nature of Myofascial Trigger Points, Active Loci. J Musculoskele Pain 1995; 3 (Suppl 1): 62

Simons DG. Clinical and Etiological Update of Myofascial Pain from Trigger Points. J Musculoskelatal Pain 1996; 4: 93 – 121

Simons DG. Triggerpunkte und Myogelose. Manuelle Medizin 1997; 6: 290 – 294

Simons DG, Travell JG, Simons LS. The Trigger Point Manual. Vol 1. 2nd ed. Baltimore, USA: Williams and Wilkins; 1999

Simons DG. Understanding Effective Treatments of Myofascial Trigger Points. J Bodywork Movement Ther 2002; 6(2), 81 – 88

Simons DG, Mense S. Diagnose und Therapie myofaszialer Triggerpunkte. Schmerz 2003; 17: 419 – 424

Sinz H. Problemanalyse und Therapieansätze. In: van den Berg F. Angewandte Physiologie: Therapie, Training, Tests. Stuttgart: Thieme; 2001

Skootsky SA, Jäger B, Oye RK. Prevalence of Myofascial Pain in General Internal Medicine Practice. West J Med 1989; 151: 157 – 160

Sluka KA, Deacon M, Stibal A et al. Spinal Blockade of Opioid Receptors Prevents the Analgesia Produced by TENS in Arthritic Rats. J Pharmacol Exper Ther 1999; 289(2): 840 – 846

Smith MD, Russell A, Hodges PW. Disorders of breathing and continence have a stronger association with back pain than obesity and physical activity. Australian Journal of Physiotherapy 2006; 52: 11-16

Smith MD, Coppieters MW, Hodges PW. Postural response of the pelvic floor and abdominal muscles in women with and without incontinence. Neurourology and Urodynamics 2007; 26/3: 377-385

Smith MD, Russell A, Hodges PW. How common is back pain in women with gastrointestinal problems? Clin J Pain 2008; 24/3: 199-203

Smith MD, Russell A, Hodges PW. Do incontinence, breathing difficulties, and gastrointestinal symptoms increase the risk of future back pain? J Pain 2009; 10(8): 876-86

Speck C. Treatment of Post-Operative Shoulder Disorders by Physical Therapists with and without Additional Manual Trigger Point Education: A Randomised Controlled Trial. Klinische Studie im Rahmen der Ausbildung zum MSc, Akademie Physiotherapie Thim van der Laan 2010 [in press]

Staubesand J. Die Perforanten-Trias: Ein funktionelles System. Vasomed 1994: 6: 447 – 450

Staubesand J, Li Y. Zum Feinbau der Fascia cruris mit besonderer Berücksichtigung epi- und intrafaszialer Nerven. Manuelle Medizin 1996; 34: 196 – 200

Steindler A, Luck JV. Differential Diagnosis of Pain Low in the Back. The Journal of the American Medical Association 1938; 110: 106 – 113

Steindler A. The Interpretation of Sciatic Radiation and the Syndrome of Low-Back Pain. Bone and Joint Surgery (America) 1940; 22: 28 – 34

Stieger A. Therapiemaßnahmen myofaszialer Triggerpunkte. Eine Literaturarbeit zur Effektivität und Evidenz von Behandlungsmöglichkeiten des myofaszialen Schmerzsyndroms. Zeitschrift für Physiotherapeuten 2008; 3: 276 – 293

Stockendahl M et al. Manuelle Untersuchung der Wirbelsäule. Ein systematischer, kritischer Review zur Reproduzierbarkeit. Manuelle Medizin 2007; 45: 301 – 308

Stockman R. The Causes, Pathology, and Treatment of Chronic Rheumatism. Edinburgh Medical Journal 1904; 15: 107 – 116

Strauss H. Über die sogenannte „Rheumatische Muskelschwiele". Klin Wochenschr 1898; 35: 89 – 91, 121 – 123

Sunderland S. A Classification of Peripheral Nerve Injuries Producing Loss of Function. Brain 1951; 74: 491 – 516

Sunderland S. Nerve and Nerve Injury. Edinburgh: Churchill Livingstone; 1978

Sunderland S. Nerve injuries an their repair. A critical appraisal. Edinburgh: Curchill Livingston; 1991

Svensson P, Minoshima S, Beydoun A et al. Cerebral Processing of Acute Skin and Muscle Pain in Humans. J Neurophysiol 1997; 78: 450

Tanno H. Flügel ausser Kontrolle. Skapulastabilität erkennen und behandeln. Physiopraxis 2011; 1: 26-29

Tesarz J, Tachuchi T, Mense S. Die Fascia thoracolumbalis als potentielle Ursache für Rückenschmerzen. Manuelle Medizin 2008; 46: 259

Thal S. Zervikogene Kopfschmerzen erkennen und behandeln. physiopraxis 2004; 4: 20-25

Timmermans F. Aktueller Stand der Überlegungen zum myofaszialen Schmerzsyndrom. Physioscience 2006; 2: 25 – 32

Tini PG. The Transitional Vertebra of the Lumbo-Sacral Spine: Its Radiological Classification, Incidence, Prevalence and Clinical Significance. Rheumatol and Rehab 1977; 16: 180 – 185

Tittel K. Beschreibende und funktionelle Anatomie des Menschen. München: Urban & Fischer; 2003

Torgerson WR, Dotter WE. Comparative Roentgenographic Study of the Asymptomatic and Symptomatic Lumbar Spine. J Bone and Joint Surg 1976; 58a: 850 – 853

Travell J, Rinzler S, Herman M. Pain and Disability of the Shoulder and Arm: Treatment by Intramuscular Infiltration with Procain Hydrochlorid. JAMA 1942; 120: 417 – 422

Travell JG, Bigelow NH. Referred Somatic Pain Does not Follow a Simple "segmental" Pattern. Federation Proceedings 1946; 5: 106ff

Travell JG, Rinzler SH. The Myofascial Genesis of Pain. Postgraduate Medicine 1952; 11: 434 – 452

Travell JG. Office Hours: Day and Night. The Autobiography of Janet Travell. M.D. New York: World Publishing; 1968

Travell JG, Simons DG. Myofascial Pain and Dysfunction. The Trigger Point Manual. Vol 1. Baltimore, USA: Williams and Wilkins; 1983

Travell JG, Simons DG. Handbuch der Muskel-Triggerpunkte: Obere Extremität, Kopf und Rumpf. 2. Aufl. München: Urban & Fischer; 2002

Travell JG, Simons DG. Handbuch der Muskel-Triggerpunkte: Untere Extremität. München: Urban & Fischer; 2000

Treaster D, Marras WS, Burr D et al. Myofascial Trigger Point Development from Visual and Postural Stressors during Computer Work. Journal of Electromyography and Kinesiology 2006; 16: 115 – 124

Trotter JA, Purslow PP. Functional Morphology of the Endomysium in Series Fibered Muscles. Journal of Morphology 1992; 212: 109 – 122

Upton ARM, McComas AJ. The Double Crush in Nerve Entrapment Syndromes. Lancet 1973; 2: 359 – 362

Valerius KP et al. Das Muskelbuch. Anatomie – Untersuchung – Bewegung. 3. vollständig überarbeitete Aufl. Marburg: KVM; 2007

van Dam B, Pruimboom L. Fibromyalgie. In: van den Berg F. Angewandte Physiologie: Schmerzen verstehen und beeinflussen. 2. erweiterte Aufl. Stuttgart: Thieme; 2008

van Dam B, Pruimboom L. Ernährung. In: van den Berg F. Angewandte Physiologie: Schmerzen verstehen und beeinflussen. 2. erweiterte Aufl. Stuttgart: Thieme; 2008

van den Berg F. Angewandte Physiologie: Therapie, Training, Tests. Stuttgart: Thieme; 2001

van den Berg F, Cabri J. Angewandte Physiologie: Das Bindegewebe des Bewegungsapparates verstehen und beeinflussen. Stuttgart: Thieme; 2003

van den Berg F. Massage als Therapie für die Behandlung von Schmerzen. In: van den Berg F. Angewandte Physiologie: Schmerzen verstehen und beeinflussen. 2. erweiterte Aufl. Stuttgart: Thieme; 2008

van den Berg F, Hrsg. Angewandte Physiologie: Schmerzen verstehen und beeinflussen. 2. erweiterte Aufl. Stuttgart: Thieme; 2008

van Wingerden BAM. Connective Tissue in Rehabilitation. Vaduz: Scipro; 1995

Viidik, A. Simultaneous Mechanical and Light Microscopic Studies of Collagen Fibers. Zschr Anat Entw-Gesh 1972; 136: 204 – 212

Vleeming A, Mooney V, Stoeckart R.. Movement, Stability and Lumbopelvic Pain. Integration of Research and Therapy. 2nd ed. Edinburgh: Churchill Livingstone; 2007

von Heymann W, Böhni U, Locher H. Grundlagenforschung trifft Manualmedizin. Man Med 2005; 43(6): 385 – 394

von Lanz T, Wachsmuth W. Praktische Anatomie. Bd. I/III: Arm. 2. Aufl. Berlin: Springer; 1959

von Stülpnagel C, Reilich P, Straube A et al. Myofascial Trigger Points in Children with Tension-Type Headache: A New Diagnostic and Therapeutic Option. Journal of Child Neurology 2009; 24(4): 406 – 409

Voss H, Herrlinger R. Taschenbuch der Anatomie. Bd. 1: Bewegungssystem. Stuttgart: Fischer; 1985

Voss H, Herrlinger R. Taschenbuch der Anatomie. Bd. 3: Nervensystem, Sinnessystem, Hautsystem, Inkretsystem. Stuttgart: Fischer; 1986

Wadsworth DJS, Bullock-Saxton JE. Recruitment patterns of the scapular rotator muscles in freestyle swimmers with subacromial impingement. International Journal Sports Medicine 1997; 18: 618 – 624

Wall PD,Woolf CJ. Muscle but not Cutaneous C-Afferent Input Produces Prolonged Increases in the Excitability of the Flexion Reflex in the Rat. J Physiol 1984; 356: 443 – 458

Warren CG, Lehmann JF, Koblanski JN. Elongation of Rat Tail Tendon: Effect of Load and Temperature. Arch Phys Med Rehabil 1971; 52: 465 – 474

Weber H. Volvo Award in Clinical Sciences. Lumbar disc herniation. A controlled, prospective study with ten years of observation. Spine 1982; 8: 131-140

Weeks VD, Travell J. How to Give Painless Injections. AMA Scientific Exhibits; New York: Grune; 1957

Weineck J. Optimales Training. Leistungsphysiologische Trainingslehre unter besonderer Berücksichtigung des Kinder- und Jugendtrainings. Balingen: Spitta; 2007

Weinstein JN. Surgical vs Nonoperative Treatment for Lumbar Disk Herniation. The Spine Patient Outcomes Research Trial (SPORT): A Randomized Trial. JAMA 2006; 296: 2441-2450

Weiss T, Schaible HG. Strukturen der Nozizeption und der Schmerzverarbeitung. In: van den Berg F. Angewandte Physiologie: Schmerzen verstehen und beeinflussen. 2. erweiterte Aufl. Stuttgart: Thieme; 2008

Weisskircher HW. Myofasziale Triggerpunkte und ihre abnormen Phänomene – ein Therapiefeld auch für Zahnärzte. ZM Zahnärztliche Mitteilungen der Bundesärztekammer 1997; 87: 28 – 31

Weissmann RD. Überlegungen zur Biomechanik in der myofaszialen Triggerpunkttherapie. Physiotherapie 2000; 10: 13

Wicki I. Double Crush Syndrome – Beziehung zwischen zervikalen Nervenwurzelproblemen und Karpaltunnelsyndrom. Manuelle Therapie 2001; 5: 147 – 155

Wiesel SW et al. A Study of Computer Assisted Tomography – The Incidence of Positive CAT Scans in an Asymptomatic Group of Patients. Spine 1984; 9: 549 – 551

Wiesner R. Übungen in der Physiotherapie. Stuttgart: Thieme; 2009

Wilber K. Das holographische Weltbild. Wissenschaft und Forschung auf dem Weg zu einem ganzheitlichen Weltverständnis. München: Heyne; 1990

Willard F. Basic Mechanisms of Pain. In: Audette JF, Bailey A, eds. Integrative Pain Medicine: The Science and Practice of Complementary and Alternative Medicine in Pain Management (Chapter 2). Totowa: Humana Press; 2008

Wolfe F, Smythe HA, Yunus MB et al. The American College of Rheumatology 1990 Criteria for the Classification of Fibromyalgia. Arthritis & Rheumatism 1990; 33(2): 160 – 172

Wolfe F, Simons D, Fricton J et al. The Fibromyalgia and Myofascial Pain Syndromes: A Preliminary Study of Tender Points and Trigger Points in Persons with Fibromyalgia, Myofascial Pain Syndrome and No Disease. J Rheumatol 1992; 19: 944 – 951

Wolff W et al. Anatomie – Duale Reihe. Stuttgart: Thieme; 2007

Woolf CJ. The Dorsal Horn: State-Dependent Sensory Processing and the Generation of Pain. In: Wall PD, Melzack R. Textbook of Pain. Edinburgh: Churchill Livingstone; 1994

Woolf CJ. Central Sensitization: Uncovering the Relation Between Pain and Plasticity. Anesthesiology 2007; 106(4): 864 – 867

Yates J. Physician's Guide to Therapeutic Massage: Its Physiologic Effects and Treatment Applications. . 2nd ed. Vancouver: Massage Therapists' Association of British Columbia; 1999

Zahnd F. Stretching – Suche nach Erklärungen. Physiotherapie in Sport und Orthopädie. Manuelle Therapie 2005; 9: 1 – 8

Zahnd F. Trainingsmaßnahmen bei schmerzhaften Funktionsstörungen der LWS. Manuelle Therapie 2005; 9: 161 – 170

Zieglgänsberger W, Herz A. Changes of Cutaneous Receptive Fields of Spino-Cervical-Tract Neurones and Other Dorsal Horn Neurones by Microelectrophoretically Administered Amino Acids. Exp Brain Res 1971; 13: 111 – 126

Zieglgänsberger W, Bayerl H. The Mechanism of Inhibition of Neuronal Activity by Opiates in the Spinal Cord of Cat. Brain Res 1976; 115: 111 – 128

Zieglgänsberger W, Berthele A, Tolle TR. Understanding Neuropathic Pain. CNS Spectr 2005; 10: 298 – 308

Zusman M, Moog M. Neurologisch begründete Mechanismen der Schmerzlinderung durch Physiotherapie. In: van den Berg F. Angewandte Physiologie: Schmerzen verstehen und beeinflussen. 2. erweiterte Aufl. Stuttgart: Thieme; 2008

# 11 Glossar

## Fibromyalgie

Fibromyalgie und der durch Triggerpunkte verursachte myofasziale Schmerz sind zwei verschiedene Krankheitsbilder. Sie sind sowohl ätiologisch als auch klinisch zu unterscheiden. Fibromyalgie wird heute als eine Neurotransmitterstörung verstanden, wobei dem Mangel an Serotonin eine Schlüsselrolle zuzukommen scheint (Dejung 2009, Travell u. Simons 2002, Van Dam u. Pruimboom 2008). Zur Diagnose der Fibromyalgie müssen klinisch

- ein generalisierter Schmerz vorliegen (d. h. gleichzeitig sowohl rechte und linke Körperhälfte sowie oberhalb und unterhalb des Bauchnabels) und
- bei digitaler Plapation mindestens 11 von 18 definierten Punkten druckschmerzhaft sein (Tenderpoints; **Abb. 4.14**, S. 76).

Das morphologische Korrelat der Fibromyalgie sind Tenderpoints.

Zur Differenzialdiagnose zwischen myofaszialem Schmerzsyndrom und Fibromyalgie s. Kap. 4.3.5 mit **Tab. 4.1** (S. 76) sowie Tabelle unter „Tenderpoints“.

## Local Twitch Response (LTR)

Blitzartige Kontraktion des Muskelfaserbündels, in dem sich der mTrP befindet. Eine LTR kann sich als Reaktion auf die mechanische Reizung eines mTrP zeigen. Beim Dry Needling wird regelhaft eine LTR erzeugt; mittels manueller Provokation ist eine LTR nur unzuverlässig auslösbar.

Die LTR ist ein bestätigendes Kriterium in der klinischen Triggerpunkt-Diagnostik.

## Myogelose

Lokal klar begrenzte Verhärtung und Druckschmerzhaftigkeit in einem Muskel; gleichbedeutend mit mTrP.

Histopathologischen Untersuchungen von Reitinger et al. (1996) zufolge bezeichnen „Myogelose“ und „myofaszialer Triggerpunkt“ im Sinne eines Triggerpunkt-Komplexes (S. 38) dieselbe pathologische Veränderung eines Muskels. Der Ausdruck „Myogelose“ beruht auf einer veralteten Hypothese über die Muskelkontraktion, die vor der Entdeckung des Aktin-Myosin-Kontraktionsmechanismus vorherrschte (Travell u. Simons 2002). Er spiegelt die Meinung, die als Myogelosen bezeichneten Verhärtungen seien auf lokales Erstarren („Gelieren“) von Muskelproteinen zurückzuführen. Diese Auffassung ist überholt, weshalb der Begriff „Myogelose“ heute nicht mehr verwendet werden sollte. Stattdessen ist der Ausdruck „myofaszialer Triggerpunkt“ vorzuziehen (s. auch S. 5).

## Myofasziales Syndrom (MFS)

Aktive mTrPs können eine Reihe unterschiedlicher Symptome verursachen. Das häufigste Leitsymptom ist der Schmerz. Aber auch Funktionsstörungen des Bewegungssystems (Bewegungseinschränkungen, Kraftlosigkeit, Koordinationsverlust) sowie Irritationen des vegetativen Nervensystems (Störungen der Vasomotorik, Schwitzen, Schlafstörungen) sind mögliche Folgen aktiver mTrPs.

Die Summe aller durch aktive mTrPs induzierten Symptome (Schmerzen, Funktionsstörungen und autonom vegetative Reaktionen) wird als myofasziales Syndrom (MFS) bezeichnet.

Zu unterscheiden sind primäres (direktes) und sekundäres (indirektes) myofasziales Syndrom sowie akutes und chronisches myofasziales Syndrom.

Das morphologische Korrelat des myofaszialen Syndroms ist der mTrP.

Die Bezeichnungen „myofasziales Schmerzsyndrom“, „myofasziales Schmerz- und Dysfunktionssyndrom“ und „myofasziales Dysfunktionssyndrom“ werden in der Regel synonym verwendet.

### Akutes myofasziales Syndrom

Eine akute Überlastung, Überdehnung oder Verletzung führt zur Entstehung und Aktivierung von mTrPs. Diagnose und Behandlung sind meist problemlos und einfach (Travell u. Simons 2002).

### Chronisches myofasziales Syndrom

Zumeist sind mehrere aktive mTrPs an einem chronischen myofaszialen Syndrom beteiligt. Lang andauernde Aktivität primärer mTrPs begünstigt die Entwicklung von sekundären TrPs in Synergisten und Antagonisten sowie von Satelliten-Triggerpunkten im Referred-Pain-Gebiet des primären TrP. Dadurch können ganze Triggerpunkt-Ketten entstehen.

Bei chronischen myofaszialen Problemen ist es in der Regel notwendig, reaktiv entstandene Bindegewebsveränderungen gezielt zu behandeln.

Perpetuierende Faktoren müssen erkannt und in die Behandlung integriert werden.

### Primäres myofasziales Syndrom

Die Ursache für die Entstehung der mTrPs liegt in der Muskulatur selbst. Mit Tiggerpunkt-Therapie ist eine kausale Behandlung möglich. Die Prognosen zur bleibenden Beseitigung der Schmerzen und Funktionseinschränkungen sind gut, wenn gleichzeitig auslösende und perpetuierende Faktoren erkannt und ins Behandlungskonzept miteinbezogen werden.

Wird auch als direktes MFS bezeichnet.

### Sekundäres myofasziales Syndrom

Die myofaszialen Schmerzen sind sekundär, als Folge einer anderen, nicht muskulären Störung (arthrogen, neurogen, viszerogen, psychogen, entzündliche Prozesse etc.) entstanden.

Liegt ein sekundäres MFS vor, ist mit Triggerpunkt-Therapie eine kausale Behandlung nicht möglich. Wünschbar ist, das primäre Problem zu beheben, die kausale Therapie ist vorrangig. Falls eine ursächliche Behandlung nicht möglich oder (noch) nicht erwünscht ist (s. Klinik, S. 138), kann Triggerpunkt-Therapie allenfalls als symptomatische Therapie zur Schmerzlinderung eingesetzt werden.

Wird auch als indirektes MFS bezeichnet.

## Myofasziales Schmerzsyndrom (MSS)

Myofasziales Syndrom, dessen Hauptsymptomatik sich in Form von Schmerzen äußert. Das morphologische Korrelat des myofaszialen Schmerzsyndroms ist der mTrP.

Wird in der Regel gleichbedeutend wie „myofasziales Syndrom" oder „myofasziales Schmerz- und Dysfunktionssyndrom" verwendet.

## Myofasziales Schmerz- und Dysfunktionssyndrom (MSDS)

Myofasziales Syndrom, das sich in Form von Schmerzen und Funktionsstörungen zeigt. Das morphologische Korrelat des myofaszialen Schmerz- und Dysfunktionssyndroms ist der mTrP.

Wird in der Regel gleichbedeutend wie „myofasziales Syndrom" oder „myofasziales Schmerzsionssyndrom" verwendet.

## Myofasziales Dysfunktionssyndrom (MDS)

Myofasziales Syndrom, dessen Hauptsymptomatik sich in Form von Funktionsstörungen zeigt. Das morphologische Korrelat des myofaszialen Dysfunktionssyndroms ist der mTrP.

Wird in der Regel gleichbedeutend wie „myofasziales Syndrom" oder „myofasziales Schmerz- und Dysfunktionssyndrom" verwendet.

## Pain Guide

Im Pain Guide (Schmerzführer) sind alle Muskeln aufgelistet, die für ein bestimmtes klinisches Bild (Kopfschmerzen, Schulterschmerzen etc.) relevant sein können.

Myofasziale Schmerzen breiten sich regelhaft in ein bestimmtes, mehr oder weniger klar umschriebenes Körpergebiet aus (Referred Pain). Häufig strahlen mehrere Muskeln in dieselbe Körperregion aus, d. h., die Referred-Pain-Zonen verschiedener Muskeln überlagern sich. Aufgrund einer vorliegenden klinischen Schmerzlokalisation kann daher in der Regel nicht eindeutig auf einen einzigen, als Schmerzauslöser verantwortlichen Muskel zurückgeschlossen werden; im Schmerzführer (Pain Guide) sind alle Muskeln aufgelistet, die potenziell infrage kommen, für ein bestimmtes klinisches Schmerzbild ursächlich zu sein (Kap. 9.2).

## Perpetuierende Faktoren

Faktoren, die dazu führen, dass ein Problem immer wieder neu auftaucht, bzw. die verhindern, dass ein Problem bleibend gelöst werden kann, werden als perpetuierende Faktoren – bzw. als aufrechterhaltende oder unterhaltende Faktoren – bezeichnet (Kap. 2.3.3).

## Referred Pain

Referred Pain bedeutet übertragener, fortgeleiteter, ausstrahlender Schmerz.

Durch die Aktivität eines TrP hervorgerufener Schmerz, der nicht lokal am Ort des TrP selbst, sondern davon entfernt empfunden wird. Das Muster des ausstrahlenden Schmerzes ist durch Provokation des TrP wiederholt reproduzierbar. Das Ausbreitungsgebiet der ausstrahlenden Schmerzen deckt sich weder mit dem radikulär segmentalen Innervationsmuster (Dermatom) noch mit dem Innervationsgebiet peripherer Nerven.

Die ausstrahlenden Schmerzen sind nicht radikulär bedingt.

## Schmerzmuster

### Ausstrahlendes Schmerzmuster

Gleichbedeutend mit „Referred Pain" (ausstrahlender, fortgeleiteter Schmerz).

### Klinisches Schmerzmuster

Die dem Patienten aus seinem Alltag bekannten Schmerzen (hinsichtlich Lokalisation, Qualität und Intensität der Schmerzen).

### Komplexes Schmerzmuster

Schmerzen, die infolge von TrP-Aktivität in unterschiedlichen Muskeln entstehen (zusammengesetztes Schmerzmuster), wobei gleichzeitig zusätzlich Triggerpunkt-Ketten mit sekundären TrPs und/oder Satelliten-TrPs sowie dysfunktionsrelevante TrPs mitbeteiligt sind.

### Zusammengesetztes Schmerzmuster

Die aktiven mTrPs liegen in unterschiedlichen Muskeln. Die dabei induzierten einzelnen Referred-Pain-Muster überlagern sich und bilden in ihrer Gesamtheit das klinische Schmerzmuster (**Abb. 5.34**, **Abb. 5.35** und **Abb. 5.36**, S. 128).

## Screening-Test

Screening-Tests ermöglichen in der Übersichtsuntersuchung, mit minimalem Aufwand zu prüfen, ob bei einem vorliegenden neuromuskuloskelettalen Problem mTrPs mit hoher oder geringer Wahrscheinlichkeit eine dominierende Rolle spielen. Gleichzeitig geben sie Aufschluss, in welcher Muskelgruppe die aktiven mTrPs wahrscheinlich liegen (Kap. 4.2.2 und Kap. 9.1).

## Tenderpoint

Morphologisches Korrelat der Fibromyalgie.

In der folgenden Tabelle sind klinische Merkmale (Gemeinsamkeiten und Unterschiede) von mTrPs und Tenderpoints zusammengestellt (nach Imich 2009 und Mense 2011).

**Klinische Merkmale von aktiven und latenten mTrPs bzw. von Tenderpoints (nach Irnich 2009)**

| Befund | aktiver mTrP (myofasziales Syndrom) | latenter mTrP | Tenderpoint (Fibromyalgie) |
|---|---|---|---|
| tastbare Verdickung | häufig | möglich | selten |
| Hartspannstrang | ja | ja | nein |
| Spontanschmerz | ja | nein | möglich |
| Druckschmerz | ja | ja | ja |
| druckschmerzhafte Stelle<br>▪ kleinräumig<br>▪ klar begrenzt | ja | ja | nein |
| druckschmerzhafte Stelle<br>▪ weitläufig-diffus<br>▪ nicht klar begrenzt | nein | nein | ja |
| Bewegungseinschränkung | häufig | möglich | selten |
| übertragener Schmerz | häufig | möglich | nein |
| klinisch bekannte Symptome können reproduziert werden | ja | nein | möglich |

## Triggerpunkt (TrP)

Zentrum erhöhter Reizbarkeit in einem Gewebe, das auf mechanische Stimulation (Druck, Zug oder Nadelung) überempfindlich reagiert. Bei aktiven TrPs werden dabei diejenigen Symptome ausgelöst, die der Patient kennt: Schmerzen, Dysästhesien, Kraftlosigkeit, Störungen der Koordination, autonom vegetative Phänomene.

Die ausgelösten Symptome können lokal sein; zumeist aber strahlen die Schmerzen aus, manchmal in Körperareale, die weit entfernt vom Ort der Provokation liegen (Referred Pain, übertragene Phänomene).

- Je nach Gewebestruktur, die überirritierbar ist, werden myofasziale, tendinöse, ligamentäre, kutane und periostale TrPs unterschieden (**Tab. 1.1**, S. 3).
- Abhängig vom Aktivitätszustand der TrPs gibt es aktive TrPs und latente TrPs.
- Abhängig von der Art und Zeit der Entstehung eines TrP kommen primäre TrPs sowie assoziierte TrPs (sekundäre TrPs und Satelliten-TrPs) vor.

### Aktiver Triggerpunkt

Überempfindliche Stelle in einem Gewebe, die bereits in Ruhe und/oder bei physiologischer Belastung/Bewegung ein charakteristisches Schmerzmuster zeigt. Provoziert man einen aktiven TrP mechanisch mittels Druck oder Zug (Dehnung) bzw. Nadelung, wird das dem Patienten bekannte Schmerzmuster (lokal oder ausstrahlend) reproduziert.

Aktive TrPs sind zu unterscheiden von latenten TrPs (s. Tab. unter „Tenderpoints").

### Assoziierter Triggerpunkt

Sekundäre TrPs und Satelliten-TrPs werden unter dem Überbegriff „assoziierte TrPs" zusammengefasst.

Assoziierte TrPs entstehen infolge von Triggerpunkt-Aktivität in einem anderen Muskel (**Abb. 5.39**, S. 132).

### Dysfunktionsrelevanter Triggerpunkt

TrP, dessen Störpotenzial sich in Form einer Funktionsstörung zeigt. Die Dysfunktion kann sich als Störung der Motorik (Kap. 3.1.2) oder als vegetativ-trophische Störung (Kap. 3.1.3) äußern.

Alle TrPs, die betreffend eines klinischen Schmerzmusters aktiv sind, bewirken gleichzeitig Dysfunktionen. Alle klinisch schmerzrelevanten TrPs (d. h. alle aktiven TrPs) sind somit auch dysfunktionsrelevant.

Und: Auch ein betreffend des klinischen Schmerzmusters latenter TrP kann für Funktionsstörungen verursachend, d. h. dysfunktionsrelevant, sein (S. 58 und 134).

## Latenter Triggerpunkt

Überempfindliche Stelle in einem Gewebe, die in Ruhe und/oder bei physiologischer Belastung/Bewegung nicht spontan schmerzhaft ist. Latente TrPs sind klinisch stumm. Erst beim Palpieren bzw. bei Druckprovokation können – meist ausstrahlende Schmerzen – ausgelöst werden, die dem Patienten aus seinem Alltag jedoch nicht bekannt sind. Latente TrPs können alle klinischen Eigenschaften eines aktiven TrP aufweisen, mit einer Ausnahme: Die Reproduktion aktueller Beschwerden ist vom latenten TrP her nicht möglich.

Latente TrPs sind zu unterscheiden von aktiven TrPs (s. Tab. unter „Tenderpoints").

Zu beachten ist, dass auch betreffend des klinischen Schmerzmusters latente TrPs eine Funktionsstörung des Muskels verursachen können – und somit betreffend der Dysfunktion aktiv sind. Solche TrPs können als schmerzlatent-dysfunktionsrelevante TrPs bezeichnet werden (**Abb. 5.42**, S. 134).

## Myofaszialer Triggerpunkt (mTrP)

In einem Muskel oder seiner Faszie gelegener TrP.

**Klinische Definition.** Zentrum erhöhter Reizbarkeit in einem Muskel oder seiner Faszie, das auf mechanische Stimulation (Druck, Zug oder Nadelung) überempfindlich reagiert. Dabei können Schmerzen, Dysästhesien, Kraftlosigkeit, Störungen der Koordination oder autonom vegetative Phänomene ausgelöst werden.

Die hervorgerufenen Symptome können lokal sein; zumeist aber strahlen die Schmerzen aus, manchmal in Körperareale, die weit entfernt vom Ort der Provokation liegen (Referred Pain, übertragene Phänomene).

**Pathophysiologische Definition.** Ausgeprägte, lokal begrenzte Sauerstoffunterversorgung (Hypoxie) in gewissen Muskelabschnitten führt dazu, dass sich in diesen Muskelzonen Myosin- und Aktinfilamente nicht mehr voneinander lösen können (Rigorkomplex). Solch persistierende Rigorkomplexe in bestimmten Bereichen einer Muskelfaser sind das pathophysiologische Substrat myofaszialer Triggerpunkte.

- Myofasziale Triggerpunkte im engeren und weiteren Sinne
  - Ein mTrP im engeren Sinn besteht aus einem Kontraktionsknoten; er ist nicht als Knötchen tastbar.
  - Ein mTrP im weiteren Sinn besteht aus einem Triggerpunkt-Komplex, d. h. aus mehren Kontraktionsknoten sowie Bindegewebwsveränderungen (S. 38); er ist in der Regel als Knötchen tasbar. MTrPs (Triggerpunkt-Komplexe) wurden früher als Myogelosen bezeichnet.
- Myofasziale TrPs sind zu unterscheiden von nicht muskulären TrPs (tendinöse, ligamentäre, periostale bzw. subkutane TrPs).

## Primärer (initialer) Triggerpunkt

TrP, der infolge akuter bzw. chronischer Überlastung, traumatischer Überdehnung oder durch direktes Trauma des betroffenen Muskels entstanden ist.

Primäre TrPs sind nicht als Folge von Triggerpunkt-Aktivitäten in einem anderen Muskel des Körpers entstanden (**Abb. 5.39**, S. 128).

## Satelliten-Triggerpunkt

TrP, der in der Referred-Pain-Zone eines primären TrP entsteht.

Satelliten-TrPs sind durch TrP-Aktivität in einem anderen Muskel verursacht; sie sind somit ein Beispiel für assoziierte TrPs. Sie sind von sekundären TrPs zu unterscheiden (**Abb. 5.39**, S. 132).

## Sekundärer Triggerpunkt

TrP, der sich in Antagonisten und/oder Synergisten eines von primären TrPs betroffenen Muskels sekundär entwickelt hat.

Sekundäre TrPs entstehen durch Überlastung, weil der Muskel entweder als Synergist den vom primären TrP betroffenen Muskel übermäßig unterstützen oder als Antagonist gegen erhöhten Widerstand (durch Hartspannstränge eingeschränktes Bewegungsausmaß) arbeiten muss.

Sekundäre TrPs sind durch Triggerpunkt-Aktivität in einem anderen Muskel verursacht; sie sind somit ein Beispiel für assoziierte TrPs. Sie sind von Satelliten-Triggerpunkten zu unterscheiden (**Abb. 5.39**, S. 132).

# Übertragene Phänomene

Erscheinungen sensorischer (Schmerz, Disästhesien), motorischer (Schwäche, Koordinationsbeeinträchtigung) und autonom vegetativer Art (Vasodilatation, Vasokonstriktion, Schwitzen, Übelkeit, Schwindel), die durch TrPs verursacht werden und meist in einiger Entfernung von diesen auftreten. Referred Pain ist die am häufigsten auftretende Form eines übertragenen Phänomens.

# 12 Abkürzungsverzeichnis der Muskeln

Der myofasziale Untersuchungsbefund muss schriftlich dokumentiert werden. Es ist umständlich und beansprucht unnötigerweise wertvolle Behandlungszeit, wenn die Muskelbezeichnungen jedes Mal vollständig ausgeschrieben werden. Es bewährt sich, Kürzel zu gebrauchen. Die folgende Tabelle bietet Vorschläge, wie die Namen der Muskeln abgekürzt notiert werden können.

| Muskel | Abkürzung |
|---|---|
| Beckenbodenmuskulatur | bebo |
| Diaphragma | diaphr |
| Fascia thoracolumbalis | FTL |
| infrahyoidale Muskulatur: M. sternohyoideus, M. sternothyroideus, M. thyrohyoideus | infrah.mm |
| M. abductor digiti minimi | AbdDM |
| M. abductor hallucis | abd.hall |
| M. abductor pollicis brevis | AbdPB |
| M. abductor pollicis longus | AbdPL |
| M. adductor longus/brevis/magnus | add.long/brev/mag |
| M. adductor pollicis | ADP |
| M. anconeus | ancon |
| M. biceps brachii caput longum/caput breve | bic.br.c.lo/c.brev |
| M. biceps femoris caput breve | bic.fem.c.br |
| M. biceps femoris caput longum | bic.fem.c.l |
| M. brachialis | br |
| M. brachioradialis | br.rad |
| M. coracobrachialis | coracobr |
| M. deltoideus | delt |
| M. digastricus, venter anterior/venter posterior | dig.ant/post |
| M. extensor carpi radialis brevis | ECRB |
| M. extensor carpi radialis longus | ECRL |
| M. extensor carpi ulnaris | ECU |
| M. extensor digitorum brevis | EDB |
| M. extensor digitorum communis | EDC |
| M. extensor digitorum longus | EDL |
| M. extensor hallucis brevis | EHB |
| M. extensor hallucis longus | EHL |
| M. extensor indicis | EI |
| M. extensor pollicis brevis | EPB |
| M. extensor pollicis longus | EPL |
| M. flexor carpi radialis | FCR |
| M. flexor carpi ulnaris | FCU |
| M. flexor digiti minimi | FDM |
| M. flexor digitorum brevis | FDB |
| M. flexor digitorum longus | FDL |
| M. flexor digitorum profundus | FDP |
| M. flexor digitorum superficialis | FDS |
| M. flexor hallucis longus | FHL |
| M. flexor pollicis brevis | FPB |
| M. flexor pollicis longus | FPL |
| M. gastrocnemius caput mediale/laterale | gastrocn.med/lat |
| M. geniohyoideus | geniohy |
| M. gluteus maximus | glut.max |
| M. gluteus medius/minimus | glut.med/min |
| M. gracilis | grac |
| M. iliocostalis thoracis | iliocost.thor |
| M. iliopsoas | IP |
| M. infraspinatus | ISP |
| Mm. intercostales | intercost |
| Mm. interossei | inteross |
| M. latissimus dorsi | LD |
| M. levator scapulae | LS |
| M. longissimus capitis/thoracis/cervicis | long.cap/thor/cerv |
| M. longus colli/capitis | long.coll/cap |
| Mm. lumbricales | lumbr |
| M. masseter | mass |
| Mm. multifidi | multif |
| Mm. rotatores | rot |
| M. mylohyoideus | mylohy |
| M. obliquus capitis inferior/superior | obliq.cap.inf/sup |
| M. obliquus externus abdominis | obl.ext.abdom |
| M. obliquus internus abdominis | obl.int.abdom |
| M. obturatorius externus | obt.ext |
| M. obturatorius internus/gemelli | obt.int/gem |
| M. occipitofrontalis | occ.front |
| M. omohyoideus | omohy |
| M. opponens digiti minimi | OPDM |
| M. opponens pollicis | OP |
| M. orbicularis oculi | orb.oc |
| M. palmaris brevis | PB |
| M. palmaris longus | palm.long |
| M. pectineus | pect |
| M. pectoralis major | PM |
| M. pectoralis minor | pm |
| M. peroneus longus/brevis | peron.long/brev |
| M. popliteus | pop |
| M. piriformis | pi |
| M. pronator quadratus | pron.q |
| M. pronator teres | pron.t |
| M. pterygoideus lateralis | pteryg.lat |
| M. pterygoideus medialis | pteryg.med |
| M. quadratus femoris | qf |
| M. quadratus lumborum | QL |
| M. quadratus plantae | quadr.plant |
| M. rectus abdominis | rect.abdom |
| M. rectus capitis posterior major/minor | rect.cap.post.maj/min |
| M. rectus femoris | RF |

| Muskel | Abkürzung | Muskel | Abkürzung |
|---|---|---|---|
| M. rhomboideus major/minor | rhomb.maj/min | M. temporalis | temp |
| M. sartorius | sart | M. tensor fasciae latae | Tfl |
| M. scalenus anterior/medius/posterior | scal.ant/med/post | M. teres major | TM |
| M. semimembranosus | SM | M. teres minor | tm |
| M. semispinalis | semisp | M. tibialis anterior | tib.ant |
| M. semitendinosus | ST | M. tibialis posterior | tib.post |
| M. serratus anterior | SA | M. trapezius ascendens | Ta |
| M. serratus posterior inferior | serpi | M. trapezius descendens | Td |
| M. serratus posterior superior | serps | M. trapezius transversus | Tt |
| M. soleus | sol | M. triceps brachii caput longum/caput mediale/caput laterale | tric.br.c.lo/c.m/c. lat |
| M. splenius capitis/cervicis | splen.cap/cerv | M. vastus intermedius | vast.interm |
| M. sternocleidomastoideus | SCM | M. vastus lateralis | vast.lat |
| M. stylohyoideus | stylohy | M. vastus medialis | vast.med |
| M. subclavius | subcl | M. zygomaticus | zygom |
| M. subscapularis | SSC | Platysma | platys |
| M. supinator | sup | skapulo-thorakales Gleitlager | STG |
| M. supraspinatus | SSP | | |

# Sachverzeichnis

## A



## B

## C



## D



## E

## I



## K

## N

## O



## P



## Q



## R



## S

## T

## U



## V

## W



## Y



## Z

# Klinische Bilder